Guido Michels

Matthias Kochanek

(Hrsg.)

Repetitorium Internistische Intensivmedizin

Guido Michels
Matthias Kochanek
(Hrsg.)

Repetitorium Internistische Intensivmedizin

2., aktualisierte und erweiterte Auflage

Mit 89 Abbildungen

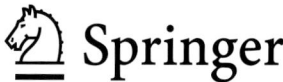

Priv.-Doz. Dr. Guido Michels
Klinik III für Innere Medizin
Klinikum der Universität zu Köln
Kerpenerstr. 62
50937 Köln

Dr. Matthias Kochanek
Klinik I für Innere Medizin
Klinikum der Universität zu Köln
Kerpenerstr. 62
50937 Köln

Ihre Meinung interessiert uns: www.springer.com/978-3-642-16840-6

ISBN-13   978-3-642-16840-6   Springer-Verlag Berlin Heidelberg New York

Bibliografische Information der Deutschen Nationalbibliothek
Die Deutsche Nationalbibliothek verzeichnet diese Publikation in der Deutschen Nationalbibliografie;
detaillierte bibliografische Daten sind im Internet über http://dnb.d-nb.de abrufbar.

Dieses Werk ist urheberrechtlich geschützt. Die dadurch begründeten Rechte, insbesondere die der Übersetzung, des Nachdrucks, des Vortrags, der Entnahme von Abbildungen und Tabellen, der Funksendung, der Mikroverfilmung oder der Vervielfältigung auf anderen Wegen und der Speicherung in Datenverarbeitungsanlagen, bleiben, auch bei nur auszugsweiser Verwertung, vorbehalten. Eine Vervielfältigung dieses Werkes oder von Teilen dieses Werkes ist auch im Einzelfall nur in den Grenzen der gesetzlichen Bestimmungen des Urheberrechtsgesetzes der Bundesrepublik Deutschland vom 9. September 1965 in der jeweils geltenden Fassung zulässig. Sie ist grundsätzlich vergütungspflichtig. Zuwiderhandlungen unterliegen den Strafbestimmungen des Urheberrechtsgesetzes.

Springer Medizin
Springer-Verlag GmbH
ein Unternehmen von Springer Science+Business Media

springer.de
© Springer-Verlag Berlin Heidelberg 2011

Die Wiedergabe von Gebrauchsnamen, Warenbezeichnungen usw. in diesem Werk berechtigt auch ohne besondere Kennzeichnung nicht zu der Annahme, dass solche Namen im Sinne der Warenzeichen- und Markenschutzgesetzgebung als frei zu betrachten wären und daher von jedermann benutzt werden dürften.

Produkthaftung: Für Angaben über Dosierungsanweisungen und Applikationsformen kann vom Verlag keine Gewähr übernommen werden. Derartige Angaben müssen vom jeweiligen Anwender im Einzelfall anhand anderer Literaturstellen auf ihre Richtigkeit überprüft werden.

Planung: Dr. Anna Krätz, Heidelberg
Projektmanagement: Claudia Kiefer, Heidelberg
Copy Editing: Redaktionsbüro Frauke Bahle, Karlsruhe
Layout und Umschlaggestaltung: deblik Berlin
Satz: TypoStudio Tobias Schaedla, Heidelberg

SPIN: 80023560

Gedruckt auf säurefreiem Papier   2122/kie – 5 4 3 2 1 0

Geleitwort

Das Repetitorium Internistische Intensivmedizin der Kollegen Michels und Kochanek aus unserem Klinikum basiert auf der täglichen praktischen Erfahrung einer internistischen Intensivstation. Es ist als Nachschlagewerk und praktisches »Kochbuch« für intensivmedizinisch interessierte Ärztinnen und Ärzte geschrieben und erfreut sich daher nicht nur in unserem Klinikum größter Beliebtheit. Die erarbeiteten Algorithmen zur Diagnostik und Therapie sind praxisnah und werden täglich einer Überprüfung in der praktischen Anwendung unterzogen. Es ist deshalb nicht verwunderlich, dass dieses Buch schnell große Beliebtheit gewonnen hat und die erste Auflage schnell vergriffen war. Das Buch erscheint daher bereits nach kurzer Zeit in einer zweiten, aktualisierten und erweiterten Auflage. Ich freue mich, dass dieses Werk eine so weite Verbreitung gefunden hat und wünsche ihm und den beiden Autoren weiterhin einen so großen Erfolg.

Köln, im Juli 2011
Professor Dr. med. Michael Hallek
Direktor der Klinik I für Innere Medizin
Universität zu Köln

Vorwort zur 2. Auflage

Dank vieler Anregungen von intensivmedizinisch tätigen Kolleginnen und Kollegen sowie auf Wunsch des Springer Verlags wurde das Repetitorium Internistische Intensivmedizin komplett überarbeitet, aktualisiert und erheblich erweitert. Einige Fachdisziplinen wie Physiotherapie, Logopädie oder Medizinische Rehabilitation, welche aus der Intensivmedizin nicht wegzudenken sind, haben nun einen festen Platz in unserem Werk gefunden. Für Interessierte wurden zahlreiche aktuelle Studien und Leitlinien *evidence based* integriert. Wir hoffen, dass dieses nun umfangreich gewordene Opus der Intensivmedizin weiterhin als pragmatisches Kompendium dient und zur Prüfungsvorbereitung zur Zusatzbezeichnung Internistische Intensivmedizin große Anwendung findet.

Nicht zuletzt möchten wir uns bei allen beitragenden Autorinnen und Autoren herzlich bedanken, ohne die diese 2. Auflage nicht zustande gekommen wäre.

Unsere Leser möchten wir weiterhin zu Anregungen, Kritik und Verbesserungsvorschlägen ermuntern, da nur so dieses Buch weiterleben kann.

Köln, im Juni 2011

Guido Michels
Matthias Kochanek

Vorwort zur 1. Auflage

Die internistische Intensivmedizin stellt häufig den Mittelpunkt der internistischen Weiterbildung dar. Gerade für junge internistische Kolleginnen und Kollegen stellt die Kombination aus der kompletten Inneren Medizin und Intensivmedizin eine maximale Herausforderung dar. Fachübergreifende Fächer, wie z. B. Anästhesie, Notfallmedizin, Neurologie, Toxikologie stellen neben den speziellen internistischen Fachrichtungen (Kardiologie, Infektiologie etc.) große Schnittstellen mit der internistischen Intensivmedizin dar. Dieses Buch versucht gerade diese »fachfremden Berührungen« problemlos zu meistern, ohne auf andere Schwerpunktbücher zurückgreifen zu müssen. Grundlagen und spezielle Kenntnisse der kompletten internistischen Intensivmedizin werden nicht nur theoretisch sondern auch praxisrelevant erläutert. Wir haben versucht allen interessierten Intensivmedizinern gerecht zu werden, sei es dass dieses Buch als *Repetitorium* oder als *pragmatisches Kompendium* der internistischen Intensivmedizin angewandt wird.

Die internistische Intensivmedizin ist ein Gerüst aus vielen Disziplinen, weswegen wir an dieser Stelle allen Autoren großen Dank aussprechen möchten. Danken möchten wir auch dem Springer-Verlag – insbesondere Frau Dr. Anna Krätz – für die sehr gute Zusammenarbeit. Einige Themen dieses Buches sind bestimmt noch nicht ganz optimal ausgereift, weswegen wir allen Lesern für Anregungen, Kritik und Verbesserungsvorschläge sehr dankbar sind.

Köln, im Oktober 2009

Guido Michels
Matthias Kochanek

Inhaltsverzeichnis

I Allgemeine Intensivmedizin

1 Intensivmedizinische Arbeitstechniken 3
G. Michels
1.1 Zentraler Venenkatheter (ZVK) 4
1.2 Arterienkatheter 6
1.3 Pulmonalarterienkatheter (PAK) 7
1.4 PiCCO (»pulse invasive contour cardiac output«) 9
1.5 Intubation 11
1.6 Perkutane Dilatationstracheotomie 16
1.7 Passagerer transvenöser Schrittmacher 17
1.8 Aszitespunktion 18
1.9 Knochenmarkbiopsie/Aspirationszytologie 18
1.10 Liquorpunktion/Lumbalpunktion 19
1.11 Thoraxdrainage 20
1.12 Flexible Bronchoskopie 22
1.13 Perikardpunktion 24
1.14 Perkutane Nierenbiopsie 25
1.15 Kardioversion/Defibrillation 26
1.16 Intraaortale Ballongegenpulsation (IABP) ...27
1.17 Echokardiographie 28
Literatur 34

2 Hämodynamisches Monitoring 35
G. Michels
2.1 Hämodynamisches Monitoring auf Intensivstation 36
2.2 Bestimmung des Herzzeitvolumens (HZV) ..36
2.3 Beurteilung des zentralen Venendrucks (ZVD) 38
2.4 Beurteilung des arteriellen Blutdrucks 39
2.5 Beurteilung der zentral- ($S_{cv}O_2$) und gemischtvenösen O_2-Sättigung (S_vO_2) 39
2.6 Determinanten der kardialen Pumpleistung 40

3 Beatmungstherapie 45
M. Kochanek, G. Michels
3.1 Physiologie des Respirationstraktes 46
3.2 Parameter für die Indikation zur maschinellen Atemhilfe 49
3.3 Initiierung der mechanischen Atemhilfe 50
3.4 Beatmungsstrategie und Beatmungsmodus 52
3.5 Lungenprotektive Beatmung 56
3.6 Atelektasenprophylaxe 58
3.7 Lagerungstechnik 58
3.8 Open-lung-Konzept/»Lachmann-Manöver« (Synonym: Recruitment) 59
3.9 Weaning und Weaningprotokolle 60
Literatur 62

4 Analgosedierung 63
M. Kochanek, G. Michels
4.1 Aspekte der Analgosedierung 64
4.2 Scoresysteme der Analgosedierung 64
4.3 Medikamente für die Analgosedierung 66
Literatur 68

5 Ernährungstherapie 71
M. Kochanek, G. Michels
5.1 Allgemeines 72
5.2 Enterale Ernährung 74
5.3 Parenterale Ernährung (PE) 77
Literatur 81

6 Transfusionsmedizin 83
G. Michels, M. Kochanek
6.1 Allgemeines 84
6.2 Erythrozytenkonzentrate (EK) 84
6.3 Thrombozytenkonzentrate (TK) 86
6.4 Leukozytenkonzentrate 88
6.5 Frischplasma (»fresh frozen plasma«, FFP) ...88
6.6 Transfusionsassoziierte Wirkungen von Blutkomponenten und Plasmaderivaten ...90
6.7 Transfusion von Blutkomponenten und Zeugen Jehovas 91

7 Kardiopulmonale Reanimation 93
G. Michels
7.1 Drei-Phasen-Modell des Herz-Kreislauf-Stillstands 94
7.2 Ursachen und Differenzialdiagnosen des Herz-Kreislauf-Stillstands 94
7.3 Aufbau und Ablauf der kardiopulmonalen Reanimation 94

7.4	Fehler bei der kardiopulmonalen Reanimation 101	10.3	Thrombosen des Pfortadersystems 221	
7.5	Postreanimationsphase 101	10.4	Aortenaneurysma 222	
7.6	Abbruch der Reanimationsmaßnahmen ...105	10.5	Aortendissektion (Aneurysma dissecans aortae) 226	
7.7	Überbringen der Todesnachricht 105	10.6	Tiefe Beinvenenthrombose (TVT) 229	
	Literatur 106	10.7	Lungenembolie (LE) 238	
			Literatur 248	

8 Rechtliche Aspekte in der Intensivmedizin 107
G. Michels, J. Taupitz

8.1	Aufklärung und Einwilligung als Voraussetzungen der medizinischen Behandlung 108			
8.2	Behandlung aufgrund mutmaßlicher Einwilligung 111			
8.3	Betreuung, Vorsorgevollmacht und Patientenverfügung 111			
8.4	Unterbringung des Patienten 113			
8.5	Sonstige freiheitsentziehende Maßnahmen, insbesondere Fixierung 114			
8.6	Therapieentscheidung am Lebensende auf Intensivstation 116			
8.7	Leichenschau und Todesfeststellung 117			
	Literatur 120			

11 Pneumologie 251
G. Michels

11.1	Akute Dyspnoe 252
11.2	Aspiration 254
11.3	Inhalationstrauma 257
11.4	Asthma bronchiale 259
11.5	Akute Exazerbation der COPD (AE-COPD) 268
11.6	ARDS (»Acute respiratory distress syndrome«) und ALI (»acute lung injury«) 275
11.7	Pneumothorax 283
	Literatur 287

II Spezielle Intensivmedizin

9 Kardiologie 123
G. Michels, U.C. Hoppe

9.1	Akutes Koronarsyndrom (ACS) 124
9.2	Kardiogener Schock 142
9.3	Akute Herzinsuffizienz 150
9.4	Infektiöse Endokarditis 162
9.5	Myokarditis 172
9.6	Perikarditis 174
9.7	Herzrhythmusstörungen 179
9.8	Schrittmacher- und ICD-Patient 203
9.9	Hypertensives Notfallgeschehen 209
	Literatur 212

10 Angiologie 215
G. Michels, M. Gawenda

10.1	Akuter peripherer arterieller Verschluss 216
10.2	Akuter Mesenterialarterienverschluss (AMV) 219

12 Gastroenterologie 289
G. Michels, H.M. Steffen, J. Mertens, N. Jaspers

12.1	Akutes Abdomen 290
12.2	Akute gastrointestinale Blutung 297
12.3	Ösophagustraumen und -verätzungen 302
12.4	Akute Enterokolitis 303
12.5	Akute Pankreatitis 308
12.6	Erkrankungen der Gallenwege 312
12.7	Erkrankungen der Leber 315
12.8	Abdomensonographie auf Intensivstation..........................324
	Literatur 337

13 Nephrologie 341
V. Burst

13.1	Grundlagen bzw. Handwerkszeug 342
13.2	Akutes Nierenversagen 342
13.3	Störungen des Elektrolythaushalts 349
13.4	Störungen des Säure-Basen-Haushalts 359
13.5	Glomeruläre Erkrankungen 366
13.6	Tubulointerstitielle Erkrankungen 368
13.7	Kontrastmittelnephropathie 368
13.8	Erkrankungen der Nierengefäße 369
13.9	Notfälle beim Dialysepatienten 370

14	**Onkologie** **373**		17.3	Urämisches Koma 443
	M. Kochanek, O. Cornely, G. Michels		17.4	Akute Nebenniereninsuffizienz
14.1	Tumorlysesyndrom 374			(adrenale oder Addison-Krise) 446
14.2	Aplasieproblematik/Fieber bei		17.5	Thyreotoxische Krise 447
	Neutropenie 377		17.6	Myxödemkoma 449
14.3	Obere Einflussstauung oder Vena-		17.7	Hyperkalzämische Krise 450
	cava-superior-Syndrom 377		17.8	Diabetes insipidus 451
14.4	Spinalkompression 379		17.9	Schwartz-Bartter-Syndrom 453
				Literatur 454

15 Hämostaseologisch-thrombozytäre Krankheitsbilder auf der Intensivstation 381
M. Kochanek

15.1	Thrombozytopenien 382
15.2	Thrombozytopathien 390
15.3	Plasmatische Gerinnungsstörungen 392
15.4	Kombinierte plasmatische und thrombozytäre Störungen 395
15.5	Heparininduzierte Thrombozytopenie (HIT) 396
	Literatur 400

16 Infektiologie 401
M. Kochanek, G. Michels, G. Fätkenheuer, O. Cornely, U. Aurbach, H. Seifert, Ch. Gutschow, D. Waldschmidt, J. Rybniker, E. Skouras, M.J.G.T. Vehreschild, J. Vehreschild

16.1	SIRS/Sepsis 402
16.2	Pneumonie 406
16.3	Opportunistische Infektionserkrankungen 409
16.4	Mikrobiologische Diagnostik 411
16.5	Intraabdominelle Infektionen 415
16.6	Harnwegsinfektionen 419
16.7	Perioperative bzw. periinterventionelle Prophylaxe 420
16.8	Malaria 422
16.9	Weichgewebsinfektionen 425
16.10	Pilzinfektionen (invasive Mykosen) 426
16.11	Antibiotika 427
16.12	Antimykotika 432
	Literatur 436

17 Endokrinologische Krankheitsbilder ... 437
G. Michels

17.1	Hypoglykämie 438
17.2	Diabetisches Koma 439

18 Intoxikationen 455
G. Michels, S. Weilemann

18.1	Allgemeine Toxikologie 456
18.2	Antidottherapie 460
18.3	Alkoholintoxikation 461
18.4	Alkylphosphate 463
18.5	Blausäureintoxikation 464
18.6	Drogen 465
18.7	Kohlenmonoxidintoxikation 469
18.8	Kohlendioxid 469
18.9	Reizgase 470
18.10	Lösemittel 470
18.11	Schaumbildner 471
18.12	Säuren- und Laugenverätzungen 471
18.13	Medikamentenintoxikation 472
18.14	Methämoglobinbildner 476
18.15	Entzugssyndrome 477
18.16	Telefonverzeichnisse/Adressen der Giftnotzentralen in Deutschland 478
	Literatur 479

19 Neurologie 481
G. Michels, W.F. Haupt, Ch. Dohmen, W. Liu, L. Burghaus

19.1	Unklare Bewusstlosigkeit/Koma 482
19.2	Intrazerebrale Blutung (ICB) 487
19.3	Bakterielle Meningitis/Meningoenzephalitis 490
19.4	Akute virale Meningoenzephalitis 496
19.5	Guillain-Barré Syndrom (GBS), akute Polyneuritis 497
19.6	Epilepsie und Status epilepticus 500
19.7	Ischämischer Schlaganfall 507
19.8	Critical-illness-Neuropathie und Myopathie (CIP/CIM) 512
19.9	Anoxischer Hirnschaden 514
19.10	Hirntod/Hirntoddiagnostik 515

20 Logopädie und Intensivmedizin 519
G. Michels, M. Bruckner

20.1 Allgemeines 520
20.2 Dysphagien 521
20.3 Dysarthrien und Dysarthrophonien 524
20.4 Aphasien 525
20.5 Trachealkanülenmanagement 525
Literatur 527

21 Physiotherapie in der Intensivmedizin 529
M. Th. Geier, G. Michels, S. Wilke, S. R. Schwarzkopf

21.1 Allgemeines 530
21.2 Physiotherapeutische Modulation → Wahrnehmung/Bewusstsein 531
21.3 Physiotherapeutische Modulation → Atmung/Beatmungssituation 532
21.4 Physiotherapeutische Modulation → Herz-Kreislauf-Situation 533
21.5 Physiotherapeutische Modulation → Motorik/Sensomotorik 534
Literatur 535

22 Intensivtransport 537
G. Michels, R. Blomeyer

22.1 Allgemeines 538
22.2 Intrahospitaltransport 538
22.3 Interhospitaltransport 539
Literatur 541

23 Rehabilitation und Intensivmedizin ... 543
G. Michels, J. Szodrak

23.1 Medizinische Rehabilitation 544
23.2 Anschlussheilbehandlung (AHB) 545
23.3 Geriatrische Rehabilitation 545
23.4 Neurologische Frührehabilitation 546
Literatur 546

24 Transplantationsmedizin in der Intensivmedizin 547
G. Michels, A. Ruhparwar, T. Welte, J. Gottlieb, S. Teschner, V. Burst, J. Mertens, D. Stippel, G. Herter-Sprie, M. von Bergwelt-Baildon, S. Theurich, J. Vehreschild, Ch. Scheid, J. Chemnitz, M. Kochanek

24.1 Herztransplantation 548
24.2 Lungentransplantation 553
24.3 Nierentransplantation 557
24.4 Lebertransplantation 561
24.5 Stammzelltransplantation 571
Literatur 583

Anhang

A Antibiotika und Perfusordosierung 587
M. Kochanek, G. Michels

B Normwerte Hämodynamik 593
G. Michels

C Scoresysteme in der Intensivmedizin .. 597
G. Michels

Stichwortverzeichnis 603

Autorenverzeichnis

Aurbach, Ute, Dr.
Laboratoriumsmedizin Köln, Dres. med. Wisplinghoff und Kollegen
Classen-Kappelmann-Str. 24, 50931 Köln

Bergwelt-Baildon, Michael von, Priv.-Doz. Dr. Dr.
Klinik I für Innere Medizin,
Klinikum der Universität zu Köln
Kerpener Str. 62, 50937 Köln

Blomeyer, Ralf, Dr.
Institut für Notfallmedizin der Berufsfeuerwehr Köln
Scheibenstraße 13, 50737 Köln

Bruckner, Markus
UniReha GmbH, Klinikum der Universität zu Köln
Lindenburger Allee 44, 50931 Köln

Burghaus, Lothar, Dr.
Klinik und Poliklinik für Neurologie,
Klinikum der Universität zu Köln
Kerpener Str. 62, 50924 Köln

Burst, Volker, Dr.
Klinik IV für Innere Medizin,
Klinikum der Universität zu Köln
Kerpener Str. 62, 50937 Köln

Chemnitz, Jens, Priv.-Doz. Dr.
Klinik I für Innere Medizin,
Klinikum der Universität zu Köln
Kerpener Str. 62, 50937 Köln

Cornely, Oliver, Prof. Dr.
Klinik I für Innere Medizin,
Klinikum der Universität zu Köln
Kerpener Str. 62, 50937 Köln

Dohmen, Christian, Dr.
Klinik für Neurologie,
Klinikum der Universität zu Köln
Kerpener Str. 62, 50937 Köln

Fätkenheuer, Gerd, Prof. Dr.
Klinik I für Innere Medizin,
Klinikum der Universität zu Köln
Kerpener Str. 62, 50937 Köln

Gawenda, Michael, Prof. Dr.
Klinik und Poliklinik für Gefäßchirurgie, Klinikum der Universität zu Köln
Kerpener Str. 62, 50937 Köln

Geier, Maria Th.
Klinik und Poliklinik für Physikalische Medizin und Rehabilitation,
Klinikum der Universität München
Marchioninistr. 15, 81377 München

Gottlieb, Jens, Priv.-Doz. Dr.
Abteilung Pneumologie,
Medizinische Hochschule Hannover
Carl-Neuberg-Str. 1, 30625 Hannover

Gutschow, Christian, Priv.-Doz. Dr.
Klinik und Poliklinik für Allgemein-, Viszeral- und Tumorchirurgie,
Klinikum der Universität zu Köln
Kerpener Str. 62, 50937 Köln

Haupt, Walter, Prof. Dr.
Klinik für Neurologie,
Klinikum der Universität zu Köln
Kerpener Str. 62, 50937 Köln

Herter-Sprie, Grit, Dr.
Klinik I für Innere Medizin,
Klinikum der Universität zu Köln
Kerpener Str. 62, 50937 Köln

Hoppe, Uta, Prof. Dr.
Universitätsklinik für Innere Medizin II
Universitätsklinikum der Paracelsus Medizinischen Privatuniversität
Müllner-Hauptstraße 48
A-5020 Salzburg

Jaspers, Natalie, Dr.
Klinik für Gastroenterologie und Hepatologie am Abdominalzentrum, Klinikum der Universität zu Köln
Kerpener Str. 62, 50937 Köln

Kochanek, Matthias, Dr.
Klinik I für Innere Medizin,
Klinikum der Universität zu Köln
Kerpener Str. 62, 50937 Köln

Liu, Wei-Chie, Dr.
Klinik und Poliklinik für Neurologie,
Klinikum der Universität zu Köln
Kerpener Str. 62 50924 Köln

Mertens, Jessica, Dr.
Klinik für Gastroenterologie und Hepatologie am Abdominalzentrum, Klinikum der Universität zu Köln
Kerpener Str. 62, 50937 Köln

Michels, Guido, Priv.-Doz. Dr.
Klinik III für Innere Medizin,
Klinikum der Universität zu Köln
Kerpener Str. 62, 50937 Köln

Ruhparwar, Arjang, Priv.-Doz. Dr.
Klinik für Herzchirurgie,
Universitätsklinikum Heidelberg
Im Neuenheimer Feld 110, 69120 Heidelberg

Rybniker, Jan, Dr.
Klinik I für Innere Medizin,
Klinikum der Universität zu Köln
Kerpener Str. 62, 50937 Köln

**Scheid, Christoph,
Priv.-Doz. Dr.**
Klinik I für Innere Medizin,
Klinikum der Universität zu Köln
Kerpener Str. 62, 50937 Köln

Schwarzkopf, Susanne, Dr.
Klinik und Poliklinik für
Physikalische Medizin und
Rehabilitation, Klinikum der
Universität München
Marchioninistr. 15,
81377 München

Seifert, Harald, Prof. Dr.
Institut für Medizinische
Mikrobiologie, Immunologie
und Hygiene, Klinikum der
Universität zu Köln
Goldenfelsstr. 19–21,
50935 Köln

Skouras, Emmanouil, Dr.
Klinik und Poliklinik für Unfall-,
Hand- und Wiederherstellungs-
chirurgie, Klinikum der
Universität zu Köln
Kerpener Str. 62, 50937 Köln

**Steffen, Hans-Michael,
Prof. Dr.**
Klinik für Gastroenterologie und
Hepatologie am Abdominal-
zentrum, Klinikum der Universität
zu Köln
Kerpener Str. 62, 50937 Köln

Stippel, Dirk, Prof. Dr.
Klinik und Poliklinik für
Allgemein-, Viszeral- und
Tumorchirurgie,
Klinikum der Universität zu Köln
Kerpener Str. 62, 50937 Köln

Szodrak, Jutta
Sozialdienst, Klinikum der
Universität zu Köln
Kerpener Str. 62, 50937 Köln

Taupitz, Jochen, Prof. Dr.
Fakultät für Rechtswissenschaft
und Volkswissenschaftslehre,
Lehrstuhl für Bürgerliches Recht,
Zivilprozessrecht, Internationales
Privatrecht und Rechtsvergleich,
Universität Mannheim
Schloss/Westflügel,
68131 Mannheim

Teschner, Sven, Dr.
Klinik IV für Innere Medizin,
Klinikum der Universität zu Köln
Kerpener Str. 62, 50937 Köln

Theurich, Sebastian, Dr.
Klinik I für Innere Medizin,
Klinikum der Universität zu Köln
Kerpener Str. 62, 50937 Köln

Vehreschild, Janne, Dr.
Klinik I für Innere Medizin,
Klinikum der Universität zu Köln
Kerpener Str. 62, 50937 Köln

Vehreschild, Maria, Dr.
Klinik I für Innere Medizin,
Klinikum der Universität zu Köln
Kerpener Str. 62, 50937 Köln

Waldschmidt, Dirk, Dr.
Klinik für Gastroenterologie und
Hepatologie am Abdominal-
zentrum, Klinikum der Universität
zu Köln
Kerpener Str. 62, 50937 Köln

Weilemann, Sacha, Prof. Dr.
Klinik II. Medizinische Klinik
und Poliklinik, Klinikum der
Johannes-Gutenberg-Universität
Mainz
Langenbeckstr. 1, 55131 Mainz

Welte, Tobias, Prof. Dr.
Abteilung Pneumologie,
Medizinische Hochschule Hannover
Carl-Neuberg-Str. 1,
30625 Hannover

Wilke, Sabine
Klinik und Poliklinik für Physika-
lische Medizin und Rehabilitation,
Klinikum der Universität München
Marchioninistr. 15, 81377 München

Abkürzungsverzeichnis

ACEI	ACE-Inhibitoren	CIP/CIM	Critical-Illness-Polyneuropathie/-Myopathie
ACS	akutes Koronarsyndrom	CMV	Cytomegalievirus
ACTH	adrenokortikotropes Hormon	COLD	»chronic obstructive lung disease«
ACVB-OP	aortokoronare Venen-Bypass-Operation	COPD	»chronic obstructive pulmonary disease«
ADH	antidiuretisches Hormon (Syn. Vasopressin)	CPAP	»continuous positive airway pressure«
ADHF	»acute decompensated heart failure«	CPI	»cardiac power index«
AE-COPD	»acute exacerbation of chronic obstructive pulmonary disease«	CPPV	»chronic positive pressure ventilation«
AED	automatisierter externer Defibrillator	CPR	kardiopulmonale Reanimation
AHB	Anschlussheilbehandlung	CRP	C-reaktives Protein
ALI	»acute lung injury«	CRT	»cardiac resynchronization therapy«
ALS	»advanced life support«	CTEPH	chronisch-thromboembolische pulmonale Hypertonie
AMS	A. mesenterica superior	CVR	zerebrovaskulärer Gefäßwiderstand
AMV	akuter Mesenterialarterienverschluss, Atemminutenvolumen	CVVH/CVVHD	kontinuierliche venovenöse Hämofiltration/Hämodiafiltration
ANA	antinukleäre Antikörper	DCM	dilatative Kardiomyopathie
ANCA	»anti-neutrophil cytoplasmic antibody«	DDAVP	»desmopressin acetate«
ANV	akutes Nierenversagen	DES	»drug-eluting stent«
AP	alkalische Phosphatase	DHC	Ductus hepatocholedochus
APRV	»airway pressure release ventilation«	DIC	disseminierte intravasale Gerinnung
ARDS	»acute respiratory distress syndrome«	DSA	digitale Subtraktionsangiographie
ASB	»assisted spontaneous breathing«	DTP	»differential time to positivity«
ASD	Atriumseptumdefekt	EBV	Eppstein-Barr-Virus
AST	Aspartat-Aminotransferase (früher GOT)	ECLA	»extracorporal lung assist«
ATG	Antithymozytenglobulin	ECMO	extrakorporale Membranoxygenierung
ATN	akute Tubulusnekrose	EDD	enddiastolischer Diameter
AVNRT	»atrioventricular nodal reentry tachycardia«	EDV	enddiastolisches Volumen
AZV	Atemzugvolumen	EF	Ejektionsfraktion
BAL	bronchoalveoläre Lavage	EK	Erythrozytenkonzentrate
BE	Broteinheit	ERCP	endoskopisch retrograde Cholangiopankreatikographie
BGA	Blutgasanalyse	ERV	exspiratorisches Reservevolumen
BIPAP	»biphasic positive airway pressure«	ESBL	»extended-spectrum β-lactamase«
BIS	Bispektralindex	ESC	European Society of Cardiology
BL	Bronchiallavage	ESD	endsystolischer Durchmesser
BLS	»basic life support«	ESV	endsystolisches Volumen
BMS	»bare metal stent«	EVLW	extravasales Lungenwasser
BNP	»brain natriuretic peptide«	EzPAP	»positive airway pressure system«
CAP	»community acquired pneumonia«	EZV	Extrazellularvolumen
CCS	Canadian Cardiovascular Society	FEES	fiberoptische Endoskopie
CCT	Cranio-(Schädel-)CT	FEV$_1$	forciertes exspiratorisches Volumen in 1 s, Einsekundenkapazität
CDAE	Clostridium-difficile-assoziierte Erkrankungen	FFP	»fresh frozen plasma«
CFI	kardialer Funktionsindex	FFR	»fractional flow reserve«
CI	Cardiac-Index		

F_iO_2	Sauerstoffanteil in der Inspirationsluft	iLA	»interventional lung assist«
FKDS	farbkodierte Dopplersonographie	IMC	»intermediate care station«
FNH	fokal noduläre Hyperplasie	INR	»international normalized ratio«
FRC	funktionelle Residualkapazität	IPPB	»intermittent positive pressure breathing«
FS	»fractional shortening«	IPPV	»intermittent positive pressure ventilation»
FVC	funktionelle Vitalkapazität	IRV	inspiratorisches Reservevolumen
G5 %	5%-ige Glukoselösung	ITBV	intrathorakales Blutvolumen
G6PD	Glukose-6-Phosphatdehydrogenase	ITH	Intensivhubschrauber
GBS	Guillain-Barré Syndrom	ITP	idiopathische Thrombozytopenie
GCS	Glasgow Coma Scale	ITTV	intrathorakales Thermovolumen
G-CSF	»granulocyte colony-stimulating factor«	ITW	Intensivtransportwagen
GEDV	globales enddiastolisches Volumen	IVRT	isovolumetrische Relaxationszeit
GEF	globale Auswurffraktion	KI	Kontraindikationen
GFR	glomeruläre Filtrationsrate	KM	Kontrastmittel, Knochenmark
GGT	Gamma-Glutamyl-Transferase	KOD	kolloidosmotischer Druck
GLDH	Glutamatdehydrogenase	LAD	»left anterior descending«
GM-CSF	»granulocyte macrophage colony-stimulating factor«	LDH	Laktatdehydrogenase
		LE	Lungenembolie
GOT	Glutamat-Oxalacetat-Transaminase	LMWH	»low molecular weight heparin«
GPT	Glutamat-Pyruvat-Transaminase	LP	Lumbalpunktion
GRV	gastrales Residualvolumen	LQTS	»long QT-syndrome«
GvHD	Graft-versus-Host-Erkrankung	LSB	Linksschenkelblock
HBV	Hepatitis-B-Virus	LVEDP	linksventrikulärer enddiastolischer Druck
HCC	hepatozelluläres Karzinom	LVEF	linksventrikuläre Ejektionsfraktion
HCM	hypertrophische Kardiomyopathie	LVOT	linksventrikulärer Ausflusstrakt
HD	Hämodialyse	MAP	mittlerer arterieller Druck
HELLP	»haemolysis, elevated liver enzymes, low platelets«	MARS	»molecular adsorbent recirculation system«
		MCL	medioklavikulare Linie
HES	Hydroxyethylstärke	MCV	mittleres korpuskuläres Volumen
HF	Hämofiltration, Herzfrequenz	MDA	3,4-Methylendioxyamphetamin
HHV	humanes Herpesvirus	MDE	3,4-Methylendioxy-N-ethylamphetamin
HIT	heparininduzierte Thrombozytopenie	MDMA	3,4-Methylendioxymethylamphetamin (Syn. Ecstasy)
HIV	humanes Immundefizienzvirus		
HLA	humanes Leukozytenantigen	MDS	»myelodysplastic syndromes«
HOCM	hypertrophe obstruktive Kardiomyopathie	MM	multiples Myelom
HPA	plättchenspezifisches Antigen	mmV	»mandatory minute ventilation«
HSV	Herpes-simplex-Virus	mPAP	mittlerer pulmonalarterieller Druck
HTX	Herztransplantation	MPGN	membranoproliferative Glomerulonephritis
HUS	hämolytisch-urämisches Syndrom	MRCP	Magnetresonanz-Cholangiopankreatiko-graphie
HWZ	Halbwertszeit		
HZV	Herzzeitvolumen	MRSA	Methicillin-resistenter Staphylococcus aureus
IABP	intraaortale Ballongegenpulsation		
ICB	intrazerebrale Blutung	MSSA	Methicillin-sensitiver Staphylococcus aureus
ICD	implantierbarer Kardioverter/Defibrillator		
ICP	»intracranial pressure«	MTX	Methotrexat
ICR	Interkostalraum	NAPQI	»N-acetyl-p-benzoquinone imine«
ICU	»intensive care unit«	NEV	Nierenersatzverfahren
ID	Innendurchmesser	NHL	Non-Hodgkin-Lymphom

NI	Niereninsuffizienz	RAAS	Renin-Angiotensin-Aldosteron-System
NIV	nichtinvasive Beatmung	RAO	»right anterior oblique«
NMH	niedermolekulare Heparine	RAP	rechtsatrialer Druck
NMR	»nuclear magnetic resonance«	RASS	Richmond Agitation-Sedation Scale
NOMI	nicht okklusive mesenteriale Ischämie	RBF	renaler Blutfluss
NS	nephrotisches Syndrom	RCA	»right coronary artery«
NSAR	nichtsteroidale Antirheumatika	RCX	Ramus circumflexus
NSE	neuronenspezifische Enolase im Serum	RD	Ramus diagonalis
NSTE-ACS	akutes Koronarsyndrom ohne anhaltende ST-Streckenhebung	RG	Rasselgeräusche
		ROSC	»return of spontaneous circulation»
ÖGD	Ösophagogastroduodenoskopie	RPGN	rapid progressive Glomerulonephritis
PAH	pulmonalarterielle Hypertonie	RSB	Rechtsschenkelblock
PAK	Pulmonalarterienkatheter	RSV	»respiratory cyncytial virus«
PAP	Pulmonalarteriendruck	RTA	renale tubuläre Azidose
PAT	perkutane Aspirationsthrombembolektomie	rt-PA	»recombinant tissue plasmonigen activator«
pAVK	periphere arterielle Verschlusskrankheit	RV	rechter Ventrikel, Residualvolumen
PBC	primär biliäre Zirrhose	RVEDD	rechtsventrikulärer enddiastolischer Durchmesser
PBV	pulmonales Blutvolumen		
PCR	»polymerase chain reaction«	RVEDP	rechtsventrikulärer enddiastolischer Druck
PCT	Procalcitonin	RV-EDV	rechtsventrikuläres enddiastolisches Volumen
PCWP	»pulmocapillary wedge pressure«		
PE	parenterale Ernährung	RV-EF	rechtsventrikuläre Ejektionsfraktion
PEA	pulslose elektrische Aktivität	RV-ESV	rechtsventrikuläres enddiastolisches Volumen
PEEP	»positive end-expiratory pressure«		
PEF	»peak expiratory flow«, Peakflow	RVOT	rechtsventrikulärer Ausflusstrakt
PEG	perkutane endoskopische Gastrostomie	RVP	rechtsventrikulärer Druck
PEP	»positive-expiratory pressure"	RVSP	rechtsventrikulärer systolischer Druck
PFO	persistierendes Foramen ovale	SAB	Subarachnoidalblutung
PiCCO	»pulse invasive contour cardiac output«	SAS	Sedation-Agitation-Scale
PLA	Posterolateralast	SEP	somatosensible evozierte Potenziale
PNP	Polyneuropathie	SHT	Schädelhirntrauma
pO_2	Sauerstoffpartialdruck	SIADH	Syndrom der inadäquaten ADH-Sekretion
PPSB	Prothrombinkonzentrat	SIMV	»synchronized intermittent mandatory ventilation«
PPV	Pulsdruckvariation		
PSA	»prostate-specific antigen«	SIRS	»systemic inflammatory response syndrome«
PSC	primär sklerosierende Cholangitis		
PSV	»pressure support ventilation«	SLEDD	»sustained (oder slow) low-efficiency daily dialysis«
PTA	perkutane transluminale Angioplastie		
PTC	perkutane transhepatische Cholangiographie	SMI	»sustained maximal inspiration method«
		SO_2	Sauerstoffsättigung
PTH	Parathormon	SSP	sekundärer Spontanpneumothorax
PTT	partielle Thromboplastinzeit	STEMI	»ST-segment elevation myocardial infarction«
PVPI	pulmonalvaskulärer Permeabilitätsindex		
PVR	»pulmonary vascular resistance«	SV	Schlagvolumen
Q	Herzzeitvolumen	SVI	Schlagvolumenindex
QB	Qualitätsbeauftragter	SVR	systemischer vaskulärer Widerstand
RA	rechtes Atrium	SVV	Schlagvolumenvariation

TAA	Tachyarrhythmia absoluta
TACO	transfusionsassoziierte akute Volumenbelastung
TAD	transfusionsassoziierte Dyspnoe
ta-GvHD	transfusionsassoziierte Graft-versus-Host-Reaktion
TAPSE	»tricuspid annular plane systolic excursion«
TASV	»tricuspid annular systolic velocity«
TB	Transfusionsbeauftragter
TBV	totales Blutvolumen
TEE	transösophageale Echokardiographie
TG	Transfusionsgesetz
THAM	Trishydroximethylaminomethan
TIA	transitorische ischämische Attacke
TIPSS	transjugulärer intrahepatischer portosystemischer Shunt
TK	Thrombozytenkonzentrate
TLC	totale Lungenkapazität
TPZ	Thromboplastinzeit (Sy. Quick-Wert)
TRAK	Thyreotropin-Rezeptor-Autoantikörper
TRALI	transfusionsassoziierte akute Lungeninsuffizienz
TSH	thyroideastimulierendes Hormon
TTE	transthorakale Echokardiographie
TTP	thrombotisch-thrombozytopenische Purpura
TVT	tiefe Beinvenenthrombose
UFH	unfraktionierte Heparine
V_A	alveoläre Ventilation
VALI	»ventilator associated lung injury«
VC	Vitalkapazität
VCI	Vena cava inferior
V_D	Totraum, »dead space«
VES	ventrikuläre Extrasystole
VFSS	Videofluoroskopie
VILI	»ventilator induced lung injury«
VO_2	Sauerstoffverbrauch
VRE	Vancomycin-resistente Enterokokken
VSD	Ventrikelseptumdefekt
V_T	Tidalvolumen
VT	ventrikuläre Tachykardie
VWF	Von-Willebrand-Faktor
VWS	Von-Willebrand-Syndrom
VZV	Varizella-Zoster-Virus
WPW	Wolff-Parkinson-White
ZVD	zentraler Venendruck
ZVK	zentralvenöser Katheter

I Allgemeine Intensivmedizin

1 Intensivmedizinische Arbeitstechniken – 3
   G. Michels

2 Hämodynamisches Monitoring – 35
   G. Michels

3 Beatmungstherapie – 45
   M. Kochanek, G. Michels

4 Analgosedierung – 63
   M. Kochanek, G. Michels

5 Ernährungstherapie – 71
   M. Kochanek, G. Michels

6 Transfusionsmedizin – 83
   G. Michels, M. Kochanek

7 Kardiopulmonale Reanimation – 93
   G. Michels

8 Rechtliche Aspekte in der Intensivmedizin – 107
   G. Michels, J. Taupitz

Intensivmedizinische Arbeitstechniken

G. Michels

1.1 Zentraler Venenkatheter (ZVK) – 4

1.2 Arterienkatheter – 6

1.3 Pulmonalarterienkatheter (PAK) – 7

1.4 PiCCO (»pulse invasive contour cardiac output«) – 9

1.5 Intubation – 11

1.6 Perkutane Dilatationstracheotomie – 16

1.7 Passagerer transvenöser Schrittmacher – 17

1.8 Aszitespunktion – 18

1.9 Knochenmarkbiopsie/Aspirationszytologie – 18

1.10 Liquorpunktion/Lumbalpunktion – 19

1.11 Thoraxdrainage – 20

1.12 Flexible Bronchoskopie – 22

1.13 Perikardpunktion – 24

1.14 Perkutane Nierenbiopsie – 25

1.15 Kardioversion/Defibrillation – 26

1.16 Intraaortale Ballongegenpulsation (IABP) – 27

1.17 Echokardiographie – 28

Literatur – 34

1.1 Zentraler Venenkatheter (ZVK)

Indikationen

- **Hämodynamisches Monitoring**: ZVD, PiCCO-System, zentralvenöse O_2-Sättigung
- **Therapeutisch** (�‌ Tab. 1.1): Verabreichung venenreizender Substanzen, Katecholamintherapie, parenterale Ernährung mit hochosmolaren Lösungen, Dialysetherapie (dicklumige Shaldon-Katheter oder High-flow-Katheter), Volumenmangelschock (dicklumige Venenkatheter, Shaldon-Katheter)
- Keine suffiziente periphere Venenverhältnisse und notwendige i.v.-Therapie

Vorbereitung

- Patientenaufklärung bei wachen, nicht bewusstlosen Patienten (Komplikationen)
- Vorstellung des Personals: Arzt und Pflegekraft
- Labor: Gerinnungsparameter, Hb-Wert
- Händedesinfektion, Mundschutz, Kopfhaube, Kittel und sterile Handschuhe sind ein Muss (!)
- Material: Venenkatheter-Punktionsset (Punktionsnadel, Seldinger-Draht, Skalpell, Dilatator und ein-/mehrlumiger Plastik-Venenverweilkatheter), Abdeck-/Lochtuch (steril), sterile Handschuhe und Kompressen, Desinfektionsmittel, BGA-Röhrchen (zur Kontrolle), Nahtmaterial, Schere, Pinzette, Fadenhalter, steriles Pflaster, NaCl 0,9 % und 10-ml-Spritzen
- Monitoring: EKG, Blutdruck, S_aO_2

Durchführung

- Punktionsorte: V. jugularis interna, V. subclavia, V. femoralis
- Patientenlagerung: Rücklage, Kopftieflage bei Punktion der V. jugularis interna
- Bereitstellung der Utensilien
- Lokalanästhesie um die Punktionsstelle (u. U. bis Periost bei V.-subclavia-Punktion) bei bewusstseinsklaren, wachen Patienten
- PEEP-Reduktion bei beatmeten Patienten (sonst erhöhte Gefahr für Pneumothorax)
- **Punktion in Seldinger-Technik** (benannt nach dem schwedischen Radiologen Sven Seldinger, geb. 1921, Verfahren der retrograden Gefäßkatheterisierung): Punktion der Vene unter Aspiration, BGA-Kontrolle bei nicht eindeutiger Venenpunktion und ungenügender Oxygenierung (Arterie?), Einführen und Vorschieben des Seldinger-Drahts über die Punktionskanüle (EKG-Beobachtung: Induktion von Arrhythmien bei Myokardstimulation, Drahtrückzug), Entfernen der Punktionskanüle, Stichinzision ca. 0,5 cm mittels Skalpell (11er), Kompression der Punktionsstelle mittels Kompresse, Dilatation mittels Dilatator unter drehenden Bewegungen, Einführen und Platzieren des zentralen Venenkatheters über den Führungsdraht, Entfernung des Seldinger-Drahts, alle Schenkel des ZVK mit NaCl 0,9 % aspirieren und durchspülen, Anschluss an das ZVD-System, Fixierung des Venenkatheters mittels Naht
- Ggf. intraatriale EKG-Ableitung (Alpha-Kard-System) zur Lagekontrolle (meist Ableitung II): hohe Amplituden der P-Wellen signalisieren die Lage im rechten Vorhof, die Katheterspitze sollte langsam zurückgezogen werden bis zur Normalisierung der P-Wellen
- ZVD-Messung: Nullpunktbestimmung, vordere Axillarlinie, zwei Fünftel des Thoraxdurchmessers

V. subclavia

- Häufige und bevorzugte Punktionsstelle für ZVK-Anlage (weniger Infektionen)
- Patientenlagerung: exakte Rückenlage mit Kopftieflagerung (Trendelenburg-Lagerung), bei Pati-

◻ Tab. 1.1 Durchflussraten von venösen Zugängen

Periphervenöse Venenverweilkanülen	Zentralvenöse Venenkatheter
0,9 mm (blau, 22 Gauge): 36 ml/min	ZVK: etwa 80 ml/min
1,1 mm (rosa, 20 Gauge): 61 ml/min	Shaldon-Katheter: über 1000 ml/min
1,3 mm (grün, 18 Gauge): 96 ml/min	
1,5 mm (weiß, 17 Gauge): 125 ml/min	
1,7 mm (grau, 16 Gauge): 195 ml/min	
2,2 mm (orange, 14 Gauge): 343 ml/min	

enten mit Dyspnoe ggf. in halbsitzender Position, beide Arme an den Körperstamm anlegen (ggf. punktionsseitigen Arm des Patienten fußwärts ziehen), Kopfdrehung zur Gegenseite
- Punktionsort/Auffinden (infraklavikulärer Zugang): mittlere Medioklavikularlinie, subklavikulär, V. subclavia liegt immer ventral (vor der A. subclavia) → Nadelspitze wird, nachdem die Clavicula berührt wurde, unter diese gedrückt, anschließend Positionierung der Spritze im rechten Winkel im *Uhrzeigersinn* (rechts) bzw. gegen den *Uhrzeigersinn* (links)
- Katheterlage: Vorschieben bis ca. 17 cm (rechts) bzw. ca. 22 cm (links)

V. femoralis

- Patientenlagerung: Rückenlage, beide Beine in leichter Abduktionsstellung
- Häufig unter Notfallbedingungen (Reanimation), ansonsten vermeiden (Thrombose, Infektionen)
- Punktionsort/Auffinden: ca. 2 cm unterhalb des Ligamentum inguinale (Trigonum femorale mediale, sog. Scarpa-Dreieck), Palpation mit der nichtpunktierenden Hand (IVAN [von innen nach außen]: innen → Vene → Arterie → Nerv)

V. jugularis interna

- Patientenlagerung: Kopftieflagerung (Trendelenburg-Lagerung: adäquate Venenfüllung, Verhinderung von Luftembolien), leichte Kopfdrehung zur Gegenseite
- Punktionsort/Auffinden: Palpation mit der nichtpunktierenden Hand A. carotis (medial) und V. jugularis interna (lateral) → zwischen Caput sternale und Caput claviculare des M. sternocleidomastoideus
- Häufige Punktionsstelle: möglichst rechts, da die Pleuraspitze tiefer steht und der Katheterverlauf einer fast geraden Linie entspricht und zudem der Ductus thoracicus nicht im Weg ist
- Ggf. sonographische Darstellung
- Durchführung: Palpation und Fixierung der A. carotis nach medial, Punktion lateral im Dreieck zwischen den Köpfen des M. sternocleidomastoideus, Seldinger-Technik
- Katheterlage: bis oberhalb des rechten Vorhofs (Röntgen), d. h. bis ca. 15–17 cm (rechts) bzw. 20–25 cm (links) vorschieben

ZVD-Kurve (◘ Tab. 1.2)

◘ Tab. 1.2 Jugularisvenenkurve

Wellen	Bedeutung
a-Welle	Vorhofkontraktion
c-Welle	Vorhofwölbung der Trikuspidalklappe in den rechten Vorhof
x-Welle	Bewegung der Ventilebene Richtung Herzspitze
v-Welle	Rückkehr der Ventilebene
y-Welle	Öffnung der Trikuspidalklappe

Nachsorge

- Verband anlegen mit Sicherheitsschleife (dünnes Pflaster)
- Lagekontrolle: Röntgenkontrolle (Fehllage?, Pneumothorax?) und laborchemisch (BGA, arterielle Fehlpunktion?); im Notfall reicht eine BGA-Kontrolle aus, so dass der zentrale Venenkatheter umgehend genutzt (befahren) werden kann
- Spitze und infektiöse Materialien speziell entsorgen (Infektionsgefahr)
- Dokumentation in Patienten-/Pflegekurve

Komplikationen

- Arterielle Katheterfehllage (ca. 4 % der Fälle): Fehllage des zentralen Venenkatheters über die A. subclavia sinistra in die Aorta descendens → ggf. radiologisch interventioneller Verschluss, da keine ausreichende Kompressionsmöglichkeit
- Venöse Katheterfehllagen: Fehllage des zentralen Venenkatheters über die V. subclavia in die V. thoracica interna, Vv. pericardiacophrenicae oder Vv. mediastinales → Umseldingern
- Extravasale Katheterfehllagen: Fehllage im Mediastium, Perikard- oder Pleuraraum → insbesondere Gefahr von Pneumothorax (Aspiration von Luft!)
- Gefäßanomalien: z. B. persistierende V. cava superior sinistra → Umseldingern
- Katheterassoziierte Infektionen
- Thrombembolische Komplikationen

1.2 Arterienkatheter

Indikationen

- **Hämodynamisches Monitoring**: invasive Blutdruckmessung (insbesondere unter Katecholamintherapie), PiCCO-System, Schlag-zu-Schlag-Pulsationskurve zur Beurteilung des Volumenstatus (bei Schwankungen: V. a. Hypovolämie)
- **Analyse der Atemgase**: alle Beatmungspatienten
- Indikationsstellung bei geplanter bzw. unter Lyse überdenken

Vorbereitung

- Patientenaufklärung bei wachen, nicht bewusstlosen Patienten
- Labor: Gerinnungsparameter, Hb-Wert
- Material: Arterienkatheter-Punktionsset (Punktionsnadel, Seldinger-Draht und Plastik-Verweilkatheter), Druckaufnehmer (Transducer), Abdeck-/Lochtuch (steril), sterile Handschuhe und Kompressen, Desinfektionsmittel, BGA-Röhrchen (zur Kontrolle), Nahtmaterial, Schere, Pinzette, Fadenhalter, steriles Pflaster, NaCl 0,9 % und 10-ml-Spritze (um Kanüle bei Fehlpunktion durchzuspülen)

Durchführung

- Punktionsorte: A. radialis und A. femoralis, ggf. A. brachialis oder A. ulnaris
- Patienten-/Extremitätlagerung
- Bereitstellung der Utensilien
- Ggf. Lokalanästhesie um die Punktionsstelle (bei gut palpabler Arterie nicht zwingend notwendig, da die Lokalanästhesie oft genauso schmerzhaft)
- **Punktion in Seldinger-Technik**: Nadelöffnung schaut stets nach oben, atraumatisches weiches Drahtende wird über die Punktionskanüle in die Arterie geschoben, danach Entfernen der Punktionskanüle, über Seldinger-Draht wird die Verweilkanüle vorgeschoben, Fixierung des Arterienkatheters mittels Naht, Entfernung des Seldinger-Drahts, Anschluss an arterielles System
- Kontrolle der korrekten Lage: arterielle Druckkurve (Monitor) und laborchemisch (BGA)
- Nullabgleich: mittlere Axillarlinie, 4. ICR (Referenzpunkt: rechter Vorhof)

- **Fast-flush-Test**
  - Indikation: Überprüfung der Dynamik des Kathetersystems
  - Durchführung: Arterienkatheter durchspülen und Beurteilung der Arterienkurve nach plötzlichem Spülstopp
  - Optimale Lage und Dynamik: negativer Ausschlag gefolgt von einem einzigen positiven Ausschlag
  - Unterdämpfung: mehrere negative und positive Ausschläge (oszilieren), Überschätzung des systolischen und Unterschätzung des diastolischen Blutdrucks
  - Überdämpfung: kein negativer und positiver Ausschlag, nach dem Spülstopp geht die Kurve direkt in die arterielle Druckkurve über

A. radialis

- Häufigste Punktionsstelle
- Lagerung: Dorsalflexion des Handgelenks (ggf. Unterpolsterung) und Fixierung z. B. am Intensivbett
- Auffinden: Palpation mit der nichtpunktierenden Hand ca. 2–3 cm proximal des Handgelenks
- **Allen-Test** zur Überprüfung der kollateralen Handperfusion: nicht zwingend erforderlich
- Punktionstechnik: mit der Nadel alleine oder ggf. unter Aspiration
- Punktionsort: ca. 1–2 cm distal der Palpationsstelle
- Punktionswinkel: ca. 30–45°

A. femoralis

- Wenn A. radialis nicht möglich, häufig unter Notfallbedingungen (Reanimation)
- Auffinden: Palpation mit der nichtpunktierenden Hand (IVAN [von innen nach außen]: innen – Vene – Arterie – Nerv)
- Punktionstechnik: mit der Nadel alleine oder ggf. unter Aspiration
- Punktionsort: ca. 1–2 cm distal der Palpationsstelle
- Punktionswinkel: ca. 50–60°

Nachsorge

- Verband anlegen
- Bei Fehlpunktion: Kompression von mind. 5–10 min

- Spitze und infektiöse Materialien speziell entsorgen (Infektionsgefahr)
- Dokumentation in Patienten-/Pflegekurve

Komplikationen

- Fehlpunktion
- Thrombose, Embolie
- Infektion
- Aneurysma
- Nervenverletzung

1.3 Pulmonalarterienkatheter (PAK)

Indikationen

- **Hämodynamisches Monitoring**
  - Messung des HZV (Stewart-Hamilton-Gleichung: Integral/Fläche unter der Thermodilutionskurve) und der gemischtvenösen Sättigung (S_vO_2): insbesondere bei erheblicher Kreislaufinstabilität (kardiogener oder septischer Schock) und/oder kardiologisch/kardiochirurgischen (post-OP) Patienten
  - Shuntbestimmung: Shuntvolumen [%] = $(S_{PA}O_2-S_vO_2)/(S_aO_2-S_vO_2)$
  - Bestimmung des Pulmonalkapillarverschlussdrucks (wedge): Prinzip der kommunizierenden Röhren (wedge ~ LVEDP: Abschätzung der linksventrikulären Funktion, Ausnahme: bei Mitralstenose)
  - Hauptindikationen: kardiogener Schock mit IABP, Rechtsherzinfarkt, dekompensierte Aortenklappenstenose (ansonsten PiCCO-System)
- **Therapiesteuerung**
  - Steuerung der Katecholamintherapie/Volumensubstitution
  - Differenzierte Therapiesteuerung des Rechts-/Linksherzversagens
  - Steuerung der Therapie der pulmonalen Hypertonie
  - Neurochirurgische Eingriffe in sitzender Position: beim Eröffnen der Schädelkalotte (intraossale nicht kollabierbare Diploevenen) → Gefahr einer Luftembolie; zur Prophylaxe einer solchen Luftembolie sollte der ZVD mittels Volumensubstitution angehoben werden, PAK-Messung und Ösophagusstethoskop bzw. Dopplergerät einsetzen (Mühlradgeräusch über dem Herzen hörbar)

> Eine Verbesserung der Prognose durch den Pulmonalarterienkatheter oder weniger invasive Verfahren konnte bisher nicht nachgewiesen werden.

Allgemeines

Prinzip

- Synonyme des PAK: Rechtsherzkatheter, Einschwemmkatheter, Swan-Ganz-Katheter
- **Kontinuierliche** HZV-Messung: indem Energiepulse/Wärmeboli im rechten Vorhof in den Blutstrom abgegeben werden und die Bluttemperatur über den PAK gemessen wird
- **Kontinuierliche** Messung der gemischtvenösen O_2-Sättigung (S_vO_2): mittels spektrophotometrischer Technik
- **Temporäre/intermittierende** HZV-Messung (Kälteboli): Stewart-Hamilton Integralmessung/Thermodilutionsmethode → pulmonalarterielle Thermodilution (PAK; Ggs. transpulmonale Thermodilution beim PiCCO-System)

Druckkurvenverlauf des PAK (◘ Abb. 1.1)

- **ZVD** (zentraler Venendruck): 5–10 mmHg bzw. 6–12 cm H_2O (Mittel: 5 mmHg)
- **MAP** (mittlerer arterieller Druck): 70–105 mmHg
- **RAP** (rechtsatrialer Druck): 2–8 mmHg; Mittel: 4–5 mmHg
- **RVP** (rechtsventrikulärer Druck): 15–30/2–8 mmHg; Mittel: 20 mmHg
- **PAP** (Pulmonalarteriendruck)
  - Normwert: 15–30/4–12 mmHg, Mittel: 15–20 mmHg
  - Bedeutung: entspricht annähernd dem PCWP, falls dieser nicht gemessen werden kann (z. B. PAK-Lage in West-Zone I oder II)
- **PCWP** (pulmonaler Kapillardruck, Wedge-Druck, wedge = engl. Keil)
  - Normwerte: 6–12 mmHg, Mittel: 10 mmHg, bei Beatmung: Addition von einem Drittel des PEEP
  - Bedeutung: entspricht dem LVEDP bei geöffneter Mitralklappe bzw. dem linksatrialen Druck und bei Nicht-Vorhandensein einer Mitralstenose der linksventrikulären Vorlast
  - PCWP-Kurve: a-Welle: Vorhofkontraktion, c-Welle: Vorwölbung der Mitralklappe, v-Welle: Vorhoffüllung (verändert bei Mitralvitien)

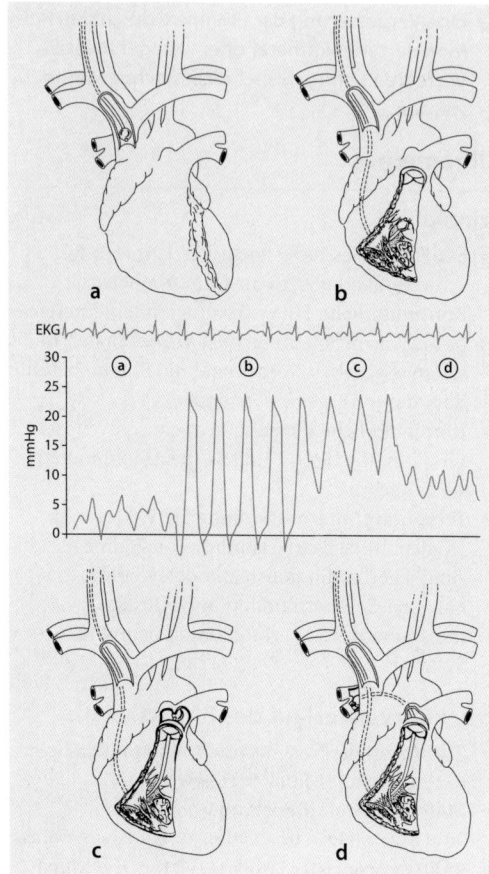

☐ Abb. 1.1 a–d Druckkurven des PAK. a Rechter Vorhof, b rechter Ventrikel, c Pulmonalarterie, d Wedge-Position (Aus: Buchardi et al. [2008] Die Intensivmedizin. Springer)

Vorbereitung

- Patientenaufklärung
- Material (wie ZVK-System): Pulmonaliskatheter (Länge: 110 cm), 8,5 French-Schleuse (Introducer), Ziehharmonika-Schutzhülle für PAK (Cath-Gad Catheter Contamination Shield), ggf. spezielle Monitore (z. B. Vigilance II, Edwards Lifesciences)
- Labor: zelluläre und plasmatische Gerinnung, Hb-Wert, Elektrolyte
- Monitoring: EKG (Aktivierung des Systolentons), Blutdruck, S_aO_2
- Vorbereitung von Druckaufnehmer und Spülsystemen
- Kontrolle der PAK-Schenkel
    1. Kanal/proximaler Schenkel: ZVD-Kurve (etwa 30 cm vom distalen Ende entfernt)
    2. Kanal/distaler Schenkel: Pulmonalisarterienkurve/pulmonalarterieller Okklusionsdruck (Wedge-Druck), Entnahme der $S_{PA}O_2$
    3. Kanal: Ballonlumen mit Verriegelung, zum Aufblasen des Einschwemmballons
    4. Kanal: Thermistor, 4–5 cm proximal der Katheterspitze
    5. Kanal: Volumen/Medikamentenapplikation

Durchführung

- Anlage einer venösen Schleuse (Seldinger-Technik, 8,5 French): V. jugularis oder V. subclavia rechts → BGA-Kontrolle zur Bestätigung der venösen Lage
- Schutzhülle auf Schleuse aufsetzen, um spätere Positionskorrekturen ohne Kontamination zu ermöglichen
- PAK über Rückschlagventil der Schleuse einführen
- PAK etwa 12–15 cm vorschieben (Orientierung an Markierung), dann erst Ballon zur Einschwemmung aufblasen (1,5 ml Luft)
- Orientierung der Position anhand der Druckkurven
    - V. cava superior/rechter Vorhof: 2–6 mmHg
    - Rechter Ventrikel: 15–30/2–8 mmHg
    - A. pulmonalis: 15–30/8–12 mmHg
    - Wedge-Position: 6–12 mmHg
- Grobe Orientierung: rechter Ventrikel (30–40 cm), A. pulmonalis (40–50 cm)
- Langsames und behutsames Vorschieben des PAK (mit Geduld)

- Besonderheit: gerade bei PEEP-Beatmung sollte die PAK-Spitze in der West-Zone III platziert sein, damit bei PEEP-Beatmung die alveolären Drücke nicht die Pulmonalarterie komprimieren
- West-Zonen: Zone I: $p_A > p_a > p_v$, Zone II: $p_a > p_A > p_v$, Zone III: $p_a > p_v > p_A$
- **mPAP** (mittlerer pulmonalarterieller Druck): 10–25 mmHg
- **Gemischt-venöse O_2-Sättigung**: 65–70 %; die A. pulmonalis ist das einzige Gefäß bei welchem ein »Mischblut« vorliegt (Mischblut befindet sich an dem Ort, wo kein venöses Blut mehr hinzufließt, d. h. hinter der Trikuspidalklappe, da der rechte Vorhof noch Blut über den Sinus coronarius erhält)

1.4 · PiCCO (»pulse invasive contour cardiac output«)

Tab. 1.3 Interpretation der Messergebnisse

Ätiologie	HZV	PCWP	PAP
Kardiale Ursache	↓	↑	↑
Pulmonale Ursache	↓	Normal	↑
Volumenmangel	↓	↓	↓
Sepsis	↑	Normal	Normal

Tab. 1.4 Differenzialdiagnosen des *Low-output*-Syndroms (HZV↓)

Ätiologie	ZVD	PCWP	PAP
Hypovolämie	↓	↓	↓
Linksherzinsuffizienz	Normal	↑	↑
Rechtsherzinsuffizienz	↑	Normal	Normal
Pulmonale Hypertonie	↑	Normal	↑ als PCWP
Lungenembolie	↑	Normal	↑ als PCWP
Herztamponade	↑	↑	↑

- So lange einschwemmen bis PAK das Lumen einer Pulmonalarterie verschließt (sog. Wedge-Position) → Verschlussdruckkurve
- Entblocken → pulmonalarterielle Druckkurve
- PAK niemals in Wedge-Position belassen
- Erneute Messung (Kältebolus): over-wedging → Gefahr der Pulmonalisarterienruptur; PAK nach jeder Messung stets behutsam wedgen und anschließend zurückziehen

Komplikationen

- Pulmonalarterienruptur (Mortalität: ca. 50 %) beim nicht gefühlvollen wedgen (»over-wedging«)
- Lungeninfarkt, wenn Katheter in Wedge-Position (max. 30 s) verweilt oder Spontanwedge (Tieferrutschen des entblockten PAK), ggf. Ausbildung einer Infarktpneumonie
- Gefäßruptur, bei zu starkem Blockvorgang
- Schädigung von Trikuspidal-/Pulmonalklappe (petechiale Blutungen, Perforationen), dadurch dass bei jeder Herzaktion der Katheter durch die Klappe umschlossen wird
- Knoten- oder Schlingenbildung
- Supraventrikuläre und ventrikuläre Arrhythmien, insbesondere bei Patienten mit Linksschenkelblock kann durch Kathetermanipulation ein RSB provoziert werden, mit der Folge eines kompletten Blockbildes bis zur Asystolie, daher ständige EKG-Überwachung
- Pneumothorax, Hämatothorax, Infusionsthorax
- Infektionen/Endokarditis: Katheter spätestens nach 72 h entfernen (Sepsisgefahr)!
- Thrombosen/Thromboembolie
- Ballonruptur
- Fehllage (nicht in der West-Zone III, sondern in Westzone I oder II)

Nachsorge

- Röntgen-Thorax: Lagekontrolle, Ausschluss Pneumothorax und Knoten-/Schlingenbildungen
- Verweildauer: max. 48–72 h
- Interpretation der Messergebnisse (**Tab. 1.3**, **Tab. 1.4**)

1.4 PiCCO (»pulse invasive contour cardiac output«)

Indikationen

- Sepsis bis septischer Schock
- ARDS
- Kardiogener Schock ohne IABP

Allgemeines (◘ Abb. 1.2)
- **Prinzip**
  - Diskontinuierliche transkardiopulmonale Thermodilution: HZV-Messung aus der Thermodilutionskurve
  - Kontinuierliche arterielle Pulskonturanalyse nach Wesseling: anhand der arteriellen Druckkurve und Werten der Thermodilution
- **Parameter der Thermodilution**
  - CI (Cardiac-Index): 2,5–4,5 l/min/m^2
  - PBV (pulmonales Blutvolumen): 150–200 ml/m^2
  - GEDV (globales enddiastolisches Volumen, diastolische Volumina aller vier Herzhöhlen): 600–700 ml/m^2
  - ITBV (intrathorakales Blutvolumen, d. h. in Lunge und Herz): 800–950 ml/m^2
  - TBV (totales Blutvolumen): 2500–3200 ml/m^2
  - EVLW (extravasales Lungenwasser): 5–8 ml/kgKG → Quantifizierung eines Lungenödems
  - CFI (kardialer Funktionsindex): 4,5–6,5/min
  - PVPI (pulmonalvaskulärer Permeabilitätsindex): EVLW/PBV = 1–3, <3: kardiales Lungenödem, >3: nicht kardiales Lungenödem (z. B. ARDS)
  - GEF (globale Auswurffraktion): 25–35 %
- **Parameter der Pulskonturanalyse**
  - PCHZV: HZV durch Pulskonturanalyse (PC) → Faktoren: Kalibrationsfaktor der transkardiopulmonalen Thermodilution, Integral unter der arteriellen Druckkurve (systolischer Anteil), Form der Druckkurve und Herzfrequenz
  - MAP (mittlerer arterieller Druck): 70–105 mmHg
  - SV (Schlagvolumen): 60–90 ml/Schlag
  - SVV (Schlagvolumenvariation): <10 %, >10 % → Hypovolämie
  - PPV (Pulsdruckvariation): <10 %
  - SVR (systemischer vaskulärer Widerstand): 800–1200 dyn × s × cm^{-5}
  - SVI (Schlagvolumenindex): 35–55 ml/m^2
  - dP$_{max}$ (maximale Druckanstiegsgeschwindigkeit): 1200–2000 mmHg/s
- **Einschränkungen:** Arrhythmien (Vorhofflimmern), Aortenaneurysma, IABP (keine Pulskonturanalyse möglich, daher beim kardiogenen Schock mit IABP → PAK), hochgradige Aortenstenose

Vorbereitung

- Spezielle PiCCO-Arterienkatheter mit Thermistor und arteriellem Druckaufnehmer (Platzierung meist in A. femoralis, jedoch auch in A. brachialis/axillaris, A. radialis möglich) und Aufsatzstück für den ZVK (für Indikatorapplikation, Injektattemperatur-Sensorgehäuse)
- Sonst Utensilien und Voraussetzungen wie ZVK und PAK (s. dort)

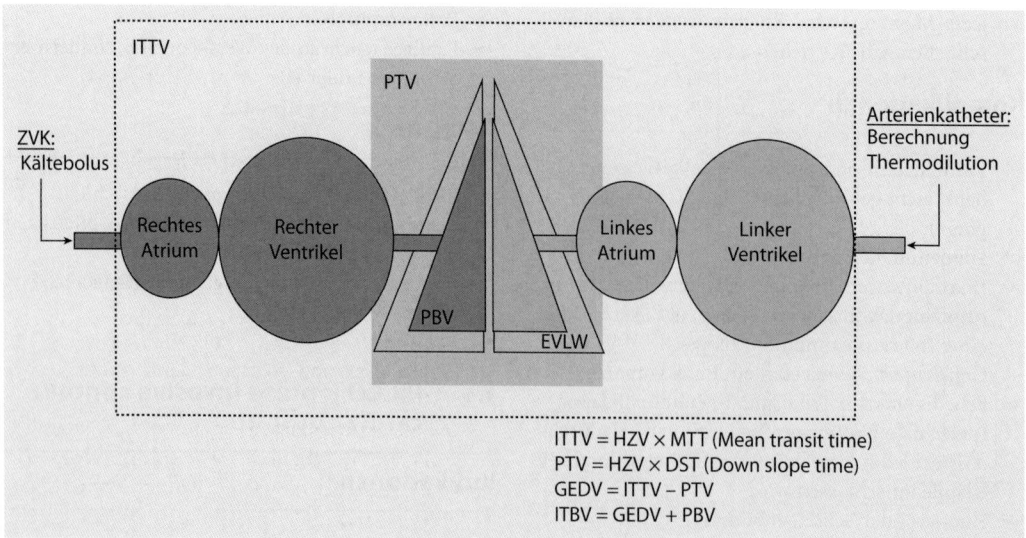

◘ **Abb. 1.2** Grundlagen der PiCCO-Technologie. *EVLW* extravasales Lungenwasser, *PBV* pulmonales Blutvolumen, *ITTV* intrathorakales Thermovolumen, *PTV* pulmonales Thermovolumen

Durchführung

- Anlage eines ZVK (s. dort)
- Anlage eines Arterienkatheters in A. femoralis (PiCCO-Arteriensystem)
- Baustein (Modul)/Druckaufnehmer: PiCCO (Pulsion)
- 20 ml gekühlte (<8°C) NaCl 0,9 % Lösung wird über den ZVK appliziert (mind. 3 Messungen)
- Temperaturveränderungen werden über den Thermistor in der A. femoralis registriert und als Thermodilutionskurve aufgetragen (Stewart-Hamilton-Gleichung).

Nachsorge

- Entfernen des PiCCO-Systems nach ca. 10 Tagen
- Wie ZVK (s. dort)

1.5 Intubation

Indikationen (sind meist relativ → individuelle Abschätzung)

- Atemstörung: Dyspnoe/Orthopnoe mit Tachypnoe >35/min oder Bradypnoe <10/min, Verlegung der Atemwege (z. B. Hämatom nach A. carotis Fehlpunktion nach ZVK-Anlage), Atemstillstand (z. B. Intoxikation), Aspiration
- Respiratorische Insuffizienz (p_aO_2 <60 mmHg unter 8 l O_2 bzw. p_aO_2 <50 mmHg unter Raumluft): z. B. schwere Pneumonie oder Asthma bronchiale; Patienten mit terminaler COPD und pulmonaler Hypertonie zeigen oft p_aO_2-Werte um ca. 50 mmHg ohne klinische Zeichen der Dyspnoe
- Kreislaufdysfunktion: z. B. kardiopulmonale Reanimation, kardiogener Schock,
- Erschöpfung mit Stridor, Schwitzen und Strampeln (sog. 3 S): z. B. Sepsis-Patient
- Bewusstseinsstörung (neurologisch, Glasgow Coma Scale <8) mit Ausfall der Schutzreflexe: z. B. Hypersekretion ohne Abhusten im Rahmen eines schweren Schlaganfalls

Vorbereitung

- Diagnostik, um andere Ursachen einer Dyspnoe abzuklären: Röntgen-Thorax (Pneumothorax, beginnendes Lungenödem, großer Pleuraerguss), Sonographie: Pleuraerguss, Perikarderguss?, Intoxikation, Vorerkrankungen (COPD, Lungenfibrose?), arterielle BGA
- Patientenaufklärung (wenn nicht bewusstlos), ggf. Zahnprothesen entfernen
- Anlage eines sicheren i.v.-Zugangs
- Material/Utensilien: Magill-Endotrachealtubus (7,0–7,5 mm ID für Frauen, 7,5–8,0 mm ID für Männer), Führungsstab, Laryngoskop mit gebogenem Macintosh-Spatel (meist Größe 3 oder 4), 10-ml-Blockerspritze, Magill-Zange, Absaugeinheit (HNO-Sauger), Kopfring, Pharyngealtuben, Beatmungsbeutel mit O_2-Maske, ggf. Combitubus, Larynxmaske, Eschmann-Stab
- Monitoring: EKG, Blutdruck, S_pO_2
- Medikamente: Opioid (z. B. Fentanyl), Einleitungshypnotikum (z. B. Thiopental), ggf. Muskelrelaxans, Katecholamine (z. B. Noradrenalin) (◘ Tab. 1.5, ◘ Tab. 1.6, ◘ Tab. 1.7)
- Überprüfen der Utensilien/Geräte: Laryngoskop (Lichtquelle?), alle Spatelgrößen bereithalten (Richtwert: Frauen Nr. 3; Männer Nr. 4), Endotrachealtubus (Testblocken, Tubuscuff o.k.?), Absaugeinheit (genügend Sog?), Beatmungsmöglichkeit (Respirator, Narkosesystem, Ambubeutel)
- Tubusspitze mit Gleitmittel (Gel oder Spray) versehen
- Pharyngealtuben bereithalten
  - Guedel-Tuben: Abstand zwischen Ohrläppchen und Mundwinkel, Größen: 3–5
  - Wendl-Tuben: Abstand zwischen Ohrläppchen und Nasenspitze, Größen: 26–34
- Patienten lagern (»Schnüffelposition«) oder für Blitzintubation bei nicht nüchternen Patienten Oberkörperhochlagerung

Durchführung (orotracheale Intubation)

- Präoxygenierung mit dicht aufsitzender Maske, mind. 3–5 min
- Medikamente über sicheren i.v.-Zugang applizieren
- **Standardeinleitung**
  - Flachlagerung, Jackson- oder Schnüffelposition
  - Ca. 5 min Präoxygenierung → dicht abschließende Gesichtsmaske (F_iO_2 1, Auffüllen/Denitrogenierung der funktionellen Residualkapazität)
  - Opioid i.v. (z. B. Fentanyl 0,1–0,2 mg)
  - Einleitungshypnotikum i.v. (z. B. Thiopental-Natrium 3–5 mg/kgKG)

Tab. 1.5 Opioide

Parameter	Morphin (Morphin)	Fentanyl (Fentanyl)	Sufentanil (Sufenta)	Alfentanil (Rapifen)	Remifentanil (Ultiva)
Dosierung (Intubation)	Nicht zur Einleitung	2–5 µg/kgKG (0,1–0,3 mg)	0,2–1 µg/kgKG	20 µg/kgKG (1–2 mg)	0,25 µg/kgKG/min
Analgetische Potenz	1	125	1000	35	200
Wirkeintritt [min]	30	5	2	2	2
Wirkdauer [min]	90	30	30	15	10
Kontextsensitive HWZ [min]	240	260	30	60	4
Terminale Eliminations-HWZ [h]	3	5	3	2	0,2
Metabolismus	90 % hepatisch aktives 6-Mo-Glucuronid	90 % hepatisch Norfentanyl	90 % hepatisch N-Phenylpropanamid	Hepatisch	Unspezifische Esterasen

Kontextsensitive HWZ: bei kontinuierlicher oder repetitiver Applikation; Zeit, in der die Plasmakonzentration einer Substanz nach Unterbrechung der kontinuierlichen Infusion um 50 % abgefallen ist.

Tab. 1.6 Injektionsnarkotika

	Etomidat (Hypnomidate)	Propofol (Disoprivan)	Thiopental (Trapanal)	S-Ketamin (Ketanest-S)	Midazolam (Dormicum)
Dosierung	0,2 mg/kgKG (Intubation), 0,02 µg/kgKG/min (Sedierung)	3 mg/kgKG (Intubation), 2–6 mg/kgKG/h (Sedierung)	3–5 mg/kgKG (Intubation), 2–3 mg/kgKG/h (Sedierung)	0,5–1 mg/kgKG (Intubation), 0,15–0,5 mg/kgKG/h (Sedierung)	0,2 mg/kgKG (Intubation), 0,03–0,2 mg/kgKG/h (Sedierung)
Wirkeintritt [s]	45	30	20	40	90
Wirkdauer [min]	5	5	10	15	15–30
Eliminations-HWZ [h]	4	0,5–1	12	2–4	2–4
Metabolismus	Hepatisch und Plasma-Cholinesterase	Hepatisch	Hepatorenale Clearance	Hepatorenale Clearance	Hepatisch
Besonderheit	Geringste kardiovaskuläre Beeinflussung, Myoklonien (daher vorherige Gabe eines Benzodiazepins sinnvoll)	Hypotonie durch verminderten peripheren Widerstand und negative Inotropie, Myoklonien	Barbiturat, Histaminliberation, Gefäßreizung bei intraarterieller Gabe → lokale Gewebsnekrose (Gangrän), Myoklonien	Stets in Kombination mit einem Benzodiazepin, sonst Alpträume und Halluzinationen; Hypersalivation; sympathomimetisch	Paradoxe Erregung im hohen Alter, hohe interindividuelle Variabilität, Wirkung aufhebbar durch Flumazenil

Anmerkung: Aufgrund des erhöhten Risikos einer Nebenniereninsuffizienz sollte Etomidat nur zur Intubation verwendet werden, wenn keine Alternative zur Verfügung steht. Schon bei einer einmaligen Injektion von Etomidat besteht eine signifikant höhere Wahrscheinlichkeit der Entwicklung einer Nebenniereninsuffizienz (Jabre et al. 2009)

1.5 · Intubation

Tab. 1.7 Nicht depolarisierende Muskelrelaxanzien

	Aminosteroide			Benzylisochinoline		
	Pancuronium (Pancuronium)	Vecuronium (Norcuron)	Rocuronium (Esmeron)	Atracurium (Tracrium)	CisAtracurium (Nimbex)	Mivacurium (Mivacron)
Dosierung (Intubation) [mg/kgKG]	0,1	0,1	0,6	0,4	0,1	0,2
ED_{95} [mg/kg]	0,05	0,05	0,3	0,2	0,05	0,08
Erholungsindex [min]	25	15	15	15	15	10
Anschlagzeit [min], $2 \times ED_{95}$	3–5	2,5	1,5	2	5	3
Wirkdauer [min]	45	20	30	45	45	15–20
Metabolismus	Hepatisch und renal	Hepatisch	Hepatobiliär	Hofmann-Elimination	Hofmann-Elimination	Plasma-Pseudo CHE

ED_{95}: Dosis, die zu einer 95 %-igen neuromuskulären Blockade führt, Intubationsdosis: $2 \times ED_{95}$. **Anschlagzeit**: die Zeitspanne von der Injektion bis zum Eintritt der maximalen Wirkung. **Erholungsindex**: gibt Ausschluss über die Geschwindigkeit, mit der die Wirkung von Relaxanzien abklingt. Zeitdauer, in der sich die neuromuskuläre Funktion von 25 % bis auf 75 % des Ursprungswertes erholt hat. **Hofmann-Elimination** (Spontanzerfall): temperatur- und pH-abhängige Umwandlung der wirksamen Quartär- in die unwirksame Tertiärstruktur.

- Ggf. Relaxans i.v. (z. B. Rocuronium 0,6–1 mg/kgKG)
- Guedel-Tubus einlegen
- Maskenbeatmung (weitere Präoxygenierung)
  - Esmarch-Handgriff: Kopf überstrecken, Unterkiefer nach vorne oben ziehen
  - Einlegen eines Pharyngealtubus nach Guedel oder nach Wendl
  - C-Griff oder doppelter C-Griff bei schwieriger Maskenbeatmung
- Sobald »weich«, dann Intubation
- **Blitzintubation (Quick/Crash-Intubation)**
  - Oberkörperhochlagerung (40–50°)
  - Ggf. Protonenpumpenhemmer vor Einleitung (z. B. 80 mg Pantoprazol) und Einlegen einer Magensonde
  - Absaugvorrichtung bereithalten
  - Präoxygenierung → keine Maskenbeatmung
  - Opioid i.v. (z. B. Fentanyl 0,1–0,2 mg) → Opioidgabe vor der Crash-Intubation wird individuell gehandhabt, da Opioide u. a. zu Übelkeit/Erbrechen führen können (Aspirationsgefahr)
  - Einleitungshypnotikum i.v. (z. B. Thiopental-Natrium 3–5 mg/kgKG)
  - Relaxans i.v. (z. B. Rocuronium 0,6–1 mg/kgKG)
    - Rocuronium → Priming- und Timing-Technik werden nicht empfohlen; Möglichkeit der Antagonisierung durch Zyklodextrin Sugammadex (Bridion)
    - Aufgrund zahlreicher Nebenwirkungen und Kontraindikationen sollte Succinylcholin bei Intensivpatienten möglichst vermieden werden
  - Sellik-Handgriff (Krikoiddruck) → Prophylaxe einer Regurgitation (bei aktivem Erbrechen: kein Sellik-Handgriff, da Gefahr der Ösophagusruptur); aktuell wird der Krikoiddruck nicht mehr generell empfohlen, da die laryngoskopische Sicht auf die Glottis beeinträchtigt werden kann und die Wirksamkeit nicht ausreichend validiert ist
  - Umgehende Intubation (Crash-Intubation) und sofortiges Blocken des Tubus
  - Einlegen einer Magensonde (Absaugen), wenn initial noch nicht geschehen
  - Vertiefung und Fortführung der Narkose (z. B. Sufentanil plus Midazolam)
  - Muskelrelaxanzien bei Intensivpatienten
- **Intubationsvorgang (max. 2 Intubationsversuche)**
  - Kopflagerung: leicht erhöht in Neutralposition, angehobene Reklination (Jackson-Position)
  - Mund öffnen mittels Scheren- bzw. Kreuzgriff
  - Laryngoskop in der linken Hand von rechts einführen und Zunge nach links verdrängen

- Vorschieben des Laryngoskops in die glosso-epiglottische Gewebefalte (sog. Valleculae) → die Epiglottis dabei nicht aufladen
- Einstellung des Larynx → Zug des Laryngoskops mit der Spatelspitze nach vorne oben/in Richtung Mundboden/in Griffrichtung, keine Hebel- oder Kippbewegungen
- Endotrachealtubus mit aufgesetzter Blockerspritze über die Stimmritze einführen bis proximale Cuffbegrenzung ca. 2 cm unterhalb der Glottis zu liegen kommt (äußerer Farbring am Tubus verschwindet gerade)
- Intubationstiefe: ca. 20–24 cm ab Zahnreihe
- Tubuscuff blocken
  - Cuffdruck kontrollieren
  - Manometer
- Konnektion an Atembeutel
- **Kontrolle der Intubation**
  - Direkte Laryngoskopie (während der Intubation)
  - Auskultation von Lunge (links und rechts) → seitengleiche oder einseitige Beatmung
  - Auskultation von Magen → ösophageale Tubusfehllage?
  - Monitoring: Kapnometrie (CO_2-Eliminationskurve), S_aO_2 und später arterielle BGA
  - Beatmungsparameter (Volumenkurve)
  - Ggf. flexible Bronchoskopie
- Tubusfixation (Längemarkierung des Endotrachealtubus)
- Anschluss an Respirator (kontrollierte Beatmung, BiPAP)
- Röntgen-Thorax (Ziel: Tubusspitze 3–5 cm oberhalb der Carina tracheae)/Magensonde/Analgosedierung

Schwierige Intubation/Atemweg (»difficult airway«)

Abschätzung der Intubationsbedingungen

- **Anamnese**: Kiefer-/Gesichtsanomalien (z. B. Prognathie), Adipositas, Schlafapnoesyndrom, kurzer Hals, Raumforderungen (HNO-Tumore), Makroglossie, Mundöffnung ≤3 cm, Zahnstatus, HWS-Beweglichkeit/Operation, Stridor (?), Struma, Tracheadeviation/-stenose, Schwangerschaft, Z.n. Neck-Dissection, Z.n. schwieriger Intubation
- **Mallampati-Klassifikation nach Samsoon und Young** (orale Inspektion)
  - Klasse I: Pharynxhinterwand, weicher Gaumen, Uvula, Gaumenbögen sichtbar
  - Klasse II: nur Uvulabasis sichtbar, Uvulaspitze nicht sichtbar
  - Klasse III: nur weicher Gaumen sichtbar
  - Klasse IV: nur harter Gaumen sichtbar
- **Cormack- und Lehane-Klassifikation** (direkte Laryngoskopie)
  - Klasse I: Glottis komplett einsehbar
  - Klasse II: nur hinteres Drittel der Glottis einsehbar
  - Klasse III: nur Epiglottis erkennbar, keine Glottis
  - Klasse IV: weder Glottis noch Epiglottis erkennbar
- **Test nach Patil**: mento-thyreoidaler Abstand, d. h. Abstand zwischen Kinn und Schildknorpelprominenz unter maximaler Kopfreklination, Norm: >6,5 cm, schwierige Laryngoskopie: <6 cm
- **Test nach Savva**: sternomentaler Abstand, schwierige Laryngoskopie <12,5 cm
- **Merke**: »*Can not ventilate, can not intubate.*«

Vorgehen bei schwieriger Intubation/Ventilation (Abb. 1.3, Tab. 1.8)

- Allgemeinmaßnahmen:
  - Tiefe Narkosetiefe (ggf. Relaxation)
  - Laryngoskop mit großem Spatel wählen
  - Kopfposition optimieren
  - Anwendung von BURP (»backward-upward-rightward-pressure«) oder OELM-Manöver (»optimal external laryngeal manipulation«)
- Supraglottische Atemwegshilfen:
  - Larynxmaske (meist Größe 4, Füllvolumen: 30 ml)
  - Larynxtubus (proximaler pharyngealer und distaler ösophagealer Cuff)
- Spezielle Laryngoskope, z. B. McCoy-Laryngoskop oder Bullard-Laryngoskop
- Spezielle Tuben, z. B. ösophagotrachealer Doppellumen- bzw. Kombitubus (proximaler pharyngealer und distaler ösophagealer/trachealer Cuff; Männer: 41 Ch, Frauen: 37 Ch)

Komplikationen

- Fehlintubation
- Einseitige Intubation (rechter Hauptbronchus)
- Verletzung von Zähnen, Weichteilen
- Laryngospasmus
- Kreislaufdepression (Prophylaxe: Noradrenalin-Perfusor auf stand-by)
- Aspiration bis Aspirationspneumonie

1.5 · Intubation

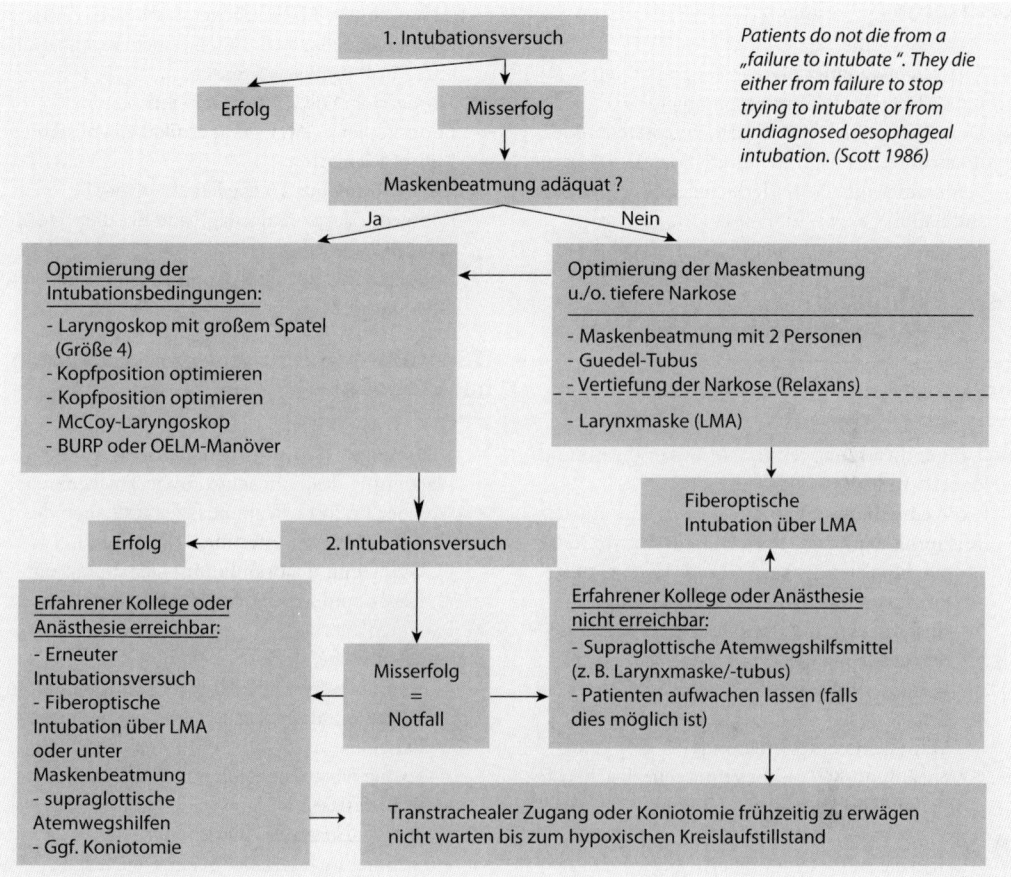

◘ Abb. 1.3 Algorithmus zum Vorgehen beim schwierigen Atemweg. BURP »backward-upward-rightward-pressure«, OELM »optimal external laryngeal manipulation«

◘ Tab. 1.8 Schwieriger Atemweg

Kasus 1: erwartet (individuelle Planung)	Kasus 2: unerwartet
Erfahrene Kollegen/Anästhesie stets involvieren bzw. bei Unsicherheit direkt hinzuziehen	Bei mehr als 2 Intubationsversuchen: Notfall → erfahrene Kollegen/Anästhesie hinzuziehen
Wachintubation: blinde nasale Intubation	Intubation über Führungsstab, z. B. gum-elastic bougies
Wach-fiberoptische Intubation (Tubus wird über Bronchoskopie vorgeschoben)	Spezielle Laryngoskope (McCoy)
Fiberoptische Intubation über nasopharyngealen oder oropharyngealen Weg, über Gesichtsmaske oder Larynxmaske/Intubationslarynxmaske (Fastrach), ggf. Video-assistiert	Supraglottische Atemwegshilfen
Tracheotomie	Fiberoptische Intubation über nasopharyngealen oder oropharyngealen Weg, über Gesichtsmaske oder Larynxmaske/Intubationslarynxmaske (Fastrach), ggf. Video-assistiert
	Ggf. Koniotomie (Inzision der Membrana cricothyreoidea), retrograde Intubation, perkutane Jetventilation, Notfalltracheotomie

Nachsorge

- Vitalzeichenkontrolle
- Einstellung der Beatmungsparameter
- Dokumentation (Datum/Zeit, verabreichte Medikamente, Tubusgröße, Intubationstiefe – Längenmarkierung, Besonderheiten, z. B. schwierige Intubation)

1.6 Perkutane Dilatationstracheotomie

Indikationen

- Langzeitbeatmung (erwartete Gesamtbeatmungsdauer >10 Tage)
    - Vermeidung von Spätfolgen der endotrachealen Intubation (z. B. chronische Larynxschädigung)
    - Erleichterung der Pflege (erleichterte Bronchialtoilette und Pflege des Nasen-Rachen-Bereichs)
    - Verbesserung der Möglichkeit der Kommunikation
    - Verbesserung des Weanings
- Trachealstenosen (→ konventionelle Tracheostomie durch HNO)

> Obwohl bisher eine frühzeitige Tracheotomie favorisiert wurde (Scales et al. 2008), besteht aktuell verglichen mit der späten Tracheotomie (Tag 13–15) kein Vorteil durch eine Frühtracheotomie (Tag 6–8) (Terragni et al. 2010). Ob möglicherweise Hochrisikokollektive (z. B. COPD oder kardiochirurgische Patienten) von einer Frühtracheotomie profitieren, werden die laufenden Studien klären.

Vorbereitungen (Punktionstracheotomie nach Ciaglia)

- Patientenaufklärung, Angehörige in Kenntnis setzen, ggf. Betreuung einleiten
- Überprüfung der Kontraindikationen: Notfall (→ Koniotomie), Kinder, Gerinnungsstörungen, instabile HWS-Trauma, instabile Kreislaufverhältnisse, ARDS, Tracheomalazie, große Struma
- Labor: plasmatische und zelluläre Gerinnung, Hb-Wert
- Material: perkutanes Tracheostomieset (z. B. Systeme von COOK [ID 9,3 mm, OD 13,6 mm] oder Habel [TRACOE experc Set]), steriles Set (Handschuhe, Abdecktücher, Lochtuch, Kittel, Kompressen, Skalpell, Präparierschere, chirurgische Pinzette), Larynxmaske
- Monitoring: EKG, Blutdruck, S_aO_2
- Endoskopiewagen: Überprüfung auf Vollständigkeit und Funktion
- Überprüfung der Trachealkanüle (Cuff?)
- Röntgen-Thorax: Tubuslage und Trachea (normale Anatomie?)
- Personal: 2 Ärzte (Endoskopiker [Kopfende] und Operateur), Pflegekraft

Durchführung (Punktionstracheotomie nach Ciaglia)

- Beatmung: F_iO_2 auf 1,0 erhöhen
- Platzierung des Endoskops in die Trachea:
    - Über Endotrachealtubus: zurückziehen des Tubus bis Rima glottidis
    - Ggf. Umintubation: Endotrachealtubus entfernen und Larynxmaske einführen
- Patientenlagerung:
    - Rückenlage, flach
    - Kopfüberstreckung: Kissen in Rücken und in Nacken, sodass der Kopf fast frei in der Luft hängt
    - Kleine Unterlage unter Kopf, um Kopfposition zu fixieren
- Hautdesinfektion des Halses
- Umgebung mit sterilen Tüchern abdecken
- Analgosedierung: anpassen, ggf. intensivieren
- Bougier-Instrumente (Dilatatoren) und Trachealkanüle ausreichend mit Gleitmittel versehen
- Punktions-/Inzisionsstelle (2.–3. Trachealspange):
    - Operateur: Markierung zwischen Kehlkopf und oberem Sternumrand
    - Endoskopiker (flexible Bronchoskopie): mediale, endotracheale Punktion (paratracheale Fehlpunktion?), Beobachtung des Dilatationsvorgangs und der Kanülenplatzierung
- Trachea während der Tracheotomie stets umfassen/fixieren
- Hautinzision: Querschnitt (ca. 1,5–2 cm) bis zum Subkutangewebe
- Ggf. stumpfe Präparation von Platysma und prätrachealen Faszien
- Nadelpunktion: 1–2 cm, 90° Winkel unter Aspiration (NaCl 0,9 % in Spritze), bis die Nadel vom Endoskopiker gesichtet wird
- Führungsdraht über die Nadel schieben (Seldinger-Technik):

- Verlauf des Führungsdrahtes nach kaudal (Endoskopiker)
- Weiteres Kennzeichen, dass sich der Draht in der Trachea befindet: Hustenreiz
- Punktionskanüle entfernen
- Dilatation des Punktionskanals mit abgestuften Dilatatoren: Beginn mit kleinem Dilatator, gefolgt von mittelgroßem Dilatator (bis zur schwarzen Markierung); ggf. ein durchgehender Dilatator
- Einsetzen der Trachealkanüle unter Hilfe eines passenden Dilatators
- Cuff blocken
- Fixierung der Trachealkanüle: Halsbändchen
- Beatmungsschlauch auf die Trachealkanüle umstecken
- Patienten absaugen und abschließende Bronchoskopie über die Trachealkanüle
- Anlegen eines Tracheostomieverbandes

Nachsorge

- Röntgen-Thorax
- **Punktionstracheotomie nach Ciaglia:**
  - Kanülenwechsel:
    – Zeitpunkt: ca. 1 Woche nach Tracheostomieanlage
    – Lagerung: dabei Patient wie bei Tracheostomieanlage in die gleiche Position bringen
  - Notfallmaßnahmen, falls sich Wundränder nach Kanülenentfernung schließen: kleiner Endotrachealtubus (5,5 mm ID) einführen
- **Epithelialisiertes Tracheostomie durch HNO:**
  - Kanülenwechsel: 2 Tage nach Tracheostomieanlage
  - Fädenentfernung: 10 Tage nach Tracheostomieanlage

1.7 Passagerer transvenöser Schrittmacher

Indikationen

- Hämodynamisch relevante Bradykardien ohne ausreichendes medikamentöses Ansprechen
- Asystolie bei Herz-Kreislauf-Stillstand
- Symptomatische Bradykardien (<40/min) oder Asystolie (>3 s Pausen)
- Symptomatische chronotrope Inkompetenz (d. h. inadäquater bis fehlender Anstieg der Herzfrequenz unter Belastung oder unter Pharmaka [Atropintest])
- Symptomatischer AV-Block 3. Grades oder AV-Block 2. Grades Typ Mobitz
- Symptomatische Bradyarrhythmia absoluta (<40/min) oder Vorhofflimmern mit langen Pausen bzw. Sick-Sinus-Syndrom
- Ggf. Überwachung auf Intermediate-Care-Station mit Notfallindikation zur permanenten Schrittmacherimplantation

Vorbereitung

- Möglichkeiten der Überbrückung bei lebensbedrohlichen, hämodynamisch relevanten Bradykardien:
  - **Transkutaner Schrittmacher** in anteroposteriorer Ableitung unter Analgosedierung (Stimulationsfrequenz: ca. 80/min; Energie: 120–200 mA)
  - **Transösophagealer (transgastraler) Schrittmacher** unter Analgosedierung: Sondenpositionierung bis in den Magen, nach Abwinkelung erfolgt Rückzug bis zum Auftreten des Widerstandes am Magenfundus (Impulsbreite: 10–40 ms, Stromstärken: 10–20 mA)
  - Ggf. kardiopulmonale Reanimation
- Medikamentöser Versuch: Atropin, Orciprenalin, Adrenalin, Theophyllin
- Patientenaufklärung
- Material: bipolare Schrittmachersonde (Ringanode), 6 French-Schleuse (Introducer), Schutzhülle, externes Schrittmacheraggregat, sterile Utensilien wie beim ZVK (s. dort)
- Labor: zelluläre und plasmatische Gerinnung, Hb-Wert, Elektrolyte
- Monitoring: EKG (Aktivierung des Systolentons), Blutdruck, S_aO_2

Durchführung

- Patientenaufklärung
- Ausreichende Lokalanästhesie
- Punktionsorte: V. jugularis interna dextra (Intensivstation), V. femoralis (Herzkatheterlabor)
- Anlage einer venösen Schleuse mittels Seldinger-Technik, Annaht/Fixierung
- Schutzhülle auf Schleuse aufsetzen, um spätere Positionskorrekturen ohne Kontamination zu ermöglichen
- Schrittmacher über Rückschlagventil der Schleuse einführen
- Schrittmacherelektrode durch Schleuse ins Gefäß einführen

- Elektrode ca. 12–15 cm vorschieben (s. Markierung), dann erst Ballon zur Einschwemmung aufblasen und einschwemmen bis in den rechten Ventrikel
- Möglichkeiten der Platzierung der Schrittmachersonde:
    - Unter Anschluss an das Schrittmacheraggregat: im Notfall auf Intensivstation
    - Unter Durchleuchtung: z. B. Herzkatheterlabor oder OP
    - Unter EKG-Kontrolle über die Schrittmachersonde (schwierige Interpretation): ST-Streckenelevation ~ Wandkontakt
    - Unter echokardiographischer Kontrolle
- Initiale Schrittmachereinstellung bei Platzierung unter Aggregatanschluss:
    - Modus: VVI (bei erhaltenem Eigenrhythmus oder Vorliegen eines permanenten Schrittmachers) oder VOO (bei Asystolie)
    - Energie (Output): submaximal
    - Sensing: 2,5–3 mV
    - Stimulationsfrequenz: mind. 10–20/min über der Eigenfrequenz
    - Später alle Parameter individuell optimieren, d. h. Bestimmung der Reizschwelle (langsame Steigerung der Ausgangsstromstärke) und des Sensings
- Effizienzkontrolle: Palpation der A. femoralis
- Sichere Fixierung der Sonde in der Schutzhülle

Nachsorge

- Röntgen-Thorax: Lagekontrolle der Schrittmacherelektrode, Knoten-/Schleifenbildung, Ausschluss eines Pneumothorax
- Ggf. Rücksprache mit Kardiochirurgie bzgl. der Implantation eines permanenten Schrittmachers

1.8 Aszitespunktion

Indikation

- Ursachenfindung des Aszites (diagnostische Abklärung), Entlastung (therapeutisch)

Vorbereitung

- Patientenaufklärung (Schmerzen, Blutung, Hämatom, Infektion, Organverletzung, Postparazentese-Kreislaufdysfunktion)
- Labor: Gerinnung, kleines Blutbild (ggf. Thrombozytensubstitution vor Punktion)
- Lokalanästhesie

Durchführung

- Punktionsorte (sonographische Überprüfung): kaudale, laterale Abdominal-Quadranten
- Lagerung: Rückenlage mit leichter Oberkörperhochlagerung
- Utensilien: sterile Abdecktücher, sterile Handschuhe, 10-ml-Spritzen, sterile Kompressen, Lokalanästhetikum, Punktionsnadel/Venenverweilkanüle, ggf. Pigtail-Katheter mit Seldinger-Draht, Skalpell, Dilatator und Nahtmaterial
- Vorschieben der Nadel/Venenverweilkanüle unter Aspiration, schräger Durchtritt durch die Haut, d. h. Punktion in zwei verschiedenen Gewebehöhen (besserer Verschluss des Punktionskanals und Verhinderung einer Aszites-Leckage)

Nachsorge

- Versendung des Aszitesmaterials: Mikrobiologie, Hauptlabor (Zellzahl, Differenzierung, Gesamteiweiß, Cholesterin, CEA, LDH, Glukose), Zytologie (maligne Zellen), Pathologie
- Anlage eines sterilen Verbandes
- Ersatz von 6–8 g Humanalbumin pro Liter Aszites bei Punktionsmengen >5 l, bei geringerer Menge Hydroxyäthylstärke (gleiche Dosis) gleichwertig zur Vermeidung der sog. Postparazentese-Kreislaufdysfunktion

1.9 Knochenmarkbiopsie/Aspirationszytologie

Indikationen

- Diagnosesicherung, Staging und Verlaufskontrolle von Erkrankungen mit Veränderungen des Knochenmarks
- Uneinheitliche Klinik mit unklarer Blutbildveränderung
- Dringender V. a. eine hämatologische Erkrankung
- Knochenmarkinfiltration durch Karzinom oder Systemerkrankung
- Knochenmarkbiopsie (Stanzzylinder): Punctio sicca, hypoplastische Erkrankungen (z. B. aplastische Anämie), myeloproliferative Erkrankungen,

Morbus Hodgkin, maligne Lymphome, Osteopathien (z. B. Morbus Paget)
- Aspirationszytologie: Leukämien, unklare Anämien, Leukopenien, Lymphome mit diffusem Verteilungsmuster

Vorbereitung

- Patientenaufklärung, wenn möglich am Vortag (Schmerzen, Blutung, Hämatom, Infektion, Nerven-/Organverletzung)
- Labor: plasmatische und zelluläre Gerinnung, kleines Blutbild (ggf. Thrombozytensubstitution vor Punktion)
- Material: Einmalpunktionsbestecke und Einmalpunktionsnadeln, sterile Handschuhe, Abdecktücher, 10-ml-Spritzen, Kompressen, Skalpell, Nierenschale, Glasscheibe, Objektträger, 10-ml-EDTA-Röhrchen, 20-ml-Spritze mit 5000 I.E. Heparin
- Lokalanästhesie (z. B. 10 ml Lidocain, Allergie?) bis einschließlich Periost
- Ggf. Kurznarkose (Midazolam, Piritramid)

Durchführung

- **Punktionsorte**
  - Hinterer Beckenkamm/Spina iliaca posterior superior (häufig)
  - Vorderer Beckenkamm/Spina iliaca anterior superior (bei Problempatienten)
  - Sternum/Corpus sterni (selten, nur in Ausnahmefällen; z. B. nach Radiatio des Beckens; Gefahr: Aorta- und Myokardverletzung)
- **Lagerung** (Beckenkammpunktion): stabile Seitenlage oder Bauchlagerung
- **Punktionsnadeln**
  - Jamshidi-Nadel (Gewinnung von Stanzzylinder)
  - Rosegger-Nadel mit Abstandhalter (Aspirationszytologie)
- **Knochenmarkbiopsie** (Stanzzylinder, ca. 2–4 mm dick und ca. 2–3 cm lang)
  - Stichinzision der Haut
  - Punktion mittels Jamshidi-Nadel
  - Durchbohrung der Kompakta (= Kortikalis) mit arretiertem Mandrin
  - Mandrin entfernen und weitere 3 cm in die Spongiosa vorschieben unter Rüttelbewegungen
  - Bei ausreichend langer Stanze Nadel unter abscherenden Bewegungen mehrmals 360° rotieren, bis sich schließlich der Stanzzylinder an der Spitze im Beckenkamm löst
  - Danach Anfertigung von Abrollpräparaten von der Knochenmarkstanze sowie Quetschpräparaten und Mäanderausstrichen zur zytologischen Auswertung
  - Anschließende Einbettung/Fixation des Zylinders
- **Aspirationszytologie** (meist im Anschluss an die Knochenmarkbiopsie)
  - Punktionsnadeln nach Klima und Rosegger
  - Punktion des Knochenmarks durch die bereits erfolgte Hautinzision unter drehender Bewegung bis ca. 2 cm in die Spina
  - Punktionsrichtung: schräger Winkel zur Biopsierichtung
  - Mandrin entfernen und 10-ml-Spritze aufsetzen
  - Vor dem Aspirieren den Patienten informieren, da schmerzhaft
  - Aspiration mit 10-ml-Spritze
  - Verteilung des Knochenmarkblutes auf eine schräg in einer Nierenschale stehende Glasschale (makroskopisch erkennt man stecknadelkopfgroße Bröckel des Markgewebes)
  - Anfertigung von Markbröckelausstrichen auf einen Objektträger (Zytologie, hämatoonkologisches Labor, Pathologie)
  - Weitere Analysen: EDTA-Knochenmarkblut (Zytologie, Immunologie und/oder Molekularbiologie) und Heparin-Knochenmarkblut (Zytogenetik)

Nachsorge

- Anlage eines sterilen Verbandes
- Kompressionsverband/Sandsack für mind. 20 min, mind. 1 h Bettruhe
- Lagerung auf den Kompressionsverband

1.10 Liquorpunktion/Lumbalpunktion

Indikationen

- **Diagnostik**
  - Neurologie: V. a. Infektionen (Meningitis, Enzephalitis, Meningoenzephalitis, Myelitis, Neuroborreliose), unklares Koma, Demenzdiagnostik, Polyneuritis/Guillain-Barré-Syn-

drom, Multiple Sklerose, Liquordruckmessung
- Innere Medizin/Onkologie: Diagnosestellung einer ALL oder eines lymphatisch differenzierten Blastenschubs einer CML (wegen häufigem meningealem Befall), ZNS-Beteiligung bei Systemerkrankungen/Meningeosis carcinomatosa
- Therapie
  - Intrathekale Gabe von Zytostatika (Chemotherapie)
  - Passagere lumbale Drainage bei Liquorresorptionsstörung

Vorbereitung

- Patientenaufklärung
- Labor: plasmatische und zelluläre Gerinnung, Hb-Wert
- Punktionsnadeln (20–22 G)
  - Atraumatische Nadel (häufig), z. B. Sprotte- oder Whitacre-Nadel (konischer Schliff)
  - Traumatische Nadel (selten), z. B. Yale- oder Quincke-Nadel (scharfer Schliff)
- Material: Punktionsnadeln, sterile Handschuhe, Abdecktücher, Kompressen, Liquorröhrchen, Lokalanästhetikum, steriles Pflaster
- Ausschluss von Hirndruckzeichen (sonst Gefahr der Hirnstamm-Einklemmung): Augenhintergrundspiegelung (Stauungspapille?, wenig aussagekräftig) und CCT

Durchführung

- Patientenlagerung: sitzende Position oder Seitenlagerung (jeweils Katzenbuckel)
- Lokalanästhesie (z. B. Lidocain, Allergie?)
- Punktionsstelle (Verbindungslinie der dorsalen Beckenkämme): zwischen L3/4 oder L4/5 (Rückenmark endet auf Höhe von L1/L2: Conus medullaris und Cauda equina)
- Strenge mediane Punktion mit atraumatischer Sprotte-Nadel
- Punktionsrichtung: leicht nach kranial
- Nadelöffnung sollte so eingestellt werden, dass sie parallel zum Verlauf der Durafasern gerichtet ist
- Punktionskanüle solange vorschieben, bis man einen gewissen Widerstand (Dura) überwunden hat, sog. Widerstandsverlust
- Punktionskanüle wenige Millimeter weiter nach anterior vorschieben
- Memo: Lig. flavum → Epiduralraum → Dura mater → Arachnoidea → Subarachnoidalraum (Liquor)
- Mandrin entfernen und Liquor mittels Auffangröhrchen (max. 15 ml) sorgfältig auffangen (die ersten 3 Tropfen verwerfen)
- Mandrin wieder in Punktionsnadel einführen und Punktionsnadel entfernen
- Steriles Pflaster auf Punktionsstelle
- Falls sich eine Blutbeimengung zeigt (DD: iatrogen [artifizielle Blutung] oder SAB), sollten 3 Auffangröhrchen hintereinander gefüllt werden → bei iatrogener Verletzung nimmt die rote Farbe vom 1. zum 3. Röhrchen ab (sog. 3-Gläser-Probe)

Nachsorge

- Patientenlagerung: Bettruhe in Rückenlage für ca. 1 h nach Punktion und Hydratation (Prophylaxe des postpunktionellen Kopfschmerzes), ansonsten wird sogar eine Frühmobilisation empfohlen
- Therapie der postpunktionellen Kopfschmerzen (24–72 h nach Punktion): Bettruhe und ggf. NSAR, evtl. epiduraler Blutpatch (epidurale Applikation von 10 ml venösem Blut)
- Makroskopische Beurteilung des Liquors und Dokumentation (Trübung, Farbe, Ausflockung)
- Versendung des Liquors: Hauptlabor (klinische Chemie insbesondere Glukose, Laktat, Gesamtprotein, Albumin, Immunglobuline, Differenzialblutbild), Zytologie, Pathologie, Mikrobiologie, Virologie
- Blutentnahme (klinische Chemie: Glukose, Laktat, Albumin, Eiweiß, Immunglobuline) zur Bestimmung bestimmter Liquor-Serum-Quotienten

1.11 Thoraxdrainage

Indikationen

- **Notfallmäßig (emergent):** Spannungspneumothorax
- **Dringend (urgent):**
  - Pneumothorax
  - Hautemphysem
  - Hämatothorax
  - Hämatopneumothorax
  - Hämatoserothorax
  - Großer Pleuraerguss
  - Pyothorax (Pleuraempyem)

1.11 · Thoraxdrainage

> Hämodynamisch und respiratorisch stabile, spontan atmende Patienten mit radiologisch nachgewiesenem Pneumothorax (meist Mantelpneumothorax) profitieren nicht von einer prophylaktischen Anlage einer Thoraxdrainage. Eine klinische Überwachung und radiologische Kontrolluntersuchungen sind jedoch obligat. Bei beatmeten Patienten sollte dagegen jeder Pneumothorax entlastet werden.

Vorbereitungen

- Patientenaufklärung (Blutung, Infektionen, Pleuraempyem, Fehllagen [subkutan, intrapulmonal, adominal], Verletzung innerer Organe)
- Patientenlagerung: Rückenlage, ggf. leichte Links- bzw. Rechtsseitenlage, Armabduktion nach hinten oben (Fixierung)
- Monitoring: EKG, Blutdruck, S_aO_2
- Sicherer i.v.-Zugang
- Labor: plasmatische und zelluläre Gerinnung, Hb-Wert, ggf. Kreuzblut
- Röntgen-Thorax, ggf. Verzicht bei hämodynamischer Instabilität und hochgradigem V. a. Pneumothorax
- Sonographie: Flüssigkeit (Pleuraerguss, Hämatothorax) oder nach intrapleural verlagerte Organe?
- Material: Thoraxdrainage (Pneumothorax: 20–24 Ch, Hämatothorax: 28–32 Ch), steriles Set (Handschuhe, Abdecktücher, Kompressen, 10-ml-Spritzen, Skalpell mit 11er-Klinge, Nahtset/Nahtmaterial), Einmalrasierer, Desinfektionsmittel, Thoraxdrainagekasten/System, Lokalanästhetikum, stumpfe Präparierschere, spitze Schere, gebogene und gerade Klemmen
- Adäquate Analgosedierung, z. B. Midazolam plus Piritramid
- Ausreichende Oxygenierung

Durchführung

- Patienteninformation
- Punktionsstelle markieren, desinfizieren, Lokalanästhesie (ggf. Probepunktion)
- Orientierungshilfen
  - Mann: Mamille → 4. Rippe
  - Frau: Submammarfalte → 4. ICR bis 5. Rippe
- **Monaldi: anteriorer Zugangsweg**
  - Zugang der Wahl bei Pneumothorax
  - Lokalisation: 2.–3. ICR medioklavikulär
  - Niemals unterhalb der Mammilarlinie (5. ICR): Gefahr der abdominellen Fehllage
- **Bülau: Minithorakotomie bzw. Trokartechnik**
  - Zugang der Wahl bei Hämatothorax oder Pleuraerguss, jedoch auch bei Pneumothorax möglich
  - Lokalisation: 3.–5. ICR mittlere Axillarlinie
  - Durchführung: Hautschnitt ca. 3–4 cm entlang der Rippe am Rippenoberrand (bei Frauen auf Höhe der Submammarfalte) → stumpfes Durchtrennen der Interkostalmuskulatur mittels Schere und/oder digital → am Rippenoberrand (am Unterrand laufen Gefäße) wird anschließend die Pleura parietalis stumpf (häufig) oder mittels Trokar (selten) senkrecht perforiert → Entweichen von Luft (Pneumothorax) bzw. Entleeren von Blut (Hämatothorax) → Pleurahöhle/Lunge kann nun ertastet werden → Zeige-/Mittelfinger schließt das Loch → Einlage der Thoraxdrainage durch den präparierten Kanal mit Hilfe einer gebogenen Klemme bzw. unter Führung eines Fingers → Vorschieben der Drainage (ca. 15–20 cm) nach ventrokranial (Pneumothorax) bzw. dorsokaudal (Hämatothorax) → Drainagenfixierung (Naht der Muskulatur/Haut/Tabaksbeutelnaht)
  - Anschluss an ein meist »Drei-Flaschen-Sogsystem« mit Flasche zur Sogregulierung, Wasserschloss und Sekretauffangflasche → Sog: ca. −10 bis −20 cmH_2O
- **Nadeldekompression:** lange Kanüle mit aufgesetzter Spritze unter Aspiration, Stahlkanüle oder Kunststoffkanüle wegen Abknick-Gefahr in situ belassen
- **Besonderheit bei beatmeten Patienten:**
  - Vor der Perforation der Pleura parietalis sollte das Beatmungssystem diskonnektiert werden, damit die Lunge maximal einfallen kann (sonst Gefahr der iatrogenen Lungenverletzung) und somit ein größerer Pleuraspalt zur Verfügung steht
  - Beim Transport darf die Thoraxdrainage niemals abgeklemmt werden, da Gefahr des Spannungspneumothorax
  - Das Thoraxdrainagesystem muss immer unterhalb des Patiententhoraxniveaus platziert sein, da ansonsten Drainageflüssigkeit in den Thorax zurückfließen kann

> **Cave**
> Eine Thoraxdrainage, die »fistelt«, darf nicht abgeklemmt oder entfernt werden.

Nachsorge

- Röntgen-Thorax: Regression des Pneumo-/Hydrothorax, Lagekontrolle der Drainage
- Einstellen eines adäquaten Sogs: ca. 15–20 cm Wassersäule; nicht zu starker Sog wegen Gefahr eines Reexpansionsödems
- Unklarer Pleuraerguss/Hämatoserothorax: Material in Mikrobiologie, Pathologie, Zytologie, Hauptlabor
- Entfernung der Thoraxdrainage:
  - Zuvor ca. 12 h abklemmen und Röntgen-Thorax → Frage der Progression eines Pneumothorax oder Pleuraergusses (Sekretmengen ≤150–200 ml sind bedingt durch Pleurairritationen)
  - Wenn keine Progression: Drainage unter vorheriger Analgesie entfernen und Anlage einer Tabaksbeutelnaht
  - Bei sicherem chirurgischem Verschluss ist kein Dachziegelverband notwendig
  - Röntgen-Thorax nach Entfernen der Thoraxdrainage: direkt und nach 24 h

1.12 Flexible Bronchoskopie

Indikationen

- Diagnostik:
  - Ventilationsprobleme: Abklärung bei Beatmungsschwierigkeiten (Lagekontrolle des Endotrachealtubus, Bronchoobstruktion/Atemwegsstenosen, Fremdkörper, Atelektasen, etc.)
  - Radiologische Veränderungen, z. B. V. a. Atelektasen, Rundherde, einseitig weiße Lunge, Hilusverdichtung, Mediastinalverbreitung
  - Bestätigung/Ausschluss von Arbeitsdiagnosen, z. B. V. a. Sarkoidose (BAL mit Biopsie zur pathologische Aufarbeitung), Aspirationspneumonie (BAL, Materialgewinnung)
  - Unklare Hämoptysen (unter Interventionsbereitschaft, ggf. HNO-Konsultation)
  - Schädigung der Atemwege, z. B. Bronchuseinriss nach Stentimplantation, Thoraxtrauma mit V. a. Bronchusruptur, Inhalationstrauma, V. a. ösophagotracheale Fistel
  - Bronchialsekretgewinnung (Mikrobiologie)
- Therapie:
  - Eröffnung von Atelektasen, z. B. durch Sekretverlegung/Sekretstau
  - Blutstillung bei Hämoptysen: Absaugen und Spülen u. a. mit Adrenalin (1:10), Kreuzblut abnehmen, ggf. Einführen von Bronchusblockern oder Platzierung von Doppellumentubus
  - Entfernen von Fremdkörpern (starre Bronchoskopie bei großen Fremdkörpern)
  - Therapeutische Lavage
  - Stentimplantation bei z. B. progressiver bronchialer Tumorobstruktion
  - Schwierige Intubation (fiberoptische Intubation)
  - Punktionstracheostomie

Vorbereitung

- Einverständniserklärung/Patientenaufklärung (bei wach, ansprechbaren Patienten):
  - Bronchoskopie ist nicht schmerzhaft
  - Unangenehmes Gefühl des Nichtatmens
  - Quälender Hustenreiz
  - Pneumothorax- und Blutungsgefahr (insbesondere bei Biopsie)
- Labor: Quick >50 %, Thrombozyten >50.000/µl, PTT <50 s, keine Antikoagulation (Clopidogrel in den letzten 7 Tagen vor einer Biopsie erhöht das Blutungsrisiko, ASS erhöht das Blutungsrisiko dagegen nicht; unfraktioniertes Heparin über i.v.-Perfusor sollte mindestens 2 h vor Untersuchung unterbrochen werden)
- Radiologische Voruntersuchung, wie z. B. CT-Thorax-Untersuchung
- Beachte: nicht intubierte, wache, ansprechbare Intensivpatienten:
  - Ggf. Inhalation vor der Bronchoskopie mit 4 % Lidocain (Pro: Oberflächenanästhesie von Pharynx, Larynx, Trachea und tiefere Atemwege; Kontra: Arrhythmieneigung)
  - Sicherer, periphervenöser Zugang
  - Prämedikation, z. B. 5 mg Midazolam plus 50 mg Pethidin
  - Lokalanästhesie von Nasenöffnung bei nasalem Zugang
  - Beißschutz bei oralem Zugang
- Beachte: intubierte Intensivpatienten:
  - Voraussetzung: Mindestgröße des Endotrachealtubus ≥7,5 mm ID
  - Bronchoskop mit Gleitmittel versehen (NaCl 0,9 % oder ggf. Spray, jedoch kein Gel)
  - Mehrere Spritzen mit NaCl 0,9 % bereithalten

- Material: Bronchoskop (Standard, Baby-Bronchoskop), Antibeschlagmittel für die Optik, steriles Set (Handschuhe, Abdecktuch, Kompressen, 10-ml-Spritzen), Lichtquelle (konventionell oder batteriebetrieben), diagnostische Versandröhrchen, Lidocain
- Absaugeinheit überprüfen

Durchführung

- Patienteninformation
- Monitoring: Blutdruck, Herzfrequenz, S_aO_2
- Bronchoskop auf sterile Unterlage legen mit sterilen Utensilien (Kompressen, 10-ml-Spritzen, NaCl 0,9 %)
- Mundschutz ist obligat
- Bei nicht intubierten Patienten: Oberflächenanästhesie von Larynx/Trachea → Applikation von Lidocain (1–2 ml) über den Arbeitskanal vor Passieren der Rima glottidis
- Bei intubierten Patienten:
    - Beatmung auf 100 % O_2 einstellen
    - Reduktion des PEEP während der Bronchoskopie (unter Beatmung kommt es während der Bronchoskopie zum Anstieg des positiven endexspiratorischen Drucks von 10–15 cmH_2O, im Extremfall sogar bis 35 cmH_2O)
    - Etwa 10 ml NaCl 0,9 % über Trachealtubus/-kanüle applizieren, danach Bronchoskop über Tubus bzw. Kanüle vorschieben
    - Bei kleineren Endotrachealtuben: »Baby-Bronchoskop« (»babyscope«) oder Umintubation
    - Endobronchiale Lokalanästhesie (Lidocain) auch bei intubierten Patienten (»spray and go«, z. B. Lidocain 2 %, Maximaldosis 4 mg/kgKG ~ ca. 15 ml Lidocain 2 %; nach endobronchialer Gabe ist etwa 30–50 % des Serumspiegels wie nach i.v.-Gabe zu erwarten)
    - Bei Unterschreiten eines minimalen Atemminutenvolumens (z. B. 3 l), Desaturation ($SO_2 < 90$ %), ausgeprägter Tachykardie und Hypo-/Hypertonie die Bronchoskopie unterbrechen oder ggf. beenden
- **Inspektion und Beurteilung** von Trachea, Hauptcarina, linkem und rechtem Bronchialsystem
    - Linker Bronchialbaum mit Abgang der Lungenlappen-Segmentbronchien (◘ Abb. 1.4)
      – Oberlappen: 1, 2, 3 sowie 4,5 (Lingula)
      – Unterlappen: 6, 8, 9, 10 (Merke: 7 und 8 bilden ein Segment)
- Rechter Bronchialbaum mit Abgang der Lungenlappen-Segmentbronchien (◘ Abb. 1.4)
    – Oberlappen: 1, 2, 3
    – Mittellappen: 4, 5
    – Unterlappen: 6, 7, 8, 9, 10
- Besonderheiten zu Hämoptysen:
    – Die flexible Bronchoskopie stellt bei massiver Lungenblutung nicht die erste Therapieoption dar (einmalige Expektoration >100 ml Blut oder >500 ml Blut/24 h oder jede Lungenblutung mit respiratorischer Insuffizienz); hier primär Atemwegssicherung und respiratorische Stabilisierung
    – Frische Thromben sollten, wenn sie respiratorisch toleriert werden, beim beatmeten Patienten zunächst belassen werden, um nicht eine tamponierte Blutung erneut zu induzieren
- Besonderheit zur Erregerdiagnostik: Falls eine flexible Bronchoskopie zur Materialgewinnung bei Verdacht auf eine beatmungsbedingte Pneumonie nicht innerhalb weniger Stunden verfügbar ist, können alternativ blinde Verfahren (Katheteraspiration, Trachealsekret beim Absaugen) eingesetzt werden, da diese Verfahren keine signifikant schlechtere Trefferquote bei der Erregerdiagnostik haben
- **Materialgewinnung:**
    - Bronchiallavage (BL): Gewinnung von Bronchialsekret (Mikrobiologie, Virologie, Infektionsserologie)
    - Bronchoalveoläre Lavage (BAL): Spülung des Bronchialsystems mit NaCl 0,9 % (ca. 50–100 ml, abhängig von der Oxygenierungssituation) unter Platzierung des Bronchoskops in Wedge-Position in einem Segmentbronchus meist des Mittellappens oder der Lingula (Mikrobiologie, Virologie, Infektionsserologie, Zytologie)
    - Bürstenabstriche (geschützte Bürste): Mikrobiologie, Zytologie
    - Endobronchiale Nadelaspiration: mit sog. Wang-Nadel bei unklarer Lymphadenopathie (Hauptcarina, Ober-/Unterlappencarina)
    - Endobronchiale und/oder transbronchiale (unter Durchleuchtung) Zangenbiopsien: bei unklaren endoluminalen Raumforderungen oder parenchymatösen Veränderungen
- **Materialgewinnung:**
    - Gewinnung von Bronchialsekret (Mikrobiologie, ggf. Pathologie)

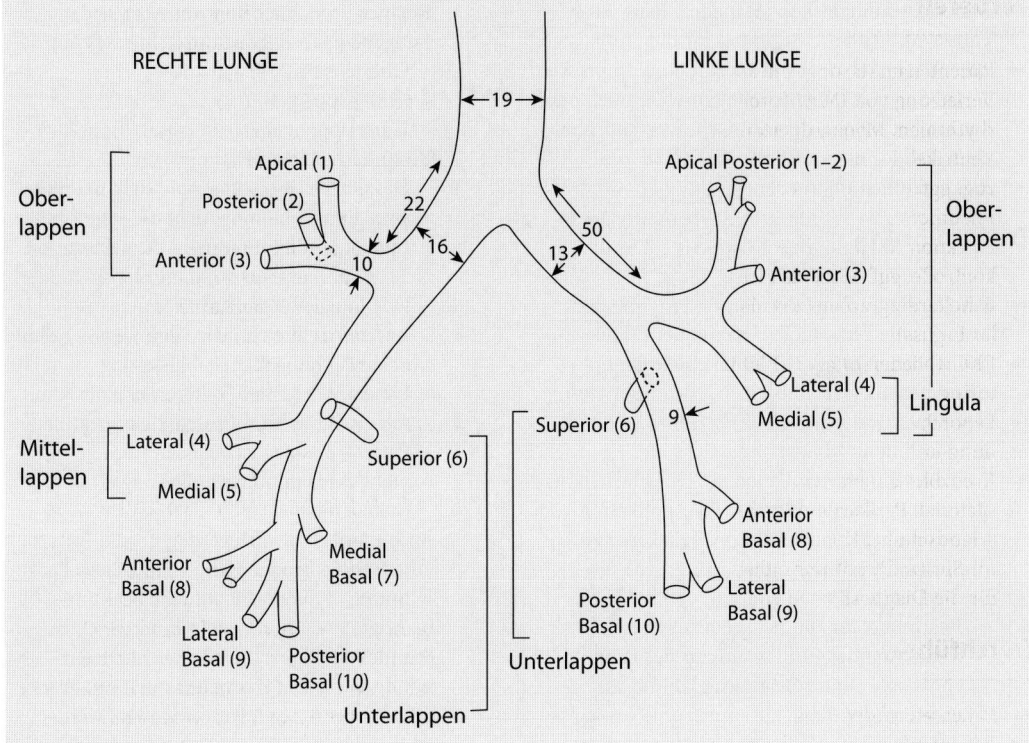

◘ Abb. 1.4 Anatomie und Topographie des Bronchialbaums mit durchnummerierten Bronchialsegmenten. (Aus: Fresenius u. Heck (2006)

- Bronchoalveoläre Lavage (BAL): Spülung des Bronchialsystems mit NaCl 0,9 % (ca. 100 ml) unter Platzierung des Bronchoskop in Wedge-Position in einem Segmentbronchus (Mikrobiologie, Zytologie, Pathologie)
- Spül-/Bürstenzytologie (Mikrobiologie, Zytologie)
- Transbronchiale Nadelaspiration (TBNA) zur Materialgewinnung mediastinaler Lymphknoten oder Tumormaterial (Pneumothorax!)
- Endobronchiale Zangenbiopsien, z. B. V. a. Tumor (Pathologie)

Nachsorge

- Überwachung/Monitoring: EKG, Blutdruck und S_aO_2
- Röntgen-Thorax (Pneumothoraxrate: klassische Bronchoskopie 1–4 %, transbronchiale Biopsien 2–20 %)

1.13 Perikardpunktion

Indikationen

- **Klasse-I-Indikationen:**
  - Perikardtamponade
  - Perikarderguss mit über 20 mm diastolischer Separation zwischen Epi- und Perikard in der Echokardiographie
  - V. a. purulenten oder tuberkulösen Perikarderguss
- **Klasse-IIa-Indikationen:**
  - Perikardergüsse (ausgenommen purulente und tuberkulöse) mit 10–20 mm diastolischer Separation zwischen Epi- und Perikard in der Echokardiographie zu diagnostischen Zwecken
  - V. a. malignen Perikarderguss
- **Klasse-IIb-Indikationen:** Ergüsse (ausgenommen purulente und tuberkulöse) mit <10 mm diastolischer Separation zwischen Epi- und Perikard in der Echokardiographie zu diagnostischen Zwecken

Vorbereitung

- Patientenaufklärung: Infektion, Blutung, Verletzung von IMA/Koronararterien, Arrhythmien, Myokardperforation (meist rechter Ventrikel: Extrasystolen im EKG, Nadelrückzug, ggf. Kardiochirurgie), Notoperation, Pneumothorax/-mediastinum/-perikard, Punktion des linken Leberlappens (Blutbildkontrolle, ggf. Viszeralchirurgie)
- Echokardiographie (zirkulärer oder segmentaler Erguss)
- EKG-(Niedervoltage?)/Blutdruckmonitoring
- Laborcheck (plasmatische/zelluläre Gerinnung und Blutbild)
- Kreuzblut abnehmen
- Material: Perikardpunktionsnadel, steriles Set (Handschuhe, Kompressen, Abdecktücher, 10-ml-Spritzen), Lokalanästhetikum, Röhrchen für die Diagnostik

Durchführung

- Patienteninformation
- Patientenlagerung: halbsitzende Oberkörperhochlagerung
- Monitoring: EKG (Extrasystolen bei Punktion des rechten Ventrikels → Nadelrückzug), Blutdruck, S_pO_2
- Lokalanästhesie, z. B. 10 ml Lidocain
- Zugangsweg: substernal, subxiphoidal
- Einstichstelle ca. 1 cm links lateral des Processus xiphoideus/subxiphoidal
- Nadelstichrichtung: mittlere linke Klavikula bzw. Ohrläppchen
- Einstichwinkel: 30° bei Oberkörperhochlagerung
- Nadelführung: flach
- Nadel unter Aspiration vorschieben
- BGA aus Perikardflüssigkeit (Hb-/Hkt-Gehalt, pO_2 und SO_2?)
- Punktionsmöglichkeiten:
  - Einmalpunktion (selten)
  - Einlegen eines Pigtailkatheters in Seldinger-Technik (häufig)
- Echokardiographische Lagekontrolle, ggf. mit Echokontrastmittel (»bubbles«)

Nachsorge

- Röntgen-Thorax (Pneumothorax?) oder evtl. CT-Thorax mit KM
- Echokardiographische Kontrolluntersuchungen (Progression oder Regression?)
- Punktatmaterial zur Diagnostik:
  - Serologie/Virologie (Viren)
  - Mikrobiologie (natives Material, Blutkulturflaschen, PCR für Tbc)
  - Zytologie
  - Pathologie
  - Hauptlabor (Blutbild, Fette, CRP, Harnsäure, LDH, Amylase, Lipase, Glukose)
- Entfernung des Pigtailkatheters:
  - Spätestens nach 48 h (Vermeidung von Sekundärinfektionen)
  - Bei Mengen <80 ml/Tag Restablauf
  - Falls Rezidiv: Perikardfensterung

1.14 Perkutane Nierenbiopsie

Indikationen

- **Dringend** (Intensivstation/Notaufnahme):
  - Eigenniere: akutes intrarenales Nierenversagen »unklarer Genese« mit V. a. RPGN (rapid-progressive Glomerulonephritis)
  - Transplantatniere: V. a. akute Transplantatrejektion
- **Elektiv** (Normalstation):
  - Nephrotisches Syndrom im Erwachsenenalter
  - Eingeschränkte Nierenfunktion und pathologisches Harnsediment/glomeruläre Erythrozyturie (dysmorphe Erythrozyten, Akanthozyten, Erythrozytenzylinder) → nephritisches Syndrom oder Proteinurie (>1 g/Tag)
  - Diabetes-Patienten mit Proteinurie (1–3,5 g/Tag) trotz optimaler antiproteinurischer Therapie

Vorbereitung

- Patientenaufklärung (Kapselhämatome, Makrohämaturie, Infektion, arteriovenöse Fisteln)
- Labor: plasmatische und zelluläre Gerinnung (Beachte: urämische Thrombozytopathie trotz normalen Thrombozytenzahlen), Hb-Wert, Urinkontrolle (Bakteriurie?)
- Ausschluss wichtiger Kontraindikationen:
  - Erhöhte Blutungsneigung oder hämorrhagische Diathese
  - Unkontrollierbare Hypertonie
  - Kooperationsunfähiger und/oder nicht einwilligungsfähiger Patient

- Harnwegsinfektion
- Einzelniere
- Terminale Niereninsuffizienz bei bekannter chronischer Niereninsuffizienz

Durchführung

- Patienteninformation
- Patientenlagerung: seitlich liegend auf einem Kissen oder Bauchlage, ggf. im Sitzen
- Lokalanästhesie der tieferen Hautschichten
- Punktionsnadel (16–18 G): z. B. True-Cut-Nadel, Silverman-Nadel, Menghini-Nadel
- Biopsieverfahren unter sonographischer Kontrolle
  - Automatisierter Biopsieapparat
  - Punktion unter alleiniger sonographischer Sicht
- Vorschieben der Biopsienadel bis zur Nierenkapsel
- Patienten auffordern, den Atem anzuhalten
- Punktion und Nadel sofort wieder zurückziehen
- Gewinnung von 2 Stanzzylinder (optimal: Mindestlänge ~1 cm, Durchmesser ~1,2 mm, entspricht 10–15 Glomeruli, ggf. lichtmikroskopische Beurteilung zur bioptischen Erfolgskontrolle)
- Aufbewahrung der Gewebezylinder: in NaCl 0,9 % und Sendung in die Pathologie, erst dort erfolgt die entsprechende Fixation (Lichtmikroskopie/Immunhistochemie [PFA oder Formalin], Immunfluoreszenz [NaCl, Kryofixation], Elektronenmikroskopie [Glutaraldehyd, 3 %])

Nachsorge

- Bettruhe für einige Stunden
- Anlage eines Druckverbands/Lagerung auf Sandsack
- Kontrollsonographie
- Laborkontrolle: Urin (Hämaturie?), ggf. Hb (Nachblutung?)

1.15 Kardioversion/Defibrillation

Definition

- **Kardioversion:** synchronisierte Applikation von Strom (R-Zacken synchronisiert), meist bei Vorhofflimmern, Vorhofflattern
- **Defibrillation:** asynchrone Applikation eines Stromimpulses, bei Kammerflimmern, -flattern

Indikationen

- Alle hämodynamisch instabilen Arrhythmien
- Hämodynamisch (noch) stabile Arrhythmien: insbesondere bei Hochrisikopatienten (z. B. Tachyarrhythmia absoluta bei koronarer Herzkrankheit und/oder struktureller Herzerkrankung)
- Hauptindikationen: Vorhofflimmern, Vorhofflattern, ventrikuläre Tachykardien, Kammerflimmern

Voraussetzungen

- Einverständniserklärung (Patientenaufklärungsbogen, bei elektiver Kardioversion sollte die Patientenaufklärung einen Tag vor Kardioversion erfolgen)
- Gesicherte, effektive Antikoagulation oder echokardiographischer Ausschluss von Vorhofthromben bei geplanter Kardioversion bei Vorhofflimmern/-flattern
- Labor: (hoch) normale Spiegel für Kalium und Magnesium, Gerinnungs-, Schilddrüsenwerte ($\rightarrow$ optimale Erfolgsrate)
- Sicherer periphervenöser Zugang
- Nüchternheit: mind. 6 h
- Durchführungsort mit Überwachungsmöglichkeit (EKG, Blutdruck, S_aO_2) und Reanimationsbereitschaft (Intensivstation)

Kurznarkose

- Substanzen: Piritramid (Dipidolor 5,0–7,5 mg) plus Etomidat (Hypnomidate 0,15–0,3 mg/kgKG) *oder* Fentanyl (Fentanyl-Janssen) plus Propofol (Disoprivan)
- Die gering dosierte vorherige Gabe eines Benzodiazepins 20–30 min vor Kardioversion (z. B. Lorazepam expidet 1 mg s.l., Diazepam 5 mg p.o.) verringert den Bedarf an Hypnotika und reduziert Myoklonien durch Etomidat
- Besonderheit: Etomidat ist kreislaufneutral (bei Patienten mit vorbekannter Herzerkrankung), des Weiteren kaum Injektionsschmerz bei Anwendung lipoider Lösungen (Etomidat lipuro); zu beachten ist, dass unter Etomidat ein erhöhtes Risiko bezüglich der Entwicklung einer Nebennierenrindeninsuffizienz besteht

Durchführung

- Patientenaufklärung (Vorstellung des Personals und des ganzen Handlungsablaufs)
- Überwachung: Bewusstsein, EKG, Blutdruck, S_aO_2
- Elektrodenposition: antero-posterior Ableitung (Klebeelektroden) → höhere Erfolgsrate, im Notfall: antero-laterale Ableitung (über Paddels)
- Präoxygenierung: O_2-Maske
- Einleitung der Kurznarkose, ggf. Maskenbeatmung notwendig (meist assistierte Beatmung)
- Schrittmacherträger: vorherige Umprogrammierung auf bipolares Sensing, Defipatches nicht auf Aggregat kleben, Bevorzugung der anterior-posterioren Defipatches-Position, ggf. Abfrage des Aggregats nach Kardioversion
- ICD-Träger: interne Kardioversion durch ICD selbst
- Energiewahl: 200–360 Joule bei Vorhofflimmern (Vorhofflattern: Start mit 50 Joule). Bei Misserfolg zügige Wiederholung mit höherer Schockenergie, maximal dreimalige Wiederholung
- Rückverlegung bei Kardioversion auf Normalstation: erst bei völliger Wachheit, ggf. Patient länger überwachen bei V. a. Opiatüberhang, bei Patienten mit Vorhofflimmern Fortführung der Antikoagulation

1.16 Intraaortale Ballongegenpulsation (IABP)

Indikationen

- **Kardiogener Schock**
  - Infarktbedingter kardiogener Schock und systemische Lysetherapie (SHOCK-Trial)
  - Infarktbedingter kardiogener Schock und Koronarintervention (»kann Empfehlung«, da bisher unklare Datenlage)
  - Infarktbedingte Komplikationen, z. B. akute Mitralinsuffizienz oder Ventrikelseptumdefekt
  - Kann keine sofortige PCI erfolgen, sollte bei akuter systemischer Fibrinolysetherapie bzw. zur hämodynamischen Stabilisierung zum Transport in ein Interventionszentrum eine IABP implantiert werden (S3-Leitlinie – Infarktbedingter kardiogener Schock)
  - Kein elektiver IABP-Einsatz bei Hochrisikointerventionen (BCIS-1 Studie)

- **Kardiochirurgischer Einsatz**
  - Intra-/postoperatives myokardiales Pumpversagen im Rahmen von herzchirurgischen Eingriffen
  - Entwöhnung von der Herz-Lungen-Maschine
  - Erzeugung eines pulsatilen Flusses unter ECMO-Therapie und ECMO-Entwöhnung

Prinzip (◘ Abb. 1.5)

- **Diastolische Augmentation**: durch Inflation während der Diastole kommt es zur Verbesserung der myokardialen Perfusion
- **Linksventrikuläre Nachlastsenkung**: durch Deflation während der Systole kommt es über einen Sogeffekt in der Aorta zu einer SVR-Abnahme und somit zu einer Senkung der Nachlast

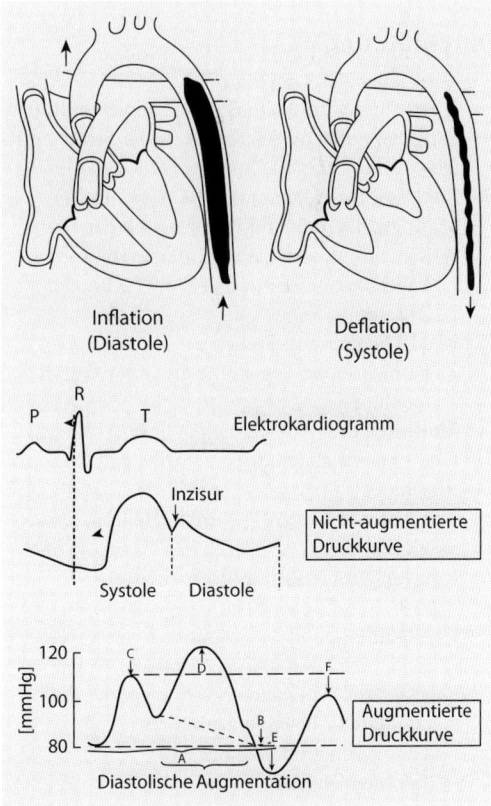

◘ **Abb. 1.5** Prinzip der intraaortalen Ballongegenpulsation (Originaldaten freundlicherweise von der Firma Datascope Bensheim, Deutschland, zur Verfügung gestellt)

Vorbereitung

- Palpation: A. femoralis bds.
- Labor: plasmatische und zelluläre Gerinnung, Hb-Wert
- Material: IABP-Pumpe mit Helium-Flasche (Helium: da schnelle Verschiebungen → Inflations- und Deflationsvorgänge), NaCl 0,9 % Infusionsbeutel (500 ml/ohne Heparin) mit Drucksystem (Druckaufnehmer), Druckbeutel, Skalpell, steriles Set (Handschuhe, Kompressen, etc.)
- Auswahl des IABP-Ballons nach Körpergröße: <152 cm: 25 ml, 152–162 cm: 34 ml; 162– 183 cm: 40 ml (häufigste Variante), >183 cm: 50 ml
- IABP-Katheter: 7–8 French (Heliumanschluss, Druckanschluss, Messdraht)
- Ausschluss von (Echokardiographie/Auskultation): Aortenaneurysma, schwerer Aortenklappeninsuffizienz, Aortendissektion, schwere pAVK

Durchführung

- Überprüfung des Ballons und komplett entlüften
- Längenabmessung des Katheters/der Strecke mittels Messdraht: Leiste bis mittlere Klavikula
- Punktion der A. femoralis (BGA-Kontrolle), Seldinger-Technik und Stichinzision der Haut
    - Schleusenlos: meist auf Intensivstation, Lagekontrolle mittels TEE oder Röntgen-Thorax
    - Mit Schleuse (9 French): meist im Herzkatheterlabor, Lagekontrolle unter Durchleuchtung
- Einführen des IABP-Katheters über Seldinger-Draht bis zur abgemessenen Stelle, ggf. bis zum Anschlag
- Anschluss an die IABP-Pumpe (Helium, Druckanschluss)
- Fixierung des IABP-Katheters (Leiste)

Nachsorge

- Lagekontrolle (Metallmarkierung an der Ballonspitze)/ggf. Re-Positionierung:
    - Echokardiographie/TEE
    - Röntgen-Thorax
    - Durchleuchtung, z. B. im Herzkatheterlabor
- Lage der IABP:
    - Ballonspitze: Aorta ascendens, 2 cm distal der A. subclavia sinistra, Höhe des Angulus Ludovici (Übergang vom Manubrium zum Corpus sterni)
    - Ballonende: Aorta abdominalis, knapp oberhalb der Nierenarterienabgänge
    - Bei optimaler Lage: 2. Fixierung am Oberschenkel
- Heparinisierung (Perfusor: 500 I.E. Heparin/ml)
- IABP-Einstellung:
    - Triggerung: Druck- oder EKG-(R-Zacken) getriggert
    - Pumpmodus: zur Einstellung 1:2, dann 1:1, später zur Entwöhnung 1:2 bzw. 1:3
    - Beurteilung: Inzisur = Aortenklappenschluss bzw. Beginn der Diastole und somit Beginn der Inflation
    - Inflation bzw. Deflation zu früh oder zu spät?
- Kontinuierliche Kontrolle:
    - Laktat (mesenteriale Minderperfusion) und Ausscheidung/Kreatinin (renale Minderperfusion) durch Verschiebung/Fehllage des IABP-Ballonkatheters
    - PTT (moderate Heparinisierung): Zielbereich 40–60 s
    - Blutbild: insbesondere Thrombozyten → »pump-induced thrombocytopenia« (kein erhöhtes Risiko bezüglich schwerwiegender Blutungen oder Krankenhaussterblichkeit)
    - Beinperfusion, an welchem der IABP-Katheter eingelegt wurde: Vermeiden einer Beinischämie
- Verweildauer der IABP-Pumpe: individuelle Entscheidung
- Entfernen des IABP-Katheters: Abdrücken der Punktionsstelle und anschließender Druckverband für 12 h

1.17 Echokardiographie

Möglichkeiten

- **Transthorakale Echokardiographie (TTE):** häufig erschwert, da eingeschränkte Schallbedingungen (z. B. keine Möglichkeit zur Linkslagerung wegen Kreislaufeinbrüchen, OP-Wunden, etc.)
- **Transösophageale Echokardiographie (TEE):** bietet mehrere Informationen, insbesondere im Rahmen perioperativer Fragestellungen
- **Weitere Möglichkeiten:** Stressechokardiographie, Kontrastechokardiographie, Myokard-Dopplerechokardiographie (»tissue harmonic imaging«), 3D-Echokardiographie

1.17 · Echokardiographie

Indikationen

- Kardiogener Schock (Ursachenabklärung und Komplikationen): Perikarderguss?, Kontraktilität?, Vitium?, Rechtsherzbelastung?, Aortendissektion?
- Akuter Myokardinfarkt: regionale/globale Kontraktionsstörungen?
- Perikarderguss? Swinging heart?
- Klappenvitien?
- Systolische und diastolische Dysfunktion?
- Aortendissektion (Dissektionsmembran, Aorteninsuffizienz, wahres/falsches Lumen)?
- Anhaltende/unerklärbare Hypovolämie/Volumenstatus: kleiner linker Ventrikel?
- HZV-Messung: CW-Doppler-Echokardiographie
- Kontrolle/Positionierung des IABP-Katheters
- Kontrolle/Positionierung des Pigtailkatheters (Perikarddrainage)
- Zeichen einer Lungenembolie/Rechtsherzbelastungszeichen?
- Endokarditis (Klappenvegetationen)?
- Intrakardiale Shunts (ASD, VSD)?
- Intrakavitäre Raumforderungen (Thromben, Myxom, Schrittmachersonden)?

Transthorakale Echokardiographie (TTE)

Patientenlagerung

- Linksseitenlagerung mit nach oben abgewinkeltem linkem Arm
- Rücklagerung
  - Meist auf Intensivstation → eingeschränkte Qualität
  - Subxiphoidale Schallkopforientierung
- Zusätzlich EKG-Anschluss am Echogerät zur korrekten Zuordnung des Kontraktionsablaufs und der Blutflüsse zum Herzzyklus

Schallkopforientierung (◘ Tab. 1.9)
Geräteeinstellungen

- **Schallfrequenz**: durch Schallkopf vorgegeben, meist 2,5 MHz
- **Schallleistung**: meist auf Maximalbereich eingestellt
- **Fokus** (Bereich der besten Bildauflösung): 1–1,5 mm
- **Verstärkung** (»gain«): Einstellung der Amplitude bzw. der Helligkeit aller empfangenen Signale

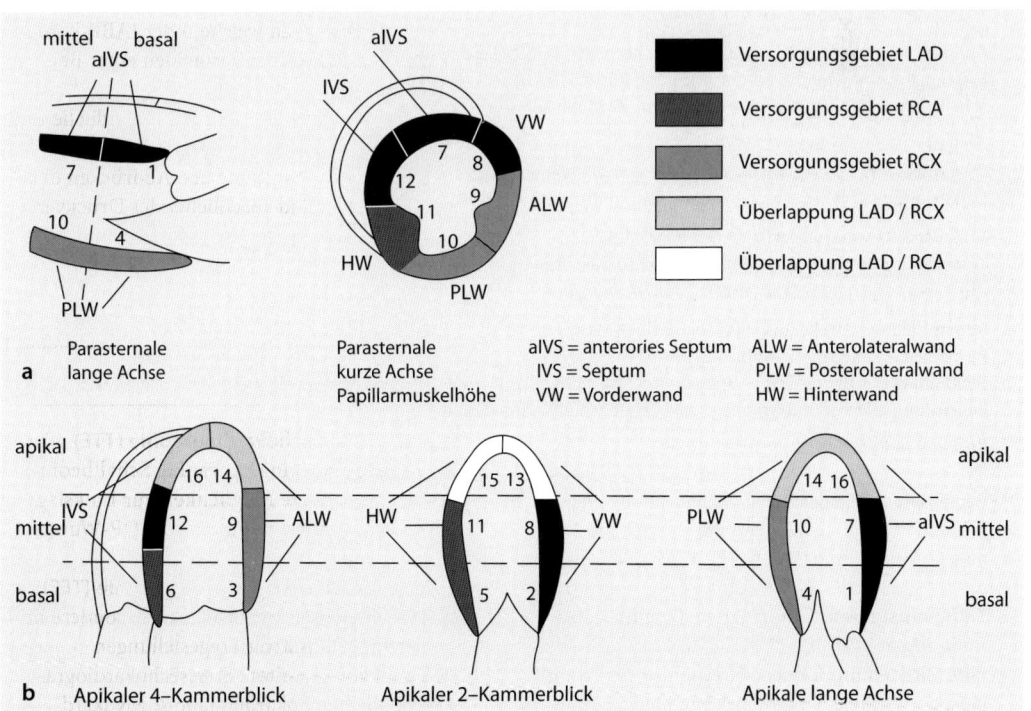

◘ Abb. 1.6 16-Segmentmodell des linken Ventrikels

Tab. 1.9 Untersuchungsebenen

Parasternale lange Achse (10 Uhr, 3.–5. ICR linksparasternal)
Schallkopfpositionierung: Markierung des Schallkopfs zeigt in Richtung rechte Schulter
Beachte: das Septum sollte möglichst waagerecht im Bild erscheinen
Strukturen: rechter Ventrikel (oben), linker Vorhof, Mitralklappe, linker Ventrikel, Aortenklappe (rechtskoronare und akoronare Segel [linkskoronare Segel: nicht darstellbar]), Aorta ascendens

Parasternale kurze Achse (1 Uhr, 3.–5. ICR linksparasternal)
Schallkopfpositionierung: Markierung des Schallkopfs zeigt in Richtung linke Schulter
Aortenklappenebene: in der Mitte »Mercedesstern« (=Aortenklappe mit rechts-/linkskoronarem und akoronarem Segel), um den Mercedesstern ziehen linkes Atrium, interatriales Septum, rechtes Atrium, Trikuspidalklappe, RVOT, Pulmonalarterie
Mitralklappenebene (Schallkopf Richtung Herzspitze kippen, »Fischmaul«): AML (»anteriore«, septale Mitralsegel) und PML (»posteriore«, murale Mitralsegel), eine Planimetrie (MÖF) ist hier möglich
Papillarmuskelebene (Schallkopf weiter Richtung Herzspitze kippen)
Postero- (7 Uhr) und anterolaterale (5 Uhr) Papillarmuskel (linker Ventrikel sollte kreisrund dargestellt werden, damit die Papillarmuskeln abgegrenzt werden können)
16-Segment-Modell zur Wandbewegungsanalyse des linken Ventrikels möglich (im Uhrzeigersinn)
Schnellinterpretation: Vorderwand (im Bild oben), Hinterwand (im Bild unten), Seitenwand (im Bild rechts)
Zuordnung nach Koronargefäß: LAD (septal, anteroseptal, anterior), RCX (lateral, posterior, beinhaltet anterolaterale PM), RCA (inferior, beinhaltet posteriore PM)
Beschreibung des Kontraktionsverhaltens: Normokinesie, Hyperkinesie, Hypokinesie, Akinesie, Dyskinesie, Aneurysma
Herzspitzenebene, sog. Apexebene

Apikaler 4-Kammerblick (3–4 Uhr, Patient nach links seitlich lagern)
Schallkopfpositionierung über der Herzspitze, etwa 6.–7. ICR
Schallkopf zeigt zur rechten Schulter
Abschätzung der globalen Pumpfunktion und Ejektionsfraktion
Regionale Beurteilung des linken Ventrikels: 16-Segmentmodell zur Wandbewegungsanalyse (◘ Abb. 1.6)
Zusätzlich Doppleruntersuchung: z. B. Ausschluss/Nachweis von Vitien

Apikaler 5-Kammerblick (3–4 Uhr, Patient nach links seitlich lagern)
5-Kammerblick mit Bulbus aortae (LVOT und Aortenklappe)
Schallkopfpositierung wie oben, nur steilerer Anlotwinkel

Apikaler 2-Kammerblick (12–1 Uhr):
Drehen des Schallkopfes um 60° entgegen dem Uhrzeigersinn
Darstellung: linker Vorhof (ggf. mit Vorhofohr) und linker Ventrikel

Apikaler 3-Kammerblick (10–11 Uhr oder RAO):
Weiteres Drehen des Schallkopfes um 60° entgegen dem Uhrzeigersinn
Zusätzlich LVOT mit Aorta ascendens und Aortenklappe

Subxiphoidaler/Subkostaler 4-Kammerblick (3 Uhr)
Besonders bei Intensivpatienten
Beurteilung u. a. der Lebervenen/V. cava inferior: atemvariabel (HZV↓) oder nicht atemvariabel (HZV ↑ bzw. Vorlast ↑)
Beurteilung globaler und regionaler linksventrikulärer Kontraktionen

Suprasternaler Blick (3 Uhr, im Jugulum)
Strukturen: Aorta ascendens, Truncus brachiocephalicus, linke A. carotis, linke A. subclavia, rechte Pulmonalarterie
Hilfreich zum Auffinden des Aortenbogens (Aneurysma?, Isthmusstenose?, Dissektion?)

- **Tiefeneinstellung**/Eindringtiefe (»depth«): bis max. 20 cm
- **Filtereinstellung** (»reject threshold« oder Wandbewegungsfilter): Unterdrückung niedrigamplitudiger Störsignale
- **Bildwiedergabe** (»post-processing«)
- TGC (tiefenselektive Helligkeit): Tiefenausgleichregelung (»time gain compensation«): Signal von gleichen Grenzflächen aus unterschiedlichen Eindringtiefen sollen gleiche Grauwerte haben
- LGC (seitenselektive Helligkeit)

1.17 · Echokardiographie

Bildverfahren

A-Mode: Amplitude
- Eindimensional
- Anwendung: Streckenmessung (in der Opthalmologie)

B-Mode: Brightness (Helligkeit)
- Zweidimensional
- Anwendung: 2D-Echokardiographie
- Strukturen nah am Schallkopf: am Monitor oben
- Strukturen entfernt vom Schallkopf: am Monitor unten

M-Mode: Motion (Bewegung)
- Eindimensional
- Anwendung: Beurteilung von Bewegungsabläufen in einem hochauflösenden und scharfen Standbild: ein einziger Schallstrahl durchstrahlt ein bewegendes Medium
- Schnittebenen: parasternale lange oder kurze Achse (nur Sehnenfäden dürfen angeschnitten werden, nicht jedoch die Klappe selber)
- Voraussetzung
  - M-Mode nur unter 2D-Echokardiographie ableiten
  - Messung unter EKG-Aufzeichnung (genaue Abgrenzung Systole und Diastole; enddiastolische Parameter ~ Beginn des QRS-Komplexes)
- Abstandmessung
  - «Leading-edge to leading edge»: Vorderkante eines Echos bis Vorderkante des anderen Echos
  - «Penn-Konvention»: Mitmessung von Grenzflächen
- M-Mode: parasternale kurze Achse auf Höhe der Papillarmuskeln/linker Ventrikel
  - Rechtsventrikuläre Wand: ≤4 mm
  - Interventrikularseptum (IVS, enddiastolisch): 6–10 mm
  - Linksventrikuläre Diameter
    - LVEDD 40–56 mm
    - LVESD 24–42 mm
  - Linksventrikuläre Posterolateralwand (LVPW, enddiastolisch): 6–11 mm
  - FS (»fractional shortening«, Verkürzungsfraktion): FS = (EDD-ESD/EDD) × 100 ≥25 %
- M-Mode: parasternale kurze Achse auf Höhe der Mitralklappe
  - Anteriore Segel: »M«, posteriore Segel: »W«
  - Beachte: die Diastole bzw. linksventrikuläre Füllung ist zweizeitig
    - Diastole 1, passive Füllung (Druckdifferenz): E-Welle bzw. DEF
    - Diastole 2, aktive Füllung (nach der atrialen Kontraktion): A-Welle bzw. FAC
- Umkehrpunkte der M-förmigen Bewegung des anterioren (septalen) Mitralsegels
  - D: Beginn der Diastole, Mitralöffnungsbeginn
  - E: passive Füllung des linken Ventrikels, Annäherung des anterioren Segels ans Septum, Maximum der frühdiastolischen Mitralöffnung
  - F: frühdiastolischer Einstrom, Minimum des frühdiastolischen Zurückschlagens des Segels
  - A: atriale Kontraktion
  - C: spätdiastolische Schließung der Mitralklappe
- Parameter
  - DE-Amplitude (frühdiastolische Öffnungsamplitude): 18–35 mm, vermindert bei Mitralstenose, erhöht bei Mitralinsuffizienz
  - EF-Slope (frühdiastolische Schließbewegung): ≥70 mm/s, vermindert bei Mitralstenose oder diastolischer Relaxationsstörung
  - ES-Abstand oder E-IVS Abstand: ≤6 mm, vergrößert bei linksventrikulärer Pumpfunktionsstörung
  - CD-Strecke (systolische Vorwärtsbewegung): Bewegung der Mitralklappe während der Kammersystole (normal: plane Strecke, leicht ansteigend), pathologisch bei Ausflusstraktobstruktion (SAM: »systolic anterior movement«) oder Mitralklappenprolaps (Hängemattenphänomen)
  - AC-Schulter oder B-Punkt: Ausdruck der verzögerten spätdiastolischen Mitralschlussbewegung, z. B. bei linksventrikulärer Compliance-Störung
- Parasternale lange/kurze Achse auf Höhe Aortenwurzel
  - Aortenklappenseparation (parallelogrammartige Bewegungsmuster)
    - Systole: rechts-(RCC) und akoronare Segel (ACC)
    - Diastole: diastolisch Aortenklappen-Mittelecho
  - Parameter
    - Aortenwurzelbreite (enddiastolisch, zu Beginn des QRS-Komplexes): 20–40 mm
    - Linkes Atrium: 20–40 mm
    - Linkes Atrium/Aortenwurzel: 0,85–1,17

Doppler-Echokardiographie
- CW-(Continuous Wave)-Doppler
  - Vom Schallkopf wird das Signal gleichzeitig gesendet und empfangen, d. h. dieser Prozess erfolgt kontinuierlich.

- Anwendung: meist in parasternalen kurzen Achse
- Messung von Blutflussgeschwindigkeiten, Quantifizierung von Stenosen
- Maximalgeschwindigkeiten (V_{max})
  - Mitralklappe: 0,6–1,3 m/s
  - Trikuspidalklappe: 0,3–0,7 m/s
  - Pulmonalklappe: 0,6–0,9 m/s
  - Aortenklappe: 1–1,7 m/s
  - LVOT: 0,7–1,1 m/s
- Geschwindigkeits-Zeit-Integral (»velocity time integral«, VTI)
- PW-(Pulsed Wave)-Doppler
  - Abwechslung von senden und empfangen (»pulse repetition frequency«, PRF)
  - Darstellung von Dopplersignalen in einem wählbaren Referenzbereich, sog. Sample volume (Messvolumen)
  - Blutflussgeschwindigkeiten werden nur an einem Punkt gemessen.
  - Messung von Frequenzen ist limitiert → Aliasing
  - Aliasing: Geschwindigkeiten bzw. Frequenzverschiebungen, welche die Nyquist-Grenze überschreiten, werden abgeschnitten und erscheinen in der entgegengesetzten Strömungsrichtung (Umschlagen der blauen Farbkodierung in die rote bzw. umgekehrt)
- (PW)-Farbdoppler
  - Nachweis und Quantifzierung von Vitien und Shunt
  - Farbkodierung:
    - Rot: Flussrichtung auf den Schallkopf zu
    - Blau: Flussrichtung vom Schallkopf weg
    - Hell/dunkel:
      - hell – schnelle Flussgeschwindigkeiten, dunkel – langsame Flussgeschwindigkeiten
    - Gelbgrün/Mosaikmuster: Turbulenzen, Verletzung der Nyquist-Regel

Transösophageale Echokardiographie (TEE)

Indikationen

- Transthorakal schlechte Schallbedingungen und Notwendigkeit einer Echokardiographie
  - Transösophageal gut darstellbare Strukturen: linker Vorhof, interatriale Septum, Einmündung der Lungenvenen, Mitral-, Aortenklappe, Aortenwurzel, pulmonalarterielle Hauptstamm, rechte Pulmonalarterie, V. cava superior, distale Aortenbogen, Aorta decendens
- Transösophageal schlecht darstellbare Strukturen: Trikuspidal-, Pulmonalklappe, proximale Aortenbogen, Apex cordis
- Ausschluss/Nachweis von Vorhofthromben (Embolienquellensuche)
- Ausschluss/Nachweis einer Endokarditis (Vegetationen, paravalvulärer Abszess)
- Ausschluss/Nachweis von Mitralklappenerkrankungen (native Klappe oder Kunstklappe): Vitien, Endokarditis, etc.
- Ausschluss/Nachweis eines Vorhofseptumdefekts und offenes Foramen ovale
- Ausschluss/Nachweis einer Aortendissektion

Schnittebenen (◘ Abb. 1.7)
- Transgastrale kurze Achse
- 4-Kammerblick
- Basale kurze Achse
- Thorakale Aorta

Untersuchungsvorgang
- Platzierung der TEE-Sonde in Magenfundus
- Transgastrische Ebene
- Rückzug 4-Kammerblick
- Beurteilung: Mitralklappe, linker Vorhof, linkes Vorhofohr, linke obere Lungenvene
- Vorschieben in Höhe linker Vorhof
- LVOT
- Rückzug in Höhe Aortenklappe
- Beurteilung: Aorta ascendens, Truncus pulmonalis, rechte Pulmonalarterie
- Vorschub V. cava superior
- Beurteilung: rechte Lungenvenen, rechter Vorhof, interatriales Septum, Trikuspidalklappe
- V. cava inferior
- Rechter Ventrikel
- Aorta ascendens
- Rückzug über thorakale Aorta
- Aortenbogen

> Trotz der Vielfalt moderner intensivmedizinischer Überwachung sollten die Sinne nicht vernachlässigt werden:
> - Sehen/Inspektion: Hautfarbe, Kapillarperfusion, Ödeme, Halsvenenstau, etc.
> - Hören/Auskultation: pulmonalvenöse Stauung, neu aufgetretenes Herzgeräusch, etc.
> - Fühlen/Palpation: peripherer Puls, z. B. bei Übernahme eines Notfallpatienten nicht blind auf das EKG schauen, sondern umgehend die Druckverhältnisse überprüfen (Leistenpuls)

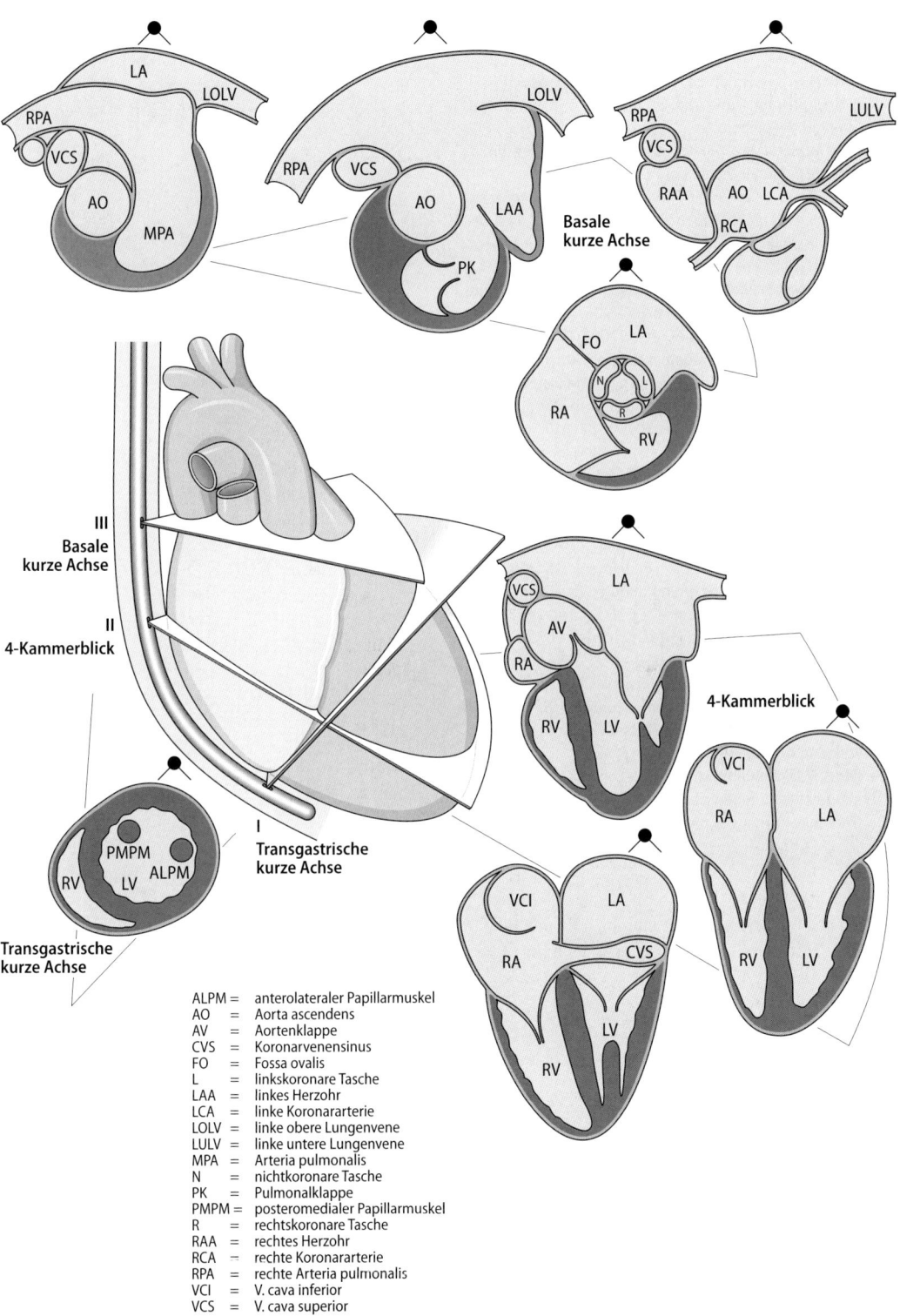

Abb. 1.7 Schnittebenen der transösophagealen Echokardiographie

Literatur

Burchardi H, Larsen R, Kuhlen R, Jauch KW, Schölmerich J (2008) Die Intensivmedizin 10., überarb. u. erw. Auflage. Springer, Heidelberg

Fresenius M, Heck M (2006) Repetitorium Intensivmedizin, 2. Auflage. Springer, Heidelberg

Jabre P, Combes X, Lapostolle F et al. (2009) Etomidate versus ketamine for rapid sequence intubation in acutely ill patients: a multicentre randomised controlled trial. Lancet 374:293–300

Lemke B, Nowak B, Pfeiffer D (2005) Leitlinien zur Herzschrittmachertherapie. Z Kardiol 94:704–720

Maisch B, Seferović PM, Ristić AD et al. (2004) Guidelines on the diagnosis and management of pericardial diseases executive summary; The Task force on the diagnosis and management of pericardial diseases of the European society of cardiology. Eur Heart J 25(7):587–610

Michels G, Pfister R, Hoppe UC (2009) Striking feature in a 44-year-old patient after insertion of a central venous line. Dtsch Med Wochenschr 134(17):883–884

Michels G, Schneider T (2009) Klinikmanual Innere Medizin. Springer, Berlin Heidelberg New York

Scales DC, Thiruchelvam D, Kiss A, Redelmeier DA (2008) The effect of tracheostomy timing during critical illness on long-term survival. Crit Care Med 36(9):2547–2557

Scott DB (1986) Endotracheal intubation: friend or foe. Br Med J (Clin Res Ed) 292:157–158

Terragni PP, Antonelli M, Fumagalli R et al. (2010) Early vs late tracheotomy for prevention of pneumonia in mechanically ventilated adult ICU patients: a randomized controlled trial. JAMA 303(15):1483–1489

Werdan K, Ruß M, Buerke M (2010) S3-Leitlinie Infarktbedingter kardiogener Schock – Diagnose, Monitoring und Therapie. www.awmf.org

Hämodynamisches Monitoring

G. Michels

2.1 Hämodynamisches Monitoring auf Intensivstation – 36

2.2 Bestimmung des Herzzeitvolumens (HZV) – 36

2.3 Beurteilung des zentralen Venendrucks (ZVD) – 38

2.4 Beurteilung des arteriellen Blutdrucks – 39

2.5 Beurteilung der zentral- ($S_{cv}O_2$) und gemischtvenösen O_2-Sättigung (S_vO_2) – 39

2.6 Determinanten der kardialen Pumpleistung – 40

2.1 Hämodynamisches Monitoring auf Intensivstation (◘ Abb. 2.1)

Basismonitoring
- Elektrokardiogramm (4-Kanal- und 12-Kanal-EKG)
- Pulsoxymetrie (SO_2: Messung nur über pulsatilen Gefäßen)
- Nicht invasive (automatische) Blutdruckmessung (NiBP)
- Temperaturmessung (über Blasenkatheter)
- Bilanzierung (Stundenurin)
- Blutgasanalyse (BGA)
- Zerebrale Integrität (Glasgow Coma Scale, Coma Recovery Scale Revisited)

Erweitertes Monitoring
- Zentralvenöser Venenkatheter (ZVK)
- Invasive Blutdruckmessung (Arterie)
- Herzzeitvolumenmessung (HZV)
- Herzzeitvolumenmessung mittels PiCCO (»pulse invasive contour cardiac output«), PAK (Pulmonalarterienkatheter), USCOM (»ultrasonic cardiac output monitoring«) oder Impedanzkardiographie
- Echokardiographie (TTE, TEE)

2.2 Bestimmung des Herzzeitvolumens (HZV)

Thermodilutionsmethode

- »Goldstandard« der HZV-Messung bildet die Thermodilutionsmethode mittels PAK (Swan-Ganz-Einschwemmkatheter) oder PiCCO-System
- **Diskontinuierliche** Thermodilutionsmethode (Kälte dient dabei als Indikator)
  - Injektion (schnell, <4 s) von 10–20 ml gekühlter (<8°C) NaCl-0,9%-Lösung über den proximalen Schenkel
  - Registrierung der Temperaturveränderung über den distalen Schenkel (PAK) oder peripher arteriell (PiCCO)
- **Kontinuierliche** Thermodilutionsmethode (Kälte dient dabei als Indikator)
  - Thermofilamente geben phasenweise Energie-/Wärmeimpulse ab
  - CCO-(»continuous cardiac output«-)PAK: z. B. Vigilance-System, Opti-Q-System oder truCCOMS-PAK
- Anmerkung: neben der Thermodilution existieren des Weiteren Lithiumdilutions-(LidCOR-System) oder Farbstoffdilutionsverfahren (Indozyaningrün)

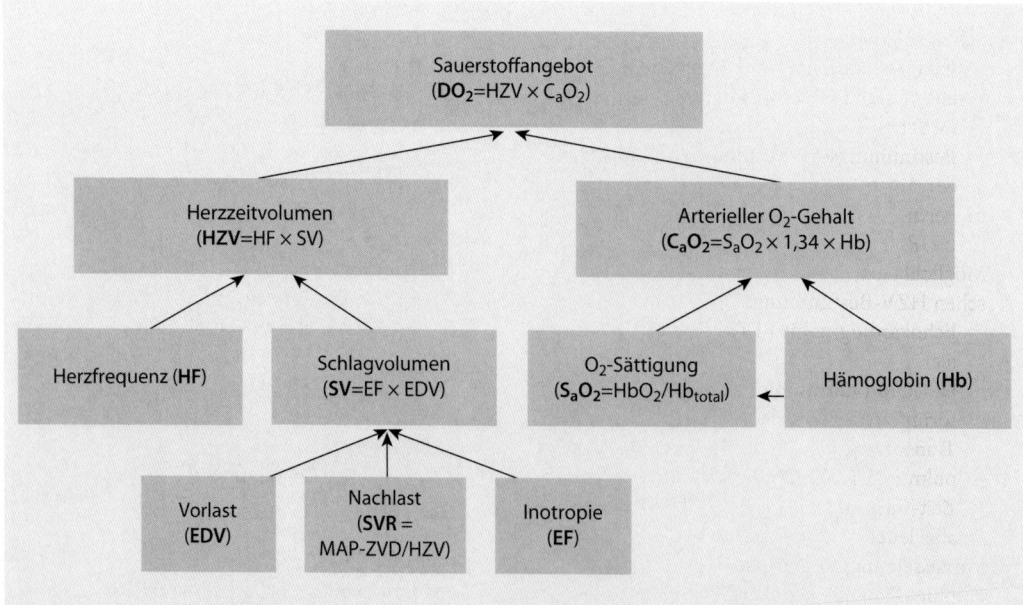

◘ Abb. 2.1 Grundlagen der Hämodynamik

2.2 · Bestimmung des Herzzeitvolumens (HZV)

- HZV = [V × (T_B-T_I)/Integral Δ T_B × dt] × K
- Abkürzungen: V = Injektatvolumen, T_B = Bluttemperatur, T_I = Injektattemperatur, Integral Δ T_B × dt = Fläche unter der Thermodilutionskurve (Integral der Blut-Temperaturkurve über die Zeit), K = Kalibrierungsfaktor
- Errechnung des HZV aus mind. 3 Messungen
- Interpretation: Das HZV ist der Fläche unter der Thermodilutionskurve umgekehrt proportional, d. h. je kleiner die Fläche, umso größer das HZV und umgekehrt.
- Messgenauigkeit der Thermodilutionsmethode – PAK: ±8–10 %
- Berechnung des HZV mittels Fast-response-Thermodilution
  - Indikation: zusätzliche Beurteilung der rechtsventrikulären Funktion
  - Prinzip: Fast-response-Thermistoren sind in der Lage, Bluttemperaturveränderungen in der A. pulmonalis Schlag für Schlag zu messen
  - Parameter: RV-EF (45–65 %), RV-EDV (130–180 ml), RV-ESV (60–100 ml)

Doppler-Echokardiographische HZV-Bestimmung

- Grundformel: HZV = SV × HF
- Schlagvolumen (SV)
  - Faktoren: durchströmte Querschnittsfläche (A) und Geschwindigkeits-Zeitintegral (VTI)
  - Bestimmungsort: Ausflusstrakt/Querschnitt der Aorta
  - Formel: SV = A × VTI → HZV = (A × VTI) × HF
- Möglichkeiten der Doppler-echokardiographischen HZV-Bestimmung:
  - Echokardiographie (TTE, Ösophagus-Doppler)
  - USCOM (»ultrasonic cardiac output monitoring«): hier wird mittels eines 2,2-MHz-Transducers je nach Modus ein aortales oder pulmonalarterielles Flussgeschwindigkeits-Zeit-Integral (VTI) »beat-to-beat« in Echtzeit abgeleitet
- Voraussetzung: Kenntnisse in der Echokardiographie (Doppler-Echokardiographie), inter- und intraindividuelle Variabilität

Fick-Methode

- Hintergrund/Formeln:
  - HZV = VO_2/a_vDO_2
  - HZV = VO_2/(C_aO_2–C_cO_2) × 100
  - HZV = 0,280 l/min/(0,20–0,14) = 4,7 l/min
- O_2 dient als natürlicher Indikator
- O_2-Verbrauch (VO_2):
  - Bestimmung optimal über Spirometrie
  - Normtabellen (KOF, Alter, Geschlecht)
  - Faustformel: 3–4 ml/kgKG/min (~200–400 ml/min)
  - VO_2-Männer: VO_2 = KOF × (161 – Alter × 0,54)
  - VO_2-Frauen: VO_2 = KOF × (147,5 – Alter × 0,47)
- Arterieller bzw. venöser O_2-Gehalt oder *content* ($C_{a/c}O_2$)
  - C_aO_2 = (S_aO_2 × Hb × 1,34) + (p_aO_2 × 0,0031)
  - Erläuterungen: 1,34 = Hüfner-Zahl; 0,0031 = Bunsen-Löslichkeitskoeffizient
  - C_aO_2 = chemisch gebundener O_2-Anteil (Hauptanteil) + physikalisch gebundener O_2-Anteil (minimal, kann vernachlässigt werden)
- Arteriogemischtvenöse O_2-Gehaltsdifferenz (a_vDO_2)
  - a_vDO_2 = C_aO_2–C_vO_2 = (Hb × 1,34 × S_aO_2)-(Hb × 1,34 × S_vO_2) = (15 × 1,34 × 1)-(15 × 1,34 × 0,7), a_vDO_2 = 20 ml/dl – 14 ml/dl = 6 ml O_2/100 ml Blut
  - Bestimmung SO_2: PAK (S_vO_2), ZVK ($S_{cv}O_2$), Arterie (S_aO_2)
  - Interpretation:
    - Beispiel: HZV ↓ = (VO_2/a_vDO_2↑) → a_vDO_2 ↑ = (VO_2/HZV ↓)
    - Maßnahmen: HZV-Anhebung (Volumengabe, Katecholamine), O_2-Gabe, ggf. Erythrozytenkonzentrate
- Beurteilung weiterer Parameter:
  - O_2-Transportkapazität (DO_2): DO_2 = HZV × C_aO_2 = 900–1400 ml/min
  - O_2-Extraktionsrate (ER-O_2): ER-O_2 = a_vDO_2/C_aO_2 = (S_aO_2–S_vO_2)/S_aO_2 = 22–30 % (Faustregel: S_aO_2 (97–100 %) – S_vO_2 (75 %) = ca. 25 %)

Arterielle Pulskonturanalyse

- Grundformel: HZV = SV × HF
- Schlagvolumen (SV):
  - Bestimmung von Anfang und Ende der Systole aus der arteriellen Druckkurve

- Berechnung der Fläche unter dem systolischen Anteil der arteriellen Druckkurve (A_{systol}), zusätzlich Berücksichtigung eines Kalibrationsfaktors (Zao): $SV = A_{systol}/Zao$
- Heute: Weiterentwicklung eines von Wesseling entwickelten Modells unter Berücksichtigung von HF, A_{systol}, aortale Compliance, Form der Druckkurve und patientenspezifischer Kalibrationsfaktor bei der kalibrierten Pulskonturanalyse (ermittelt aus der transpulmonalen Thermodilution)
- Herzfrequenz (HF): Monitor, Pulsoxymetrie
- Möglichkeiten der HZV-Berechnung mittels Pulskonturanalyse:
  - Kalibrierte Pulskonturanalyse → PiCCO-System (Pulskontur-Herzzeitvolumen, PCHZV) oder LidCo/PulseCo-System; Voraussetzung sind ein zentraler Venenkatheter und ein Arterienkatheter
  - Unkalibrierte Pulskonturanalyse → FloTrac/Vigileo-System: nur ein Arterienkatheter wird vorausgesetzt

Angiographie (Herzkatheteruntersuchung)

- Grundformel: $HZV = SV \times HF$
- Schlagvolumen (SV): $SV = LVEDV - LVESV$
- Herzfrequenz (HF): Monitor, Pulsoxymetrie
- Prinzip: Lävokardiographie im Rahmen einer Linksherzkatheteruntersuchung

2.3 Beurteilung des zentralen Venendrucks (ZVD)

Hintergrund

- Synonym: CVP (»central venous pressure«)
- ZVD: Druck im klappenlosen oberen/unteren Hohlvenensystem, d. h. Positionierung der ZVK-Spitze in V. cava superior (z. B. Subklaviakatheter) oder in V. cava inferior (z. B. Femoraliskatheter)
- Bedeutung des ZVD:
  - Entspricht dem rechten Vorhofdruck (RAP)
  - Entspricht bei fehlendem Trikuspidalklappenvitium dem rechtsventrikulären enddiastolischen Druck (RVEDP)
  - Indirekter Parameter der rechtsventrikulären Vorlast (s. unter Vorlast)
  - Entscheidungshilfe, z. B. Hypovolämie: ZVD ↓ bei Tachykardie und Hypotonie
- Normwerte:
  - 5–10 mmHg bzw. 7–13 cmH_2O (Mittel: 5 mmHg)
  - Beachte: Unter Beatmung mit hohen PEEP-Werten über 8–10 mmHg sollte erfahrungsgemäß der ZVD-Wert um etwa ein Drittel des PEEP-Wertes subtrahiert werden; bei PEEP-Werten unter 8–10 mmHg kann eine Korrektur des ZVD-Wertes vernachlässigt werden.
- Beurteilung des ZVD:
  - ZVD-Erniedrigung: Hypovolämie
  - ZVD-Erhöhung: Hypervolämie, Rechtsherzbelastung (z. B. Lungenembolie, pulmonale Hypertonie), Perikardtamponade, Spannungspneumothorax
- Faktoren, welchen den ZVD beeinflussen:
  - Zentrale Venenblutvolumen bzw. totale Blutvolumen
  - Compliancestörungen, z. B. Perikardtamponade
  - Trikuspidalklappenvitium
  - Arrhythmien
  - Beeinflussung des intrathorakalen Drucks, z. B. PEEP
  - Beeinflussung des extrathorakalen Drucks, z. B. Aszites

> Umrechnung von Druckeinheiten:
> - $1\ cmH_2O = 1\ mbar = 0{,}75\ mmHg$
> - $1\ mmHg = 1{,}33\ mbar = 1{,}33\ cmH_2O$

ZVD-Kurve

- a-Welle:
  - Ausdruck der Vorhofkontraktion
  - EKG: P-Welle
  - Herzzyklus: späte Diastole
  - Pathologie: fehlt bei TAA, hohe a-Welle bei Trikuspidalstenose oder PAH
  - Normwerte: 3–9 mmHg
- c-Welle:
  - Ausdruck der Vorhofwölbung der Trikuspidalklappe in den rechten Vorhof
  - EKG: S-Zacke
  - Herzzyklus: Systole, Anspannungsphase
  - Normwerte: 3–6 mmHg
- x-Welle:
  - Ausdruck der Bewegung der Ventilebene in Richtung Herzspitze
  - EKG: ST-Strecke
  - Herzzyklus: Systole, Austreibungsphase → mesosystolisches Druckminimum

- Pathologie: fehlt bei Vorhofflimmern, tiefes x bei Perikardtamponade
- Normwerte: 0–3 mmHg
- **v-Welle:**
  - Ausdruck der Rückkehr der Ventilebene
  - EKG: T-Welle
  - Herzzyklus: Systole, Endsystole
  - Pathologie: überhöht bei Hypervolämie, Trikuspidalinsuffizienz, Linksherzinsuffizienz, Vorhofflimmern
  - Normwerte: 2–6 mmHg
- **y-Welle:**
  - Ausdruck der Trikuspidalklappenöffnung
  - EKG: zwischen T- und P-Welle
  - Herzzyklus: Diastole, frühe Phase → frühdiastolisches Druckminimum
  - Pathologie: tiefes y bei Pericarditis constrictiva, restriktive cm, Hypervolämie
  - Normwerte: 2–4 mmHg

2.4 Beurteilung des arteriellen Blutdrucks

Hintergrund

- **Arterieller Blutdruck:**
  - Zusammensetzung aus Systole und Diastole
  - Getrennt durch Inzisur (Aortenklappenschließung bzw. Ende der Systole)
- **Mittlerer arterieller Blutdruck (MAP):**
  - Gilt als zuverlässigster Blutdruckwert
  - Systolischer Blutdruck (100–140 mmHg): Korrelation mit dem myokardialen O_2-Verbrauch
  - Diastolischer Blutdruck (60–90 mmHg): beeinflusst den koronaren Blutfluss, da dieser primär in der Diastole erfolgt
  - Mittlerer arterieller Blutdruck (MAP): 70–105 mmHg
  - Berechnung des MAP: MAP = (P_{systol} - $P_{diastol}$/3) + $P_{diastol}$
  - Messung des MAP: Flächenintegral unter der arteriellen Druckkurve/Pulsdauer
- **Perfusionsdruck:**
  - Systemischer Perfusionsdruck: P_{syst} = MAP - ZVD = HZV × SVR
  - Zerebraler Perfusionsdruck: CPP = MAP - ICP = HZV × CVR
  - Koronarer Perfusionsdruck: P_{koro} = MAP - LVEDP = HZV × R_{koro}
    - MAP: besser ist hier der diastolische Aortendruck
    - R_{koro}: Zusammensetzung aus vasaler (z. B. Makro-/Mikroangiographie) und extravasaler Komponente (z. B. Herzhypertrophie, Tachykardie)

Nicht invasive Blutdruckmessung

- Methode: manuelle (auskultatorisch [Riva-Rocci, RR, Korotkow-Geräusche], palpatorisch), plethysmographische, Doppler-sonographische oder – die meist eingesetzte – oszillometrische Blutdruckmessung
- Indikation:
  - Basismonitoring
  - Hämodynamisch und respiratorisch stabile Intensivpatienten
- Manschettengröße stets anpassen
- Länge und Breite der Blutdruckmanschette stets an Oberumfang anpassen
- Adäquate Manschettenbreite (Standard: 12–13 × 24 cm; Oberarmumfang ≥33 cm: 15 × 30 cm; Oberarmumfang ≥41 cm: 18 × 36 cm)

Invasive Blutdruckmessung

- Methode: direkte Blutdruckmessung
- Goldstandard der Blutdruckmessung
- Indikation:
  - Hämodynamisch und respiratorisch instabile Intensivpatienten
  - Insbesondere bei gleichzeitiger Beatmung (BGA) und/oder Katecholamintherapie
  - Beurteilung Volumenstatus (»cardiac cycling«: Undulieren der arteriellen Blutdruckkurve)
  - Bestimmung des HZV und des SVR (z. B. PiCCO-Technologie)

2.5 Beurteilung der zentral- ($S_{cv}O_2$) und gemischtvenösen O_2-Sättigung (S_vO_2)

Hintergrund und Interpretation

O_2-Sättigung (SO_2)

- Fraktionelle SO_2: $SO_{2(frak)}$ = Hb_{O2}/(Hb_d + Hb_{O2} + Met-Hb + CO-Hb + Sulf-Hb)
- Partielle (funktionelle) SO_2: $SO_{2(part)}$ = Hb_{O2}/(Hb_d + Hb_{O2})
- Abkürzungen: Hb_{O2} oder oxygeniertes Hb, Hb_d oder deoxygeniertes Hb, Met-Hb oder Methämoglobin, CO-Hb oder Carboxyhämoglobin, Sulf-Hb oder Sulfhämoglobin

Tab. 2.1 Interpretation von $S_{cv}O_2$ bzw. S_vO_2

Abfall		Anstieg	
O_2-Verbrauch (VO$_2$) ↑	O_2-Angebot (DO$_2$) ↓	O_2-Angebot (DO$_2$) ↑	O_2-Verbrauch (VO$_2$) ↓
Stress Schmerzen Fieber Shivering Weaning	C_aO_2 vermindert (Hb-Abfall, Hypoxie) HZV-Verminderung (z. B. Schock)	HZV-Steigerung (z. B. hyperdyname Phase des septischen Schocks) Hb-Anstieg	Analgesie Sedierung Beatmung Hypothermie

DO$_2$ (O_2-Angebot): HZV × C_aO_2; Normwert: >550 ml/min/m²; VO$_2$ (O_2-Verbrauch):HZV × (C_aO_2–C_vO_2) ≥170 ml/min/m²

Zentralvenöse O_2-Sättigung ($S_{cv}O_2$)
(**Tab. 2.1**)
- Bestimmung über den distalen Schenkel des ZVK oder den proximalen Schenkel des PAK
- Beurteilung der $S_{cv}O_2$
  - Repräsentation der O_2-Sättigung der V. cava superior und damit der oberen Körperhälfte
  - Abschätzung des globalen O_2-Verbrauchs (VO$_2$)
- Normwert: ca. 70–75 %

Gemischtvenöse O_2-Sättigung (S_vO_2)
(**Tab. 2.1**)
- Bestimmung aus dem distalen Schenkel des PAK:
  - Diskontinuierlich: Messungen über BGA
  - Kontinuierlich: fiberoptische Katheter (z. B. Edwards Vigilance)
- Beurteilung der S_vO_2:
  - S_vO_2 repräsentiert die O_2-Sättigung des venösen Blutes des gesamten Körpers (Einzugsgebiet von V. cava superior, V. cava inferior und Sinus coronarius) und reflektiert somit den O_2-Metabolismus des gesamten Körpers
  - Abschätzung des globalen O_2-Verbrauchs (VO$_2$)
  - Ein Abfall der S_vO_2 reflektiert eine unausgeglichene O_2-Bilanz, lange bevor sich eine Gewebehypoxie entwickelt
- Abhängigkeitsfaktoren der S_vO_2:
  - HZV = VO$_2$/(C_aO_2–C_cO_2) × 100 (Fick-Postulat)
  - HZV = VO$_2$/(1,34 × Hb [S_aO_2–S_vO_2]) × 100
  - S_vO_2 = S_aO_2 – (VO$_2$/HZV × 1,34 × Hb)
  - Determinanten der S_vO_2: S_aO_2, VO$_2$, HZV, Hb-Konzentration
- Normwert: ca. 70 %

- Physiologische Bedingungen:
  - $S_{cv}O_2$ (V. cava inferior) > $S_{cv}O_2$ (V. cava superior)
  - S_vO_2 (A. pulmonalis) < $S_{cv}O_2$ (V. cava superior)
  - Unter physiologischen Bedingungen extrahiert die untere Körperhälfte weniger O_2 als die obere Körperhälfte, so dass die S_vO_2 um 2–5 % niedriger ausfällt als die $S_{cv}O_2$
- Pathologische Bedingungen: oft umgekehrte Verhältnisse
- Parameter zur Abschätzung einer Gewebehypoxie:
  - O_2-Verbrauch (VO$_2$), O_2-Angebot (DO$_2$)
  - Zentralvenöse- oder gemischtvenöse O_2-Sättigung ($S_{cv}O_2$ oder S_vO_2)
  - Laktat
- Therapeutisches Ziel (z. B. Early-goal-directed-Therapie der Sepsis): $S_{cv}O_2$ ≥70 %

> Da zwischen $S_{cv}O_2$ und S_vO_2 eine enge Korrelation besteht, kann die $S_{cv}O_2$ anstelle der S_vO_2 angewandt werden.

2.6 Determinanten der kardialen Pumpleistung

Inotropie
- Definition: Schlagkraft, Kontraktilität
- Parameter:
  - **Linksherzkatheter:**
    - Maximale Druckanstiegsgeschwindigkeit (dp/dt) in der isovolumetrischen Anspannungsphase, Normwert: 1500 mmHg/s
    - Linksventrikuläres Volumen (LV-V), Normwert: ~60 ml/m²

2.6 · Determinanten der kardialen Pumpleistung

- Ejektionsfraktion (EF): EF = (SV/EDV) = (EDV-ESV/EDV) >55 %
- **Echokardiographische** Parameter der **linksventrikulären** Pumpfunktion:
  - EF (Ejektionsfraktion): EF = (EDV-ESV/EDV) × 100 >55–70 %, Berechnung im M-Mode (selten, Methode nach Teichholz) *oder* im 2D-Echo (häufig, biplane Scheibchensummationsmethode nach Simpson bzw. nach modifizierter Simpson-Volumetrie)
  - FS (»fractional shortening«, Verkürzungsfraktion): FS = (EDD-ESD/EDD) × 100 = 25–44 %
  - ES-Abstand (Abstand frühdiastolischer Mitralklappenöffnung E bis Septum): <6 mm
  - Linksventrikulärer enddiastolischer Diameter (LVEDD): 40–56 mm
  - Linksventrikulärer endsystolischer Diameter (LVESD): 24–42 mm
  - Globale Funktionsbeurteilung: leicht bis deutlich eingeschränkte Pumpfunktion
- **Echokardiographische** Parameter der **rechtsventrikulären** Pumpfunktion:
  - Beurteilung: hypertrophierter, dilatierter rechter Ventrikel und rechter Vorhof, ggf. V. cavae, RVEDD>30 mm, paradoxe Septumkinetik, Perikarderguss, Trikuspidalinsuffizienz (Trikuspidalrefluxjet bzw. trikuspidale Regurgitationsgeschwindigkeit, normal ≤2,8 m/s, *mögliche* pulmonale Hypertonie 2,9–3,4 m/s, *wahrscheinliche* pulmonale Hypertonie >3,4 m/s)
  - Systolisch pulmonal arterieller Druck (sPAP): sPAP bzw. ΔP_{max} des Refluxes über der Trikuspidalklappe, normal <36 mmHg, *mögliche* pulmonale Hypertonie 37–50 mmHg, *wahrscheinliche* pulmonale Hypertonie >50 mmHg
  - Mittlerer pulmonal arterieller Druck (mPAP) – Werte gelten eigentlich für den Rechtsherzkatheter: Normwert: 10–24 mmHg, pulmonale Hypertonie ≥25 mmHg in Ruhe
  - Rechtsventrikulärer systolischer Druck (RVSP): RVSP = ΔP_{max} (TK) + RAP (=ZVD), Normwert 28±5 mmHg; RVSP ~ PAPs (bei Ausschluss einer Stenose von Pulmonalklappe bzw. rechtsventrikulärer Ausflusstrakt)
  - TAPSE (»tricuspid annular plane excursion«): Quantifizierung der longitudinalen Verkürzung des rechten Ventrikels als Komponente der systolischen Funktion (korreliert mit RV-EF, normal ≥2 cm, pathologisch < 1,6 cm
  - TASV (»tricuspid annular systolic velocity«), normal >20 cm/s, pathologisch <10 cm/s
  - Tei-Index (RV Doppler, normal <0,5): isovolumetrische Kontraktionszeit plus isovolumetrische Relaxationszeit/Auswurfzeit = ICT + IRT/ET (parasternale Position)
  - Lei-Index (LV-Exzentrizitätsindex), Normwert: ≤1
  - Rechtsventrikulärer basaler Diameter >4,2 cm
  - Rechtsventrikuläre subkostale Wanddicke >0,5 cm
  - Diameter Ausflusstrakt rechter Ventrikel / zentrale Pulmonalarterie (parasternale kurze Achse) >2,7 cm
  - Rechtsatriale endsystolische Fläche >18 cm^2
  - Rechtsventrikuläre systolische Funktion <35 %
- **PAK:**
  - SVI (Schlagvolumenindex): SVI = SV/Körperoberfläche = 35–55 ml/beat/m^2
  - Linksventrikulärer Schlagarbeitsindex (LVSWI): LVSWI = (MAP-PCWP) × SVI × 0,0136 = 45–55 gm/m^2
  - Rechtsventrikulärer Schlagarbeitsindex (RVSWI): RVSWI = (mPAP-ZVD) × SVI × 0,0136 = 7–10 gm/m^2
  - CI (»cardiac index« oder Herzindex, d. h. HMV pro m^2 Körperoberfläche): CI = 2,5–4,5 l/min/m^2
- **PiCCO:**
  - Maximal:e Druckanstiegsgeschwindigkeit (dp_{max}): Berechnung der maximalen Geschwindigkeit des linksventrikulären Druckanstiegs anhand der Pulskonturanalyse
  - Globale Auswurffraktion (GEF): gilt als Parameter der links- und rechtsventrikulären Kontraktilität, gemessen mittels Thermodilution: GEF = 4 × SV/GEDV (s. PiCCO)
  - Kardialer Funktionsindex (CFI): CFI = CI/GEDVI (CI: »cardiac index«; GEDVI: globaler enddiastolischer Volumenindex

Vorlast (»preload«)

- Definition: enddiastolische Wandspannung (= Vordehnung)
- Beurteilung von:
  - **Volumenbelastung**
  - Adäquater Flüssigkeitszufuhr

- Volumenreagibilität
- Parameter der Vorlast: **enddiastolische Volumen**
- Druckparameter (schlechte Korrelation mit Vorlast):
  - Warum Druckparameter? Bei normaler ventrikulärer Compliance (C) kann von einem Druckwert (p) auf das Volumen (V) geschlossen werden (C = $\Delta V/\Delta p \rightarrow V = C \times p$), d. h. kein Rückschluss auf die Vorlast anhand von Druckparametern bei Störungen der Compliance (diastolische Dysfunktion)
  - Rechtsventrikuläre Vorlast (RVEDV): ZVD (Normwert: 4–8 cmH$_2$O), ZVD ~ RVEDP ~ RVEDV
  - Linksventrikuläre Vorlast (LVEDV): Wedge-Druck (PCWP, Normwert <12 mmHg), PCWP ~ LVEDP ~ LVEDV
  - Einflussgrößen auf Druckparameter: erhöhter intrathorakaler (z. B. PEEP-Beatmung, Pleuraerguss) und extrathorakaler Druck (z. B. Aszites, intraabdominelles Kompartment-Syndrom)
  - Der ZVD bzw. das RVEDV entspricht nicht in allen klinischen Situationen der rechtsventrikulären Vorlast, dem RVEDP, weshalb der ZVD nur mit Vorsicht zur Beurteilung der rechtsventrikulären Vorlast herangezogen werden sollte
- Volumenparameter (gute Korrelation mit Vorlast):
  - PiCCO (kardiale Vorlast):
    - GEDV (globales enddiastolisches Volumen, Blutvolumen aller vier Herzhöhlen), Normwert: 600–700 ml/m^2
    - ITV (intrathorakales Blutvolumen): Blutvolumen aller vier Herzhöhlen plus pulmonales Blutvolumen, Normwert: 800–1000 ml/m^2
  - PAK (Fast-response-Thermodilution): rechtsventrikuläre Vorlast → RVEDV (130–180 ml)
- Dynamische Parameter/Variabilitäten (schlechte Korrelation mit Vorlast):
  - Grundprinzip: je ausgeprägter eine Hypovolämie unter mechanischer Beatmung vorliegt, umso stärker wird der venöse Rückstrom zum rechten Herzen behindert, was zu einer Abnahme des linksventrikulären Schlagvolumens führt mit Undulation der Blutdruckkurve
  - Analyse dieser Dynamik: SPV (»systolic pressure variation«), PPV (»pulse pressure variation«), SVV (Schlagvolumenvarianz, PiCCO)
- Voraussetzungen: kontrollierte Beatmung und Sinusrhythmus
- Störfaktoren: Arrhythmien, z. B. Vorhofflimmern
- Physiologischer Aspekt der Vorlast
- Enddiastolische Wandspannung reflektiert die Vordehnung der myokardialen Sarkomere
- Beschreibung durch den Frank-Starling-Mechanismus → mit zunehmender Vorlast nimmt das Schlagvolumen zu

Nachlast (»afterload«)

- Definition: endsystolische Wandspannung (systolisches Wandspannungsintegral)
- Beurteilung der **Druckbelastung/Auswurfwiderstand**
- Parameter der Nachlast: **Drücke** und **Widerstände**
- Linksventrikuläre Parameter:
  - **Mittlerer systolischer Blutdruck (MAP)**
    - Beurteilung der Organfunktion/Organperfusion
    - Bestimmung: Berechnung oder direkte Messung
    - Formel: MAP = (P_{systol}-$P_{diastol}$/3) + $P_{diastol}$
    - Normwert: 70–105 mmHg
  - **Peripherer systemischer Gefäßwiderstand (SVR)**
    - Berechnung: (MAP-ZVD/HZV) × 80
    - Erhöht bei endogener/exogener sympathoadrenerger Stimulation und somit optimaler Parameter zur Steuerung von Katecholaminen
    - Normwert: 800–1200 dyn × s × cm^{-5} (in Wood-Einheiten: dyn × s × cm^{-5}/80)
- Rechtsventrikuläre Parameter:
  - **Mittlerer pulmonalarterieller Blutdruck (mPAP):**
    - Beurteilung der pulmonalen Perfusion
    - Bestimmung: Echokardiographie, Rechtsherzkatheter (PAK)
    - Formel: mPAP = (PAP_{systol}-$PAP_{diastol}$/3) + $PAP_{diastol}$
    - Normwert: 10–25 mmHg
  - **Pulmonaler Gefäßwiderstand (PVR):**
    - Berechnung: (mPAP-PCWP/HZV) × 80
    - Erhöht bei funktioneller Vasokonstriktion (Hypoxie, Hyperkapnie, Azidose, Katecholaminen) und durch organische Gefäßokklusionen

2.6 · Determinanten der kardialen Pumpleistung

- Normwert: 150–250 dyn × s × cm^{-5} (in Wood-Einheiten: dyn × s × cm^{-5}/80)
- Perfusionsdrücke:
  - Mittlerer systemischer arterieller Perfusionsdruck: MAP-ZVD = HZV × SVR
  - Mittlerer pulmonalarterieller Perfusionsdruck: mPAP-PCWP = HZV × PVR

Herzfrequenz

- Definition: Häufigkeit des Herzschlages
- Bowditch-Effekt oder Kraft-Frequenz-Beziehung: Herzfrequenzsteigerung führt beim Gesunden zur Kontraktilitätszunahme, beim herzinsuffizienten Patienten nimmt diese dagegen ab
- Herzfrequenzbestimmung: EKG-Monitor, Pulsoxymetrie

Beatmungstherapie

M. Kochanek, G. Michels

3.1 Physiologie des Respirationstraktes – 46

3.2 Parameter für die Indikation zur maschinellen Atemhilfe – 49

3.3 Initiierung der mechanischen Atemhilfe – 50

3.4 Beatmungsstrategie und Beatmungsmodus – 52

3.5 Lungenprotektive Beatmung – 56

3.6 Atelektasenprophylaxe – 58

3.7 Lagerungstechnik – 58

3.8 Open-lung-Konzept/»Lachmann-Manöver« (Synonym: Recruitment) – 59

3.9 Weaning und Weaningprotokolle – 60

Literatur – 62

3.1 Physiologie des Respirationstraktes

Maß für den Strömungswiderstand

- Die Resistance ist das **Maß für den Strömungswiderstand** (Atemwegswiderstand, R) des respiratorischen Systems, der vom Luftstrom während der Einatmung und Ausatmung überwunden werden muss (◘ Tab. 3.1).
- Formel:
  - R = U/I (»*Ohms law*«) ~ Druck/Flow = Δp/V (mbar/l/s)
  - Resistance (R) = Spitzendruck (mbar) – Plateaudruck (mbar)/Flow (l/s)
  - Resistance: beschrieben durch **Druck-Fluss-(»flow«)-Diagramm** (R = Steilheit der Geraden)

Ursachen für einen erhöhten Atemwegswiderstand

- Tubus/Endotrachealkanüle
- Sekretretention
- Bronchospasmus (Asthma bronchiale, AE-COPD, Asthma cardiale)
- Schleimhautschwellung (Bronchitis, Pneumonie, Asthma bronchiale)
- Emphysem (mit nachfolgender Atemwegskompression)
- Tumorstenose/anatomische Einengungen
- Fremdkörper

Compliance – Maß für die Dehnbarkeit der Lunge

- Die Compliance ist ein **Maß für die Lungendehnbarkeit** bzw. beschreibt die elastische Dehnbarkeit des Thorax/Lunge.
- Je niedriger die Compliance bzw. je starrer die Lunge (z. B. ARDS), umso mehr Druck muss man für ein bestimmtes Tidalvolumen aufbringen.
- Formel: Compliance (C) = ΔV (ml)/Δp (mbar)
- Normwerte: gesunder Erwachsener: 70–100 ml/mbar oder 1–2 ml/mbar/kgKG
- Compliance-Formen:
  - **Dynamische** Compliance (während der Spontanatmung) = exspirat. $V_T/(P_{peak}\text{-PEEP})$, Bestimmung anhand der Druck-Volumen-Kurve
  - **Statische** Compliance (unter Apnoe, flow = 0 l/s) = exspirat. $V_T/(P_{plateau}\text{-PEEP})$ = 50–70 ml/mbar, Bestimmung anhand der Ruhedehnungskurve

◘ **Tab. 3.1** Resistance

Normwerte	
Gesunder Erwachsener:	1–3 mbar/l/s
Intubierter lungengesunder Erwachsener:	4–6 mbar/l/s
Bei obstruktiven Lungenfunktionsstörungen kann die Resistance auf das 10- bis 15Fache der Norm ansteigen	

- **Effektive** Compliance: Messung im Respirator, inklusive innere Compliance (Systemcompliance)
- **Spezifische** Compliance (bezogen auf die FRC), Vorteil: altersunabhängig
- Besonderheit: **Kompartmentmodell**
  - Tau = Resistance × Compliance ~0,2 s
  - Die Zeitkonstante Tau gibt an, welche Zeit benötigt wird, um 63 % des Atemzugvolumens auszuatmen.
  - Eine annähernd komplette Entleerung der Lunge benötigt Exspirationszeiten von mindestens drei Zeitkonstanten.
  - Beispiel volumenkontrollierte Beatmung (CPPV): Hoher Inspirationsflow mit Anstieg des P_{peak} mit Überblähung gesunder Lungenkompartimente (kleine Zeitkonstante Tau) und ungenügende Belüftung von Kompartimenten mit großer Zeitkonstante (hier sind entweder Compliance und/oder Resistance erhöht, z. B. Obstruktion) mit der Folge von Pendelluft, so dass eine inhomogene Ventilation resultiert.

Ursache für eine verminderte Compliance

- ARDS
- Pneumonie
- Lungenödem
- Fibrosen
- Atelektasen
- Aspiration
- Pneumothorax
- Zwerchfellhochstand
- Lungenfibrose
- Mukoviszidose

Gasaustausch

> Für den Gasaustausch sind drei Komponenten verantwortlich (◘ Abb. 3.1):
> - Ventilation
> - Diffusion
> - Perfusion

3.1 · Physiologie des Respirationstraktes

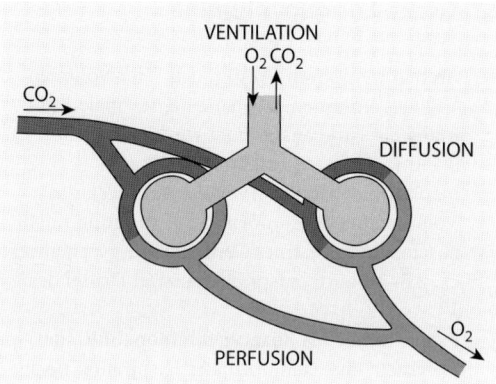

◘ Abb. 3.1 Gasaustausch

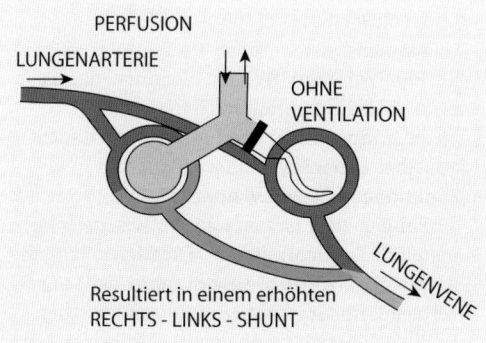

◘ Abb. 3.2 Ventilation

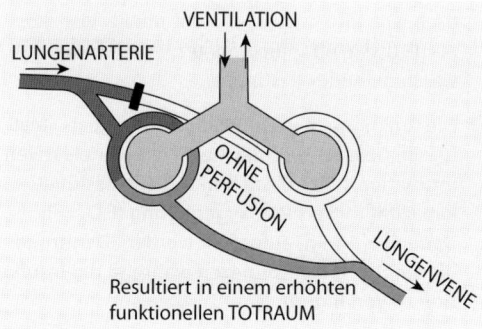

◘ Abb. 3.3 Perfusion

Ventilation

- Mit dem Begriff Ventilation wird die In- und Exspiration und somit der **Atemgastransport zwischen Alveolen und der Atmosphäre** beschrieben (◘ Abb. 3.2)
- Steuerung:
  - Physiologisch: über den pCO_2
  - Pathologisch (z. B. COPD): über den pO_2
- Einteilung der Ventilation:
  - **Alveoläre Ventilation** (70 %): Atemvolumen, welches effektiv am intrapulmonalen Gasaustausch teilnimmt: $AMV_{alveolär} = AF \times (V_T-V_D)$, ($V_D$ = Totraumvolumen, V_T = Tidalvolumen, AF = Atemfrequenz)
  - **Totraumventilation** (30 %): Atemvolumen, welches nicht am intrapulmonalen Gasaustausch teilnimmt ($AF \times V_D$)
- Ursache für Ventilationsstörungen:
  - COPD/Asthma, Atemwegsverlagerung, Sekretverhalt
  - Lungenfibrose
  - Atelektasen, Pneumonie
  - Lungenödem

Diffusion

- Der Austausch von O_2 aus der Atemluft in das Blut bzw. CO_2 aus dem Blut in die Atemluft wird als Diffusion bezeichnet, d. h. **Gasaustausch durch die alveolokapilläre Membran**.
- Entscheidend für den Gasaustausch ist der Konzentrationsgradient. Unter physiologischen Bedingungen besteht ein Druckgradient von ca. 60 mmHg für O_2.
- Im intensivmedizinischen Bereich ist eine **Diffusionsstörung** oftmals die Hauptursache für eine Gasaustauschstörung.
  - Diffusionsstörung: mit Verbreiterung der alveolokapillären Transportstrecke kommt es schließlich zum alveolokapillären Diffusionsblock
  - Diffusionsblock: durch Verkleinerung der Gasaustauschfläche, welche zur Verminderung der Diffusionskapazität führt, z. B. Atelektasen oder Pneumothorax
  - Ursache für Diffusionsstörungen:
    - Verlängerung der Diffusionsstrecke (z. B. Lungenödem, ARDS, Pneumonie, Atelektase)
    - Verkürzung der Kontaktzeit (z. B. Lungenemphysem, Lungenfibrose)

Perfusion

- Die Perfusion beschreibt die **Durchblutung der Alveole** (◘ Abb. 3.3)
- Ventilations-Perfusions-Verhältnis: **VA/Q ~0,8–1**
- Bei Vorliegen eines Shunt: $V_A/Q < 0,8$
- Bei Vorliegen eines erhöhten funktionellen Totraumes: $V_A/Q > 0,8$
- Perfusionsstörungen:

Ventilation ohne Perfusion = erhöhter funktioneller Totraum

- Ätiologie:
  - Perfusionsstörungen im Rahmen kardialer Insuffizienz
  - Mikrozirkulationsstörungen (SIRS, Sepsis)
  - Lungenembolie, Luftembolie, Fettembolie
- Problem: CO_2-Elimination (die Lunge als CO_2-ausscheidendes Organ ~ Clearance-Formel, somit entspricht der funktionelle Totraum der CO_2-Clearance und keinem Raum)
- Kompensation: Anhebung des Atemminutenvolumens

Perfusion ohne Ventilation = erhöhter intrapulmonaler Rechts-Links-Shunt

- Ätiologie:
  - Atelektasen (häufigste Ursache)
  - Beatmung mit hohem PEEP-Anteil (Vasokonstriktion gesunder Lungenareale)
- Problem: O_2-Aufnahme
- Kompensation: Erhöhung der F_iO_2; ab einer Shuntfraktion von 30 % des Herzzeitvolumens hat eine Erhöhung der F_iO_2 keinen Effekt auf den p_aO_2 (hyperoxieresistente Hypoxie)

> Die CO_2-Elimination ist hauptsächlich von der Ventilation abhängig, während die O_2-Aufnahme hauptsächlich von der Diffusion abhängig ist.

Oxygenierungsindex (Synonym Horowitz-Index)

- Der sog. Oxygenierungsindex dient der Beurteilung der Oxygenierungsfunktion der Lunge, d. h. ihrer Fähigkeit, das durch sie fließende Blut mit O_2 aufzusättigen (Tab. 3.2).
- Formel: Oxygenierungsindex = p_aO_2 (mmHg)/F_iO_2

Tab. 3.2 Horowitz-Index

Beurteilung	
Normalwert	>450 mmHg
Pathologisch	<350 mmHg
Acute lung injury (ALI)	<300 mmHg
ARDS	<200 mmHg

Statische Lungenvolumina

- **Atemzugvolumen (AZV)** (auch: Tidalvolumen, V_T): das Volumen, das bei einer normalen Atmung ein- und ausgeatmet wird. Normalwert ca. 0,4–0,5 l Luft; entspricht 6–7 ml/kgKG
- **Inspiratorisches Reservevolumen (IRV)**: das Volumen, das nach normaler Inspiration noch zusätzlich eingeatmet werden kann. Normalwert ca. 2,5–3 l Luft; entspricht ca. zwei Drittel der VC
- **Exspiratorisches Reservevolumen (ERV)**: das Volumen, das nach normaler Exspiration noch ausgeatmet werden kann. Normalwert 1–1,5 l Luft; entspricht etwa ein Drittel der VC
- **Vitalkapazität (VC)**: setzt sich zusammen aus Atemzugvolumen, inspiratorisches Reservevolumen plus exspiratorisches Reservevolumen
- **Residualvolumen (RV)**: das Volumen, das nach maximaler Exspiration noch in der Lunge verbleibt (nicht ausatembar). Spirometrisch nicht erfassbar. Normalwert 1,5–2 l Luft
- **Funktionelle Residualkapazität (FRC)**: setzt sich zusammen aus exspiratorischem Reservevolumen und Residualvolumen. Die Menge Luft, die nach einer normalen Ausatmung in der Lunge verbleibt. Im Gegensatz zum inspiratorischen Residualvolumen beinhaltet die FRC keine Gasvolumina, die nicht in direktem Kontakt mit dem Tracheobronchialraum (z. B. ein Pneumothorax) stehen. Darum sind FRC und IRV nur bedingt vergleichbar, in den meisten Fällen jedoch identisch. Die FRC wird aber nicht mittels Ganzkörperplethysmographie, sondern mit der »Gasauswaschmethode« bestimmt

> Die funktionelle Residualkapazität gilt als »Maß für die Gasaustauschfläche«. Vor einer elektiven Intubation sollte diese funktionelle Residualkapazität mittels Präoxygenierung ($F_iO_2 = 1$, Dauer: ca. 5 min) aufgefüllt werden (Denitrogenierung), um die Apnoezeit während der Intubation zu verlängern.

- **Totale Lungenkapazität (TLC)**: beschreibt jenes Volumen, das sich nach maximaler Inspiration in der Lunge befindet. Setzt sich zusammen aus Vitalkapazität plus Residualvolumen

Dynamische Lungenvolumina

Darunter versteht man die Atemvolumina, die zeitabhängig sind.

- **Atemminutenvolumen (AMV):** Produkt aus Atemzugvolumen und Atemfrequenz. Normalwert 6–8 l/min
- **Forcierte Vitalkapazität (FVC):** das Volumen, das man nach maximaler Inspiration unter maximaler Anstrengung ausatmen kann
- **Forciertes exspiratorisches Volumen in 1 s (FEV_1) – Einsekundenkapazität:** Das in 1 s ausgeatmete Volumen stellt das absolute forcierte exspirierte Volumen der ersten Sekunde dar. Das Verhältnis FEV_1/FVC beträgt normalerweise >75 %.
- Beurteilt wird vor allem der auf die Vitalkapazität bezogene Tiffeneau-Wert = $FEV_1/VC \times 100$ (%). Er wird als relative Einsekundenkapazität bezeichnet und beträgt im Normalfall ≥75 %, bei älteren Patienten ≥70 %. FEV_1 ist der Parameter für eine Obstruktion (Verengung) der unteren (intrathorakalen) Atemwege. Er ist dementsprechend eingeschränkt bei obstruktiven Atemwegserkrankungen wie Asthma bronchiale oder Lungenemphysem (COPD).

3.2 Parameter für die Indikation zur maschinellen Atemhilfe

> Grundsätzlich gibt es keine Parameter, die eine 100%ige Indikation zur maschinellen Atemhilfe darstellen.

Indikation

Die Indikation zur Beatmung stellt sich anhand drei grundlegender Parameter (Tab. 3.3):
- Klinisches Bild
- Werte der arteriellen Blutgasanalyse
- Zugrunde liegende Erkrankung

Klinisches Bild

- Der beatmungspflichtige Patient ist oft nicht auf den allerersten Blick zu erkennen.
- Normalerweise handelt es sich um einen tachypnoischen, sehr unruhigen Patienten mit erhöhten Stresszeichen bzw. Sympathikotonus und entsprechend tachykarder Herzaktion, teils hypertensiv, teils hypotone Blutdruckwerte.
- Es gibt aber auch den primär respiratorisch wenig auffälligen Patienten mit Pneumonie, der zunehmend nur verwirrt erscheint und erst im weiteren Verlauf »respiratorisch einbricht«.

Zugrunde liegende Erkrankung

- Grundsätzlich spielt die ursächliche Erkrankung, die zur respiratorischen Verschlechterung führt, eine entscheidende Rolle für das weitere Vorgehen.
- Folgende Überlegungen sollten dabei berücksichtigt werden:
    - Ursache der respiratorischen Verschlechterung: Bestimmte Erkrankungen sollten erst nach Ausschöpfung aller konservativer Maßnahmen mit einer mechanischen Atemhilfe behandelt werden (z. B. β_2-inhalative Therapie bei AE-COPD).
    - Dauer der respiratorischen Verschlechterung: Sollten die eingeleiteten Therapiemaßnahmen nach kurzer Zeit zu einer absehbaren respiratorischen Verbesserung führen, sollte man von einer mechanischen Atemhilfe Abstand nehmen (z. B. Diuretikatherapie bei kardial bedingtem Lungenödem).
    - Palliative Situation: Bei absehbar kardiopulmonal instabilen Patienten ohne kurativen Therapiensatz sollte man rechtzeitig die Art und Dauer intensivmedizinischer Maßnahmen besprechen (z. B. ▶ Abschn. 8.6).

Tab. 3.3 Indikation zur Beatmungstherapie

Parameter	Normalbereich	Indikation zur maschinellen Atemhilfe
Oxygenierung		
p_aO_2 [mmHg]	100–(Alter:2); ~75–100	<50 (Raumluft)<60 (unter O_2)
Ventilation		
p_aCO_2 [mmHg]	35–45	>55 (Ausnahme COPD)
Säure-Basen-Haushalt		
pH-Wert	7,36–7,44	Azidose (<7,35)
Atemmechanik		
Atemfrequenz [l/min]	12–20	>35

3.3 Initiierung der mechanischen Atemhilfe

Allgemeines

- Nachdem die Indikation zur mechanischen Atemhilfe gestellt worden ist, sollte man die Entscheidung über den Zugangsweg treffen.
- Zwei mögliche Zugangsmöglichkeiten zur mechanischen Atemhilfe:
    - Nichtinvasive Beatmung (NIV; [◘ Tab. 3.4, ◘ Tab. 3.5])
    - Invasive Beatmung bzw. Intubation

Nichtinvasive Beatmung

Absolute Kontraindikationen

- Kardiopulmonale Reanimation, Kreislaufinstabilität
- Fehlende Spontanatmung, Schnappatmung
- Verlegung der Atemwege
- Gastrointestinale Blutung oder Ileus

Relative Kontraindikationen

- Koma/Vigilanzstörungen
- Nichtvorhandensein des Husten- und Schluckreflexes
- Massive Agitation
- Massiver Sekretverhalt trotz Bronchoskopie
- Schwergradige Hypoxämie oder Azidose (pH <7,1)
- Hämodynamische Instabilität
- Anatomische und/oder subjektive Interface-Inkompatibilität
- Zustand nach oberer gastrointestinaler Operation

Indikation

- Hyperkapnische akute respiratorische Insuffizienz: z. B. AE-COPD-Exazerbation (◘ Abb. 3.4)
- Hypoxämische akute respiratorische Insuffizienz: z. B. akutes kardiales Lungenödem (◘ Abb. 3.5)
- Entwöhnung vom Respirator und Postextubationsphase
- ARI bei immunsupprimierten Patienten

Abbruchkriterien

- Kooperationsprobleme
- Verschlechterung der Bewusstseinslage und/oder fehlende Schutzreflexe
- Hypoxämie mit O_2-Sättigung <85 %
- Schnelle und oberflächliche Atmung (Rapid-shallow-breathing-Index, Atemfrequenz >35/min mit kleinem Tidalvolumina <300 ml)
- Abfall des pH-Wertes <7,3
- Unzureichende Schutzreflexe/Aspiration
- Auftreten von Kontraindikationen
- Hämodynamische Instabilität

◘ **Tab. 3.4** Vor- und Nachteile der Zugangsmöglichkeiten bei der NIV-Beatmung

Aspekt	Nasenmaske	Nasen-Mund-Maske	Helm
Leckage	–	+	+
Volumenmonitoring	–	+	–
Initiales Ansprechen der Blutgase	o	+	o
Sprechen	+	–	o
Expektoration	+	–	–
Aspirationsrisiko	+	o	+
Aerophagie	+	o	o
Klaustrophobie	+	o	o
Totraum	+	o	–
Lärm	+	+	–

+ Vorteil; o neutral; – Nachteil; adaptiert Deutsches Ärzteblatt Jg.105, Heft 24, 13. Juni 2008.

◘ **Tab. 3.5** Vor- und Erfolgskontrolle der NIV

Dyspnoe	Subjektive und objektive Abnahme der Dyspnoe
Vigilanz	Verbesserung der Vigilanz des Patienten
Atemtätigkeit	Abnahme der Atemfrequenz (>20 %), Zunahme des Tidalvolumens >5 ml/kgKG
Ventilation	p_aCO_2-Abnahme in den arteriellen Gasen (>15–20 %), Zunahme pH auf >7,35
Oxygenierung	Zunahme der Sättigung (>90 %) und/oder p_aO_2
Kardial	Abnahme der Herzfrequenz

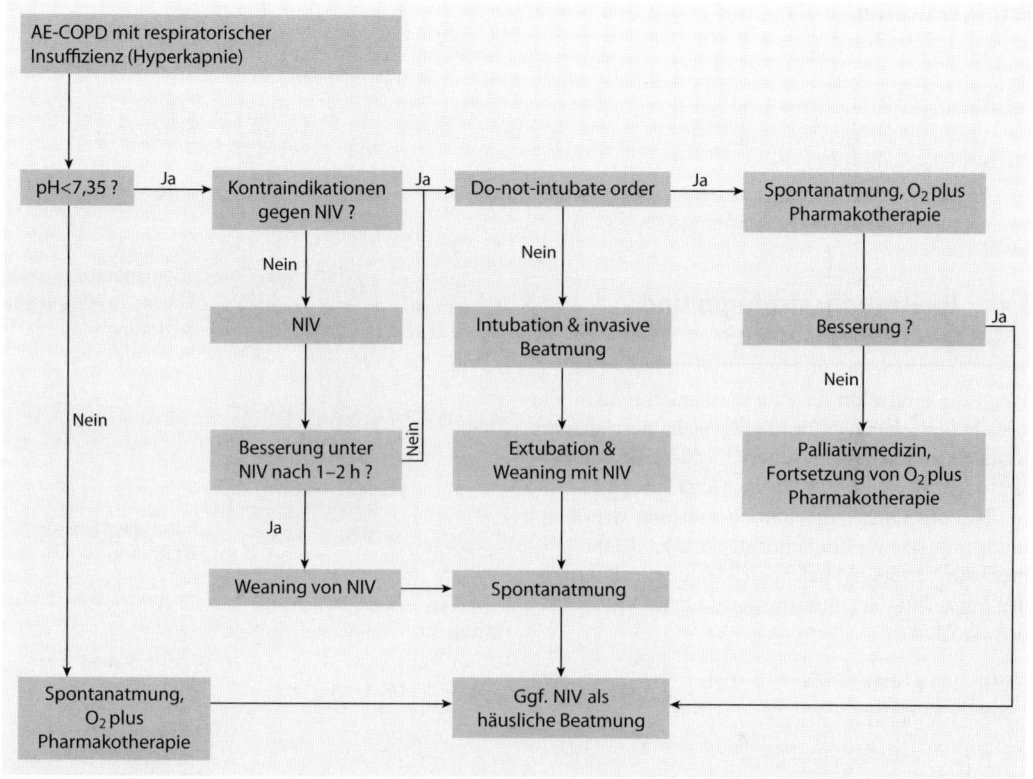

3.3 · Initiierung der mechanischen Atemhilfe

[Flussdiagramm: NIV-Algorithmus bei AE-COPD mit respiratorischer Insuffizienz]

- AE-COPD mit respiratorischer Insuffizienz (Hyperkapnie)
  - pH<7,35 ? — Nein → Spontanatmung, O_2 plus Pharmakotherapie → Ggf. NIV als häusliche Beatmung
  - Ja → Kontraindikationen gegen NIV ?
    - Nein → NIV → Besserung unter NIV nach 1–2 h ?
      - Ja → Weaning von NIV → Spontanatmung
      - Nein → Intubation & invasive Beatmung
    - Ja → Do-not-intubate order ?
      - Nein → Intubation & invasive Beatmung → Extubation & Weaning mit NIV → Spontanatmung → Ggf. NIV als häusliche Beatmung
      - Ja → Spontanatmung, O_2 plus Pharmakotherapie → Besserung ?
        - Ja → Ggf. NIV als häusliche Beatmung
        - Nein → Palliativmedizin, Fortsetzung von O_2 plus Pharmakotherapie

Abb. 3.4 NIV-Algorithmus bei AE-COPD mit respiratorischer Insuffizienz

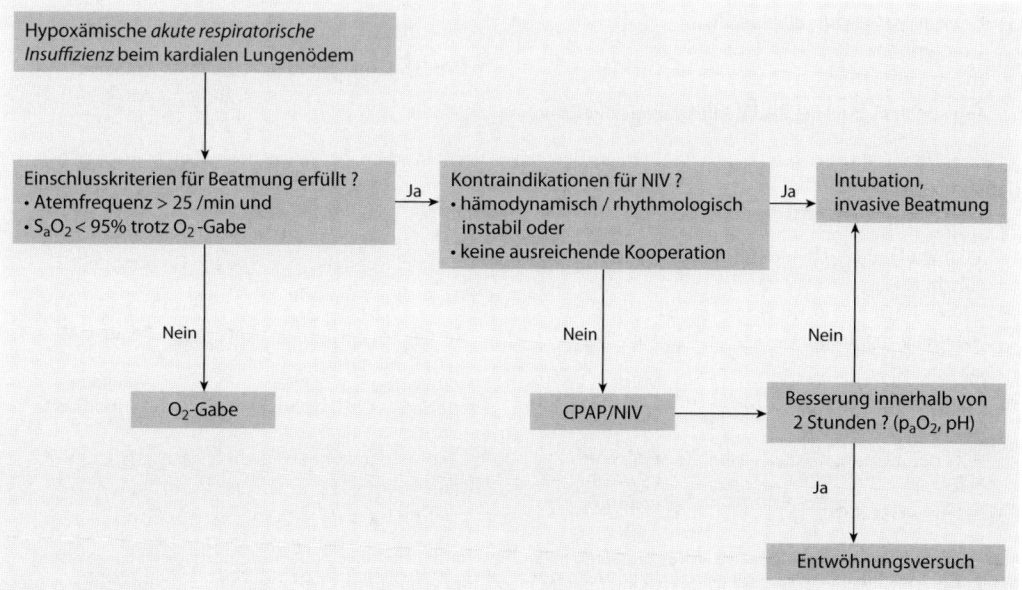

Abb. 3.5 NIV-Algorithmus bei kardialem Lungenödem

Erfolgskriterien
- Abnahme der Dyspnoe
- Vigilanzbesserung
- Abnahme der Tachypnoe
- Abnahme der Herzfrequenz
- Abnahme von p_aCO_2
- Anstieg des pH-Wertes
- Verbesserung der Oxygenierung ($S_aO_2 \geq 85\,\%$)

3.4 Beatmungsstrategie und Beatmungsmodus

Wenn die Indikation für eine mechanische Atemhilfe gestellt und eine NIV-Beatmung nicht durchgeführt werden kann, stehen drei unterschiedliche Beatmungsstrategien zur Verfügung (◘ Tab. 3.6; ◘ Abb. 3.6).

Für die Einstellung bzw. Umsetzung der Beatmungsstrategie am Respirator stehen zwei Beatmungsmodi zur Verfügung, welche sich technisch als auch in der Einstellung der Beatmungsparameter unterscheiden (◘ Tab. 3.7).

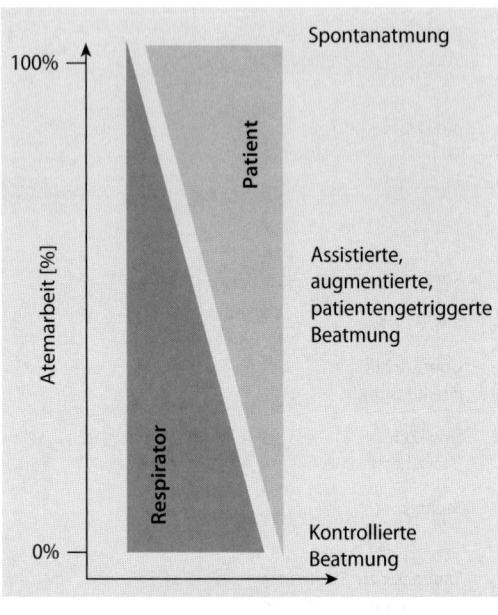

◘ Abb. 3.6 Grundformen der Beatmung

◘ Tab. 3.6 Beatmungsstrategie

Kontrolliert		Unterstützend		Spontan	
Atemarbeit übernimmt komplett der Respirator		Atemarbeit kann der Patient übernehmen, sonst Respirator		Atemarbeit übernimmt Patient	
Anteil der Atemarbeit des Patienten					
0 %		Ca. 50 %		100 %	
Auswahl/Indikation der Beatmungsstrategie (Beispiele)					
Komplette Übernahme der gesamten Atemarbeit bei Akutem Lungenversagen ARDS Kardialem Pumpversagen Lungenembolie		Teilweise Übernahme der Atemarbeit bei Weaning AE-COPD/Asthma bronchiale Neurologischen Störungen mit insuffizienter Spontanatmung		Patient übernimmt Atemarbeit bei Weaning Unmittelbar vor Extubation stehend Kurznarkose	
Beatmungsmodus					
Druck-kontrolliert	Volumen-kontrolliert	Druck-kontrolliert	Volumen-kontrolliert	Druck-kontrolliert	Volumen-kontrolliert
BIPAP APRV	IPPV CPPV	BIPAP/ASB PSV/ASB CPAP/ASB	SIMV MMV	CPAP	

Abkürzung: BIPAP = »biphasic positive airway pressure«; IPPV = »intermittent positive pressure ventilation«; ASB = »assisted spontaneous breathing«; SIMV = »synchronized intermittent mandatory ventilation«; CPAP = »continuous positive airway pressure«; APRV = »airway pressure release ventilation«; PSV = »pressure support ventilation«; CPPV = »chronic positive pressure ventilation«; mmV = »mandatory minute ventilation«

3.4 · Beatmungsstrategie und Beatmungsmodus

Tab. 3.7 Gegenüberstellung druckkontrollierte vs. volumenkontrollierte Beatmung

	Druckkontrollierte Beatmung	Volumenkontrollierte Beatmung
Indikation	Intraoperative Beatmung der *kranken* Lunge Langzeitbeatmung (>24 h) Komplizierte Beatmung ARDS	Reanimation Notfallbeatmung Intraoperative Beatmung der *gesunden* Lunge Isoliertes Schädel-Hirn-Trauma
Kontrolle	Druckkontrolliert	Volumenkontrolliert
Steuerung	Zeitgesteuert	Zeitgesteuert
Überwachung (Freiheitsgrad)	Volumenüberwacht (Atemzugvolumen)	Drucküberwacht (Beatmungsdrücke)
Flow-Zeit-Diagramm (Flowcharakteristik)	Dezelerierender Inspirationsflow	Konstanter Inspirationsflow
Technik	Beatmung findet zwischen zwei Druckniveaus statt	Beatmung findet durch ein fest eingestelltes Volumen statt
Parameter zur Einstellung am Respirator und Grundeinstellung (als Vorschlag in Klammern)	Oberes Druckniveau (Inspirationsdruck P_{insp}, 12–15 mbar über PEEP) Unteres Druckniveau (PEEP ~5–8 mbar) Atemfrequenz (10–15/min) Phasenzeit oberes Druckniveau (Inspiration, I) zu unterem Druckniveau (Exspiration, E) Verhältnis (~1:2) F_iO_2 (~40 %) Druckanstiegsgeschwindigkeit (Rampe 0,2 s)	Atemhubvolumen (V_T) (7–8 ml/kgKG) Atemfrequenz (10–15/min) PEEP (~5–8 mbar) F_iO_2 (~40 %) I:E Verhältnis (~1:2) Inspiratorischer Flow (~30–40 l/min) Obere Druckbegrenzung (~30 mbar)
Vorteil	Vermeidung hoher Beatmungsdrücke Beatmungsform der Wahl von kranken Lungen Verbesserung der Oxygenierung und Ventilation Lungenprotektive Beatmung Fließender Übergang zur Weaningphase möglich	Konstantes gesichertes Volumen Geeignet bei der Reanimation Einfache/sichere und schnelle Einstellung des Respirators
Nachteil	Schwierigkeiten bei hohen Atemwegswiderständen Erfahrung mit der Respiratoreinstellung notwendig	Wechselnde Spitzendrücke Gefahr der Pendelluft mit inhomogener Ventilation Fehlende Adaption der Ventilation an den Patienten Verlängerung der Weaningphase bei Langzeitbeatmung (>24 h) Umstellung erforderlich zum Weaning
Beispiele für unterschiedliche Beatmungsmodi	BIPAP APRV BIPAP/ASB PSV/ASB CPAP/ASB CPAP	IPPV CPPV SIMV MMV
Häufigste Modi	BIPAP CPAP/ASB	CPPV

> Zurzeit befinden sich eine Vielzahl von Respiratorherstellern und unterschiedliche Respiratoren auf dem Markt und im Einsatz. Gerade als Anfänger auf der Intensivstation stellt das Kapitel Beatmung und Respiratoreinstellung ein großes Problem dar. Um die Erklärung der einzelnen Beatmungsmodi einfach zu halten, haben wir uns auf die drei häufigsten angewandten Modi konzentriert, die auf fast den meisten Intensivstationen im Einsatz sind:
> - BIPAP (biphasischer positiver Atemwegsdruck [»biphasic positive airway pressure«])
> - CPAP/ASB (kontinuierlicher positiver Atemwegsdruck [»continuous positive airway pressure«]/druckunterstützte Spontanatmung [»assisted spontaneous breathing«])
> - CPPV (kontinuierliche positive Druckventilation [»continuous positive pressure ventilation«]) oder IPPV (intermittierende positive Druckventilation [»intermittent positive pressure ventilation«])

1. BIPAP (»biphasic positive airway pressure«)

> Der Name BIPAP wird synonym mit folgenden Namen/Geräteherstellern eingesetzt:
> - BIPAP: Dräger EVITA
> - Bi-Vent: Maquet SERVO
> - DuoPAP: Hamilton GALILEO
> - Bi-Level: Datex Ohmeda CENTIVA; GE Healthcare Engström CARESTATION
> (Auf Vollständigkeit aller Gerätehersteller wird kein Anspruch erhoben.)

Definition und Funktionsweise
- Der BIPAP-Beatmungsmodus ist eine druckkontrollierte, zeitgesteuerte Atemhilfe (◘ Tab. 3.8, ◘ Abb. 3.8).
- Es besteht die Möglichkeit einer spontanen ungehinderten Atmung von Seiten des Patienten.
- Bei dieser Beatmungsform findet die Beatmung zwischen einem oberen, inspiratorischen Druckniveau, auch $P_{inspiration}$ (P_{insp}) oder P_{hoch} genannt, und einem unteren, exspiratorischen Druckniveau, auch $P_{expiration}$ (P_{exp}) oder $P_{niedrig}$ bzw. synonym PEEP genannt, statt.
- Die Atemfrequenz setzt sich zusammen aus der Dauer (T) auf dem oberen Niveau T-Inspiration (T_{insp}) und dem unteren Niveau T-Exspiration (T_E).

◘ **Tab. 3.8** Einstellgrößen am Respirator (BIPAP)

Einstellgröße	Grundeinstellung Beispiel
Oberes inspiratorisches Druckniveau (Synonym P_{insp}/P_{hoch})	12–15 mbar über PEEP [a]
Unteres exspiratorisches Druckniveau (Synonym $P_{exp}/P_{niedrig}$/PEEP)	~5–8 mbar
Atemfrequenz	10–15/min
Phasenzeit oberes Druckniveau (Inspiration I) zu unterem Druckniveau (Exspiration E) Verhältnis	~1:2 [b]
Druckanstiegsgeschwindigkeit (»Rampe«)	0,2 s
Flow trigger/Triggerschwelle	2–5 l/min
F_iO_2	~40 %

[a] Vorsicht: Je nach Respirator bezieht sich der P_{insp}-Druck auf den Atmosphärendruck oder aber auf den Druck über PEEP.
[b] Vorsicht: Wenn am Respirator (Dräger EVITA) die Atemfrequenz geändert wird, hat das auch zur Folge, dass sich das Inspirations- und Exspirationszeitverhältnis ändert. Nach einer Änderung der Atemfrequenz muss daher das I:E-Verhältnis angepasst werden.

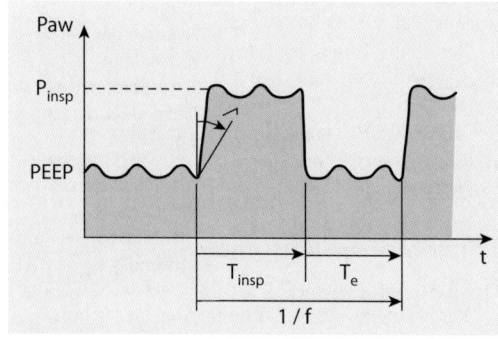

◘ **Abb. 3.7** BIPAP-Prinzip

- Wenn der Patient einen spontanen Atemzug machen will, erkennt dies der Respirator durch den eingestellten flow trigger und löst einen Druckwechsel aus.
- Niedrig eingestellte Werte bedeuten nur den Einsatz einer geringen Atemarbeit von Seiten des Patienten, um einen Druckwechsel einzuleiten.

3.4 · Beatmungsstrategie und Beatmungsmodus

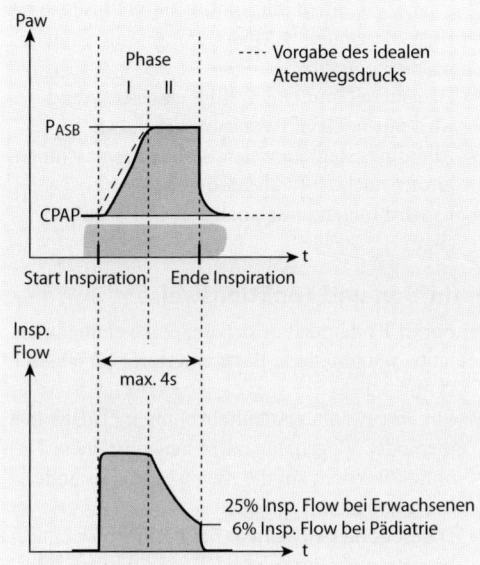

◘ Abb. 3.8 CPAP/ASB-Prinzip

◘ **Tab. 3.9** Einstellgrößen am Respirator (CPAP/ASB)

Einstellgröße	Grundeinstellung Beispiel
Inspiratorische Druckunterstützung (ASB-Druck)	12–15 mbar über PEEP
PEEP	5–8 mbar
Druckanstiegsgeschwindigkeit (»Rampe«)	0,2 s
Flow trigger/Triggerschwelle	2–5 l/min bzw. 1 mbar unter PEEP-Druck
F_iO_2	~40 %

◘ **Tab. 3.10** Vor- und Nachteile von CPAP/ASB

Vorteile	Nachteile
Abnahme der Atemarbeit proportional der Druckunterstützung	Ausreichender Atemantrieb erforderlich; bei fehlender Triggerung des Patienten keine Mindestventilation sichergestellt, daher meist Apnoeventilation eingestellt als Sicherung
Patient steuert Atemfrequenz, Atemhubvolumen und Inspirationszeit selbst	Gefahr der Hypoventilation, wenn noch ein Überhang der Analgosedierung besteht
Guter Atemmodus zum Weaning bzw. Entwöhnung vom Respirator	Erhöhter pflegerischer Aufwand in der Anfangsphase des Weanings und bei NIV
Kombinierbar mit BIPAP (gleiche Einstellung der Beatmungsparameter, aber alles vom Patienten gesteuert)	
Respiratoreinstellung bei NIV	

Rampe
- Die Druckanstiegsgeschwindigkeit (»Rampe«) beschreibt die Steilheit des Druckanstiegs bis zum Erreichen des eingestellten Inspirationsdrucks.
- Je größer die Zeit, umso angenehmer wird dies vom Patienten empfunden.
- Bei »Lufthunger« ist allerdings ein langsamer Anstieg unangenehm.

2. CPAP/ASB (»continuous positive airway pressure«/»assisted spontaneous breathing«)

Definition und Funktionsweise
- CPAP und ASB sind eigentlich zwei unabhängige Beatmungsmodi, die miteinander kombiniert werden (◘ Tab. 3.9, ◘ Tab. 3.10; ◘ Abb. 3.8).
- CPAP/ASB ist eine Kombination aus einer Spontanatmung mit kontinuierlichem positivem Atemdruck während des gesamtem Atemzyklusses (In- und Exspiration) und einer druckunterstützten, flowgesteuerten Atemhilfe während der Inspiration.
- Start und Ende der Inspiration bzw. Exspiration werden allein vom Patienten bestimmt, somit ist es ein rein **unterstützender Beatmungsmodus**.
- Die Beatmung findet damit ähnlich wie bei der BIPAP-Beatmung zwischen dem **CPAP-Niveau (~ PEEP)** und dem **ASB-Niveau (PASB ~ Pinsp)** statt, wird aber vom Patienten gesteuert.
- Diese Beatmungsform wird vor allem zur Entwöhnung (»weaning«) eingesetzt, d. h. mittels des ASB kann die Atemarbeit jedes einzelnen Atemzugs stufenweise wieder vom Patienten übernommen werden.

Rampe

- Bedeutung der Druckanstiegsgeschwindigkeit (»Rampe«):
  - Rampe steil (kleiner Wert): wenig Atemarbeit
  - Rampe flach (hoher Wert): viel unnötige Atemarbeit

3. CPPV (»chronic positive pressure ventilation«) bzw. IPPV (»intermittent positive pressure ventilation«)

Allgemeines

- CPPV und IPPV werden oftmals synonym verwendet.
- Der Beatmungsmodus und die Technik bzw. Einstellung am Respirator sind gleich.
- Der einzige Unterschied ist der dauerhafte Einsatz eines PEEP bei der CPPV-Beatmung im Gegensatz zu einem intermittierenden PEEP bei der IPPV-Beatmung (s. Übersetzung: »intermittent positive pressure«).
- Da generell immer ein PEEP eingesetzt wird, wird nur noch CPPV verwendet.
- Allerdings steht an vielen Beatmungsmaschinen immer noch IPPV als Modus.
- Es wird folgend nur noch von CPPV gesprochen.

Definition und Funktionsweise

- Bei CPPV handelt es sich um eine volumenkonstante, zeitgesteuerte Beatmungsform (◘ Tab. 3.11, ◘ Abb. 3.9).
- Ein vorgewähltes Atemhubvolumen (Tidalvolumen oder V_T genannt) wird bei konstantem Flow ohne Rücksicht auf die Atemwegswiderstände beim Patienten appliziert.
- Damit es hier zu keinem Barotrauma der Lunge kommt, muss eine obere Druckbegrenzung eingestellt werden.
- Die Atemfrequenz setzt sich zusammen aus der Dauer für Inspiration T-Inspiration (T_{insp}) und der Dauer der Exspiration T-Exspiration (T_E).

3.5 Lungenprotektive Beatmung
(▶ Kap. 11)

Allgemeines

- Die mechanische Beatmungshilfe ist eine lebenserhaltende Funktion und zentraler Bestandteil der akuten Versorgung des Lungenversagens.
- Per se ist sie aber für die Lunge bzw. für den Körper ein unphysiologischer Zustand.
- Es gilt, die sekundären Schäden einer mechanischen Beatmung wie Volumen- und Barotrauma, Ausschüttung von Zytokinmediatoren klein zu halten.
- In der ARDS-Net-Work-Studie konnte durch eine spezifische Einstellung der Respiratoren die Letalität beatmeter Patienten deutlich reduziert werden (Reduktion ca. 10 % bei ARDS-Patienten).

Regime der lungenprotektiven Beatmung

Darunter versteht man folgendes Regime:
- Druckkontrollierte Beatmung (z. B. BIPAP oder APRV)
- Tidalvolumen auf 6 ml/kgKG reduzieren mit Tolerierung höherer Atemfrequenzen

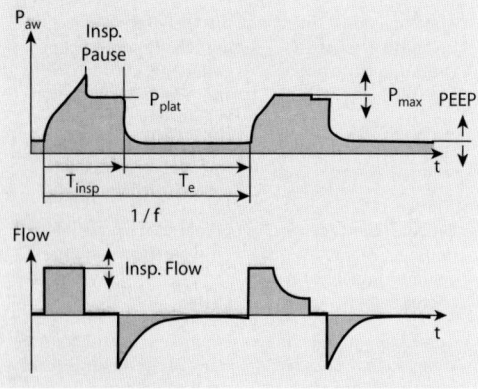

◘ Abb. 3.9 CPPV-Prinzip

◘ Tab. 3.11 Einstellgrößen am Respirator (CPPV bzw. IPPV)

Einstellgröße	Grundeinstellung Beispiel
Atemhubvolumen (VT)	7–8 ml/kgKG
Atemfrequenz	10–15/min
PEEP	~5–8 mbar
F_iO_2	~40 %
Inspiration-Exspirations-Verhältnis	~1:2
Inspiratorischer Flow	~30–40 l/min
Obere Druckbegrenzung	~30 mbar

3.5 · Lungenprotektive Beatmung

- Durch die geringeren Volumenänderungen reduzieren sich die Druckamplituden und damit kommt es zu verminderten Scherkräften in der Alveole
- Ein Baro- und Volutrauma kann dadurch vermindert werden
- Berechnung des Standardkörpergewichts:
  - Gewicht Männer [kg] = 50 + 0,91(Größe [cm] – 152,4)
  - Gewicht Frauen [kg] = 45,5 + 0,91(Größe [cm] – 152,4)
- Plateaudruck unter 30 cmH$_2$O halten

> Durch eine obere Druckbegrenzung soll die Beatmung ebenfalls nicht zu einem Volu- oder Barotrauma führen (Abb. 3.10).

- Ausreichend hoher PEEP (Tab. 3.12)
- S_aO_2 bzw. S_pO_2 zwischen 85 und 90 % halten
- F_iO_2 <60 %, wenn möglich keine Luxusoxygenierung
- Permissive Hyperkapnie:
  - Durch die erhöhte Atemfrequenz kommt es zu einer überproportionalen Zunahme der Totraumventilation und damit auch über die Zeit zu einem Anstieg des pCO_2.
  - Eine permissive Hyperkapnie sollte nur bedingt bis zu einem pH-Wert von 7,2 ohne Pufferung durchgeführt werden.
- Umgekehrtes Atemzeitverhältnis (»inverse ratio ventilation«, IRV, selten): Bietet gute Möglichkeit, den Spitzendruck geringer zu halten durch Steigerung des mittleren alveolären Druckes
- Nebenwirkungen von IRV:
  - Reduktion des venösen Rückflusses und Abfall des Herzminutenvolumens
  - Erhöhte Gefahr des Barotraumas

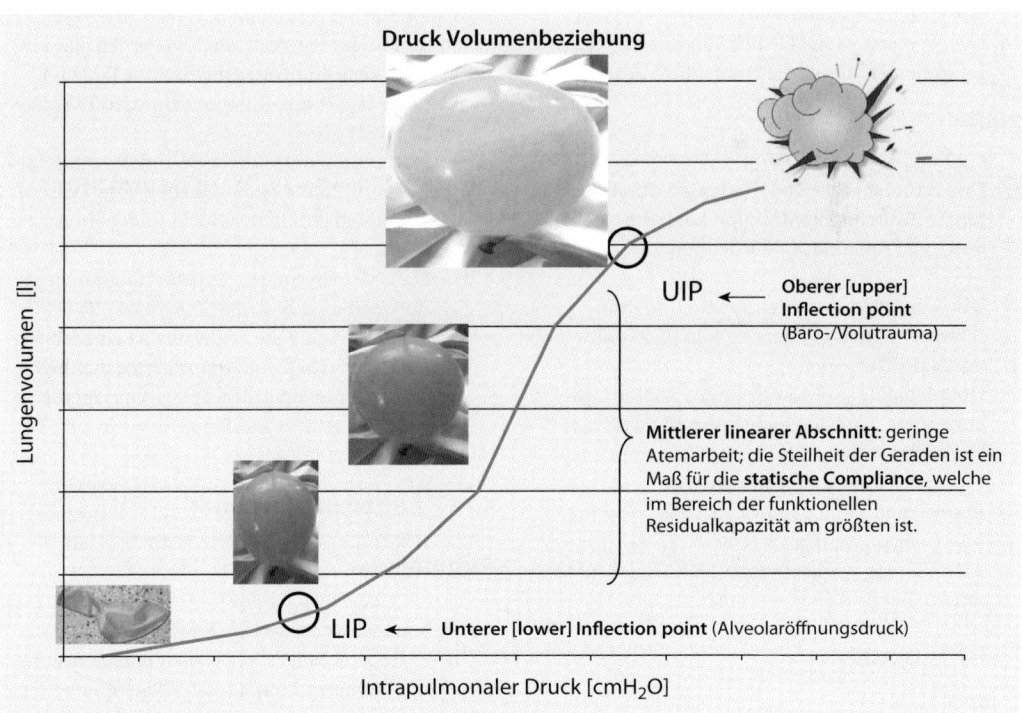

Abb. 3.10 Druck-Volumen-Beziehung – Volu- und Barotrauma

Tab. 3.12 PEEP-Einstellungen

F_iO_2	0,3	0,4	0,5	0,6	0,7	0,8	0,9	1
PEEP	5	5–8	8–10	10	10–14	14	14–18	18–24

- Induktion eines intrinsischen PEEP
- Lange Inspirationszeiten nur bei tieferer Sedierung toleriert
— Gehört nicht mehr zu den allgemeinen Empfehlungen einer lungenprotektiven Beatmung

3.6 Atelektasenprophylaxe

Allgemein

— Beim **liegenden Patienten** und durch den **abdominellen Druck**, der dem Beatmungsdruck des Respirators entgegensteht, entstehen besonders zwerchfellnah Dysatelektasen bzw. Atelektasen.
— An diesen Stellen kommt es zu einer Minderbelüftung, nachfolgend Minderperfusion (Shuntvolumen) und damit zu einer konsekutiven Verschlechterung der BGA.
— Des Weiteren ist die Gefahr von pneumonischen Infiltraten an diesen Stellen deutlich erhöht.

Ziele

> Eine ausreichende, vom Patienten durchgeführte Zwerchfellkontraktion kann die Neubildung von Atelektasen vorbeugen.

— **Rekrutierung zwerchfellnaher Lungenabschnitte** mittels spontaner Zwerchfellkontraktion durch den Patienten
— Überdenkung und Kontrolle des **Sedierungskonzeptes**. Nur durch eine phasenangepasste Sedierung vermag der Patient überhaupt eine Zwerchfellkontraktion auszulösen
— **Atemtraining** und damit schnelleres Weaning bzw. Extubation möglich. Durch rechtzeitiges Atemtraining wird dem raschen Abbau der Atemmuskulatur und Hilfsmuskulatur entgegengewirkt

Durchführung

— Adäquates Sedierungskonzept (idealerweise: RASS Score 0 bis -2; ▶ Kap. 4)
— Umstellung von BIPAP-Modus in CPAP/ASB-Modus
— Möglichst frühzeitiger Beginn (es sollte eine kardiopulmonal stabile Situation vorherrschen; Katecholamine sind keine Kontraindikation)
— ASB-Reduktion im Verlauf
— PEEP sollte <12–15 mbar sein
— P_{insp} sollte <30–32 mbar sein
— F_iO_2 <60–70 %
— Pro Tag mit steigendem Zeitintervall 6–8 Phasen ASB (initial nicht mehr als 5 min)
— Blutgase werden initial nicht besser pro ASB-Intervall, jedoch über die Zeit!

> Man muss sich die Beatmung des Patienten so vorstellen wie das Training zu einem Marathonlauf (=«Extubation ohne maschinelle Beatmungshilfe»). Neben den Trainingseinheiten (CPAP/ASB) muss man dem Patienten auch ausreichende Erholungsphasen gönnen.

Regeln

— CPAP/ASB-Phasen auf keinen Fall bis zur Erschöpfung durchführen
— Beginn über max. 5 min absolut ausreichend
— Langsame Steigerung der CPAP/ASB-Phasen sowohl in der Länge als auch in der Anzahl über den Tag verteilt; ASB-Reduktion im Verlauf
— Um den Tag-Nacht-Rhythmus für den Patienten zu simulieren:
    — Nachts vollkontrollierte Beatmungsmodi (am besten BIPAP, da komplikationslose Umstellung möglich); in der Nacht findet ein Ausruhen statt
    — Daher ist ein fundiertes Sedierungskonzept notwendig (z. B. RASS Score 0 bis -2)
— Idealerweise sollte die Sedierung so gewählt werden, dass zwischen vollkontrollierter und unterstützender/spontaner Beatmung ohne Probleme hin und her gestellt werden kann

3.7 Lagerungstechnik

Allgemein

— Es bestehen verschiedene Formen der Lagerungstherapie zur Prophylaxe oder Behandlung von pulmonalen Funktionsstörungen

Lagerungsformen

Oberkörperhochlagerung 45°

— Die grundsätzliche Lagerungsform für intubierte Patienten ist die Oberkörperhochlagerung von 45° als wichtiger Teil eines Gesamtkonzeptes zur Prävention von Aspiration und Pneumonie.

- Diese Lagerung ist nur dann effektiv, wenn sie konsequent angewendet und allenfalls kurzfristig unterbrochen wird.
- Auch der Lagerungswechsel zur Dekubitusprophylaxe sollte mit der 45°-Oberkörperhochlagerung verbunden werden (Empfehlung Grad A).

Oberkörperhochlagerung 15–30°

- Bei Patienten mit erhöhtem Hirndruck ist die Anwendung einer Oberkörperhochlagerung mit 15–30° sinnvoll und kann zu einer Senkung des ICP beitragen (Empfehlung Grad B).
- Eine 45°-Oberkörperhochlagerung kann bei Patienten mit Verdacht auf Erhöhung des intrakraniellen Drucks nicht uneingeschränkt empfohlen werden, weil mit zunehmender Hochlagerung der CPP kritisch erniedrigt werden kann (Empfehlung Grad B).
- Bezüglich der Behandlung von Patienten mit erhöhtem ICP wird auf die gemeinsamen Empfehlungen der DIVI sowie die Leitlinien der Brain Trauma Foundation verwiesen.
- Für Patienten mit erhöhtem Hirndruck werden spezifische Empfehlungen ausgesprochen.

Bauchlagerung

- Die Bauchlage wird empfohlen bei Patienten mit ARDS und lebensbedrohlicher Hypoxämie (Evidenzgrad 1a, Empfehlung Grad A).
- Bauchlage kann auch erwogen werden bei Patienten mit ALI/ARDS und nicht lebensbedrohlicher Hypoxämie (Empfehlung Grad 0).
- Der Aussagewert der Oxygenierung als Surrogatparameter für das Outcome ist jedoch bei diesen Patienten nicht gesichert, da kein Zusammenhang zwischen der Steigerung der Oxygenierung und einem besseren Outcome hergestellt wurde.
- Eine Dauer der Bauchlagerung von mindestens 12 h (eher bis 20 h) wird empfohlen
- Die Erfolgswahrscheinlichkeit der Maßnahme ist höher bei kürzerer Anamnese der respiratorischen Insuffizienz.
- Daher sollte die Option der Bauchlagerung frühzeitig erwogen und nach Indikationsstellung schnell umgesetzt werden (Empfehlung Grad 0).
- Die Bauchlage sollte beendet werden bei Stabilisierung des Gasaustausches in Rückenlage oder wenn mehrere Lagerungsversuche erfolglos geblieben sind (Empfehlung Grad 0).
- Kontraindikationen zur Bauchlagerung: offenes Abdomen, Wirbelsäuleninstabilität, erhöhter intrakranieller Druck, bedrohliche Herzrhythmusstörungen und manifester Schock.
- Von diesen Kontraindikationen kann im Einzelfall nach Abwägung von Nutzen und Risiko und nach Absprache mit den beteiligten Fachdisziplinen abgewichen werden (Evidenzgrad 4). Empfehlung Grad 0.

Weitere Lagerungsmöglichkeiten

- Intermittierende oder die kontinuierliche laterale Rotation um die Längsachse des Patienten
- Kontinuierliche Wechsel der Seitenlagerung
- Siehe Kommentar Leitlinien AWMF http://www.uni-duesseldorf.de/AWMF/ll/001-015.htm

3.8 Open-lung-Konzept/ »Lachmann-Manöver« (Synonym: Recruitment)

Allgemeines

- Unter dem Open-lung-Konzept versteht man eine Verbesserung des Beatmungszustandes der Lunge durch **Aufblähung von minderbelüfteten Atelektasen** durch den Einsatz hoher Spitzendrücke (um die Atelektase »zu öffnen«).
- Zum Offenhalten der so gewonnenen neu ventilierten Alveolen muss nachfolgend ein ausreichend hoher PEEP eingestellt werden.
- Entwickelt wurde das Konzept durch B. Lachmann (Lachmann 1992).

Durchführung

- Die Durchführung eines Lachmann-Manövers wird sowohl in der Literatur als auch in den Lehrbüchern sehr unterschiedlich beschrieben.
- Als praktikabel halten wir die »**40-40-Regel**«: 40–45 mbar P_{insp} (Spitzendruck), der 40 s gehalten wird (in einigen Publikationen auch 40 Atemzüge).
- Der PEEP sollte in etwa der lungenprotektiven Beatmung angepasst werden, d. h. ein Tidalvolumen von ca. 6 ml/kgKG sollte nicht wesentlich überschritten werden.
- Es sollte zu einer Verbesserung der Oxygenierung (p_aO_2, O_2-Sättigung) und der Ventilation (Anstieg des Tidalvolumens V_T) kommen.
- Nach 40 s wird der Spitzendruck langsam in 2-er-Schritten wieder reduziert, ebenfalls der PEEP.

- Bei kontinuierlicher Messung des Tidalvolumens und der Oxygenierung kommt es bei einer bestimmten Einstellung zu einem Einbruch der Werte (SO_2, p_aO_2 und V_T Abfall)
- Man befindet sich dann mit dem PEEP unterhalb des LIP (◘ Abb. 3.10).
- Es sollte dann der PEEP 2 mbar oberhalb des so ermittelten unteren inflection point (LIP) eingestellt werden.
- Parameter der Ruhedehnungskurve (Druck-Volumen-Diagramm)
    - Unterer inflection point: Alveolaröffnungsdruck, closing-volume (Verschlussvolumen)
    - Oberer inflection point: Gefahr eines Baro-/Volutraumas
    - Zwischen beiden Punkten: geringere Atemarbeit
- Der Spitzendruck richtet sich dann nach dem Tidalvolumen von 6 ml/kgKG.
- Weitere Einstellung »Lungenprotektiv« (s. oben)
- Mit dieser Strategie konnte die Survival-Rate von 29 auf 62 % verbessert werden (Valente Barbas 2003).
- Nachteil:
    - Spitzendruck oberhalb des UIP und damit Gefahr eines Barotraumas/Volumentraumas
    - Eigentlich nicht mehr notwendig, wenn man von Beginn an eine lungenprotektive Beatmung durchführt (s. auch Best-PEEP)

3.9 Weaning und Weaningprotokolle

Warum Weaningprotokolle?

- Etwa ein Drittel aller Patienten auf ICU benötigen mechanische Beatmung.
- Über 40 % der benötigten Zeit für die mechanische Beatmung wird für das Weaning benötigt
- Erhöhte Mortalität bei beatmeten Patienten?!
- Je länger eine Beatmung, umso höher das Risiko durch Komplikationen daran zu versterben:
- Risikoanstieg pro Tag von 1 ± 0,76 %, d. h.:
    - 6,5 % an Tag 10
    - 19 % an Tag 20
    - 28 % an Tag 28
- Kumulative Inzidenz eine Pneumonie zu bekommen:
    - Tag 1–3: 8,5 %
    - Tag 7: 21 %
    - Tag 14: 31 %
    - >14 Tage: 45,6 %

Vorteil

- Verkürzung der Beatmungstage um durchschnittlich ca. 1,5 Tage
- Kostenersparnis von 3500–5000 Dollar/Fall oder ca. 25 % Kostenreduktion
- Weniger Komplikationen während ICU-Aufenthalt
- Keine vermehrten Reintubationen

Weaningprotokolle

- Es gibt eine Vielzahl von Weaningsprotokollen (◘ Tab. 3.13), z. B.
    - http://ccforum.com/content/figures/cc3030-1.jpg
    - http://www.barlowhospital.org/images/tips.gif
    - http://www.dhmc.org/dhmc-internet-upload/file_collection/vlprotocol_1.jpg
    - http://www.freepatentsonline.com/6668829-0-large.jpg
    - http://www.rtmagazine.com/graphics/mags/0104/a04b.gif
    - http://www.uni-duesseldorf.de/awmf/ll/079-001a.png
- Ggf. neue Beatmungsmodi mit hinzuziehen (z. B. Smart Care oder NAVA = »neurally adjusted ventilatory assist«)
- Die S2k-Leitlinien der Deutschen Sepsisgesellschaft äußern zu Weaningprotokollen bzw. Spontanatmungsversuchen, dass alle Patienten, die hämodynamisch stabil, ansprechbar und ausreichend oxygeniert sind, einmal pro Tag einem Spontanatmungsversuch (◘ Abb. 3.11) unterzogen werden sollten, um die Möglichkeit zu einer Extubation zu überprüfen (Empfehlung Grad A [Evidenzgrad Ib]. http://www.sepsis-gesellschaft.de/).

Leitlinien zu Beatmung und Weaning
- S2-Leitlinie (2009): Nichtinvasive und invasive Beatmung als Therapie der chronischen respiratorischen Insuffizienz (Deutsche Gesellschaft für Pneumologie und Beatmungsmedizin e.V.)

▼

3.9 · Weaning und Weaningprotokolle

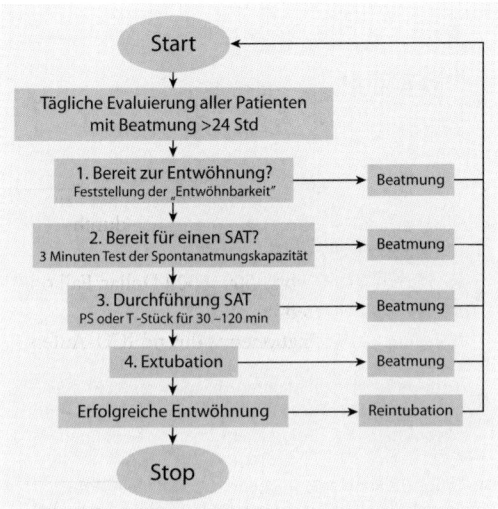

- S3-AWMF-Leitlinie (2010): Analgesie, Sedierung und Delirmanagement in der Intensivmedizin
- S2e-AWMF-Leitlinie (2007): Lagerungstherapie zur Prophylaxe oder Therapie von pulmonalen Funktionsstörungen
- S2-Leitlinie (2011): Prolongiertes Weaning (Deutsche Gesellschaft für Pneumologie und Beatmungsmedizin e.V.)
- S3-Leitlinie (2008): Nichtinvasive Beatmung als Therapie der akuten respiratorischen Insuffizienz (Deutsche Gesellschaft für Pneumologie und Beatmungsmedizin e.V.)
- S3-Leitlinie (2010): Infarkt-bedingter kardiogener Schock – Diagnose, Monitoring und Therapie
- S2k-Leitlinie (2010: Prävention, Diagnose, Therapie und Nachsorge der Sepsis (Deutsche Sepsis-Gesellschaft e.V.)

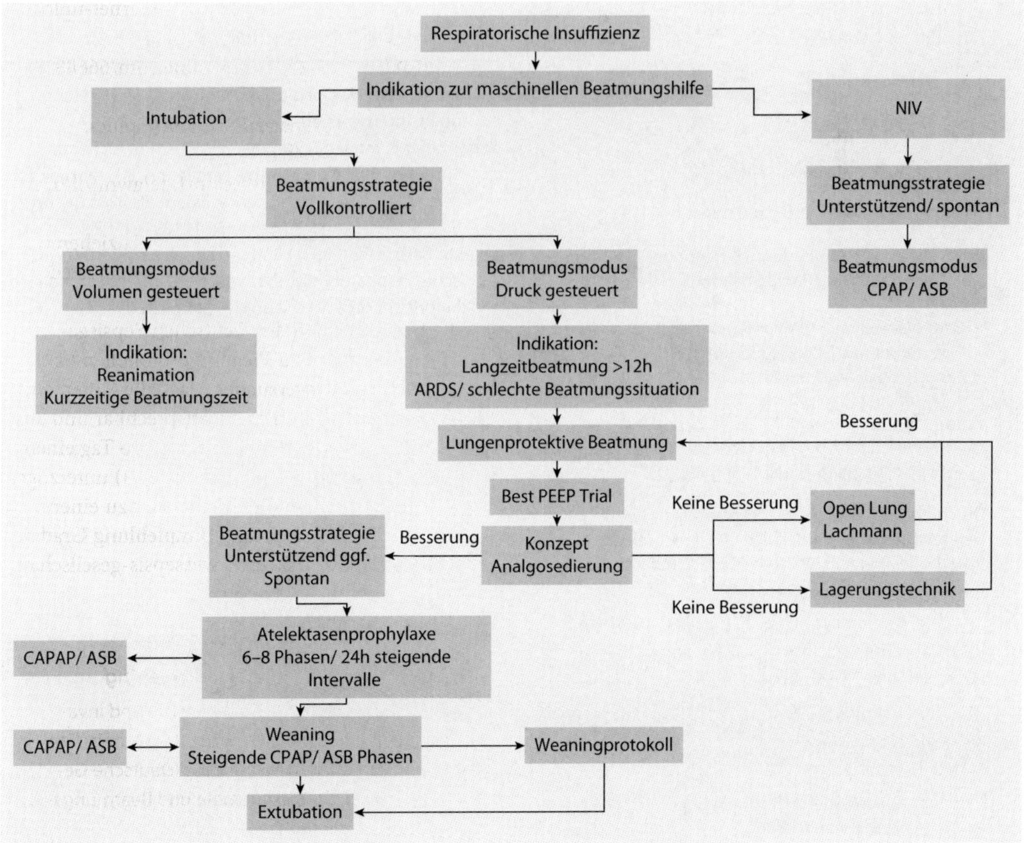

Abb. 3.11 Management des Weanings (SAT: spontaner Atemtest)

Abb. 3.12 Zusammenfassung der Beatmungstherapie

Tab. 3.13 Tägliche Evaluierung (alle Patienten >24-h-Beatmung)

Ja		Nein
	1. Bereit zur Entwöhnung	
	Patient ist wach	
	Dobutamin <3 ml/h	
	Arterenol <4 ml/h	
	Temperatur <38° C	
	AMV <15 l/min	
	p_aO_2 >60 mmHg	
	F_iO_2 <60 %	
	PEEP <8 mbar	
	2. Bereit für einen spontanen Atemtest (SAT)	
	Patient ist wach	
	Dobutamin <3 ml/h	
	Hustenreflex	
	V_T ≥5 ml/kgKG	
	AF ≤35/min	
	p_aO_2/F_iO_2 ≥200 mmHg	
	F_iO_2 <40 %; p_aO_2 >60 mmHg	

Wenn alle Punkte mit ja, dann: 3-minütiger Test Spontanatmungskapazität Rapid Shallow Breathing Index RSBI
– Geräteeinstellung: CPAP = 5 mbar, ASB = 0 mbar, flow trigger = 0, F_iO_2 wie eingestellt
– nach 1 min Start der Messung
– Messdauer: 1 min
– Ergebnis:
  – Atemfrequenz pro Minute/(AMV/AF) in Liter
  – Beurteilung: schlecht >105; gut <105

Durchführung eines spontanen Atemtests (SAT)
Geräteeinstellung: T-Stück-Versuch (feuchte Nase), flow trigger = 0, ASB ≤7 mbar, PEEP <6 mbar
Dauer des SAT: 30–120 min

	$AF_{spontan}$ <35/min	
	S_aO_2 >90 %	
	F_iO_2 <50 %	
	$Blutdruck_{syst}$ >80/<180 mmHg	
	Herzfrequenz <140/min oder <20 % Veränderung	
	Angstentwicklung	

Tab. 3.14 Unterscheidung von Weaningpatienten

Einteilung	Patientencharakteristika
Gruppe 1: einfaches Weaning	Patienten, die im ersten Anlauf den Weaningprozess vom Spontanatemversuch (»spontaneous breathing trial«, SBT) bis zum erfolgreichen Weaning ohne Schwierigkeiten überstehen
Gruppe 2: schwieriges Weaning	Patienten die 2–3 SBT benötigen *und* ≤7 Tage vom ersten SBT bis zum erfolgreichen Weaning benötigen
Gruppe 3: prolongiertes Weaning	Patienten, die mehr als 3 SBT *oder* ≥7 Tage vom ersten SBT bis zum erfolgreichen Weaning benötigen

Die Gruppe 3 kann entsprechend den Leitlinien »Prolongiertes Weaning« weiter unterteilt werden (siehe dort). Patienten mit prolongiertem Weaning gehören in ein Weaning-Zentrum (WeanNet, Kompetenznetzwerk pneumologischer Weaningzentren).

Literatur

Lachmann B (1992) Open up the lung and keep the lung open. Intensive Care Med 18: 319–321

Schönhofer B, Kuhlen R, Neumann P, Westhoff M, Berndt C, Sitter H (2008) Non-invasive ventilation as treatment for acute respiratory insufficiency. Essentials from the new S3 guidelines. Anaesthesist 57(11):1091–1102

Valente Barbas CS (2003) Lung recruitment maneuvers in acute respiratory distress syndrome and facilitating resolution. Crit Care Med. Apr;31(4 Suppl):S265–271

Analgosedierung

M. Kochanek, G. Michels

4.1 Aspekte der Analgosedierung – 64

4.2 Scoresysteme der Analgosedierung – 64

4.3 Medikamente für die Analgosedierung – 66

Literatur – 68

4.1 Aspekte der Analgosedierung

> Bei jedem intubierten Patienten unter maschineller Beatmung ist eine Analgosedierung obligat (Tolerierung intensivmedizinischer Maßnahmen).

Eine suffiziente und adäquate Analgosedierung ist ein integraler Bestandteil der Intensivbehandlung und beeinflusst die Therapiedauer sowie die Morbidität der Patienten durch z. B. Verkürzung der Beatmungsdauer oder geringere Inzidenz nosokomialer Infektionen (Tab. 4.1, Tab. 4.2).

Wahl der Analgosedierung unter Berücksichtigung mehrerer Faktoren

- Dauer der Analgosedierung
- Begleiterkrankungen: z. B. COPD, Leber-, Nieren-, Herzinsuffizienz, Adipositas
- Individuelle Psyche des Patienten, die eine Abschirmung notwendig macht
- Bekannter Schmerzmittel- und Drogenabusus

Sedierungsmanagement

> In der Intensivmedizin sollen patientenorientierte Behandlungskonzepte zu Analgesie, Sedierung und Delir mit individueller patientenspezifischer Festlegung von Therapiezielen und einem adäquaten Monitoring der Behandlungseffekte Anwendung finden – sowohl im Bezug auf gewünschte Wirkungen als auch Nebenwirkungen. Das Sedierungsziel soll für den individuellen Patienten klar definiert sein und bedarf einer regelmäßigen Adaptation an die veränderliche klinische Situation (AWMF-S3-Leitlinie: Analgesie, Sedierung und Delirmanagement in der Intensivmedizin 2010)

4.2 Scoresysteme der Analgosedierung

RAMSAY-Sedation-Scale (RSS)

- Am weitesten verbreitet
- Nie auf Validität und Reliabilität geprüft

Tab. 4.1 Probleme der Analgosedierung

Allgemeine Risiken	Risiken einer zu flachen Sedierung	Risiken einer zu tiefen Sedierung
– Kardiovaskuläre Depression – Verzögerte gastrointestinale Motilität (Opioide) – Toleranzentwicklung und ggf. Entzugssymptomatik – Ggf. posttraumatische Stressreaktion als Langzeitfolge	– Metabolischer Stress: z. B. Hypermetabolismus, Substratmobilisierung von Energiespeichern, Lipolyse – Kardiovaskuläre Symptome: z. B. Tachykardie, Hypertonie, erhöhter O_2-Verbrauch	– Venöse Thrombosen – Hypotonie – Vermehrt auftretende Entzugssymptome

Tab. 4.2 SESAM-Kategorien (sequentielle Sedierungs- und Analgesiemanagement)

Kategorie	Beschreibung
I	– Analgosedierung bis 24 h – Substanzen: Propofol, Pethidin, Piritramid
II	– Analgosedierung bis 72 h – Substanzen: Propofol plus Fentanyl/Sufentanil
III	– Analgosedierung über 72 h – Substanzen: Midazolam plus Fentanyl/Sufentanil
IV	– Analgosedierung für wenige Stunden (TIVA, totale intravenöse Anästhesie) – Substanzen: Propofol plus Remifentanil

- Zeigt im Vergleich mit dem SAS (s. unten) eine akzeptable Interrater-Reliabilität
- Kann nicht unterschiedliche Agitations- und Unruhezustände mit für den Patienten unterschiedlichen Gefährdungsmöglichkeiten diskriminieren (Ramsay et al. 1974; Hansen-Flaschen et al. 1994; Jacobi et al. 2002; Martin et al. 2004)

Sedation-Agitation-Scale (SAS)

- Erster Score, der in Bezug auf Reliabilität und Validität bei Intensivpatienten getestet wurde (Vergleich mit RAMSAY-Sedation-Scale und HARRIS-Score)
- Für die Sedierung vergleichbar dem RSS
- Beschreibt aber differenzierter die Agitationsstadien (Jacobi et al. 2002; Riker et al. 1999)

Motor Activity Assessment Scale (MAAS)

- Adaptiert von SAS
- Valide und reliable Sedierungsskala zur Einschätzung beatmeter Patienten
- Überlegenheit gegenüber der subjektiven Visuellen Analogskala zur Schmerzeinschätzung (Devlin et al. 1999; Jacobi et al. 2002)

Vancouver Interaction and Calmness Scale (VICS)

- Reliabler und valider Score zur Messung der Sedierungsqualität bei erwachsenen Intensivpatienten (De Lemos et al. 2000; Jacobi et al. 2002)

Richmond Agitation-Sedation-Scale (RASS)

- Reliabler und valider Score zur Erfassung des Sedierungsstatus und seiner Änderungen über die Zeit
- Signifikante Korrelation mit applizierten Dosen an Analgetika und Sedativa (Ely et al. 2003)

> Jede Intensivstation sollte das für sich praktikabelste Scoringsystem auswählen. Entscheidend aus unserer Sicht ist nicht, welches Scoringsystem, sondern dass man überhaupt ein Scoringsystem verwendet, damit eine gemeinsame Basis für alle Beteiligten zur Verfügung steht.

Durchführung am Beispiel RASS-Score
(◘ Tab. 4.3)
- Patienten beobachten: Ist er wach und ruhig (Score 0) oder ist der Patient unruhig oder agi-

◘ Tab. 4.3 RASS-Score

Stufe	Ausdruck	Beschreibung
+4	Wehrhaft, streitlustig	Wehrhaft oder aggressiv, unmittelbare Gefahr für Personal
+3	Sehr agitiert	Zieht oder entfernt Tubus, Katheter etc. oder verhält sich aggressiv gegenüber dem Personal
+2	Agitiert	Regelmäßig ungerichtete Bewegungen oder unsynchronisierte Beatmung/Atmung am Ventilator
+1	Unruhe	Ängstlich, aber die Bewegungen sind nicht aggressiv oder kräftig
0	Wach und ruhig	–
-1	Schläfrig	Nicht komplett wach, aber mit anhaltenden, länger als 10 s dauernden Wachphasen, auf Ansprache Blickkontakt
-2	Leichte Sedierung	Kurze (weniger als 10 s anhaltende) Wachphasen mit Blickkontakt bei Ansprache
-3	Moderate Sedierung	Bewegungen bei Ansprache ohne Blickkontakt
-4	Tiefe Sedierung	Keine Reaktion auf Ansprache, aber Bewegungen auf physikalische Reize
-5	Nicht erweckbar	Keine Reaktion auf Ansprache oder physikalische Reize

tiert (Score +1 bis +4 entsprechend der jeweiligen Beschreibung)
- Wenn der Patient nicht wach ist, mit lauter Stimme mit Namen ansprechen und zum Blickkontakt auffordern. Bei Bedarf einmal wiederholen. Wie lange kann der Patient den Blickkontakt aufrechterhalten (Score -1 bis -3)?
- Falls der Patient nicht reagiert, Patient durch Schütteln an den Schultern oder ggf. Schmerzreiz setzen (Score -4 bis -5)

Welches Niveau ist das richtige?
- Primäres Ziel: geplante Art des Beatmungsmodus muss möglich sein
- Parameter zum Monitoring der Analgosedierung:
  - **Scoresysteme**
  - **Physiologische Variablen**: Blutdruck, Herzfrequenz, Atemfrequenz, Pressen, Mimik, Bewegung, Schwitzen
  - Ggf. **neurophysiologisches Monitoring** (z. B. bispektraler Index)
- Ziel: RASS-Score von 0 bis -2
- Bei Behandlung/Pflege des Patienten oder Interventionen am Patienten kurzfristig Erhöhung der Analgosedierung, später wieder Reduktion
- Einhalten eines Tag-Nacht-Rhythmus
  - Das ist **nicht** über Sedativa erreichbar!
  - Nachtruhe einhalten
  - Weniger Licht anwenden
  - Keine Untersuchungen durchführen (s. auch Atelektasenprophylaxe)
- Täglicher Aufwach- und Spontanatmungsversuch
  - Empfohlen wird eine tägliche Unterbrechung der Sedierung mit Aufwach- und Spontanatmungsversuch
  - Ziel ist es unter anderem, die »Sedierungspause« mit intensiver Physiotherapie zu verknüpfen
- Die tägliche Sedierungpause, das sog. »wake up trial«, verkürzt die Beatmungszeit und die Intensivtage (Kress et al. 2000); der kombinierte Aufwach- und Spontanatmungsversuch (»wake up and breath trial«) führt zu kürzerer Sedierung, Beatmungsdauer, Intensivaufenthalt und besserem 1-Jahres-Überleben (NNT 7, Girard et al. 2008)

Neurophysiologisches Monitoring unter Analgosedierung
- Überwachung der Sedierungstiefe mittels EEG-Ableitung, sog. BIS (bispektrale Indexbestimmung, Tab. 4.4)
- Zwischen Scoringsystemen und EEG-basierten Systemen wird man keine gute Korrelation herstellen können, da beide Verfahren u. a. unterschiedliche Sedierungsbereiche erfassen.
- In der klinischen Praxis zeigt sich dieses Verfahren nicht als hilfreich, u. a. bedingt durch extreme Störanfälligkeit (z. B. Bewegungsartefakte), so dass sich bisher das Neuromonitoring nicht hat durchsetzen können.

Tab. 4.4 BIS-Beurteilung

BIS-Index	Sedierungsgrad
71–100	Wach bis geringgradige Sedierung
>60	Tiefe, moderate Sedierung
40	Tiefe Hypnose
20	Burst Suppression
0	Isoelektrische EEG-Aktivität

4.3 Medikamente für die Analgosedierung (Tab. 4.5, Tab. 4.6; Abb. 4.1; ▶ Abschn. 1.5)

Tab. 4.5 Sedativa

Generika (Bspl. Handelsname)	Wirkung	Vorteil	Indikation	Nebenwirkung	Beachte
Propofol [a] (Disoprivan)	Hypnotisch, nicht analgetisch	Schnelle und kurze Wirkung	Einleitung, Sedierung für kurze Zeit	Myoklonien, lokale Schmerzen/Venenreizung, Histaminliberation, PRIS	Blutdruckabfall, Gravidität, Stillzeit, Kinder, Hyperlipidämie (10 % Sojaöl), Tachyphylaxie bei Langzeitsedierung

4.3 · Medikamente für die Analgosedierung

Tab. 4.5 Fortsetzung

Generika (Bspl. Handelsname)	Wirkung	Vorteil	Indikation	Nebenwirkung	Beachte
Midazolam (Dormicum)	Anxiolytisch, antikonvulsiv, zentral relaxierend, hypnotisch, amnestisch	Große therapeutische Breite	Langzeitsedierung	Ceiling-Effekt, Floppy-infant-Syndrom, paradoxe Erregung	Myasthenia gravis, Ataxie, akutes Engwinkelglaukom
Ketamin (Ketanest)	Dissoziative Anästhesie, analgetisch, Amnesie	Sedierend und analgetisch, Bronchodilatation	Zusatzsedierung	Sympathomimetisch, Hypersalivation, halluzinogen, Alpträume [b]	Koronare Herzkrankheit, frischer Myokardinfarkt
Lorazepam (Tavor)	Anxiolytisch, antikonvulsiv, amnestisch, hypnotisch	Besonders bei Entzugssymptomatik oder in der Weaningphase	Zusatzsedierung	Siehe Midazolam	Siehe Midazolam
Barbiturate, z. B. Thiopental-Natrium (Trapanal)	Hypnotisch, antikonvulsiv, hirndrucksenkend	–	Narkoseeinleitung	Alpträume, Übelkeit, Erbrechen, Niesen, allergische Reaktionen, Broncho- und Laryngospasmus	Nicht einsetzen bei akuten Vergiftungen mit Alkohol, Schlafmittel, Schmerzmittel und Psychopharmaka, Porphyrie, Status asthmaticus; Cave: Schwangerschaft
Clonidin (Catapresan)	Anxiolyse, Potenzierung von Analgetika, Sedierung und Sympathikolyse	Co-Sedativa bei hypertensiven Verhältnissen, senkt den Bedarf an Opioiden	Zusatzsedierung und Behandlung von Entzugssymptomen	Hypotonie, Bradykardie, nach abruptem Absetzen, Rebound	Koronare Herzkrankheit, Arrhythmien
Etomidat (Hypnomidate)	Hypnotikum, keine Analgesie	Kurze und schnelle Wirksamkeit	Narkoseeinleitung	–	Atemdepression, Myoklonien; Insuffizienz der Nebennierenrinde (M. Addison); Cave: Schwangerschaft
Gamma-Hydroxy-Buttersäure (Somsanit)	GHB als inhibitorischer Neurotransmitter	Sedierend, Suppression der Entzugssymptomatik	Zusatzsedierung	Myoklonien, Nausea, Hypernatriämie, metabolische Alkalose	Na^+-Kontrolle und bei Epilepsien kontraindiziert

[a] Propofol: Einberechnung mit ins Ernährungsprogramm, 1 ml Propofol enthält ca. 0,1 g Fett.
[b] Ketamin sollte stets mit einem Benzodiazepin kombiniert werden und niemals als Monosedativa appliziert werden; die Dosierung von S-Ketamin halbiert sich im Vergleich zu der des Ketaminrazemats.
PRIS Propofol-Infusionssyndrom mit Rhabdomyolyse, kardialer Problematik (therapieresistente Bradykardien bis Asystolie), metabolischer Azidose/Laktatazidose, akutes Nierenversagen.

Tab. 4.6 Analgetika

Generika (Bspl. Handelsname)	Analgetische Potenz	Maximaler Wirkungseintritt [min]	Minimale Wirkdauer [min]	Kontextsensitive Halbwertszeit nach 4 h Dauerinfusion [min]	Bewertung
Sufentanil (Sufenta-Janssen)	1000	2	30	30	Langzeitanalgesie
Fentanyl (Fentanyl-Janssen)	125	5–8	20–30	>200	Langzeitanalgesie
Alfentanil (Rapifen)	30–40	1,5	11	60	Narkose bei OP
Remifentanil (Ultiva)	100–200	1,5	10	3–4	Narkose bei OP
Morphin (MSI)	1	30	90	>200	Ggf. Weaning

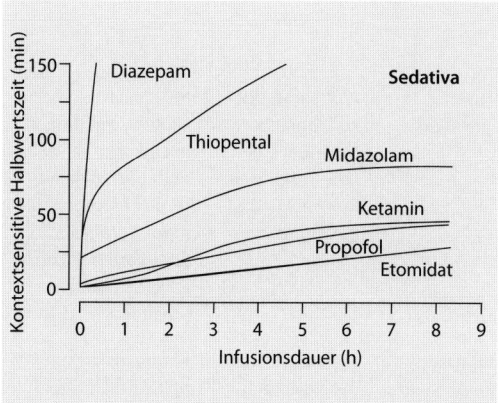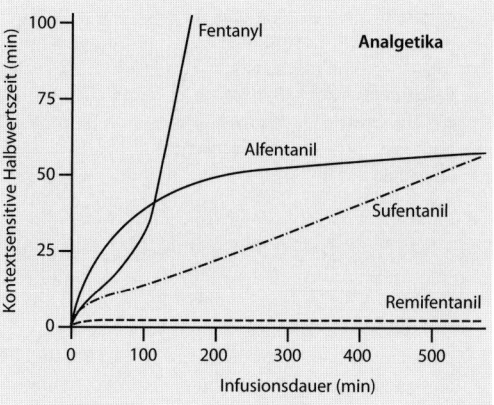

Abb. 4.1 Sedativa und Analgetika: kontextsensitive Halbwertszeit

Entzugssymptomatik nach Langzeitbeatmung

- Viele Patienten nach einer Langzeitbeatmung zeigen Symptome eines Entzugs. Wann dies auftritt und wie der Entzug aussieht, kann von Patient zu Patient sehr unterschiedlich sein. Literaturangaben zeigen, dass bis zu 60 % der Patienten nach einer Langzeitbeatmung eine Entzugssymptomatik zeigen
- Entzugssymptomatik ist mit Stress verbunden und damit mit einer Verschlechterung des Outcomes (Herzrhythmusstörungen, myokardiale Ischämie, Ulkusblutung etc.)
- Entzugsprophylaxe durch langsame Reduktion der Analgosedierung
- Versuch, Tag-Nacht-Rhythmus einzuhalten (nachts ggf. höhere Dosierung der Analgosedierung, tagsüber langsame Reduktion)

Literatur

De Lemos J, Tweeddale M, Chittock D (2000) Measuring quality of sedation in adult mechanically ventilated critically ill patients. the Vancouver Interaction and Calmness Scale. Sedation Focus Group. J Clin Epidemiol 53(9):908–919

Literatur

Devlin JW, Boleski G, Mlynarek M, Nerenz DR, Peterson E, Jankowski M, Horst HM, Zarowitz BJ (1999) Motor Activity Assessment Scale: a valid and reliable sedation scale for use with mechanically ventilated patients in an adult surgical intensive care unit. Crit Care Med 27(7):1271–1275

Ely EW, Truman B, Shintani A (2003) Monitoring sedation status over time in ICU patients: reliability and validity of the Richmond Agitation-Sedation Scale (RASS). JAMA 289(22):2983–2991

Jacobi J (2002) Sepsis: a frequent, life-threatening syndrome. Pharmacotherapy 22(12 Pt 2):169S-181S. [Review]

Manchikanti L, Pampati V, Damron KS, McManus CD, Jackson SD, Barnhill RC, Martin JC (2004) A randomized, prospective, double-blind, placebo-controlled evaluation of the effect of sedation on diagnostic validity of cervical facet joint pain. Pain Physician 7(3):301–309

Raps EC, Bird SJ, Hansen-Flaschen J (1994) Prolonged muscle weakness after neuromuscular blockade in the intensive care unit. Crit Care Clin 10(4):799–813 [Review]

Riker RR, Picard JT, Fraser GL (1999) Prospective evaluation of the Sedation-Agitation Scale for adult critically ill patients. Crit Care Med 27(7):1325–1329

Sessler CN, Grap MJ, Ramsay MA (2008) Evaluating and monitoring analgesia and sedation in the intensive care unit. Crit Care 12 Suppl 3:S2. Epub 2008 May 14. [Review]

Ernährungstherapie

M. Kochanek, G. Michels

5.1 Allgemeines – 72

5.2 Enterale Ernährung – 74

5.3 Parenterale Ernährung (PE) – 77

Literatur – 81

5.1 Allgemeines

> Intensivpatienten sollten, wenn immer möglich und keine Kontraindikationen bestehen, enteral ernährt werden (»use it or lose it«).

- Ziel der Ernährungstherapie ist das Gleichgewicht zwischen Anabolie und Katabolie (◘ Abb. 5.1, ◘ Abb. 5.2, ◘ Abb. 5.3; ◘ Tab. 5.1).
- Häufig wird der quantitative Anteil der enteralen Ernährung unter- und der der parenteralen Ernährung überschätzt.
- Die enterale Ernährung sollte so früh wie möglich begonnen werden (»early enteral feeding«), d. h. sofern keine Kontraindikationen bestehen, sollte der Patient enteral ernährt werden, zumindest als minimale enterale Ernährung (»minimal enteral feeding«, z. B. 10–20 ml/h).
- Enterale und parenterale Ernährung sollten als ergänzende und nicht als konkurrierende Ernährungsformen angesehen werden.
- Überwachungsparameter der Ernährungstherapie:
  - Blutzuckertagesprofil
  - Triglyzeride und Cholesterin
  - Harnstoff-Kreatinin-Quotient
  - Proteinmarker: Gesamteiweiß, Cholinesterase, Albumin, Transferrin
  - Elektrolyte, Phosphat, Laktat
- Kalorienbedarf:
  - Berechnung: Formeln (Harris-Benedikt)
  - Messung: indirekte Kalorimetrie
  - Faustregel nach Körpergewicht: 15–30 (35) kcal/kgKG pro Tag

◘ **Tab. 5.1** Phasen des Postaggressionsstoffwechsels nach Cuthbertson

Ebbphase oder Akutphase oder Aggressionsphase	Postaggressionsphase oder katabole Flowphase	Anabole Flowphase oder Reparationsphase
Dauer: Stunden	Dauer: Tage	Dauer: Wochen
Absoluter Insulinmangel	Relativer Insulinmangel	Reparationsphase
Erhöhung antiinsulinärer Hormone (Katecholamine, Glukagon, Kortisol, ACTH)	Negative Stickstoffbilanz	Positive Stickstoff- und Energiebilanz
Katabolie	Katabolie (Abbau von Muskulatur und Funktionsgewebe)	Anabolie
Keine Ernährung, hier stehen Stabilisierung der Vitalfunktionen im Vordergrund	Ernährung starten	Anabolie

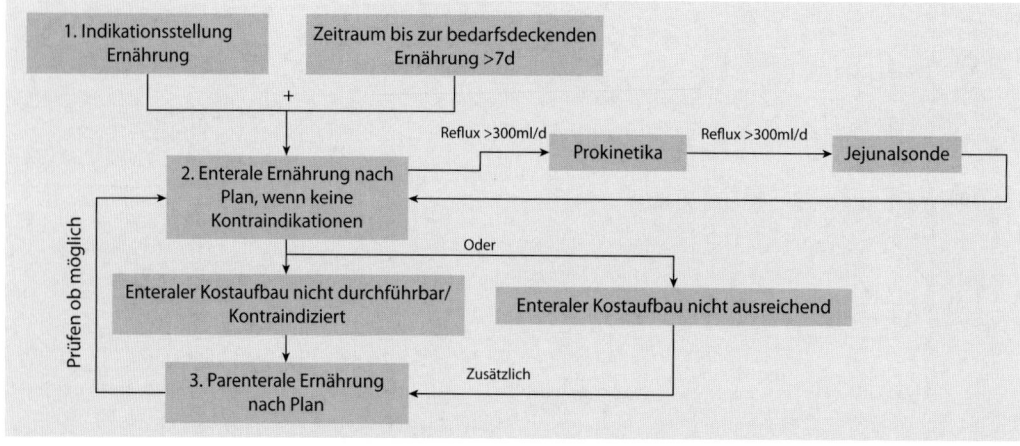

◘ **Abb. 5.1** Management bei Ernährungstherapie

5.1 · Allgemeines

- Wichtige ernährungsmedizinische Aspekte bezogen auf den ICU-Patienten:
  - Auf ausreichende Kalorienzufuhr achten
  - Kaloriendefizit in der ersten Woche ist entscheidend
- Besondere Aufmerksamkeit für Patienten mit Untergewicht sowie unterem Normalgewicht und morbidem Übergewicht

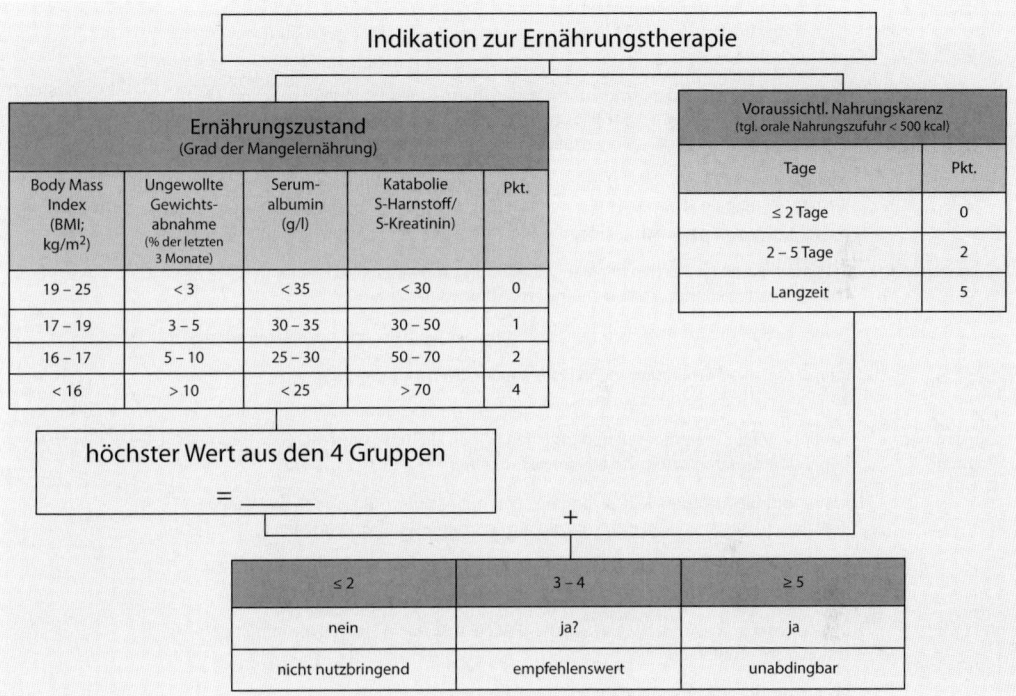

Abb. 5.2 Indikationsstellung zur Ernährungstherapie (Ernährungsscore nach Hackl)

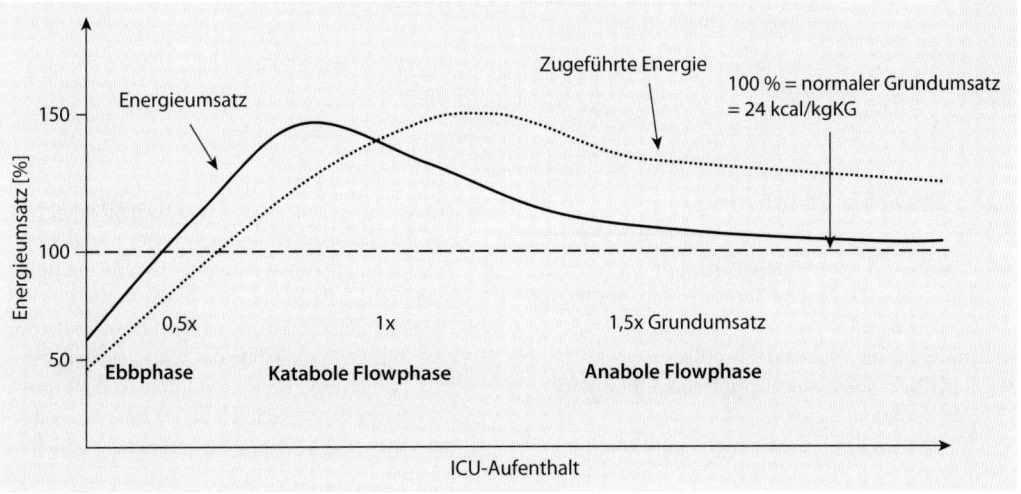

Abb. 5.3 Energieumsatz in den verschiedenen Stoffwechselphasen

Tab. 5.2 ESPEN-Leitlinie Enterale Ernährung (European Society for Clinical and Metabolism 2006)

Was	Empfehlung	Level of evidence
Indikation	Wenn »voraussehbar« ist, dass Patienten über einen Zeitraum von >7 Tagen nicht oral ernährt werden können und wenn sie nicht bedarfsdeckend enteral ernährt werden können	C
Applikationsart	Expertenempfehlung: hämodynamisch stabile Patienten sollten mit funktionierendem Gastrointestinaltrakt früh (<24 h) mit einer entsprechenden Menge ernährt werden	C
	Es gibt keine generelle Empfehlung bezüglich der Menge bei guter Toleranz gegenüber der ErnährungIn der akuten und initialen Phase ist eine Kalorienzufuhr von >25–30 kcal/kgKG/Tag mit einem schlechteren Outcome verbundenWährend der anabolen Erholungsphase sollte die Kalorienzufuhr 25–30 kcal/kgKG/Tag betragen	C
	Patienten mit einer schweren Unterernährung sollten eine Kalorienzufuhr 25–30 kcal/kgKG/Tag erhalten; wenn dies nicht möglich ist, sollte eine parenterale Ernährung zusätzlich gegeben werden	C
Zugangsweg	Patienten, die keine Zeichen der Mangelernährung aufweisen und enteral ernährt werden können, sollten enteral ernährt werden	C
	Es gibt keinen Unterschied zwischen Ernährung per Jejunalsonde oder Magensonde	C
	Keine zusätzliche Ernährung, wenn Patient enterale Kost gut verträgt und annähernd die Zielkalorienzahl bekommt	A
Zusammensetzung	Peptidbasierte Zusammensetzungen zeigen keinen klinischen Vorteil gegenüber Gesamtprotein-Zusammensetzungen	C
	Immunmodulierte enterale Kost (angereichert mit Arginin, Nukleotiden und Omega-3-Fettsäuren) ist sinnvoll bei elektiven oberen Gastrointestinal-Operationen	A
	Immunmodulierte enterale Kost ist sinnvoll bei Patienten mit einer Sepsis APACHE-II-Score <15	B
	Bei Patienten mit einer schweren Sepsis (APACHE-II-Score >15) wird eine Immunonutrition nicht empfohlen	B
	Immunmodulierte enterale Kost ist sinnvoll bei Traumapatienten	A
	Immunmodulierte enterale Kost ist sinnvoll bei ARDS-Patienten	B
	Keine Empfehlung für Verbrennungspatienten, da Daten fehlen	A
	ICU-Patienten die <700 ml/Tag enterale Ernährung vertragen, sollten keine Immunonutrition erhalten	B
	Glutamin sollte hinzugefügt werden bei Verbrennungspatienten und/oder Traumapatienten	A

5.2 Enterale Ernährung

- Verbessert die intestinale Perfusion und vermindert so eine sekundäre Translokation von Bakterien aus dem Darm
- Stimuliert die Mukosazellproliferation
- Stabilisiert die mukosale Integrität und intestinale Funktion
- Modulation der Inflammations- und Immunreaktion
- Versorgung des Organismus mit Nährstoffen, angepasst an den Stoffwechselbedarf
- Förderung der metabolisch-endokrinologischen Stoffwechselsteuerung durch Leber und Darm
- Beginn einer frühen enteralen Ernährung innerhalb von 12–24 h
- Bei enteraler Ernährung ist der klinische Befund am Abdomen, die Höhe des gastralen Refluxes bzw. das gastrale Residualvolumen (GRV) und die Menge der tatsächlich dem Köper zur Verfügung stehenden Kalorien engmaschig zu überwachen.

> **If the gut works: Use it!**

Applikationswege

Permanente Sonden
- **PEG** (perkutane endoskopische Gastrostomie)
  - Indikation: bei langfristiger enteraler Ernährung (>4 Wochen)
  - Legetechnik: in Durchzugstechnik oder als Direktpunktion (mit Gastropexie)
  - Cave: elektiver Eingriff und daher aufklärungspflichtig
  - Okklusionsprophylaxe: Sonden mehrmals täglich mit Wasser/Tee durchspülen
  - Kontraindikationen: Gerinnungsstörung (Quick <50 %, PTT >50 s, Thrombozyten <50.000/µl), Aszites, fehlende Einwilligung/Einverständniserklärung
- **Jet-PEG** (jejunale Sonde durch PEG) und **PEJ** (perkutane endoskopische Jejunostomie): bei Störungen der Magenentleerung

Temporäre Sonden
- **Nasogastrale** Sonde (einlumig oder mehrlumig):
  - Legetechnik: blind, durch vorsichtiges Vorschieben nasogastral oder orogastral
  - Nachteil: höheres Aspirationsrisiko durch Reflux von Sondenkost, was durch das Offenhalten der Kardia durch die Sonde selbst noch gefördert wird
  - Mehrlumige Sonde: gastraler Dekompressionsanteil plus jejunale Ernährungssonde
- **Jejunalsonde** (einlumig oder mehrlumig):
  - Legetechnik: in der Regel endoskopische Platzierung, ggf. radiologisch gestützt

Kontraindikation

- Schwere Störungen der gastrointestinalen Funktion: z. B. intestinale Ischämie, akutes Abdomen, mechanischer Ileus, Peritonitis, unstillbares Erbrechen, akute gastrointestinale Blutung, toxisches Megakolon
- Frische Anastomosen im Gastrointestinaltrakt, dann nur nach Rücksprache mit der Chirurgie
- Metabolische Instabilität: z. B. diabetische Ketoazidose, Coma hepaticum
- Kardiovaskuläre Instabilität
- Z. n. chirurgischen Eingriffen (z. B. abdomineller Anastomosen OP)
- Ethische Aspekte (terminaler Zustand bei maligner Erkrankung), Ablehnung durch den Patienten

Weitere Aspekte (Abb. 5.4)

- Die kontinuierliche Zufuhr gilt als Verfahren der Wahl, d. h. 20 h kontinuierliche Ernährung und 4 h Pause, um einen Reflux auszuschließen.
- Der Effekt einer Immunonutrition wird kontrovers diskutiert, je nach Literaturangabe gibt es unterschiedliche Interpretationen der Studienergebnisse und Metaanalysen (Abb. 5.5).
- Bei einem Reflux von >200 ml/6 h *oder* von >300 ml/Tag ist die enterale Ernährung zu reduzieren bzw. zu stoppen.
- Zur Vermeidung einer Diarrhö ist meist eine Reduktion von Zufuhrrate oder Osmolarität ausreichend.
- Der Effekt von Prokinetika (z. B. 2-mal 10 mg Metoclopramid i.v.) zur Aspirationsprophylaxe ist nicht gesichert.

Einteilung der Nährlösungen

- **Nährstoffdefinierte/hochmolekulare Nährlösung (mit oder ohne Ballaststoffe)**
  - Energiegehalt: meist 1–2 kcal/ml
  - Standardsondenkost: eiweißreich plus probiotische Ballaststoffe (löslich/unlöslich) plus Fette (Fettfraktion bis zu 70 % aus mittelkettigen Fettsäuren, MCT)
- **Chemisch definierte/niedermolekulare Nährlösungen**
  - Enthalten hydrolysierte Proteine als Oligopeptide, meist fettreduziert (aber hoher MCT-Anteil)
  - Aufgrund der hohen Osmolalität und der fehlenden Ballaststoffe wird diese Diät weniger gut vertragen, daher langsamer Kostaufbau
  - Indikation: schwere Malassimilation, z. B. bei schweren entzündlichen Darmerkrankungen, Kurzdarmsyndrom

Immunonutrition

- Substanzen:
  - Vitamin E: 26–280 mg
  - Vitamin C: 60–1120 mg
  - Eicosapentaensäure (EPA): 0–6,13 g
  - ω-3-Fettsäuren: 2,15–16,1 g
  - Verhältnis ω-6 zu ω-3: 0,7–4,8:1
  - Glutamin: 8,1–20,0 g
  - Arginin: 2,8–26,0 g
  - Zink: 24–52 mg

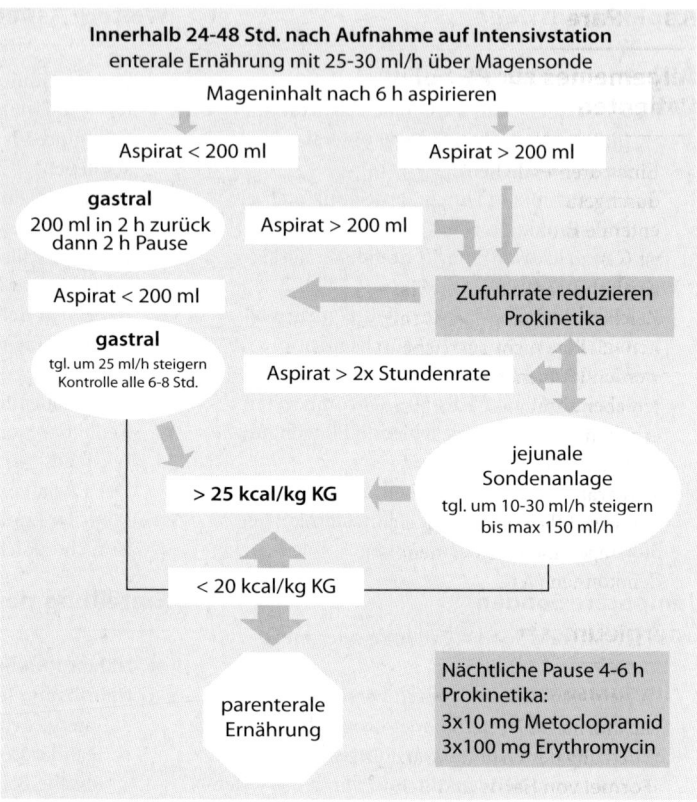

Abb. 5.4 Algorithmus zum enteralen Kostaufbau (Schneider u. Momma 2011)

Studiendiät	Studien	Patienten	Vorteil	Kein Vorteil
Glutamin	3	497		ICU
Fischöl	3	344	ICU	
Arginin	3	104		Trauma
Arginin / Fischöl	2	65		Trauma
Arginin / Fischöl	5	312		ICU
Arginin / Fischöl	2	83		Verbrennung
Arginin / Glutamin / Fischöl	2	817		ICU

Abb. 5.5 Metanalyse zum Effekt von Immunonutrition auf das Outcome (mod. nach Marik et al. 2008)

Probiotika

- Konzept der »bioökologischen Steuerung«: Zufuhr lebender nicht pathogener Bakterien zur Verminderung von pathogenen Erregern
- Übersterblichkeit bei Patienten mit schwerer akuter Pankreatitis? (Besselink et al. 2008)
- Probiotika (z. B. 2-mal 10^{10} Lactobacillus rhamnosus, 1-mal/Tag) haben einen Effekt auf ICU-Patienten: besseres Überleben bei schwerer Sepsis? (Barraud et al. 2010)
- Generell gilt: keine Empfehlung zur Anwendung von Probiotika außerhalb von Studien

5.3 Parenterale Ernährung (PE)

Allgemeines zur PE bei ICU-Patienten

- Eine parenterale Ernährung (PE) sollte nicht durchgeführt werden, wenn eine ausreichende enterale Ernährung (primäres Ziel) möglich ist (C).
- Kritisch Kranke (z. B. kardiogener Schock) ohne Zeichen der Mangelernährung, die voraussichtlich <5 Tage nicht ausreichend enteral ernährt werden können, bedürfen keiner vollen PE, sollten aber zumindest eine basale Glukosezufuhr erhalten (B).
- Kritisch Kranke sollten von Anbeginn der Intensivtherapie parenteral ernährt werden, wenn sie voraussichtlich auch nach einem Zeitraum von 5–7 Tagen nicht ausreichend enteral ernährt werden können (A).

Energieumsatz und Energiezufuhr

Grundumsatz (»basic metabolic rate«)
- Faustformel: 20–25 kcal/kg Sollgewicht/Tag
- Schätzung des Grundumsatzes bei Gesunden »Formel von Harris und Benedict« (1918):
  - Für Männer: Grundumsatz [kcal/24 h] = 66,47 + (13,7 × Körpergewicht [kg]) + (5 × Körpergröße [cm]) – (6,8 × Alter [Jahre])
  - Für Frauen: Grundumsatz [kcal/24 h] = 655,1 + (9,6 × Körpergewicht [kg]) + (1,8 × Körpergröße [cm]) – (4,7 × Alter [Jahre])
- Bei einem Body Mass Index (BMI) >30 kg/m^2 (Errechnung: BMI= Körpergewicht (kg)/[Körpergröße (m))^2] sollte ein angepasstes Körpergewicht eingesetzt werden:
  - Angepasstes Körpergewicht [kg] = Idealgewicht [kg] + (Körpergewicht [kg] – Idealgewicht [kg]) × 0,25
- Errechnung des Idealgewichts (nach Broca):
  - Idealgewicht (Mann) in Kilogramm = (Körpergröße in Zentimeter – 100) * 0,9
  - Idealgewicht (Frau) in Kilogramm = (Körpergröße in Zentimeter – 100) * 0,85
- Der Grundumsatz Gesunder kann mit einer Genauigkeit von ± 20 % geschätzt werden
- Als grobe Richtwerte für den Ruheenergieumsatz können gelten:
  - 20–30 Jahre: 25 kcal/kgKG/Tag
  - 30–70 Jahre: 22,5 kcal/kgKG/Tag
  - >70 Jahre: 20 kcal/kgKG/Tag

Anpassungsfaktoren des Grundumsatzes
(◘ Tab. 5.3)

◘ Tab. 5.3 Anpassungsfaktoren

Aktivitätsfaktor	Temperaturfaktor	Traumafaktor
Strikte Bettruhe = 1,20 Punkte	37 °C = 1,0 Punkte	Unkomplizierte einfache Verletzung: 1,0 Punkte
Gelockerte Bettruhe = 1,25 Punkte	38 °C = 1,1 Punkte	Postoperative Phase: 1,1 Punkte
Stationäre Patienten = 1,30 Punkte	39 °C = 1,2 Punkte	Frakturen, Pneumonie: 1,2 Punkte
	40 °C = 1,3 Punkte	Sepsis: 1,3 Punkte
	41 °C = 1,4 Punkte	Peritonitis: 1,4 Punkte
	Bzw. 0,01 Punkte je 0,1 °C Temperaturdifferenz zu 37 °C	Polytrauma: 1,5 Punkte
		Polytrauma + Sepsis: 1,6 Faktor
		Verbrennungen 3. Grades 30–50 % KOF: 1,7 Punkte
		Verbrennungen 3. Grades 50–70 % KOF: 1,8 Punkte
		Verbrennungen 3. Grades 70–90 % KOF: 2,0 Punkte
		Niedriges Stressniveau: Grundumsatz × 1,3
		Deutliches Stressniveau: Grundumsatz × 1,5

Besonderes
- Die Steigerung des Energieumsatzes bei kritisch Kranken ist keine konstante, sondern eine dynamische Größe, die vom Verlauf und vom Schweregrad der Erkrankung abhängt.
- Bei kritisch Kranken sollte im Akutstadium die zugeführte Energie im Bereich des aktuellen Gesamtenergieumsatzes oder sogar leicht darunter liegen (B).

- Bei kritisch Kranken, die das Akutstadium überwunden haben, sollte die Energiezufuhr schrittweise auf das 1,2fache (bei gleichzeitiger Mangelernährung bis 1,5fach) des aktuellen Energieumsatzes gesteigert werden (C).

> **Kritisch Kranke sollten zur parenteralen Ernährung eine Mischung aus Aminosäuren (15–20 % des Energiegehalts), Kohlenhydraten (60–65 % der Nicht-Protein-Energie) und Fetten (25–40 % der Nicht-Protein-Energie) sowie Spurenelemente/Elektrolyte und Vitamine erhalten (Empfehlung Grad C).**

Kalkulation der Zusammensetzung

Kohlenhydrate

- 60–65 % der parenteralen Nicht-Protein-Energie
- Empfohlene Tagesdosis: 2–3 g/kgKG/Tag
- Höchstdosis: 3–4 g/kgKG/Tag (0,125 g/kgKG/h)
- Monitoring: Blutzuckerobergrenze max. 180 mg/dl
- Bei jeder PE sollen Kohlenhydrate infundiert werden (A).
- Die einzige Kontraindikation zur Kohlenhydratzufuhr ist die kontinuierliche Hyperglykämie mit einem Insulinbedarf von >6 I.E./h. Darüber hinaus gibt es keine krankheitsspezifischen Kontraindikationen. Auch bei manifestem Diabetes mellitus sind Kohlenhydrate fester Bestandteil der PE unter gleichzeitiger Insulinzufuhr.
- Funktion der Kohlenhydratsubstitution: Drosselung der Glukoneogenese aus Aminosäuren und Energielieferant (Neurone, Erythrozyten, Nebennierenmarkzellen, Retina-Zellen)
- Als Standardkohlenhydratlösung soll Glukose infundiert werden (Evidenzgrad C)
- Der Zuckeraustauschstoff Xylit wird aufgrund der kontroversen Datenlage nicht generell empfohlen (Evidenzgrad C)
- Fruktoselösungen sollen zur PE nicht eingesetzt werden (Evidenzgrad A)

> **Fruktose, Sorbit und Xylit sollten im Rahmen der parenteralen Ernährung vermieden werden.**

Fette

- 25–40 % der parenteralen Nicht-Protein-Energie
- Empfohlene Tagesdosis: 0,7–1,3 g Triglyzeride/kgKG/Tag
- Höchstdosis: 1,5 g/kgKG/Tag
- Monitoring: Obergrenze der Triglyzeridkonzentration max. 400 mg/dl
- Einteilung der Fettsäuren (FS): kurzkettige FS (<8 C-Atome), mittelkettige FS (8–10 C-Atome), intermediärkettige (12–14 C-Atome), langkettige FS (≥16 C-Atome), gesättigte FS (ohne Doppelbindungen, Energieträger) bzw. einfach oder mehrfach ungesättigte FS (mit Doppelbindungen, u. a. Strukturlipide)
- Eine Lipidinfusion zum Zweck der PE ist bei schwerer Hyperlipidämie (z. B. durch hereditäre oder erworbene Störungen der Triglyzeridhydrolyse), bei schwerer metabolischer Azidose mit beeinträchtigter Lipidutilisation sowie bei Verbrauchskoagulopathie (ab DIC-Stadium III) nicht indiziert (C).
- Unter parenteraler Lipidinfusion sollte eine Triglyzeridkonzentration >400 mg/dl (4,6 mmol/l) in der Regel zur Dosisreduktion, eine Triglyzeridkonzentration >1000 mg/dl (11,4 mmol/l) in der Regel zur Unterbrechung der Lipidinfusion führen (C).
- Eine ausgeprägte Hyperlipidämie (Triglyzeridkonzentrationen >1000 mg/dl, meist >5000 mg/dl) kann zu einer akuten Pankreatitis führen.
- Bei akut kranken Patienten sollte die Lipidinfusion über einen längeren Zeitraum (in der Regel mind. 12 h) verabreicht werden. Je kritischer die Stoffwechselsituation ist, umso eher ist eine kontinuierliche Applikation der gewünschten Fettmenge (>24 h) zu empfehlen. Insbesondere bei stabilen langzeitparenteral ernährten Patienten können bei metabolischer Toleranz auch kürzere Infusionszeiten gewählt werden (C).
- Für die parenterale Lipidgabe werden Emulsionen mit niedriger Phospholipid-Triglyzerid-Ratio empfohlen (B).
- Es bestehen Hinweise, dass eine Mischung aus langkettigen (LCT) und mittelkettigen (MCT) Fettlösungen Vorteile bietet (LCT/MCT). Ebenso die Verwendung von Fischöl oder mit Fischölanteilen zeigt Vorteile. Bislang ist die Studienlage nicht ausreichend, um eine Empfehlung auszusprechen.
- LCT: Carnitin-abhängig, bei Dialyse-Patienten besteht häufig ein Carnitinmangel, weshalb hier ggf. eine Levocarnitin-Substitution notwendig ist
- MCT: Carnitin-unabhängig
- Vorsicht mit Fetten bei: Thrombozytopenie (<50.000/µl), DIC, kardiogenem Schock, Oxygenierungsstörungen

Proteine

- 15–20 % des Energiegehalts
- Empfohlene Tagesdosis: 0,6–1,5 g/kg KG/Tag (empfohlen 0,8 g/kgKG/Tag)
- Höchstdosis: 2–2,5 g/kgKG/Tag
- Bei PE sollten stets Aminosäuren infundiert werden (A).
- Keine der derzeit erhältlichen Aminosäurelösungen erfüllt bezüglich ihres Gehaltes an entbehrlichen und unentbehrlichen Aminosäuren alle physiologischen Anforderungen.
- Kritisch kranke Patienten ohne enterale Ernährung (inklusive Verbrennungs- und Traumapatienten), sollten im Rahmen der PE in ausreichendem Maße Glutamin–Dipeptid (0,3–0,4 g/kgKG/Tag = 0,2–0,26 g Glutamin/kgKG/Tag) erhalten (A). Glutamin dient als Energielieferant für Mukosazellen und zeigt sich protektiv auf die Darmmukosa; des Weiteren zeigt sich eine Unterstützung des antioxidativen Systems.
- Zum Einsatz bei akuter Pankreatitis kann aufgrund der derzeit vorliegenden Datenlage keine Empfehlung ausgesprochen werden (C).
- Eine Empfehlung zum Einsatz von Glutamin in der PE von Patienten nach KMT (Knochenmarktransplantation) kann aufgrund der uneinheitlichen und begrenzten Datenlage nicht gegeben werden (C).
- Glutamin sollte parenteral, wenn indiziert, in Form von Peptiden verabreicht werden (A).
- Der Einsatz von Arginin als Supplement in der PE beim Erwachsenen ist derzeit nicht gerechtfertigt (C).
- Die Wirksamkeit von Aminosäurelösungen mit erhöhtem Anteil an verzweigtkettigen Aminosäurelösungen in der Behandlung der hepatischen Enzephalopathie (III–IV) gilt als erwiesen und wird daher empfohlen (A), d. h. aromatische Aminosäuren sollten möglichst vermieden werden.
- Verabreichung von Aminosäuren immer parallel mit Kohlenhydraten (25–30 kcal/1 g Aminosäuren).
- Aminosäuren sollten nicht zügig infundiert werden, da sonst ein renaler Verlust eintritt.

Flüssigkeitsmenge

- Flüssigkeitsbedarf liegt für Erwachsene mit normalem Volumenstatus bei ca. 30–40 ml/kgKG/Tag.
- Bei Fieber erhöht sich in der Regel der Flüssigkeitsbedarf um ca. 10 ml/kgKG/Tag je 1 °C Temperaturerhöhung über 37 °C (C).
- Fieber erhöht den normalen Flüssigkeitsbedarf um ca. 10 % pro 1 °C.

Elektrolytzufuhr

- Bei normalem Flüssigkeits- bzw. Elektrolythaushalt erfolgt die Zufuhr von Elektrolyten initial standardisiert nach den allgemeinen Empfehlungen (◘ Tab. 5.4).
- Vor Beginn einer PE sollte eine Bestimmung von Serumelektrolytkonzentrationen erfolgen (C).
- Elektrolyte werden über die PE appliziert, sofern die Elektrolytdosierungen im Bereich des normalen Bedarfs liegen (C).
- Bei deutlich gesteigertem Bedarf sind zusätzliche Zufuhrwege (z. B. K^+-Perfusor oder Phosphat-Perfusor), insbesondere im Hinblick auf Kompatibilitätsprobleme, unverzichtbar (C).
- Die isolierte Zufuhr von Kalium (1 mval/ml) bzw. NaCl 20 % sollte über einen zentralen Venenkatheter erfolgen (C).
- Die Elektrolytzufuhr muss im Verlauf der PE nach regelmäßig durchzuführenden Laborkontrollen angepasst werden.
- Bei initial verändertem Elektrolythaushalt (z. B. bedingt durch chronische Diarrhö, rezidivierendes Erbrechen, Niereninsuffizienz etc.) ist eine individuelle Elektrolytzufuhr erforderlich (A).

Vitamine und Spurenelemente

- Substitution von Vitaminen und Spurenelementen sollte bei PE grundsätzlich erfolgen, sofern keine Kontraindikationen bestehen. Ab einer PE–Dauer >1 Woche ist die Supplementation von Vitaminen und Spurenelementen obligat (C).
- Empfohlene Tagesdosierungen von Vitaminen und Spurenelementen sind in den ◘ Tab. 5.5, ◘ Tab. 5.6 und ◘ Tab. 5.7 dargestellt. Die Konzentrationsangaben sind aus den Leitlinien bzw. Richtlinien zur parenteralen Ernährung entnommen (DGEM-Leitlinie Parenterale Ernährung 2007) und werden stetig überarbeitet. Aktualisierungen finden sich im Internet unter www.dgem.de/leit.htm.

◘ **Tab. 5.4** Standardtagesdosierungen von parenteral zugeführten Elektrolyten unter PE bei erwachsenen Patienten

Elektrolyt	Tagesdosierung (mmol/l)
Natrium	60–150
Kalium	40–100
Kalzium	2,5–7,5
Magnesium	4–12
Phosphat	10–30

◘ **Tab. 5.5** Tagesbedarf (Schätzwerte) an parenteral zugeführten Vitaminen, Spurenelementen und Elektrolyten unter parenteraler Ernährung bei erwachsenen Patienten

Art des Vitamins, des Spurenelements bzw. des Elektrolyts	Menge pro Tag	Funktion
1. Wasserlösliche Vitamine		
B_1 oder Thiamin	3–6 mg	Koenzym, Nervensystem
B_2 oder Riboflavin	3–6 mg	Koenzym, Vorstufe für Flavin-Koenzyme (FAD, FMN; Oxidoreduktasen, z. B. NADH-Dehydrogenase)
B_6 oder Pyridoxin	3–6 mg	Koenzym, Aminosäurestoffwechsel
B_{12} oder Cobalamin	5–6 µg	Koenzym, Antiperniziosa-Faktor, Extrinsic-Faktor
C oder Ascorbinsäure	200 mg	Koenzym, Radikalfänger, Redoxsystem
B_5 oder Pantothensäure	15 mg	Vorstufe für Koenzym A
B_3, PP, Niacin oder Nikotinsäure	40 mg	Koenzym (NAD/NADP, reduzierte Form NADH/NADPH)
B_7, H oder Biotin	60–120 µg	Koenzym, prosthetische Gruppe von Carboxy-Transferasen
B_9 oder Folsäure	400–600 µg	Koenzym, Vorstufe des Koenzyms Tetrahydrofolat (C1-Stoffwechsel, DNA-Replikation)
2. Fettlösliche Vitamine		
A oder Retinol	1,4–1,8 mg	Photozeption, Membranstabilisierung
D oder Cholecalciferol	5 µg	Kalziumhomöostase
E oder Tocopherol	20–40 mg	Schutz von Membranlipiden vor Oxidation (Antioxidans)
K oder Phyllochinon	100–150 µg	Koenzym, Carboxylierung von Glutamatresten von Gerinnungsfaktoren
3. Spurenelemente		
Kupfer	0,5–1,5 mg	Antioxidans, Oxireduktasen
Zink	2–4 mg	Zink-Enzyme
Selen	20–80 µg (500–750 µg)	Selen-Enyzme, Antioxidans
Chrom	10–20 µg	Koenzym im Kohlenhydrat- und Fettstoffwechsel, Baustein des Glukosetoleranzfaktors, Aktivator von Insulin
Jod	70–140 µg	Schilddrüsenhormone (T_3, T_4)
Eisen	0,5–5 mg	Hämo-, Myoglobin, Cytochrome
Mangan	0,2–0,8 mg	Enzyme
Molybdän	20 µg	Redoxenzyme
Fluorid	1 mg	Knochen, Zahnschmelz
Kobalt	Wird über Vitamin B_{12} zugeführt (Kobalt als zentrales Atom des Vitamin B_{12})	
4. Elektrolyte		
Natrium	60–150 mmol	Extrazelluläres Hauptkation, Osmolarität
Kalium	40–100 mmol	Intrazelluläres Hauptkation, Ruhemembranpotenzial
Magnesium	4–12 mmol	Membranstabilisierung, wichtig für verschiedene enzymkatalysierende Reaktionen
Kalzium	2,5–7,5 mmol	Kalziumhomöostase, Gerinnungskaskade
Phosphat	10–30 mmol	Energiestoffwechsel (ATP), verschiedene Phosphatverbindungen

Beispiele bezüglich der parenteralen Substitution von Vitaminen und Spurenelementen:
Cernevit: enthält alle Vitamine (ausgenommen Vitamin K); Soluvit: enthält nur wasserlösliche Vitamine; Vitalipid: enthält nur fettlösliche Vitamine; Addel N oder Tracitrans plus: enthalten alle notwendigen Spurenelemente

Tab. 5.6 Beispiele möglicher Vitaminpräparate (Zusammenstellung)

	A [I.E.]	D [I.E.]	E [I.E.]	K [I.E.]	C [mg]	B_1 [mg]	B_2 [mg]	B_6 [mg]	B_{12} [µg]	Folsäure [mg]	Pantothensäure [mg]	Biotin [mg]	Niacin [mg]
Cernevit	3500	220	11,2	–	125	3,5	4,14	4,53	6	0,41	17,25	0,07	46
Multibionta N	3000	–	5,5	–	100	10	7,3	15	–	–	25	–	40
Soluvit	–	–	–	–	100	2,5	3,6	4	5	0,4	15	0,06	40
Vitalipid	3300	200	10	150	–	–	–	–	–	–	–	–	–

Tab. 5.7 Beispiele möglicher Spurenelementepräparate (Zusammenstellung)

	Zn	Mn	Cu	Fe	Mo	Se	I	F	Cr
Addel N	100	5	20	20	0,2	0,4	1	50	0,2
Tracitrans plus	100	5	20	20	0,2	0,4	1	50	0,2
Tracutil	50	10	12	35	0,1	0,3	1	30	0,2

> Aufgrund der eingeschränkten Möglichkeiten zur Festlegung des individuellen Bedarfs erfolgt die Substitution von Vitaminen und Spurenelementen in der Regel standardisiert.
Es sollten möglichst »alle« in der normalen Ernährung enthaltenen Vitamine und Spurenelemente substituiert werden, soweit sie zur parenteralen Substitution verfügbar sind.
Die Menge der täglich zuzuführenden Vitamine und Spurenelemente orientiert sich an allgemeinen Empfehlungen der Fachgesellschaften zur oralen Ernährung (Deutsche Gesellschaft für Ernährungsmedizin [DGEM], amerikanische Fachgesellschaft [American Gastroenterologic Association, AGA]).
Die wasserlöslichen Vitamine können den Glukose- oder Aminosäurelösungen oder separat über Perfusor zugesetzt werden, dagegen die fettlöslichen Vitamine den Fettlösungen.
Bei Leber- und Niereninsuffizienz ist die Ausscheidung von Spurenelementen vermindert.

Literatur

Barraud D, Blard C, Hein F et al. (2010) Probiotics in the critically ill patient: a double blind, randomized, placebo-controlled trial. Intensive Care Med 36(9):1540–1547

Besselink MG, van Santvoort HC, Buskens E et al. (2008) Probiotic prophylaxis in predicted severe acute pancreatitis: a randomised, double-blind, placebo-controlled trial. Lancet 371(9613):651–659

Biesalski et al. (2007) Akt Ernähr Med; Supplement 1:S30–S34

Hartl WH, Kuppinger D (2011) Monitoring der künstlichen Ernährung bei kritisch kranken Patienten. Intensivmed 1:1–12

Kreymann KG et al. (2007) Nutrition of critically ill patients in intensive care. Internist 48:1084–1092

Marik PE, Zaloga GP (2008). Immunonutrition in critically ill patients: a systematic review and analysis of the literature. Intensive Care Med 34(11):1980–1990

Morrow LE, Kollef MH, Casale TB (2010) Probiotic prophylaxis of ventilator-associated pneumonia: a blinded, randomized, controlled trial. Am J Respir Crit Care Med 182(8):1058–1064

Schneider A, Momma M (2011) Enterale Ernährung beim Intensivpatienten. Intensivmedizin und Notfallmedizin 48 (2):87–92

Transfusionsmedizin

G. Michels, M. Kochanek

6.1 Allgemeines – 84

6.2 Erythrozytenkonzentrate (EK) – 84

6.3 Thrombozytenkonzentrate (TK) – 86

6.4 Leukozytenkonzentrate – 88

6.5 Frischplasma (»fresh frozen plasma«, FFP) – 88

6.6 Transfusionsassoziierte Wirkungen von Blutkomponenten und Plasmaderivaten – 90

6.7 Transfusion von Blutkomponenten und Zeugen Jehovas – 91

6.1 Allgemeines

Transfusionsgesetz und Leitlinien

- Das Transfusionsgesetz (TG) regelt gemäß § 12a und § 18 die wichtigsten Anforderungen für eine ordnungsgemäße Gewinnung von Blut und Blutbestandteilen sowie für eine sichere Anwendung von Blutprodukten.
- Die Einleitung einer Transfusion erfolgt nach Aufklärung und Einwilligung des Patienten durch den transfundierenden Arzt.
- Qualitätssicherung (§ 15 TG):
  - Transfusionsverantwortlicher (TV) für das gesamte Klinikum
  - Transfusionsbeauftragter (TB) in jeder Abteilung bzw. Behandlungseinheit
  - Transfusionskommission (bei Akut-/Maximalversorgung): Transfusionsverantwortliche, Transfusionsbeauftragte und ggf. ärztlicher Leiter, Krankenhausapotheker, Pflegedienstleitung, Krankenhausleitung, Leitung des medizinisch-technischen Dienstes
  - Qualitätsbeauftragter(QB)
- Nach Beendigung der Transfusion sind das Behältnis mit Restblut und das Transfusionsbesteck für 24 h bei +1 °C bis +10 °C aufzubewahren.
- Der Umgang mit Blutkomponenten und Plasmaderivaten wird u. a. in den »Querschnitts-Leitlinien zur Therapie mit Blutkomponenten und Plasmaderivaten« der Bundesärztekammer festgehalten (aktuell: 4. überarbeitete Auflage, 2009).
- Blutkomponenten und Plasmaderivate sind verschreibungspflichtige Arzneimittel und dürfen nur auf ärztliche Anordnung abgegeben werden (korrekt ausgefüllter und unterschriebener Anforderungsschein). Die Indikation ist streng und individuell differenziert zu stellen (zweite Richtlinienanpassung 2010, Hämotherapierichtlinien nach §§ 12a und 18 TG).

Bestrahlung von zellulären Blutkomponenten

Allgemeines

- Ziel der Bestrahlung: Verhinderung der Übertragung mitosefähiger immunkompetenter Lymphozyten und somit Verhinderung einer **transfusionsassoziierten Graft-versus-Host-Reaktion** (ta-GvHD)
- Zur Vermeidung von Graft-versus-Host-Reaktionen bei besonders gefährdeten Empfängern sollten alle **zellulären Blutkomponenten** mit ionisierenden Strahlen behandelt werden.
- In keinem Fall ist eine ta-GvHD nach Transfusion von FFP, unabhängig vom Restgehalt an Leukozyten, belegt (eine Bestrahlung von FFP wird nicht empfohlen).
- Die Bestrahlung erfolgt mit einer mittleren Dosis von 30 Gy und darf an keiner Stelle des Präparats die Dosis von 25 Gy unterschreiten.

Indikationen

- Alle zellulären Blutkomponenten aus gerichteten Blutspenden von Blutsverwandten
- Alle HLA-ausgewählten zellulären Blutkomponenten
- Alle Granulozytenkonzentrate (diese Produkte enthalten herstellungsbedingt eine große Anzahl an T-Lymphozyten, mehrere Fälle einer ta-GvHD durch Granulozyten wurden berichtet)
- Alle zellulären Blutkomponenten für die intrauterine Transfusion
- Erythrozytenkonzentrate für die Austauschtransfusion
- Alle zellulären Blutkomponenten für Patienten mit angeborener Immundefizienz, z. B. SCID (»severe combined immunodeficiency«), Wiskott-Aldrich-Syndrom oder DiGeorge-Syndrom
- Alle zellulären Blutkomponenten für Patienten vor autologer Blutstammzellentnahme und während der Phase der autologen Blutstammzell- oder Knochenmarktransplantation
- Alle zellulären Blutkomponenten für Patienten mit allogener Blutstammzell- oder Knochenmarktransplantation
- Alle zellulären Blutkomponenten für Patienten mit Morbus Hodgkin und Non-Hodgkin-Lymphomen (alle Stadien)
- Alle zellulären Blutkomponenten für Patienten unter Therapie mit Purinanaloga (insbesondere Fludarabin)

6.2 Erythrozytenkonzentrate (EK)

Allgemeines

- Die Gabe von EK ist angezeigt, wenn Patienten ohne Transfusion durch eine *anämische Hypoxie* aller Voraussicht nach einen gesundheitlichen Schaden erleiden würden und eine andere, zumindest gleichwertige Therapie nicht möglich ist.
- Pro EK kommt es zum Anstieg des Hämoglobins um 1–2 g/dl bzw. des Hämatokrits um 3–4 %.

- Kontrolle des Hämoglobins/Erythrozytenzahlen: mehrere Stunden nach der Transfusion (Umverteilung!), nicht direkt nach Transfusion.
- Eröffnete (»angestochene«) und unsachgemäß gelagerte Blutkomponenten sind innerhalb von 6 h zu transfundieren oder zu verwerfen (Rückgabe an Blutbank).
- Unmittelbar vor der Transfusion von EK ist vom transfundierenden Arzt *oder* unter seiner direkten Aufsicht der AB0-Identitätstest (Bedside-Test) am Empfänger vorzunehmen. Er dient der Bestätigung der zuvor bestimmten AB0-Blutgruppenmerkmale des Empfängers, d. h. getestet wird der Patient, nicht die Konserve (Ausnahme: Eigenblut).
- Das Erwärmen von EK ist nicht notwendig (Ausnahme: Patienten mit einer Kälteagglutininerkrankung oder ggf. bei Massivtransfusionen [mehr als 10 EK/24 h]).
- Die Transfusion erfolgt über einen Standardtransfusionsfilter (DIN 58360, Porengröße 170–230 μm) und in der Regel über einen gesonderten venösen Zugang.

> **Vor jeder Transfusion von EK sind stets zu überprüfen:**
> - Identität des Patienten (AB0-Identitätstest, Bedside-Test (am Patientenbett!) und Dokumentation in Patientenkurve)
> - Identität des Blutproduktes (Blutgruppe, Verfalldatum und Chargennummer → Chargendokumentationspflicht, § 14 TG)
> - Unversehrtheit des EK, sog. optische Qualitätsprüfung, z. B. Verfärbungen, Blutkoagel

Indikationsstellung

> **Verbindliche Parameter bzw. Grenzwerte zur Verabreichung von EK existieren nicht. Im Gegensatz zu Patienten mit akutem Blutverlust tolerieren Patienten mit chronischer Anämie meistens problemlos Hämoglobinwerte von 6–8 g/dl. Die Transfusion von nur »einem« EK ist nicht indiziert.**

- Abfall des Hämoglobins **≤6 g/dl** bei Patienten mit normaler Herz-Kreislauf-Funktion *oder* **<7 g/dl** bei Patienten mit kardiovaskulären Erkrankungen (kritische Hb-Wert)
- Abfall des Hämoglobins **zwischen 6 und 8 g/dl** *und* eingeschränkte Kompensation *und* Risikofaktoren (z. B. KHK, Herzinsuffizienz, zerebrovaskuläre Insuffizienz)
- Abfall des Hämoglobins **zwischen 6 und 8 g/dl** *und* Zeichen der anämischen Hypoxie (physiologische Transfusionstrigger: Tachykardie, Hypotonie, Dyspnoe, EKG-Veränderungen)
- Akuter Abfall des Hämatokrits unter 15 % (kritischer Grenzwert; jedoch: bei Hypovolämie gibt der Hämatokrit den Erythrozytenmangel inkorrekt wieder)
- Abfall des Hämatokrits unter 30 % (individuelle Entscheidung, insbesondere bei schweren kardiovaskulären Erkrankungen oder bei schwerer Sepsis)
- Verbesserung der Sauerstofftransportkapazität (insbesondere bei Beatmungspatienten)
- Abfall des Hämoglobins auf 8–10 g/dl und Hinweise auf eine anämische Hypoxie
- Austauschtransfusionen bei Sichelzellenanämie oder Thalassämie mit Krisen
- Patienten mit chronischen Anämien (Hkt <15 % bzw. Hb <6–8 g/dl).

Kontraindikationen

- Absolute Kontraindikationen sind nicht bekannt.
- Bei potenziellen Empfängern eines Knochenmark-/Stammzelltransplantats ist die Gabe von EK des Transplantatspenders und Blutsverwandten des Spenders vor der Transplantation unbedingt zu vermeiden.

Hämolytische Transfusionsreaktionen

- **Hämolytische Sofortreaktion** (1:25.000): Inkompatibilitäten im AB0- und/oder Rhesus-System (Tab. 6.1)
  - Transfusion umgehend stoppen
  - Symptomatische Therapie bis Schocktherapie
- **Hämolytische Spätreaktionen** (1:2000): Inkompatibilitäten im Rhesus-, Kidd-, Duffy-, Kell- oder MNS-System
  - Symptomatische Therapie
  - Genaue Antikörperdifferenzierung veranlassen

Tab. 6.1 Auswahl von AB0-kompatiblen EK

Blutgruppe des Empfängers	Blutgruppe des Spenders
0	0
A	A, 0
B	B, 0
AB	AB, A, B, 0

Formen (◘ Tab. 6.2)

◘ Tab. 6.2 Erythrozytenpräparate

Form	Beschreibung
Standard-EK oder gefiltertes EK	– Leukozytendepletierte EK in Additivlösung (<10^6 Restleukozyten) – Ziel ist die Verminderung des Risikos einer Immunisierung gegen Leukozytenantigene (HLA-Antigene) und der Übertragung zellständiger Viren (z. B. CMV)
Gewaschene EK	– EK gewaschen mit NaCl, welche danach unverzüglich transfundiert werden müssen – Entfernung von restlichen Plasmaproteinen und Thrombozyten aus leukozytendepletierten EK – Seltene Indikation: z. B. Patienten, bei denen seltene transfusionsrelevante Antikörper gegen IgA oder andere Plasmaproteine nachgewiesen wurden
Bestrahlte, leukozytendepletierte EK	– Bestrahlung: γ-Strahlen (30 Gy) – Anwendung: Patienten in Aplasie, unter/während Chemotherapie, Patienten mit Immundefekten, Patienten nach Transplantation
Kryokonservierte EK	– Leukozytendepletierte EK (Eigendepot) unter Zusatz von DMSO/von Kryokonservierungsmittel Glyzerol (Lagerung: unter -80 °C, 10 Jahre haltbar) – Anwendung für EK mit speziellen und sehr seltenen Blutgruppenantigenen
Anti-CMV-negativ und Parvovirus-B19-getestete EK	– Die Auswahl CMV-seronegativer Blutspender für die Gewinnung von leukozytendepletierten Blutkomponenten (außer Granulozytenkonzentrate) zur Vermeidung einer CMV-Infektion wird nicht empfohlen – Aufgrund fehlender Hinweise auf transfusionsassoziierte Parvovirus-B19-Infektionen können aktuell keine Empfehlungen gegeben werden

6.3 Thrombozytenkonzentrate (TK)

Allgemeines

- Pro TK/TT kommt es zum Anstieg der Thrombozytenzahlen um etwa 5000–10.000/µl.
- Im TK ist eine geringe Menge an Erythrozyten (unter 3×10^9) vorhanden; der Gehalt an Restleukozyten liegt unter 1×10^6 pro TK.
- Eine Bedside-Testung ist jedoch nicht notwendig.
- TK werden aufgrund ihrer Kompatibilität im AB0-Blutgruppensystem entsprechend der Regel für die Erythrozytentransfusionen ausgewählt (◘ Tab. 6.1).
- Transfusion von TK erfolgt über Transfusionsbestecke mit Standardtransfusionsfilter (DIN 58360, Porengröße 170–230 µm) und in der Regel über periphere Venen.
- Vor Stamm-/Knochenmarktransplantation muss die Gabe von Thrombozyten des Spenders oder anderer Blutsverwandter unbedingt vermieden werden.

Indikationsstellung

Thrombozytentransfusion bei hämatologisch-onkologischen Patienten

- **Chronische und therapierefraktäre Thrombozytopenie** (z. B. Aplasie, MDS)
  - Klinisch manifeste Blutung Grad 3 oder Grad 4
  - Vor chirurgischen Eingriffen
  - Abfall der Thrombozytenzahlen unter 5000/µl (prophylaktisch)
- **Patienten mit erhöhtem Thrombozytenumsatz**
  - Immunthrombozytopenien *nur* im Fall von bedrohlichen Blutungen
  - Bei Patienten mit hämolytisch urämischem Syndrom und bei Patienten mit TTP und bedrohlicher Blutung *nur* nach Ausschöpfung aller anderen therapeutischen Optionen
  - Bei Patienten mit Sepsis und Verbrauchskoagulopathie *nur* im Falle bedrohlicher Blutungen
- **Patienten mit akuter Thrombozytenbildungsstörung durch Chemotherapie**

- Erwachsene mit akuter Leukämie, prophylaktisch erst ab einem Thrombozytenwert von unter 10.000/µl oder bei manifesten Blutungen
- Patienten nach Knochenmark- oder Stammzelltransplantation ohne Komplikationen, wie schwere GvHD oder Mukositis, Zystitis erst ab einem Thrombozytenwert von unter 10.000/µl oder bei manifesten Blutungen
- Patienten mit soliden Malignomen ohne zusätzliches Blutungsrisiko erst bei einem Thrombozytenwert unter 10.000/µl oder bei manifesten Blutungen
- **Patienten mit akuter Thrombozytenbildungsstörung und zusätzlichen Blutungsrisiken**
  - Patienten mit zusätzlichen Risikofaktoren bei einem Thrombozytenwert von unter 20.000/µl
  - Bei manifesten Blutungen
  - Risikofaktoren für das Auftreten von Blutungskomplikationen bei Thrombozytopenie: Infektionen, GvHD, Zeichen der Hämorrhagie, Fieber über 38 °C, Leukozytose, plasmatische Gerinnungsstörung, steiler Thrombozytenabfall, vorbestehende Nekrosebereiche

Thrombozytentransfusion bei Prozeduren/Eingriffen

- Die Thrombozytentransfusion wird bei Patienten **ohne zusätzliche Blutungsrisiken** vor invasiven Eingriffen ab einer Thrombozytenzahl von unter **50.000/µl** empfohlen.
- Die Thrombozytentransfusion wird bei **Lumbalpunktionen** (LP) vor elektiver LP bei Werten von unter **50.000/µl** empfohlen. Bei dringlicher Indikation sollte die LP bei Thrombozytenwerten von über 20.000/µl jedoch nicht verzögert werden.
- Die Thrombozytentransfusion sollte vor **transjugulärer Leberpunktion** bei einer Thrombozytenzahl von unter **10.000/µl** erfolgen. Kann eine **transkutane Leberbiopsie** bei blutungsgefährdeten Patienten nicht vermieden werden, wird ein Thrombozytenwert von über **50.000/µl** empfohlen.
- Die Thrombozytentransfusion sollte bei **gastrointestinaler Endoskopie** mit geplanter Biopsieentnahme bei Thrombozytenzahlen von unter **20.000/µl** erfolgen.
- Die Thrombozytentransfusion besteht vor einer **Bronchoskopie** bei Werten unter **20.000/µl** und vor einer **transbronchialen Biopsie** bei Thrombozytenzahlen von unter **50.000/µl**.
- Zur Vermeidung von Blutungen im Bereich der Punktionsstelle bei **Angiographien/Koronarangiographien** wird eine Thrombozytenzahl von mindestens **20.000/µl** gefordert.
- Vor einer **Beckenkammbiopsie** wird allgemein **keine** prophylaktische Gabe von Thrombozyten empfohlen.
- Eine prophylaktische Gabe von TK zur Anlage eines **ZVK**s kann bei Blutungsneigung und Thrombozytenzahlen

Thrombozytentransfusion bei Leberinsuffizienz

- Die Thrombozytentransfusion wird bei Patienten mit Leberinsuffizienz bei **akutem Leberversagen** bei Thrombozytenwerten von unter **20.000/µl** oder
- Beim Auftreten von petechialen Blutungen empfohlen.
- Thrombozytentransfusion bei akuten Blutungen
- Bei massiven und bedrohlichen Blutungen zur Prophylaxe einer Verlustkoagulopathie bei unter **100.000/µl**
- Bei transfusionspflichtigen Blutungen bei Thrombozytenzahlen unter 100.000/µl

Kontraindikationen

- Erkrankungen mit **gesteigerter Thrombozytenaktivierung**, z. B. thrombotisch-thrombozytopene Purpura (TTP) oder die heparininduzierte Thrombozytopenie

Refraktärzustand

Definition

- Fehlender Thrombozytenanstieg nach wiederholter TK-Substitution

Ätiologie

- Nicht immunologisch (häufig):
  - Splenomegalie
  - Fieber/Sepsis
- Immunologisch: Immunisierung gegen Merkmale von Thrombozyten (z. B. durch wiederholte Transfusion von Blutkomponenten)

Management des refraktären Patienten

- Bei Verdacht auf einen immunologisch bedingten Refraktärzustand wird empfohlen, bei Erstuntersuchung nach HLA-Klasse-I-spezifischen Antikörper im Serum zu suchen.

- Bei Untersuchung auf HLA-Klasse-I-Antikörper sollte ein glykoproteinspezifischer Test und nicht ausschließlich lymphozytotoxischer Test verwendet werden.
- Bei Nachweis auf HLA-Antikörpern und ineffektiver HLA-kompatibler Thrombozytentransfusion sollte zusätzlich nach plättchenspezifischen Alloantikörpern (HPA-Antikörpern, sog. *Human-platelet-antigen*-Antikörper) gesucht werden.
- Bei Nachweis von Alloantikörpern gegen HLA-Merkmale oder gegen plättchenspezifische Antigene (HPA) müssen TK von **HLA-** bzw. **HPA-kompatiblen Thrombozytenspendern** herangezogen werden.
- Gelingt es nicht, immunologisch kompatible TK zu finden, kann bei manifester Blutung die hochdosierte Gabe von TK (bis zu 10 TK) eine kurzfristige Blutstillung bewirken.
- Bei lebensbedrohlichen Blutungen kann die Gabe des rekombinanten Faktor VIIa indiziert sein.

Formen (◘ Tab. 6.3)

◘ Tab. 6.3 Formen von Thrombozytenkonzentraten

Form	Beschreibung
Pool-TK	– Gewinnung aus 4–6 gepoolten Einzelspendern, d. h. hochkonzentrierte TK – 1 Pool-TK: 240–360 × 10^9 Thrombozyten in 200–300 ml Plasma
Einzelspender-TK	– Gewinnung von nur einem Einzelspender – 1 Einzelspender-TK: 60–80 × 10^9 Thrombozyten in 40–80 ml Plasma
Apherese-TK, sog. TT	– Gewonnen von einem Einzelspender, d. h. nur ein HLA-Muster – 1 Apherese-TK: 200–400 × 10^9 Thrombozyten in 200–300 ml Plasma
Bestrahlte TK/TT	– Patienten in Aplasie, unter/während Chemotherapie, Patienten mit Immundefekten, Patienten nach Transplantation

Anmerkung: In einem TK befinden sich weniger als 3×10^9 Erythrozyten; der Gehalt an Restleukozyten liegt unterhalb von 1×10^6 pro TK (~ leukozytendepletiert)

6.4 Leukozytenkonzentrate

Granulozytenkonzentrate

Indikationen (genau abwägen)
- Patienten, die trotz optimaler antibakterieller und antimykotischer Medikation eine progrediente lebensbedrohliche Infektion bei ausgeprägter Neutropenie von unter 500 neutrophilen Granulozyten/µl aufweisen
- Patienten mit seltenen angeborenen Granulozytenfunktionsdefekten
- Strenge Indikationsstellung zur Granulozytentransfusion aufgrund möglicher schwerer Nebenreaktionen

Anmerkung
- Mit der Einführung von G-CSF (Granulozytenkoloniestimulierender Faktor) zur Konditionierung von Granulozytenspendern ist die klinische Anwendung von Granulozytenkonzentraten wieder angestiegen.

Lymphozytenkonzentrate

Indikationen
- Spezifisch: Immuntherapie

Anmerkung
- Induktion einer schweren GvHD oder Myeloaplasie (etwa 20 % der Fälle)

6.5 Frischplasma (»fresh frozen plasma«, FFP)

Allgemeines (◘ Tab. 6.4)

- Faustregel: 1 ml FFP/kgKG erhöht den Gerinnungsfaktorengehalt (Quickwert) um 1 %
- Schnell auftauen und verabreichen
- Therapeutisches Plasma wird AB0-gleich oder AB0-kompatibel transfundiert

◘ Tab. 6.4 Auswahl von AB0-kompatiblen FFP

Blutgruppe des Empfängers	Blutgruppe des Spenders
0	0, A, B, AB
A	A oder AB
B	B oder AB
AB	AB

6.5 · Frischplasma (»fresh frozen plasma«, FFP)

- Eine Bedside-Testung ist nicht notwendig
- Dosierung: 15–30 ml/kgKG als Bolus i.v.
- Beispiel: Patient (75 kg) mit Quick-Istwert von 20 %, Quick-Zielwert von 60 % (Differenz: 40 %)
  - Plasmadosierung = 75 kg × 40 ml FFP/kgKG = 3000 ml ~ 12 Einheiten FFP
  - Cave: Hypervolämie bei 12 FFP, sodass die Substitution von PPSB ggf. sinnvoller ist (da Faktor VII eine sehr kurze Halbwertszeit von 2–5 h besitzt, empfiehlt sich die parallele und wiederholte Gabe von 5–10 mg Vitamin K als Kurzinfusion)
  - Faustregel: 1 I.E. PPSB/kgKG erhöht den Quick-Wert um 1 %
  - FFP-Dosierung in ml ~ PPSB-Dosierung in I.E.
- Speziell zu TTP und HUS: ein täglicher Plasmaaustausch mit 40–60 ml Plasma/kgKG soll bei Patienten mit akuter thrombotisch-thrombozytopenischer Purpura (TTP) oder adultem hämolytisch-urämischem Syndrom (HUS) durchgeführt werden, bis die Thrombozytenzahl über 100.000/µl liegt; bei schlechtem Ansprechen ist ein Versuch mit 2-mal täglichem Plasmaaustausch indiziert
- Kontraindikationen beachten: Plasmaunverträglichkeit und nachgewiesener IgA-Mangel

Indikationsstellung

- **Notfallmäßige Blutungen jeder Art** (z. B. akute GI-Blutung):
- Disseminierte intravasale Gerinnung (DIC): Anhebung der Gerinnungsfaktoren
- Substitution von Gerinnungsfaktoren
- TTP (thrombotisch-thrombozytopenische Purpura, Morbus Moschkowitz): Plasmaaustausch und Erhaltungssubstitution
- Austauschtransfusion
- Massivtransfusion (über 10 EK in 24 h)
- Phenprocoumon-Blutung: mindestens 6 FFP
- **Substitution von Gerinnungsfaktoren**: Faktor V, Faktor XI oder vWF:CP (ADAMTS13)

Formen (◘ Tab. 6.5 u. ◘ Tab. 6.6)

> Bei starken Blutungen (▶ Kap. 15) sollte neben der Gabe von FFP (15–30 ml/kgKG) auch an die Substitution folgender Substanzen »gedacht« werden:
> - Erythrozytenkonzentrate
> - Thrombozytenkonzentrate
> - Gerinnungsfaktoren: PPSB (20–40 I.E./kgKG) oder rekombinanter Faktor VIIa (90 µg/kgKG)
> - Fibrinogenkonzentrate (2–6 g)
> - Antifibrinolytika: Tranexamsäure (10–20 mg/kgKG)
> - Desmopressin (0,3–0,4 µg/kgKG): bei Verdacht auf Thrombozytenfunktionsstörung durch Urämie, Hepatopathie oder durch ASS (Freisetzung von FVIII und Von-Willebrand-Faktor aus dem Endothel und Mobilisation von Thrombozyten aus dem Knochenmark)
> Merke: »50er-Regel«: Quick >50 %, Thrombozyten über 50.000/µl, PTT <50 s

◘ **Tab. 6.5** Formen von Frischplasmaprodukten

Form	Beschreibung
Gefrorene Frischplasma bzw. »fresh frozen plasma« (GFP oder FFP)	Gewonnen aus Einzelspenden von Vollblut nach Zentrifugation und Abtrennen der Zellen oder mittels Apherese, ggf. leukozytendepletiert Abkühlen der FFP unter -30 °C, damit die Aktivitäten der Faktoren V und VIII optimal erhalten bleiben Quarantänelagerung (ca. 4 Monate) und Zweituntersuchung der FFP auf Viren (HIV, HBV und HCV)
Solvent-Detergent-behandeltes Plasma (SDP)	Pool-FFP aus 500–1600 Einzelspenderplasmen Behandlung mit dem Solvens TNBP und dem Detergens Triton-X 100 zur Eliminierung von lipidumhüllten Viren (u. a. HIV, HBV, HCV) Das Risiko der Übertragung der nicht lipidumhüllten Viren (z. B. HAV, Parvovirus B19) wird durch Testung der Einzelspenderplasmen (NAT) und Virusneutralisation minimiert
Methylenblau-Licht-behandeltes Plasma (MLP)	Leukozytendepletierte Einzelspenderplasmen, die mit Methylenblau versetzt und mit Rotlicht (Wellenlänge 590 nm) bestrahlt werden Methylenblau-Licht-Verfahren zur Virusinaktivierung
Lyophilisiertes Humanplasma (LHP)	Einzelspenderplasma wie FFP, das nach Quarantänelagerung und Zellfiltration lyophilisiert (gefriergetrocknet) und erst kurz vor Gebrauch in Lösung gebracht wird

Tab. 6.6 Gegenüberstellung Frischplasma und Faktorenkonzentrate

Frischplasma	Faktorenkonzentrate (z. B. PPSB)
Niedrige (variable) Konzentration der Einzelfaktoren	Niedrige (genau definierte) Konzentration der Einzelfaktoren
Hohe Immunogenität	Niedrige Immunogenität
Gefahr eines TRALI	Keine Gefahr eines TRALI
Hohes Volumen	Niedriges Volumen
Nicht sofortige Verfügbarkeit	Sofortige Verfügbarkeit
Aufwendige Handhabung (Auftauen!)	Einfache Handhabung (direkt Auflösen)
Dosierung: 15–30 ml/kgKG als Bolus	Dosierung (PPSB): 20–40 I.E./kgKG
Relativ niedrige Kosten	Hohe Kosten

6.6 Transfusionsassoziierte Wirkungen von Blutkomponenten und Plasmaderivaten

Allgemeines

- Bei Verdacht auf eine unerwünschte Reaktion bzw. Nebenwirkung ist der Blutspendedienst bzw. der pharmazeutische Unternehmer unverzüglich zu unterrichten
- Einteilung »unerwarteter Nebenwirkungen« nach der Gabe von Blutkomponenten
    - **Transfusionszwischenfälle:** Abweichungen von Verfahrensanweisungen zur Durchführung von Transfusionen, wie z. B. inkorrekte Blutpräparateanforderung, Patienten-/Blutkomponentenverwechslung, Anwendung eines falschen Transfusionsbestecks
    - **Transfusionskomplikationen:** unerwünschte Reaktionen oder unerwünschte Wirkungen von Bluttransfusionen, wie z. B. transfusionsbedingte Infektionen, immunologische Transfusionskomplikationen (z. B. Hämolyse, TRALI), kardiovaskuläre oder metabolische Transfusionskomplikationen (z. B. Hyperthermie, Hypervolämie)
- Einteilung »unerwarteter Nebenwirkungen« in akute und verzögerte Nebenwirkungen

- **Akute Nebenwirkungen:** hämolytische Reaktion vom Soforttyp, febrile nicht hämolytische Transfusionsreaktion (FNHTR), allergische Transfusionsreaktion, bakterielle Kontamination, transfusionsassoziierte akute Lungeninsuffizienz (TRALI), transfusionsassoziierte akute Volumenbelastung (TACO), Hypothermie, Hyperkaliämie, hämolytische EK, Zitratreaktion
- **Verzögerte Nebenwirkungen:** hämolytische Reaktion vom verzögerten Typ, posttranfusionelle Purpura, transfusionsassoziierte Graft-versus-Host-Reaktion (taGvHD), transfusionsassoziierte Virusinfektionen/Parasitosen, Transfusionschromatose (erhöhtes Risiko bei Transfusion von mehr als >100 EK), Hemmkörperbildung bei Plasmatransfusionen, Variante der Creutzfeldt-Jacob-Krankheit (vCJK)

Allgemeine Symptomatik

- **Fieber** als Zeichen einer möglichen bakteriellen Kontamination
- **Hyperkaliämie** bei Massivtransfusionen (>10 EK/24 h bzw. wenn der Blutverlust innerhalb von 24 h die Menge des zirkulierenden Blutvolumens überschreitet)
- **Hypothermie** durch Zufuhr kalter Blutprodukte, insbesondere im Rahmen der Massivtransfusion

Kardiovaskuläre Symptomatik

- **Schock** bei Sofortreaktion oder anaphylaktischer Reaktion
- **Arrhythmien** bei Zitratintoxikationen oder Hyperkaliämie (Massivtransfusionen)
- **Embolien** (Luft oder Koagel)
- **Kardiale Dekompensation** (Hypervolämie)

Pulmonale Symptomatik

- **TRALI** (transfusionsassoziierte Lungeninsuffizienz)
    - Inzidenz: 1 auf 10.000 Blutprodukteinheiten mit hoher Letalität (ca. 10 %)
    - Klinik: Husten, Dyspnoe, Fieber, respiratorische Insuffizienz bis ARDS
    - TRALI-Kriterien (Europäisches Hämovigilanz-Netzwerk)
        – Plötzliche Atemnot
        – Neue bilaterale Lungeninfiltrationen im Röntgen-Thorax
        – Auftreten während oder innerhalb von 6 h nach Bluttransfusion

Tab. 6.7 Infektionsrisiko allogener Bluttransfusionen

Art der Infektionen	Geschätztes Risiko pro Blutprodukteinheit
Viren	
HIV	<1 : 1.000.000
Hepatitis B	1 : 50.000–100.000
Hepatitis C	1 : 1.000.000
Bakterien (Kontamination)	1: 2000–8000 (TK)
	1 : 30.000–150.000 (EK)
Parasiten (Malaria)	1 : 4.000.000
Prionen (neue Variante der Creutzfeldt-Jakob-Krankheit)	Mehrere Fallberichte

Anmerkung: Die Gefahr der bakteriellen Kontamination ist bei der Transfusion von TK höher als von EK, da unterschiedliche Lagerungstemperaturen notwendig sind (EK werden bei 4 °C und TK bei 20–24 °C gelagert). Seit Einführung der Nukleinsäure-Amplifikationstechnik (NAT) (1999 bei HCV, 2004 bei HIV) gab es in Deutschland 3 »Durchbruchinfektionen« (Stand Ende 2010): 2-mal HIV durch eine mutierte HIV-Variante und 1-mal HCV durch Spende an der NAT-Nachweisgrenze.

  – Kein Anhalt für kardiogenes Lungenödem bzw. Volumenüberladung (TACO)
  — Maßnahmen: Atemunterstützung bis Beatmung, Nachweis granulozytenspezifischer Antikörper beim Spender oder Empfänger, ggf. Steroide, keine Gabe von Diuretika
— TACO (transfusionsassoziierte zirkulatorische Überladung, Hypervolämie)
  – Akutes hydrostatisches Lungenödem mit kardialer Dekompensation
  – Klinik: Husten, Dyspnoe, Tachykardie mit Hypertension
  – Insbesondere bei gleichzeitig bestehender Herzinsuffizienz
— TAD (transfusionsassoziierte Dyspnoe)
  – Klinik: Dyspnoe innerhalb von 12–24 h nach Transfusion
  – Kein Anhalt für TRALI, TACO oder allergische Dyspnoe
— **Allergische Transfusionsreaktion** mit Dyspnoe (transfusionsassoziiertes Asthma bronchiale)

Hämatologische Symptomatik

— **Transfusionsassoziierte Graft-versus-Host-Krankheit**
  – Insbesondere unter Immunsuppression
  – Übertragung proliferationsfähiger Spender T-Lymphozyten auf einen immundefizienten Empfänger
  – Prophylaxe: Bestrahlung von Blutkomponenten
— **Hämolyse** bei hämolytischer Sofortreaktion oder hämolytischer Spätreaktion
— **Thrombozytopenie** als Zeichen der Posttransfusionspurpura (Alloantikörper gegen Thrombozyten)
— **Panzytopenie** bei Verdacht auf GvHD oder als Zeichen der Parvovirusübertragung

Kutane Symptomatik

— **Urtikaria** bei Antikörper gegen Plasmabestandteile
— **Petechien** oder **Purpura** (sog. Posttransfusionspurpura) bei Alloantikörper gegen Thrombozyten bzw. thrombozytenspezifische Alloimmunantwort mit autoimmunem Anteil
— **Generalisiertes Hautexanthem** bei Graft-versus-Host-Krankheit (GvHD)
— Transfusionsassoziierte Infektionen (◘ Tab. 6.7)

6.7 Transfusion von Blutkomponenten und Zeugen Jehovas

— **Transfusionen von Fremdblut** werden von Zeugen Jehovas aus Glaubens- und Gewissensgründen auch in Situationen akuter Lebensgefahr abgelehnt, d. h. auch bei vitaler Indikation existiert **keine Therapiegewalt des Arztes**.
— Es gilt der Grundsatz, dass die Verweigerung von Bluttransfusionen die **Hilfeleistungspflicht** des Arztes unberührt lässt.

- Eine derartige Ablehnung von Bluttransfusionen (Selbstbestimmungsrecht), wenn sie aus freien Stücken geschieht und in völliger Einsichtfähigkeit in die Tragweite der Entscheidung, ist zu akzeptieren.
- Die **Respektierung des Patientenwillens** führt nicht zu strafrechtlichen Konsequenzen.
- **Antezipierte Behandlungsanweisung**: Für den Fall, dass der Patient z. B. aufgrund einer Bewusstlosigkeit seinen Selbstbestimmungswillen nicht vertraglich absichern kann, trägt jeder Zeuge Jehovas eine Patientenverfügung und ergänzende Patientenverfügung mit Betreuungsvollmacht bei sich. Bei Nicht-Auffinden oder Fehlen der »antezipierten Behandlungsanweisung«, ist diese so lange rechtsverbindlich, als der Patient Mitglied der Glaubensgemeinschaft ist.
- Ein Arzt kann jedoch nicht strafrechtlich belangt werden, wenn er Bluttransfusionen in Akutsituationen gegen den erklärten Willen des Patienten vornimmt. In einem solchen Fall geht man davon aus, dass das Handeln des Arztes unter dem Gesichtspunkt des sog. **rechtfertigenden Notstands** gerechtfertigt ist.
- Bei **einwilligungsunfähigen Zeugen Jehovas** gelten die **allgemeinen Transfusionsindikationen**. Lehnen Eltern bei ihren minderjährigen Kindern eine medizinisch indizierte Bluttransfusion ab, so muss der Arzt die Transfusion auch gegen den Willen der Sorgeberechtigten vornehmen. Sofern dies zeitlich möglich ist, sollte der Arzt die vorherige Genehmigung des Amtsgerichts/Vormundschaftsgerichts (auch fernmündlich) zur Durchführung der Bluttransfusion einholen.
- **Autologe Transfusionsverfahren** werden *nur* begrenzt akzeptiert.
    - Verfahren der autologen Bluttransfusion werden von den Zeugen Jehovas jedoch überwiegend nicht akzeptiert.
    - Blut, welches den Körperkreislauf des potenziellen (autologen) Empfängers verlassen hat, wird ähnlich wie Fremdblut angesehen. Eine (Re-)Transfusion wird strikt abgelehnt.
    - Gelegentlich gibt es eine etwas liberalere Auffassung, solange das zu retransfundierende Blut zu keinem Zeitpunkt den Kontakt zum Spender/Empfänger verliert (z. B. Hämodialyse oder Herz-Lungen-Maschine/Cell-Saver).

Kardiopulmonale Reanimation

G. Michels

7.1 Drei-Phasen-Modell des Herz-Kreislauf-Stillstands – 94

7.2 Ursachen und Differenzialdiagnosen des Herz-Kreislauf-Stillstands – 94

7.3 Aufbau und Ablauf der kardiopulmonalen Reanimation – 94

7.4 Fehler bei der kardiopulmonalen Reanimation – 101

7.5 Postreanimationsphase – 101

7.6 Abbruch der Reanimationsmaßnahmen – 105

7.7 Überbringen der Todesnachricht – 105

Literatur – 106

7.1 Drei-Phasen-Modell des Herz-Kreislauf-Stillstands (Tab. 7.1)

Tab. 7.1 Drei-Phasen-Modell des Herz-Kreislauf-Stillstands

Phase	Klinik	Maßnahmen
Elektrische Phase (<5 min)	Rhythmusproblem, Arrhythmien, meist ventrikuläre Tachykardien mit Degeneration in Kammerflimmern (meist Herz-Kreislauf-Stillstand in der Klinik)	Defibrillation
Zirkulatorische Phase (5–10 min)	Kardiales Pumpversagen (meist Herz-Kreislauf-Stillstand präklinisch)	Kardiopulmonale Reanimation → »Herzdruckmassage«
Metabolische Phase (>10–15 min)	Reperfusionsschäden (Intensivstation)	Ausgleich von Elektrolytstörungen und Störungen des Säure-Basen-Haushalts, Hypothermiebehandlung, neurologische Veränderungen

7.2 Ursachen und Differenzialdiagnosen des Herz-Kreislauf-Stillstands (Tab. 7.2)

Formen des Kreislaufstillstands

- **Hyperdynamer oder tachysystolischer Kreislaufstillstand** (80 % der Fälle)
    - Kammerflimmern/-flattern
    - Pulslose ventrikuläre Tachykardie
- **Hypodynamer oder asystolischer Kreislaufstillstand** (20 % der Fälle)
    - Asystolie
    - Elektromechanische Dissoziation (»weak action«, EMD) oder Hyposystolie

> No one is dead, until warm and dead.

Tab. 7.2 Differenzialdiagnosen des Herz-Kreislauf-Stillstands

5 H	5 T
Hypoxie (z. B. Bolusaspiration, Lungenödem)	Tamponade (Perikardtamponade: z. B. Thoraxtrauma, Aortendissektion)
Hypovolämie (z. B. hypovolämischer Schock)	Thrombose, pulmonal (Lungenembolie)
Hydrogenion (Azidose)	Thrombose, koronar (Myokardinfarkt)
Hypo-/Hyperkaliämie (z. B. Dialysepatient)	Toxigen (Intoxikation)
Hypothermie	Thorax (Spannungspneumothorax)

7.3 Aufbau und Ablauf der kardiopulmonalen Reanimation

Basismaßnahmen und automatisierte externe Defibrillation

BLS-Algorithmus (»basic life support«)

- Überprüfung von Bewusstsein bzw. Reaktion (lautes Ansprechen, ggf. Schütteln)
- Um Hilfe rufen
- Freimachen der Atemwege
    - Nicht Geübte: Überstrecken des Halses und Anheben des Kinns
    - Geübte: Esmarch-Heiberg-Handgriff
- Überprüfung der Atmung, bei abnormaler Atmung:
    - Beginn mit der kardiopulmonalen Reanimation (CPR) mit Thoraxkompressionen!
    - Verhältnis Kompressionen zu Beatmung 30:2
    - Automatisierten externen Defibrillator (AED) bringen lassen

Anmerkungen

> Rescuers who are unable or unwilling to provide mouth-to-mouth ventilation should be encouraged to perform at least compression-only CPR (chest compression-only CPR).

- Alle Ersthelfer, ob ausgebildet oder nicht, sollen eine Herzdruckmassage durchführen.
- Die Bedeutung der »Schnappatmung« als möglichen Hinweis auf einen Herzstillstand wird betont, da eine Schnappatmung bei bis zu 40 % der Patienten mit Kreislaufstillstand in den ersten Minuten nach Eintreten vorliegt.

- Überlebende eines Kreislaufstillstands ohne neurologisches Defizit erlangten mit Basisreanimationsmaßnahmen inklusive Defibrillation zu 75 % einen Spontankreislauf wieder.
- Obwohl durch Thoraxkompression mit und ohne Beatmung bis zum Eintreffen professioneller Helfer vergleichbare Ergebnisse erzielt wurden, werden alleinige Thoraxkompressionen nicht als Standard empfohlen, sondern nur, wenn ein Helfer sich außerstande sieht, eine Mund-zu-Mund-Beatmung durchzuführen.
- In beengten Räumen kann bei nur einem Helfer die Über-Kopf-Wiederbelebung, bei zwei Helfern die Wiederbelebung in Grätschstellung erwogen werden.
- **Qualität der Herzdruckmassage**
  - Drucktiefe: mindestens 5 cm
  - Kompressionsfrequenz: mindestens 100/min
  - komplette Entlastung anstreben
  - Unterbrechungen der Herzdruckmassagen sind auf ein Minimum zu reduzieren
  - Frühzeitiges Abwechseln der Helfer (alle 2–3 min) bei der Durchführung der Herzdruckmassage, um eine Ermüdung zu verhindern
- **Qualität der Beatmung**
  - Geschulte Helfer sollen auch Beatmungen im Verhältnis von 30 Herzdruckmassagen zu 2 Beatmungen durchführen
  - Für beide Beatmungen sollen zusammen nicht mehr als 5 s aufgewendet werden
  - Möglichkeiten der Beatmung: Mund-zu-Mund- oder Beutel-Masken-Beatmung; Alternative: Mund-zu-Nase-Beatmung
  - Anwendung von kleinen Tidalvolumina (V_T), da sonst Magenüberblähung
  - V_T 500–600 ml, hoher F_iO_2, Inspirationszeit 1 s
- **AED (automatisierte externe Defibrillation)**
  - Bei der Anwendung eines AED sollen die Wiederbelebungsmaßnahmen vor und während des AED-Einsatzes nur minimal unterbrochen werden.

Erweiterte Reanimationsmaßnahmen

ALS-Algorithmus (»advanced life support«)

- Entsprechend den Leitlinien von 2010 zur kardiopulmonalen Reanimation (»cardiopulmonary resuscitation«, CPR) des European Resuscitation Council (◘ Abb. 7.1)

Anmerkungen
- Atmung/Beatmung
  - Bei CPR mit Beutel-Masken-Beatmung (Beatmungsbeutel mit Reservoir) stets Anwendung der Zweihelfermethode
  - Durchführung der endotrachealen Intubation *ausschließlich* durch den im Notfallatemwegsmanagement sehr Erfahrenen bzw. Geübten
  - Endotrachealtubus Frau: 7,5 mm ID, Mann: 8,0 mm ID
  - Supraglottische Atemwegshilfen (z. B. Kombitubus [Doppellumentubus], Larynxmaske/-tubus) sind akzeptierte Alternativen zur endotrachealen Intubation
  - Krikoiddruck zur Vermeidung einer Magenbeatmung wird bei der CPR nicht empfohlen
  - Die Laryngoskopie soll während der Thoraxkompressionen durchgeführt werden
  - Die endotracheale Platzierung des Tubus soll die Thoraxkompressionen nicht länger als 10 s unterbrechen
  - Kapnographische (nicht kapnometrische!) Lagekontrolle des Endotrachealtubus bzw. der supraglottischen Atemwegshilfe ist ergänzend zur klinischen Untersuchung und Auskultation obligat
  - Nach Atemwegssicherung werden die Beatmung mit einer Frequenz von 10/min (ggf. maschinelle Beatmung, dann IPPV-Modus wählen) und die Thoraxkompressionen (Frequenz: mindestens 100/min) kontinuierlich fortgeführt
- **DOPES bei Oxygenierungsproblemen**
  - D: Dislokation Tubus
  - O: Obstruktion (Schleim, Bronchospasmus, nicht ausreichende Sedierung)
  - P: Pneumothorax
  - E: Equipment (Ventilator, Sauerstoffflasche)
  - S: Stomach (Fehlintubation)
- Herzdruckmassage
  - Die Bedeutung einer qualitativ hochwertigen Herzdruckmassage mit möglichst kurzen Unterbrechungen wird betont (»minimise no-flow time«).
  - Die routinemäßige Einhaltung einer fixen Reanimationszeit (2 min) vor der Rhythmuskontrolle und Schockabgabe wird nicht mehr empfohlen.
  - Die Bedeutung des präkordialen Faustschlags (ca. 50 Joule) wurde weiter abgeschwächt.
  - Die potenzielle Rolle von Ultraschalluntersuchungen (fokussierte Echokardiographie) während ALS wurde erkannt.

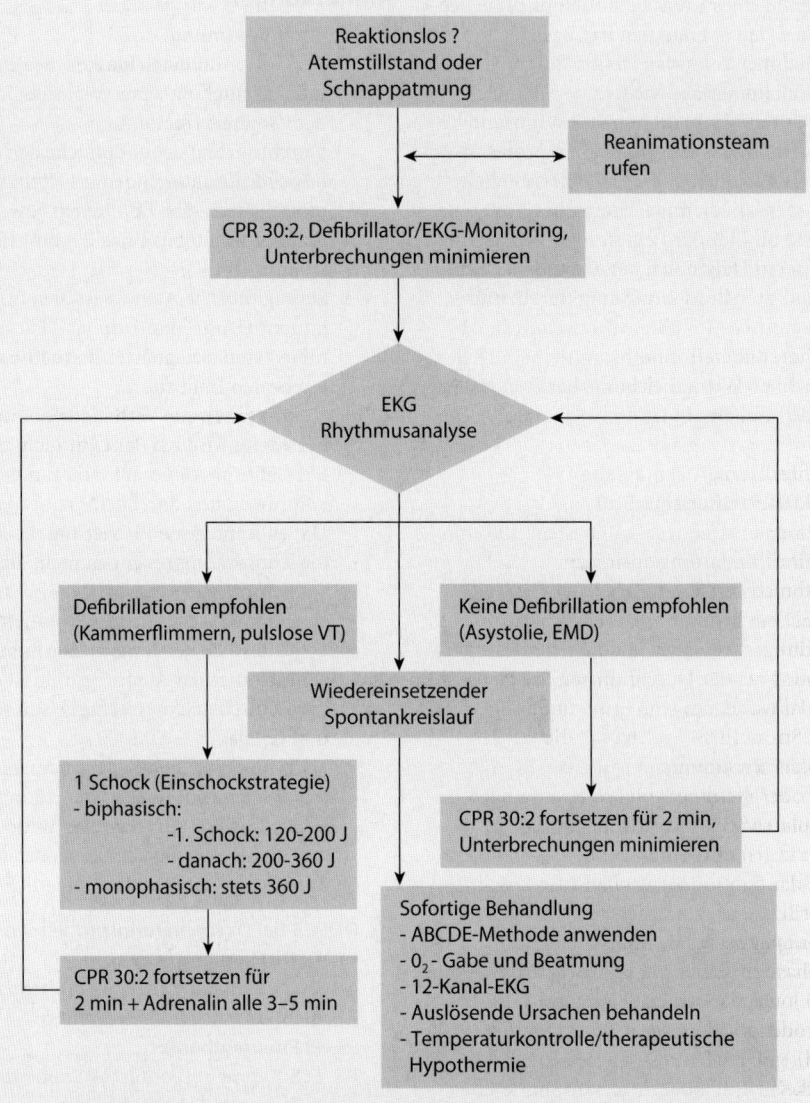

Abb. 7.1 ALS-Algorithmus der CPR bei Erwachsenen. VT = ventrikuläre Tachykardie, PEA = pulslose elektrische Aktivität, ABCDE = »airway, breathing, circulation, disability, exposure«. (Empfehlungen des European Resuscitation Council 2010)

- Geräte für Thoraxkompressionen: Durch die Anwendung von pneumatischer Thoraxkompression mit einer bis zum Ausgangsniveau aktiven Thoraxdekompression (z. B. LUCAS-CPR) konnte in Tierexperimenten eine Verbesserung der Hämodynamik und des Kurzzeitüberlebens nachgewiesen werden; eine klinische Studie dazu zeigte jedoch keinen Vorteil von LUCAS-CPR gegenüber Standard-CPR, sodass Geräte zur Thoraxkompression nur für spezielle Situationen, wie z. B. schwierige technische Rettung, vorbehalten sind.
- **Elektrotherapie/Defibrillation**
  - Möglichkeiten der Elektrotherapie im Rahmen der CPR:
    - Transkutane Schrittmachertherapie
    - Defibrillation
  - Möglichkeiten der Durchführung der Defibrillation:
    - Defibrillator mit Paddels oder Klebepads
    - Automatisierter externer Defibrillator (AED)
  - Entladungscharakteristika und Impulsformen:
    - Monophasisch (»monophasic damped sinusoidal waveform«): unipolarer Strom, d. h. der Strom fließt nur in eine Richtung
    - Biphasisch (»biphasic truncated exponential oder rectilinear biphasic waveform«): bipolarer Strom, d. h. der Strom bewegt sich initial in positiver Richtung und wechselt dann in die negative Richtung
  - Defibrillationsenergie:
    - Monophasisch: 360 Joule
    - Biphasisch: erster Schock mit 120–200 Joule, danach 200–360 Joule
  - Elektrodenposition: sternal-apikal (anterior-lateral), ggf. anterior-posterior
  - Schockeffizienz (mono- versus biphasisch):
    - Die biphasische Schockform ist effizienter.
    - Konventionelle monophasische Defibrillatoren sind bei gleicher Energiestufe den biphasischen unterlegen.
    - Mehrere nachfolgende Schocks steigern nicht die Effizienz (Einschockstrategie).
  - Die Pausen vor und nach Schockabgabe sollen so kurz wie möglich gehalten werden (maximal 5 s).
  - Die Herzdruckmassage soll während des Ladevorgangs nicht unterbrochen werden.
  - Direkt nach Schockabgabe soll die Herzdruckmassage fortgesetzt werden.
  - »Einschockstrategie«: nur noch eine einzige Defibrillation alle 2 min nach Rhythmuskontrolle und sofortige Fortführung der CPR ohne Rhythmusanalyse und Pulskontrolle
  - Ausnahme der Einschockstrategie: Bei einem am Monitor beobachteten Kammerflimmern oder einer pulslosen ventrikulären Tachykardie im Herzkatheterlabor oder in der frühen postoperativen Periode nach einem herzchirurgischen Eingriff und schockbereitem Defibrillator soll dagegen sofort dreimal nacheinander defibrilliert werden (Dreischockstrategie).
  - Sicherheitsaspekt:
    - Das Risiko eines Helfers, während der elektrischen Defibrillation einen Schaden zu erleiden, ist sehr klein, insbesondere dann, wenn der Helfer Handschuhe trägt.
    - In einer mit Sauerstoff angereicherten Atmosphäre (z. B. hoher O_2-Flow über Maske) kann der Funkenschlag von unsachgemäß angewendeten Defibrillator-Paddles einen Brand (Verbrennungen des Patienten) zur Folge haben; selbstklebende Defibrillator-Pads verursachen seltener Funkenschläge.
  - Minimierung der transthorakalen Impedanz (normalerweise: 70–80 Ω):
    - Optimaler Anpressdruck der Paddles: 8–10 kg pro Paddle
    - Ggf. Rasur der Brustbehaarung bei ausgeprägter Brustbehaarung
    - Die apikale Elektrode sollte bei Frauen nicht über der Brust positioniert werden.
    - Die Längsachse der apikalen Elektrode sollte kraniokaudal ausgerichtet werden.
    - Die Defibrillation sollte – wenn möglich – am Ende der Exspiration (niedrigste Impedanz in der Atemphase) erfolgen.
    - Elektrodengröße: Größere Elektroden haben eine geringere Impedanz.
    - Kontaktmittel: Bei Verwendung von Paddles sollten Einmalgelpads benutzt werden; Elektrodenpaste und -gels können zwischen den beiden Paddles zusammenlaufen und damit die Möglichkeit von Funkenschlag oder Kurzschluss schaffen. Optimal sind jedoch selbstklebende Defibrillator-Pads (→ Monitoring, Schockabgabe, transkutane Schrittmachertherapie problemlos möglich).

> **Cave**
> Werden Paddles mit Gelpads verwendet, kommt es durch die Schockabgabe zu einer Polarisierung der Elektrolyte im Gelpad und

damit zu einer Abnahme der Leitfähigkeit. Dies kann 3–4 min lang eine Asystolie vortäuschen (»Scheinasystolie«), wenn die Paddel-Gelpad-Kombination auch zur Herzrhythmusüberwachung genutzt wird. Dieses Phänomen wurde für selbstklebende Defibrillator-Pads nicht beschrieben.

- Zugangswege zur Applikation von Medikamenten
  - Möglichkeiten:
    - 1. Wahl: periphervenöser Zugang (i.v.)
    - 2. Wahl: intraossärer Zugang (i.o.)
    - 3. Wahl (auf Intensivstation): Anlage eines zentralen Venenkatheters (ZVK) über die V. femoralis, sodass die CPR ungestört fortgeführt werden kann
  - Die endotracheale/-bronchiale Applikation wird nicht mehr empfohlen (unzuverlässige Plasmakonzentrationen).
  - Alle Medikamente sollen mit 20 ml Elektrolytlösung nachgespült werden.
  - Die Anlage eines ZVK während laufender Reanimationsmaßnahmen wird nicht empfohlen.
  - Intraossäre Zugangswege:
    - proximale Tibia (häufig): anteromediale Oberfläche, ca. 1–2 cm unterhalb der palpablen Tuberositas tibiae
    - Alternativen: distale Tibia, distaler Femur, proximaler Humerus
    - Punktion: entweder über spezielle Nadel (z. B. Cook-Intraossärnadel) oder mit Hilfe einer batteriebetriebenen Bohrmaschine (z. B. EZ-IO™ Intraossärinfusionssystem)
- Medikamente während der CPR
  - Notfallmedikamente: Adrenalin und ggf. Antiarrhythmika
  - Analgosedierung: z. B. Sufentanil und Midazolam
  - Bei Reanimation einer defibrillierbaren Rhythmusstörung erfolgt die erste Adrenalingabe erst während der Herzdruckmassage und nach dem 3. Schock, danach alle 3–5 min (alternierende Zyklen)
  - Amiodarong-Gabe (300 mg) zur Therapie von persistierenden ventrikulären Tachykardien/Kammerflimmern erst nach dem 3. Schock
  - Eine Atropingabe bei Asystolie oder PEA wird nicht mehr empfohlen.
- Spezielle Maßnahmen zur Therapie einzelner Ursachen des Herz-Kreislauf-Stillstandes

Ablauf

- Überprüfung des Bewusstseins und der Atmung (max. 10 s, Sehen, Hören und Fühlen)
- Patient reaktionslos
  - Kopf überstrecken, Atmung fehlend oder »abnormal«
- Beginn der CPR mit Thoraxkompressionen
  - Sofortiger Beginn der CPR mit Thoraxkompressionen mit dem Ziel, die Dauer der »Noflow-Phasen« zu reduzieren
  - Lokalisation: harte Unterlage, Brett unter Patienten schieben
  - Druckpunkt: unteres Sternumdrittel
  - Kompressionsfrequenz: mindestens 100/min
  - Eindrücktiefe: mindestens 5 cm bzw. ein Drittel des Thoraxdurchmessers in anterior-posteriorer Richtung
  - Vollständige Dekompression beachten (→ verbesserter venöser Rückfluss)
  - Ggf. Überprüfung der Effektivität durch Leistenpulskontrolle
    - Selbst nach erfolgreicher Defibrillation ist unmittelbar danach nur äußerst selten ein Puls zu tasten.
    - Jegliche Unterbrechungen der Herzdruckmassagen, wie z. B. um den Puls zu überprüfen, wirken sich nachteilig auf die Überlebenschance aus.
- Beatmung: 2-malige Atemspende
  - Atemzugvolumen: 6–7 ml/kgKG (V_T 500–600 ml)
  - Insufflationsdauer: 1 s
  - Zeitspanne für 2 Beatmungen: ≤5 s
  - Hyperventilation vermeiden
- Relation von Thoraxkompression zu Beatmung: 30:2
- Rhythmuskontrolle:

> Bei der Diagnose einer Asystolie sollte immer sorgfältig das EKG auf das Vorhandensein von P-Wellen überprüft werden, da in einer solchen Situation der Einsatz eines transkutanen Herzschrittmachers indiziert sein könnte (P-Wellen-Asystolie ~ totaler AV-Block).

  - EKG-Ableitung über Defibrillator-Padells oder normale Elektroden
  - Rhythmuskontrolle sollte etwa alle 2 min erfolgen
  - Schock empfohlen: nur »einmalige« Defibrillation und anschließend CPR fortsetzen (keine EKG- oder Pulskontrolle nach Defibrillation)

- Schock nicht empfohlen: CPR fortsetzen
- Beachte: niedrigamplitudiges bzw. feines Kammerflimmern kann häufig nicht von einer Asystolie unterschieden werden, hier hat die CPR Vorrang und nicht die Defibrillation.
- **Dokumentation der Reanimationsmaßnahmen:**
  - Reanimationsbogen
  - Patientenkurve
- **Nachbesprechung mit dem Reanimationsteam:**
  - Reanimationsablauf, Verbesserungsvorschläge
  - Positive und konstruktive Kritik (Loben)
  - Ggf. Schulung
  - Ggf. individuelles Gespräch, z. B. über Ängste oder Tod

Medikamente

Allgemeines

- Keine Evidenz für Medikamente bei kardiopulmonaler Reanimation
- Medikamente zeigen nur Wirkung unter adäquater Hämodynamik, d. h. eine moderate CPR ist Grundlage der Medikamentenwirkung

> Adrenalin ist die einzige Substanz, die im Rahmen der CPR derzeitig empfohlen wird.

Adrenalin

- Indikationen:
  - Medikament der 1. Wahl bei Herz-Kreislauf-Stillstand
  - PEA/Asystolie → sofortige Applikation von 1 mg Adrenalin
  - Pulslose ventrikuläre Tachykardie/Kammerflimmern → Applikation von 1 mg Adrenalin *nach* der 3. Schockabgabe
  - Anaphylaxie bzw. anaphylaktischer Schock
  - Des Weiteren: ausgeprägte Hypotonie oder schwergradiger Asthmaanfall mit Intubationspflichtigkeit
- Dosierung:
  - Initial: 1 mg i.v. oder i.o. (keine Hochdosis-Adrenalingabe)
  - Applikationsrepetition: alle 3–5 min i.v. oder i.o.
  - Anaphylaxie: titrierend 0,1 mg i.v., Infusion 2–10 µg/min i.v.
- Wirkung:
  - Direkt sympathomimetisch: unselektiver Agonist von α- und β-Adrenorezeptoren
  - β_1-Wirkung: positiv chronotrop/inotrop/dromotrop/bathmotrop
  - β_2-Wirkung: Bronchospasmolyse
  - Mit steigender Dosierung auch α-Wirkung: periphere Vasokonstriktion
  - Hemmung der Histaminfreisetzung
- Besonderheiten:
  - Bisher gibt es keine plazebokontrollierten Studien.
  - Unter Adrenalin kommt es zu einer ausgeprägten Mydriasis, die während der Reanimation nicht als Zeichen einer zerebralen Hypoxie gedeutet werden darf.

Sauerstoff

- **Während CPR:** Beatmung mit hohem F_iO_2 von 1,0
- **Nach erfolgreicher CPR**
  - Titrierung der F_iO_2 mit dem Ziel einer S_pO_2 von 94–98 %
  - Hintergrund: Hyperoxämie nach Wiederherstellung der spontanen Zirkulation (ROSC) kann eine potenzielle Gefährdung des Patienten darstellen (Radikalentstehung; Cabello et al. 2010)

Vasopressin

- Dosierung: 40 I.E. i.v. (wirkt über V1-Rezeptoren glatter Muskelzellen)
- Keine Empfehlung: Vasopressin scheint nur bei Asystolie besser zu sein, Vasopression nach Epinephrin-Gabe ergab ebenfalls keinen Unterschied
- Wird mit Adrenalin kein Spontankreislauf erreicht, kann die Gabe von Vasopressin (40 I.E.) erwogen werden.

Amiodaron

- Indikation:
  - Therapierefraktäre pulslose ventrikuläre Tachykardie/Kammerflimmern → *nach* der 3. erfolglosen Defibrillation
  - Ventrikuläre und supraventrikuläre Tachykardien
- Dosierung:
  - Initial: 300 mg i.v., ggf. Repetition 150 mg
  - Anschließend 900 mg über 24 h als i.v.-Perfusor
  - Cave: Verdünnung in Glukose 5 %
  - Lidocain bei Therapierefraktarität: *Lidocain nur wenn Amiodaron nicht verfügbar ist* (Grundlage: ALIVE-Studie: Amiodaron versus Lidocain; Dosierung: 1–1,5 mg/kgKG i.v.)
- Wirkung:
  - Multi-Ionenkanalblocker, insbesondere Kaliumkanalblocker (Klasse-III-Antiarrhythmikum) mit β-sympatholytischer Komponente
  - Verlängerung der kardialen Repolarisationsphase (Risiko ventrikulärer Proarrhythmie)

Magnesium

- Indikationen:
  - Hauptindikation: Torsades de pointes
  - Weitere mögliche Indikationen:
    - Schockrefraktäre ventrikuläre Tachykardie/Kammerflimmern, falls Hypomagnesiämie möglich
    - Ventrikuläre oder supraventrikuläre Tachyarrhythmien mit Hypomagnesiämie
    - Digoxin-Überdosierung
    - Präeklampsie/Eklampsie
- Dosierung:
  - 8 mmol ~ 2 g Mg^{2+} i.v. über 1–2 min
  - Repetition nach 10–15 min möglich
- Wirkung:
  - Physiologischer Kalziumantagonist (antihypertensiv)
  - Muskelrelaxierend und tokolytischer Effekt
  - Physiologischer NMDA-Rezeptor-Antagonist (Anti-Shivering)

Atropin

> Atropin wird aktuell bei der CPR nicht mehr empfohlen.

- Indikationen:
  - Hämodynamisch instabile Bradyarrhythmie (z. B. totaler AV-Block)
  - Alkylphosphat-Intoxikation
  - Parasympathomimetika-Intoxikation
- Dosierung:
  - Bei Bradykardie: 0,5 mg über 3–5 min bis 3 mg Atropin i.v. (komplette Vagolyse)
  - Falls ineffektiv bzw. bei atropinrefraktärer »Periarrestbradykardie«: Theophyllin 4–5 mg/kgKG i.v.
  - Antidot bei Alkylphosphat-Intoxikation: initial 5 mg, fraktioniert bis 20 mg Atropin
- Wirkung:
  - Kompetitive Hemmung muskarinerger Cholinozeptoren (M-ACh-Rezeptoren)
  - Aufhebung der Acetylcholinwirkung

Theophyllin

- Indikationen:
  - Atropinrefraktäre »Periarrestbradykardie«
  - Asthma bronchiale
  - Adenosin-Antidot
- Dosierung:
  - Ohne Theophyllin-Vorbehandlung: 4–5 mg/kgKG i.v. (bei der Dosisermittlung stets das Idealgewicht heranziehen, da Theophyllin unabhängig vom Fettgewebe aufgenommen wird)
  - Bei Theophyllin-Vorbehandlung: 2–3 mg/kgKG langsam i.v.
- Wirkung:
  - Kompetitive Hemmung von Adenosin-Rezeptoren
  - Unspezifische Hemmung von Phosphodiesterasen (cAMP-Anstieg) mit Folgen der Bronchodilatation, Stimulation des Atemzentrums, Nausea, positive ino- und chronotrope Wirkung sowie Vasodilatation

Kalzium

- Indikationen:
  - Arrhythmien unter Hyperkaliämie
  - Hypokalzämie (Kalziummangelzustände, z. B. echte Tetanie)
  - Intoxikation mit Kalziumantagonisten
  - Flusssäure-Intoxikation
- Dosierung:
  - Initial: 10 ml 10 %-iges Kalziumglukonat i.v. (~2,22 mmol elementares Kalzium) oder 2 ml 10 %-iges Kalziumchlorid i.v. (~6,8 mmol elementares Kalzium)
  - Repetition: nach 10 min
  - Bei Flusssäure-Intoxikation: zusätzlich intraarteriell, ggf. lokale Infiltration
- Wirkung:
  - Erhöhung der Ventrikelerregbarkeit
  - Positiver chronotroper Effekt
  - Erhöhung der Stabilität der Zellmembran
  - gefäßabdichtend
- Besonderheit:
  - Keine gemeinsame Gabe mit Natriumbikarbonat, da sonst Kalziumkarbonat ausfallen kann.

Natriumbikarbonat

> Keine prospektive CPR-Studie konnte bisher einen Vorteil einer $NaHCO_3$-Gabe während der CPR zeigen; daher Anwendung von $NaHCO_3$ nur bei spezifischer Indikation, wie z. B. exzessiver Hyperkaliämie.

- Indikationen:
  - Hyperkaliämie (insbesondere bei gleichzeitig bestehender metabolischer Azidose)
  - Intoxikation mit trizyklischen Antidepressiva oder Barbituraten
  - Schwere metabolische Azidose
- Dosierung:
  - 50 mmol ~50 ml 8,4 %-ige $NaHCO_3$ i.v.
  - Repetition nur unter BGA-Kontrolle

- Wirkung:
  - Protonenelimination, v. a. aus dem Extrazellularraum: $H^+ \uparrow + HCO_3 \leftrightarrow H_2CO_3 \leftrightarrow H_2O + CO_2 \uparrow$
  - Cave: $[H^+]\downarrow \leftrightarrow [K^+]\downarrow \rightarrow$ Hypokaliämiegefahr
  - Voraussetzung: suffiziente Ventilation zur CO_2-Elimination
- Besonderheit:
  - Katecholamine werden durch Natriumbikarbonat inaktiviert (Inkompatibilitäten).

Thrombolyse bzw. systemische Lysetherapie

> Keine routinemäßige Lysetherapie während der CPR; Thrombolyse erwägen bei Verdacht auf bzw. nachgewiesener Lungenembolie als Ursache des Kreislaufstillstands.

- Indikationen:
  - Präklinische Indikation: Lysetherapie bei Kreislaufstillstand zeigte keine Prognoseverbesserung, Benefit nur bei Patienten mit Kreislaufstillstand aufgrund einer akuten Lungenembolie (TROICA-Studie).
  - Klinische Indikationen:
    - Ohne Spontankreislauf (unter CPR): Kreislaufstillstand mit Verdacht auf Lungenembolie
    - Mit Spontankreislauf: STEMI (»ST-elevation myocardial infarction«) mit zu langem Zeitintervall bis zur perkutanen koronaren Intervention (PCI) sowie bei fulminanter Lungenembolie
- Dosierung:
  - rt-PA (Alteplase): 0,6 mg/kgKG (50–100 mg) i.v.
  - Tenecteplase: 0,5 mg/kgKG (bis 50 mg) i.v.
- Besonderheit:
  - Fortsetzung der CPR für mindestens 60–90 min

Transport

- Patienten unter Reanimationsbedingungen sollten niemals transportiert werden.
- Grundsatz: Erst stabilisieren, dann transportieren.

7.4 Fehler bei der kardiopulmonalen Reanimation

Fehler während der CPR

- Hyperventilation mit Folgen der Hypotension (Anstieg des intrathorakalen Drucks unter Hyperventilation, worauf der koronare Perfusionsdruck abnimmt)
- Drucktiefe nicht ausreichend
- Kompressionsrate nicht kontinuierlich eingehalten, mit intermittierenden Pausen

Fehler nach der CPR

- Beatmung: Normoventilation anstreben, da unter Hyperventilation eine zerebrale Ischämie resultiert
- Blutzucker-Stabilisierung: normoglykämisch bis geringgradig erhöht
- Blutdruck-Stabilisierung: MAP ≥60 mmHg
- Hypothermie-Behandlung

7.5 Postreanimationsphase

Allgemeines

- Die **Klinikletalität** erfolgreich reanimierter Patienten liegt bei **50–70 %**.
- Kennzeichnend für die Postreanimationsphase ist das sog. **Post-cardiac-arrest-Syndrom**:
  - Zerebrale Schädigung mit Myoklonien, Krampfanfällen, Koma bis Hirntod
  - Myokardiale Dysfunktion (meist regredient) mit Hypotonie, Abnahme des Herzindex, Arrhythmien
- Während zunächst **kardiovaskuläre Probleme** im Vordergrund stehen, wird die Gesamtprognose durch das Ausmaß der **zerebralen Erholung** geprägt:
  - Im Rahmen des No-reflow-Phänomens in der Frühphase nach einer CPR findet man Hirnregionen, die trotz einer Spontanzirkulation zunächst nicht reperfundiert werden.
  - In anderen Arealen beobachtet man zum Teil eine **reaktive Hyperämie**, die jedoch nur 30–60 min anhält und schließlich in die **verzögerte postischämische Hypoperfusion** übergeht.
  - Diese Phase dauert bis zu 24 h an und birgt die Gefahr **sekundärer neuronaler Läsionen**, weil sich durch eine gestörte CO_2-Reagibilität zerebraler Gefäße ein Missverhältnis zwischen Sauerstoffangebot und Sauerstoffverbrauch einstellen kann.
  - Hyperthermie und zerebrale Krämpfe führen zudem in der Phase der verzögerten Hypoperfusion zu einem gesteigerten zerebralen Metabolismus.

- Die ersten 24 h nach einer CPR sind somit für die zerebrale Erholung von relevanter Bedeutung.
- Ein festes Behandlungsprotokoll nach **Wiederherstellung einer spontanen Zirkulation** (ROSC = »return of spontaneous circulation«) sollte daher implementiert werden.

Weiterführende Diagnostik veranlassen

- **Röntgen-Thorax**: Frage nach Tubuslage, Pneumothorax, Zeichen der pulmonalvenösen Stauung, Pleuraerguss, Rippenfrakturen, ZVK-Lage
- **Transthorakale Echokardiographie**: Frage nach Perikarderguss, Rechtsherzbelastung, Pumpfunktion, Vitium sowie Quantifizierung der myokardialen Post-cardiac-arrest-Dysfunktion
- **12-Kanal-EKG**: Ausschluss/Nachweis von Myokardinfarkt, Rhythmusanalyse
- **Laborkontrolle**: BGA, komplettes Notfalllabor, Kreuzblutentnahme
- **Mikrobiologie**: Entnahme von Blutkulturen und ggf. von Aspirat (Trachealsekret)
- **Abdomensonographie**: bei unklarem Hb-Abfall, ggf. CT-Untersuchung bei stabiler Hämodynamik

Hämodynamische und metabolische Stabilisierung

- **Hämodynamisches Monitoring und Stabilisierung**
  - Ziel: Vermeidung einer hypotonen Kreislaufsituation
  - Maßnahmen: Volumensubstitution und/oder Katecholamintherapie, ggf. IABP-Anlage (IABP = intraaortale Ballonpumpe) und/oder Anlage eines transvenösen temporären Schrittmachers
  - Adäquates Monitoring: hämodynamisches Monitoring und invasive Blutdruckmessungen sind obligat; ggf. erweitertes hämodynamisches Monitoring, wie PiCCO-System oder Pulmonalarterienkatheter
- **Adäquate Oxygenierung**
  - Eine Hyperventilation ist wegen der Gefahr zerebraler Ischämien unbedingt zu vermeiden (gesteigerte CO_2-Abatmung → Abfall des p_aCO_2-Wertes → Hypokapnie: zerebrale Vasokonstriktion mit zerebraler Minderperfusion sowie gesteigerte neuronale Erregbarkeit durch verstärkte Freisetzung von Glutamat)
  - Nach erfolgreicher CPR: Titrierung der F_iO_2 mit dem Ziel einer S_pO_2 von 94–98 %
  - Hyperoxämie in der Postreanimationsphase ist mit erhöhter Letalität assoziiert
- **Koronare Revaskularisation** (Herzkatheteruntersuchung):
  - Aufgrund der Tatsache, dass ein großer Teil der Patienten mit Kreislaufstillstand an einer koronaren Herzerkrankung leidet, soll eine Herzkatheteruntersuchung nach ROSC erwogen werden.
- **Blutzuckereinstellung**: Zielwert <180 mg/dl bzw. <10 mmol/l
  - Keine intensivierte Insulintherapie (erhöhte Gefahr von Hypoglykämien)
  - Senkung der Blutglukose erst bei Werten >180 mg/dl
  - Vermeidung von Hypoglykämien

Aufrechterhaltung der Nierenfunktion

- Abklärung eines prärenalen oder renalen Nierenversagens
- Monitoring/Bilanzierung des Volumenstatus
- Ausreichende Urinproduktion (1 ml/kgKG/h)
- Maßnahmen: Volumensubstitution, Diuretika, ggf. intermittierende Dialyse

Optimierung der neurologischen Erholung

- Zerebrale Perfusion: Anstreben eines optimalen MAP, da die Autoregulation des zerebralen Blutflusses einige Zeit nach dem Kreislaufstillstand gestört bleibt (zerebraler Perfusionsdruck = MAP-ICP).
- Reduktion der $CMRO_2$ (»cerebral metabolic rate of O_2«): tiefe Analgosedierung, Hypothermie
- Vermeidung der Zunahme der $CMRO_2$: Verhinderung von Hyperthermie (Temperaturkontrolle), Krampfanfällen/Myoklonien (Krampfkontrolle), Hypo-/Hyperglykämien (Blutzuckereinstellung), Gabe von Ketamin vermeiden

Therapeutische (milde) Hypothermie

Indikation

- Alle Patienten nach Reanimation, d. h. jeder komatöse Patient nach Herzstillstand (ungeachtet der Ursache) sollte einer therapeutischen Hypothermie unterzogen werden.
- Ziel der therapeutischen Hypothermie: Verbesserung des neurologischen Ergebnisses

Mechanismen der therapeutischen Hypothermie
- Reduktion der $CMRO_2$ um 6–8 % pro Grad Celsius Temperaturabnahme
- Supprimierung der Bildung freier Radikale, der Ausschüttung exzitatorischer Aminosäuren (Glutamat) sowie der intrazellulären Akkumulation von Ca^{2+}-Ionen mit den Folgen der mitochondrialen Schädigung und der Induktion des neuronalen Zelltods
- Verbesserung der myokardialen Pumpfunktion (signifikante Zunahme der Ejektionsfraktion unter Hypothermiebehandlung)

Möglichkeiten der Hypothermietherapie
- 2–3 l einer 4 °C kalten 0,9 %-igen NaCl-Lösung
- Coolpacks
- Kaltes Abwaschen
- Endovaskuläre Kühlung mittels Kühlkatheter (Coolgard)
- Kühlbetten
- Kühlmatten
- Gekühlte Magen-/Blasenspülung

Kontraindikationen
- Aktive relevante Blutung oder vorbestehende Koagulopathie (eine Thrombolyse ist keine Kontraindikation für die therapeutische Hypothermie)
- Schwere systemische Infektionen
- Nachgewiesenes Multiorganversagen

Komplikationen bzw. Gefahren unter Hypothermie
- Elektrolytverschiebungen (Hypophosphatämie, Hypokaliämie, Hypomagnesiämie und Hypokalzämie)
- Arrhythmieneigung
- Polyurie mit Hypovolämie (durch Inhibierung der ADH-Ausschüttung)
- Blutgerinnungsstörungen (Blutungsgefahr)
- Höhere Infektionsrate (Schwächung des Immunsystems)
- Kardiovaskuläre Instabilität
- Hyperglykämie (Hypothermie vermindert die Insulinsensitivität und die Insulinsekretion)
- Kältezittern (»shivering«)

Therapeutische Hypothermie
- Voraussetzungen:
  - Ausschluss von Kontraindikationen
  - Tiefe Analgosedierung
  - Ggf. Muskelrelaxierung, Magnesium oder Pethidin bei Kältezittern
- Adäquates Monitoring
  - Intensivmonitoring
  - Temperaturmessung über Blasenkatheter oder ösophageal (Kerntemperatur)
  - Elektrolytkontrollen (Hypokaliämie bei Kühlung und Hyperkaliämie bei Erwärmung)
  - Gerinnung (Beeinträchtigung der Gerinnung unter Hypothermie)
- Beginn: frühzeitig nach Kreislaufwiederherstellung (ROSC)
- Ziel-Körperkerntemperatur: 32–34 °C für 12–24 h
- Wiedererwärmung: langsam über 12 h, optimal mittels Kühlkatheter (0,25–0,5 °C/h)

Postreanimationssyndrome/ Post-cardiac-arrest-Syndrome

Sepsis-like-Syndrom
- Synonym: Postresuscitation-Syndrom, spezielle Form einer SIRS
- Merkmale/Hinweiszeichen:
  - Entwicklung von Fieber (insbesondere nach Beendigung der Hypothermiebehandlung)
  - Anstieg von Entzündungsparameter, z. B. Procalcitonin, CRP, Neutrophilie
  - Modulation des SVR durch Chemokin- und Zytokinausschüttung
  - Hypodyname Kreislaufsituation mit Hypovolämie (»myocardial stunning«)
  - Auftreten von Arrhythmien
  - Reanimationszeitabhängiger Anstieg der D-Dimere als Korrelat einer bestehenden Mikrozirkulationsstörung
- Maßnahmen:
  - Mikrobiologische Asservierung (z. B. von Blut, Trachealsekret, Urin, BAL)
  - Fiebersenkung, da die Erhöhung der Körperkerntemperatur um 1 °C zu einer Steigerung des zerebralen Metabolismus um 6–8 % führt
  - Beginn einer Antibiotikatherapie
  - »Early goal directed therapy« (▶ Kap. 16.1, Sepsis)

Intestinales Versagen
- Auftreten meistens 1–3 Tage nach Reanimation
- Ursache: Reanimationsbedingte mesenteriale Hypoperfusion mit Hypoxie und Zunahme der Mukosapermeabilität sowie Abnahme der Barrierefunktion führen zur bakteriellen Translokation

- Monitoring: BGA mit Laktat
- Gefahr: Induktion/Aufrechterhaltung einer Sepsis bzw. »Motor des Multiorganversagens«
- Prophylaxe/Maßnahmen:
  - Frühzeitige enterale Ernährung (innerhalb von 12 h): wirkt der Translokation von Bakterien und Toxinen entgegen, Verbesserung der intestinalen Perfusion, Stimulation des intestinalen Immunsystems, Aktivierung des enteralen Nervensystems
  - Zottenernährung:
    – Auch wenn eine enterale Ernährung bedarfsdeckend nicht möglich ist, sollte eine »minimale enterale Nährstoffzufuhr«, sog. Zottenernährung, erfolgen.
    – Kontinuierlich 10–20 ml/h über 10 h oder Bolusgabe 6-mal 50 ml
  - Additiv Prokinetika: z. B. Metoclopramid 3-mal 10 mg i.v.

Hypoxische Hirnschädigung

- Nach ca. 3 min können erste Neuronenuntergänge beobachtet werden.
- Irreversible Schädigungen größeren Ausmaßes sind je nach Restkreislauf und Oxygenierung nach 5–8 min zu erwarten.
- Ausmaß und Lokalisation sind u. a. von der »selektiven Vulnerabilität« einzelner Hirnareale abhängig (Schädigung → resultierende Funktionsstörung).
  - Hippocampus → Amnesie
  - Kortex und Großhirnmarklager → Bewusstseinsstörungen, kognitive Störungen, spastische Paresen
  - Basalganglien → Dystonien, Hyperkinesen
  - Zerebellum (Purkinje-Zellen)→ Ataxie, Myoklonus
- Abklärende Diagnostik:
  - Konsultation Neurologie
  - Bildgebung: CCT, ggf. MRT
  - Funktionsdiagnostik: EEG (zum Ausschluss eines nicht konvulsiven Status epilepticus) und EP (somatosensorisch evozierte Potenziale, SEP)
  - Hirnnerven- und Hirnstammstatus
  - Labor: Bestimmung der neuronenspezifischen Enolase (NSE-Normalwert: bis 4,5 µg/l) an Tag 1, 3 und 5
- Neurologische Syndrome nach Reanimation und zerebraler Hypoxie:
  - Akutes Psychosyndrom, sog. Durchgangssyndrom (Tage bis Wochen nach Reanimation)
  - Früher anoxischer Myoklonus (Koma, Status myoclonicus, Auftreten nach 24–48 h)
  - Posthypoxischer Myoklonus (Lance-Adams-Syndrom, Auftreten nach Monaten bis Jahren)
  - Chronische posthypoxische Enzephalopathie (Auftreten nach Jahren)
  - Persistierendes Koma (wird nur wenige Wochen überlebt)
  - Apallisches Syndrom (vegetativer Status)
  - Klüver-Bucy-Syndrom: Hyperoralität, d. h. alle möglichen Dinge werden zum Mund geführt, Hypersexualität
  - Wernicke-Korsakow-Syndrom

Ungünstige Prognosefaktoren
- Zeit bis zum Beginn der CPR (»no flow time«): länger als 5–10 min
- Reanimationsdauer (»time to ROSC«): länger als 20–30 min
- Initiale nicht defibrillierbare Rhythmusstörung: Asystolie oder pulslose elektrische Aktivität
- Fehlende Hirnstammreflexe (Pupillen- und Kornealreflex) nach ≥72 h
- GCS-Motor-Score <2 nach ≥72 h beim nicht analgosedierten Patienten
- Fehlende motorische Reaktion auf Schmerzreiz an den Tagen 3–6
- Myoklonischer Status epilepticus nach 24–48 h
- NSE-Werte >33 µg/l *ohne* Hypothermie und ≥80 µg/l *nach* Hypothermie an den Tagen 1–3
- Pathologischer EEG-Befund: generalisierte Suppression unter 20 µV, Burst-Suppression-Muster mit generalisierter epileptiformer Aktivität oder generalisierten periodischen Komplexen vor niedergespannter Hintergrundaktivität
- Pathologischer SEP-Befund (Ableitung von SEP des N. medianus): bilaterales Fehlen der über dem Kortex abgeleiteten N_{20}-Antwort nach 48–72 h
- Pathologischer CCT-Befund: z. B. schwere hypoxische Hirnschädigung mit generalisiertem Ödem und erloschener Mark-/Rindendifferenzierung

Anmerkung: Nach therapeutischer Hypothermie ist die Prognoseabschätzung schwieriger.

> Als kritischer Zeitpunkt für Patienten ohne Hypothermie gilt der 3. Tag nach CPR/Hypoxie. Ein ab dem 3. Tag noch vorliegendes oder länger andauerndes Koma zeigt eine ungünstige Prognose an, wenn es mit Strecksynergismen oder vollständig

erloschener Motorik und dem anhaltenden Ausfall der Hirnstammreflexe einhergeht.

Postreanimationsenzephalopathie bzw. früher anoxischer Myoklonus
- Interdisziplinäre Therapie mit Neurologie
- Substanzen:
  - Valproat (Perfusor): 3-mal 500 mg i.v. (Spiegelbestimmungen)
  - Clonazepam
  - Levetiracetam: initial 1 g über 20 min, danach: 2-mal 500 mg/Tag i.v. bis 2-mal 1500 mg/Tag (Spiegelbestimmungen)

Einleitung von Rehabilitationsmaßnahmen (Frührehabilitation)
- Frühzeitige Einleitung einer Rehabilitation, z. B. neurologische bzw. neuropsychologische Frührehabilitation über den Sozialdienst
- Behandlungs-/Rehabilitationsziele für eine Frührehabilitation:
  - Verbesserung des Bewusstseinszustandes
  - Wiederherstellung der Kommunikations- und Kooperationsfähigkeit
  - Beginnende Mobilisierung
  - Minderung des Ausmaßes von Schädigungen des zentralen und peripheren Nervensystems
  - Vermeidung weiterer Komplikationen
  - Planung und Einleitung der weiteren Versorgung

7.6 Abbruch der Reanimationsmaßnahmen

- Hier gibt es keine allgemein gültigen Entscheidungshilfen.

> Reanimationsmaßnahmen sind stets weiterzuführen, so lange Kammerflimmern besteht.

- Abbruchkriterien einer CPR:
  - $ETCO_2$ (endexspiratorische CO_2-Konzentration) nach 20 min CPR <10 mmHg
  - Erfolglose Reanimation nach 20 min CPR bei persistierender Asystolie ohne Vorliegen reversibler Ursachen
  - Individuelle bzw. Fall-zu-Fall-Entscheidung, z. B. nach Rücksprache mit dem Hausarzt
  - Vorliegen einer Patientenverfügung
  - Festlegung der Nicht-Durchführung von Reanimationsmaßnahmen: *Do not resuscitate* oder *Allow natural death*
- Die Entscheidung bzgl. des Reanimationsabbruchs sollte vom Leiter des Reanimationsteams nach Rücksprache mit dem Reanimationsteam getroffen werden.

7.7 Überbringen der Todesnachricht

> Beim Überbringen der Todesnachricht gibt es keine Richtlinien oder Standards, einfach nur menschlich sein ist völlig ausreichend.

- Kontaktaufnahme mit der Familie (meist telefonisch):
  - Familie bekannt: durch den Arzt selber
  - Familie unbekannt: über Polizei
- Methode für das Überbringen der Todesnachricht:
  - Angehörige nicht am Telefon über den Tod des Verwandten in Kenntnis setzen, sondern bitten, ins Krankenhaus zu kommen, z. B. »Ihre Frau ist ernsthaft und kritisch erkrankt«.
  - Gespräch mit den Angehörigen sollte von Angesicht zu Angesicht erfolgen.
- Vor oder während des Angehörigengesprächs ist der Verstorbene pietätvoll herzurichten; Ausnahme: ungeklärte Todesart oder nicht natürlicher Tod (Kripo in Kenntnis setzen).
- Empfehlungen zur Durchführung des Überbringens einer Todesnachricht:
  - Vertrauensbasis schaffen, angemessener Gesprächsrahmen: z. B. anfangs im Arztzimmer und später im Verabschiedungsraum, keine »Flurgespräche«
  - Ggf. zusammen mit einer erfahrenen Pflegekraft
  - Einfühlvermögen mitbringen und Zeit einplanen (kein Zeitdruck)
  - Keine Fremdwörter verwenden, einfache Wortwahl und einfache Sätze
  - Mitteilung der Todesnachricht ohne Zweifel, z. B. »Es tut uns sehr leid, Ihnen mitteilen zu müssen, dass Ihre Frau gestorben ist.«
  - Aktives Zuhören (Ausreden lassen) nach Übermittlung der Todesnachricht
- Den Angehörigen sollte genügend Zeit gelassen werden, um die Todesnachricht aufzunehmen.
- Der Arzt sollte auf verschiedene Reaktionen der Trauernden gefasst sein.
- Phasen der psychischen Bewältigung:
  - Schock (Angehörige brechen zusammen)
  - Hoffnung auf Rückgängigmachen (Verleugnung)

- Aggression
- Depression
- Beginn der Trauerarbeit
- Bewältigung
— Wichtig für die Angehörigen ist zu wissen, dass der Patient nicht leiden musste und auch nichts während der Reanimationsmaßnahmen bewusst mitbekommen hat.
— Abschiednehmen im Verabschiedungsraum:
  - Abschiednehmen vom Verstorbenen ermöglichen
  - Abschiednehmen als ein positiver Bestandteil der Trauerbewältigung
  - Angehörigen sollte genügend Zeit gelassen werden
  - Einbeziehung eines Seelsorgers ist oft hilfreich
— Danach sollte der Arzt weiteren offenen Fragen zur Verfügung stehen, z. B. genauen Sachverhalt erklären
— Ggf. um die Zustimmung zur Obduktion ersuchen
— Angehörige nicht allein zurücklassen, nach Freunden/Bekannten fragen und ggf. anrufen

Literatur

Cabello JB, Burls A, Emparanza JI et al. (2010) Oxygen therapy for acute myocardial infarction. Cochrane Database Syst Rev 16(6):CD007160

Hansen HC, Haupt WF (2010). Prognosebeurteilung nach kardiopulmonaler Reanimation. Notfall Rettungsmed; 13:327–339

Haupt WF, Hansen HC (2008). Neurophysiologische zerebrale Diagnostik in der Intensivmedizin Aktuelle Neurologie; 35: 124-130

Nolan JP, Soar J, Zideman DA, Biarent D, Bossaert LL, Deakin C, Koster RW, Wyllie J, Böttiger B; ERC Guidelines Writing Group (2010). European Resuscitation Council Guidelines for Resuscitation 2010 Section 1. Executive summary. Resuscitation 81(10):1219–1276

Sandroni C, Nolan J (2011). ERC 2010 guidelines for adult and pediatric resuscitation: summary of major changes. Minerva Anestesiol 77(2):220–226

Wenzel V, Russo SG, Arntz HR, Bahr J, Baubin MA, Böttiger BW, Dirks B, Kreimeier U, Fries M, Eich C (2010). Comments on the 2010 guidelines on cardiopulmonary resuscitation of the European Resuscitation Council. Anaesthesist 59(12):1105–1123

Rechtliche Aspekte in der Intensivmedizin

G. Michels, J. Taupitz

8.1 Aufklärung und Einwilligung als Voraussetzungen der medizinischen Behandlung – 108

8.2 Behandlung aufgrund mutmaßlicher Einwilligung – 111

8.3 Betreuung, Vorsorgevollmacht und Patientenverfügung – 111

8.4 Unterbringung des Patienten – 113

8.5 Sonstige freiheitsentziehende Maßnahmen, insbesondere Fixierung – 114

8.6 Therapieentscheidung am Lebensende auf Intensivstation – 116

8.7 Leichenschau und Todesfeststellung – 117

Literatur – 120

8.1 Aufklärung und Einwilligung als Voraussetzungen der medizinischen Behandlung

> Nur die aufgeklärte Einwilligung des Patienten ermächtigt den Arzt zu einem körperlichen Eingriff.
> Jeder Mensch hat das Recht, selbst über seinen Körper zu entscheiden; er hat auch das Recht, eine medizinische Behandlung abzulehnen, selbst wenn dies aus der Sicht anderer unvernünftig oder unmittelbar lebensbedrohlich ist. Es gibt eine sog. »Freiheit zur Krankheit«. Das Selbstbestimmungsrecht folgt aus der Menschenwürde, dem Recht auf freie Entfaltung der Persönlichkeit und dem Recht auf körperliche Unversehrtheit.

Aufklärung als Voraussetzung der wirksamen Einwilligung

- Nur nach ausreichender Aufklärung kann der Patient seine Einwilligung informiert und selbstbestimmt erteilen (»informed consent«); deshalb ist die ausreichende Aufklärung Voraussetzung einer wirksamen Einwilligung.
- Die Einwilligung reicht nicht weiter als die Aufklärung.

> Die Aufklärung ist Voraussetzung einer wirksamen Einwilligung.

Ausnahmen zur Aufklärungspflicht
- Der Patient ist bereits umfassend informiert (davon muss sich der Arzt selbst überzeugen).
- Medizinische Kontraindikation (äußerst selten):
  - Die Aufklärung erweist sich als psychisch oder physisch sehr gefährlich für den Patienten.
  - Völliger Wegfall der Aufklärung nur bei einer ernsthaften und anders nicht behebbaren Gefährdung von Leben und Gesundheit des Patienten.

Inhalt und Umfang der Aufklärung
- Die Aufklärung ist auf die individuellen Kenntnisse und Bedürfnisse/Fragen des Patienten abzustimmen.

Themen der Aufklärung (»DVARS«)
- **D**iagnoseaufklärung:
  - Mitteilung über die Diagnose in groben Zügen
- **V**erlaufsaufklärung:
  - Voraussichtliche Weiterentwicklung des Zustandes mit und ohne Behandlung
  - Aufklärung auch über den Verlauf der Behandlung
- **A**lternativen: Aufklärung über ernsthaft in Betracht kommende alternative Behandlungsmöglichkeiten:
  - z. B. konservative, operative, medikamentöse Behandlung, insbesondere bei unterschiedlichen Belastungen, Risiken, Erfolgschancen
- **R**isikoaufklärung: Gefahren der beabsichtigten Therapie bzw. der Alternativen
  - Die Risikoaufklärung umfasst auch:
    - Mögliche Nebenfolgen, die sich auch bei Anwendung der gebotenen Sorgfalt nicht ausschließen lassen
    - Typische, dem Patienten nicht erkennbare Risiken (auch bei seltenem Auftreten)
    - Spezielle Risiken des Patienten wegen individuell gesteigerter Gefahrenlage
- **S**icherungsaufklärung:
  - Informationen und Unterweisungen, um den Patienten im Rahmen der Behandlung vor Schaden zu bewahren, z. B. Erforderlichkeit der Nachbehandlung

Kein Blanko-Aufklärungsverzicht
- Ein genereller Verzicht des unwissenden Patienten auf jegliche Aufklärung ist nicht möglich.
- Aber: der Verzicht auf Informationen über Einzelheiten der Behandlung und der Gefahren ist zulässig.

Zeitpunkt der Aufklärung
> Rechtzeitige Aufklärung vor dem Eingriff, so dass noch eine Überlegungsfrist verbleibt.

- Kleine und risikoarme Eingriffe:
  - Stationäre Behandlung: spätestens am Vortag, jedoch nicht erst am Vorabend
- Ambulante Behandlung:
  - Am Tag des Eingriffs, aber deutlich vor operativem Eingriff (keine Aufklärung auf dem OP- oder Herzkatheter-Tisch), Hinweis auf Bedenkzeit geben
- Schwierige und risikoreiche Eingriffe:
  - So früh wie möglich, z. B. bei Festlegung des OP-Termins, bei längerer Zwischenzeit ggf. »Auffrischung« erforderlich
- Aufklärung Narkoserisiko:
  - Spätestens am Vortag
- Diagnostische Eingriffe (z. B. Herzkatheteruntersuchung):

- Am Tag des Eingriffs, aber deutlich vor invasiver Phase; Hinweis auf Bedenkzeit geben
- **Operationserweiterungen:**
  - Soweit vorhersehbar, im Voraus klären
  - Unterbrechung der Operation, wenn ohne übergroßes Risiko möglich, und Abklingen der Narkosewirkung abwarten
    - Ist Unterbrechung medizinisch nicht vertretbar, muss nach dem mutmaßlichen Willen des Patienten entschieden werden (s. dort)
- **Notoperationen oder diagnostische Abklärungen**, die kurz vor dem Eingriff liegen müssen:
  - Soweit möglich auch kurzfristig vorher aufklären, andernfalls ist das Aufklärungsgespräch nachzuholen.
  - Wenn keine vorherige Klärung möglich, muss nach dem mutmaßlichen Willen des Patienten entschieden werden (s. dort).

Form der Aufklärung
- Erforderlich ist ein **individuelles Aufklärungsgespräch**.
  - Arzt muss sich versichern, dass der individuelle Patient die Aufklärung versteht.
  - Dem Patienten muss die Möglichkeit des Nachfragens gegeben werden.
  - Aufklärungsbögen und/oder handschriftliche Erklärungen sind **nur Hilfsmittel**.
  - Aufklärung und Einwilligung bedürfen keiner schriftlichen Form.

> Die Unterschrift des Patienten ist nur ein Indiz für eine erfolgte Aufklärung, ersetzt jedoch nicht das Aufklärungsgespräch.

Dokumentation der Aufklärung
- Durchführung und wesentlichen Inhalt in der Patientenakte dokumentieren.
- Dokumentation als Indiz für ein erfolgtes Gespräch zu Beweiszwecken.

Delegation der Aufklärung nur an ärztliches Personal
- Aufklärung ist die persönliche Pflicht des »behandelnden Arztes« (im Krankenhaus Fachärzteteam, in deren Abteilung der Eingriff erfolgt).
- Delegation an andere Ärzte möglich.
- Der behandelnde Arzt muss sich schon im eigenen Interesse vergewissern, dass die Aufklärung richtig erfolgt ist. Denn: Ein Aufklärungsfehler geht zu Lasten dessen, der die ärztliche Maßnahme (z. B. Herzkatheteruntersuchung oder Operation) tatsächlich durchführt.

> Eine Delegation der Aufklärung an nichtärztliches Personal ist nicht erlaubt.

Wer ist aufzuklären?
- Aufgeklärt wird derjenige, der die Einwilligung erteilen muss, also in der Regel der Patient selbst. (Zu Besonderheiten bei Kindern, Betreuten, Einwilligungsunfähigen: s. nachfolgend unter Einwilligung.)
- Aber auch derjenige, der keine wirksame Einwilligung erteilen kann (z. B. Kind), ist »altersgerecht« aufzuklären, damit er nicht zum bloßen Objekt der Behandlung wird; außerdem: Sicherung der Compliance.

Die Einwilligung als Voraussetzung der Behandlung

> Nur die »aufgeklärte Einwilligung« ermächtigt den Arzt zu einem körperlichen Eingriff. Generelle Ausnahme Notsituation: Wenn in einer Notsituation keine Einwilligung eingeholt werden kann und von einer mutmaßlichen Einwilligung (im Interesse des Patienten) ausgegangen werden kann, darf die unaufschiebbare Behandlung erfolgen.

Voraussetzungen der Einwilligung
- Einwilligungsfähigkeit
- Hinreichende Aufklärung
- Einwilligungserklärung

1. Einwilligungsfähigkeit
- Die Einwilligungsfähigkeit ist von den Anforderungen **der konkreten Situation** abhängig.

> Ein Mensch ist einwilligungsfähig, wenn er
> - Wesen, Bedeutung und Tragweite der konkreten Maßnahme in groben Zügen erfassen,
> - das Für und Wider abwägen und
> - seinen Willen danach bestimmen kann.

- Allein aus einer objektiven »Unvernünftigkeit« der Entscheidung folgt nicht, dass der Patient einwilligungsunfähig ist (Stichwort: Freiheit zur Krankheit). Allerdings sollte dann der Frage der Einwilligungsfähigkeit besondere Aufmerksamkeit zugewendet werden.

Sonderfälle:
Kinder und Jugendliche
- Es gibt keine festen Altersgrenzen; vielmehr sind die individuelle Reife und intellektuellen Fähigkeiten des jeweiligen Patienten maßgeblich.

- Faustregeln:
  - Minderjährige unter 14 Jahren sind im Allgemeinen nicht einwilligungsfähig.
  - Ab dem 16. Lebensjahr werden Minderjährige in der Regel in wenig risikoreiche Eingriffe einwilligen können.
- Auch bei einwilligungs**fähigen** Minderjährigen *sollte* der »Co-Konsens« des gesetzlichen Vertreters (i.d.R. **beide** Elternteile) eingeholt werden.
- Bei einwilligungs**unfähigen** Minderjährigen *müssen* die gesetzlichen Vertreter (i.d.R. **beide** Elternteile) einwilligen.
- Bei wenig schwerwiegenden Eingriffen reicht in der Regel die Einwilligung des vor Ort erschienenen Elternteils, weil davon ausgegangen werden kann, dass dieser zugleich im Namen des anderen Elternteils handeln kann. Anderes gilt, wenn dem Arzt ein abweichender Wille des anderen Elternteils bekannt ist.
- Beachte: Die Einwilligung des gesetzlichen Vertreters setzt seine Aufklärung voraus.

Betreute (Erwachsene, die vom Gericht einen Betreuer erhalten haben)

- Die Anordnung der Betreuung führt nicht dazu, dass der Betreute einwilligungs**unfähig** ist.
  In jedem **Einzelfall ist zu bestimmen, ob der Betreute für die konkrete Behandlung einwilligungsfähig** ist, also in groben Zügen, Wesen, Bedeutung und Tragweite der konkreten Maßnahme erfassen kann, das Für und Wider abwägen und seinen Willen danach bestimmen kann.
- Ist der Betreute einwilligungs**fähig**, entscheidet er allein.
- Ist der Betreute einwilligungs**unfähig**, entscheidet der Betreuer, wenn dieser (auch) für den Aufgabenkreis »Gesundheitsfürsorge« bestellt wurde. Bei Behandlungen, die die Gefahr des Todes oder eines schweren und länger dauernden gesundheitlichen Schaden begründen, ist **zusätzlich die Genehmigung des Betreuungsgerichts** erforderlich, es sei denn, dass mit dem Aufschub der Behandlung Gefahr verbunden ist (§ 1904 BGB).

Zwangsbehandlung

- Eine Zwangsbehandlung liegt vor, wenn die Behandlung gegen oder ohne den natürlichen Willen des Patienten erfolgt.
- **Einwilligungsfähiger Patient**
  - Einwilligungsfähige Patienten dürfen nur im Rahmen der Unterbringung nach öffentlichem Recht (Unterbringungsgesetz oder Psych-KG) gegen ihren Willen behandelt werden, wenn dieses Gesetz die Untersuchung oder Behandlung zulässt. Dies ist je nach Bundesland unterschiedlich geregelt (z. B. Unterbringungsgesetz oder Psych-KG).
- **Einwilligungsfähiger betreuter Patient**
  - Eine Zwangsbehandlung gegen den Willen des einwilligungsfähigen Betreuten ist unzulässig. Soweit der Betreute einwilligungsfähig ist, ist allein sein Wille maßgeblich. Die Zustimmung des Betreuers genügt nicht. Die Unterbringung nach Betreuungsrecht rechtfertigt allein keine Zwangsbehandlung. Auch der untergebrachte Betreute kann einwilligungsfähig sein.
- **Einwilligungsunfähiger Patient ohne Betreuung**
  - Eine Zwangsbehandlung gegen den Willen des Einwilligungsunfähigen ohne Betreuung ist unzulässig. Es muss ein Betreuer bestellt werden, der in die Behandlung einwilligt. Bei Behandlungen, die die Gefahr des Todes oder eines schweren und länger dauernden gesundheitlichen Schadens begründen, ist zusätzlich die Genehmigung des Betreuungsgerichts erforderlich, es sei denn, dass mit dem Aufschub der Behandlung Gefahr verbunden ist (§ 1904 BGB).
- **Einwilligungsunfähiger betreuter Patient**
  - Eine Zwangsbehandlung des einwilligungsunfähigen Betreuten ist nur während einer Unterbringung zulässig. Erforderlich ist zudem die Zustimmung des Betreuers. Bei Behandlungen, die die Gefahr des Todes oder eines schweren und länger dauernden gesundheitlichen Schadens begründen, ist zusätzlich die Genehmigung des Betreuungsgerichts erforderlich, es sei denn, dass mit dem Aufschub der Behandlung Gefahr verbunden ist (§ 1904 BGB).

2. Hinreichende Aufklärung

- Die Einwilligung ist nur wirksam, wenn ihr eine hinreichende Aufklärung (»informed consent«) vorangegangen ist.
- Der gesetzliche Vertreter/Bevollmächtigte darf nicht auf die Aufklärung verzichten.

3. Einwilligungserklärung

- Die Einwilligung bedarf keiner Form.
- Aus Beweisgründen ist aber eine **schriftliche Einwilligungserklärung** zu empfehlen.
- Die Einwilligung kann auch durch **schlüssiges Verhalten** (z. B. Hinhalten des Arms zur Anlage eines arteriellen Zugangs) erfolgen.
- Bei größeren/risikoreicheren Eingriffen sollte eine ausdrückliche Einwilligung eingeholt werden.

8.2 Behandlung aufgrund mutmaßlicher Einwilligung

- Wenn weder eine **Aufklärung** noch die **Einwilligung** möglich ist (Notfall, Bewusstlosigkeit etc.), kann eine Behandlung aufgrund der **mutmaßlichen Einwilligung** des Patienten erfolgen.
- Diese Situation stellt eine **generelle Ausnahme** zu dem Grundsatz dar, wonach eine Behandlung nur nach erteilter Einwilligung erfolgen darf.
- Maßgeblich sind die objektiven Interessen (diejenigen eines normalen Patienten), modifiziert durch die persönlichen Ansichten des Betroffenen.

Ermittlung der mutmaßlichen Einwilligung

1. Fördert die Behandlung die Interessen des Betroffenen?
2. Führen die erkennbaren Wünsche und Interessen des Patienten zu einem anderen Ergebnis?
   - Das objektive Interesse gibt das Referenzmaß dafür, wie deutlich der Patient seinen abweichenden Willen zum Ausdruck gebracht haben muss.
   - Die Anzeichen für einen abweichenden Willen müssen umso deutlicher sein, je größer die Abweichung von den objektiven Interessen des Patienten ist.

Umfang der »Ermittlungspflicht«

- Je dringlicher die Maßnahme und je bedeutsamer der mögliche Schaden, umso weniger ist dem Arzt eine umfangreiche »Ermittlungspflicht«, z. B. durch Angehörigenbefragung, aufzuerlegen.

> Bei der mutmaßlichen Einwilligung gilt: Im Zweifel immer für das Leben (in dubio pro vita). Keine Behandlung aufgrund mutmaßlicher Einwilligung,
> - wenn der Patient im einwilligungsfähigen Zustand eine eigene Entscheidung getroffen hat (s. Patientenverfügung) und keine Anzeichen für eine Änderung dieser Entscheidung ersichtlich sind,
> oder
> - die Einwilligung ohne erhebliche Gefährdung (z. B. bei einer Operationserweiterung) noch einholbar ist,

oder
- der gesetzliche Vertreter (Eltern, bestellter Betreuer) oder der Bevollmächtigte (Vorsorgevollmacht) eine Entscheidung trifft oder treffen kann. Gegebenenfalls muss also dessen Eintreffen abgewartet werden oder (bei Erwachsenen) die Bestellung eines Betreuers beim Betreuungsgericht beantragt werden.

8.3 Betreuung, Vorsorgevollmacht und Patientenverfügung

- **Betreuung:** gerichtliche Bestellung eines Betreuers für bestimmte Aufgabenkreise, die der Betreute nicht mehr eigenständig wahrnehmen kann
- **Vorsorgevollmacht:** Erteilung einer Vollmacht und damit Entscheidungsbefugnis zugunsten des Bevollmächtigten (einer Vertrauensperson) für den Fall einer zukünftigen Geschäfts- oder Einwilligungsunfähigkeit des Vollmachtgebers (des Betroffenen, des Patienten)
- **Patientenverfügung:** eigene Bestimmungen des Betroffenen (Patienten) zur zukünftigen Behandlung im Fall der eigenen Einwilligungsunfähigkeit

Betreuung (§ 1896 BGB)

- Volljährige, die ihre Angelegenheiten nicht mehr selbst besorgen können, bedürfen eines Vertreters. Sofern sie nicht selbst einen Vertreter bestellt haben (s. Vorsorgevollmacht), erhalten sie vom Betreuungsgericht (Amtsgericht) einen Betreuer als gesetzlichen Vertreter (§ 1896 BGB).
- Die staatliche Betreuung folgt der Orientierung am Wohl des Betreuten unter Beachtung von Wünschen des Betreuten (§ 1901 Abs. 2, 3 BGB). Hat der Arzt Zweifel, ob der Betreuer dem entspricht, sollte er das Betreuungsgericht informieren.
- Angehörige können nicht automatisch als Vertreter fungieren; sie können aber vom Betreuungsgericht als Betreuer bestellt werden.
- Der Betroffene kann den Vorschlag unterbreiten, möglichst eine bestimmte Person als Betreuer zu bestellen oder ausdrücklich nicht zu bestellen (Betreuungsverfügung).
- Umgehung der staatlichen Betreuung durch die Vorsorgevollmacht: Bestimmung eines Bevoll-

mächtigen durch den Patienten bereits im Vorfeld (§ 1896 Abs. 2 BGB).
- Betreuungsverfahren über das Betreuungsgericht (Amtsgericht)
    - Eilbetreuung: absolute Dringlichkeit
    - Klassische Betreuung: geplantes Betreuungsverfahren
    - Betreuerbestellung erfolgt auf Antrag des Betroffenen oder von Amts wegen
    - Arzt kann beim Betreuungsgericht eine (formlose) Anregung auf Durchführung eines Amtsverfahrens geben.

Vorsorgevollmacht (§ 1901c S. 2 BGB)

- Eine Vollmacht ist die durch eine Willenserklärung erteilte Vertretungsmacht; sie gilt (sofern nicht vom Vollmachtgeber anders gewollt) zeitlich unbegrenzt.
- Der Patient überträgt einer oder mehreren Personen die Vertretungsmacht (Bevollmächtigter, ggf. zusätzlich Ersatzbevollmächtigter), für ihn rechtsverbindliche Entscheidungen zu treffen.
- Der Patient vereinbart mit seinem Bevollmächtigten, von der Vollmacht für den Fall einer zukünftigen Geschäfts- oder Einwilligungsunfähigkeit Gebrauch zu machen (§ 1901c Satz 2 BGB).
- Unterteilung der Vollmacht
    - Teilvollmacht: z. B. nur Gesundheitssorge oder nur gerichtliche Vertretung; Teilvollmachten können u. U. an verschiedene Bevollmächtigte erteilt werden (z. B. ein Bevollmächtigter für Gesundheitssorge und ein anderer Bevollmächtigter für Vermögenssorge)
    - Generalvollmacht: umfasst alle persönlichen und vermögensrechtlichen Befugnisse
- Funktion/Aufgaben des Bevollmächtigten
    - Rechtsgeschäftlicher Vertreter des Vollmachtgebers
    - Orientierung erfolgt am Patientenwillen und Patientenwohl (bei Zweifel durch den Arzt: betreuungsgerichtliche Überprüfung)
    - Freiwillige Registrierung möglich beim Vorsorgeregister der Bundesnotarkammer
- Form der Vorsorgevollmacht: mündlich, aber Schriftform stets zu empfehlen. Sofern der Bevollmächtigte »gefährliche« Entscheidungen im Sinne des § 1904 Abs. 5 BGB treffen können soll (s. dazu sogleich) ist insofern Schriftform erforderlich.
- Inhalt der Vorsorgevollmacht (z. B. http://www.bmj.de/DE/Buerger/gesellschaft/Patientenverfuegung/_doc/Patientenverfuegung_doc.html)
    - Sie muss die Entscheidungen, die der Bevollmächtigte treffen darf, so genau wie möglich benennen.
    - Sofern der Bevollmächtigte die Einwilligung in die Untersuchung des Gesundheitszustands des Vollmachtgebers (Patienten), eine Heilbehandlung oder einen ärztlichen Eingriff erteilen soll, aufgrund derer die begründete Gefahr besteht, dass der Vollmachtgeber (Patient) aufgrund der Maßnahme stirbt oder einen schweren und länger dauernden gesundheitlichen Schaden erleidet, muss dies ausdrücklich in der schriftlichen Vollmacht genannt sein (§ 1904 Abs. 5 BGB).
    - Dies gilt auch für die eventuelle Verweigerung der Einwilligung in die vorstehend genannten Maßnahmen.
    - Aufführung von Kontaktadressen: Bevollmächtigter, Hausarzt
    - Ort, Datum und Unterzeichung
- Wie der Betreuer benötigt auch der Bevollmächtigte eine betreuungsgerichtliche Genehmigung, um in medizinische Maßnahmen einwilligen zu können,»bei denen die begründete Gefahr besteht, dass der Betreute aufgrund der Maßnahme stirbt oder einen schweren und länger dauernden gesundheitlichen Schaden erleidet. Ohne die Genehmigung darf die Maßnahme nur durchgeführt werden, wenn mit dem Aufschub Gefahr verbunden ist.« (§ 1904 BGB).

Patientenverfügung (§ 1901a BGB)

▶ Die Patientenverfügung ist verbindlich, wenn sie die konkrete Entscheidungssituation erfasst und deutlich aus ihr erkennbar ist, dass der Patient für diese Situation eine verbindliche Entscheidung treffen wollte.
Sie muss jedenfalls immer zur Ermittlung des mutmaßlichen Willens des Patienten herangezogen werden.
Sie muss und darf nicht befolgt werden, wenn sich aus den Umständen ergibt, dass der Patient in einwilligungsfähigem Zustand seinen Willen geändert hat.
(Nur) bei Zweifeln, ob die Patientenverfügung dem tatsächlichen Patientenwillen entspricht: In dubio pro vita.

- Patientenverfügung ist eine schriftliche Festlegung eines einwilligungsfähigen Volljährigen für den Fall seiner Einwilligungsunfähigkeit, ob er in bestimmte, zum Zeitpunkt der Festlegung noch nicht unmittelbar bevorstehende Untersuchun-

gen seines Gesundheitszustands, Heilbehandlungen oder ärztliche Eingriffe einwilligt oder sie untersagt (§ 1901a Abs. 1 BGB).
- Sie ist Ausdruck des Selbstbestimmungsrechts, basierend auf Patientenautonomie und Patientenrechten.
- Patientenverfügungen sind seit dem 01.09.2009 gesetzlich verankert, ihre Rechtsverbindlichkeit ist zudem durch mehrere höchstrichterliche Entscheidungen gesichert
- Auch wenn eine schriftliche Patientenverfügung vorliegt, muss der Arzt gemeinsam mit dem Betreuer/Bevollmächtigten prüfen, ob diese (noch) Ausdruck des tatsächlichen Willens des Patienten ist. Zur Ermittlung soll er u. a. auch die Angehörigen befragen (soweit nicht Anhaltspunkte dafür vorliegen, dass der Patient die ärztliche Schweigepflicht gegenüber diesem/diesen Angehörigen gewahrt wissen will).
- Ob die Patientenverfügung dem Patientenwillen entspricht, ist insbesondere **zweifelhaft**,
    - wenn **nur pauschale**/offensichtlich uninformierte **Bestimmungen** ohne Rücksicht auf die Art der Erkrankung und deren Heilungsaussichten getroffen werden: »Ich möchte nicht an Schläuche angeschlossen werden«; »Keine Intensivstation«;
    - wenn die Erstellung der Patientenverfügung **zeitlich sehr weit** zurückliegt und anzunehmen ist, dass **zwischenzeitlich ein Meinungswandel** eingetreten ist, z. B. aufgrund mit fortschreitendem Alter gewandelter Ansprüche an den eigenen Gesundheitszustand.

Hilfe des Arztes bei der Erstellung einer Patientenverfügung

Empfehlungen zum Aufbau der Patientenverfügung (eine anderweitig gestaltete Patientenverfügung kann gleichwohl wirksam sein) (www.bmj.de/DE/Buerger/gesellschaft/Patientenverfuegung/_doc/Patientenverfuegung_doc.html):
- Erstellung einer Patientenverfügung erst nach einem ausführlichen ärztlichen Beratungsgespräch
- Adressat: medizinisches Behandlungsteam, behandelnder Arzt
- Besonderes Augenmerk auf Prognose bei bestimmten Krankheiten und mögliche Therapieoptionen (kurative oder palliative Zielsetzung)
- Krankheitssituationen, in denen lebenserhaltende Therapieformen abgelehnt werden, sollten spezifisch benannt werden
- Schriftliche Fixierung: Text, ggf. unter Verwendung von Formularen

- Eine Kombination mit einer Vorsorgevollmacht wird empfohlen
- Aufführung von Kontaktadressen: Vertrauenspersonen (Bevollmächtigter), Hausarzt
- Ort, Datum und Unterzeichung
- Aktualisierung: obwohl keine rechtliche Verfallsfrist existiert, wird eine Aktualisierung in 2-jährigen Abständen empfohlen

8.4 Unterbringung des Patienten

Formen der Unterbringung mit unterschiedlichen Zwecksetzungen:
- **Öffentlich-rechtliche Unterbringung** (nach Psych-KG oder Unterbringungsgesetz): zum Selbstschutz des Patienten und dem Schutz anderer
- **Zivilrechtliche Unterbringung** (durch den Betreuer, Bevollmächtigten mit Genehmigung des Betreuungsgerichts nach dem BGB [§ 1906 BGB]): dient allein dem Wohle des Patienten
- **Strafrechtliche Unterbringung** (nach StPO oder StGB): dient dem Schutz der Allgemeinheit

Öffentlich-rechtliche Unterbringung

- Gesetzliche Grundlagen:
    - Unterbringungsgesetz oder Psych-KG je nach Bundesland unterschiedlich (z. B. PsychKG-NRW für Nordrhein-Westfalen)
    - Infektionsschutzgesetz (Quarantäne/Absonderung nach § 30 Abs. 2 InfSchG)

> Die öffentlich-rechtliche Unterbringung dient dem Eigenschutz des Patienten und dem Schutz anderer Personen. Die Unterbringung allein rechtfertigt nur bestimmte Untersuchungen und Behandlungen gegen den Willen des Untergebrachten, die im jeweiligen Gesetz zugelassen sind.

Voraussetzungen der Unterbringung am Beispiel NRW-Gesetz für psychisch Kranke (PsychKG-NRW)

- Vorliegen einer **psychiatrischen Erkrankung** bzw. einer Erkrankung, die einer Psychose gleichkommt (§ 1 Abs. 2 PsychKG-NRW)
- Grund der Unterbringung: Wenn und solange durch krankheitsbedingtes Verhalten gegenwär-

tig eine **erhebliche Selbstgefährdung** oder eine **erhebliche Gefährdung bedeutender Rechtsgüter** anderer besteht (§ 11 Abs. 1 PsychKG-NRW)
- Gefahr kann nicht anders als durch eine **geschlossene Unterbringung** abgewendet werden

Anordnung der Unterbringung nach PsychKG-NRW

- Antrag auf Unterbringung an das **Ordnungsamt** (§ 12 PsychKG-NRW) → bei Dringlichkeit: **Polizei** (§ 1 Abs. 1 S. 3 PolG NRW)
- Grundsätzlich: **Anordnung durch Gericht** erforderlich
- Ausnahme: bei Gefahr im Verzug ist diese unverzüglich (= ohne schuldhaftes Zögern) nachzuholen (§ 10 Abs. 2 PsychKG-NRW i.V.m. § 1906 Abs. 2 BGB)
- Sofortige Unterbringung (§ 14 PsychKG-NRW)
  - Ist die richterliche Anordnung **nicht bis zum Ablauf des folgenden Tages** erfolgt, muss der **Patient entlassen** werden.
    - Verantwortlich dafür ist die ärztliche Leitung des Krankenhauses, bei selbstständigen Abteilungen die fachlich unabhängige ärztliche Leitung der Abteilung (§ 14 Abs. 2 PsychKG-NRW).
- Durchführung der Unterbringung (§ 18–30 PsychKG-NRW)

Behandlung des untergebrachten Patienten

Grundsatz: keine Zwangsbehandlung

- Die Unterbringung allein rechtfertigt keine Zwangsbehandlung.
- Auch bei einer öffentlich-rechtlichen Unterbringung bedarf es in der Regel einer **Einwilligung des Betroffenen bzw. seines Vertreters** in die Behandlung (§ 18 Abs. 3 ff. PsychKG-NRW).

Ausnahmsweise Zwangsbehandlung bei erheblicher Gefahr nach PsychKG-NRW

- Zulässig ist eine Behandlung auch ohne oder gegen den Willen
  - des Betroffenen oder
  - seines gesetzlichen Vertreters oder
  - seines rechtsgeschäftlich Bevollmächtigten
- In den Fällen von
  - Lebensgefahr,
  - bei erheblicher Gefahr für die Gesundheit des Patienten oder anderer Personen (§ 18 Abs. 4 PsychKG-NRW);

- Anordnung dieser Zwangsbehandlung ausschließlich
  - durch die ärztliche Leitung,
  - bei deren Verhinderung durch deren Vertretung;
- Vornahme ausschließlich durch Ärzte

Behandlung des einwilligungsunfähigen, betreuten Patienten

- Die Einwilligung des **gesetzlichen Vertreters** (Eltern, Betreuer mit dem Aufgabenkreis Gesundheitsfürsorge) oder des **rechtsgeschäftlich Bevollmächtigten** ist maßgeblich.
- Bei Behandlungen, die die Gefahr des Todes oder eines schweren und länger dauernden gesundheitlichen Schaden begründen, ist **zusätzlich** die **Genehmigung des Betreuungsgerichts** erforderlich, es sei denn, dass mit dem Aufschub der Behandlung Gefahr verbunden ist (§ 1904 BGB).

8.5 Sonstige freiheitsentziehende Maßnahmen, insbesondere Fixierung

> Freiheitsentziehende Maßnahmen liegen vor, wenn eine Person **gegen ihren Willen oder im Zustand der Willenlosigkeit** in einem räumlich begrenzten Bereich festgehalten wird. Maßgeblich ist, ob dem speziellen Patienten die räumliche Fortbewegungsfreiheit genommen wird.

- Beispiele für freiheitsentziehende Maßnahmen (für die Unterbringung s. dort):
  - Einschließen des Patienten,
  - Fixierung (mechanische Bewegungseinschränkung des Patienten z. B. durch Bauchgurt, Hand-/Fußfesseln),
  - Bettgitter, Schutzdecken (wenn der Patient aus eigener Kraft aufstehen könnte),
  - Wegnahme von Hilfsmitteln (z. B. des Rollstuhls).
- Ziel: Schutz vor Selbstverletzung, ggf. Schutz anderer vor Verletzungen; aber keine »Disziplinierung«.

> **Grundsatz: Freiheitsentziehende Maßnahmen sind grundsätzlich rechtswidrig.**
> **Rechtfertigungsgründe:**
> - Einwilligung des einwilligungsfähigen Patienten.

8.5 · Sonstige freiheitsentziehende Maßnahmen, insbesondere Fixierung

– Einwilligung des Vertreters (Eltern, Betreuer, Bevollmächtigter) bei einwilligungsunfähigen Patienten, ggf. mit Genehmigung des Betreuungsgerichts.

Ausnahmen vom Erfordernis der Einwilligung:
– Notwehr: akute Gefährdung anderer durch den Patienten.
– Rechtfertigender Notstand: akute Eigengefährdung des Patienten, z. B. postoperatives Durchgangssyndrom.
– Gefährdung muss nach ärztlicher Erkenntnis bestehen (Einschätzung z. B. des Betreuers reicht nicht aus).
– Einwilligung/Genehmigung kann nicht eingeholt werden.
– Besteht keine Gefahr mehr, muss die freiheitsentziehende Maßnahme sofort beendet werden.

Fixierung

> Eine Fixierung ist stets das letzte Mittel der Wahl.

– **Vorrangig mildere Mittel** prüfen, **solange der gleiche Zweck erreicht** werden kann: z. B. eigenfinanziertes/freiwilliges Zuwendungspersonal, Tieferlegen des Bettes, Hüftprotektoren, Helme, Schlafanzüge mit bis zum Hals reichenden Reißverschlüssen.
– Auch andere (weniger) freiheitseinschränkende Maßnahmen (z. B. Bettgitter statt Gurtfixierung) müssen geprüft werden.
  – **Beachte**: Auch Bettgitter und ähnliche freiheitseinschränkende Maßnahmen sind an die gleichen Voraussetzungen wie die Fixierung gebunden (z. B. Einwilligung bzw. die Genehmigung des Betreuungsgerichts, Vorrangigkeit milderer Mittel).
– Auch bei Fixierung soll das mildeste Fixierungsmittel angewendet werden, welches die Bewegungsfreiheit des Patienten am wenigsten einschränkt.
– Zu beachten sind auch gesundheitliche (psychisch und physisch) Gefahren durch die Fixierung.
– Rechtliche Risiken für den Arzt
  – Bei rechtswidriger Fixierung: zivil- und strafrechtliche Sanktionierung wegen Freiheitsberaubung, Nötigung oder Körperverletzung möglich;
  – andererseits bei unterlassener Fixierung, obwohl diese erforderlich war: zivil- und strafrechtliche Sanktionierung für die Folgen (z. B. Selbst- oder Fremdverletzung) wegen Fahrlässigkeit möglich.

> Jede Art von Fixierung bindet das Personal, d. h. eine Fixierung darf nicht benutzt werden, wenn eine ständige Überwachung des Patienten durch Personal nicht möglich ist, denn fixierte Patienten müssen unter ständiger Beobachtung stehen, d. h. unter Sichtkontrolle.

Einwilligungsunfähiger Patient mit erreichbarem Betreuer

– Einwilligung des Betreuers, der für diesen Aufgabenkreis (Aufenthaltsbestimmung) bestellt sein muss. Aufgabenkreis des Betreuers ergibt sich aus der Bestellungsurkunde (vorlegen lassen)
– **und** Genehmigung des Betreuungsgerichts (§ 1906 Abs. 4 BGB), **wenn** die Maßnahme länger andauert (z. B. einen Tag/eine Nacht – je schwerwiegender die Maßnahme, umso kürzer die Frist) oder wiederholt vorgenommen wird.

Einwilligungsunfähiger Patient mit erreichbarem Bevollmächtigten

– Einwilligung des Bevollmächtigten (dessen schriftliche Vollmacht die freiheitsentziehende Maßnahme ausdrücklich umfassen muss → Vollmachtsurkunde vorlegen lassen)
– **und** Genehmigung des Betreuungsgerichts (§ 1906 Abs. 4 BGB), **wenn** die Maßnahme länger andauert (z. B. einen Tag/eine Nacht – je schwerwiegender die Maßnahme, umso kürzer die Frist) oder wiederholt vorgenommen wird.

Patient ohne (erreichbaren) Vertreter

– Rechtfertigung durch mutmaßliche Einwilligung möglich: Ist es im Interesse des bewusstlosen Patienten, fixiert zu werden? Sind mildere Mittel möglich?
– Aber soweit zeitlich möglich: Entscheidung des Betreuungsgerichts einholen (§§ 1908i, 1846 BGB).
– Nach Erreichbarkeit/Bestellung eines Vertreters darf die Maßnahme nur fortgeführt werden, wenn der Vertreter zustimmt.

Vorübergehend bewusstloser, ansonsten aber einwilligungsfähiger Patient

– Rechtfertigung durch mutmaßliche Einwilligung möglich: Ist es im Interesse des bewusstlosen Patienten, fixiert zu werden? Sind mildere Mittel möglich? Nach Wiedererlangung des Bewusstseins darf die Maßnahme nur fortgeführt werden, wenn der Patient zustimmt.

Untergebrachter Patient
- Die Unterbringung allein rechtfertigt keine Fixierung (z. B. nach PsychKG-NRW oder entsprechenden Landesgesetzen).

Verfahren der ärztlichen Anordnung
- Schriftliche ärztliche Anordnung
  - Spätestens unmittelbar nach der freiheitsentziehenden Maßnahme
  - Feststellung/Überzeugung von der Notwendigkeit der Maßnahme durch den Arzt
  - Dokumentation der Maßnahme
    - Name des anordnenden Arztes
    - Personalien des Patienten (Patientenaufkleber)
    - Rechtfertigungs-/Anordnungsgrund
    - Art der Maßnahme
    - Befristung: voraussichtliche Dauer der Maßnahme
- **Besonderheit:** Nur bei unmittelbarer Gefahr im Verzug darf das Pflegepersonal ohne ärztliche Anordnung handeln.

8.6 Therapieentscheidung am Lebensende auf Intensivstation

- **Basis:** Der (mutmaßliche oder vorausverfügte) Patientenwille ist das höchste Gebot!
- **Fakten der »neuen« Intensivmedizin:**
  - Intensivmediziner in der heutigen Zeit müssen lernen, dass der Tod eines Patienten kein Versagen darstellt, sondern Gelegenheit bietet, eine besondere Form der Patientenbetreuung zu praktizieren (»end-of-life care«), d. h. der Tod darf zugelassen werden.
  - Obwohl die meisten Menschen im häuslichen Umfeld sterben wollen, treten nach Schätzungen in Deutschland über 50 % aller Sterbefälle in Krankenhäusern auf.
  - Demographische Veränderungen (Zunahme der älteren Bevölkerung, wachsende Single-Gesellschaft – fehlender Ansprechpartner) werden in weiterer Zukunft zu einer erheblichen Zunahme komplexer ethischer Fragestellungen in der Intensivmedizin führen.
- **Ethische Entscheidungen am Lebensende → 4 Kernelemente medizinethischer Prinzipien nach Beauchamp und Childress**
  - Achtung der **Autonomie** bzw. Respekt vor Eigenständigkeit und Selbstbestimmung, d. h. das Recht des Patienten, jegliche Behandlung zu akzeptieren oder abzulehnen.
  - **Fürsorge** (»beneficence«), d. h. Verpflichtung Gutes zu tun (Wohltun). Das Wohltunsprinzip äußert sich insbesondere im Bedürfnis nach »comfort« bzw. »palliative care«.
  - **Nichtschaden** (»non-maleficence«) bedeutet, keinen Schaden zuzufügen bzw. keinen *weiteren* Schaden; in offensichtlich aussichtslosen Fällen soll z. B. kein Reanimationsversuch unternommen werden.
  - **Gerechtigkeit,** d. h. Fairness, Transparenz und Konsistenz der Entscheidungen am Lebensende
- **Model des »shared decision-making« (SDM)**
  - SDM: eine Form der partizipativen Entscheidungsfindung, d. h. eine partnerschaftliche gemeinsame Entscheidungsfindung und -verantwortung
  - Voraussetzung für SDM: »kontinuierlicher« Dialog zwischen Patient/Rechtsvertreter, Familienangehörigen und dem Behandlungsteam (»healthcare professionals«)
  - In einer beziehungsbezogenen Weise handeln: z. B. persönlichen Kontakt suchen, Respekt und Empathie zeigen, gegenseitiges Vertrauen als Basis
  - Emotionen, Wünsche und Informationen ausdrücken bzw. verstehen: z. B. persönliche Relevanz von Symptomen, auf Befürchtungen hören und eingehen
  - Informationen und Optionen erläutern: z. B. Fragen stellen, eigenes Verständnis mitteilen bzw. fremdes Verständnis erfragen, Nutzen und Risiken erklären und bewerten, offen sein für neue Möglichkeiten
  - nach Informationen, Unterstützung und Rat suchen: z. B. von Freunden, von Kollegen der eigenen und anderer Berufsgruppen
  - Vermitteln und Kompromisse eingehen: z. B. Risiken und Unsicherheiten akzeptieren, unterschiedliche Sichtweisen anerkennen
  - Im Interesse des Patienten handeln: z. B. Verantwortung für Handlungen übernehmen
- **3 Kernaufgaben in der Behandlung und Pflege schwerkranker Patienten**
  - **Cure:** Aufbringen des medizinischen Könnens für therapierbare Krankheiten
  - **Care:** Aufbringen der menschlichen Achtsamkeit für die physiologischen, psychologischen, sozialen und spirituellen Bedürfnisse und Leiden des Patienten
  - **Comfort:** Aufbringen des ärztlichen und pflegerischen Könnens, um diese Achtsamkeit durch Palliation zu operationalisieren

- **Diskutable Therapieoptionen am Lebensende**
    - Kurativ (Restitutio ad integrum, lebensverlängernde Maßnahmen bis Rehabilitation)
    - Palliativ (Linderung/Vermeidung von Leiden [«comfort care»], Lebensqualität)
    - Intensivmedizin und Palliativmedizin schließen sich nicht aus, sondern ergänzen sich komplementär in der Behandlung schwerkranker Patienten.
- **Überprüfung der Therapieziele**
    - Was ist das eigentliche Therapieziel?
    - Ist das Therapieziel realistisch zu erreichen?
    - Übereinstimmung des Therapieziels mit dem Patientenwillen?
- **Palliativmedizin**
    - Die Palliativmedizin dient der Verbesserung der Lebensqualität von Patienten und ihren Familien, die mit einer lebensbedrohlichen Erkrankung konfrontiert sind. Dies geschieht durch Vorbeugung und Linderung von Leiden mittels frühzeitiger Erkennung, hochqualifizierter Beurteilung und Behandlung von Schmerzen und anderen Problemen physischer, psychosozialer und spiritueller Natur (WHO 2002).
    - Eine palliative Behandlung stellt keine »Minimaltherapie« und keinen »Therapieabbruch« dar, sondern eine Therapiezieländerung.
    - Palliativmedizin als Fortführung der für den Patienten optimalen Therapie mit geändertem Therapieziel
    - Eine palliative Betreuung muss in jeder Phase einer kritischen Erkrankung verfügbar sein, d. h. gleichzeitige Beachtung kurativer und palliativer Elemente mit unterschiedlichen Ausprägungen im phasenhaften Ablauf einer Erkrankung.
- **Entscheidungsfindung** (◘ Abb. 8.1)
- **Uneinigkeit oder Unklarheit der Entscheidungsfindung**
    - Interdisziplinäres Konsil unter Einbeziehung von Vertretern der Bereiche Medizin, Pflege, Medizinrecht, Ethik/Theologie und Palliativmedizin
    - Heranziehung betreuungsgerichtlicher Prüfung (Amtsgericht)
    - Frühzeitige Familienkonferenz
- **Beendigung bzw. Nichteinleitung lebenserhaltender Maßnahmen**
    - Entscheidungsfindung/Angehörigenkonferenz: ausführliches Gespräch mit Therapieoptionen und Prognose
    - Gemeinsame Entscheidungsfindung durch Patienten bzw. Rechtsvertreter, Angehörige und »healthcare professionals« (Ärzte, Pflegekraft, Physiotherapeuten, etc.) → »shared decision-making« (s. oben)
    - Angehörigenkonferenz: Alle Mitglieder des Behandlungsteams sollten bei der Konferenz repräsentativ vertreten sein; vor der Konferenz sollte Klarheit und Einigkeit im Behandlungsteam bestehen (gute Vorbereitung), ein Gesprächsleiter sollte festgelegt werden, Sprach- und Wortwahl sollen verständlich sein.
    - VALUE-Konzept: Anhaltspunkte für eine strukturierte Durchführung einer Angehörigenkonferenz: (a) Wertschätzung (»value«) und Anerkennung der Fragen und Einlassungen von Angehörigen, (b) Emotionen der Angehörigen anerkennen (»acknowledge«), (c) zuhören (»listen«), (d) Fragen zur Person und Persönlichkeit des Patienten stellen, um sich ein besseres Bild vom ihm machen zu können (»understand«), (e) Angehörige zu Fragen ermuntern (»elicit«)
    - Wichtig ist, dass die Betroffenen die reale Chance erhalten, ihre Sichtweise auszudrücken und Fragen zu stellen!
    - Dokumentation in Patientenkurve, d. h. schriftliche Fixierung bei Festlegung keiner Einleitung lebenserhaltender Maßnahmen (keine kardiopulmonale Reanimation): *Do not resuscitate* (DNR) oder *Allow natural death* (AND)

8.7 Leichenschau und Todesfeststellung

Leichenschau

- Jeder Arzt ist verpflichtet, eine Leichenschau durchzuführen, wenn ihm ein Todesfall angezeigt wird.
- Rechtlich gilt der Verstorbene erst als Leiche, wenn ein approbierter Arzt den Tod festgestellt hat.
- Gesetzlich geregelt in den Bestattungsgesetzen der Länder.
- Leichenschau sollte »unverzüglich« erfolgen; Abklärung eines noch reanimationsfähigen Zustandes.
- Leichenschau sollte an der unbekleideten Leiche stattfinden, Suche nach Verletzungen, Petechien, Inspektion »aller« Körperöffnungen, Leichnam stets umdrehen.

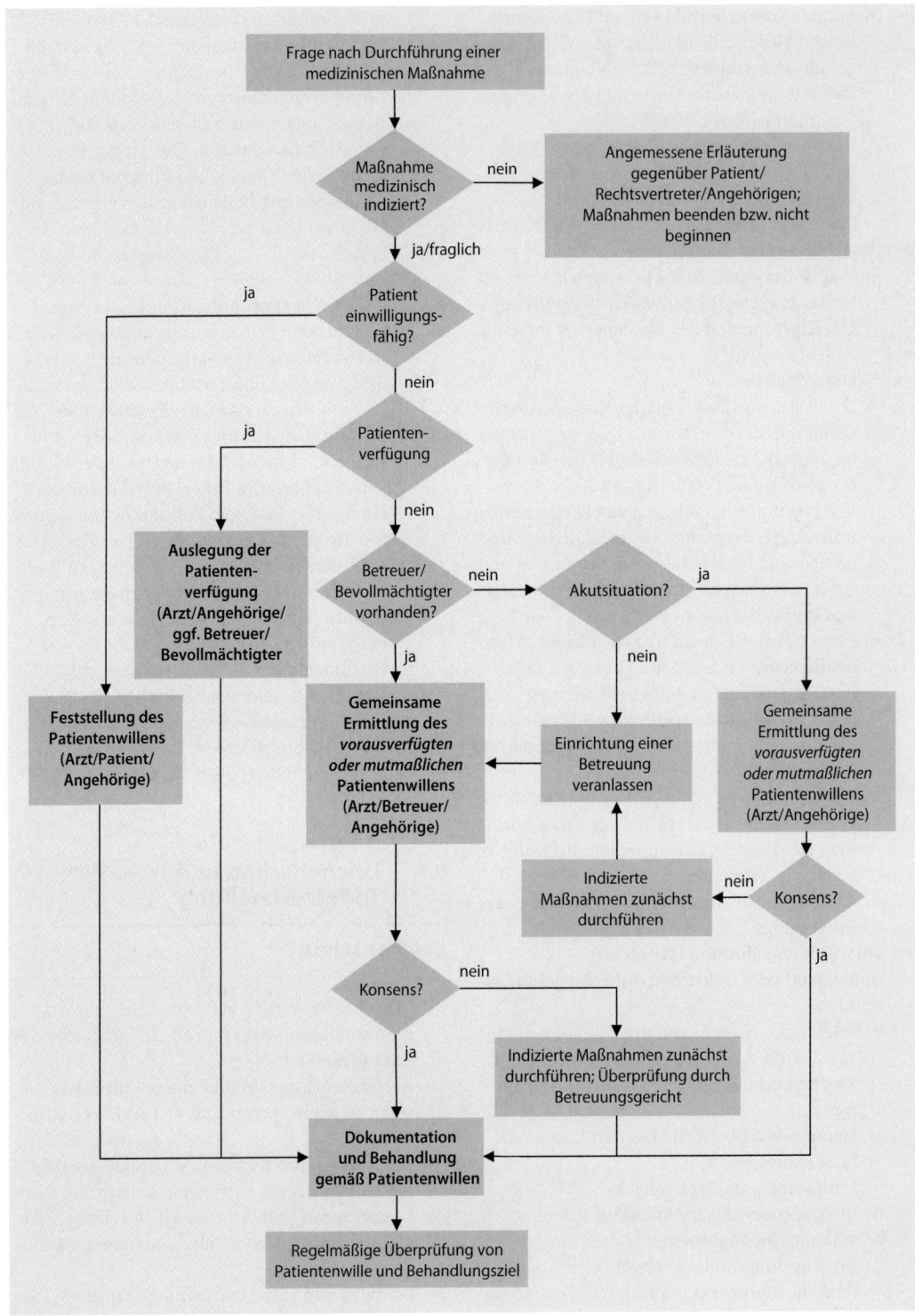

Abb. 8.1 Entscheidungsdiagramm bezüglich der Frage der Durchführung einer medizinischen Maßnahme (mod. nach Borasio et al. 2010)

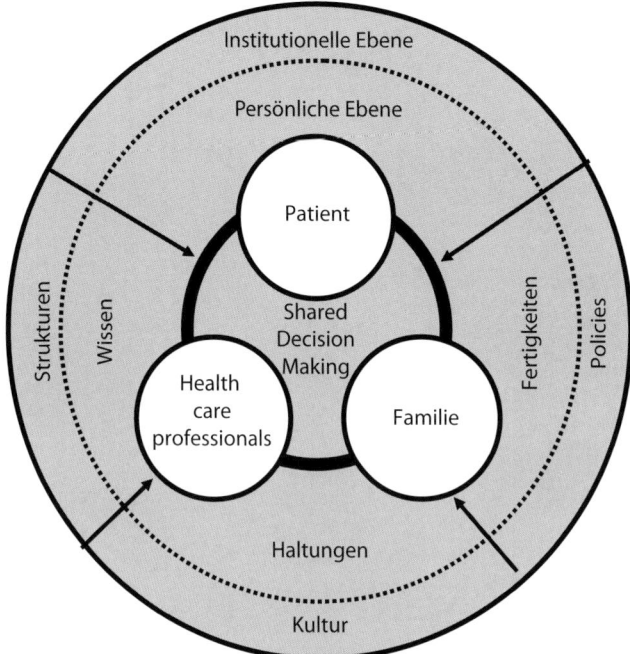

◘ Abb. 8.2 Rahmenbedingungen zur Entscheidungsfindung am Lebensende (mod. nach Wallner 2010)

- **Aufgaben der Leichenschau:**
  - Feststellung des Todes
  - Feststellung der Todesursache
  - Todesart
  - Feststellung der Todeszeit (Todeszeit, bis zu 5 h p.m.)
  - Umstände, übertragbare Krankheiten (Seuchen nach Infektionsschutzgesetz – IfSG)
  - Meldepflichten:
    - Bei nicht natürlicher/nicht geklärter Todesursache
    - Bei unbekannter Identität
    - Gemäß Infektionsschutzgesetz

Todeszeichen

- **Sichere Todeszeichen** (ein sicheres Todeszeichen genügt!):
  - Totenflecken (15–60 min)
  - Totenstarre (1–2 h)
  - Fäulnis (Autolyse)
  - Hirntod
  - Verletzungen, die mit dem Leben nicht vereinbar sind
  - Abbruch der Reanimation
- **Unsichere Todeszeichen:**
  - Weite und lichtstarre Pupillen (Cave: nach Reanimation mit Adrenalin: Sympathikuseffekt)
  - Areflexie
  - Asystolie
  - Apnoe
  - Abkühlung
  - Scheintod

> **Ursachen des Scheintodes → AEIOU-Regel:**
> - A: Alkohol, Anoxie, Anämie, Azotämie
> - E: Elektrizität/Blitz, Epilepsie, Erfrierung
> - I: »injury« (SHT), Intoxikation
> - O: Opiate, Medikamente
> - U: Urämie, Unterkühlung

Todesarten

- **Natürlicher Tod:**
  - Innere Ursache, ohne äußere Einwirkung
  - Das Ableben war aufgrund des Grundleidens absehbar
- **Nicht natürlicher Tod:**
  - Von außen verursacht: Suizid, Vergiftungen, Behandlungsfehler, Unfall, Einwirkung Dritter, Tötungsdelikte, tödlich verlaufende Folgefehler
  - Abbruch der Leichenschau (zur Spurensicherung: Aufbewahrung der Leiche im »abgeschlossenen« Verabschiedungsraum)
  - Polizei umgehend in Kenntnis setzen

- **Ungeklärte Todesart:**
  - Todesursache durch die Leichenschau unter Berücksichtigung der Anamnese nicht erkennbar (z. B. plötzlicher Tod eines von außen gebrachten Notfallpatienten ohne Anamnese), kein Anhalt für einen natürlichen Tod
  - Keine Gegenstände (auch notfallmäßig eingebrachte, wie z. B. Endotrachealtubus, ZVK) entfernen
  - Polizei umgehend in Kenntnis setzen (Spurensicherung: Aufbewahrung der Leiche im »abgeschlossenen« Verabschiedungsraum), Leichenschau erfolgt durch die Kriminalpolizei und Rechtsmedizin

> Jeder Fall von nicht natürlicher und ungeklärter Todesart ist den Ermittlungsbehörden unverzüglich zu melden. Bei einer offensichtlichen Falschbescheinigung bezüglich der Todesart können straf- und zivilrechtliche Konsequenzen drohen.

Keine Beförderung von Toten im RTW/NAW

- Auf öffentlichen Straßen und Wegen dürften Tote nur in einem für diesen Transport geeigneten dicht verschlossenen Behältnis befördert werden (§ 16 Abs. 1 Bestattungsgesetz NRW).
- Deshalb keine Beförderung der Leiche eines tödlich Verunglückten vom Unfallort, sofern bereits bei Beginn des Transports der Tod »sicher« festgestellt wurde.

Literatur

Borasio GD, Putz W, Eisenmenger W (2003) Neuer Beschluss des Bundesgerichtshofs: Verbindlichkeit von Patientenverfügungen gestärkt: Dtsch Ärzteblatt 31:A 2062–2065

Borasio GD, Heßler HJ, Wiesing U (2009) Patientenverfügungsgesetz – Umsetzung in der klinischen Praxis. Dtsch Ärzteblatt 40:B 1675–1678

Borasio GD, Jacobs P, Weber J (2010) Leitlinie zu Entscheidungen am Lebensende, 2., überarbeitete Version. http://palliativmedizin.klinikum.uni-muenchen.de/docs/jox/Leitlinie_PV_Langfassung_CD_end.pdf

Taupitz J (2000) Empfehlen sich zivilrechtliche Regelungen zur Absicherung der Patientenautonomie am Ende des Lebens? Beck, München

Wallner J (2008) Die richtigen Worte für medizinische Entscheidungen am Lebensende finden. Wien Med Wschr 120:647–654

Wallner J (2010) Organisation medizinischer Entscheidungen am Lebensende. Intensivmed 47:49–54

II Spezielle Intensivmedizin

9 Kardiologie – 123
G. Michels, U.C. Hoppe

10 Angiologie – 215
G. Michels, M. Gawenda

11 Pneumologie – 251
G. Michels

12 Gastroenterologie – 289
G. Michels, H.M. Steffen, J. Mertens, N. Jaspers

13 Nephrologie – 341
V. Burst

14 Onkologie – 373
M. Kochanek, O. Cornely, G. Michels

15 Hämostaseologisch-thrombozytäre Krankheitsbilder auf der Intensivstation – 381
M. Kochanek

16 Infektiologie – 401
M. Kochanek, G. Michels, G. Fätkenheuer, O. Cornely, U. Aurbach, H. Seifert, Ch. Gutschow, D. Waldschmidt, J. Rybniker, E. Skouras, M.J.G.T. Vehreschild, J. Vehreschild,

17 Endokrinologische Krankheitsbilder – 437
G. Michels

18 Intoxikationen – 455
G. Michels, S. Weilemann

19	Neurologie – 481
	G. Michels, W.F. Haupt, Ch. Dohmen, W. Liu, L. Burghaus

20	Logopädie und Intensivmedizin – 519
	G. Michels, M. Bruckner

21	Physiotherapie in der Intensivmedizin – 529
	M. Th. Geier, G. Michels, S. Wilke, S. R. Schwarzkopf

22	Intensivtransport – 537
	G. Michels, R. Blomeyer

23	Rehabilitation und Intensivmedizin – 543
	G. Michels, J. Szodrak

24	Transplantationsmedizin in der Intensivmedizin – 547
	G. Michels, A. Ruhparwar, T. Welte, J. Gottlieb, S. Teschner, V. Burst, J. Mertens, D. Stippel, G. Herter-Sprie, M. von Bergwelt-Baildon, S. Theurich, J. Vehreschild, Ch. Scheid, J. Chemnitz, M. Kochanek

Kardiologie

G. Michels, U.C. Hoppe

9.1 Akutes Koronarsyndrom (ACS) – 124

9.2 Kardiogener Schock – 142

9.3 Akute Herzinsuffizienz – 150

9.4 Infektiöse Endokarditis – 162

9.5 Myokarditis – 172

9.6 Perikarditis – 174

9.7 Herzrhythmusstörungen – 179

9.8 Schrittmacher- und ICD-Patient – 203

9.9 Hypertensives Notfallgeschehen – 209

Literatur – 212

9.1 Akutes Koronarsyndrom (ACS)

G. Michels

Definition

- **Akutes Koronarsyndrom:** Alle Zustände der koronaren Herzkrankheit, die mit einer kritischen Verschlechterung der Koronarperfusion einhergehen.
- **Myokardinfarkt:** Anstieg der Herzenzyme mit typischer Klinik und EKG-Veränderungen. Je nach EKG-Veränderungen kann zwischen NSTEMI (Innenschicht-Ischämie) und STEMI (transmurale Ischämie) unterschieden werden.

Einteilung des ACS

- ACS mit typischem Brustschmerz *mit* anhaltender ST-Streckenhebung über 10–20 min (**STEMI**, »ST-segment elevation myocardial infarction« oder Q-wave-Infarkt, 40 %)
  - Klassischer transmuraler Myokardinfarkt mit anhaltender ST-Streckenhebung ≥0,1 mV in ≥2 Extremitätenableitungen und/oder ≥0,2 mV in ≥2 Brustwandableitungen oder neu aufgetretenem Linksschenkelblock mit infarkttypischen Symptomen
  - Labor: positives Troponin
  - Pathologie: kompletter Gefäßverschluss mit absolut anhaltender Myokardischämie
- ACS mit typischem Brustschmerz *ohne* anhaltende ST-Streckenhebung (**NSTE-ACS**)
  - **NSTEMI** (»non ST-segment elevation myocardial infarction«, 40 %)
    - Myokardinfarkt ohne anhaltende ST-Streckenhebung, evtl. normales EKG
    - Labor: positives Troponin
    - Pathologie: inkompletter Gefäßverschluss, spontane Reperfusion
  - **UA** (»unstable angina«, Präinfarktsyndrom, 20 %) bzw. instabile Angina pectoris
    - EKG: ST-Streckensenkungen (>0,1 mV) oder T-Negativierungen, evtl. Normalbefund
    - Labor: ohne Troponinerhöhung
    - Klinik: jede Erstangina, zunehmende Schwere, Dauer, Häufigkeit der Schmerzanfälle, Ruheangina, zunehmender Bedarf an antianginösen Medikamenten
    - Pathologie: temporäre Myokardischämie infolge relativer Koronarinsuffizienz

Allgemeines

- Inzidenz (Deutschland): ca. 280.000 Myokardinfarkte/Jahr
- Auftreten: ca. 40 % aller ACS treten in den frühen Morgenstunden auf
- Mortalität (präklinisch): nach 1–4 h: 25 %, nach 24 h: 30 %
- Mortalität (klinisch): 30-Tage-Mortalität: 58 %
- Langzeitmortalität: Die STEMI-Langzeitmortalität nach 7 Jahren ohne Zeitverzögerung (Einhalten der »Door-to-balloon«-Zeit) beträgt ca. 15 %, während diese mit zunehmender Zeitverzögerung bis zu 30 % zunimmt.
- Erhöhte Mortalität insbesondere für Frauen und ältere Patienten ≥75. Lj.

Ätiologie akuter myokardialer Minderperfusion

- **Atherosklerotisch bedingt (häufig)** Plaqueruptur oder Plaquefissuren mit thrombotischem (Teil-)Verschluss des Gefäßes
- **Nicht atherosklerotisch bedingt** Mikroembolien, *In-situ*-Koronarthrombosen (z. B. Polycythaemia vera), Koronarspasmen (z. B. Prinzmetal-Angina, CASPAR-Studie), Drogen (z. B. Kokain), Vaskulitis (z. B. Panarteriitis nodosa, Kawasaki- oder Takayasu-Arteriitis), Koronardissektionen (spontan, postpartal, Trauma, iatrogen, LAD häufig betroffen), Koronaranomalien (z. B. Bland-White-Garland-Syndrom)

> Bei Diabetikern (stummer Myokardinfarkt in 20–25 % d. F.), Frauen, Herztransplantierten, älteren Patienten (>75 Jahre) und Patienten mit Niereninsuffizienz und/oder Demenz zeigt sich häufig eine atypische Klinik. Bis zum Ausschluss eines akuten Koronarsyndroms ist ein umfassendes Monitoring obligat, ggf. Notaufnahmestation oder Intermediate Care Station (IMC).

Klinik

- Unruhe und Todesängste
- Schmerzen bzw. instabile Angina pectoris (4 Typen):
  - Jede anhaltende Ruhe-Angina (>20 min)
  - Neu auftretende (de novo) schwere Angina pectoris (Klasse III nach CCS)
  - Kürzlich erfolgte Destabilisierung einer stabilen Angina pectoris (Klasse III nach CCS)
  - Angina pectoris nach Myokardinfarkt

- Schmerzsymptomatik:
  - Retrosternal bzw. thorakal lokalisiert
  - Mit oder ohne Ausstrahlung
- Dyspnoe
- Zeichen des Linksherzinfarktes: Hypotension, Tachykardie, Blässe, Kaltschweißigkeit und Lungenödem
- Trias des Rechtsherzinfarktes: Hypotension/Bradykardie, fehlendes Lungenödem und Halsvenenstauung
- Vegetative Begleitsymptomatik: Nausea/Emesis, Schweißausbruch, Harndrang
- Akutes Abdomen mit Nausea/Emesis bei Ischämie der Hinterwand

Diagnostik

Anamnese

- Eine ausführliche Anamnese ist bei V. a. ein akutes Koronarsyndrom nicht notwendig (»*time is muscle*«), diese sollte nach dem AMPEL-Schema (**A**llergie, **M**edikation, **P**ast medical history/Anamnese, **E**vents/aktuelle Beschwerden, **l**etzte Mahlzeit) in nur kurzer Zeit durchgeführt werden.
- Risikostratifizierung:
  - Individuelles Risikoprofil, insbesondere bei NSTEMI-Patienten (→ Festlegung der invasiven Strategie: dringend, frühinvasiv oder nichtinvasiv)
  - Blutungsrisiko bzgl. der Antikoagulationstherapie
  - GRACE-Risk-Score (www.outcomes-umass-med.org/grace/acs_risk/acs_risk_content.html)

Körperliche Untersuchung

- Auskultation: evtl. neu aufgetretenes Herzgeräusch, Zeichen der pulmonalen Stauung bei Linksherzdekompensation

Monitoring

- Hämodynamik (Blutdruck, Puls) und S_pO_2

12-Kanal-EKG

- Ein 12-Kanal-EKG ist innerhalb von 10 min nach Erstkontakt mit dem Patienten zu schreiben und von einem erfahrenen Arzt zu beurteilen.
- EKG-Aufzeichnungen sind mind. nach 6 und 24 h sowie bei erneuter Symptomatik zu wiederholen.
- Aufzeichnung zusätzlicher Ableitungen: V_{3R-4R} (Rechtsherzinfarkt?), V_{7-9} (Lateralinfarkt?)
- Beurteilung von Herzfrequenz, Rhythmus und Infarktlokalisation:
  - ST-Hebungen in mind. 2 zusammenhängenden **Brustwandableitungen** ≥0,2 mV
  - ST-Hebungen in mind. 2 zusammenhängenden **Extremitätenableitungen** ≥0,1 mV
  - ST-Senkungen in spiegelbildlichen Ableitungen
  - Weitere EKG-Veränderungen: negative T-Wellen, neu aufgetretener Linksschenkelblock (typisch für großen Vorderwandinfarkt) oder AV-Block (bei Hinterwand- und Septuminfarkt), R-Verlust beim Vorderwandinfarkt
- EKG-Stadienverlauf:
  - Stadium 0: Erstickungs-T
  - Stadium I: monophasische ST-Streckenelevation
  - Stadium II: terminale T-Negativierung
  - Stadium III: Infarkt-Q (Pardee-Q, Zeichen der Myokardnekrose)
  - Stadium IV: QS-Komplexe
- Rechtsventrikulärer und posteriorer Infarkt (RCA-Stromgebiet):
  - rechtspräkordiale unipolare Ableitungen nach Wilson V_{3R-6R} *und* bipolare Ableitungen nach Nehb (kleines Herzdreieck zur besseren Erfassung der Hinterwand: rote Elektrode → 2. ICR rechts parasternal, gelbe Elektrode → linke hintere Axillarlinie/Klavikulaspitze, grüne Elektrode → Herzspitze)
  - Beurteilung der Ableitung V_1: Die Ableitung V_1 reflektiert den rechten Ventrikel und kann daher im Rahmen eines posterioren Infarktes eine ST-Streckenelevation zeigen, falls der rechte Ventrikel mitbetroffen ist. ST-Streckenhebungen in V_1 – als Ausdruck der rechtsventrikulären Beteiligung – sind mit einer schlechteren Prognose assoziiert, ST-Senkungen in V_1 dagegen nicht.
- Anmerkungen:
  - Große Posterolateralinfarkte zeigen im Standard-(12-Kanal)-EKG manchmal wenige oder keine Veränderungen (daher stets laterale Ableitungen [V_{7-9}] und Echokardiographie!)
  - ST-Streckenhebungen ≥1 mm in der Ableitung aVR sind unabhängig von der Infarktlokalisation mit einer höheren 30-Tage-Mortalität assoziiert (prognostische Bedeutung!).

Labordiagnostik (◻ Tab. 9.1)

❗ Cave
Die Troponine sind der übliche Laborparameter mit hoher Sensitivität und Spezifität zur Diagnostik eines Herzmuskelschadens. Myoglobin wird zwar ebenfalls sofort positiv, ist aber unspezifisch. Möglicherweise gewinnt das h-FABP (»heart-type fatty acid binding protein«) in Kombination mit Troponin an Bedeutung zur Frühdiagnostik des Myokardinfarkts.

- Troponin T sofort (bei Niereninsuffizienz besser Troponin I)
- Falls negativ → Testwiederholung in 6–12 h bzw. bei unklarer Klinik früher, wenn danach weiter negativ plus unauffälliges EKG und Klinik, dann nichtinvasive Ischämiediagnostik (Ergometrie)
- Bestimmung weiterer Laborparameter: BNP/NT-proBNP, D-Dimere, Retentionswerte, Schilddrüsenparameter, kleines Blutbild, Gerinnung

---

Differenzialdiagnosen für Troponinerhöhungen
- **ACS:** Akutes Koronarsyndrom
- **Nicht-ACS:**
  - Tachy-/Bradyarrhythmien
  - Aortendissektion
  - Schwere Aortenklappenstenose
  - Hypertensives Notfallgeschehen
  - Akute oder chronische Herzinsuffizienz
  - Hypertrophe Kardiomyopathie
  - Vaskulitis der Koronararterien (z. B. SLE, Kawasaki-Syndrom)
  - Endotheliale Dysfunktion der Koronararterien ohne signifikante KHK (z. B. Kokainabusus)
  - Lungenembolie, schwere pulmonale Hypertonie
  - Lungenödem, akutes respiratorisches Versagen
  - Myokarditis, Perimyokarditis
  - Contusio cordis
  - Z. n. kardiochirurgischem Eingriff
  - Z. n. Radiofrequenz- oder Kryoablationstherapie
  - Z. n. Kardioversion/Defibrillation
  - Z. n. Myokardbiopsie
  - Z. n. CPR
  - Toxische Myokardschädigung (z. B. Adriamycin, 5-FU, Herceptin)
  - Tako-Tsubo-Kardiomyopathie
  - Peripartale Kardiomyopathie
  - Sepsis, septische Kardiomyopathie
  - Infiltrative Kardiomyopathien (z. B. Amyloidose, Sarkoidose)
  - Schwere neurologische Erkrankungen: Schlaganfall, Subarachnoidalblutung, SHT

◻ **Tab. 9.1** Laborparameter bei akutem Koronarsyndrom

Enzym	Normwerte	Beginn der Aktivitätsänderung [h]	Maximum [Tage]	Rückbildung [Tage]
CK	<170 U/l	4–8	1–2	2–4
CK-MB (%-Anteil)	<25 U/l (<6 % der Gesamt-CK)	4–8	1–2	2–4
GOT (AST)	<35 U/l	4–8	2	3–6
LDH (α-HBDH)	<250 U/l (<180 U/l)	8–12	2–3	9–18
Myoglobin	<60 ng/ml	1–3	12 h	1–2
h-FABP	<19 ng/ml	0,5	10 h	1–2
Troponin T oder hs-Troponin	<0,1 µg/l	1–4	1	9–18

Anmerkung: Bei starkem CK-Anstieg ohne MB-Anteil sollten stets ausgeschlossen werden: neurologisches Geschehen (wie zentrale Ischämie → CK-BB), Makro-CK oder Trauma (→ CK-MM). Mit LDH ist die Gesamtaktivität des Enzyms gemeint, während α-HBDH das Isoenzym LDH1 darstellt. Bei hohen LDH-Werten kann von einem nicht mehr frischen Myokardinfarkt ausgegangen werden. Die Cut-off-Werte bzgl. der Troponine (T, I, hs [hochsensitiv]) sind test- und damit laborabhängig.
Ein nachweisbares hs-Troponin bei »stabilen KHK-Patienten« ist assoziiert mit kardiovaskulärem Tod und Herzinsuffizienz, jedoch nicht mit Myokardinfarkten.

9.1 · Akutes Koronarsyndrom (ACS)

- Extreme körperliche Anstrengung
- Schwere Verbrennungen (>30 % verbrannte KÖF)
- Niereninsuffizienz (Kreatinin >2,5 mg/dl)
- Neoplasie
- Rhabdomyolyse mit kardialer Beteiligung

Echokardiographie (◘ Tab. 9.2)

- Beurteilung der **linksventrikulären Pumpfunktion** (LV-PF):
  - »Fractional shortening« (FS, eindimensionale Größe): (EDD-ESD)/EDD × 100 ≥25 %
  - Ejektionsfraktion (EF, dreidimensionale Größe): (EDV-ESV)/EDV × 100 ≥55 %, in vielen Echokardiographie-Geräten bereits integriert → Volumetrie nach Simpson, biplane Scheibchensummationsmethode im 2D-Echo
- Beurteilung von **Wandbewegungsstörungen:** können Wandbewegungsstörungen ausgeschlossen werden, so liegt zu >90 % keine akute kardiale Ischämie vor (!)
  - Regionale Wandbewegungsstörungen: Normokinesie, Hypokinesie, Akinesie, Dyskinesie (= systolische Auswärts- und diastolische Einwärtsbewegung) → meist Dyskinesie im infarzierten Areal und Hyperkinesie im gesunden Areal
- Regionale Funktionsbeurteilung: 16-Segmentmodell zur Wandbewegungsanalyse des linken Ventrikes in der parasternalen kurzen Achse und im 2-/3- bzw. 4-Kammerblick
  - LAD: septal, anteroseptal und anterior
  - RCX: posterior und lateral
  - RCA: inferior – rechtsventrikuläre Dilatation und Dyskinesie
- Suche nach **Infarktkomplikationen:** Septumruptur, Perikarderguss, Aneurysma/intrakavitäre Thromben, akute Mitralklappeninsuffizienz

> **Bildgebende Verfahren wie Cardio-CT oder Cardio-MRT haben eine bisher sehr limitierte Rolle in der Akutdiagnostik, zudem fehlen Daten zur prognostischen Relevanz. Sie ermöglichen aber in einzelnen Fällen unter Berücksichtigung der Risiken eine frühzeitigere Entlassung bei negativem Befund.**

Ggf. hämodynamisch kontrollierte Therapiesteuerung

- Invasives Monitoring, z. B. Pulmonaliskatheter, PiCCO-System (kontinuierliches Monitoring über Pulswellenanalyse)

! Cave
Ein unauffälliges EKG schließt ein akutes Koronarsyndrom nicht aus (!)

◘ Tab. 9.2 EKG-Diagnostik und Koronargefäßzuordnung

Versorgungsregion	Koronararterienverschluss	EKG-Ableitung
Vorderwandinfarkt	LAD: proximal	I, aVL, V_{2-6}
Vorderwandspitzeninfarkt: apikal	LAD: mittlerer oder distaler Teil	I, aVL, V_{3-4}
Vorderer Septuminfarkt: supraapikal oder anteroseptal	LAD: mittlerer Teil/R. septalis der LAD	I, aVL, V_{1-4}
Vorderer Lateralinfarkt: anterolateral	LAD-Ast: R. diagonalis (RD)	I, aVL, V_{4-6}
Hinterer Lateralinfarkt: posterolateral	RCX-Ast: R. marginalis (PLA)	II, III, aVF, V_{5-7}
Hinterwandinfarkt: inferior oder diaphragmal	RCA oder RCX → falls die RCX den RIVP abgibt	II, III, aVF, ggf. V_{1-3}
Strikt posteriorer Infarkt: basal	RCX: distaler Teil	III, aVF, V_{7-8}
Rechtsventrikulärer Infarkt	RCA: proximal	V_{R3-R4}, Nehb-Ableitung

LAD = »left anterior descending«, RCX = Ramus circumflexus, RCA = »right coronary artery«, RD = Ramus diagonalis, PLA = Posterolateralast

Differenzialdiagnostik

ST-Streckenelevation
- Akutes Koronarsyndrom (ACS)
- Perikarditis (ST-Hebung aus dem »S« heraus), ggf. Perimyokarditis
- Koronarspasmus
- Ventrikelaneurysma
- Aortenaneurysma, Aortendissektion
- Schenkelblockierungen
- Linksventrikuläre Hypertrophie
- Benigne frühe Repolarisationen (»early repolarization syndrome«: Normvariante, erhöhter ST-Abgang, linkspräkordial in V_{2-4})
- Brugada-Syndrom (Ionenkanalerkrankung)
- Subarachnoidalblutung (SAB)
- Lungenembolie (ST-Streckenhebung in Abl. III) → wichtigste DD des Rechtsherzinfarkts
- Osborn-(J-)-Welle: Anhebung des J-Punktes bei Hypothermie, Hyperkalzämie oder SAB wie ein Kamelhöcker
- Tako-Tsubo-Syndrom (»transient left ventricular apical ballooning syndrome«)
  - Transiente Hypokinesie, Akinesie oder Dyskinesie der linksventrikulären medialen Wandabschnitte mit oder ohne apikale Beteiligung und in zwei Drittel der Fälle Nachweis eines Stressereignisses
  - Ausschluss einer obstruktiven KHK (Anmerkung: Patienten mit einer KHK können auch betroffen sein, hierbei passt die Koronarläsion jedoch meist nicht zur Wandbewegungsstörung)
  - Neue EKG-Veränderungen (temporäre ST-Streckenhebungen, T-Inversionen oder transiente QT-Verlängerungen)
  - Ausschluss eines Phäochromozytoms und einer Myokarditis

Akuter Thoraxschmerz
- Kardiovaskulär: hypertensive Krise/Entgleisung, Perimyokarditis, Tachykardien, Aortenvitien, Aortendissektion, akute Linksherzinsuffizienz, Kardiomyopathie (z. B. HOCM =hypertrophe obstruktive Kardiomyopathie), Mitralklappenprolaps, Koronaranomalien, Vaskulitis (z. B. Kawasaki-Syndrom), Tako-Tsubo-Kardiomyopathie/-Syndrom

▼

- Pulmonal: Lungenembolie, Pneumothorax, Pleuritis, Pneumonie
- Gastrointestinal: Ösophagitis/Ruptur (Boerhaave-Syndrom), akute Pankreatitis, Ulcus ventriculi/duodeni, Gallen-/Nierenkolik, Mesenterialvenenthrombose, Roemheld-Syndrom
- Vertebragen: Interkostalneuralgie, HWS/BWS-Syndrom, zervikale Diskopathie, Rippenfraktur/Prellungen, Herpes Zoster, Myopathien, thorakales Schmerzsyndrom/Chondropathie im Bereich der oberen sternokostalen Übergänge (Tietze-Syndrom)
- Endokrinologisch: Thyreotoxikose
- Psychosomatisch: funktionelles Syndrom (Da-Costa-Syndrom)

Komplikationen

Frühkomplikationen (<48 h)
- Remyokardinfarkt
- Maligne Rhythmusstörungen (meist Kammerflimmern; DD: Reperfusionsarrhythmien z. B. nach Lyse oder PTCA/Stenting; plötzlicher Herztod)
  - Primäres Kammerflimmern <24 h
  - Sekundäres Kammerflimmern >24 h (schlechtere Prognose)
- Akute Linksherzinsuffizienz bzw. Linksherzdekompensation (Lungenödem)
- Kardiogener Schock
- Ventrikelseptumruptur oder sog. Infarkt-VSD
  - Auftreten: 2.–3. Tag Postmyokardinfarkt
  - Anteriore Infarkt-VSD: beim Vorderwandinfarkt, meist nur Septum isoliert betroffen
  - Posteriore Infarkt-VSD: beim Hinterwandinfarkt, neben dem Septum meist auch die freie Wand und der Halteapparat der Mitralklappe betroffen
  - Therapie: Nachlastsenkung, keine Katecholamine (da Shuntsteigerung)
- Papillarmuskel- oder Sehnenfadenabriss → akute Mitralinsuffizienz
  - Klinik: plötzliche Dyspnoe mit akutem Lungenödem plus neues Systolikum
  - Posteromedial: häufig, Hinterwandinfarkt
  - Anterolateral: seltener, Vorderwandinfarkt
  - Therapie: OP anstreben → bis zur OP: Nachlastsenkung (Natrium-Nitroprussid, Nitrate, Diuretika), Volumengabe bei Schock und keine Katecholamine (das Lungenödem ist nicht Folge einer Linksherzinsuffizienz), Beatmung mit hohem PEEP, ggf. IABP

9.1 · Akutes Koronarsyndrom (ACS)

Spätkomplikationen (>48 h)
- Remyokardinfarkt
- Myokardruptur (hohe Letalität: 98 %)
    - Auftreten: 2.–7. Tag Postmyokardinfarkt
    - Pathophysiologie: Tamponade, Hämoperikard
    - Therapie: OP, ggf. Nachlastsenkung (Natrium-Nitroprussid bis zur OP)
- Herzwandaneurysma/intrakavitäre Thromben in akinetischen Regionen
- Frühperikarditis (Pericarditis epistenocardica)
    - Pathophysiologie: durch entzündliche Mitreaktion des Epiperikards; dabei kann das entzündliche Exsudat unter Antikoagulantientherapie hämorrhagisch sein
    - Klinik: Postinfarkt-Angina, Perikardreiben und ST-Elevation aus dem S heraus
    - Therapie: NSAR, z. B. 3-mal 50 mg Diclofenac, ggf. Steroide
- Postmyokardinfarktsyndrom (Dressler-Syndrom)
    - Auftreten: ca. 1–4 Wochen nach Myokardinfarkt
    - Klinik: Fieber, Verschlechterung des Allgemeinzustands, AP-Beschwerden, Perikardreiben
    - Echokardiographie: Perikarderguss, ggf. Pleuraerguss
    - Therapie: NSAR, z. B. 3-mal 50 mg Diclofenac (Voltaren), ggf. Steroide
- Ausbildung einer Herzinsuffizienz: chronisch ischämische Kardiomyopathie in Form einer dilatativen Kardiomyopathie
- Arrhythmien, wie z. B. Extrasystolen, Bradykardien (meist beim Hinterwandinfarkt), Vorhofflimmern

Therapie

Akutmaßnahmen
- **Allgemeines:**
    - Aufrechterhaltung und Stabilisierung der Vitalfunktionen
    - Schaffung eines sicheren periphervenösen oder ggf. zentralvenösen Zugangs
    - Lagerung: Oberkörperhochlagerung und Immobilisation
- **Oxygenierung:**
    - O_2-Therapie: wenn notwendig und nicht routinemäßig (Cabello et al. 2010)
    - O_2-Gabe bei Hypoxämie (S_pO_2<94 %) oder akuter Herzinsuffizienz (pulmonal-venöse Stauung) → eine Hyperoxämie scheint eher schädlich
    - Ziel-S_aO_2: 94–98 %
    - O_2-Nasensonde (bis 6 l O_2/min) oder O_2-Maske (>6–15 l O_2/min)
- **Schmerz- und Begleittherapie:**
    - Analgetika: **Morphin** 3–5 mg i.v., danach zusätzliche Dosen von 2 mg alle 5–15 min, titrieren bis Schmerzfreiheit
    - Ggf. Sedativa: z. B. 1–3 mg Midazolam i.v., vorsichtig titrieren
    - Additive Begleittherapie: z. B. Atropin bei vagaler Reaktion, Antiemetika bei Nausea/Emesis
- **Antikoagulations- und Thrombozytenaggregationstherapie** (◘ Tab. 9.3):
    - ASS: 500 mg i.v. als Bolus (alternativ: 150–325 mg p.o.)
    - ADP-Rezeptor-Antagonisten (◘ Tab. 9.5)
    - Antikoagulanzien: Heparin i.v.
- **Antianginosa:**
    - **Nitrate**: Gabe nur unter der Voraussetzung Blutdruck$_{systolisch}$ mind. >90–100 mmHg; keine Gabe von Nitraten aus diagnostischen Gründen; Nitro-Spray alle 5 min wiederholen, 0,4–0,8 mg p.o. oder Nitro-Perfusor 2–10 mg/h i.v. (besser steuerbar)
    - **β-Blocker**: keine routinemäßige Gabe (Ausnahmen: spezielle Situationen, wie z. B. eine begleitende Tachyarrhythmia absoluta); Beginn einer oralen β-Blocker-Therapie in niedriger Dosierung erst nach hämodynamischer Stabilisierung; z. B. 2,5–5 mg Metoprololtartrat (Beloc) i.v., titrierend nach Blutdruck und Herzfrequenz
    - **Antiarrhythmika**: keine antiarrhythmische Prophylaxe beim ACS
- **Organisation/Einleitung** → Akutherzkatheteruntersuchung (PCI) oder ggf. Lysetherapie:
    - **STEMI**: primäre PCI bei einer »Contact-to-balloon«-Zeit <2 h oder evtl. Fibrinolyse, falls >2 h (◘ Abb. 9.1)
    - **NSTE-ACS** (Vorgehen abhängig vom Risikoprofil)
        - »very high-risk« (dringend invasiv) <2 h
        - »high/intermediate risk« (früh invasiv) <72 h
        - »low risk« (nichtinvasiv): primär konservativ und weitere Abklärung, ggf. elektive PCI (mittels alleiniger optimaler medikamentöser Therapie kann bei »stabiler KHK« eine genauso gute Stabilisierung erreicht werden wie mittels elektiver PCI [COURAGE-Studie])

> Um die Indikation einer Reperfusionstherapie (PCI) zu stellen, müssen die Laborwerte nicht abgewartet werden, eindeutiger EKG-Befund und Klinik sind völlig ausreichend.

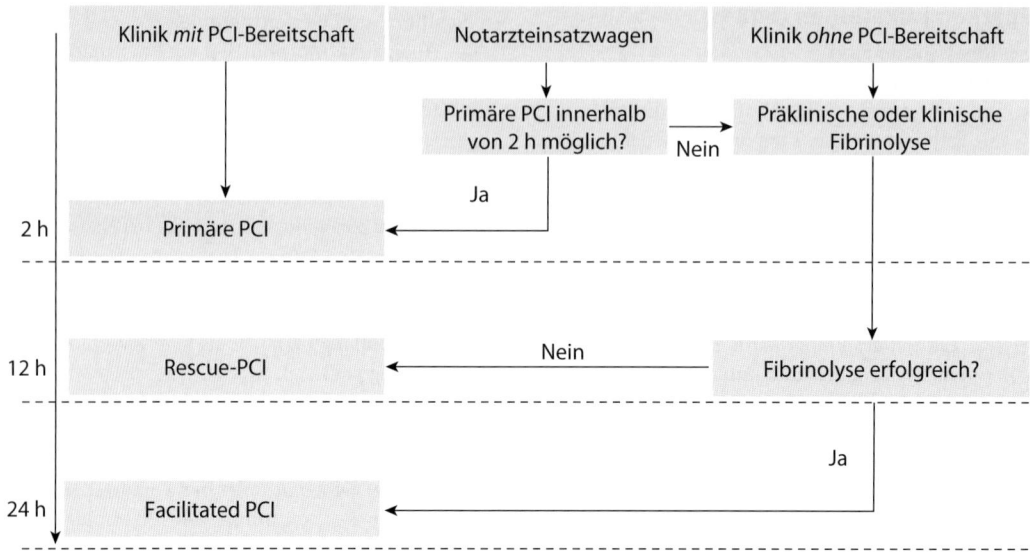

Abb. 9.1 Reperfusionsstrategien beim STEMI

- **Besonderheiten**
  - Ggf. Therapie des infarktbedingten kardiogenen Schocks: Dobutamin, intraaortale Ballongegenpulsation (IABP; I-C-Empfehlung) oder Assist-Devices (z. B. Linksherzbypass/Tandemherz; IIa-C-Empfehlung)
  - Bei Rechtsherzinfarkt: Vermeiden von Vorlastsenkung (Cave: Nitrate), vorzugsweise Volumensubstitution zur Vorlaststeigerung (Ziel-ZVD >15–20 mmHg) und Senkung der rechtsventrikulären Nachlast (z. B. durch pulmonale Überwässerung), bei Beatmung PEEP ≤5 mbar (wie bei akuter Lungenembolie)
- Die Reduktion der Herzfrequenz um 15 Schläge pro Minute führt zur Verringerung der Infarktgröße von 25–30 %; eine Reduktion der Herzfrequenz um weniger als 8 Schläge pro Minute hingegen wirkt sich nicht auf die Infarktgröße aus.
- ASS sollte allen Patienten mit ACS unter Beachtung der absoluten Kontraindikationen (z. B. blutendes Ulkus, Allergie) gegeben werden.
- Eine antiarrhythmische Prophylaxe wird nicht empfohlen (Mortalitätserhöhung).
- Eine Reperfusionstherapie ist indiziert bei allen Patienten mit einer Anamnese von Brustschmerzen <12 h und persistierenden ST-Streckenhebungen oder (vermutlich) neu aufgetretenem Linksschenkelblock.
- Akute Reperfusionstherapie beim STEMI bzw. NSTE-ACS mit dringlich-invasiver Indikation innerhalb der ersten 2 h (»time is muscle«): max. tolerabler Zeitverlust PCI versus Lyse 120 min, d. h. wenn das Herzkatheterlabor in 120 min nicht verfügbar ist, dann Lysetherapie. Bei großem Myokardinfarkt ist die Zeitspanne mit max. 90 min kürzer.
- Auch 12–24 h nach Symptombeginn kann eine PCI noch prognostisch bedeutsam sein.
- Bezüglich Katheterintervention und Fibrinolysetherapie (*evidenzbasiert, Klasse I*) beim Myokardinfarkt gilt: PCI statt Lyse für optimal organisierte Strukturen.

Antikoagulationstherapie

> Eine Antikoagulation sollte bei jedem ACS zusätzlich zur Thrombozytenaggregationshemmung durchgeführt werden. Die Antikoagulation kann innerhalb von 24–48 h (kurz nach der PCI) nach Koronarintervention beendet werden (Ausnahmen: linksventrikuläres Aneurysma und/oder Thrombus, Vorhofflimmern, verlängerte Bettruhe oder beabsichtigtes Belassen der Schleuse). Bei konservativer Behandlung wird eine Fortführung der Antikoagulation mit Fondaparinux oder Enoxaparin bis zur Krankenhausentlassung empfohlen.

9.1 · Akutes Koronarsyndrom (ACS)

◘ Tab. 9.3 Antithrombozytäre Substanzen und Antikoagulanzien beim ACS

Substanz/Dosierung beim ACS	Revaskularisation PCI (ESC-Leitlinien 2010)	STEMI (ESC-Leitlinien 2008)	NSTE-ACS (ESC-Leitlinien 2007)
Antithrombozytäre Substanzen			
ASS: 500 mg i.v. (unabhängig von der Vormedikation), danach 1-mal 100 mg p.o.	STEMI: I-B-Indikation NSTE-ACS: I-C-Indikation Elektive PCI: I-B-Indikation	Mit Reperfusionstherapie: I-B-Indikation Ohne Reperfusionstherapie: I-A-Indikation	Dringend invasiv: I-A-Indikation Nicht dringend invasiv: I-A-Indikation
Clopidogrel (Iscover): Initialtherapie (»loading dose«): 600 mg mind. 2 h vor PCI (ACS) oder 300 mg mind. 6 h vor elektiver PCI Erhaltungstherapie: 1-mal 75 mg p.o.	STEMI: I-C-Indikation NSTE-ACS: I-C-Indikation Elektive PCI: I-A-Indikation	Mit Reperfusionstherapie: I-C-Indikation Ohne Reperfusionstherapie: I-B-Indikation	Dringend invasiv: I-A-Indikation Nicht dringend invasiv: I-A-Indikation
Prasugrel (Efient): Initialtherapie: 60 mg p.o. Erhaltungstherapie: 1-mal 5–10 mg/Tag p.o. Erwägen bei STEMI und Diabetes mellitus oder PCI am Hauptstamm; Kontraindikationen: Z. n. Schlaganfall oder TIA	STEMI: I-B-Indikation NSTE-ACS: IIa-B-Indikation Elektive PCI: keine Empfehlung	Mit Reperfusionstherapie: I-B-Indikation Ohne Reperfusionstherapie: –	Seit 2009 zugelassen für ACS (NSTE-ACS und STEMI) mit primärer oder verzögerter PCI
Ticagrelor (Brilique): Initialtherapie: 180 mg p.o. Erhaltungstherapie: 2-mal 90 mg/Tag p.o.	STEMI: I-B-Indikation NSTE-ACS: I-B-Indikation Elektive PCI: keine Empfehlung	Mit Reperfusionstherapie: I-B-Indikation Ohne Reperfusionstherapie: –	Seit 2011 zugelassen für ACS (NSTE-ACS und STEMI)
Antikoagulanzien			
Unfraktioniertes Heparin (UFH; HWZ: 6 h): 60–100 U/kgKG i.v. als Bolus, anschließend Perfusor (PTT 50–60 s)	STEMI: I-C-Indikation NSTE-ACS: I-C-Indikation Elektive PCI: I-C-Indikation	Mit Reperfusionstherapie: I-C-Indikation Ohne Reperfusionstherapie: I-B-Indikation	Dringend invasiv: I-C-Indikation Nicht dringend invasiv: I-C-Indikation
Enoxaparin (Clexane; HWZ: 7–24 h): 30 mg i.v.-Bolus plus 2-mal 1 mg/kgKG s.c. (Wechsel der Heparine bei PCI vermeiden)	STEMI: keine Empfehlung NSTE-ACS: IIa-B-Indikation (nur bei »low« und »intermediate risk«) Elektive PCI: IIa-B-Indikation	Mit Reperfusionstherapie: nicht bei primärer PCI, jedoch bei Lyse möglich Ohne Reperfusionstherapie: I-B-Indikation	Dringend invasiv: IIa-B-Indikation Nicht dringend invasiv: IIa-B-Indikation
Fondaparinux (Arixtra; HWZ: 17–24 h): 1-mal 2,5 mg s.c. bis max. 8 Tage Zusätzliche Gabe von UFH erforderlich (!)	STEMI: III-Nicht-Empfehlung NSTE-ACS: I-B-Indikation (nur bei »low« und »intermediate risk«) Elektive PCI: keine Empfehlung	Mit Reperfusionstherapie: nicht bei primärer PCI, jedoch bei Lyse möglich Ohne Reperfusionstherapie: I-B-Indikation	Dringend invasiv: bisher keine Indikation Nicht dringend invasiv: I-A-Indikation

Tab. 9.3 (Fortsetzung)

Substanz/Dosierung beim ACS	Revaskularisation PCI (ESC-Leitlinien 2010)	STEMI (ESC-Leitlinien 2008)	NSTE-ACS (ESC-Leitlinien 2007)
Bivalirudin (Angiox; HWZ: 30 min): STEMI und NSTE-ACS (»very high risk«): i.v.-Bolus von 0,75 mg/kg, gefolgt von einer Infusion von 1,75 mg/kgKG/h NSTE-ACS (»high/intermediate risk«): i.v.-Bolus von 0,1 mg/kgKG, gefolgt von einer Infusion von 0,25 mg/kgKG/h	STEMI: I-B-Indikation NSTE-ACS: I-B-Indikation (nicht bei »low risk«) Elektive PCI: keine Empfehlung	Mit Reperfusionstherapie: IIa-B-Indikation Ohne Reperfusionstherapie: I-B-Indikation	Dringend invasiv: I-B-Indikation Nicht dringend invasiv: I-B-Indikation

Anmerkung: Dosisanpassung der NMH bei stark eingeschränkter Nierenfunktion (Kreatinin-Clearance <30 ml/min: 1-mal 1 mg Enoxaparin/kgKG s.c.)
Empfehlungsklassifikationen: I: klare Empfehlung, sollte verabreicht werden; II: die Verwendung der Substanz ist sinnvoll (IIa) oder kann in Erwägung gezogen werden (IIb); III: Nicht-Empfehlung
Evidenzgrade: A: basierend auf großen randomisierten Studien oder Metaanalysen; B: basierend auf einer randomisierten oder nicht randomisierten Studien; C: Expertenmeinung oder kleine Studien

Tab. 9.4 Dosierungen von unfraktioniertem Heparin (UFH)

Indikationen	UFH
Elektive PCI	70–100 IU/kgKG i.v.-Bolus *ohne* GP-II-b/III-a-Inhibitoren 50–70 IU/kgKG i.v.-Bolus *mit* GP-II-b/III-a-Inhibitoren
NSTE-ACS	60 IU/kgKG i.v.-Bolus, danach 12–15 IU/kgKG/h i.v.
STEMI	100 IU/kgKG i.v.-Bolus *ohne* GP-II-b/III-a-Inhibitoren 60 IU/kgKG i.v.-Bolus *mit* GP-II-b/III-a-Inhibitoren anschließend 12–15 IU/kgKG/h i.v. bis kurz nach der PCI bzw. 24–48 h nach der Fibrinolyse

- **Heparine:**
  - Unfraktioniertes Heparin (UFH; **Tab. 9.4**): Ziel-ACT bei PCI 250–350 s bzw. 200–250 s, falls ein GP-II-b/III-a-Antagonist verwendet wird; Bivalirudin bei erhöhtem Blutungsrisiko
  - Niedermolekulares Heparin bei NSTE-ACS (intermediäres oder niedriges Risiko): 30 mg i.v.-Bolus, danach Enoxaparin (2-mal 1 mg/kgKG s.c.); die erste s.c.-Dosis soll kurz nach dem i.v.-Bolus verabreicht werden; Enoxaparin nur bei niedrigem Blutungsrisiko
- Studienlage: Vorteil zugunsten Enoxaparin (ExTRACT-TIMI-25; FINESSE; ATOLL)
- **Selektiver Faktor-Xa-Inhibitor** → Fondaparinux
  - Substanz (Handelsname): Fondaparinux (Arixtra)
  - Dosierung: 1-mal 2,5 mg s.c., Therapiedauer: max. 8 Tage
  - Halbwertszeit: 17–24 h
  - Beachte: Bei der Applikation von Fondaparinux ist die zusätzliche Gabe von UFH erforderlich
  - Besonderheit: interagiert nicht mit Plättchenfaktor-4, d. h. Anwendung bei HIT-II möglich
  - Studienlage: PENTUA, PENTALYSE, OASIS-5 und 6
  - Evtl. in naher Zukunft: Rivaroxaban (Xarelto), ATLAS-ACS-TIMI 46, ATLAS-ACS-2-TIMI 51
- **Direkte Thrombininhibitor** → Bivalirudin
  - Substanz (Handelsname): Bivalirudin (Angiox)
  - Dosierung:
    - STEMI und NSTE-ACS (»very high risk«): i.v.-Bolus von 0,75 mg/kgKG, gefolgt von einer Infusion von 1,75 mg/kgKG/h bis

PCI-Ende (nicht ACT-gesteuert), ggf. noch für weitere 3 h nach PCI-Ende (z. B. 0,25 mg/kgKG/h)
  - NSTE-ACS (»high/intermediate risk«): i.v.-Bolus von 0,1 mg/kgKG, gefolgt von einer Infusion von 0,25 mg/kgKG/h bis PCI
- Halbwertszeit (kurz!): 25–30 min
- Bivalirudin insbesondere bei Vorliegen eines erhöhten basalen Blutungsrisikos
- Bivalirudinmonotherapie bei Patienten mit STEMI, die sich einer primären PCI unterziehen, ist mit einem geringeren Blutungsrisiko verbunden als die Kombinationstherapie bestehend aus UFH plus GP-II-b/III-a-Inhibitoren (HORIZONS-AMI-Studie)
- Besonderheit: interagiert nicht mit Plättchenfaktor-4 und damit Anwendung bei HIT-II möglich; Bivalirudin als Mittel der Reserve für Patienten mit HIT-II, die sich einer PCI unterziehen müssen
- Studienlage: BAT, REPLACE-1, REPLACE-2, ACUITY

Thrombozytenaggregationshemmer
- Cyclooxygenase-Hemmer und ADP-Rezeptor-Antagonisten (◘ Tab. 9.5, ◘ Tab. 9.6, ◘ Tab. 9.7)

Clopidogrel und Protonenpumpen-Inhibitoren (PPI)

Unter der »dualen Plättchenhemmung« steigt das Blutungsrisiko im Vergleich zur ASS-Monotherapie um 40–50 % an, sodass oft eine Komedikation mit einem PPI notwendig ist. Die Kombinationstherapie Clopidogrel plus PPI hat wahrscheinlich einen geringen bis moderaten negativen Einfluss auf kardiovaskuläre Endpunkte wie Myokardinfarkt/Tod (PRINCIPLE-TIMI 44, COGENT-Studie). Die additive Gabe von PPI zu ASS und Clopidogrel sollte nach Abwägen der individuellen »kardiovaskulären« und »gastrointestinalen« Risikofaktoren erfolgen. Die Frage nach dem optimalen PPI als Kombinationspartner zum Clopidogrel bleibt dennoch weiterhin offen. H_2-Rezeptorblocker (z. B. 1-mal 300 mg Ranitidin) werden als eher ineffektiv eingeordnet, können jedoch eine Alternative bei Patienten mit niedrigem gastrointestinalem Blutungsrisiko oder bei Refluxpatienten angesehen werden. Prasugrel und Ticagrelor können ohne Einschränkung mit einem PPI kombiniert verabreicht werden.

- GP-II-b/III-a-Antagonisten: zusätzlich zu ASS und Heparin (◘ Tab. 9.8):
  - NSTE-ACS: Tirofiban oder Eptifibatid bei hohem Risiko (erhöhtes Troponin, Diabetes mellitus oder ST-Senkung) »vor« der Angiographie (»upstream«), danach Fortführung der Therapie; Abciximab, beste Datenlage für die Gabe »nach« der Angiographie als Vorbereitung zur PCI – dennoch war bei der Behandlung von Patienten mit NSTE-ACS die frühzeitige Gabe (»upstream«) des GP-II-b/III-a-Inhibitors Eptifibatid der Applikation nach Herzkatheteruntersuchung nicht überlegen (Early-ACS-Studie 2009).
  - STEMI: Abciximab führt bei Patienten mit einem STEMI, die einer Koronarintervention unterzogen werden, nach einer Aufsättigungsdosis von 600 mg Clopidogrel zu keinem klinischen Vorteil (sogar mehr Nebenwirkungen), sodass GP-II-b/III-a-Antagonisten seitdem nicht mehr routinemäßig verabreicht werden (BRAVE-3-Studie 2008).
  - Gabe von GP-II-b/III-a-Inhibitoren bei primärer PCI zusätzlich zu oralen Thrombozytenhemmern nur noch bei Hochrisikopatienten.
  - GP-II-b/III-a-Inhibitoren werden bei Niedrigrisikopatienten nicht empfohlen.
  - Abciximab und Eptifibatid sind bezüglich myokardialer Reperfusion und Sterblichkeit als gleichwertige Substanzen zu betrachten (EVA-AMI-Studie 2010).
  - Eine intrakoronare Gabe von GP-II-b/III-a-Inhibitoren ist ebenfalls möglich (CICERO-Studie 2010; AIDA-STEMI-Studie 2011).
  - Bivalirudin kann alternativ zur Kombination GP-II-b/III-a-Inhibitor plus UFH/niedermolekulares Heparin eingesetzt werden.

Perkutane Koronarintervention (PCI)
- Eine PCI erreicht eine **höhere Offenheitsrate** und einen **besseren Koronarfluss** (sog. TIMI-3-Kriterium) als die Lyse.
- Die primäre PCI gilt beim STEMI als die zu bevorzugende Reperfusionstherapie (DANAMI-2 Studie 2002; I-A-Empfehlung), auch bei älteren Patienten ≥75. Lj. (TRIANA-Studie 2011).
- Das Erreichen eines TIMI-3-Flusses im Gefäß korreliert mit der Abnahme der Mortalität, daher ist eine Intervention beim STEMI vorzuziehen, sofern die Zeitfenster eingehalten werden können (◘ Tab. 9.9).

Tab. 9.5 Thrombozytenaggregationshemmer beim ACS

	ASS	Clopidogrel	Prasugrel	Ticagrelor
Handelsname (Bspl.)	Aspisol	Iscover	Efient	Brilinta, Brilique
Studienlage	CURRENT-OASIS-7 (2010)	CURE (2001), CHARISMA (2006), CURRENT-OASIS-7 (2010)	TRITON-TIMI-38 (2007)	PLATO (2009)
Wirkmechanismus	Irreversible COX-1-Inhibition	Thienopyridin: irreversibler $P2Y_{12}$-Antagonist	Thienopyridin: irreversibler $P2Y_{12}$-Antagonist	Pyrimidin: reversibler $P2Y_{12}$-Antagonist
Prodrug	Nein	Ja	Ja	Nein
Eliminationshalbwertszeit	15–20 min (Salicylsäure 2–3 h)	8 h	7 h	7–8 h
Zeit bis max. Effekt	3 min (i.v.)	2–3 h	0,5–1 h	1–2 h
Wirkdauer [Tage]	7–10	5–8	5–10	2–4
Loading Dosis	500 mg i.v.	600 mg p.o.	60 mg p.o.	180 mg p.o.
Erhaltungstherapie (tägliche Dosis)	1-mal 100 mg täglich, sofern keine ASS-Kontraindikationen bestehen	1-mal 75 mg oder nach der CURRENT-OASIS-7-Studie 1-mal 150 mg p.o. über 7 Tage, dann 1-mal 75 mg p.o.	1-mal 5–10 mg p.o. (5 mg: bei Alter ≥75 Jahre u./o. KG<60 kg)	2-mal 90 mg p.o.
Besonderheiten	Ggf. Kombination mit einem Protonenpumpenhemmer (PPI) oder z. B. als ASS-protect Clopidogrel bei ASS-Kontraindikationen	Clopidogrel-Resistenz: eine Verdoppelung der Dosis scheint nicht sinnvoll (GRAVITAS), Wechsel z. B. auf Prasugrel	Kontraindikationen: Z. n. Schlaganfall oder TIA Spezielle Indikationen: Clopidogrel-Nonresponder oder Stentthrombose unter Clopidogrel	Nw.: Verschlechterung einer COPD und Bradykardie-Neigung Nach Absetzen normalisiert sich die Plättchenfunktion innerhalb von 1–3 Tagen

Anmerkungen zu Clopidogrel:
Loading Dosis bei Clopidogrel: 600 mg mind. 2 h vor PCI (ACS) oder 300 mg mind. 6 h vor elektiver PCI (kein ACS)
Loading Dosis bei geplanter Fibrinolyse: 300 mg Clopidogrel (Alter ≤75 Jahre) oder 75 mg Clopidogrel (Alter >75 Jahre)
Die individuelle Anpassung der Clopidogrel-Dosis (75 mg versus 150 mg) an die Thrombozytenreaktivität hat die Ergebnisse der PCI nicht verbessert (GRAVITAS 2011).

Tab. 9.6 Dauer der »dualen Plättchenhemmung«

Indikation	Stent	ASS	Clopidogrel
Stabile KHK	BMS	Lebenslang	4 Wochen
	DES	Lebenslang	6–12 Monate
ACS	BMS	Lebenslang	12 Monate
	DES	Lebenslang	12 Monate

KHK = koronare Herzkrankheit, ACS = akutes Koronarsyndrom, BMS = Bare-metal-Stent (nicht medikamentenbeschichteter Stent), DES = Drug-eluting Stent (medikamentenbeschichteter Stent)
Duale Plättchenhemmung und anstehende OP (stets interdisziplinäres Abwägen nach kritischer Risiko-Nutzen-Abwägung, »bridging«): Clopidogrel 5 Tage und Prasugrel 7 Tage vor OP absetzen; ASS beibehalten, Fortführung der Clopidogrel-/Prasugrel-Therapie innerhalb 24 h nach OP (erneute »loading dosis« erforderlich), ggf. in Einzelfällen Substitution kurzwirksamer GP-II-b/III-a-Inhibitoren (Eptifibatide, Tirofiban) bis ca. 4 h vor der Operation

9.1 · Akutes Koronarsyndrom (ACS)

Tab. 9.7 Dauer der »dualen Plättchenhemmung« bei Patienten mit Notwendigkeit zur oralen Antikoagulation (Tripletherapie)

Indikation	Stent	orale Antikoagulation	Clopidogrel	ASS
Stabile KHK	BMS	Lebenslang	4 Wochen	4 Wochen
	DES	Lebenslang	12 Monate	4 Wochen
ACS	BMS	Lebenslang	12 Monate	4 Wochen
	DES	Lebenslang	12 Monate	4 Wochen (bis zu 12 Monate)

Anmerkungen:
Um die Dauer der Tripletherapie möglichst kurz zu halten und damit die Gefahr schwerwiegender Blutungen zu verringern, sollte bei oral antikoagulierten Patienten ein BMS implantiert werden, d. h. DES sollten bei Patienten mit hohem Blutungsrisiko vermieden werden.
Die alleinige Kombinationstherapie aus ASS plus Clopidogrel bildet bei Vorhofflimmern mit Notwendigkeit zur oralen Antikoagulation keinen ausreichenden Thromboembolieschutz (ACTIVE-W-Studie 2006). ASS und orale Antikoagulation ist ebenfalls nicht effektiv; noch ungeklärt bleibt die Kombination aus Clopidogrel und oraler Antikoagulation.
Nach koronarer Stentimplantation sollte bei Patienten mit Notwendigkeit zur oralen Antikoagulation eine Tripletherapie für 4 Wochen durchgeführt werden.
INR-Zielwert bei Vorhofflimmern unter Tripletherapie: 2–2,5
Studienhintergrund: AFCAS 2011
Bei der kombinierten antithrombotischen Therapie ist das individuelle Ischämierisiko gegen das individuelle Blutungsrisiko abzuwägen.
Faktoren zur Einschätzung des Blutungsrisikos bei kardiologischen Patienten (HAS-BLED-Score): arterielle Hypertonie (1 Pkt.), Niereninsuffizienz (1 Pkt.), Leberinsuffizienz (1 Pkt.), Schlaganfall (1 Pkt.), Z. n. Blutung (1 Pkt.), labiler INR (1 Pkt.), Alter >65 Jahre (1 Pkt.), Alkoholabusus (1 Pkt.), Drogenabusus (1 Pkt.); max. 9 Pkt., hohes Blutungsrisiko ab ≥3 Pkt.

Tab. 9.8 GP-II-b/III-a-Antagonisten

	Abciximab	Tirofiban	Eptifibatid
Handelsname (Bspl.)	RheoPro	Aggrastat	Integrilin
Chemie	Antikörper-Fab-Fragment	Nichtpeptidisches Derivat des Tyrosins	Zyklisches Heptapeptid
Studienlage	GUSTO-IV, EPILOG, ISAR-REACT-2	TACTICS, PRISM, PRISM-PLUS	ESPRIT, IMPACT-II, PURSUIT
Inhibition des GP-II-b/III-a-Rezeptors	Irreversibel	Reversibel	Reversibel
Indikationen bei Revaskularisation bei hoher thrombotischer Last (z. B. Nachweis eines intrakoronaren Thrombus)	STEMI: IIa-A-Indikation NSTE-ACS: I-B-Indikation	STEMI: IIb-B-Indikation NSTE-ACS: II-a-B-Indikation	STEMI: IIa-B-Indikation NSTE-ACS: IIa-B-Indikation
Upstream mit GP-II-b/III-a-Antagonisten (Revaskularisation)	STEMI: III-Nicht-Empfehlung NSTE-ACS: III-Nicht-Empfehlung		
Rezeptorhalbwertszeit	12–16 h	Sekunden	Sekunden
Plasmahalbwertszeit	10–30 min	2 h	2,5 h
Wirkdauer [h]	24–48	2–4	4
Thrombozytopenierisiko	+++	++	+
i.v.-Dosierung	Loading: 0,25 mg/kgKG als Bolus über 10 min Danach 0,125 µg/kgKG/min über 12 h	Loading: 0,4 µg/kgKG/min über 30 min Danach 0,1 µg/kgKG/min über 48–72 h (Cave: Dosisreduktion bei Niereninsuffizienz)	Loading: 180 µg/kgKG als Bolus Danach 2 µg/kgKG/min bis zu 72 h
Antagonisierung	Thrombozyten (TK)	Hämodialyse	Hämodialyse

Tab. 9.9 TIMI-(»thrombolysis-in-myocardial-infarction«)-Klassifikation

TIMI	Koronarfluss
0	Verschluss mit fehlender Darstellung im distalen Gefäßanteil
I	Verschluss mit Darstellung von wenigen Teilen des distalen Gefäßabschnittes
II	Darstellung des Gefäßes distal der Stenose mit verlangsamtem Fluss des Kontrastmittels im Vergleich zu anderen Gefäßarealen (partielle Perfusion)
III	Normaler Ein- und Abstrom des Kontrastmittels (vollständige Perfusion)

- **PCI als Therapie der Wahl**, unter den Voraussetzungen:
    - Zeit bis zur Intervention (»*contact to balloon*«) <90–120 min
    - Zeit bis zur Intervention *minus* Zeit bis zur Lyse (»time to needle«) <60 min
- **Primäre PCI:**
    - Intervention primär des Infarktgefäßes!
    - PCI von interventionsbedürftigen Stenosen bei koronarer Mehrgefäßerkrankung sollte sekundär, d. h. elektiv im Verlauf erfolgen
    - Direkte Intervention: 75 % direktes Stenting (primäres Stenting) oder Vordilatation (PTCA) mit Stenting (additives Stenting)
    - BMS oder ggf. DES beim STEMI (Studien: SESAMI, TYPHOON, STRATEGY, PASSION, DEDICATION); aufgrund der Daten der DEDICATION-Studie (erhöhte Zahl von kardialen Todesfällen in der DES-Gruppe) und der Tatsache eines erhöhten prothrombotischen Status von Patienten mit STEMI empfehlen wir stets eine individuelle Risiko-Nutzen-Abwägung bei der Stentauswahl
    - Ggf. additive Gabe von GP-II-b/III-a-Antagonisten (Abciximab, Tirofiban, Eptifibatid) → die Gabe von GP-II-b/III-a-Antagonisten muss mit der Gabe von Heparinen kombiniert werden
    - Ggf. additive Gabe von Bivalirudin (Angiox) als direkter Thrombininhibitor als Alternative zu Heparin plus GP-II-b/III-a-Antagonisten (REPLACE-2-Studie)
- **PCI nach Fibrinolyse:** Tab. 9.10
- **Objektivierung von Koronargefäßstenosierungen:**
    - Druckdrahttechnik (FFR = »fractional flow reserve«, optimal – jedoch aufwendig)
    - Angiographisch (semiquantitativ → Cave: okulostenotischer Reflex)
- **Intrakoronare Thrombektomie:**
    - Manuelle Thrombusaspiration im Rahmen der primären PCI (IIa-A-Empfehlung)
    - Studien: TAPAS, EXPIRA
- **Hauptstammstenose:**
    - Stenting und Bypass-OP sind gleichwertig hinsichtlich harter Endpunkte wie Tod oder Myokardinfarkt (SYNTAX-Studie), jedoch erhöhte Reinterventionsraten nach Stenting
    - Bei sehr komplexer Koronaranatomie oder zusätzlicher Mehrgefäßerkrankung ist die Bypass-OP die bessere Therapieoption
    - Anwendung von DES-Stents bei PCI des Hauptstamms
    - Isolierte Hauptstammstenose: IIa-B-Empfehlung für PCI und I-A-Empfehlung für ACVB-OP
    - Hauptstammstenose plus zusätzliche Zwei- oder Dreigefäßerkrankung: III-B-Nicht-Empfehlung für PCI und I-A-Empfehlung für ACVB-OP
- **Koronare Mehrgefäßerkrankung:**
    - Beschränkung der PCI beim ACS immer auf das »Infarktgefäß«
    - PCI der anderen Stenosen elektiv nach Ischämietest und/oder FFR (fraktionelle Flußreservemessung, sog. »FFR-guided PCI«, FAME-Studie)
    - Streng wissenschaftlich gesehen bleibt die ACVB-OP die Therapie der Wahl bei der koronaren Mehrgefäßerkrankung
- **Instent-Stenosen:**
    - PTCA mit Anwendung von »drug-eluting balloons«
    - Ggf. Stenting mit DES bei Instent-Stenosen von DES-Stents
- **Bifurkationsstenosen:**
    - Primäre PCI des Hauptgefäßes
    - Bedarfsorientierte PCI des Seitenastes (z. B. »provisional stenting« bzw. Kissing-balloon-

Tab. 9.10 PCI nach Fibrinolysetherapie

Rescue-PCI (IIa-A-Empfehlung)	Facilitated-PCI (I-A-Empfehlung)
PCI nach *erfolgloser* Lysetherapie PCI bei Lyseversagen: nachgewiesen durch weniger als 50 %-ige Resolution der ST-Streckenhebung 60–90 min nach der Lysetherapie Insbesondere bei großem Myokardinfarkt	PCI nach *erfolgreicher* Lysetherapie Häufig ohne Vorteil bzgl. der Mortalität, sodass von der Strategie einer routinemäßigen PCI unmittelbar bzw. direkt nach Fibrinolyse abgeraten wird Pharmakoinvasive Strategie: Transport in eine Klinik mit PCI-Bereitschaft nach erfolgreicher Lysetherapie, um nicht unmittelbar, sondern 3–24 h nach Lysetherapie eine Koronarangiographie durchzuführen Der optimale Zeitpunkt der Koronarangiographie und PCI nach Lyse ist weiter strittig (NORDISTEMI-Studie 2010)

Technik [Zweidrahttechnik zur Vorbeugung eines »snow plough effect«])

Medikamentenbeschichtete Stents (DES = »drug eluting stents«)

- Indikationen:
    - jede PCI unabhängig von der vorliegenden Läsion zur Verhinderung/Minimierung einer Re-Stenose/Re-Okklusion (I-A-Empfehlung)
    - PCI bei Diabetikern (ggf. Bypass-OP bevorzugen; CARDIA 2010)
    - PCI von chronischen Koronarverschlüssen (GISSOC-II-GISE 2010)
    - PCI von Instent-Stenosen
    - PCI von Hauptstammstenosen (SYNTAX 2009)
    - PCI von Stenosen in venösen Bypassgefäßen (ISAR-CABG 2011)
- Möglichkeiten der Beschichtung: Sirolimus (Cypher), Everolimus (Promus), Paclitaxel (Taxus), Zotarolimus (Endeavor)
- Studienlage:
    - Zotarolimus versus Paclitaxel: kein wesentlicher Unterschied (ENDEAVOR-IV 2010)
    - Zotarolimus versus Sirolimus: zugunsten Sirolimus (SORT-OUT-III 2010)
    - Zotarolimus versus Everolimus: kein wesentlicher Unterschied (RESOLUTE-ALL-COMERS 2010)
    - Everolimus versus Paclitaxel: zugunsten Everolimus (COMPARE 2010, SPIRIT-IV 2010)
    - Everolimus versus Sirolimus: kein wesentlicher Unterschied (ISAR-TEST-4 2010)
- Fazit: Anwendung von Everolimus- und Sirolimus-beschichteten Stents
- Anmerkung: Anwendung von »drug eluting balloons« zur Therapie einer Instent Stenose nach BMS-Stentimplantation (IIa-B-Empfehlung).

> Zeitlimits bis zur Reperfusionstherapie beim STEMI
> - Door to balloon time <90 min (Zeitdifferenz zwischen Eintreffen im Krankenhaus und PCI)
> - Contact to balloon time <120 min (Erstkontakt bis zur PCI)
> - Contact to balloon time <90 min (für Patienten <75 Jahre mit großem Vorderwandinfarkt und kurzer Symptomdauer)
> - Door to needle time <30 min (Erstkontakt bis zum Lysebeginn)
> - Max. tolerabler Zeitverlust PCI versus Lyse <90–120 min, d. h. der maximale Zeitverlust im Vergleich zum Beginn der Lysetherapie sollte 90 min nicht überschreiten

- Prozedere beim NSTE-ACS: Tab. 9.11

Kontrastmittelallergieprophylaxe (anaphylaktoide Reaktion, osmotisch getriggert)

- Bei nicht elektiver Kontrastmittelexposition → 20–30 min *vor* Kontrastmittelgabe:
    - H_1-Rezeptorenblocker: Dimetinden (Fenistil): 0,1–0,5 mg/kgKG i.v. (2 Amp. = 8 mg)
    - H_2-Rezeptorenblocker: Ranitidin (Zantic): 5 mg/kgKG i.v. (6 Amp. = 300 mg)
    - Glukokortikoide: 6-Methyprednisolon (Urbason) 250 mg i.v.
- Bei elektiver Kontrastmittelexposition:
    - Am Tag vor der Untersuchung, abends: Prednisolon (Decortin H) 50 mg p.o.
    - Am Untersuchungstag, morgens: Prednisolon (Decortin H) 50 mg p.o.
    - 20–30 min *vor* Kontrastmittelgabe
        - H_1-Rezeptorenblocker: Dimetinden (Fenistil): 0,1–0,5 mg/kgKG i.v. (2 Amp. = 8 mg)
        - H_2-Rezeptorenblocker: Ranitidin (Zantic): 5 mg/kgKG i.v. (6 Amp. = 300 mg)

Tab. 9.11 Prozedere beim NSTE-ACS

PCI-Strategie: dringlich-invasiv bei sehr hohem Risiko	PCI-Strategie: früh-invasiv bei hohem/intermediärem Risiko	Konservative Strategie: nichtinvasiv bei niedrigem Risiko
Sehr hohes Risiko: hämodynamische Instabilität, lebensbedrohliche Arrhythmien, therapierefraktäre oder rezidivierende Angina pectoris Interventionszeitraum: sofort, <2 h	Hohes/intermediäres Risiko: positives Troponin, dynamische EKG-Veränderungen, Diabetes mellitus, eingeschränkte Nieren-/Pumpfunktion, Z. n. Myokardinfarkt (Postinfarktangina), Z. n. Intervention oder nach Bypass-OP Interventionszeitraum: <72 h	Niedriges Risiko: keine neuerliche Angina, keine Zeichen der Herzinsuffizienz, keine EKG-Veränderungen, keine Troponinerhöhung Nichtinvasive stationäre Abklärung, ggf. elektive Koronarangiographie

Kontrastmittelinduzierte Nephropathie (»contrast-induced nephropathy«, CIN)

- Definition der CIN: Anstieg des Serumkreatinins von 0,5 mg/dl bzw. >25 % des Ausgangswertes innerhalb 24–48 h nach parenteraler Kontrastmittelgabe
- Risikofaktoren:
  - Chronische Niereninsuffizienz (Serumkreatinin >1,5 mg/dl)
  - Diabetes mellitus (mit diabetischer Nephropathie)
  - Hypo-/Hypertonie (mit renoparenchymatösen Veränderungen)
  - Alter >75 Jahre (mit reduzierter Nierenfunktion)
  - Herzinsuffizienz mit eingeschränkter Pumpfunktion/kardiogener Schock
  - Anämie (und damit assoziiert eine verminderte renale Oxygenierung)
  - Begleitmedikation (z. B. Diuretika, NSAR, Aminoglykoside, ACE-Hemmer, AT_1-Antagonisten)
  - Menge und Art des Kontrastmittels
- Maßnahmen/Prophylaxe:
  - Max. Kontrastmittelmenge: <350 ml oder <4 ml/kgKG isoosmolares KM
  - Optimale medikamentöse Therapie (I-A-Empfehlung): Statine, β-Blocker, ACE-Hemmer oder Sartane
  - Absetzen von nephrotoxischen Pharmaka: Diuretika, NSAR, Aminoglykoside, Metformin wegen Gefahr der Laktatazidose
  - Adäquate Hydratation vor und nach Herzkatheter (I-A-Empfehlung): isotone NaCl 0,9 %-ige Lösungen (1 ml/kgKG/h bzw. 0,5 ml/kgKG/h bei EF<35 % oder NYHA>II), 12 h vor und kontinuierlich nach 24 h nach Intervention
  - N-Acetylcystein-Gabe (IIb-A-Empfehlung): 2-mal 600 mg ACC p.o. über 2 Tage (1 Tag vor und am Tag der Untersuchung): wirkt antioxidativ und unterhält eine renale Vasodilatation
  - Ggf. Dialysetherapie: eine elektive Dialyse wird nicht empfohlen, evtl. prophylaktische Hämofiltration (im Anschluss an die Untersuchung)

Kontrastmittelexposition bei Hyperthyreose:

- Indikation prüfen: Bei elektiver Diagnostik/Intervention ist eine kontrollierte Einstellung der Stoffwechselsituation vorrangig.
- Latente Hyperthyreose (TSH ↓, T_3/T_4-Werte normwertig)
  - Ziel: Hemmung der Jodaufnahme in Thyreozyten vor der Gabe jodhaltiger KM
  - Natriumperchlorat (Irenat) mind. 2–4 h vor Kontrastmittelexposition 45 gtt (1 ml = 15 gtt = 300 mg)
  - Danach für 2 Wochen: 4- bis 5-mal 10 gtt/Tag
  - Nach ca. 1 Woche: Kontrolle der Schilddrüsenhormone
  - Bei zusätzlichen Risikofaktoren (z. B. Struma, bekannte Autonomie): Kombination mit Thiamazol (Favistan): initial 20–60 mg/Tag p.o., dann 1-mal 5–10 mg/Tag p.o.
- Manifeste Hyperthyreose (TSH ↓, T_3/T_4-Werte ↑)
  - Natriumperchlorat (Irenat) mind. 2–4 h vor Kontrastmittelexposition 45 gtt
  - Kombination mit Thiamazol (Favistan): initial 20–60 mg/Tag p.o., dann 1-mal 5–10 mg/Tag p.o.
  - Therapiedauer: 14 Tage, Dosisanpassung von Thiamazol nach Schilddrüsenwerten, Blutbildkontrolle (da Gefahr der Knochenmarkdepression)

Tab. 9.12 Evidenzbasierte Sekundärprophylaxe bei KHK/Postmyokardinfarkt/LVEF ≤40 %

Substanzgruppe	Substanz/Dosierung	Studienlage	Verordnung p.o./MS
Thrombozytenaggregationshemmer	ASS 75–100 mg	ATC, CURRENT-OASIS 7	1–0–0
β-Blocker	Metoprolol 12,5–200 mg	TIMI-IIB, MERIT-HF	1–0–0 (M.succinat), 1–0–1 (M.tartrat)
	Bisoprolol 1,25–10 mg	CIBIS II	1–0–0
	Carvedilol 3,125–25 mg	COPERNICUS CAPRICORN	1–0–1
	Nebivolol 1,25–5 mg	SENIORS	1–0–0
ACE-Hemmer	Captopril 6,25–50 mg	ISIS-4, SAVE	1–0–1
	Ramipril 2,5–10 mg	AIRE, HOPE	1–0–0
	Enalapril 2,5–10 mg	CONSENSUS-II	1–0–0
	Lisinopril 2,5–10 mg	GISSI-3	1–0–0
Aldosteronrezeptorantagonisten	Spironolacton 12,5–50 mg	RALES-II	1–0–0
	Eplerenon 25–50 mg	EPHESUS	1–0–0
Statine	Atorvastatin 10–80 mg	Pursuit, PRISM	0–0–1
	Simvastatin 10–80 mg	4 S, HPS	0–0–1
	Pravastatin 10–40 mg	LIPID, CARE	0–0–1
	Lovastatin 20–80 mg	AFCAPS, tex-CAPS	0–0–1
	Fluvastatin 40–80 mg	FLIRT	0–0–1

Abkürzungen: p.o. = per oral, MS = Magensonde
Weitere Informationen in der Nationalen Versorgungsleitlinie »Chronische KHK« (2011): www.khk.versorgungsleitlinien.de

Einleitung der medikamentösen Langzeittherapie (KHK-Sekundärprophylaxe; (◘ Tab. 9.12)

- **ASS**: 1-mal 100 mg/Tag p.o. (Clopidogrel bei ASS-Unverträglichkeit oder Kontraindikation)
- **β-Blocker (◘ Tab. 9.13)**:
    - Bei allen Patienten nach Myokardinfarkt, ACS oder eingeschränkter linksventrikulärer Pumpfunktion (I-A-Empfehlung)
    - Patienten mit KHK und Herzinsuffizienz sollen lebenslang mit einem β-Blocker behandelt werden
    - Gabe von β-Blocker als Antihypertensivum der ersten Wahl bei Patienten mit KHK und arterieller Hypertonie
    - Ggf. additive Gabe von Ivabradin bei KHK mit linksventrikulärer Dysfunktion und Herzfrequenzen (trotz β-Blocker) ≥70/min (BEAUTIFUL-Studie)
- **ACE-Hemmer oder AT_1-Antagonisten:**
    - Bei allen Patienten mit eingeschränkter Ventrikelfunktion (LVEF ≤40 %), Diabetes mellitus, arterieller Hypertonie und chronischer Niereninsuffizienz (I-A-Empfehlung)
    - Bei allen Postinfarktpatienten, die ACE-Hemmer (AT_1-Antagonisten) tolerieren und keine Kontraindikationen haben, unabhängig von Blutdruck oder linksventrikulärer Funktion (IIa-A-Empfehlung)
- **Aldosteronrezeptorantagonisten:**
    - Bei Postmyokardinfarktpatienten mit einer LVEF ≤40 % und Herzinsuffizienz, die schon mit einem ACE-Hemmer und einem β-Blocker behandelt werden
    - Cave: Niereninsuffizienz oder Hyperkaliämie
- **Statine (◘ Tab. 9.14):** unabhängig vom Cholesterinspiegel pleiotrope Effekte – z.B. antiinflammatorisch, immunmodulatorisch, Plaque-Stabilisierung (I-A-Empfehlung)

Tab. 9.13 Übersicht über häufig angewandte β-Blocker (ohne ISA)

	Bisoprolol	Metoprololsuccinat	Carvedilol
Handelsname (Bspl.)	Concor	Beloc-Zok	Dilatrend
Typ der β-Blockade	$β_1$-selektiv	$β_1$-selektiv	Kombinierter β- und $α_1$-Antagonist
Startdosis	1-mal 1,25 mg/Tag	1-mal 12,5 mg/Tag	2-mal 3,125 mg/Tag
Maximaldosis	1-mal 10 mg/Tag	1-mal 200 mg/Tag	2-mal 25 mg/Tag
Effektbeginn [h]	1–2	1–4	1–2
Orale Bioverfügbarkeit [%]	80–90	40–50	25–35
Proteinbindung [%]	30	10	98
Plasma-HWZ [h]	10–12	3–4	7–10
Eliminationsweg	Leber und Niere	Leber	Leber

Abkürzungen: HWZ = Halbwertzeit, ISA = intrinsische sympathomimetische Aktivität; β-Blocker wirken über eine Reduktion des myokardialen O_2-Verbrauchs durch Reduktion von Herzfrequenz, Blutdruck und Kontraktilität

Tab. 9.14 Übersicht über häufig angewandte Statine

	Atorvastatin	Fluvastatin	Lovastatin	Pravastatin	Simvastatin
Handelsname (Bspl.)	Sortis	Locol	Mevinacor	Pravasin	Zocor
Startdosis [mg/Tag]	10	40	20	10	10
Maximaldosis [mg/Tag]	80	80	80	40	80
LDL-Senkung [%]	40	30	20	20	20
HDL-Anstieg [%]	7	2	5	5	5
Triglyzeridsenkung [%]	15	10	10	10	5
Chemie	Enantiomer aktiv	Razemat aktiv	Prodrug	Analogon von Lovastatin	Analogon von Lovastatin
Bioverfügbarkeit [%]	10	20	5	20	5
Metabolismus (CYP450)	3A4	2C9	3A4	$2/3$ mit Fäzes ausgeschieden	3A4

Pharmakodynamik: kompetitive Hemmung der HMG-CoA-Reduktase (Schlüsselenzym der Cholesterinbiosynthese), des Weiteren sind pleiotrope Effekt bekannt, z. B. Verbesserung der endothelialen Funktion und Stabilisierung bzw. Aushärtung atherosklerotischer Plaques

Bei der Verabreichung von Statinen sollte bezüglich einer möglichen »statininduzierten Myopathie« aufgeklärt (laborchemische Kontrolle: CK-Wert) sowie bei der Gabe von weiteren Medikamenten deren Metabolismus berücksichtigt werden (Akkumulationsgefahr).

- **Omega-3-Fettsäuren:** kein Nutzen (Alpha-Omega-Studie 2010); die positiven Ergebnisse der GISSI-3-Studie sind auf eine nicht optimale KHK-Begleittherapie zurückzuführen
- **Antianginosa:** β-Blocker, Ca^{2+}-Kanalblocker, Nitrate, Ivabradin, Ranolazin
- **Impfung:** jährliche Grippeschutzimpfung (I-B-Empfehlung)

Ziewerte nach ACS/stabile KHK
- Blutdruck: <140/90 mmHg bzw. <130/85 mmHg bei Diabetes mellitus (niedrige Blutdruckwerte scheinen die Prognose zu verschlechtern)
- Herzfrequenz: 55–60/min
- LDL-Cholesterin: <100 mg/dl, I-A-Empfehlung (optional: <70 mg/dl, I-B-Empfehlung; Adult Treatment Panel III und PROVE-IT-TIMI 22)
- HbA1c-Wert: 7–7,5 % (sowohl zu hohe als auch zu niedrige HbA1c-Werte sind mit einer erhöhten Gesamtletalität assoziiert); eine Senkung des HbA1c unter 6,5 % kann – obwohl von ESC-Leitlinien empfohlen – nicht befürwortet werden (ADVANCE-, ACCORD-, VADT-Studie)
- Körpergewicht: BMI <25 $kgKG/m^2$ bzw. Taillenumfang <94 cm bei Männern und <80 cm bei Frauen (I-B-Empfehlung)

Lysetherapie (◘ Tab. 9.15)

- Die Fibrinolysetherapie ist keine Thrombolyse, daher stets additive Therapie mit antithrombozytären Substanzen (ASS plus Clopidogrel) und Thrombininhibitoren (Heparin)
    - ASS: 500 mg i.v. oder alternativ 150–325 mg p.o.
    - Clopidogrel: 300 mg Clopidogrel (Alter ≤ 75 Jahre) oder 75 mg Clopidogrel (Alter >75 Jahre)
    - Antithrombintherapie mit Alteplase, Reteplase oder Tenecteplase: 30 mg Enoxaparin i.v.-Bolus, 15 min später gefolgt von der ersten s.c.-Dosis; bei Alter >75 Jahre keine i.v.-Bolusgabe und Beginn mit einer reduzierten ersten s.c.-Dosis oder gewichtsadaptierter Bolus (60 I.E./kgKG) von UFH i.v., gefolgt von einer gewichtsadaptierten i.v.-Infusion (12 I.E./kgKG) mit erster aPTT-Kontrolle nach 3 h (Ziel-PTT: 50–70 s)
    - Antithrombintherapie mit Streptokinase: 2,5 mg Fondaparinux i.v.-Bolus, gefolgt von einer subkutanen Dosis (1-mal 2,5 mg/Tag, bis zu 8 Tage) oder 30 mg Enoxaparin i.v.-Bolus, 15 min später gefolgt von der ersten s.c.-Dosis; bei Alter >75 Jahre keine i.v.-Bolusgabe und Beginn mit einer reduzierten ersten s.c.-Dosis oder gewichtsadaptierter Bolus (60 I.E./kgKG) von UFH i.v., gefolgt von einer gewichtsadaptierten i.v.-Infusion (12 I.E./kgKG) mit erster aPTT-Kontrolle nach 3 h (Ziel-PTT: 50–70 s)
- Die prästationäre Einleitung der Fibrinolyse ist der stationären überlegen.
- Bei erfolgreicher Lyse schließt sich frühestens 3 h nach Start der Lyse – meist ein Tag nach der Lyse – eine PCI an (»facilitated PCI«); bei nicht erfolgreicher Lyse sollte umgehend eine Notfall-PCI erfolgen (»rescue PCI«).
- Ein fibrinspezifisches Fibrinolytikum ist zu bevorzugen.
- Zur präklinischen Lysetherapie sind Tenecteplase (Metalyse) oder Reteplase (Rapilysin) zu bevorzugen.
- Indikation zur Lysetherapie: Nicht-Einhalten des Zeitfensters zur primären PCI von <120 min bzw. <90 min bei großem Myokardinfarkt (»contact to balloon time«)
- Keine Fibrinolyse, wenn innerhalb des »2-h-Zeitfensters« eine PCI durchgeführt werden kann (DANAMI-2-Studie)
- Die Effizienz der Lysetherapie ist innerhalb der ersten 2 h nach Symptombeginn am größten; 3 h nach Symptombeginn zeigt sich eine geringere Effektivität (max. Zeitlimit bis ca. 12 h).
- Eine »routinemäßige Lyse« bei Patienten mit Kreislaufstillstand wird nicht empfohlen (TROICA-Studie) → Empfehlung bei Kreislaufstillstand aufgrund einer Lungenembolie.

Voraussetzungen zur Lysetherapie
- **Klinik eines Myokardinfarkts** (Klinik plus eindeutiger EKG-Befund) in einem Zeitfenster (Symptom-/Schmerzbeginn bis Lysebeginn) von max. 2–3 h
- **Indikationen für eine Lysetherapie bei entsprechendem EKG-Befund:**
    - ST-Streckenhebung ≥0,1 mV in ≥2 Extremitätenableitungen und/oder ≥0,2 mV in ≥2 Brustwandableitungen
    - Neu auftretender Linksschenkelblock mit infarkttypischen Symptomen
- Überprüfung/Abwägen der Kontraindikationen (s. Übersicht)
- Patienteneinwilligung/-aufklärung
- **Echokardiographie** vor Lysetherapie zum Nachweis/Ausschluss eines Perikardergusses

Kontraindikationen für eine Fibrinolysetherapie
- **Absolute Kontraindikationen:**
  - Schlaganfall in den letzten 6 Monaten (hämorrhagisch zeitunabhängig)
  - Trauma, Operation, Kopfverletzung innerhalb der letzten 3 Wochen
  - ZNS-Trauma oder Neoplasien
  - Gastrointestinale Blutung innerhalb des letzten Monats
  - Bekannte hämorrhagische Diathese
  - Aortendissektion
  - Ablehnung durch den Patienten
- **Relative Kontraindikationen:**
  - TIA in den letzten 6 Monaten
  - Orale Antikoagulanzientherapie
  - Schwangerschaft oder binnen erster Woche post partum
  - Nicht komprimierbare Gefäßpunktionen
  - Therapierefraktäre Hypertonie (>180 mmHg)
  - Aktives Ulkusleiden
  - Floride Endokarditis
  - Fortgeschrittene Lebererkrankung
  - Traumatische Reanimationsmaßnahmen

Lysekomplikationen
- **Blutungen** → insbesondere Oropharyngealregion
- Maßnahmen bei ausgeprägten Blutungen:
  - Lyse sofort beenden
  - Heparinantagonisierung: 1 ml Protamin 1000 I.E. neutralisiert 1000 I.E. Heparin, ACT-/PTT-Kontrollen
  - FFP (ca. 8–10 Konserven direkt »aufgetaut« von der Blutbank bestellen)
  - Antifibrinolytikum: Tranexamsäure (Cyklokapron) 1- bis 3-mal 500 mg i.v. oder als Perfusor
  - Ggf. Substitution von Fibrinogen: 2–4 g i.v.

Erfolgskriterien der Lyse → Reperfusionskriterien
- Rückgang der Klinik und der EKG-Veränderungen (ST-Streckenresolution)
- Auswascheffekt der Enzyme (oft sehr hohe CK-Werte; CK-Maximum nach bereits 4 h spricht für eine erfolgreiche Lyse)
- Lyseversager: in 20 % (»*rescue* PCI«)

9.2 Kardiogener Schock

G. Michels

Definition

Akutes Kreislaufversagen aufgrund primärer kardialer Pumpfunktionsstörung mit Folgen der Endorganhypoperfusion und Hypoxie.

Diagnostische Kriterien des kardiogenen Schocks

- $\text{Blutdruck}_{\text{systolisch}}$ <90 mmHg für länger als 30 min
- Cardiac-Index <1,8 l/min/m^2 ohne und <2,2 l/min/m^2 mit Unterstützung
- PCWP (»pulmocapillary wedge pressure«, LVEDP) >15 mmHg
- SVR (»systemic vessel resistance«) >2500 dyn × s × cm^{-5} (>31 Wood-Einheiten)
- Diureseverminderung <20 ml/h

Allgemeines

- Inzidenz: ca. 5–8 % bei Patienten mit Myokardinfarkt (überwiegend STEMI)
- Häufigste Todesursache für Patienten mit akutem Myokardinfarkt (infarktbedingter kardiogener Schock)
- Schockform mit der höchsten Letalität
- 30-Tage Mortalität:
  - Myokardinfarkt ohne Schock: 5–8 %
  - Myokardinfarkt mit Schock *plus* Revaskularisation: 45–50 %
  - Myokardinfarkt mit Schock *ohne* Revaskularisation: >70 %
- Auftreten des kardiogenen Schocks: Der infarktbedingte kardiogene Schock tritt im Median 6,2 h nach Beginn des Infarktereignisses auf
- Prädiktoren: ältere Patienten, Frauen, Patienten mit bekannter KHK, Diabetes mellitus

Ätiologie (Abb. 9.3)

> In ca. 80 % d. F. wird der kardiogene Schock durch ein linksventrikuläres Pumpversagen verursacht (Abb. 9.3). Bei Frauen mit STEMI kommt es häufiger zum kardiogenen Schock als bei Männern.

- Myogene Ursachen:
  - Meist Linksherzinfarkt (LAD-Versorgungsgebiet) oder Rechtsherzinfarkt mit Einschrän-

9.2 · Kardiogener Schock

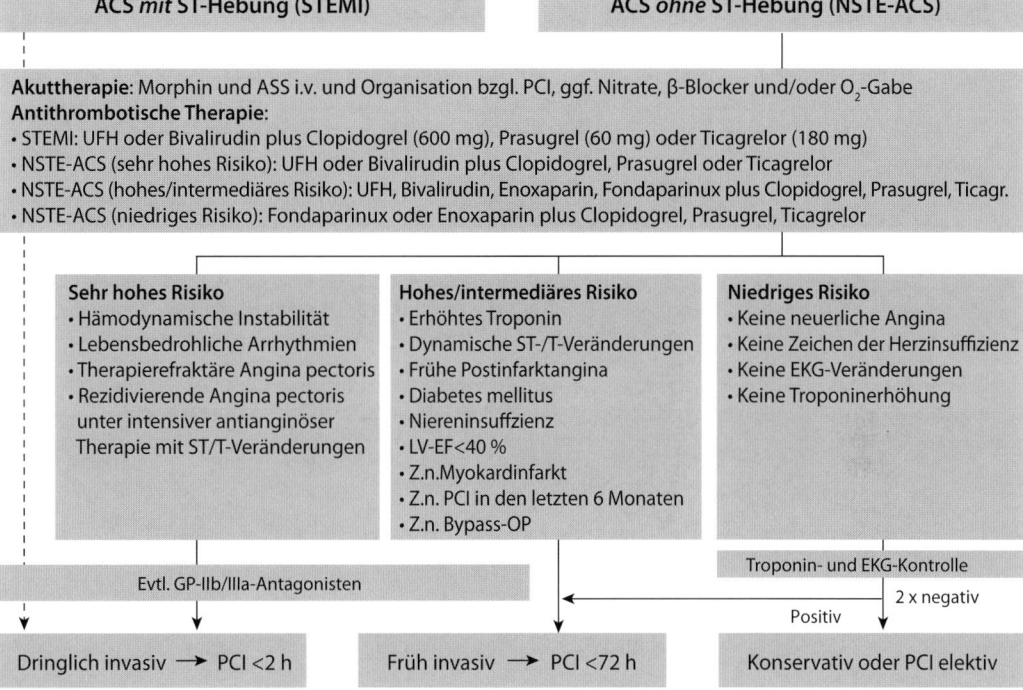

Abb. 9.2 Algorithmus beim akuten Koronarsyndrom

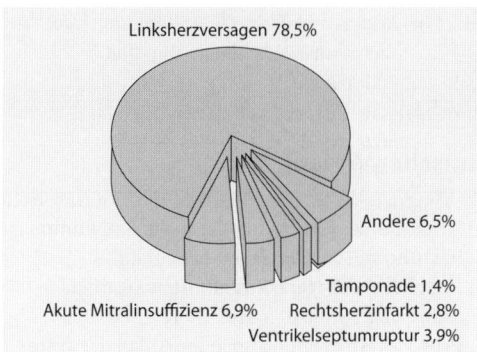

Abb. 9.3 Ursachen des kardiogenen Schocks

kung der links- und/oder rechtsventrikulären Pumpfunktion; mind. 40%iger Myokardfunktionsverlust
- Dekompensierte Herzinsuffizienz
- Kardiomyopathien: häufig sog. »End-stage«-Kardiomyopathie
- Myokardiale Depression bei Schock/Sepsis → septische Kardiomyopathie
- Entzündungen: Endokarditis (akute Mitral- oder Aortenklappeninsuffizienz), Myokarditis, Perikarditis, Perimyokarditis (mit/ohne Perikardtamponade)
- Medikamente: Ca^{2+}-Antagonisten, Antiarrhythmika, Antidepressiva, Neuroleptika, Drogen (Kokain), Zytostatika (insbesondere Antrazykline)
- Lungenembolie mit rechtsventrikulärer systolischer Dysfunktion
- **Rhythmogene Ursachen:**
- Tachykardien: Diastolenverkürzung mit Abnahme der Koronarperfusion sowie Abnahme der Auswurffraktion (»high cardiac output syndrome«)
- Bradykardien (»low cardiac output syndrome«)
- Arrhythmien: supraventrikuläre oder ventrikuläre
- **Mechanische Ursachen:**
- Myokardinfarkt mit mechanischen Komplikationen: z. B. Septumruptur, Abriss von Papillarmuskeln, Ruptur der freien Wand
- Aortenklappeninsuffizienz (z. B. Endokarditis, Aortendissektion)

Tab. 9.15 Übersicht über die Fibrinolytika

Charakteristika	Streptokinase	Alteplase (rt-PA)	Reteplase (r-PA)	Tenecteplase (TNK-t-PA)
Handelsname	Streptase	Actilyse	Rapilysin	Metalyse
Studienlage	GISSI-1, ISIS-2	GUSTO-I/III, LATE	GUSTO-V	ASSENT-II/-IV
Bolusgabe	–	–	+	+
Dosierung	1,5 Mio. I.E. über 30–60 min i.v.	Neuhaus-Schema: 15 mg rt-PA als Bolus über 2 min, 50 mg (0,75 mg/kg) rt-PA über 30 min, 35 mg (0,5 mg/kgKG) rt-PA über 60 min i.v.	10 I.E. i.v. als Doppelbolus in einem Abstand von 30 min	1000 U/10 kg bzw. 5 mg/10 kg i.v. als Einmalbolus über 5–15 s
Antigenität	+	–	–	–
Plasminogen-aktivierungstyp	Indirekt	Direkt	Direkt	Direkt
Fibrinspezifität	–	+	+	++
Plasma-HWZ [min]	15–20	4–8	11–14	17–20
PAI-1-Resistenz	–	–	–	+
Fibrinogenlyse	++	+	+	+
TIMI-3 Patency [%]	Ca. 40	Ca. 50	Ca. 60	Ca. 60
Eliminierung	Renal	Hepatisch	Renal	Renal
Kosten	+	+++	+++	+++

- Mitralklappeninsuffizienz (z. B. Endokarditis)
- Behinderung der diastolischen Füllung: Perikardtamponade, Spannungspneumothorax
- Traumatische Herzschädigung (Contusio cordis)

Varianten des kardiogenen Schocks
- **Linksherzversagen (mit pulmonaler Stauung):**
  - Ursache: meist Myokardinfarkt mit akut eingeschränkter linksventrikulärer Pumpfunktion
  - Hämodynamik: LVEDP-Zunahme und unveränderter ZVD
  - Linksherzinfarkt: CI <2,2 l/min/m^2, MAP <65 mmHg, ZVD <8 mmHg, LVEDP >15 mmHg
- **Rechtsherzversagen (ohne pulmonale Stauung):**
  - Ursache: Rechtsherzinfarkt (→ Hinterwandinfarkt), submassive/massive Lungenembolie
  - Hämodynamik: unveränderter bis verminderter LVEDP und ZVD-Zunahme
  - Rechtsherzinfarkt: CI <2,2 l/min/m^2, MAP <65 mmHg, ZVD >10 mmHg, LVEDP <12 mmHg

Klinischer Verlauf

- Kritische Verminderung der **kardialen Pumpleistung** mit myokardialer Dysfunktion
- Reduktion des **Herzzeitvolumens** (Cardiac-Index <2,2 l/min/m^2)
- Primärer Anstieg und späterer Abfall des **systemischen Widerstands** (Entwicklung einer metabolischen Azidose mit verminderter Ansprechbarkeit auf Katecholamine) mit venösem Pooling
- Zunahme des **venösen Rückstroms** und des zirkulierenden Blutvolumens
- Weitere Abnahme von Koronarperfusion und kontraktiler Masse → HZV-Abnahme
- Systemische Entzündungsreaktion (»systemic inflammatory response syndrome«, SIRS): via Ischämie/Reperfusion (Reperfusionsschaden) oder via Endotoxintranslokation aus dem hypoperfundierten Darm mit Entstehung von Zy-

Tab. 9.16 Killip-Klassifikation nach Myokardinfarkt

Killip-Stadien	Klinik
Stadium I	Keine Zeichen der Herzinsuffizienz, nicht dekompensiert
Stadium II	Zeichen der pulmonal-venösen Stauung, feuchte RG bds. basal
Stadium III	Manifestes Lungenödem (Blutdruck$_{syst.}$ ≥90 mmHg), feuchte RG über der gesamten Lunge
Stadium IV	Kardiogener Schock (Blutdruck$_{syst.}$ <90 mmHg)

tokinen/Mediatoren sowie Überexpression von NO-Synthetasen im Endothel, Myokard, Monozyten; NO wirkt wiederum negativ inotrop

Klinik (Tab. 9.16)

- Agitiertheit bis Bewusstseinseintrübung
- Blasse, kühle, schweißige Haut
- Dyspnoe, Tachypnoe
- Periphere Zyanose
- Oligurie
- Angst, Erschöpfung
- Hypotonie, Tachykardie

Diagnostik

> Die Echokardiographie, die Messung des Herzzeitvolumens (HZV) bzw. Cardiac-Index (CI) und die Bestimmung des Cardiac-power-Index (CPI) stellen derzeit das beste Monitoringkonzept des kardiogenen Schocks dar.

- **Anamnese:**
  - Kardiale Vorerkrankungen (KHK, Herzinsuffizienz, etc.)
  - Medikamente (insbesondere Diuretika)
- **Körperliche Untersuchung:**
  - Inspektion: blass-zyanotische Hautfarbe
  - Auskultation:
    - pulmonal → feuchte Rasselgeräusche bei pulmonaler Stauung
    - kardial → ggf. neues Herzgeräusch, 3. Herzton (Ausdruck der frühdiastolischen Kammerfüllung bzw. Zeichen der myokardialen Belastung)
- **Basismonitoring:**
  - Blutdruck (MAP): wenn möglich invasiv (A. radialis oder A. femoralis)
  - EKG: 12-Kanal-Ableitung inklusive rechtspräkordiale Ableitungen
  - Pulsoxymetrie (S_pO_2)
  - Diurese: Dauerkatheter-Anlage zur genauen Bilanzierung
  - Temperatur (Blasenkatheter): insbesondere bei therapeutischer (milder) Hypothermie nach CPR
- **Hämodynamisches Monitoring → HZV als wichtigste Regelgröße:**
  - Hämodynamisch kontrollierte Therapiesteuerung
  - HZV-Bestimmung nach der Thermodilutionsmethode (modifizierte Stewart-Hamilton-Gleichung):
    - **Pulmonalisarterienkatheter** (temporäre oder kontinuierliche HZV-Messung): insbesondere zur Messung der gemischt-venösen O_2-Sättigung (S_vO_2); es ist zu berücksichtigen, dass die Werte der zentral-venösen O_2-Sättigung ($S_{cv}O_2$) im Mittel um 7 % höher liegen als die der gemischt-venösen O_2-Sättigung (S_vO_2)
    - **PiCCO**-System (kontinuierliche Messung über einen arteriellen und zentralvenösen Zugang, nicht bei IABP)
    - **Edwards FloTrac** oder **Edwards Vigileo** (kontinuierliche HZV-Messung über lediglich einen arteriellen Zugang)
  - HZV-Bestimmung mittels Echokardiographie
  - HZV-Bestimmung nach dem Fick-Prinzip (HZV = VO_2/a_vDO_2), d. h. nach Bestimmung der arteriellen und gemischt-(zentral)-venösen O_2-Sättigung ($a_vDO_2 = C_aO_2 - C_{cv}O_2$, $C_aO_2 = [S_aO_2 \times Hb \times 1{,}34]$ bzw. $C_{cv}O_2 = [S_{cv}O_2 \times Hb \times 1{,}34]$; VO_2 → aus Normtabellen (ca. 3–4 ml/kgKG/min) *oder* durch Messung der mittleren CO_2-Konzentration mittels Massenspektrometrie, $VO_2 = VCO_2/RQ$)
  - Bestimmung des **Cardiac-power-Index** (CPI)
    - **Links**ventrikulärer Schlagarbeitsindex: $CPI_{LV} = CI \times MAP \times 0{,}0022$ (W/m²), norm: 0,5–0,7 W/m², Schock: 0,1–0,4 W/m²;

CPI als Interpretation der Energie, die zur Verfügung steht, um die Perfusion vitaler Organe aufrecht zu erhalten
- **Rechts**ventrikulärer Schlagarbeitsindex: $CPI_{RV} = CI \times mPAP \times 0{,}0022$ (W/m²), zur Beurteilung der rechtsventrikulären Funktion, insbesondere bei Hinterwandinfarkten; für diejenigen Patienten mit infarktbedingtem kardiogenem Schock, welche einen mind. 30%-igen Anstieg des CPO_{RV} innerhalb der ersten 24 h hatten, wurde eine höhere Überlebensrate berichtet

> Eine Verbesserung der Prognose durch den Pulmonalarterienkatheter oder weniger invasive Verfahren konnte bisher nicht nachgewiesen werden.

- Labordiagnostik:
  - Insbesondere: Herzenzyme, BNP/pro-BNP, Laktat (Parameter der Gewebeperfusion), Elektrolyte, Retentionswerte, CRP, Prokalzitonin, Blutbild, Blutgasanalyse (peripher und zentralvenös)
- Bildgebende Diagnostik:
  - Echokardiographie (TTE, ggf. TEE): Beurteilung der »Pumpfunktion« zur diagnostischen bzw. differenzialdiagnostischen Abklärung, Klappenfunktion, Erguss, etc.
  - Röntgen-Thorax: z. B. Zeichen der pulmonalen Stauung, Pleuraerguss, Atelektasen

Differenzialdiagnostik (◘ Tab. 9.17, ◘ Tab. 9.18)

◘ Tab. 9.17 Differenzialdiagnose des Low-cardiac-output-Syndroms

Diagnosen	ZVD	LVEDP	PAP
Linksherzversagen	n–↓	↑	↑
Rechtsherzversagen	↑	n–↓	n
Lungenembolie	↑	n–↓	>LVEDP
Pulmonale Hypertonie	↑	n	>LVEDP
Hypovolämie	↓	↓	↓
Perikardtamponade	↑	↑	↑

Abkürzungen: ZVD = zentraler Venendruck, LVEDP = linksventrikulärer enddiastolischer Druck, PAP = pulmonalarterieller Druck

◘ Tab. 9.18 Schockformen

Schock	Ursachen
Kardiogener Schock	Infarktbedingter kardiogener Schock Dekompensierte Herzinsuffizienz Akute Myokarditis Rechtsherzinfarkt Perikardtamponade Akute Mitralinsuffizienz
Obstruktiver Schock	Lungenembolie Perikardtamponade Spannungspneumothorax
Distributiver (vasodilatatorischer) Schock	Septischer Schock Toxisches Schocksyndrom Anaphylaktischer Schock Neurogener bzw. spinaler Schock
Hypovolämischer Schock	Hämorrhagischer Schock (Blutung) Nicht hämorrhagischer Schock (Flüssigkeitsverluste: renal, gastrointestinal, extravasal, über die Haut)

Therapie

Therapieziele des kardiogenen Schocks (◘ Abb. 9.4)
(Weitere Informationen: siehe europäische/amerikanische Leitlinie zu Myokardinfarkt und Herzinsuffizienz sowie deutsch-österreichische Leitlinie zum infarktbedingten kardiogenen Schock)

Optimierung der kardialen Funktion und der Hämodynamik
- Stabilisierung der Kontraktilität (Cardiac-Index, CI): positive Inotropika (Katecholamine)
- Stabilisierung der Vorlast (Füllungsdrücke: ZVD, LVEDP): Volumenentzug (Diuretika, Nitrate) oder Volumensubstitution
- Stabilisierung der Nachlast (systemischer Gefäßwiderstand, SVR) und des systolischen Blutdrucks ($Blutdruck_{systol.}$): Nachlastsenker (z. B. Nitrate) oder Nachlaststeiger (z. B. Katecholamine)
- Koronare Reperfusion: so früh wie möglich → PCI (innerhalb von 2 h) bzw. Fibrinolyse, wenn eine PCI nicht innerhalb von 90 min begonnen werden kann

▼

9.2 · Kardiogener Schock

Optimierung der Oxygenierung
- Optimierung der O_2-Transportkapazität bzw. des O_2-Angebots (DO_2)
- Optimierung der O_2-Aufnahme (VO_2)
- Maßnahmen: HZV-Anhebung (Volumengabe, Katecholamine), O_2-Gabe (S_aO_2 >95 %), ggf. zusätzlich Erythrozytenkonzentrate bei Hb <7 g/dl bzw. Hkt <25 % (bei Patienten ≥65 Jahre sollte ein Abfall des Hkt <30 % vermieden werden)

Zielwerte beim kardiogenen Schock
- Mittlerer arterieller Druck (MAP): 65–75 mmHg
  - MAP 65–75 mmHg bei SVR 800–100 dyn × s × cm^{-5} oder
  - MAP 65–75 mmHg bei Cardiac-Index (CI) ≥ 2,5 l/min/m^2 oder
  - MAP 65–75 mmHg bei S_vO_2 >65 % oder
  - CPI >0,6 W/m^2
- SVR (»systemic vessel resistance«) ~800–1000 dyn × s × cm^{-5} (10–13 WE)
- CI ≥2,5 l/min/m^2
- gemischt-venöse O_2-Sättigung (S_vO_2) >65 %
- PCWP (»pulmocapillary wedge pressure«, LVEDP) <15 mmHg
- Laktatspiegel (arteriell) <1,1 mmol/l
- Diuresesteigerung >20 ml/h
- Hb-Wert >7–9 g/dl bzw. Hkt-Wert >25 % (>30 % bei >65. Lj.)

Allgemeine Maßnahmen
- Aufrechterhaltung und Stabilisierung der Vitalfunktionen
- Lagerung: Oberkörperhochlagerung
- Oxygenierung: O_2-Gabe über Maske → ggf. Intubation und invasive Beatmung bei hämodynamischer Instabilität (PEEP >10 mmHg zur Vorlastsenkung, Ausnahme: Rechtsherzinfarkt, Lungenembolie)
- Analgosedierung bei invasiver Beatmung (z. B. Sufentanil plus Midazolam)
- Anlage großlumiger Zugänge: ZVK und Arterienkatheter (invasive Blutdruckmessung, Analyse der Atemgase/Säure-Basen-Haushalt), ggf. PiCCO-System oder PAK

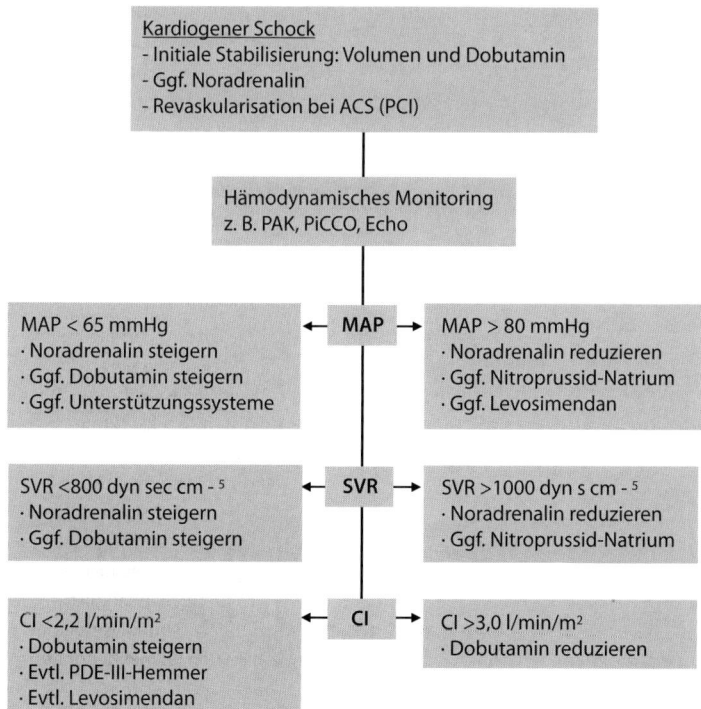

Abb. 9.4 Therapiealgorithmus bei kardiogenem Schock

Stabilisierung der kardialen Funktion und der Hämodynamik

> Beim infarktbedingten kardiogenen Schock erfolgt in der Regel primär die hämodynamische Stabilisierung des Patienten, um danach die Koronarintervention effizient und sicher gestalten zu können.

Volumensubstitution

- Bei allen Patienten im kardiogenen Schock ist ein Volumenmangel auszuschließen: vorsichtige i.v.-Volumensubstitution von 500–1000 ml
- Faustregel: Bei einem »Low-cardiac-output«-Syndrom mit erniedrigtem LVEDP bzw. PCWP primäre Volumensubstitution.
- Substanzen: Vollelektrolytlösungen (Ringer-Lösung) und Plasmaexpander (Gelatine)

> Volumengabe trotz erhöhtem ZVD beim Rechtsherzinfarkt.

Positive Inotropika

- Substanzen: Katecholamine (◨ Tab. 9.19), PDE-III-Inhibitoren (Enoximon, Milrinon), Kalziumsensitizer (Levosimendan)
- Eine vorbestehende orale Medikation mit Nitraten, Kalziumantagonisten, ACE-Hemmern, AT_1-Antagonisten und je nach Hämodynamik auch mit β-Blockern (OPTIMIZE-HF-Studie), ist für die Dauer des Schockzustands abzusetzen, weil sie den Inotropika entgegenwirken und die bestehende arterielle Hypotonie verstärken
- **Katecholamine** (◨ Tab. 9.19):

> Dobutamin gilt als Inotropikum und Noradrenalin als inotroper Vasopressor der ersten Wahl beim kardiogenen Schock.

  - Dobutamin, das Katecholamin der Wahl zur Inotropiesteigerung: $β_1$-stimulatorisch ohne wesentliche Zunahme des peripheren (SVR) und des pulmonalen (PVR) Gefäßwiderstands.
  - Der Einsatz von Dopamin wird nicht mehr empfohlen.
- Katecholamin der 1. Wahl: Dobutamin
- Katecholamin der 2. Wahl: Noradrenalin und ggf. Adrenalin (*ultima ratio*)
- Anwendung: nur so lange wie notwendig (hohe und prolongierte Katecholamindosen wirken kardiotoxisch, inflammationssteigernd, proarrhythmogen und führen zur Wirkminderung über Tachyphylaxieeffekte)
- Studienlage: SOAP-Studie (Übersterblichkeit durch Dopamin und Adrenalin, dies gilt nicht für Dobutamin und Noradrenalin); SOAP-II-Studie (direkter Vergleich Dopamin versus Noradrenalin zugunsten Noradrenalin, vor allem beim kardiogenen Schock)
- **PDE-III-Hemmer:**
  - Indikationen (Therapie der 2. Wahl): bei Patienten mit infarktbedingtem kardiogenen Schock unter β-Blocker-Therapie und bei »Katecholaminintoleranz«
  - Merke: Im katecholaminrefraktären kardiogenen Schock sollte initial Levosimendan gegenüber den PDE-III-Inhibitoren bevorzugt werden.
  - Substanzen: Milrinon (Corotrop) oder Enoximon (Perfan), ggf. in Kombination mit Noradrenalin (wegen Gefahr der abrupten Vasodilatation)
  - Patienten mit dilatativer Kardiomyopathie scheinen besser zu profitieren als solche mit ischämischer Kardiomyopathie.
  - Studienlage: ADHERE-Studie (Übersterblichkeit unter Milrinon)
- **Levosimendan:**
  - Indikationen (Therapie der 2. Wahl): katecholaminrefraktärer kardiogener Schock
  - Nach Beendigung einer 24-h-Infusion halten die hämodynamischen Effekte mind. 24–48 h an und können bis zu 7–9 Tage beobachtet werden.
  - Aufgrund der Tendenz zu hypotensiven Entgleisungen ist eine ausreichende linksventrikuläre Vorlast vor der Anwendung mit Levosimendan besonders wichtig, ggf. Gegensteuerung mit Volumen oder Katecholaminen.
  - Studienlage: Große kontrollierte randomisierte Studien zum Einsatz von Levosimendan beim kardiogenen Schock fehlen.

Dosierung

Milrinon (Corotrop)
- Initial: 25–50 µg/kgKG in 10 min i.v. (Bolus wird meist vermieden)
- Erhaltungsdosis: 0,375–0,75 µg/kgKG/min i.v.
- Max. Tagesdosis: 1,13 mg/kgKG i.v.
- Halbwertszeit: 0,5–2 h

Enoximon (Perfan)
- Initial: 0,25–0,5 mg/kgKG langsam i.v. (Bolus wird meist vermieden)
- Max. Tagesdosis: 3–10 mg/kgKG i.v.
- Erhaltungsdosis: 1,25–7,5 µg/kgKG/min i.v.
- Halbwertszeit: 2–4 h

▼

Tab. 9.19 Übersicht über therapeutisch einsetzbare Katecholamine

	Dobutamin (Dobutrex)	Dopamin (Dopamin Giulini)	Noradrenalin (Arterenol)	Adrenalin (Suprarenin)
α_1-Effekt	+	++	++++	++++
β_1-Effekt	+++	++	++	++++
β_2-Effekt	++	+	0 bis +	+++
D_1-Effekt	0	+	0	0
D_2-Effekt	0	+	0	0
Dosierung [µg/kgKG/min, i.v.]	2–20	2–10	0,05–1	0,01–0,5
Herzfrequenz	0 bis +	+	0 bis +	+
Inotropie	++++	+++	++	++
HZV	++++	+++	+++	+++
Afterload	0 bis –	– bis +	+++	++
Preload	0 bis –	(+)	+	+
Myokardiale O_2-Verbesserung	+	++	+++	++
Renale Perfusion	0 bis –	– bis +	–	–

Abkürzung: HZV = Herzzeitvolumen
Anmerkungen: Nach derzeitiger Datenlage gibt es für den Einsatz von Vasopressin und Dopexamin beim infarktbedingten kardiogenen Schock keine ausreichende Evidenz.

Levosimendan (Simdax)
- Initial: 12–24 µg/kgKG über 10 min i.v. (auf ein Loading wird jedoch häufig verzichtet)
- Erhaltungsdosis: 0,05–0,2 µg/kgKG/min für 24 h
- Halbwertszeit: 1 h (Levosimendan) und 80 h (aktiver Metabolit)

Senkung des systemischen Gefäßwiderstands (SVR)

- Indikation: SVR >1000 dyn × s × cm^{-5}
- Maßnahmen: Katecholamine reduzieren und Gabe von Nachlastsenkern
- Ziel: Nachlastsenkung (SVR ~ 800–1000 dyn × s × cm^{-5})
- Substanzen: Gyceroltrinitrat (Nitroglycerin), Urapidil (Ebrantil), Nitroprussid-Natrium (Nipruss, Voraussetzung: MAP ≥70 mmHg)

Kausaltherapie

> Beim infarktbedingten kardiogenen Schock besitzt die primäre perkutane Koronarintervention (PCI) die oberste Priorität (SHOCK-Trial), ggf. Bypasschirurgie oder Lysetherapie.

Frühzeitige hämodynamische Unterstützung → intraaortale Ballongegenpulsation (IABP)

- **Indikation**: infarktbedingter kardiogener Schock mit PCI (»Kann Empfehlung«) oder Lyse oder mechanische Infarktkomplikationen (insbesondere VSD); keine Indikation bei Hochrisiko-PCI (BCIS-1 Studie 2010)
- **Kontraindikation**: akute Aortendissektion, Aortenaneurysma, höhergradige Aortenklappeninsuffizienz
- **Ziel**: Steigerung/Augmentation der diastolischen Koronarperfusion (Inflation), Senkung der Nachlast (Deflation) und HZV-Steigerung um 10–20 % durch Verbesserung der Herzökonomie (→ MAP-Anstieg)
- **Komplikationen** (ca. 3 % bei 3-Tage-Liegedauer): Gefäßverletzungen, Hämorrhagie, Beinischämie, Thrombozytopenie (»IABP-induced thrombocytopenia«)
- **Merke**: PiCCO ist unzuverlässig unter IABP (→ veränderte Pulskontur)
- **Studienlagen**: IABP-Shock II Studie (Ergebnisse erwartet 2012)

Weitere Therapieoptionen
Kardiochirurgie
- Linksventrikuläre Unterstützungssysteme wie LVAD (»left ventricular assist device«)
- Minimal-invasive Turbinenpumpe (Impella Recover Lp 2.5) zur Überbrückung (»bridging«)
- Life-Bridge-Prinzip: venoarterielle ECMO (femoraler Zugang)
- Ggf. Bypassoperation (wenn die Rekanalisation eines Infarktgefäßes und hämodynamische Instabilität nicht durch medikamentöse oder interventionelle Maßnahmen geschaffen werden können)

Indikationen zur mechanischen Kreislaufunterstützung (VAD, »ventricular assist device«)

Herzindex (CI) <2 l/min/m²
- Plus *eines* der folgenden Kriterien
  - Blutdruck$_{systolisch}$ < 90 mmHg bzw. MAP < 60 mmHg
  - SVR >2100 dyn×s×cm^{-5}
  - PCWP >20 mmHg
- Plus *zwei* der folgenden Kriterien
  - Dopamin >10 µg/kgKG/min
  - Dobutamin >10 µg/kgKG/min
  - Adrenalin >0,2 µg/kgKG/min
  - sonstige kardiovaskuläre Medikamente in max. Dosierung

Kontraindikationen zur mechanischen Kreislaufunterstützung
- Sepsis/septischer Schock
- Schwere Gerinnungsstörung (z. B. Verbrauchskoagulopathie)
- Kardiogener Schock >12–18 h mit Multiorganversagen
- Keine potenzielle Reversibilität bzw. keine Transplantationsperspektiven

Mögliche Ziele einer Kreislaufunterstützung
- Überbrückung bis zu einer weiteren Entscheidung (»bridge to decision«)
- Überbrückung bis zur Organerholung (»bridge to recovery«)
- Überbrückung zuerst mittels Kurzzeit, später mit Langzeit VAD (»bridge to bridge«)
- Überbrückung bis zu einem definitiven Entscheid, ob HTX sinnvoll oder möglich (»bridge to candidacy«)
- Überbrückung bis zur HTX (»bridge to transplant«)
- Definitiver Organersatz (»destination therapy« oder »alternative to transplantation«)

Supportive Maßnahmen
- **Oligurie:** Balance aus vorsichtiger Volumen- und Diuretikagabe, ggf. CVVH
- **Ernährung:**
  - Eine parenterale Ernährung (PE) sollte nicht durchgeführt werden, wenn eine ausreichende orale oder enterale Ernährung möglich ist.
  - Kritisch Kranke ohne Zeichen der Mangelernährung, die voraussichtlich <5–7 Tage nicht ausreichend enteral ernährt werden können, bedürfen keiner vollen PE, sollten aber zumindest eine basale Glukosezufuhr erhalten.
  - Blutzuckerspiegel: <150–180 mg/dl
- **Thromboseprophylaxe:** i.v.-Heparin, da nicht vorhersagbare s.c.-Resorption unter Schockbedingungen
- **Stressulkusprophylaxe:** PPI oder ggf. H$_2$-Blocker bei niedrigem Blutungsrisiko
- Milde Hypothermie bei Z. n. CPR (12–24 h, 32–34°C, Neuro- und Myokardprotektion)

9.3 Akute Herzinsuffizienz

G. Michels

Definition

Unter Herzinsuffizienz versteht man die Unfähigkeit des Herzens genügend Blut zu fördern, um die metabolischen Bedürfnisse des Organismus zu decken. Die Herzinsuffizienz ist **keine eigenständige Erkrankung**, sondern ein **klinisches Syndrom** aus:
- typischen Symptomen (z. B. Dyspnoe, Ödeme, Schwäche),
- klinischen Zeichen der Herzinsuffizienz (z. B. Tachykardie, Tachypnoe, Aszites, Ergüsse) und
- objektivierbaren strukturellen oder funktionellen Herzschäden (z. B. Kardiomegalie, Vitien).

Unter **akuter Herzinsuffizienz** versteht man eine rasche klinische Verschlechterung, welche auf eine akute kardiale Dysfunktion zurückzuführen ist (◘ Tab. 9.20).

Allgemeines

- Inzidenz:
  - Allgemein: ca. 0,1–0,5 %/Jahr
  - Altersabhängigkeit: Verdopplung mit jeder Lebensdekade
  - Männer sind häufiger betroffen als Frauen

Tab. 9.20 Einteilung der Herzinsuffizienz

Lokalisation der ventrikulären Funktionsstörung	Links-, Rechts- oder Globalinsuffizienz
Krankheitsverlauf	Akute Herzinsuffizienz: myokardiales Pumpversagen, Shuntvitien, Ruptur der Chordae tendineae oder akute Papillarmuskeldysfunktion beim akuten Myokardinfarkt, Behinderung der Ventrikelfüllung, Rhythmusstörungen (z. B. tachysystolische Herzinsuffizienz) Chronische Herzinsuffizienz: systolische oder diastolische Funktionsstörung bei koronarer Herzkrankheit, arterieller Hypertonie, Kardiomyopathie, Vitien, Rhythmusstörungen oder metabolischen Veränderungen (Hyperthyreose, Thiaminmangel, Hämochromatose)
Akute Herzinsuffizienz (6 Gruppen)	Dekompensierte chronische Herzinsuffizienz Lungenödem Hypertensive Herzinsuffizienz Kardiogener Schock (Low-output-Syndrom) Rechtsherzversagen Akutes Koronarsyndrom und akute Herzinsuffizienz
Kontraktionsverhalten	Systolische Herzinsuffizienz: primäre Kontraktionsstörung mit Dilatation des linken Ventrikels; Ursachen: Myokardinfarkt, arterielle Hypertonie, Kardiomyopathien (dilatative Kardiomyopathie, Chagas-Krankheit, alkoholtoxische Kardiomyopathie); hämodynamische Merkmale: Reduktion der Ejektionsfraktion (EF) bei vermindertem HZV und kompensatorisch erhöhtem systemischem Widerstand (SVR) Diastolische Herzinsuffizienz oder Herzinsuffizienz mit erhaltener Pumpfunktion (HFPEF = »heart failure with preserved ejection fraction«): Myokardversteifung bei normaler systolischer Pumpfunktion (EF) → Störung der frühdiastolischen Entspannung (Relaxation) und/oder der spätdiastolischen Ventrikeldehnbarkeit (Compliance). Kompensatorisch sind u. a. erhöhte linksatriale Drücke notwendig, um den linken Ventrikel noch zu füllen. Es gelangt weniger Blutvolumen in die linke Kammer, gleichzeitig ist der linksventrikuläre enddiastolische Druck (LVEDP) erhöht, sodass ein sekundärer pulmonaler Druckanstieg resultiert. Ursachen: Compliancestörungen und Relaxationsstörungen. Hämodynamische Merkmale: Erhöhung des linksventrikulären enddiastolischen Drucks, sog. LVEDP (>16 mmHg) bei normalen Füllungsvolumina (EDV, ESV, SV) und normaler EF und Symptomen der pulmonalen Stauung (Dyspnoe). Die Dyspnoe ist führendes Symptom und kann klinisch nicht von einer systolischen Herzinsuffizienz getrennt werden

- Diastolische Funktionsstörung: ca. 40–50 % aller Patienten mit chronischer Herzinsuffizienz
- Systolische Funktionsstörung: ca. 50–60 % aller Patienten mit chronischer Herzinsuffizienz
- **Prävalenz:**
  - Allgemein: ca. 2–3 %
  - Altersabhängigkeit: Anstieg der Prävalenz auf 3–13 % bei über 65-jährigen
  - Mittleres Lebensalter herzinsuffizienter Patienten: 74 Jahre
- **Jährliche Mortalität:**
  - Systolische Herzinsuffizienz: ca. 8–25 %
  - Diastolische Herzinsuffizienz: bis 19 %
- **Prognose:** Entsprechend der Prävalenz und Inzidenz altersabhängig

Ätiologie

- Häufigste Ursachen: koronare Herzkrankheit und arterielle Hypertonie
- Auslöser einer akuten Herzinsuffizienz:
  - Dekompensation einer bekannten chronischen Herzinsuffizienz
  - Akute Arrhythmien
  - Akutes Koronarsyndrom
  - Hypertensive Entgleisung
  - Aortendissektion
  - Vitien: z. B. akute Mitralklappenendokarditis oder dekompensierte Aortenklappenstenose
  - Akute Myokarditis/Perimyokarditis (Perikardtamponade)
  - Schwangerschaftskardiomyopathie
- Auslöser für eine Verschlechterung einer chronischen Herzinsuffizienz:
  - Non-Compliance (medikamentös)
  - Diätfehler
  - Verschlechterung der Nierenfunktion (mit Überwässerung)
  - Infektionen (z. B. Pneumonie)

- Medikamente: Nichtsteroidale Antirheumatika (NSAR), Ca^{2+}-Antagonisten
- Lungenembolie
- Arterielle Hypertonie
- Hyper-/Hypothyreose (»high-/low-cardiac output syndrome«)
- Anämie (»high-cardiac output failure«)
- Tachykarde oder bradykarde Arrhythmien (»high-/low-cardiac output syndrome«)
— Im Rahmen der manifesten Herzinsuffizienz lassen sich meistens Störungen sowohl der systolischen als auch der diastolischen Funktion nachweisen.

Pathogenese der chronischen Herzinsuffizienz
- **Systolische** Ventrikelfunktionsstörung
  - Koronare Herzkrankheit (70–75 %)
  - Arterielle Hypertonie/Druckbelastung (20–40 %)
  - Kardiomyopathien (DCM, 15–20 %)
  - Vitien (selten)
- **Diastolische** Ventrikelfunktionsstörung → **Relaxations- und/oder Compliancestörungen**
  - Arterielle Hypertonie bzw. hypertensive Herzerkrankung
  - Ischämische Herzerkrankung (KHK)
  - Hypertrophe, restriktive oder infiltrative Kardiomyopathien (z. B. Amyloidosen)
  - Obstruktives Schlafapnoe-Syndrom (u. a. Entwicklung einer arteriellen Hypertonie)
  - Herzbeuteltamponade
  - Langjährige Aortenklappenstenose
  - Pericarditis constrictiva

Klinik

- **Linksherzinsuffizienz:**
  - »*Forward failure*« (»*low output*«) mit peripherer Minderperfusion: Leistungsminderung, muskuläres Schwächegefühl, Schwindel
  - »*Backward failure*« mit Lungenstauung: Dyspnoe bis Orthopnoe, Tachypnoe, Husten (»Asthma cardiale«), Blutspucken (Hämoptysen) bis Lungenödem
- **Rechtsherzinsuffizienz:** Halsvenenstau (ZVD ↑), Füllung der Jugalarvenen bei Leberpalpation (hepatojugulärer Reflex), Knöchel-/Beinödeme, Aszites, Anasarka, Stauungsleber (Hepatomegalie), Stauungsgastroenteropathie (Bauchschmerzen, Nausea, Völlegefühl, Meteorismus), Stauungsnieren mit Proteinurie
- **Globalinsuffizienz und gemeinsame Symptome:** Nykturie, Tachykardie, Herzvergrößerung mit relativer AV-Klappeninsuffizienz (Gefügedilatation), Pleuraergüsse (meist rechts)

Diagnostik (Tab. 9.21, Tab. 9.22)

Anamnese
- Kardiale Vorerkrankungen: KHK, arterielle Hypertonie
- Fragen nach Symptomen im Vorfeld: Dyspnoe, Husten, Beinödeme, Gewichtszunahme, Palpitationen, Verwirrtheit (zerebrale Minderperfusion), Depression (SADHART-CHF)
- Medikamentenanamnese: insbesondere Diuretika

Tab. 9.21 NYHA-Klassifikation der Herzinsuffizienz

Klassifikation	Belastbarkeit und Klinik
I	Herzerkrankung ohne körperliche Einschränkung. Alltägliche körperliche Belastung verursacht keine inadäquate Erschöpfung, Rhythmusstörungen, Dyspnoe oder Angina pectoris
II	Herzerkrankung mit leichter Einschränkung der körperlichen Leistungsfähigkeit. Keine Beschwerden in Ruhe. Alltägliche körperliche Belastung verursacht Erschöpfung, Rhythmusstörungen, Dyspnoe oder Angina pectoris
III	Herzerkrankung mit höhergradiger Einschränkung der körperlichen Leistungsfähigkeit bei gewohnter Tätigkeit. Keine Beschwerden in Ruhe. Geringe körperliche Belastung verursacht Erschöpfung, Rhythmusstörungen, Dyspnoe oder Angina pectoris
IV	Herzerkrankung mit Beschwerden bei allen körperlichen Aktivitäten und in Ruhe. Bettlägerigkeit

Abkürzung: NYHA = New York Heart Association (1928)

Tab. 9.22 AHA-Stadien der Herzinsuffizienz

Klasse	Belastbarkeit und Klinik
A	Asymptomatisch, jedoch Risikofaktoren für eine LV-Dysfunktion (z. B. KHK)
B	Asymptomatisch, jedoch strukturelle Veränderungen, z. B. LV-Hypertrophie
C	Manifeste Herzinsuffizienz, vorliegend oder ehemals vorgelegen habend
D	Manifeste Herzinsuffizienz unter maximaler Therapie

Abkürzung: AHA = American Heart Association (2001).

Körperliche Untersuchung (◘ Tab. 9.23, ◘ Tab. 9.24)

◘ Tab. 9.23 Untersuchung bei Herzinsuffizienz

Beurteilung	Zeichen
Zeichen der Minderperfusion	Hypotonie Flacher fadenförmiger Puls Kalte und feuchte Haut
Zeichen der Organdysfunktion	Renal: Oligurie/Anurie Zentral: Bewusstseinstrübung
Venöser Füllungszustand	Jugularvenenstauung Abschätzung des ZVD, wenn in liegender Position eine Venenfüllung der Jugularvenen erkennbar ist → Kopfteil des Bettes langsam hochstellen, bis die Venenfüllung verschwindet = ZVD (cmH$_2$O)
Anhaltspunkte für Ursache der Herzinsuffizienz	Pathologisches Herzgeräusch → akutes Vitium Eindrückbarkeit der Haut an herabhängenden Körperpartien → mind. 30 s drücken (meist Unterschenkelödeme) → bekannte chronische Herzinsuffizienz Angina pectoris → ACS
Speziell: Auskultation	Herz → Geräusch (akutes Vitium?) Lunge → Zeichen der pulmonalen Stauung, feuchte Rasselgeräusche
Schweregraduierung der akuten Herzinsuffizienz nach Nieminen	Klasse I: warm und trocken Klasse II: warm und feucht Klasse III: kalt und trocken Klasse IV: kalt und feucht

◘ Tab. 9.24 Einteilung der akut dekompensierten Herzinsuffizienz

Form der ADHF (Häufigkeit)	Klinik/Therapie	Hämodynamische Charakteristik
Normotensive ADHF (ca. 47 %)	Klinik: Dyspnoe, Lungenödem, periphere Ödeme, Zunahme der Symptomhäufigkeit, Gewichtszunahme Therapie: Diuretika, ggf. Nitrate	Blutdruck$_{systol.}$: 90–140 mmHg Herzfrequenz: n–↑ PCWP: n–↑ Herzindex: n–↓ Killip-Klasse: II–III LV-Funktion: ↓
Hypertensive ADHF (ca. 50 %)	Klinik: Dyspnoe, Lungenödem, geringe Gewichtszunahme, Zeichen der Endorganhypoperfusion, zerebrale Symptome, rasches Auftreten Therapie: Nitrate, Diuretika	Blutdruck$_{systol.}$: >140 mmHg Herzfrequenz: ↑ PCWP: ↑ Herzindex: n–↓ Killip-Klasse: II–IV LV-Funktion: n
Hypotensive ADHF (ca. 3 %) »low cardiac output syndrome«	Klinik: Dyspnoe, Lungenödem, Zeichen der Endorganhypoperfusion, unruhiger Patient, zeitlich und räumlich nicht orientiert, kühle Extremitäten, verminderte Urinausscheidung, inadäquates Ansprechen auf Diuretika Therapie: Inotropika, ggf. PCI	Blutdruck$_{systol.}$: <90 mmHg Herzfrequenz: ↑ PCWP: ↑ Herzindex: ↓ Killip-Klasse: III–IV LV-Funktion: ↓↓

Abkürzungen: ADHF = »acute decompensated heart failure«, PCWP = »pulmonary capillary wedge pressure«

12-Kanal-EKG
- Tachysystolische Herzinsuffizienz?
- Akutes Koronarsyndrom?

Laborchemische Untersuchungen
- Bestimmung von Herzenzymen und Troponin
- Retentionswerte
- Blutbild: kardiorenales Anämiesyndrom → gleichzeitiges Vorliegen einer Niereninsuffizienz plus renaler Anämie
- Serumelektrolyte: Hyponatriämie bei manifester Herzinsuffizienz, Hypokaliämie unter Diuretika
- Transaminasen/Stauungsenzyme
- Glukose
- Entzündungsparameter (häufig begleitend erhöht als Zeichen des reduzierten Immunstatus)
- Schilddrüsenhormone
- Gerinnungsparameter, einschließlich D-Dimere
- Periphere BGA: u. a. metabolische Alkalose durch Hyperventilation bei pulmonalvenöser Stauung
- Biomarker: BNP/NT-proBNP → differenzialdiagnostische und prognostische Parameter
    - Inverse Korrelation mit der linksventrikulären Pumpfunktion
    - NT-proBNP <300 pg/ml bzw. BNP-Spiegel <100 pg/ml schließen eine kardiale Ursache der Dyspnoe weitgehend aus
    - Einflussgrößen: EF, linksventrikuläre Masse, Vorhofgröße, Alter, weibliches Geschlecht, glomeruläre Filtratationsrate (GFR), Medikamente
    - Eine individuelle Therapiesteuerung mit BNP führte zu keiner Verbesserung des Outcome (PRIMA-Studie), daher gilt: keine Therapiesteuerung durch BNP
    - Intraindividuelle Abhängigkeit des BNP-Wertes (Tagesabhängigkeit!)
    - Neue Biomarker: MR-proADM (Midregional Pro-adrenomedullin, BACH-Studie)

Echokardiographie
- Ausschluss von Vitien, insbesondere Mitralinsuffizienz
- Parameter der linksventrikulären Funktion (Tab. 9.25)
- Parameter der rechtsventrikulären Funktion

Röntgen-Thorax
- Zeichen der pulmonalvenösen Stauung → Kerley-(A-, B-, C-)Linien als Zeichen des interstitiellen Lungenödems *oder* diffuse Verschattungen beim alveolären Lungenödem
- Kardiomegalie (Herz-Thorax-Quotient >0,5)

Tab. 9.25 Einteilung der linksventrikulären Pumpfunktion (LV-PF)

LV-PF	LV-EF [%]	LV-ESV [ml/m²]
Normal	>55	60
Leicht eingeschränkt	40–49	100
Mäßig eingeschränkt	30–39	150
Schwer eingeschränkt	<30	>150

Abkürzungen: LV-PF = linksventrikuläre Pumpfunktion, LV-ESV = linksventrikuläres endsystolisches Volumen, LV-EF = linksventrikuläre Ejektionsfraktion

Herzkatheteruntersuchung
- Ausschluss/Nachweis einer KHK
- Bestimmung systolischer (z. B. EF) und diastolischer Parameter (z. B. LVEDP)

Spezielle Diagnostik der systolischen Herzinsuffizienz
- **Herzkatheteruntersuchung:**
    - Kontraktilität: Bestimmung der maximalen Druckanstiegsgeschwindigkeit (dp/dt) in der isovolumetrischen Anspannungsphase (Normwert: 1500 mmHg/s); Bestimmung der linksventrikulären Ejektionsfraktion (LV-EF = LVEDV-LVESV/LVEDV)
    - Nachlast: mittlerer systolischer Blutdruck (MAP) und peripherer systemischer Gefäßwiderstand (SVR = MAP-ZVD/HZV)
- **Echokardiographische Beurteilung: Normalwerte der linksventrikulären Pumpfunktion (LV-PF)**
    - Linksventrikulärer enddiastolischer Diameter, LVEDD 40–56 mm
    - Linksventrikulärer endsystolischer Diameter, LVESD 24–42 mm
    - ES-Abstand <6 mm (Abstand frühdiastolischer Mitralklappenöffnung bis Septum)
    - FS (»fractional shortening«), Verkürzungsfraktion, EDD-ESD/EDD × 100 = 25–44 %
    - EF (Ejektionsfraktion) = (EDV-ESV/EDV) × 100 >55–70 %, Berechnung im M-Mode (selten, Methode nach Teichholz) oder im 2D-Echo (häufig, biplane Scheibchensummationsmethode nach Simpson bzw. modifizierte Simpson-Volumetrie)
▼

● Tab. 9.26 Echokardiographische Beurteilung der diastolischen Dysfunktion

Parameter	Normal <25 Jahre	Normal >25 Jahre	Stadium I Verzögertes Füllungsmuster	Stadium II Pseudo-Normalisierung	Stadium III/IV Restriktives Füllungsmuster
E/A-Verhältnis	>1	>1	<1	1–2	>2
E-Wellen DT [ms]	<220	<220	>220	150–200	<150
IVRT [ms]	<100	<100	>100	60–100	<60
PVs/PVd-Verhältnis	<1	≥1	≥1	0,5–≤1	<0,5
PVa [cm/s]	<35	<35	<35	≥35 (bei Sinusrhythmus)	≥35
E_m [cm/s]	>10	>8	<8	<8	<8

Abkürzungen: IVRT = isovolumetrische Relaxationszeit, PVs = systolische Pulmonalvenengeschwindigkeit, PVd = diastolische Pulmonalvenengeschwindigkeit, PVa = atriale reverse Pulmonalvenengeschwindigkeit, E_m = Mitralanulusgeschwindigkeit, E-Wellen DT = Dezelerationszeit oder Dauer des Geschwindigkeitsfalls der E-Welle.

- Globale Funktionsbeurteilung → leicht bis deutlich eingeschränkte Pumpfunktion
- Regionale Funktionsbeurteilung → 16-Segmentmodell/Wandbewegung (z. B. akinetisch, hypokinetisch)

Spezielle Diagnostik der diastolischen Herzinsuffizienz

- **Beurteilung der frühen isovolumetrischen Relaxation (Phase 1 der Diastole):**
  - Maximale dP/dt (Druckabfallsgeschwindigkeit) in Bezug auf die Füllungszeit → Funktionsgröße für den »Phase-1-Sog« → Erniedrigung der absoluten Druckdifferenz (<1100 mmHg/s)
  - Bestimmung der »Zeitkonstanten Tau« der LV-Druckabnahme während der Phase 1, errechnet sich aus der Zeit, in der der LVEDP auf ein Drittel seines Ausgangswertes während der isovolumetrischen Phase fällt (norm: 34 ms, diastolische Relaxationsstörung: >48 ms)
  - Echokardiographie: isovolumetrische Relaxationszeit (IVRT): Zeitintervall zwischen Aortenklappenschließung und Mitralklappenöffnung
- **Beurteilung der diastolischen Füllungsphase (Phase 2–4 der Diastole):**
  - Herzkatheteruntersuchung: Erhöhung des LVEDP (>16 mmHg bzw. PCWP, Normwert: 3–12 mmHg) bei normalen Füllungsvolumina (EDV, ESV, SV) und normaler EF
  - Doppler-Echokardiographie:
    – »Time-to-peak-filling rate« (= TPFR, Zeit bis zur maximalen Füllung): verlängert bei diastolischer Dysfunktion
    – »Transmitrales Flussprofil«, d. h. E/A-Wellen-Verhältnis → Verhältnis der schnellen ventrikulären Füllung (E) zur atrialen Kontraktion (A)
    – Tissue Doppler Imaging (TDI): Mitralklappenringgeschwindigkeit (früher LV-Einstrom): E_m-Ratio aus Mitralklappenflussgeschwindigkeit (E) zu Mitralklappenringgeschwindigkeit (E' oder E_m) am anterioren Segel (normal <8): schätzt den LVEDP ab (>15, dann Druck >15 mmHg)
    – Strain-Rate: Myokardiale Deformation in 2D oder 3D
    – Pulmonalvenendoppler: PVs (maximale systolische Pulmonalvenengeschwindigkeit), PVd (maximale diastolische Pulmonalvenengeschwindigkeit), PVa (reverse atriale Flussgeschwindigkeit durch Vorhofkontraktion)
    – Die meisten Parameter sind vorlastabhängig: dynamische Aktionen (z. B. Valsalva-Manöver) zur Demaskierung einer diastolischen Dysfunktion im Stadium der Pseudonormalisierung sind sinnvoll (● Tab. 9.26)

Differenzialdiagnostik

- **Pulmonale Erkrankungen:** z. B. COPD, Lungenemphysem, Lungenembolie
- **Endokrinologische Erkrankungen:** z. B. Myxödem, Hyperthyreose
- **Neurologisch:** z. B. Myopathien
- **Psychiatrisch:** z. B. Depression, Erschöpfungszustände
- **Andere:** ausgeprägte Anämie, Niereninsuffizienz, Leberzirrhose

Therapie (◘ Tab. 9.27)

Allgemeine Maßnahmen
- Aufrechterhaltung und Stabilisierung der Vitalfunktionen
- Lagerung: Oberkörperhoch- und Beintieflagerung zur Senkung des venösen Rückstroms
- Anlage eines zentralvenösen und arteriellen Zugangs, ggf. je nach Schweregraduierung der akuten Herzinsuffizienz PiCCO-System oder PAK
- Oxygenierung: 2–6 l O_2/min über Nasensonde oder >6 l O_2/min über Maske (Ziel: S_aO_2 ≥95 %, bei COPD >90 %)
- Ggf. Beatmung mit hohem PEEP:
  - Senkung der Vorlast durch Abnahme des venösen Rückstroms mit Abnahme der Wandspannung (»Nitroeffekt«)
  - Erhöhung der rechtsventrikulären Nachlast → Cave bei Rechtsherzbelastung
  - Methode der 1. Wahl → nichtinvasive Beatmung (NIV): Masken- oder Helm-CPAP
  - Methode der 2. Wahl → invasive Beatmung: BiPAP
- Kausaltherapie: z. B. Revaskularisation (interventionell oder operativ) bei ischämischer systolischer Herzinsuffizienz

Leichte Sedierung/Analgosedierung
- Substanzen: **Morphin** (MSI) und ggf. **Midazolam** (Dormicum)

Vorlastsenkung bei pulmonaler Stauung
- **Nitrate** (Voraussetzung: Blutdruck$_{syst.}$ >90 mmHg): Glyceroltrinitrat (Nitroglycerin) i.v.
- **Diuretika:**
  - Schleifendiuretika → Furosemid (Lasix) i.v.: Diuresesteigerung mit Abnahme der kardialen Füllungsdrücke und des pulmonalen Widerstands
  - DOSE-Studie (2011): intermittierende (alle 12 h) versus kontinuierliche i.v.-Gabe von Furosemid bei akut dekompensierter Herzinsuffizienz sowie Low-dose- versus High-dose-Strategie; es konnte kein Unterschied festgestellt werden, d. h. weder die hochdosierte Gabe noch die kontinuierliche Gabe von Furosemid war in der Lage, die Situation der Patienten zu verbessern
- Ggf. kontinuierliche Dialysetherapie (meist CVVH)

Nachlastsenkung bei hohem peripherem Widerstand (hypertensive Entgleisung)
- Arterielle Vasodilatatoren: z. B. **Urapidil** (Ebrantil), **Nitrate** (Glyceroltrinitrat, Nitroglycerin)

Inotropika
- **Katecholamine:**
  - Substanzen: Dobutamin (Dobutrex), Noradrenalin (Arterenol), Adrenalin (Suprarenin)
  - Dobutamin als Katecholamin der 1. Wahl: β_1-stimulatorisch ohne wesentliche Zunahme des SVR, d. h. optimal bei fehlender Hypotonie
  - Gabe von reinen Vasopressoren, wie Noradrenalin, nur nach Volumenausgleich und unter Dobutamin

◘ Tab. 9.27 Therapie der akuten Herzinsuffizienz nach hämodynamischem Monitoring

Parameter	Hämodynamische Situation				
Herzindex [l/min/m²]	<2,2	<2,2	<2,2	<2,2	Normal
PCWP [mmHg]	<14	>15	>18–20	>18–20	>18–20
AD$_{systol}$ [mmHg]		>85	<85	>85	
Therapie	Volumen	Vasodilatator, evtl. Volumen	Inotropika, Diuretika	Vasodilatator, Diuretika, Inotropika	Diuretika, evtl. Inotropika

Abkürzungen: AD$_{systol}$ = systolischer Blutdruck, PCWP = Wedge-Druck

- Nachteile der Katecholamine: kardiodepressiv (IL-6-Erhöhung), Anstieg des myokardialen O_2-Verbrauchs, proarrhythmogener Begleiteffekt
- Mortalitätszunahme (Trend): Katecholamine können zu einer erhöhten Mortalität führen (ADHERE-Register)
- **PDE-III-Inhibitoren** (Inodilatoren):
    - Substanzen: Milrinon (Corotrop) oder Enoximon (Perfan)
    - Bei gleichzeitiger β-Blocker-Therapie und fehlender Ansprechbarkeit auf Katecholamine (Katecholamintoleranz) sollte an die Möglichkeit der Therapie mit PDE-III-Inhibitoren (Inodilatoren) gedacht werden
    - Studienlage: Keine Prognoseverbesserung durch PDE-III-Hemmer (OPTIME-CHF-Studie)
- **Kalziumsensitizer:**
    - Substanz: Levosimendan (Simdax)
    - Einsatz bei akut dekompensierter Herzinsuffizienz unter β-Blocker
    - Vorteile: Widerstandssenkung (kann eine Hypotonie initial verstärken → Gegensteuerung mit Noradrenalin und/oder Volumengabe)
    - Anmerkung: obwohl eine initiale Bolusgabe empfohlen wird, kann auch eine kontinuierliche Infusion mit 0,05–0,2 µg/kgKG/min für 24 h gewählt werden (oft günstiger)
    - Studienlage: Levosimendan versus Dobutamin bei akut dekompensierter Herzinsuffizienz (SURVIVE-Studie) ohne Prognoseverbesserung

> Die OPTIMIZE-HF-Studie zeigte eine 40 % niedrigere Sterberate bei dekompensierter Herzinsuffizienz, wenn der β-Blocker *nicht* abgesetzt wurde. Ein generelles Absetzen der β-Blocker-Therapie ist demnach mit einem höheren Mortalitätsrisiko assoziiert. Limitierend sind jedoch weiterhin Katecholamintherapie und symptomatische Bradykardie.

Einleitung der Langzeittherapie bei chronischer Herzinsuffizienz

(◘ Tab. 9.28 – ◘ Tab. 9.35)

- Nicht nur Patienten mit schwerer Herzinsuffizienzsymptomatik (NYHA III–IV: MUSTIC, MIRACLE, COMPANION, CARE-HF) sondern auch mit moderater Klinik (NYHA II: RAFT, MADIT-CRT, REVERSE) profitieren von einer kardialen Resynchronisationstherapie.
- Wenn eine Indikation zur Schrittmacherimplantation besteht, sollte bei NYHA II–IV und EF ≤35 % eine CRT überlegt werden, da eine reine RV-Stimulation einen LSB und damit eine Dyssynchronie induziert.

> **Bei der Herzinsuffizienz sind folgende Substanzen kontraindiziert:**
> - NSAR (Ödementstehung)
> - Klasse-I-Antiarrhythmika (proarrhythmogen)
> - Kalziumantagonisten vom Diltiazem- oder Verapamil-Typ (bei systolischer Herzinsuffizienz negativ inotrop)
> - Trizyklische Antidepressiva
> - Metformin (ab NYHA III wegen Gefahr der erhöhten Laktatazidose)
> - Glitazone und Steroide

Statine (Rosuvastatin) scheinen ohne prognostischen Nutzen bei Patienten mit ischämischer systolischer Herzinsuffizienz, d. h. Herzinsuffizienz unter KHK (CORONA-, GISSI-CHF-Studie).

◘ **Tab. 9.28** Langzeittherapie der systolischen Herzinsuffizienz

Nicht medikamentöse Basistherapie	Gewichtsnormalisierung (BMI >30): regelmäßige Gewichtskontrollen und »moderate« Gewichtsreduktion <5%/6 Monate bezogen auf BMI ohne Ödeme (CHARM-Weight-loss-Studie); Vermeidung einer kardialen Kachexie. Möglicherweise besser geeignet zur Risikoabschätzung: Hip/Waist Ratio.
	Reduktion von Risikofaktoren für eine koronare Herzkrankheit
	Nikotinkarenz und Begrenzung des Alkoholkonsums 10–30 g/Tag
	Impfung: Pneumokokken- und jährliche Grippeimpfung
	Reduktion des Kochsalzkonsums (<3–4 g/Tag, ca. 2 g/Tag bei manifester Herzinsuffizienz bzw. Essen »nicht nachsalzen«)
	Evtl. fakultativ Omega-3-Fettsäuren (1 g/Tag, n-2 PUFA, Omacor, GISSI-HF-Studie)
	Limitierung der Trinkmenge (ca. 1 l/Tag bei manifester Herzinsuffizienz)
	Bettruhe bei akuter Dekompensation und Rekompensation anstreben
	Körperliches Training bei stabiler Herzinsuffizienz (20–30 min/Tag): Verbesserung der Leistungsfähigkeit, jedoch keine signifikante Reduktion der Gesamtmortalität (HF-ACTION-Studie)

◘ **Tab. 9.28** *Fortsetzung*

ACE-Hemmer	Indikationen: – Basistherapie in allen Stadien (»first line therapy«) – Empfohlen bei einer LVEF ≤40% unabhängig von der Symptomatik – Post-Infarktpatienten Laborchemische Kontrollen vor und während Therapiebeginn: – Serum-K^+ (K^+<5 mmol/l) – Retentionswerte: Kreatinin <2,5 mg/dl, eine Dosissteigerung bei einem Kreatinin-Wert >3 mg/dl ist untersagt Absolute Kontraindikationen: – Beidseitige Nierenarterienstenose – Auftreten eines Angioödems unter ACE-Hemmern – Hyperkaliämie (>5,5 mmol/L) Unter der ACE-Hemmertherapie kommt es häufig zu einem Angiotensin-II-Escape-Phänomen. Abnahme der ACE-Konzentration unter ACE-Hemmertherapie, dennoch im therapeutischen Verlauf steigen die Werte für Angiotensin kontinuierlich an. Ursächlich wird die lokale Wirkung der Chymase herangezogen. Zur Vermeidung dieses Angiotensin-II-Escape-Phänomens wird immer eine Kombinationstherapie von ACE-Hemmer mit β-Blocker empfohlen (β-Blocker inhibieren lokal die Angiotensin-Synthese in der Niere) Dosierung: die Initialdosis sollte immer niedrig gewählt werden, bei adäquater Anpassung kann entsprechend innerhalb von 2–3 Wochen die Dosis verdoppelt werden, bis zur Zieldosis oder maximal tolerierbaren Dosis Bei ACE-Hemmer-Intoleranz und Unverträglichkeit AT_1-Antagonisten als Alternative: zugelassen zur Behandlung der Herzinsuffizienz sind Losartan/z. B. **Lorzaar** (ELITE-II), **Candesartan**/z. B. Atacand (CHARM) und **Valsartan**/z. B. Diovan (Val-HeFT) Keine Kombination von ACE-Hemmern mit AT_1-Antagonisten (u. a. erhöhtes Krebsrisiko) Kontraindikationen/Unverträglichkeiten für ACE-Hemmer und AT_1-Antagonisten: **Hydralazin** und **Nitrate**
β-Blocker	Indikation: ab NYHA II (Post-Myokardinfarkt ab NYHA I) Substanzen (Studie): **Carvedilol** (COPERNICUS, US-Carvedilol-Programm), **Metoprololsuccinat** (MERIT-HF), **Bisoprolol** (CIBIS-II), **Nebivolol** (SENIORS, bei älteren Patienten >70 Jahre) Dosierung: Beginn mit 1/10 der Zieldosis und langsame Dosissteigerung Kardiale Verschlechterungen sind gerade in der Einleitungsphase zu beachten Eine symptomatische Besserung ist in der Regel erst nach ca. 2–3 Monaten zu erwarten Anders als bei den ACE-Hemmern geht man bei den β-Blockern nicht von einem Gruppeneffekt aus, daher sollten nur die oben aufgeführten Substanzen angewandt werden Eine Kombination mit einem ACE-Hemmer ist schnellstmöglich anzustreben Häufige Nebenwirkungen: Hypotonie, Bradykardie und Gewichtszunahme
Schrittmacher-Ionenkanalblocker	Indikation: ab NYHA II Substanzen (Studie): **Ivabradin** (SHIFT) Merke: Ivabradin lediglich als Zusatzmedikation zur β-Blocker-Therapie Dosierung: Beginn mit 2-mal 5 mg/Tag, Zieldosis 2-mal 7,5 mg/Tag Eine erhöhte Herzfrequenz ist bei allen kardiovaskulären Erkrankungen mit einem erhöhten Risiko für kardiovaskuläre Ereignisse und somit einer schlechteren Prognose assoziiert. In der SHIFT-Studie konnte die kardiovaskuläre Mortalität nicht gesenkt werden, dennoch zeigte sich eine signifikante Reduktion der Hospitalisationsrate und Tod durch Herzinsuffizienz. Herzinsuffizienzpatienten (EF≤35%, NYHA II-IV, Sinusrhythmus) profitieren von einer Herzfrequenzsenkung durch die additive Gabe von Ivabradin, wenn die Herzfrequenz trotz bestmöglicher β-Blocker-Therapie weiterhin ≥70/min liegt. Herzfrequenzabschätzung/-beurteilung: 24-h-Langzeit-EKG
Aldosteronantagonisten ▼	Indikationen: – Ab NYHA III bzw. schwere systolische Herzinsuffizienz (LVEF ≤35%) – Additiv zu einer optimalen Therapie bestehend aus β-Blocker und ACE-Hemmer – Postinfarktpatienten mit eingeschränkter LV-EF≤40 % und Zeichen der Herzinsuffizienz – Ggf. ab NYHA II (speziell für Eplerenon: EMPHASIS-HF)

9.3 · Akute Herzinsuffizienz

Tab. 9.28 Fortsetzung

	Substanzen (Studie): **Spironolacton** (RALES-II), **Eplerenon** (EPHESUS, EMPHASIS-HF) Dosierung/Handelsname: – Spironolacton/z. B. Aldactone (12,5–50 mg/Tag) – Eplerenon/z. B. Inspra (25–50 mg/Tag) → insbesondere bei Gynäkomastie-Ausbildung unter Spironolacton Pausierung bei ansteigenden Retentionswerten (Kreatinin >2,5 mg/dl) Kontrolle: Serum-K$^+$ und Retentionswerte
Diuretika	Indikation: NYHA I–IV (bedarfsadaptiert) bei Flüssigkeitsretention (Ödeme) Milde Herzinsuffizienz mit mäßiger Flüssigkeitseinlagerung: Thiazide sind oft ausreichend Bei steigender Flüssigkeitsretention: Schleifendiuretika Schwere Herzinsuffizienz mit eingeschränkter Nierenfunktion: Schleifendiuretikum plus Thiazid (= sequenzielle Nephronblockade) Bei medikamentös-refraktären Ödemen: Dialyse (z. B. CVVH = kontinuierliche veno-venöse Hämofiltration auf Intensivstation) Bei ausgeprägten Ödemen: langsamer Wasserentzug und tägliche Gewichtskontrollen Hyperkaliämien werden gehäuft bei herzinsuffizienten Patienten beobachtet, die ACE-Hemmer und K$^+$-sparende Diuretika einnehmen
Digitalis	Indikationen: – Bei tachykardem Vorhofflimmern (Frequenzkontrolle) in allen Stadien – Bei Sinusrhythmus ab Stadium NYHA III Bei systolischer Herzinsuffizienz in Kombination mit β-Blocker Bei Patienten mit Niereninsuffizienz (meist alle älteren Patienten) → Bevorzugung von Digitoxin aufgrund des bimodalen Ausscheidungsmodus (renal und biliär)
Antikoagulation	Thromboembolierisiko bei Herzinsuffizienz: ca. 1,5–3,5%/Jahr Empfehlung der Antikoagulation: – Gleichzeitiges Vorhofflimmern – Nachweis von intrakardialen Thromben – Vorausgegangene thrombembolische Ereignisse – Klappenprothesen Substanzen: Phenprocoumon (p.o.) oder temporär Heparine (s.c.)
Eisensubstitution	Indikation: NHYA II/III Voraussetzungen: eingeschränkte LVEF, Hb<13,5 g/dl, Eisenmangel (Ferritin <100 µg/l) Dosierung: 200 mg Eisencarboximaltose i.v. wöchentlich (Ferinject) bis zur Korrektur des Eisenmangels Studienlage: FAIR-HF-Studie

Weitere Informationen unter: http://www.versorgungsleitlinien.de

Tab. 9.29 ACE-Hemmer in der Herzinsuffizienztherapie

Substanz (Studie)	Handelsname	Initialdosis	Zieldosis
Captopril (SAVE)	Z. B. Lopirin	2-mal 6,25 mg/Tag	2-mal 50 mg/Tag
Enalapril (CONSENSUS-II, SOLVD)	Z. B. Xanef	1-mal 2,5 mg/Tag	1-mal 10 mg/Tag
Lisinopril (ATLAS)	Z. B. Acerbon	1-mal 2,5 mg/Tag	1-mal 35 mg/Tag
Ramipril (AIRE, AIREX)	Z. B. Delix	1-mal 1,25 mg/Tag	1-mal 10 mg/Tag

Anmerkung: Bei den ACE-Hemmern wird von einem Klasseneffekt ausgegangen, so dass auch Substanzen eingesetzt werden, von denen keine großangelegten, randomisierten, prospektiven Studien existieren.

Tab. 9.30 AT$_1$-Antagonisten in der Herzinsuffizienztherapie

Substanz (Studie)	Handelsname	Initialdosis	Zieldosis
Candesartan (CHARM)	Z. B. Atacand	1-mal 4 mg/Tag	1-mal 32 mg/Tag
Lorsartan (ELITE-II)	Z. B. Lorzaar	1-mal 12,5 mg/Tag	1-mal 50 mg/Tag
Valsartan (Val-HeFT)	Z. B. Diovan	2-mal 40 mg/Tag	2-mal 160 mg/Tag

Anmerkung: AT$_1$-Antagonisten gelten als »Second-line«-Therapeutika bei systolischer Herzinsuffizienz, wenn ACE-Hemmer nicht vertragen werden und/oder kontraindiziert sind. Eine Kombination von ACE-Hemmern mit AT$_1$-Antagonisten sollte stets vermieden werden.

Tab. 9.31 β-Blocker in der Herzinsuffizienztherapie

Substanz (Studie)	Handelsname	Initialdosis	Zieldosis
Bisoprolol (CIBIS-II)	Z. B. Concor	1-mal 1,25 mg/Tag	1-mal 10 mg/Tag
Carvedilol (COPERNICUS)	Z. B. Dilatrend	2-mal 3,125 mg/Tag	2-mal 25 mg/Tag
Metoprolol-Succinat (MERIT-HF)	Z. B. Beloc-Zok	1-mal 10 mg/Tag	1-mal 200 mg/Tag
Nebivolol (SENIORS)[a]	Z. B. Nebilet	1-mal 1,25 mg/Tag	1-mal 10 mg/Tag

[a] Bei älteren Patienten >70 Jahre

Tab. 9.32 Diuretika in der Herzinsuffizienztherapie

Substanzgruppe/Substanz	Handelsname (Beispiele)	Initialdosis [mg/Tag]	Mittlere Tagesdosis [mg/Tag]
Schleifendiuretika: Furosemid	Lasix	20–40	40–240
Schleifendiuretika: Torasemid	Torem	5–10	10–200
Schleifendiuretika: Piretanid	Arelix	3	3–12
Thiaziddiuretika: Hydrochlorothiazid	Esidrix	12,5–25	12,5–100
Thiaziddiuretika: Chlortalidon	Hygroton	50	50–100
Thiaziddiuretika: Xipamid	Aquaphor	10	10–80

Anmerkungen: bei Oligurie und terminaler Niereninsuffizienz – Furosemid bis max. 1 g/Tag, Torasemid bis max. 200 mg/Tag

Tab. 9.33 Digitalis – Pharmakokinetik

Glykosid (Handelsname)	Aufsättigung (p.o.)	Erhaltungsdosis (p.o.) [mg/Tag]	Spiegel [μg/l]	Plasmaeiweißbindung [%]	Eliminations-HWZ
Digoxin (Lanicor)	2-mal 0,5 mg/Tag über 3 Tage	0,25	0,5–3	20–30	40 h
Digitoxin (Digimerck)	3-mal 0,1 mg/Tag über 3 Tage	0,07	10–30	>95	6–8 Tage

Anmerkung zu Digitoxin: ggf. schnelle Aufsättigung i.v. 2- bis 4-mal 0,25 mg/Tag für 2 Tage

9.3 · Akute Herzinsuffizienz

Tab. 9.34 Langzeittherapie der diastolischen Herzinsuffizienz

Behandlung der Grundkrankheit	Antihypertensive Therapie bei arterieller Hypertonie: insbesondere Pharmaka, die eine Regression der Myokardhypertrophie begünstigen Revaskularisierung bei KHK Enzymersatz bei Morbus Fabry (z. B. Agalsidase α/β) Plasmozytombehandlung bei kardialer Amyloidose Perikardresektion bei Pericarditis constrictiva Diabeteseinstellung bei Diabetes mellitus Behandlung des obstruktiven Schlafapnoesyndroms
Diuretika	Ziel: Reduktion der Vorlast bzw. der pulmonalvenösen Stauung Substanzen: Thiazide und/oder Schleifendiuretika Eine zu starke Senkung der diastolischen Füllung reduziert das Schlag- bzw. Füllungsvolumen und kann zur Hypotonie führen → daher »vorsichtige« Vorlastsenkung
Nitrate	Symptomatisch bei akuter Dekompensation Bisher keine Studien
ACE-Hemmer/ AT_1-Antagonisten	Ziel: Hemmung des RAAS bzw. der myokardialen Fibrose und der linksventrikulären Hypertrophie ACE-Hemmer/AT_1-Antagonisten: führen zur symptomatischen Verbesserung, in Studien jedoch keine Prognosebesserung Candesartan: CHARM-Preserved-Studie → keine Prognoseverbesserung, jedoch Senkung der Hospitalisationsrate Irbesartan: I-PRESERVE-Studie → kein prognostischer Vorteil (Gesamtmortalität) für Irbesartan bei Herzinsuffizienz mit erhaltener systolischer Pumpfunktion (EF >45 %) Perindopril: PEP-CHF-Studie → keine Prognoseverbesserung, jedoch Verbesserung der NYHA-Klassifikation und der körperlichen Leistungsfähigkeit
β-Blocker	Ziel: Senkung der Herzfrequenz und Zunahme der Diastolendauer (diastolische Füllungszeit) Bisher keine ausreichende Studienlage (SENIORS-Subgruppenanalyse: Nebivolol)
Ca^{2+}-Antagonisten	Ziel: Optimierung der arteriellen Hypertonie Z. B. Verapamil bei hypertropher Kardiomyopathie Bisher keine Langzeitdaten
Digitalispräparate	Indikation: tachykardes Vorhofflimmern (Frequenzkontrolle) Bei Sinusrhythmus möglichst vermeiden, da eine Steigerung der Kontraktilität (intrazelluläre Ca^{2+}-Überladung) bei erhaltener systolischer Funktion und Sinusrhythmus nicht hilfreich erscheint DIG-ancillary-Substudie: bei Patienten mit EF >45% im Sinusrhythmus fand sich keine signifikante Mortalitätssenkung oder Hospitalisationsrate durch zusätzliches Digoxin (zu ACE-Hemmer und Diuretika)
Aldosteronantagonisten	Ziel: Reduktion der kardialen Fibrose mit Regression der Hypertrophie Studienergebnisse stehen noch aus (TOPCAT-Studie [Ergebnisse erwartet 2012]: Spironolacton)
Erhalt eines normofrequenten Sinusrhythmus	Bei diastolischer Dysfunktion ist die atriale Kontraktion für die linksventrikuläre Füllung von großer Bedeutung. Da bei Vorhofflimmern ein Wegfall der atrialen Kontraktion und eine Verkürzung der Diastolendauer resultieren, »erscheint« die Rhythmuskontrolle sinnvoll Prinzip: Bei instabiler Hämodynamik und Symptomatik bleibt der Versuch einer Rhythmuskontrolle vorrangig Durchführung: Kardioversion bzw. β-Blocker/Ca^{2+}-Antagonisten/Herzglykoside bei erfolgloser Kardioversion zur Frequenzkontrolle

Tab. 9.35 Indikationen zur Device-Therapie

NYHA-Klasse	Rhythmus	CRT-D/CRT-P oder LVAD	Charakteristika	ESC-Empfehlung (Leitlinien 2010)
III–IV	Sinusrhythmus	CRT-D/CRT-P	EF ≤35 %, QRS-Breite ≥120 ms, optimale medikamentöse Therapie	I-A-Empfehlung
II	Sinusrhythmus	CRT-D	EF ≤35 %, QRS-Breite ≥150 ms, optimale medikamentöse Therapie	I-A-Empfehlung
III–IV	Vorhofflimmern	CRT-D/CRT-P	EF ≤35 %, QRS-Breite ≥130 ms; SM-Pflichtigkeit nach AV-Knotenablation	IIa-B-Empfehlung
III–IV	Vorhofflimmern	CRT-D/CRT-P	EF ≤ 35%, QRS-Breite ≥130 ms; langsame ventrikuläre Frequenz (überwiegende SM-Pflichtigkeit)	IIa-C-Empfehlung
III–IV	SM-Abhängigkeit	CRT-D/CRT-P	EF ≤ 35%, QRS-Breite ≥120 ms	I-B-Empfehlung
III–IV	SM-Abhängigkeit	CRT-D/CRT-P	EF ≤35 %, QRS-Breite <120 ms	IIa-C-Empfehlung
II	SM-Abhängigkeit	CRT-D/CRT-P	EF ≤35 %, QRS-Breite <120 ms	IIb-C-Empfehlung
IIIB/IV	–	LVAD	LVEF≤25 %, peak VO_2<14 ml/kgKG/min	IIb-B-Empfehlung

Abkürzungen: CRT-D = CRT mit ICD-Funktion, CRT-P = CRT mit Schrittmacher-Funktion, LVAD = left ventricular assist device, SM = Schrittmacher

9.4 Infektiöse Endokarditis

G. Michels

Definition

Akute oder subakute/chronische Entzündung des Endokards (meist) der Herzklappen.

Allgemeines

- Inzidenz: 3–10/100.000/Jahr (die genaue Inzidenz in Deutschland ist unbekannt)
- Diagnostische Latenz: bis zu 30 Tage
- Hohe Letalität (je nach Keimbefall):
  - Durchschnittlich 20–30 %
  - 40 % bei Staphylokokken-Endokarditis
  - 50 % bei Pilzendokarditis
- Lokalisation der Endokarditis:
  - Linksherzendokarditis (Aorten-/Mitralklappe): am häufigsten sind die Aorten- und Mitralklappe mit jeweils ca. 45 % betroffen (!)
  - Rechtsherzendokarditis (meist Trikuspidalklappe): 5–10 % aller infektiösen Endokarditiden
- Die Mitralklappenendokarditis zeigt eine signifikant höhere Mortalität als die Aortenklappenendokarditis.
- Kunstklappenendokarditis:
  - Kunstklappenendokarditiden machen ca. 20 % aller Endokarditisfälle aus
  - Eine Kunstklappenendokarditis tritt bei 1–6 % der Patienten mit künstlichen Herzklappen auf.
- Diagnosesicherung:
  - Positive Blutkulturen
  - Echokardiographischer Nachweis im TEE
- Endokarditisprophylaxe: nur bei 3 Hochrisiko-Patientengruppen
- Embolierisiko: 20–50 % (meist Milz und Gehirn)
- Prognosefaktoren der infektiösen Endokarditis:
  - Vorschädigung des Herzens
  - Ort der Infektion
  - Virulenz der Erreger
  - Abwehrlage
  - Alter (>60 Jahre)
  - Therapiebeginn
- Relaps: Wiederholte Episoden einer infektiösen Endokarditis, verursacht durch den gleichen Erreger <6 Monate nach der initialen Episode

9.4 · Infektiöse Endokarditis

- Reinfektion:
  - Wiederholte Episode einer infektiösen Endokarditis verursacht durch den gleichen Erreger >6 Monate nach der initialen Episode *oder* Infektion mit einem anderen Erreger
  - Risikofaktoren für eine Reinfektion: i.v.-Drogenabusus, Klappenprothesenendokarditis und chronische Hämodialyse

Ätiologie (◘ Tab. 9.36)

> Prinzipiell kann zwischen einer nichtinfektiösen/abakteriellen (meist rheumatisches Fieber) und einer infektiösen Endokarditis unterschieden werden.
> - Die infektiöse Endokarditis unterteilt man nach Akuität in eine akute (E. acuta) und subakute (E. lenta) Form.
> - Bei der Nativklappenendokarditis und der späten Kunstklappenendokarditis sind vor allem Staphylokokken, Streptokokken und Enterokokken als Haupterreger zu erwarten.

Kunstklappenendokarditis

- Frühendokarditis: <1 Jahr post-OP → Staphylokokken (S. epidermidis oder MRSA), Pilze und gramnegative Bakterien
- Spätendokarditis: ≥1 Jahr post-OP → Keime wie Nativklappenendokarditis (Staphylokokken, Streptokokken und Enterokokken)

> Es besteht ein enger Zusammenhang zwischen Streptococcus bovis und Kolonkarzinom und Polypen. Deshalb ist eine Gastro-/Koloskopie im stationären Verlauf anzustreben.

Klinischer Verlauf

Vorliegen von Risikofaktoren

- Kongenitale Herzfehler (z. B. bikuspide Aortenklappe)
- Medizinische Eingriffe im Zahnbereich (Zahnbehandlung) oder Oropharynx (HNO)

◘ Tab. 9.36 Infektiöse Endokarditis – Erregerspektrum

Streptokokken (40–60 %)	S. viridans (α-hämolysierende/vergrünende Streptokokken) → physiologische Kolonisation des Oropharynx (Spezies der Viridansgruppe: S. mutans, S. mitis, S. sanguinis, S. anginosus [S. anginosus, S. intermedius, S. constellatus], S. oralis, S. salivarius) S. bovis → physiologische Kolonisation des Gastrointestinaltrakts, u. a. Assoziation mit Kolonkarzinom S. pneumoniae (selten Erreger einer Endokarditis) → gehäuft bei Alkoholikern, begleitender Pneumonie oder Meningitis
Staphylokokken (20–40 %)	S. aureus → MSSA (80–85 %) und MRSA (10–15 %): meist akuter Verlauf, assoziiert mit zerebralen Embolien und großen Vegetationen; Risikofaktoren: i.v.-Drogenabusus, chronische Hämodialyse, Diabetes mellitus Koagulasenegative Staphylokokken: Hauptkeim der Prothesen-Frühendokarditis (<1 Jahr, post-OP) und nosokomialer Endokarditiden (S. epidermidis, S. lugdunensis), meist subakuter Verlauf
Enterokokken (10 %)	E. faecalis (90 %) E. faecium (10 %) Physiologische Kolonisation des Gastrointestinaltrakts, meist ältere Männer mit Harnwegsinfekt
Pilze (1–10 %)	Candida (C. albicans, C. glabrata, C. krusei) Aspergillus Risikofaktoren: Immunsuppression, protrahierte antibiotische Therapie, Drogenkonsum, zentrale Zugänge, Zustand nach kardiochirurgischen Eingriffen; assoziiert mit großen Vegetationen und hoher Letalität; frühzeitig an eine chirurgische Intervention denken
Seltene Erreger (3–5 %)	Insbesondere bei »negativen Blutkulturen« (schwer anzüchtbar) HACEK-Gruppe (Haemophilus aphrophilus/paraphrophilus, Actinobacillus actinomycetemcomitans, Cardiobacterium hominis, Eikenella corrodens, Kingella kingae, meist subakute Verlaufsform, niedrige Virulenz und gute Prognose Weitere seltene Keime: Coxiella burnetii (Q-Fieber, Tierkontakt), Bartonella, Brucella, Chlamydia psitacci oder Tropheryma whipplei
Idiopathisch (10 %)	Keine Erregerisolierung

- Kardiochirurgische Eingriffe
- Klappenprothesen
- Rheumatisches Fieber in der Vorgeschichte
- Zustand nach infektiöser Endokarditis
- i.v.-Drogenkonsum (→ Rechtsherzendokarditis)
- Alkoholkonsum
- Immundefekte (angeboren oder erworben)
- Grunderkrankungen: Diabetes mellitus, terminale Niereninsuffizienz (chronische Hämodialyse), Leberzirrhose, Virushepatitis, Malignome

Initiierung der Endokarditis
- Vorschädigung des Herzens und Endothelläsion
- Formierung thrombotischer Auflagerungen auf dem Endothel infolge eines turbulenten Flusses im Bereich von Engstellen oder endothelialen Läsionen
- »Nicht bakterielle thrombotische Endokarditis« (NBTE)
- »Transitorische Bakteriämien« nach medizinischen Eingriffen, aber auch im Zusammenhang mit täglichen Aktivitäten beim Zähneputzen
- Adhäsion von Mikroorganismen und nachfolgende Kolonisation der thrombotischen Auflagerungen
- Entstehung von »endokarditischen Vegetationen« durch Anlagerung von Fibrin und Thrombozyten
- Abhängigkeitsfaktoren: Virulenz der Erreger und Abwehrlage

> Da in >50 % d. F. mit infektiöser Endokarditis kein entsprechendes Risikoprofil gefunden wird, scheint die Ursache der transitorischen Bakteriämien nicht mit einem speziellen medizinischen Eingriff assoziiert zu sein.

Klinik

> Leitsymptome der infektiösen Endokarditis sind Fieber und ein neu aufgetretenes Herzgeräusch.

- **B-Symptomatik:** Fieber (subfebril bis Sepsis), Gewichtsverlust, Nachtschweiß
- **Neues Herzgeräusch** → neue Klappenläsion
- **Arthralgien** und **Myalgien**
- **Kutane Symptome:**
  - Petechien (Akren, Bindehaut)
  - Splinter-Hämorrhagien (Einblutungen unter den Fingernägeln)
  - Osler-Knötchen (immunkomplexbedingte Vaskulitis bzw. Ausdruck von Mikrothromben, v. a. an Akren → schmerzhaft!)
  - Janeway-Läsionen (subkutane Blutungen an Hand oder Fußsohle → schmerzlos!)
- **Zeichen bakterieller/septischer Mikroembolien:**
  - Neurologische Ereignisse (Auftreten in 20–40 % d. F. vor Beginn der Antibiotikatherapie): embolische Herdenzephalitis und Schlaganfall (v. a. A. cerebri media)
  - Retina: Roth-Flecken
  - Knochen: Osteomyelitis
- **Glomeruläre Löhlein-Herdnephritis:** Hämaturie und Proteinurie
- **Niereninfarkt:** inkonstanter Flankenschmerz und Makrohämaturie
- **Splenomegalie**
- **Intrakranielle Blutungen** (ICB) → Ausbildung mykotischer Aneurysmen als Folge septischer Embolisation

Diagnostik (Tab. 9.37)

Duke-Kriterien
- Die Duke-Kriterien beruhen auf **klinischen, echokardiographischen** und **mikrobiologischen** Befunden.
- Ihr Wert ist bei bestimmten Formen der Erkrankung eingeschränkt (Klappenprothesen, Schrittmacher, ICD/CRT, negative Blutkulturen).
- Die Duke-Kriterien können und dürfen in keinem Fall die klinische Beurteilung ersetzen.

Duke-Kriterien der infektiösen Endokarditis (Li et al., 2000; ESC-Leitlinien 2009)
- **2 Hauptkriterien**
  - Positive Blutkultur:
    - Nachweis endokarditistypischer Erreger in zwei unabhängigen Blutkulturen: Viridans-Streptokokken, Streptococcus bovis, HACEK-Gruppe, Staphylococcus aureus; oder ambulant erworbene Enterokokken, ohne Nachweis eines primären Fokus
    - Mikroorganismen vereinbar mit einer infektiösen Endokarditis in persistierend positiven Blutkulturen: mind. 2 positive Blutkulturen aus Blutentnahmen mit mind. 12 h Abstand; oder jede von 3 oder eine Mehrzahl von ≥4 separaten Blutkulturen (erste und letzte Probe in mind. 1 h Abstand entnommen)
    - Eine einzelne positive Blutkultur mit Coxiella burnetii oder Phase-I-IgG-Antikörper-Titer > 1:800
  - Nachweis der Endokardbeteiligung:
    - Echokardiographisch: TTE/TEE

9.4 · Infektiöse Endokarditis

- Körperliche Untersuchung: neues Herzgeräusch (Klappeninsuffizienz)
- **5 Nebenkriterien:**
  - Prädisposition: prädisponierende Herzerkrankung oder i.v.-Drogenabusus
  - Fieber: >38 °C
  - Vaskuläre Phänomene: arterielle Embolien, septisch-pulmonale Infarkte, mykotische Aneurysma, intrakranielle oder konjunktivale Blutungen, Janeway-Läsionen
  - Immunologische Phänomene: Glomerulonephritis/Löhlein-Herdnephritis, Osler-Knötchen, Roth-Flecken, positiver Rheumafaktor
  - Mikrobiologie: positive Blutkultur, die nicht einem Hauptkriterium entspricht, oder serologischer Nachweis einer aktiven Infektion mit einem mit infektiöser Endokarditis zu vereinbarenden Organismus
- **Beurteilung:**
  - »Definitive« Endokarditis: 2 Hauptkriterien *oder* 1 Haupt- und 3 Nebenkriterien *oder* 5 Nebenkriterien
  - »Mögliche« Endokarditis: 1 Haupt- und 1 Nebenkriterium *oder* 3 Nebenkriterien
  - »Ausgeschlossen«: keine Kriterien, sichere alternative Diagnose, Wirksamkeit einer antibiotischen Therapie innerhalb von 4 Tagen

Anamnese und körperliche Untersuchung

- Risikofaktoren (s. oben)
- Fragen zur Klinik: Dauer und Verlauf von Fieber, Leistungsminderung, Dyspnoe, Arthralgien und Hautveränderungen (s. oben)
- Neu aufgetretenes Herzgeräusch (Auftreten in 85 % d. F.)

Mikrobiologische Diagnostik

- Mind. 3 Paare (aerob/anaerob) in 3 h, d. h. jede Stunde ein Paar (Bebrütung >10 Tage)
- Abnahme von BK »immer« vor Beginn der antibiotischen Therapie (!)
- BK-Entnahme unabhängig von Körpertemperatur (auch bei Fieberfreiheit)
- Kein obligates Warten auf Fieberspitzen: die Bakteriämie ist kontinuierlich (!)
- BK aus peripherer Vene und – falls vorhanden – aus zentralen Venenkathetern
- Arterielle BK sind venösen BK unterlegen
- BK auch unter antibiotischer Therapie (Kontrolle des Therapieerfolgs)
- BK sollten nach Beendigung der Antibiotikatherapie im Abstand von 2–4 Wochen abgenommen werden.
- Blutkulturen sind bei ca. 85 % aller infektiösen Endokarditiden positiv.
- Kulturnegative Endokarditis: in 10–30 % d. F. kann kein Erreger nachgewiesen werden
  - 40–50 % d.F. sind auf eine antibiotische Vorbehandlung zurückzuführen
  - 15–30 % d.F. sind auf das Vorliegen schwer anzüchtbarer Mikroorganismen zurückzuführen: HACEK-Gruppe, Coxiella burnetii, Bartonella spp., Brucella spp., Chlamydien, Mykoplasmen, Legionella spp. oder Tropheryma-whipplei
  - Für Bartonellen, Brucellen und Coxiella spp. müssen serologische Untersuchungen veranlasst werden.
- OP-Material
  - Der Goldstandard für die »definitive Diagnose« der infektiösen Endokarditis ist die histologische bzw. immunhistologische Untersuchung von operativ gewonnenem Gewebe.
  - Die mikrobiologische Untersuchung exzidierten Herzklappenmaterials ist obligat, hier kann im Gegensatz zur Blutuntersuchung die PCR richtungsweisende Ergebnisse liefern.

Fokussuche

- Inspektion der Haut (!): Patienten vollständig entkleiden, insbesondere Inspektion der Füße, Zehen, Interdigitalräume (Pilz, Mal perforans)
- Inspektion der Mundhöhle
- Zahnstatus (Konsil)
- Zentrale Zugänge (ZVK, Shaldon-, Arterien-, Demers-Katheter, Dialyseshunt etc.)
- Kardiale Implantate: Schrittmacher, CRT-/ICD-Devices (Sonden, Aggregat)
- Urologie/Gynäkologie (Konsil)
- HNO (Konsil)
- Röntgen-Thorax (Pneumonie?)
- Bewegungsapparat (Osteomyelitis oder Spondylodiscitiden?)

Labordiagnostik

- Blut: BSG, CRP, Procalcitonin, Blutbild (mäßige bis ausgeprägte Leukozytose, Infektanämie: Ferritin erhöht und Transferrin erniedrigt)
- Urinstatus: Hämaturie/Erythrozyturie, Proteinurie

> **Die BSG ist bei infektiöser (aktiver) Endokarditis stets erhöht. Eine normale BSG spricht gegen eine infektiöse Endokarditis.**

12-Kanal-EKG

- AV-Blockbilder und/oder Linksschenkelblock bei septaler Beteiligung (paravalvulärer Abszessbildung nahe des membranösen Septums und des AV-Knotens)
- ST-Streckenveränderungen bei septischer Koronarembolie

Abdomensonographie

- Zum frühzeitigen Erkennen und Ausschluss von Organinfarkten bzw. Organabszessen
- Nieren: Niereninfarkt als Folge von Embolien
- Milz: Milzinfarkte und Milzabszesse (typisch für Staphylokokkenendokarditis)

Echokardiographie

- Methoden: transösophageal (TEE) und/oder transthorakal (TTE)
- TTE als primäres Bildgebungsverfahren bei V.a. das Vorliegen einer infektiösen Endokarditis.
- Auch wenn mittels TTE die Verdachtsdiagnose einer infektiösen Endokarditis erhärtet wird, so ist ein anschließendes TEE zur Bestätigung stets obligat.
- Echokardiographische Kontrolluntersuchungen nach Diagnosestellung: mind. 1-mal wöchentlich (Kontrolle bzgl. eines lokalen Prozesses: Wachstum von Vegetationen, Auftreten von Abszessen, Fisteln etc.)
- TEE bei V. a. Vegetationen, Chordaruptur, Segelperforation, perivalvulären Abszess, Fisteln
- Ein einzelner negativer TEE-Befund schließt eine infektiöse Endokarditis nicht zwingend aus.
- TEE wird empfohlen bei Patienten mit starkem klinischem V. a. das Vorliegen einer infektiösen Endokarditis und unauffälligem TTE.
- Erneute TTE/TEE-Untersuchungen innerhalb von 7–10 Tagen werden bei initial negativer Untersuchung und weiter bestehendem starkem klinischem Verdacht empfohlen.
- Mögliche echokardiographische Befunde: Vegetationen, Abszess, Fistelbildung, Pseudoaneurysma, Perforation etc.

> **Große Vegetationen**
> - **Erregerspektrum:** Staphylococcus aureus, HACEK-Gruppe und Pilze
> - **Lokalisation:** meist Mitral- und Aortenklappe
> - **Differenzialdiagnosen bei Vegetationen:**
>   - Klappenverkalkung
>   - Alte Vegetation

- Sehnenfäden- bzw. Papillarmuskelabriss
- Mitralsegelteilausriss (»flail leaflet«): Mitralinsuffizienz durch Abriss eines oder mehrerer Chordafäden
- Lambl-Exkreszenzen (»valvular strands«, fadenförmiges Material – welches an Klappen anhaftet, degenerative Klappenveränderungen)
- Mitralklappenprolaps: myxomatöse Segelveränderung (Segelbauch)
- Traumatische Klappenschäden
- Tumoren:
  - Papilläres Fibroelastom: häufig gestielte, echoinhomogene, mobile, der Herzklappe aufgelagerte Struktur mit Embolisationspotenzial
  - Myxom: von ovalärer bis kugeliger Form, bei villösem Myxom mobile kleinere Oberflächenstrukturen, Lokalisation an einer Herzklappe ist jedoch eine Rarität
- Thrombotische Auflagerungen:
  - Häufig breitbasige Auflagerungen
  - Im Falle mobiler Thromben kein wesentlicher Unterschied zu endokarditischen Vegetationen
- Marantische Endokarditis: nicht bakterielle, sterile, thrombotische Endokarditis bei Leukämien oder anderen Tumorerkrankungen
- Endokardfibrosen, z. B.
  - Endokarditis parietalis fibroplastica Löffler (Hypereosinophilie mit biventrikulärer Endokardverdickung)
  - Hedinger-Syndrom bei Karzinoid mit Endokardfibrose des rechten Herzens mit Trikuspidalklappeninsuffizienz und Pulmonalklappenstenose
- Kollagenosen und Erkrankungen des rheumatischen Formenkreis wie z. B. Endokarditis Libmann-Sacks bei systemischem Lupus erythematodes
- **Charakteristika endokarditischer Vegetationen:**
- Hypermobil
- Echodicht
- Weich
- Inhomogen
- Irregulär (nicht glatt begrenzt)
- Assoziation »immer« mit einer Klappeninsuffizienz

Tab. 9.37 Akute und subakute Endokarditis (Endocarditis lenta)

Zeichen	Akute Endokarditis	Subakute Endokarditis (E. lenta)
Ätiologie	Erreger mit starker Virulenz, v. a. Staphylococcus aureus oder koagulasenegative Staphylokokken	Erreger mit geringer Virulenz (z. B. α-hämolysierende Streptokokken)
Inzidenz	Hoch	Niedrig
Klinik	Ausgeprägt (Fieber bis Sepsis), Schüttelfrost	Mild bis mäßig (subfebrile Temperaturen, Gewichtsverlust)
Symptomdauer	Stunden bis Tage	Wochen bis Monate
Metastatische Infektionen in anderen Organe	Häufig	Selten
Anämie	Selten	Häufig

Prädiktoren für eine schlechte Prognose

- **Patientencharakteristika:**
    - Höheres Alter
    - Klappenprothesenendokarditis
    - Insulinpflichtiger Diabetes mellitus
    - Komorbiditäten: z. B. kardiovaskuläre, renale oder pulmonale Erkrankungen
- **Vorhandene Komplikationen:**
    - Herzinsuffizienz
    - Nierenversagen
    - Schlaganfall
    - septischer Schock
    - perianuläre Komplikationen
- **Mikroorganismen:**
    - Staphylococus aureus
    - Pilze
    - Gramnegative Bakterien
- **Echokardiographische Befunde:**
    - Perianuläre Komplikationen
    - Schwere linksseitige Klappeninsuffizienzen
    - Erniedrigte linksventrikuläre Ejektionsfraktion
    - Pulmonale Hypertonie
    - Große Vegetationen
    - Schwere Klappenprothesendysfunktion
    - Vorzeitiger Mitralklappenschluss und andere Zeichen eines erhöhten diastolischen Drucks

Komplikationen

- Akute Herzinsuffizienz bis kardiogener Schock
- Unkontrollierte Infektion bis septischer Schock
- Neurologische Komplikationen (embolische Herdenzephalitis, ischämischer oder hämorrhagischer Schlaganfall)
- Infektiöse/mykotische Aneurysmata (häufig intrakranielle Lokalisation)
- Akutes Nierenversagen
- Rheumatische Komplikationen (Arthralgien, Myalgien)
- Milzabszess
- Myokarditis/Perimyokarditis

Therapie

Antibiotikatherapie

Die Therapie der Endokarditis sollte stets interdisziplinär (Kardiologen, Kardiochirurgen, Infektiologen, Mikrobiologen) erfolgen.

Bei Kunstklappen immer mit Rifampicin kombinieren.

Die i.v.-Antibiotikatherapie bei Endokarditis sollte über einen periphervenösen Zugang erfolgen, nur in absoluten Ausnahmefällen, wie z. B. maximaler Intensivpflichtigkeit, über ZVK, da zentrale Venenkatheter ein hohes Infektionsrisiko haben.

Obwohl die ESC-Leitlinie (ESC 2009) auch die Möglichkeit einer i.m.-Applikation von Antibiotika eröffnet, wird diese Option bei der initial-kalkulierten/empirischen Therapie oder bei septischen Zuständen nicht empfohlen.

Eine ambulante Therapie ist auch weiterhin nur nach einer 2-wöchigen stationären Behandlung bei streng ausgesuchten Patienten mit strenger Indikationsstellung zu erwägen. Der Grund für diese Empfehlung ist, dass Komplikationen in den ersten 2

Wochen nach Beginn der Antibiotikatherapie noch gehäuft auftreten und ein engmaschiges Monitoring auch bei offensichtlich blanden Verläufen empfohlen werden muss.

Die Dauer der Therapie der infektiösen Endokarditis wird anhand der Erstapplikation einer effektiven Antibiotikatherapie berechnet und nicht anhand des Datums des chirurgischen Eingriffs. Nach einer chirurgischen Sanierung sollte nur dann eine erneute Antibiotikatherapie in voller Dauer erfolgen, wenn die mikrobiologischen Kulturen der exzidierten Herzklappe positiv sind. Die Wahl des Antibiotikums sollte in diesen Fällen stets dem Resistenzprofil des zuletzt identifizierten Mikroorganismus angepasst werden.

Bei persistierendem Fieber unter antibiotischer Therapie sollte an folgende Ursachen gedacht werden:
- Echtes Therapieversagen
- Paravalvulärer Abszess
- Drug-fever
- Venenkatheterinfektion: BKs peripher und zentral zum gleichen Zeitpunkt → Bestimmung der »differential time to positivity« (DTP) → DTP ≥2 h = CRBSI (»central venous catheter-related bloodstream infection«)
- Pneumonie
- Harnwegsinfekt
- Extrakardialer Abszess (z. B. Wirbelsäule)
- Antibiotikaassoziierte Diarrhö (Clostridien)

Antibiotikatherapie der infektiösen Endokarditis

Initial-kalkulierte (ungezielte, empirische) Therapie ohne Erregernachweis bei foudroyantem Verlauf
- **Voraussetzung:**
  - Abnahme von mind. 3 Blutkulturpaaren vor Therapiebeginn (!)
  - Immer i.v.-Therapie (!)
- **Nativkappen des linken Herzens und Kunstklappenprothesen ≥12 Monate postoperativ (hohe Letalität):**
  - Ampicillin/Sulbactam oder Amoxicillin/Clavulansäure (12 g/Tag i.v. in 4 Dosen, 4–6 Wochen) *plus* Gentamycin (3 mg/kgKG/Tag i.v., 2 oder 3 Dosen, 4–6 Wochen)
  - Alternativ bei β-Laktam-Unverträglichkeit: Vancomycin (30 mg/kgKG/Tag i.v. in 2 Gaben, 4–6 Wochen) *plus* Gentamicin (3 mg/kgKG/Tag i.v., 2 oder 3 Dosen, 4–6 Wochen) *plus* Ciprofloxacin (800 mg/Tag i.v. in 2 Dosen, 4–6 Wochen)
- **Nativklappen des rechten Herzens (niedrigere Letalität):**
  - Behandlung wie Linksherzendokarditis
  - Therapiedauer häufig reduziert (2–4 Wochen)
- **Kunstklappenprothesen <12 Monate postoperativ:**
  - Vancomycin (30 mg/kgKG/Tag i.v. in 2 Dosen, 6 Wochen) *plus*
  - Gentamycin (3 mg/kgKG/Tag i.v. in 2 oder 3 Dosen, 2 Wochen) *plus*
  - Rifampicin (1200 mg/Tag p.o. in 2 Dosen)

Streptokokken-Endokarditis → orale Streptokokken und Gruppe-D-Streptokokken
- **Standardtherapie bei *Penicillin-sensiblen* Stämmen (MHK <0,125 mg/l)**
  - Penicillin G i.v. : 12–18 Mio. I.E./Tag in 6 Einzeldosen (Dauer: 4 Wochen; bei Allergie: Vancomycin 30 mg/kgKG/Tag i.v. in 2 Dosen) *oder*
  - Amoxicillin i.v.: 100–200 mg/kgKG/Tag in 4–6 Gaben für 4 Wochen *oder*
  - Ceftriaxon i.v.: 2 g/Tag als Einzelgabe für 4 Wochen
- **Standardtherapie bei *Penicillin-(relativ) resistenten* Stämmen (MHK >0,125–2 mg/l)**
  - Penicillin G i.v. : 24 Mio. I.E./Tag in 6 Einzeldosen (Dauer: 4 Wochen; bei Allergie: Vancomycin [30 mg/kgKG/Tag i.v. in 2 Dosen] plus Gentamycin [3 mg/kgKG/Tag i.v., 1 Dosis]) *oder* Amoxicillin i.v.: 200 mg/kgKG/Tag in 4–6 Gaben für 4 Wochen *plus*
  - Gentamycin i.v.: 3 mg/kgKG/Tag i.v. als Einmalgabe für 2 Wochen

Enterokokken-Endokarditis → speziell **Enterococcus faecalis**
- Amoxicillin oder Ampicillin i.v.: 200 mg/kgKG/Tag in 4–6 Gaben für 4–6 Wochen (Vancomycin bei Penicillinunverträglichkeit) *plus*
- Gentamycin i.v.: 3 mg/kgKG/Tag in 2 oder 3 Dosen für 4–6 Wochen

Staphylokokken-Endokarditis
- Nativklappen-MSSA: Flucloxacillin oder Oxacillin (12 g/Tag i.v. in 4–6 Gaben, 4–6 Wochen) *plus* Gentamycin (3 mg/kgKG/Tag i.v. in 2 oder 3 Dosen über 3–5 Tage)
- Nativklappen-MRSA: Vancomycin (30 mg/kgKG/Tag i.v. in 2 Gaben, 4–6 Tage) *plus* Gen-

tamycin (3 mg/kgKG/Tag i.v. in 2 oder 3 Dosen über 3–5 Tage)
- Klappenprotheseninfektion: Flucloxacillin bei MSSA bzw. Vancomycin bei MRSA (Therapiedauer ≥6 Wochen) *plus* Rifampicin (1200 mg/Tag i.v. oder p.o. in 2 Gaben, ≥6 Wochen) *plus* Gentamycin (3 mg/kgKG/Tag i.v. in 2 oder 3 Dosen, 2 Wochen)

Erreger der kulturnegativen Endokarditis
- HACEK-Endokarditis: Ceftriaxon (2 g/Tag i.v., 4 Wochen); alternativ: Ampicillin (12 g/Tag i.v. in 4–6 Gaben) *plus* Gentamycin (3 mg/kgKG/Tag i.v. in 2 oder 3 Gaben) für 4 Wochen
- Coxiella burnetii: Doxycyclin (200 mg/Tag) plus Hydroxychloroquin (200–600 mg/Tag) p.o. *oder* Doxycyclin (200 mg/Tag) plus Quinolon (Ofloxacin, 400 mg/Tag) p.o., >18 Monate
- Bartonella spp.: Ceftriaxon (2 g/Tag) oder Ampicillin (oder Amoxicillin) (12 g/Tag) i.v. *oder* Doxycyclin (200 mg/Tag p.o., 6 Wochen) plus Gentamycin (3 mg/kgKG/Tag; 3 Wochen)
- Brucella spp.: Doxycyclin (200 mg/Tag) plus Cotrimoxazol (960 mg/12 h) plus Rifampicin (300–600 mg/Tag) über ≥3 Monate p.o.
- Chlamydien/Mykoplasmen: *Fluorochinolone* (neue Generation, >6 Monate)
- Legionella spp.: Erythromycin (3 g/Tag, initial i.v. über 2 Wochen; danach p.o. über 4 Wochen) *plus* Rifampicin (300–1200 mg/Tag) oder Ciprofloxacin (1,5 g/Tag p.o., 6 Wochen)
- Tropheryma whipplei: Cotrimoxazol, Penicillin G und Streptomycin *oder* Doxycyclin plus Hydrochloroquin

Monitoring unter Antibiotikatherapie
- Laborchemie: Blutbild, Entzündungsparameter und Retentionsparameter
- Drug-Monitoring (Gentamycin und Vancomycin): abhängig von eingesetztem Testkit (!)
- Zeitpunkt der Blutentnahme:
  - Peak-Konzentration: ca. 1 h nach Infusion
  - Talkonzentration: unmittelbar vor der nächsten Dosis
- Gentamycin: Peak (Maximum) ca. 10 mg/l, Tal (Minimum) <1–2 mg/l
- Vancomycin: Peak (Maximum) 30–45 mg/l, Tal (Minimum) 10–15 mg/l

Antikoagulation bei Endokarditis
- Generelle Empfehlung: Keine Antikoagulation bei Nativklappenendokarditis (!)
- Antikoagulation bei Kunstklappenendokarditis nach Abwägen von Nutzen und Risiko
- Risiko unter Antikoagulation: intrakranielle Blutung, besonders bei Infektion mit S. aureus
- Evtl. »Low-dose«-Antikoagulation zur Thromboseprophylaxe bei speziell ausgewählten Patienten (Nutzen-Risiko-Abwägung)
- i.v.-Applikation: Heparin-Perfusor: 400 I.E./h
- s.c.-Verabreichung: 2-mal 7500 I.E. Heparin/Tag *oder* 1-mal 40 mg Enoxaparin/Tag

OP-Indikationen der infektiösen Endokarditis (Tab. 9.38, Tab. 9.39)
- **Hauptindikationen zur kardiochirurgischen Therapie:**
  - Herzinsuffizienz: Entwicklung eines relevanten Vitiums mit kardialer Dekompensation/kardiogener Schock
  - Unkontrollierte Infektion: persistierende Sepsis (>7–10 Tage) mit/ohne septische Kardiomyopathie
- **Zu berücksichtigende Faktoren im Fall einer OP:**
  - Weitere Komplikationen im Rahmen der Endokarditis: Fisteln, perivalvuläre Abszesse etc.
  - Embolierisiko?
  - Rekonstruierbarkeit der Klappe?
  - Sepsis bzw. schwere Sepsis?
  - Katecholaminpflichtigkeit?
  - Allgemeines Operationsrisiko?
- Individuelle und interdisziplinäre Festlegung der Behandlungsstrategie (optimal z. B. im Rahmen einer kardiologisch-kardiochirurgischen Konferenz)
- Indikationen zur präoperativen Koronarangiographie:
  - Männer >40. Lj.
  - Postmenopausale Frauen
  - Patienten mit kardiovaskulärem Risikoprofil oder bekannter KHK

Therapeutische Strategien bei infektiöser Endokarditis und neurologischen Komplikationen
- **CCT oder MRT-Schädel:** bei V. a. neurologische Komplikationen
- **Vorgehen bei Auftreten von neurologischen Komplikationen** (z. B. ischämischer Schlaganfall ohne zerebrale Hämorrhagie)
- **Konservatives Prozedere** (ggf. später OP): Vorliegen einer schweren Endokarditiskomplikation

(akute Herzinsuffizienz, unkontrollierte Infektion/Sepsis, Abszess oder hohes Embolierisiko) *mit* schweren neurologischen Komplikationen (intrakranielle Hämorrhagie, Koma, schwere Begleiterkrankungen, Schlaganfall mit schweren neurologischen Schäden)
- **Herzchirurgie/OP:** Vorliegen einer schweren Endokarditiskomplikation (akute Herzinsuffizienz, unkontrollierte Infektion/Sepsis, Abszess oder hohes Embolierisiko) *ohne* schwere neurologische Komplikationen (intrakranielle Hämorrhagie, Koma, schwere Begleiterkrankungen, Schlaganfall mit schweren neurologischen Schäden)
- **Konservatives Prozedere:** kein Vorliegen einer schweren Endokarditiskomplikation (akute Herzinsuffizienz, unkontrollierte Infektion/Sepsis, Abszess oder hohes Embolierisiko); ggf. Lysetherapie bei ischämischem Schlaganfall *ohne* intrakranielle Hämorrhagie nach Abwägen von Nutzen und Risiko (bisher nur Fallberichte)
- Nach einem ischämischen Schlaganfall ist ein herzchirurgischer Eingriff üblicherweise nicht absolut kontraindiziert, solange die neurologische Prognose selbst nicht als zu schlecht angesehen wird.

Tab. 9.38 OP-Indikationen bei linksseitiger Nativklappenendokarditis

Notfallindikation (innerhalb von 24 h)	Dringende Indikation (innerhalb weniger Tage)	Elektive Indikation (nach 1–2 Wochen Antibiotikatherapie)
Schwere *akute Insuffizienz* oder Klappenobstruktion mit resultierendem refraktärem Lungenödem oder *kardiogenem Schock* *Fistelbildung* in eine Herzkammer oder ins Perikard mit resultierendem refraktärem Lungenödem oder *kardiogenem Schock*	Schwere *akute Insuffizienz* oder Klappenobstruktion mit persistierendem Herzversagen oder echokardiographischen *Zeichen einer beginnenden Dekompensation* (früher Mitralklappenschluss oder pulmonale Hypertonie) *Lokal unkontrollierte Infektion* (perivalvulärer Abszess, falsches Aneurysma, Fistel, progrediente Vegetation) *Persistierendes Fieber* und positive Blutkulturen >7–10 Tage *Große Vegetationen* (>10 mm) mit einem oder mehreren embolischen Ereignissen trotz adäquater Antibiotikatherapie Große Vegetationen (>10 mm) und anderen Prädiktoren eines komplizierten Verlaufs (Herzinsuffizienz, persistierende Infektion, Abszess) Isolierte sehr große Vegetationen (>15 mm)	Schwere Insuffizienz ohne Zeichen der Herzinsuffizienz Infektion durch *Pilze* oder *multiresistente Organismen* (ggf. auch dringende Indikation bei Entwicklung einer Herzinsuffizienz)

Anmerkung: Die OP-Indikation bei rechtsseitiger Nativklappenendokarditis wird zurückhaltend gestellt.

Tab. 9.39 OP-Indikationen bei Kunstklappenendokarditis

Notfall-Indikation (innerhalb von 24 h)	Dringende Indikation (innerhalb weniger Tage)	Elektive Indikation (nach 1–2 Wochen Antibiotikatherapie)
Schwere Prothesendysfunktion (Dehiszenz oder Obstruktion) mit resultierendem refraktärem Lungenödem oder *kardiogenem Schock* *Fistelbildung* in eine Herzkammer oder ins Perikard mit resultierendem refraktärem Lungenödem oder *kardiogenem Schock*	*Schwere Prothesendysfunktion* und persistierende Herzinsuffizienz *Lokal unkontrollierte Infektion* (perivalvulärer Abszess, falsches Aneurysma, Fistel, progrediente Vegetation) *Persistierendes Fieber* und positive Blutkulturen >7–10 Tage *Rezidivierende Embolien* trotz adäquater Therapie mit Antibiotika *Große Vegetationen* (>10 mm) und andere Prädiktoren eines komplizierten Verlaufs (Herzinsuffizienz, persistierende Infektion, Abszess) Isolierte sehr große Vegetationen (>15 mm)	Schwere Prothesendehiszenz *ohne* Herzinsuffizienz Infektion durch *Pilze* oder *multiresistente Organismen* (ggf. auch dringende Indikation bei Entwicklung einer Herzinsuffizienz) Staphylokokken oder gramnegative Bakterien als Erreger der Klappenendokarditis

- Das optimale Intervall zwischen einem Schlaganfall und einem herzchirurgischen Eingriff ist unbekannt.

Therapeutisches Vorgehen bei infektiöser Endokarditis »kardialer Implantate« (CRT-/ICD-Devices, Schrittmacher)

- Infektionen (meist Staphylokokken) treten häufiger nach Implantationen von Defibrillatoren und ICD-/CRT-Devices auf als nach der Implantation von Schrittmachern.
- Die Häufigkeit einer Geräteinfektion liegt bei 0,5–1 % innerhalb von 12 Monaten nach Implantation.
- Risikofaktoren für Infektionen kardialer Implantate:
  - Fieber innerhalb von 24 h vor Implantation
  - Gerätewechsel oder Revision
  - Fehlen einer perioperativen Antibiotikaprophylaxe
  - Anlage einer passageren Schrittmachersonde vor Implantation
  - Frühe Reimplantation nach Geräteinfektion
- Eine Infektion kardialer Implantate ist oft besonders schwer zu diagnostizieren und sollte, insbesondere bei älteren Patienten, auch bei untypischen Symptomen als Verdachtsdiagnose gestellt werden.
- Die Prognose ist ungünstig, besonders wegen des gehäuften Auftretens bei älteren Patienten mit zahlreichen Komorbiditäten.
- Die Therapie besteht aus der raschen, vollständigen Entfernung von Aggregat und Elektroden mit einer verlängerten Antibiotikatherapie über 4–6 Wochen.
- Die perkutane Extraktion wird bei den meisten Patienten mit einer Endokarditis kardialer Implantate empfohlen, sogar in Fällen mit großen Vegetationen (>10 mm). Ausnahmen sind sehr große Vegetationen (>15 mm) oder eine begleitende Trikuspidalklappenendokarditis.
- Nach erfolgter Extraktion wird empfohlen, die Indikation zur Reimplantation erneut zu evaluieren. Es gibt keine klare Empfehlung für den optimalen Zeitpunkt der Reimplantation.
- Die Anlage einer transvenösen, passageren Schrittmachersonde von der Explantation bis zur Reimplantation sollte – wenn möglich – vermieden werden.
- Vor Implantation eines Schrittmachers/CRT-/ICD-Devices wird eine perioperative Antibiotikaprophylaxe empfohlen (30–60 min vor der Prozedur).

Monitoring nach Endokarditis

- Zeitpunkte der Nachuntersuchungen: 1, 3, 6 und 12 Monate nach erfolgreicher Therapie
- Umfang des Monitorings
  - Klinische Untersuchung
  - Labor: insbesondere Blutbild, BSG und CRP
  - Transthorakale Echokardiographie

Endokarditisprophylaxe (ESC-Leitlinien 2009, DGK-Leitlinien 2009 / Kommentar 2010)

- Ziel: Vermeidung von Bakteriämien, die im Rahmen medizinischer Eingriffe entstehen und bei Patienten mit Risikofaktoren zu infektiösen Endokarditiden führen können
- Präventive Maßnahmen: gute Mundhygiene, Zahnsanierung, zahnärztliche Kontrollen

Indikationen zur Antibiotikaprophylaxe

- Hochrisikopatienten (3 Gruppen) mit zahnärztlichen Höchstrisikoeingriffen
- Eine Prophylaxe mit Antibiotika sollte nur bei zahnärztlichen Eingriffen in Betracht gezogen werden, bei denen es zu einer Manipulation an der *Gingiva* oder der *periapikalen Zahnregion* oder zu einer Perforation der *oralen Mukosa* kommt.
- Zu den Manipulationen an der Gingiva zählt auch die *intraligamentäre Anästhesie* zur lokalen Schmerzausschaltung, die mit einer Häufigkeit von bis zu 97 % weit häufiger zu Bakteriämien führt als endodontische Maßnahmen oder Sondierungsmaßnahmen in einer entzündlich veränderten Zahnfleischtasche.
- Bei Eingriffen an *infiziertem Gewebe bei Risikopatienten* wird empfohlen, in Abhängigkeit vom Infektionsort auch organtypische potenzielle Endokarditiserreger mitzubehandeln. Dies schließt beispielsweise bei Infektionen der oberen Atemwege und bei Haut- und Weichteilinfektionen Streptokokken- und Staphylokokkenspezies ein, bei gastrointestinalen oder urogenitalen Prozeduren ist an Enterokokken zu denken.

Keine Indikationen zur Antibiotikaprophylaxe

- Ausgewählte zahnärztliche Eingriffe: Eine Antibiotikaprophylaxe wird nicht empfohlen für Injektionen von Lokalanästhetika in nicht infiziertes Gewebe, bei Nahtentfernung, Röntgenaufnahmen der Zähne, Platzierung oder Einstellung von prothetischen oder kie-

ferorthopädischen Verankerungselementen, Platzierung kieferorthopädischer Klammern. Ebenfalls besteht keine Indikation bei Lippentraumata oder Traumata der oralen Mukosa sowie physiologischem Milchzahnverlust.
- Eingriffe am Respirationstrakt: Eine Antibiotikaprophylaxe wird nicht empfohlen für Eingriffe am Respirationstrakt, einschließlich Bronchoskopie, Laryngoskopie, transnasale und endotracheale Intubation.
- Eingriffe am Gastrointestinal- oder Urogenitaltrakt: Eine Antibiotikaprophylaxe wird für Eingriffe am Gastrointestinal- und Urogenitaltrakt einschließlich Gastroskopie, Koloskopie, Zystoskopie oder transösophageale Echokardiographie nicht empfohlen.
- Haut und Weichteile (Ausnahme bei infiziertem Gewebe): Eine Antibiotikaprophylaxe wird für keine Prozedur empfohlen.

Perioperative Antibiotikaprophylaxe
- Antibiotikaprophylaxe mind. 30–60 min vor einer Prozedur
- Substanzen: Amoxicillin 2 g p.o. *oder* Ampicillin 2 g i.v. (bei Penicillin- oder Ampicillinallergie: Clindamycin 600 mg p.o. oder i.v.)

Hochrisikogruppen
1. Patienten mit Herzklappenersatz (mechanisch oder biologisch) oder rekonstruierten Klappen unter Verwendung von alloprothetischem Material in den ersten 6 Monaten nach OP
2. Patienten mit angeborenen Vitien:
   - Unkorrigierte zyanotische Vitien oder residuelle Defekte, palliative Shunts oder Conduits (mit/ohne Klappe)
   - Operativ oder interventionell unter Verwendung von prothetischem Material behandelte Herzfehler in den ersten 6 Monaten nach der Prozedur
   - Persistierender residueller Defekt an der Implantationsstelle von chirurgisch oder interventionell eingebrachtem prothetischem Material
3. Patienten mit Z. n. bakterieller Endokarditis, insbesondere Patienten mit Endokarditisrezidiven
- Alle anderen Risikogruppen: »individuelles« Abschätzen des Risikos, z. B. erworbene Vitien, bikuspide Aortenklappe, HOCM, Mitralklappenprolaps mit Insuffizienz

9.5 Myokarditis

G. Michels

Definition

Akute oder chronische Entzündung des Myokards, welche in unterschiedlichem Umfang die Myozyten, das interstitielle und perivaskuläre Bindegewebe sowie koronare Arteriolen, Kapillaren und in einigen Ausnahmen sogar die epikardialen Koronararterien einbezieht.

Ätiologie (◘ Tab. 9.40)

Ätiologie der Myokarditis
Infektiöse Genese
- Viren in 50 % d.F.:
  - Parvovirus B19, Coxsackie B1–B5, Coxsackie A, Adenoviren, ECHO (»enteric cytopathogenic human orphan«), humanes Herpesvirus 6 (HHV6), Hepatitis C oder HI-Virus
  - Ablauf in drei Phasen: (1) virale Phase: Myokardschädigung durch kardiotrope Viren, (2) inflammatorische/immunologische Phase: Myokardschädigung durch Autoimmunreaktion, (3) dilatative Kardiomyopathie
- Bakterien: Diphtherie (toxische Myokarditis), Borreliose (Lyme-Erkrankung), β-hämolysierende A-Streptokokken
- Pilze: insbesondere bei HIV (Aspergillus, Candida, Cryptococcus)
- Protozoen: Chagas-Krankheit durch Trypanosoma cruzi, Toxoplasmose
- Parasiten: Schistosomiasis, Larva migrans

Nicht infektiöse Genese
- Immunologische Myokarditis:
  - Idiopathisch als Fiedler-Riesenzell-Myokarditis, rheumatische Arthritis, Kollagenosen, Vaskulitiden, Bestrahlung, Hypersensitivitätsmyokarditis durch Medikamente (Antibiotika, Antidepressiva, Antirheumatika)
  - Kreuzantigenität von viralen und myokardialen Strukturen: antimyolemmale und antisarkolemmale Ak, IgM und C3 in der Biopsie
  - Granulomatöse Riesenzellmyokarditis: mit riesenzellartigen Granulomen vom Sarkoidosetyp bei Sarkoidose, Wegener-Granulomatose

▼

- Abstoßungsreaktion nach Herztransplantation
- Toxische Myokarditis:
  - Medikamente: Katecholamine, Anthrazykline, Lithium
  - Schwermetalle: Blei, Eisen, Kupfer
  - Andere: Ethanol, Zytokine (Sepsis), Kokain

Klinik

- **Akut:** infarktartiges Beschwerdebild mit heftigen thorakalen Schmerzen (atypische Angina pectoris), Ruhetachykardie und Dyspnoe
- **Subakut:** Zeichen einer neu aufgetretenen Herzinsuffizienz, Müdigkeit und reduzierter Allgemeinzustand
- **Chronisch**-inflammatorisch: Übergang in eine dilatative Kardiomyopathie, rezidivierende kardiale Dekompensationen
- **Rhythmogener Symptomenkomplex:** Rhythmusstörungen, insbesondere Extrasystolen bis hin zum plötzlichen Herztod

Diagnostik

- **Anamnese:**
  - Genaue Patientenanamnese (!)
  - Zurückliegender grippaler oder gastrointestinaler Infekt
- **Körperliche Untersuchung: Auskultation:** akzidentelle Herzgeräusche, bei Perimyokarditis evtl. Perikardreiben
- **Labor:**
  - Evtl. BSG ↑, CRP ↑, BNP ↑ und/oder positive Herzenzyme
  - Der serologische Nachweis kardiotroper Viren ist wenig spezifisch.
- **EKG:**
  - Es existieren keine typischen EKG-Veränderungen: Sinustachykardie, Rhythmusstörungen, insbesondere Extrasystolen, ST-Streckensenkung, terminal negatives T, konkave ST-Streckenhebung bei Perimyokarditis
  - Evtl. AV-Blockierung bei Diphterie und Lyme-Karditis
- **Echokardiographie:**
  - Eine Myokarditis selbst kann echokardiographisch nicht diagnostiziert werden.
  - Gelegentlich zeigt sich eine Zunahme der Signalintensität und der Wanddicke bei ödematösen Veränderungen.
  - Beurteilung der diastolischen und systolischen Pumpfunktion.
  - Die Echokardiographie eignet sich optimal zur Verlaufskontrolle
- **Herzkatheteruntersuchung:**
- **Koronarangiographie: zum Ausschluss/Nachweis einer ischämischen Genese**
- **Endomyokardbiopsie:**

Tab. 9.40 Einteilung der Myokarditis nach Biopsiebefund

	Dallas-Klassifikation 1987 (histologisch)	WHF-Klassifikation 1999 (immunhistologisch)
Aktiv bzw. akut	Entzündliches Infiltrat, Myozytolyse, Ödem	Entzündliches Infiltrat mit monoklonalen Antikörpern, Immunglobulin und Komplementfixation (IgM-AK,C3)
Persistierend	Entzündliches Infiltrat, Myozytolyse, Ödem	Zusätzlich Expression von HLA-I- und HLA-II-Antigen plus Adhäsionsmolekülen (ICAM)
Abheilend	Rückläufiges Infiltrat, fakultative Myozytolyse, reparative Fibrose	Rückläufiges Infiltrat, HLA-I- und HLA-II-Expression
Borderline	Mit eingestreuten Lymphozyten (<14 Lymphozyten/mm^2), ohne Myozytolyse	<14 Lymphozyten/mm^2
Chronisch bzw. inflammatorische Kardiomyopathie	Nicht definiert	≥14 Lymphozyten (plus Makrophagen)/mm^2, Immunglobulin-Komplementfixation

Akürzung: WHF = World Heart Federation

- Die Endomyokardbiopsie stellt den Goldstandard für die Differenzialdiagnose bei V. a. Myokarditis bzw. bei V. a. nicht ischämische Kardiomyopathie (z. B. Sarkoidose, Amyloidose, Morbus Fabry) dar.
- Materialgewinnung aus der rechtsventrikulären Seite des interventrikulären Septums, ggf. linksventrikuläre Biopsie, zur *histologischen* (lymphozytäre Infiltrate und Nekrosen), *immunhistologischen* (Anti-CD3-T-Lymphozyten, Anti-CD4-T-Helferzellen etc.) und *molekularpathologischen* (Erregernachweis mittels PCR) Begutachtung
- 4–6 Biopsate (1–2 mm^3), Fixierung in Formalin (für einen umgehenden Transport in die Pathologie sorgen)
- An die Möglichkeit eines »sampling error« denken, d. h. die entnommene Biopsie ist möglicherweise nicht repräsentativ für das gesamte Myokard.
- Eine Echokardiographie nach der Endomyokardbiopsie ist obligat (Perikarderguss?).
- **Bildgebende Verfahren:**
  - Röntgen-Thorax: Herzvergrößerung, relative Mitralinsuffizienz
  - Kardio-MRT: zur Diagnose und Verlaufsbeobachtung → mittmyokardiale bis subepikardiale fleckförmige diffuse frühe (»early enhancement«) und/oder späte KM-Speicherung (»late enhancement«, relevant) plus Signalanhebung in den T2-gewichteten Sequenzen als Ausdruck eines Ödems
  - Ggf. nuklearmedizinische Verfahren: Indium-111-Antimyosinszintigraphie (findet heute kaum noch Anwendung)

Differenzialdiagnostik

- Koronare Herzerkrankung
- Hyperthyreose
- Intoxikationen (z. B. Paracetamol)
- Perikarditis/Perimyokarditis
- Mitralklappenprolaps
- Arrhythmien
- Pulmonale Ursachen
- Kardiomyopathien, z. B. HOCM oder Tako-Tsubo-Syndrom

Therapie

Kausale Therapie
- Eine kausale Therapieoption ist derzeit nicht belegt.
- Virale Myokarditis: z. B. β-Interferone (β-Interferon-1b im chronischen Stadium: BICC-Studie)
- Bakterielle Genese: Antibiotika

Symptomatisch
- Körperliche Schonung (für mind. 6 Monate)
- Thromboembolieprophylaxe
- Kontraindikation für NSAR und Ciclosporine während der Akutphase einer viralen Myokarditis, da sonst eine Progression der myokardialen Zellschädigung resultiert

Herzinsuffizienztherapie
- ACE-Hemmer, AT$_1$-Antagonisten, β-Blocker, Diuretika, Aldosteronantagonisten
- Ultima ratio: biventrikulärer Assist-Device, Kunstherz bis Herztransplantation

9.6 Perikarditis

G. Michels

Definition

- Entzündung des Perikards, welche als **isolierte Perikarditis** oder **Perimyokarditis** auftreten kann.
- Inzidenz: ca. 2–3 Fälle pro 100.000 Einwohner
- Einteilung der Perikarditis:
  - Akute Perikarditis
  - Chronische Perikarditis (>3 Monate anhaltende Perikarditis)
  - Chronisch-persistierende Perikarditis
  - Pericarditis constrictiva

Ätiologie

- **Infektiös** (häufig, meist viral):
  - Viren: meist Coxsackie B1–B4, ECHO-, CMV-, Adenoviren
  - Bakterien: häufig Tuberkulose
  - Pilze
- **Idiopathisch** (meist viral bedingt)
- **Posttraumatisch:**
  - Jedes Trauma, insbesondere nach kardiochirurgischen Eingriffen
  - Aortendissektion mit akuter hämorrhagischer Perikardtamponade
- **Strahlentherapie**
- **Immunologisch:**
  - Systemischer Lupus erythematodes (SLE)
  - Rheumatisches Fieber

- Familiäres Mittelmeerfieber
- Allergisch
- Postmyokardinfarktsyndrom (Dressler-Syndrom): Risikofaktoren sind großer Myokardinfarkt plus Phenprocoumon, Auftreten 4–8 Wochen nach einem Myokardinfarkt
- Postkardiotomiesyndrom (Perikarditis nach operativer Eröffnung des Perikards): entwickelt sich bei ca. 25 % d. F. nach 1–6 Wochen nach dem herzchirurgischen Eingriff
- **Postmyokardinfarkt:** Pericarditis epistenocardica (ca. 6 % aller Infarktpatienten, DD: Postinfarkt-Angina)
- **Pericarditis constrictiva:**
    - Rechtsherzinsuffizienz, diastolische Herzinsuffizienz
    - Folgestadium einer chronisch-persistierenden Perikarditis
    - Meist schwierige Abgrenzung von einer restriktiven Kardiomyopathie
- **Metabolisch/endokrinologisch:**
    - Perikarditis bei Niereninsuffizienz:
        – urämische Perikarditis (vor oder nach Beginn einer Hämodialysebehandlung)
        – dialyseassoziierte Perikarditis
    - Diabetes mellitus (diabetische Ketoazidose)
    - Cholesterinperikarditis bei Hypercholesterinämie
    - Myxödemperikarditis bei Hypothyreose
    - Addison-Krise (Hyperkaliämie, Hyponatriämie, Cortisol kaum nachweisbar, ACTH↑)
- **Neoplastisch/paraneoplastisch:**
    - Primäre Perikardtumoren: z. B. Mesotheliom des Perikard
    - Perikardmetastasen, z. B. bei Mamma-/Bronchialkarzinom
    - Weitere Tumorerkrankungen: z. B. Lymphome, Leukämien oder Melanome

Klinik

- **Zeichen der Herzinsuffizienz:** Dyspnoe und Leistungsminderung, allgemeine Schwäche
- **Subfebrile Temperaturen bis Fieber**
- **Retrosternale oder linksthorakale Schmerzen,** teils atemabhängig
- **Perikard- oder Herzbeutelerguss/-tamponade als Komplikation**

> **Herzbeuteltamponade → Beck-Trias**
> - **Pulsus paradoxus:** bei Inspiration fällt der Blutdruck um 10 mmHg mit »*low-cardiac output syndrome*«. Da sich der Ventrikel nicht nach außen ausdehnen kann, folgt die Ausweitung nach innen mit Verschiebung des Septums in den linken Ventrikel (Beurteilung mittels Echokardiographie und/oder Herzkatheter)
> - **Kussmaul-Zeichen:** paradoxer inspiratorischer Druckanstieg in Jugularvenen sowie ZVD-Anstieg
> - **Leise Herztöne**

Diagnostik

- **Anamnese** und **körperliche Untersuchung** (Auskultation):
    - Perikardreiben: pulssynchrones, knarrendes/lederartiges systolisch-diastolisches Geräusch
    - Pericarditis sicca: trocken, z. B. bei Urämie, systolisch-diastolische Reibegeräusche
    - Pericarditis exsudativa: feucht, z. B. bei Tbc, Verschwinden der Reibegeräusche
- **Laborchemie:**
    - Blutbild, CRP, BSG, Harnsäure (urämische Perikarditis), TSH/T_3/T_4 (Myxödem-Perikarditis bei Hypothyreose), HDL/LDL (Cholesterin-Perikarditis)
    - Evtl. Erhöhung der Herzenzyme (35–50 % d.F.)
- **Mikrobiologie/Blutkulturen:** Suche nach Bakterien, insbesondere Mykobakterien (Tbc-Diagnostik)
- **Virologie/Serologie:** kardiotrope Viren: Coxsackie-A/B-, ECHO-, Ebstein-Barr-, Influenza-, Adeno-, Cytomegalie-, Varizella-Zoster-, Mumps-, Masern-, Röteln-Viren
- **Immunologie:** ANA, ds-DNS-Antikörper, ANCA
- **Ruhe-Elektrokardiogramm:**
    - Konkave ST-Streckenhebungen aus dem »S heraus« (Ausdruck der subepikardialen Entzündung)
    - Terminale T-Negativierungen in der 2. Woche
    - Niedervoltage bei Perikarderguss und Tamponade
    - Elektrischer Alternans: Wechsel der R-Amplitude von Aktion zu Aktion
- **Radiologische Diagnostik:**
    - Röntgen-Thorax:
        – Dreieck- bzw. Bocksbeutelform (Ergussmengen >250 ml)
        – Kalkschwielen bei Pericarditis constrictiva
    - CT-/MRT-Untersuchung:
        – Beurteilung/Darstellung lokalisierter Perikardergüsse und des um das Peri-

kard liegenden Gewebes, Tumoren und Pathologien der umgebenden Organe (Nachweis/Ausschluss mediastinaler oder pulmonaler Ursachen), Darstellung von Perikardkalzifizierungen/-verdickungen
  - CT: Unterscheidung zwischen hämorrhagischen und serösen Ergüssen anhand der gemessenen Dichtewerte (Hounsfield-Einheiten)
  - MRT: Diskriminierung zwischen Exsudat und Transsudat anhand der Signalintensität in der T1- und T2-Gewichtung
- **Echokardiographie** (Tab. 9.41):
  - Physiologisch: seröse Flüssigkeit zw. Epi- und Perikard <30 ml
  - Ergussnachweis: ab ≥50 ml bis »*swinging heart*«
  - Quantifizierung: Beurteilung der hämodynamischen Relevanz (Kompression des rechten Atriums [RA] und/oder des rechten Ventrikels [RV])
  - Lokalisation: lokaler, gekammerter oder zirkulärer Perikarderguss
  - Differenzialdiagnostik: peri-/epikardiales Fett, Zyste, Hämatom, Aszites, Pleuraerguss
  - Kontinuierliche Verlaufskontrollen: akuter oder chronischer Verlauf, Progredienz oder Regredienz
- **Analyse der Perikardflüssigkeit:**
  - Laborchemie: Bestimmung des spezifischen Gewichts, der Proteinkonzentration und der LDH bzw. der Ratios → Anwendung der »Light-Kriterien« zur Diskriminierung der Perikardergüsse in Exsudate und Transsudate
    - Exsudate: spezifisches Gewicht >1015, Proteingehalt >30 g/l, PE-/Serumprotein-Ratio >0,5, LDH-Aktivität >300 U/l und PE-/Serum-LDH-Ratio >0,6
    - Transsudat: kein Kriterium erfüllt oder entsprechend niedrigere Werte
  - Versandt des Punktatmaterials zur weiteren Diagnostik:
    - Serologie/Virologie (Viren)
    - Mikrobiologie (natives Material, Blutkulturflaschen, PCR für Tbc)
    - Zytologie/Pathologie
    - Hauptlabor (Blutbild, Fette, CRP, Harnsäure, LDH, Amylase, Lipase, Glukose, CEA [maligne Ergüsse?], ADA, IFN-γ und Lysozym [Tbc?])
- **Ggf. Perikardioskopie mit gezielter Epi-/Perikardbiopsie**

Tab. 9.41 Echokardiographische Einteilung des Perikardergusses

Einteilung	Echokardiographischer Befund
Klein	<10 mm diastolische Separation von Peri- und Epikard
Mäßig	10–20 mm diastolische Separation
Groß	>20 mm diastolische Separation
Sehr groß	>20 mm und Kompressionszeichen

- Anschließende histopathologische, molekularbiologische und immunologische Beurteilung

> **Cave**
> Ein akuter Perikarderguss kann bereits ab einer Größe von ca. 150 ml von hämodynamischer Relevanz sein, während ein chronischer Perikarderguss von bis zu 1 l mit keiner Beeinflussung der Hämodynamik einhergeht. Zur Beurteilung und Punktionsindikation werden die Klinik (Dyspnoe) und die Hämodynamik (Hypotonie plus Tachykardie) sowie echokardiographische Parameter (Impression des RA/RV, diastolische Einflussstörung) herangezogen.

> Die akute Perikardtamponade muss differenzialdiagnostisch von einer akuten Lungenembolie und einem akuten Rechtsherzversagen (Rechtsherzinfarkt) abgegrenzt werden.

Rezidivierende Perikarditis
- Häufigste Komplikation der akuten Perikarditis
- Rezidivrate nach dem Erstereignis: ca. 30 %
- Rezidivrate nach dem ersten Rezidiv: ca. 50 %
- Ursachen: Autoimmunprozess, virale und neoplastische Ursachen, unzureichende Therapiedauer von NSAR und/oder Colchizin
- Rezidivprophylaxe: kausale Therapie bzw. Kombinationstherapien

Pericarditis constrictiva
- Die konstriktive Perikarditis ist das Folgestadium einer chronisch-persistierenden Perikarditis (meist viraler oder idiopathischer Genese).
- Durch die zunehmende Fibrosierung, Verdickung und Versteifung beider Perikardblätter kann ein sog. Panzerherz resultieren.

- Epikardiale Myokardschichten können mit in den Krankheitsprozess einbezogen sein. Das führt zu einer regionalen oder globalen Myokardatrophie.
- Pathophysiologie/Klinik: diastolische Füllungsbehinderung aller Herzhöhlen, Zeichen der zentralvenösen Stauung (Stauungshepatitis, Aszites und periphere Ödeme) und des verminderten HZV (kardiale Kachexie, Müdigkeit, Leistungsminderung).
- Dip-Plateau-Phänomen: schnelle frühdiastolische Füllung (dip, ungestörte Relaxation) und abrupter Füllungsstopp (Plateau, Ausdruck der Compliancestörung); bedingt durch diese fixierte diastolische Füllung sind auch die Schlagvolumina konstant.
- Differenzialdiagnostisch schwierig von einer restriktiven Kardiomyopathie abzugrenzen (◘ Tab. 9.42)

Differenzialdiagnose (◘ Tab. 9.42)

◘ Tab. 9.42 Pericarditis constrictiva – restriktive Kardiomyopathie – Perikardtamponade

		Pericarditis constrictiva	Restriktive Kardiomyopathie	Perikardtamponade
Ursachen		Chronische Perikarditis, Z. n. Radiatio	Amyloidose, Sarkoidose, Hämochromatose	Akute Perikarditis
Morphologie		Ca. 20 % Verkalkung, echodichtes Perikard	Keine Verkalkung	Perikarderguss
Klinik		Primäres Rechtsherzversagen, dann Vorwärtsversagen (Hypotension, Dyspnoe)	Globale Herzinsuffizienz	Erhöhter ZVD, Tachykardie, Hypotonie
Diastole	Relaxation	Ungestört	Ungestört	Linksventrikulär initial ungestört, jedoch Störung der rechtsventrikulären Füllung
	Compliance	Gestört	Gestört	
Echokardiographie		Atemabhängigkeit im Geschwindigkeitsprofil über Mitral- und Trikuspidalklappe: vorhanden, Pulsus paradoxus	Atemabhängigkeit im Geschwindigkeitsprofil über Mitral- und Trikuspidalklappe: fehlend, kein Pulsus paradoxus	Pulsus paradoxus Diastolischer Kollaps von rechtem Vorhof und Ventrikel bis *swinging heart*, dilatierte V. cava inferior
Herzkatheteruntersuchung		Dip-plateau-Muster (frühe RV-Füllung noch möglich, y-Tal=Dip=Füllungsstopp) LVEDP = RVEDP PAP: <50 mmHg	Selten Dip-plateau-Muster LVEDP>RVEDP PAP: >50 mmHg	Kein Dip-Plateau-Muster ZVD (RAP): erhöht
Kardio-MRT		Perikardverkalkung/-verdickung >3 mm	Unauffällige Perikardmorphologie	Ergusssaum
Therapie		Perikardektomie	Herzinsuffizienz-/Kausaltherapie, ggf. Herztransplantation	Punktion

Abkürzungen: LVEDP = linksventrikulärer enddiastolischer Druck, RVEDP = rechtsventrikulärer enddiastolischer Druck, PAP = pulmonalarterieller Druck, ZVD = zentraler Venendruck (entspricht dem RAP oder rechtsatrialen Druck)

Therapie

Akute Perikarditis
- **Therapieziel:** Behandlung der akuten Symptomatik und Vermeidung von Rezidiven
- **Allgemeine Maßnahmen:**
  - Bettruhe
  - Monitoring: Blutdruck, Puls, periphere O_2-Sättigung
    - Behandlung der Grunderkrankung
    - Keine Antikoagulanzien (Ausnahmen: mechanische Klappenprothese, chronisches Vorhofflimmern, Lungenembolie oder akuter Myokardinfarkt)
- **Perikardpunktion (unter echokardiographischer Kontrolle → Indikationen):**
  - Perikardtamponade mit hämodynamischer Relevanz (Zeichen des Schocks)
  - Perikardergüsse mit mehr als 20 mm diastolischer Separation zwischen Epi- und Perikard
  - V. a. purulenten oder tuberkulösen Perikarderguss
  - Spülsaugdrainage mit NaCl 0,9 % und ggf. intraperikardiale Verabreichung von Streptokinase (15.000–18.000 U/kgKG) bei eitriger Perikarditis zur Auflösung von intraperikardialen Fibrinschichten und Septen
- **NSAR als Basistherapie (!):**
  - Z. B. Ibuprofen (3-mal 600 mg/Tag p.o. für 2–4 Wochen) plus Protonenpumpenhemmer
  - Anmerkung: Ibuprofen besitzt ein günstiges Nebenwirkungsprofil, erhöht den koronaren Blutfluss und kann somit auch bei bekannter KHK eingesetzt werden.
- **Colchizin als Kombinationspartner:**
  - Colchizin: Mitosehemmstoff aus dem Gift der Herbstzeitlosen (Hemmung der Tubulinpolymerisation); Entzündungshemmung, indem es Migration und Funktion (Phagozytose und Freisetzung von Mediatoren) der Neutrophilen hemmt
  - Initialdosis: 1–2 mg über 1–2 Tage
  - Erhaltungsdosis: 2-mal 0,5 mg Colchizin/Tag p.o. (COPE und CORE-Studie, 2005)
  - Dauer: 3–6 Monate
  - Enges therapeutisches Fenster
  - Überwachung: CRP, Blutbild, Retentionsparameter, Leberparameter
  - Kontraindikationen: deutlich eingeschränkte Leber- und Nierenfunktion (hepatobiliäre und renale Elimination), absolut kontraindiziert bei Dialysepatienten, Dosishalbierung bei eingeschränkter Nierenfunktion (GFR < 60 ml/min)
- **Steroide bei autoreaktiven Prozessen:**
  - Dosierung: Prednisolon 1–1,5 mg/kgKG p.o.
  - Dauer: 1 Monat, danach über 3 Monate ausschleichen
  - Anmerkung: erhöhtes Rezidivrisiko unter Steroidtherapie

Chronische Perikarditis
- Kausale Therapie, z. B.
  - Hyperimmunglobuline (4 ml/kgKG i.v. an Tag 0, 4 und 8; dann 2 ml/kgKG an Tag 12 und 16) bei CMV-Perikarditis
  - Antibiotika bei bakterieller Genese
  - Tuberkulostatische Therapie bei tuberkulöser Perikarditis (3fache bis 4fache tuberkulostatische Therapie über 9–12 Monate)
  - NSAR plus Colchizin, ggf. temporär Kortikosteroide
  - Perikardpunktion aus diagnostischen Zwecken und/oder zur intraperikardialen Therapie
    - Triamcinolon (300 mg/m² über 24 h) bei autoreaktiver Perikarditis
    - Cisplatin (30 mg/m² für 24 h) oder Thiotepa bei maligner Perikarditis
  - Ggf. Perikardioskopie zur Beurteilung von Epi- und Perikards sowie zur Biopsiegewinnung
  - Ggf. Perikardese bei malignem Perikarderguss (z. B. 25 mg Bleomycin)

Chronisch-persistierende Perikarditis
- Basistherapie: NSAR plus Colchizin
- Ggf. Steroide für 1 Monat (Prednisolon 1–1,5 mg/kgKG p.o.), danach Dosisreduktion über 3 Monate
- Ggf. Perikardektomie

Pericarditis constrictiva
- Perikardfensterung bis Perikardektomie (partiell oder total)
- Dekortikation (operative Schwielenentfernung)
- Bei tuberkulöser Pericarditis constrictiva muss eine antituberkulostatische Therapie für mind. 2 Monate vor der Perikardektomie erfolgen

> Bei geringer/asymptomatischer Klinik der Perikarditis kann eine konservative Haltung mit echokardiographischen Verlaufskontrollen in Erwägung gezogen werden.

9.7 Herzrhythmusstörungen

G. Michels, U.C. Hoppe

Herzrhythmusstörungen in der Intensivmedizin

- Inzidenz: 10–20 %
- Prävalenz: 10–20 %
- Ursachen für Herzrhythmusstörungen in der Intensivmedizin:
  - Komplikation einer kardialen Erkrankung (z. B. Myokardinfarkt, Kardiomyopathien, Myokarditis)
  - Komplikation einer extrakardialen Erkrankung (z. B. Hyperkaliämie bei M. Addison oder Niereninsuffizienz, Intoxikationen [z. B. Digitalis], Thoraxtrauma, Sepsis)
  - Nebenwirkung von Medikamenten (z. B. Katecholamine, Diuretika, Digitalis, Theophyllin)

Allgemeines

- Arrhythmien (»new-onset arrhythmias«) treten bei 10–20 % aller Patienten auf der Intensivstation auf.
- Am häufigsten sind die tachykarden Herzrhythmusstörungen.
- Vorhofflimmern (>45 %) und monomorphe ventrikuläre Tachykardien (>40 %) sind die häufigsten Arrhythmien in der Intensivmedizin.
- Ventrikuläre (und supraventrikuläre) Arrhythmien sind mit einer höheren Krankenhausmortalität assoziiert.
- Risikofaktoren für Arrhythmien auf der Intensivstation
  - Höheres Alter
  - Kardiopulmonale Erkrankungen
  - Endokrinopathien (assoziiert mit Elektrolytstörungen)
  - Schweregrad der Intensivpflichtigkeit (SAPS-II)
  - Beatmungstherapie
  - Katecholamintherapie

Arrhythmogene Mechanismen von Rhythmusstörungen ◘ Tab. 9.43

◘ Tab. 9.43 Arrhythmogene Mechanismen von Rhythmusstörungen

Mechanismus	Reentry (Kreiserregung)	Getriggerte Aktivität	Gesteigerte oder abnorme Automatie
Häufigkeit [%]	Ca. 80–90	Ca. 10	Ca. 10
Pathologisches Korrelat	Mit oder ohne anatomisches Korrelat, d. h. anatomischer oder funktioneller Reentry	Zellmembran (Nachdepolarisationen)	Zellmembran: gesteigerte Automatie von Schrittmacherzellen oder spontane Depolarisationen von Zellen des Arbeitsmyokards
Lokalisation	Fokal	Fokal > diffus	Diffus oder fokal
Elektrophysiologisches Korrelat	Heterogenität zwischen gesundem und krankem Gewebe	Phase 3 des AP: verzögerte Repolarisation mit frühen Nachdepolarisationen (EAD); Phase 4 des AP: späte Nachdepolarisationen (DAD)	Phase 4 des AP: I_f, I_{Ca}, I_{K1} Gesteigerte diastolische Depolarisation oder abnorme diastolische Depolarisation im Arbeitsmyokard
Beispiele	Paroxysmale supraventrikuläre Tachykardien	EAD: Torsade-de-pointes-Tachykardie bei LQTS, DAD: Arrhythmien bei zellulärer Ca^{2+}-Überladung (Digitalisintoxikation)	Sinustachykardie (gesteigerte Automatie), ektope atriale Tachykardie (abnorme Automatie)

Abkürzungen: AP = Aktionspotenzial, APD = Aktionspotenzialdauer, EAD = »early after-depolarization«, DAD = »delayed after-depolarization«, LQTS = Long-QT-Syndrom, I_x = Ionenströme verschiedener Ionen (z. B. I_f = Funny-Ionenstrom, I_{Ca} = Ca^{2+}-Ionenstrom).

Einteilung von Herzrhythmusstörungen

- **Frequenz**: tachykarde und bradykarde Rhythmusstörungen
- **Ursprung**: Reizbildungs- und Reizleitungsstörungen, supraventrikuläre und ventrikuläre Rhythmusstörungen
- **Breite des QRS-Komplexes**: Schmal- und Breitkomplex-Arrhythmien
- **Hämodynamik**:
  - Hämodynamisch stabile und instabile Rhythmusstörungen
  - Kreislaufstillstand: tachysystolisch hyperdynam (Kammerflimmern, -flattern, pulslose ventrikuläre Tachykardie) oder hypo- bis asystolisch hypodynam (Asystolie, Hyposystolie, EMD oder »weak action«)

Hämodynamische Auswirkungen

- **Herzzeitvolumen** (HZV): Herzfrequenz (HF) und Schlagvolumen (SV) → HZV = HF × SV
- **Schlagvolumen** (SV) hängt ab von: ventrikulärer Füllung (SV=EDV-ESV) und kardialer Pumpleistung (Inotropie, Chronotropie, Vor- und Nachlast)
- **Funktionelle Konsequenz**:
  - Verkürzung der Diastolendauer
  - Abnahme der Koronarperfusion mit Myokardminderperfusion
  - Abnahme der diastolischen Ventrikelfüllung mit Abnahme des Herzzeitvolumens (HZV) bis Kreislaufstillstand

Klinik

- Palpitationen
- Schwindelattacken bis Adams-Stokes-Anfall (Zustand kurzer Bewusstlosigkeit bei kurzauftretender Asystolie infolge totaler AV-Blockierung)
- Herzinsuffizienz (brady- oder tachysystolisch)
- Akutes Koronarsyndrom (pektanginöse Beschwerden)
- Dyspnoe
- Polyurie
- Arterielle Embolie bei Vorhofflimmern/-flattern
- Klinik einer ventrikulären Extrasystolie: kein peripherer Puls, auskultatorisch jedoch Herztöne hörbar
- Ggf. Kreislaufstillstand/plötzlicher Herztod

Diagnostik

 Instabilitätszeichen rhythmogener Notfälle:
  - Blutdruck$_{systol.}$ <90 mmHg
  - Pektanginöse Beschwerden
  - Brady- oder tachysystolische Herzinsuffizienz
  - Herzfrequenz (HF): <40 oder >150/min

- **Anamnese:**
  - **Kardiale Vorgeschichte**: koronare Herzkrankheit, paroxysmale Tachykardie
  - **Medikamentenanamnese**: insbesondere Präparate, welche zur Verlängerung der Repolarisation führen (www.qtdrugs.org); bradykardisierende Medikamente (Digitalispräparate, β-Blocker) → vor allem bei Präparatwechsel und begleitender Niereninsuffizienz. Präparate mit direkter Auswirkung auf Elektrolythaushalt: Aldosteronantagonisten, Diuretika
  - **Familienanamnese**: genetische Prädisposition, plötzlicher Herztod
  - **Warm-up- und Cool-down-Phänomen**: Hinweis für eine Automatie-Tachykardie (z. B. fokal atriale Tachykardie, AV-junktionale Tachykardie), Patienten berichten über einen langsamen Pulsanstieg und ein langsames Sistieren der Tachykardie
  - **On-off-Phänomen**: Hinweis für eine Reentry-Tachykardie, plötzlicher Beginn und abruptes Ende der Tachykardie (»wie ein Schalter«), regelmäßige Tachykardie, häufig postiktaler Harndrang (ANP- bzw. BNP-Freisetzung mit renaler Na$^+$- und Wasserausscheidung)
- **Körperliche Untersuchung**: insbesondere Auskultation von Herz (Vitien) und Lunge; Bradykardie (Frequenz: <60/min), Tachykardie (Frequenz: >100/min), Arrhythmie
- **Labordiagnostik**: insbesondere Elektrolyte (K$^+$), Nierenretentionsparameter, Schilddrüsenparameter
- **EKG:**
  - Ruhe-EKG mit Rhythmusstreifen
  - Langzeit-EKG und/oder ggf. Event-Recorder
  - Ergometrie, insbesondere zur Evaluierung belastungsinduzierter Arrhythmien
- **Echokardiographie**: Ausschluss oder Identifikation struktureller Herzerkrankungen, Vitien, perimykardiale Erkrankungen
- **Ggf. elektrophysiologische Untersuchung** (EPU), ggf. »cardio-mapping«

Therapie

Akuttherapie → tachykarde Rhythmusstörungen

- **Allgemeines:**
  - Aufrechterhaltung und Stabilisierung der Vitalfunktionen
  - Lagerung: Oberkörperhochlagerung
  - Oxygenierung: 2–6 l O_2/min über Nasensonde oder >6 l O_2/min über Maske, wenn notwendig
  - Evtl. Sedierung mittels Benzodiazepinen: z. B. Midazolam (Dormicum)
- **Ätiologische Abklärung,** z. B. Ischämiezeichen, Elektrolytstörungen
- **Vagusstimulationsmanöver:**
  - Möglichkeiten
    - Valsalva-Pressversuch (Methode der 1. Wahl)
    - Einseitiger Karotissinusdruckversuch (keine Empfehlung bei älteren Patienten: erhöhtes Risiko für neurologische Komplikationen, insbesondere Schlaganfall)
    - Kaltes Wasser trinken lassen
    - Gesicht in kaltes Wasser eintauchen (Tauchreflex)
  - Wenn Vagusstimulationsmanöver, dann Valsalva-Pressversuch
    - Position: liegende Position bei der Durchführung des Manövers
    - Dauer: mind. 15 s (Aufbau eines Drucks von mind. 40 mmHg)
- **Medikamentöse antiarrhythmische Differenzialtherapie:**
  - Es sollte nicht mehr als ein Antiarrhythmikum verwendet werden
  - Bei eingeschränkter Pumpfunktion führen die meisten Antiarrhythmika zu einer weiteren myokardialen Verschlechterung
- **Elektrotherapie:**
  - Frühzeitige **Defibrillation/Kardioversion** bei drohender hämodynamischer Instabilität (externe Defibrillation/Kardioversion oder interne Defibrillation/Kardioversion über ICD)
  - Kardioversion: synchronisierte Applikation von Strom
  - Defibrillation: unsynchrone Applikation eines Stromimpulses
  - Die vorherige Gabe verschiedener Antiarrhythmika kann den Defibrillationserfolg verschlechtern
- **Ggf. Überstimulation** (»overdrive pacing«)

> **Dosierung**
>
> **Antiarrhythmika-Therapie von Rhythmusstörungen**
> - Mittel der Wahl bei »**rhythmischen**« **Schmalkomplextachykardien: Adenosin** (Adrekar) 6–18 mg rasch i.v.
> - Mittel der Wahl bei »**arrhythmischen**« **Schmalkomplextachykardien** (meist Tachyarrhythmia absoluta): **Metoprolol** (Beloc) 5–15 mg i.v.
> - Mittel der Wahl bei **Breitkomplextachykardien: Amiodaron** (Cordarex) 5 mg/kgKG bzw. 300 mg/70 kgKG langsam i.v. *oder* **Ajmalin** (Gilurytmal) 0,5–1 mg/kgKG langsam i.v.

Langzeittherapie → tachykarde Rhythmusstörungen

- **Medikamentös:** prinzipiell alle Antiarrhythmika (Klasse-I-Antiarrhythmika nicht bei strukturellen Herzerkrankungen)
- **Implantierbarer Cardioverter-Defibrillator (ICD,** ▶ Abschn. 9.8)
- **Katheterinterventionell (Radiofrequenzablation):**
  - Koagulation des Kent-Bündels beim WPW-Syndrom
  - AV-Knotenmodulation bei AV-Knoten-Reentrytachykardie
  - Pulmonalvenenisolation bei Vorhofflimmern

Akuttherapie → bradykarde Rhythmusstörungen

- Medikamentöse Therapie

> **Dosierung**
>
> **Antibradykarde Substanzen**
> - **Parasympatholytika**
>   - Atropinsulfat (Atropinum sulfuricum): 0,5–3 mg als i.v.-Bolus
>   - Ipratropiumbromid (Itrop): 0,5 mg auf 5 ml NaCl 0,9 % langsam i.v.
> - **Sympathomimetika**
>   - Orciprenalin (Alupent): 0,25–0,5 mg als i.v.-Bolus
>   - Adrenalin (Suprarenin): 0,02–0,1 mg als i.v.-Bolus oder als Perfusor (2–10 µg/min)

- **Elektrotherapie:**
  - Transkutane Schrittmachertherapie unter Analgosedierung

- Transvenöse Schrittmacheranlage über Schleuse (meist rechte V. jugularis interna)
- Ggf. transösophageale Schrittmacherstimulation (oft nicht 100%-ig zuverlässig)

Langzeittherapie → bradykarde Rhythmusstörungen

- Absetzen bradykarder Substanzen
- Ätiologische Abklärung: z. B. Ausschluss/Nachweis einer KHK, Digitalisspiegel etc.
- Ggf. permanente Schrittmacherimplantation

Tachykarde Rhythmusstörungen

Ätiologie

- **Physiologisch:** kompensatorisch (Anstrengung, Anämie, Entzündungszeichen etc.)
- **Kardial:** koronare Herzkrankheit, akutes Koronarsyndrom, Kardiomyopathien, Herzinsuffizienz, Endokarditis, Myokarditis/Perimyokarditis, Vitien, Herztumoren, angeborene Leitungsbahnen
- **Extrakardial:** Elektrolytstörungen, Lebererkrankungen (Hämochromatose), Endokrinopathien (Hyperthyreose, Phäochromozytom), Autoimmunerkrankungen, Neoplasien, Genussmittel (z. B. Nikotin, Kaffee), toxisch (z. B. Alkohol, Kokain), Medikamente (Antiarrhythmika, Digitalis, Antidepressiva, Neuroleptika)

Unterscheidung tachykarder Rhythmusstörungen

- Hämodynamisch stabil oder instabil
- Instabilitätszeichen:
  - Blutdruck$_{systol.}$ <90 mmHg
  - Herzfrequenz: >150/min
  - Pektanginöse Beschwerden
  - Zeichen der tachysystolischen Herzinsuffizienz
- QRS-Komplex
  - <0,12 s: Schmalkomplextachykardien (Tab. 9.44)
  - ≥0,12 s: Breitkomplextachykardien (Tab. 9.45)
- Rhythmus:
  - Regelmäßige Tachykardie
  - Unregelmäßige Tachykardie oder Tachyarrhythmie

> Behandle immer den Patienten und nie das EKG.

> »Schmalkomplextachykardien mit mehreren Erregungen« (z. B. TAA bei Vorhofflimmern) werden nicht selten in Form eines »funktionellen Schenkelblocks« übergeleitet, so dass im EKG eine »Breitkomplextachykardie« imponiert. Eine

Tab. 9.44 Differenzialdiagnostik von Schmalkomplextachykardien

Rhythmische	Arrhythmische
– Sinustachykardie (kompensatorisch, vegetativ oder inadäquat) – AV-Knoten-Reentrytachykardie (Abb. 9.8) – Orthodrome AV-Reentrytachykardie bei akzessorischer Leitungsbahn – Vorhofflattern mit regelmäßiger Überleitung (Abb. 9.5) – Fokal ektope atriale Tachykardie – Junktionale (AV-Knoten) Tachykardie (selten)	– Tachyarrhythmia absoluta (TAA) bei Vorhofflimmern (häufig) – Vorhofflattern mit unregelmäßiger bzw. inkonstanter AV-Überleitung – Fokal atriale Tachykardie mit unregelmäßiger Überleitung – Multifokal atriale Tachykardie mit intermittierenden Arrhythmiephasen – Sinustachykardie mit supraventrikulären Extrasystolen

Tab. 9.45 Differenzialdiagnostik von Breitkomplextachykardien

Rhythmische	Arrhythmische
– Ventrikuläre Tachykardie (Abb. 9.10) – Kammerflattern – Supraventrikuläre Tachykardie mit Schenkelblock – Antidrome AV-Reentrytachykardie beim WPW-Syndrom	– Kammerflimmern – Vorhofflimmern mit Schenkel- oder funktionellem Block (Ermüdungsblock) – Präexzitationssyndrom mit Vorhofflimmern (Abb. 9.11) – Polymorphe ventrikuläre Tachykardie (Torsade-de-pointes-Tachykardie, Abb. 9.12)

arrhythmische Breitkomplextachykardie beruht daher meistens auf einem Vorhofflimmern mit funktionellem (Ermüdung) oder vorbestehendem Schenkelblock (selten: Präexzitationssyndrom mit Vorhofflimmern).

Im Notfall gilt, dass jede Breitkomplextachykardie bis zum Beweis des Gegenteils primär als ventrikuläre Tachykardie anzusehen ist. Falls zwischen einer supraventrikulären und einer ventrikulären Breitkomplextachykardie nicht direkt unterschieden werden kann, stellt Ajmalin das Medikament der ersten Wahl dar. Bei sicherem Nachweis einer ventrikulären Tachykardie und bekannter kardialer Anamnese (z. B. KHK) sollte Amiodaron primär appliziert werden.

Pathophysiologie (allgemein)

- **Arrhythmogenes Substrat**: Infarktnarbe, Aneurysma, dualer AV-Knoten, Hypertrophie, Fibrose, Dispersion der Repolarisation als funktionelles arrhythmogenes Substrat (z. B. beim LQTS)
- **Trigger-Faktoren**: Extrasystolen, Hypoxämie, Ischämie
- **Modulierende Faktoren**: neurohumoraler Einfluss, Elektrolytstörungen (z. B. Hypokaliämie, Hypomagnesämie), proarrhythmische Pharmaka (z. B. Antiarrhythmika)

Atriale Tachykardien

Ätiologie

- Ektop versprengtes Erregungsbildungsgewebe
- Cor pulmonale
- Chronisch obstruktive Lungenerkrankung (COPD)
- Pulmonale Hypertonie
- Kardiomyopathie
- Ausgeprägte Herzinsuffizienz
- Digitalisüberdosierung

> Atriale Tachyarrhythmie sind Tachykardien, bei denen die Ventrikel passiv an die Rhythmusstörung angekoppelt sind (»bystander«).

Einteilung

- **Atriale Nicht-Reentrytachykardien → fokale bzw. ektope atriale Tachykardie:**
    - Unifokale atriale Tachykardie
    - Multifokale atriale Tachykardie (häufig bei Digitalisüberdosierung, sog. medikamenteninduzierte Form der fokal atrialen Tachykardie)
    - Anmerkung: bedingt durch Automatie bzw. getriggerte Aktivität meist unbeeinflussbar, d. h. sie lassen sich weder induzieren noch durch Überstimulation terminieren
- **Atriale Reentrytachykardien:**
    - Meist atypisches Vorhofflattern *oder* atriale Inzisions-Reentrytachykardien (»incisional atrial re-entry«, nach operativer Korrektur von kongenitalen Herzfehlern oder durch chirurgische Manipulationen an der freien Wand des rechten Vorhofs)
    - Regelmäßige Vorhoftachykardien mit isthmusunabhängigen Reentrykreisen (»non-isthmus dependent«), der Mechanismus entspricht dem des Vorhofflatterns (Makro-Reentry)

Hinweise für eine ektope atriale Tachykardie

- Warm-up-/Cool-down-Phänomen → Hinweis für eine Automatie-Tachykardie
- Vorhoffrequenz <250/min, Kammerfrequenz 150–200/min
- Tachykardiedauer: Minuten bis Stunden, ggf. permanent anhaltend (»incessant«)
- Im Gegensatz zum typischen Vorhofflattern ist die isoelektrische Linie vorhanden

EKG-Charakteristika

- Schmalkomplextachykardie
- **Unifokale atriale Tachykardie:**
    - Regelmäßige Tachykardie mit Veränderung der P-Wellen-Konfiguration im Vergleich zum Sinusrhythmus (meist kaum erkennbar)
    - Herzfrequenz: 150–200/min
    - Bei gleichzeitig bestehendem AV-Block sollte an eine Digitalisintoxikation gedacht werden
- **Multifokale atriale Tachykardie:**
    - Intermittiernd arrhythmische Tachykardie
    - Mind. 3 oder mehrere deformierte bzw. variierende P-Wellen
    - Wechselnde PP- und PQ-Intervalle
- **Atriale Reentrytachykardie:**
    - Regelmäßige Tachykardie mit »flatterähnlichen« P-Wellen zwischen den Kammerkomplexen
    - Variierende atriale Frequenzen und P-Wellen-Morphologie
    - In der Literatur wird die atriale Reentrytachykardie häufig mit dem atypischen Vorhofflattern gleichgesetzt

Akuttherapie → atriale Tachykardien

- Vagale Stimulationsmanöver → meist ineffektiv, da der AV-Knoten selbst nicht in die Arrhythmogenese involviert
- Medikamentös

> **Dosierung**
>
> **Medikamentöser Therapieversuch atrialer Tachykardien**
> - Therapieversuch, weil sich der atriale Fokus häufig nicht supprimieren lässt
> - β-Blocker, z. B. Metoprolol (Beloc): 5 mg i.v
> - Ca^{2+}-Antagonisten, z. B. Verapamil (Isoptin): 5 mg langsam i.v.

❗ Cave
Bei gleichzeitig antegrad leitfähigem akzessorischem Bündel und medikamentöser AV-Blockierung im Rahmen der Frequenzkontrolle (Digitalis oder Ca^{2+}-Antagonisten vom Verapamil-/Diltiazem-Typ) besteht die Gefahr eine induzierten schnellen Überleitung bis hin zu Kammerflattern/-flimmern (hyperdynamer Kreislaufstillstand).

Langzeittherapie → atriale Tachykardien
- Ätiologische Abklärung und Behandlung der Grunderkrankung
- Medikamentös: β-Blocker oder Ca^{2+}-Antagonisten, ggf. Amiodaron
- Ggf. Überstimulation (»atrial overdrive pacing«)
- Ggf. Ablationsbehandlung (unter Anwendung moderner Mappingsysteme)

Vorhofflattern

Ätiologie
- **Kardiale Ursachen:** koronare Herzkrankheit, Kardiomyopathien, Mitralvitien, Perimyokarditis, Z. n. kardiochirurgischem Eingriff
- **Extrakardiale Ursachen:** Lungenembolie, Hyperthyreose, arterielle Hypertonie, Herztrauma, Alkoholkonsum (»holiday-heart syndrome«)

Einteilung bzw. Typisierung
- **Isthmus-abhängiges Vorhofflattern** (»isthmus-dependent flutter«):
  - **Typisches** Vorhofflattern (»typical atrial flutter«)
    - Isthmus: anatomisch-strukturelle Region zwischen Einmündung der V. cava inferior und Trikuspidalklappenring
    - Homogener Makro-Reentry im Gegenuhrzeigersinn (»counterclockwise type«)
  - **Umgekehrt-typisches** Vorhofflattern (»reverse-typical atrial flutter«)
    - Homogener Makro-Reentry im Uhrzeigersinn (»clockwise type«)
- **Nicht-Isthmus-abhängiges Vorhofflattern** (»non-isthmus-dependent flutter«):
  - **Atypisches** Vorhofflattern (»atypical atrial flutter«)
    - Das atypische Vorhofflattern entspricht pathogenetisch der atrialen Makro-Reentrytachykardie
    - Heterogene bzw. variierende Reentry-Mechanismen
    - Häufig Degeneration in grobes Vorhofflimmern, sog. Flimmernflattern
  - **Linksatriales Vorhofflattern** (»left atrial flutter«)
    - Reentry um die Pulmonalvenenregion oder um den Mitralklappenanulus
  - **Inzisionales** Vorhofflattern (sog. Narbenflattern)
    - Reentry um eine Atriotomienarbe nach kardiochirurgischen Eingriffen (z. B. Zustand nach Mustard-Operation oder Zustand nach ASD-Verschluss)

EKG-Charakteristika (◘ Abb. 9.5)
- **Typical type:** atriale Frequenzen von 240–340/min, negative Sägezahn-Flatterwellen in inferioren Ableitungen (II, III, aVF), und positiv in V_1 bzw. negativ in V_6
- **Reverse-typical type:** wie typisches Vorhofflattern nur spiegelbildliche, positive Sägezahn-Flatterwellen in den inferioren Ableitungen (II, III, aVF), und negativ in V_1 bzw. positiv in V_6
- **Atypical type:** atriale Frequenzen >340/min, positive Sägezahn-Flatterwellen in den inferioren Ableitungen (II, III, aVF), zeigt ggf. durch eine Erregung ohne definierten bzw. wechselnden Reentrykreis eine unregelmäßige AV-Überleitung, d. h. arrhythmisches Vorhofflattern

Akuttherapie

> **Dosierung**
>
> **Medikamentöse Therapie von Vorhofflattern:**
> β-Blocker, z. B. Metoprolol (Beloc) 5 mg i.v. oder ggf. Verapamil (Isoptin) 5–10 mg langsam i.v.

- Bei hämodynamischer Instabilität: elektrische Kardioversion (100 Joule monophasisch oder 70–120 Joule biphasisch) oder ggf. Überstimulation (»atrial overdrive pacing«)

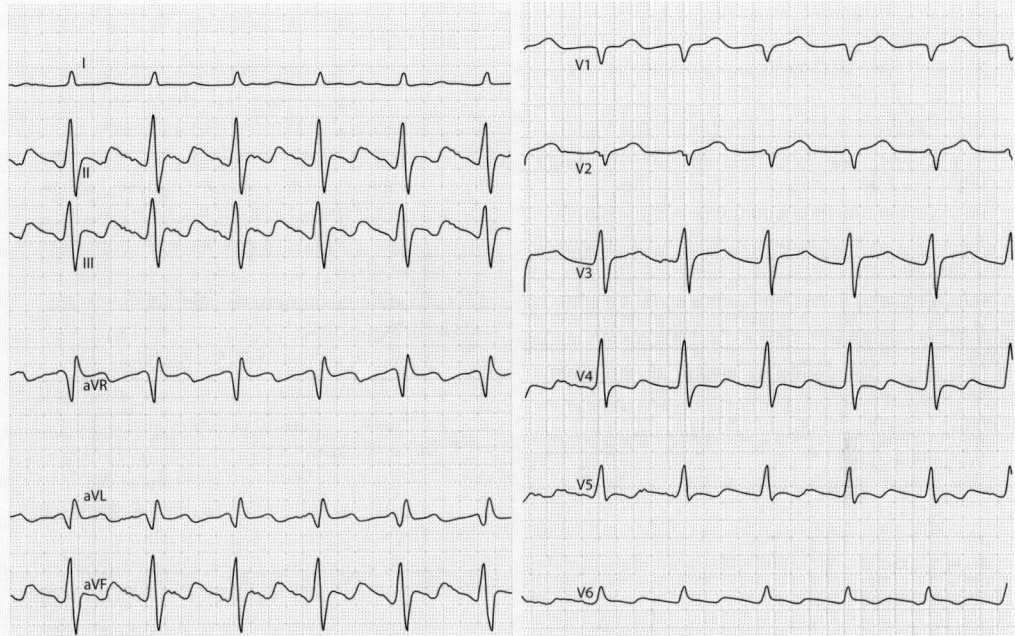

Abb. 9.5 Typisches Vorhofflattern (2:1-Überleitung)

Langzeittherapie
- **Radiofrequenz-Katheterablation:**
  - Isthmusablation: Induktion einer Leitungsblockade des »cavotrikuspidalen Isthmus«
  - Indikation: typisches oder umgekehrt-typisches Vorhofflattern
  - Anmerkung: beim atypischen Vorhofflattern gelingt eine Terminierung des Vorhofflatterns durch Ablation bzw. durch Elektrostimulation nur selten
- **Pharmakotherapie/Frequenzkontrolle:**
  - β-Blocker-Monotherapie oder in Kombination mit Digitalis
  - Klasse-III-Antiarrhythmika (Amiodaron)
  - Klasse-I-Antiarrhythmika (Propafenon oder Flecainid) bei fehlender struktureller Herzkrankheit
- **Thromboembolieprophylaxe:** entsprechend wie beim Vorhofflimmern

> Klasse-IC-Antiarrhythmika sollten grundsätzlich mit β-Blockern zusammen verabreicht werden, da sonst eine 1:1-Überleitung auf die Kammern droht. Dies gilt insbesondere für Flecainid, das keine nennenswerte hemmende Wirkung am AV-Knoten hat, während Propafenon eine geringe β-blockierende Eigenwirkung aufweist.

Vorhofflimmern

Allgemeines
- Häufigste Herzrhythmusstörung im Erwachsenenalter
- Prävalenz:
  - <0,5 %: bei Patienten <55 Jahre
  - >0,5 %: bei Patienten >55 Jahre
  - >5 %: bei Männern >70 Jahre
  - >10 %: bei Männern >80 Jahre
  - Mit zunehmendem Lebensalter nimmt die Häufigkeit zu, pro Altersdekade um etwa 1 %.
  - Bei kritisch Kranken auf internistischen Intensivstationen nimmt das Vorhofflimmern ebenfalls eine dominante Rolle unter den Arrhythmien ein (>45 %)
- Hohes Schlaganfallrisiko: Ca. 25 % aller ischämischen Schlaganfälle sind durch Vorhofflimmern bedingt.

Ätiologie
- **Kardiale Ursachen:** koronare Herzkrankheit, Kardiomyopathien, Mitralvitien, Perimyokarditis, Z. n. kardiochirurgischen Eingriffen, Assoziation mit anderen Rhythmusstörungen (z. B. Sick-Sinus-Syndrom, WPW-Syndrom, atriale Tachykardien), Herztrauma, arterielle Hypertonie

(Cor hypertonicum, hypertensive Herzkrankheit, Hypertrophie)
- **Extrakardiale Ursachen:** Lungenembolie, Hyperthyreose, Störung des Elektrolythaushaltes (insbesondere Hypokaliämie), Diabetes mellitus, chronisch obstruktive Lungenerkrankung (COPD), Alkoholkonsum (»holiday-heart syndrome«: pro 10 g Alkohol pro Tag steigt das Risiko für Vorhofflimmern um 8 %), Drogenmissbrauch (z. B. Kokain), Niereninsuffizienz
- **Idiopathische** Form oder »**ione atrial fibrillation**« (vagal getriggertes Vorhofflimmern)

> Eine arterielle Hypertonie erhöht das Risiko für die Entwicklung von Vorhofflimmern um ca. 80 % und besteht bei ca. 50 % der Patienten mit Vorhofflimmern.

Einteilung des Vorhofflimmerns

Akutes Vorhofflimmern
- Erstmaliges Auftreten von Vorhofflimmern

Chronisches Vorhofflimmern
- **Paroxysmale Form:** rezidivierend, anfallsartig, selbstlimitierend (spontane Konversion in Sinusrhythmus) und gewöhnlich innerhalb von 48 h (≤7 Tage)
- **Persistierende Form:** anhaltend (>7 Tage) und nicht selbstterminierend, Konversion in Sinusrhythmus nur durch medikamentöse oder elektrische Kardioversion
- **Langanhaltende persistierende Form:** >1 Jahr bei Start der Rhythmuskontrolle, hier wird noch eine Konversion in den Sinusrhythmus angestrebt
- **Permanente Form:** chronisch manifestes Vorhofflimmern (akzeptiert), ineffektive Kardioversionsversuche

Diagnostik
- **Anamnese:**
  - Kardiovaskuläre Vorerkrankungen (z. B. arterielle Hypertonie, KHK, Herzinsuffizienz)?
  - Auslösende Faktoren (Anstrengung, Emotionen, Infektion oder Alkohol)?
  - Symptomatisches oder asymptomatisches Vorhofflimmern (EHRA-Klassifizierung)?
  - Dauer und Häufigkeit der arrhythmischen Episoden?
  - Familienanamnese von Vorhofflimmern?
- **Labordiagnostik:**
  - Elektrolyte (insbesondere Kalium)
  - Retentionswerte
  - Schilddrüsenwerte (TSH)
- **Echokardiographie:**
  - **TTE:** Vitien, Vorhofgröße (LA norm: 20–40 mm) und linksventrikuläre Pumpfunktion
  - **TEE** vor geplanter Kardioversion (nicht indiziert, wenn zuvor eine kontinuierliche und adäquate Antikoagulation >3 Wochen erfolgt ist): Ausschluss von Vorhofthromben und von Spontanechos (enge Assoziation mit intrakardialen Thromben), Bestimmung der Vorhofohr-Flussgeschwindigkeit (<0,2 m/s → Zeichen erhöhten thrombogenen Milieus)
- **Ruhe-EKG:**
  - Fehlen von P-Wellen, evtl. feine oder grobe Flimmerwellen erkennbar
  - Absolute Arrhythmie durch unregelmäßige AV-Überleitung
  - Herzfrequenz >100/min: Tachyarrhythmia absoluta (TAA)
  - Herzfrequenz <60/min: Bradyarrhythmia absoluta

Allgemeine Therapiemaßnahmen
(◘ Abb. 9.6)
- Aufrechterhaltung und Stabilisierung der Vitalfunktionen

Klinik (◘ Tab. 9.46)

◘ Tab. 9.46 EHRA-Klassifizierung von Symptomen bei Vorhofflimmern

Klassifikation	Schwere der Symptome	Definition
EHRA I	Keine Beschwerden	Die normale tägliche Aktivität ist nicht eingeschränkt
EHRA II	Milde Beschwerden	Die normale tägliche Aktivität ist nicht eingeschränkt
EHRA III	Schwere Beschwerden	Die normale tägliche Aktivität ist eingeschränkt
EHRA IV	Massiv behindernde Beschwerden	Die normale tägliche Aktivität ist unmöglich

- Optimierung der Oxygenierung (O$_2$-Gabe)
- Anlage eines sicheren periphervenösen Zugangs, ggf. zentralvenösen Zugangs bei notwendiger Kaliumsubstitution (Ziel: hochnormales K$^+$)
- Beginn der Vollantikoagulation:
  - Substanz der Wahl: Heparin i.v. (PTT-gesteuert)
  - Keine niedermolekularen Heparine bei Intensivpatienten: eingeschränkte Nierenfunktion, unklares Absorptionsverhalten des Subkutangewebes, keine Antagonisierung im Notfall möglich

> **Therapieziele bei Vorhofflimmern**
> - Prävention von Vorhofflimmern
> - Behandlung der Grunderkrankung
> - Regulierung der Kammerfrequenz, Beendigung von Vorhofflimmern und sinusrhythmuserhaltende Therapie
> - Verhinderung von thrombembolischen Komplikationen

Prävention

- Primärprävention: Verhinderung von Vorhofflimmern insbesondere bei kardialen Erkrankungen, wie z. B. arterielle Hypertonie oder Herzinsuffizienz
- Sekundärprävention (nach Kardioversion)
  - Nach einer Kardioversion tritt Vorhofflimmern in 25–50 % d.F. im ersten Monat auf.
  - Bei 60–80 % d.F. kommt es im ersten Jahr nach Kardioversion zu einem Vorhofflimmern-Rezidiv.
- Substanzen: β-Blocker, ACE-Hemmer/AT$_1$-Antagonisten, Klasse-IC-Antiarrhythmika, Amiodaron, Statine

Regulierung der Kammerfrequenz, Beendigung von Vorhofflimmern und sinusrhythmuserhaltende Therapie

> Ob primär eine Rhythmus- oder Frequenzkontrolle indiziert ist, sollte individuell/nach Symptomatik entschieden werden (AFFIRM-Studie, AF-CHF-Studie; Tab. 9.47, Tab. 9.48).

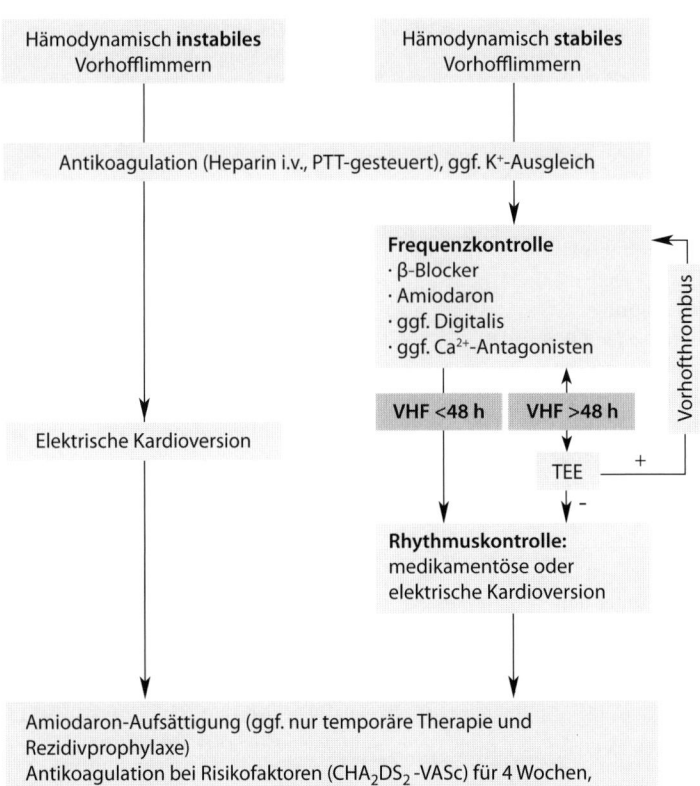

Abb. 9.6 Akuttherapie bei Vorhofflimmern

Tab. 9.47 Frequenzkontrolle versus Rhythmuskontrolle

Primäres Therapieziel → Frequenzkontrolle	Sekundäres Therapieziel → Rhythmuskontrolle
Substanzen: – β-Blocker: Metoprolol – Digitalis: Digitoxin – Ca^{2+}-Antagonisten: Verapamil – Klasse-III: Amiodaron (NYHA III/IV) – Klasse-III: Dronedaron (NYHA I/II) Ggf. Pulmonalvenenisolation oder AV-Knotenablation und anschließende Schrittmacherimplantation bei therapierefraktärem, tachysystolischem Vorhofflimmern Herzinsuffizienz und Vorhofflimmern: die Überlegenheit der favorisierten Rhythmuskontrolle bei Patienten mit systolischer Herzinsuffizienz (EF ≤35 %) konnte in der AF-CHF-Studie nicht bestätigt werden	Medikamentöse oder elektrische Kardioversion nach Thrombusausschluss im TEE und Antikoagulation Medikamentöse Kardioversion *ohne* strukturelle Herzerkrankung – Flecainid (Tambocor): 1 mg/kgKG i.v. über 10 min, ggf. Repetition nach 15-20 min (0,5 mg/kgKG i.v.) oder 200–300 mg p.o. – Propafenon (Rytmonorm): 1 mg/kgKG i.v. über 10 min oder 450–600 mg p.o. – Ibutilide (Corvert): 1 mg i.v. über 10 min (in Deutschland nicht zugelassen) – Vernakalant (Brinavess): bei Vorhofflimmern <72 h, 3 mg/kgKG i.v. über 10 min, ggf. Infusion nach 15 min (2 mg/kgKG i.v. über 10 min) Medikamentöse Kardioversion *mit* struktureller Herzerkrankung: Amiodaron (Cordarex) Interventionstherapie: Pulmonalvenenisolation (Gefahr von Perforation und Pulmonalvenenstenosen) *oder* AV-Knoten-Ablation mit Schrittmacherimplantation Ggf. Maze-OP, d. h. Kompartimentierung des linken Atriums am offenen Herzen durch chirurgisch lineare Ablation, nur bei Patienten, bei denen per se eine offene kardiochirurgische Operation ansteht

Tab. 9.48 Therapie des Vorhofflimmerns in Abhängigkeit vom Zeitpunkt des Auftretens

Vorhofflimmern >48 h	Vorhofflimmern <48 h
Frequenzkontrolle und Antikoagulation von 3–4 Wochen vor Kardioversion Danach *oder* bei echokardiographischem (TEE) Ausschluss von Vorhofthromben kann unter Antikoagulation direkt kardiovertiert werden (ACUTE-/ACE-Studie) Eine postinterventionelle Antikoagulation für mind. 4 Wochen nach Kardioversion ist obligatorisch, da sich das Vorhofmyokard nach Vorhofflimmern noch im Stadium der »mechanischen Dysfunktion« befindet (»stunning myocard«)	Versuch der Rhythmuskontrolle: medikamentöse oder elektrische Kardioversion Ein TEE ist nicht notwendig Eine anschließende Antikoagulation ist in Abhängigkeit vom Risikoprofil für 4 Wochen notwendig; eine Ausnahme besteht, wenn keine Risikofaktorenn vorliegen

Rhythmuskontrolle

- **Medikamentöse Kardioversion** (Abb. 9.7; Hennersdorf 2001)
- Technik der **elektrischen Kardioversion:**
  - Elektrodenposition: anterolaterale *oder* anteroposteriore Position (obwohl initial gezeigt werden konnte, dass die anteroposteriore gegenüber der anteroapikalen Platzierung besser ist [linker Vorhof liegt im hinteren Teil des Thorax], konnte letztendlich kein klarer Vorteil zu irgendeiner spezifischen Position nachgewiesen werden)
  - Schockform: biphasische Schockform ist effektiver als die monophasische (unter den biphasischen Impulsformen wurden keine Unterschiede festgestellt)
  - Energieauswahl: Beginn mit 200 Joule, danach stufenweise steigern
- Kontraindikationen für eine »elektive« elektrische Kardioversion:
  - Manifeste Hyperthyreose

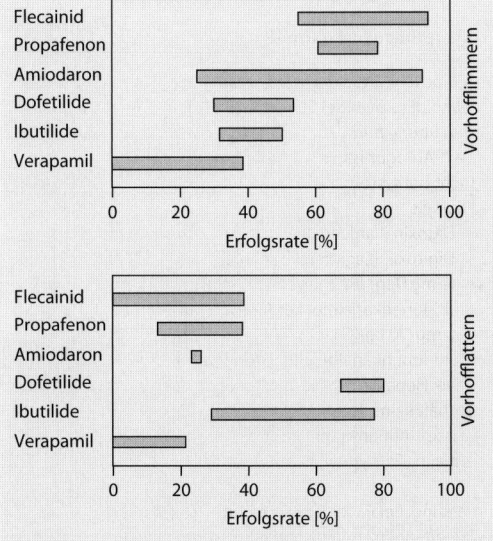

Abb. 9.7 Konversionsraten für verschiedene Antiarrhythmika

- Akute Infektion oder systemische inflammatorische Reaktion (SIRS, Sepsis)
- Digitalisintoxikation
- Elektrolytentgleisungen (insbesondere Hypokaliämie)
- Bekanntes symptomatisches Sick-Sinus-Syndrom ohne Schrittmacherschutz
- Thrombus im linken Atrium bzw. Zeichen erhöhten thrombogenen Milieus
- Alkoholintoxikation
- Intermittierender spontaner Wechsel zwischen Vorhofflimmern und Sinusrhythmus
- Kontraindikationen gegen Kurznarkose mit Maskenbeatmung (z. B. fehlende Nüchternheit)
- Fehlende Einwilligung und Aufklärung

Frequenzkontrolle (◘ Tab. 9.49)

▶ Zielfrequenzen im Rahmen der Frequenzkontrolle
- Asymptomatisches oder gering symptomatisches Vorhofflimmern: »moderate« Frequenzkontrolle <110/min (<90/min),
- Symptomatisches Vorhofflimmern: »strenge« Frequenzkontrolle <80/min

Anmerkung: Eine moderate Frequenzkontrolle ist einer strengen Frequenzkontrolle nicht unterlegen (RACE-II-Studie 2010).

Dosierung

Amiodaron (Cordarex)
Aufsättigungsdosierung:
- Parenteral/oral: 300 mg i.v. über 1 h und orale Fortführung: 5-mal 200 mg/Tag für 10 Tage
- Rein parenteral: 900 mg i.v. (Perfusor) über 24 h für 10 Tage

Erhaltungsdosierung: 1-mal 200 mg/Tag p.o.
Diagnostik vor und während einer Amiodarontherapie → Aufklärungspflicht über Nebenwirkungen
- **Schilddrüse:** TSH-Bestimmung, ggf. Schilddrüsen-Sonographie, Gefahr der Amiodaron induzierten Hyperthyreose (3–5 %) und Hypothyreose (10–20 %); 200 mg Amiodaron enthalten 75 mg gebundenes Jod (37 %) mit Gefahr der Amiodaron-induzierten Thyreotoxikose (AIT) Typ 1 (früh, gefährlich, Thyreostatika) und Typ 2 (spät, mild, Steroide)
- **Leber:** Transaminasen (Lebertoxizität), meist Dosisreduktion ausreichend
- **Lunge:** Lungenfunktion (gestörte CO-Diffusion), Röntgenthorax (Pneumonitis → interstitielle Pneumonie → irreversible Lungentoxizität, Fibrose)
- **Augen:** Pigmentablagerungen auf der Cornea (Cornea verticillata/Vortexkeratopathie) sind
▼

◘ Tab. 9.49 Frequenzkontrolle (Pharmakotherapie)

Akute Frequenzkontrolle	Langfristige Frequenzkontrolle
β-Blocker (Mittel der Wahl): z. B. Metoprolol (Beloc) 5–15 mg i.v. oder Esmolol (Brevibloc) 500 µg/kgKG über 1 min i.v., dann 50 µg/kgKG/min über 4 min Ca^{2+}-Antagonist: Verapamil (Isoptin): 2,5–5 mg über 5–10 min i.v., nicht bei systolischer Herzinsuffizienz, da negativ inotrop Digitalis – Digoxin (Lanicor): 0,25 mg alle 2–4 h i.v. (max. 1,5 mg) – Digitoxin (Digimerck): schnelle Aufsättigung, 0,25 mg alle 6 h i.v. (1 mg/Tag) für 2 Tage Multi-Ionenkanalblocker Amiodaron (Cordarex): 5 mg/kgKG oder 300 mg/70 kgKG i.v. Multi-Ionenkanalblocker Dronedaron (Multaq): 2-mal 400 mg/Tag; Cave: Hepatotoxizität; Indikation: nicht permanentes Vorhofflimmern; enthält keine Jodgruppen Klasse-I-Antiarrhythmika: Propafenon (Rytmonorm): 1 mg/kgKG i.v., Ajmalin (Gilurytmal): 0,5–1 mg/kgKG oder 50 mg/70 kgKG über 5 min i.v.	β-Blocker: z. B. Bisoprolol (Concor) 5–10 mg/Tag p.o. Ca^{2+}-Antagonist: Verapamil (Isoptin) 3-mal 80–120 mg/Tag p.o.; nicht bei begleitender systolischer Herzinsuffizienz Digitalis: bevorzugt Digitoxin (Digimerck) – Langsame orale Aufsättigung: 3-mal 0,1 mg/Tag über 3 Tage, dann 1-mal 0,07 mg/Tag p.o. – Schnelle i.v.-Aufsättigung: 4-mal 0,25 mg/Tag für 2 Tage – Kontrolle: Digitalisspiegel, Elektrolyte (v. a. Kalium und Kalzium) Multi-Ionenkanalblocker Amiodaron (Cordarex): 1-mal 200 mg/Tag p.o. Ggf. AV-Knoten-Ablation mit Schrittmacherimplantation

Anmerkung: Bei Patienten mit einem nicht aktiven Lebensstil wird Digitalis zur Frequenzkontrolle empfohlen (Digitalis senkt primär die Ruhefrequenz und nicht die Belastungsherzfrequenz). Dronedaron zeigt im Vergleich zu Amiodaron eine geringere Effektivität bei der Aufrechterhaltung des Sinusrhythmus (Studien: ATHENA, ANDROMEDA, DIONYSOS, PALLAS). Anwendung von Dronedaron nur bei »nicht-permanentem Vorhofflimmern« (kontraindiziert bei NYHA III/IV oder LVEF<35%; Kontrolle der Leberwerte).

in 90 % nach 6 Monaten Therapie nachweisbar und reversibel. Als Nebenwirkung mit Therapiekonsequenz ist dies **nur** bei Visuseinschränkung einzustufen. Dagegen ist die sehr seltene Optikusneuropathie mit Gesichtsfeldausfällen eine absolute Kontraindikation.
— **Haut:** teils irreversible gräuliche Hautverfärbung bei Sonnenexposition

Verhinderung von thrombembolischen Komplikationen bzw. Thromboembolieprophylaxe (◘ Tab. 9.50, ◘ Tab. 9.51, ◘ Tab. 9.52)

▶ Das Risiko für einen Schlaganfall (2–15 % pro Jahr) liegt deutlich höher als das Risiko für schwere Blutungen unter oraler Antikoagulation (ca. 1 % pro Jahr). Trotz höherem Blutungsrisiko profitieren auch ältere Patienten (>75 Jahre) von einer Antikoagulation, da sie ein erhöhtes Schlaganfallrisiko haben.

Risikoadaptierte Thromboembolieprophylaxe bei Vorhofflimmern
— **Nicht-Hochrisikofaktoren:**
  — Herzinsuffizienz (LVEF≤40 %)
  — Arterielle Hypertonie
  — Diabetes mellitus
  — Weibliches Geschlecht
  — Alter 65–74 Jahre
  — Gefäßerkrankungen (KHK, AVK)
— **Hochrisikofaktoren:**
  — Z. n. Schlaganfall oder TIA
  — Thromboembolien
  — Alter ≥75 Jahre
  — Mitralklappenstenose
  — Klappenprothese
— **Risikofaktorenadaptierte Prophylaxe:**
  — Keine Risikofaktoren: 100–300 mg ASS/Tag
  — ≥1 Hochrisikofaktor oder ≥2 Nicht-Hochrisikofaktoren: Phenprocoumon (INR 2–3) bzw. individuelle Abwägung

◘ **Tab. 9.50** $CHADS_2$-Score und CHA_2DS_2-VASc-Score zur Abschätzung des Schlaganfallrisikos bei Vorhofflimmern

$CHADS_2$-Score (max. 6 Punkte)		CHA_2DS_2-VASc-Score (max. 9 Punkte)	
C (»chronic heart failure«)	1 Pkt.	C (»chronic heart failure«)	1 Pkt.
H (»hypertension«)	1 Pkt.	H (»hypertension«)	1 Pkt.
A (»age«)	1 Pkt.	A_2 (»age«)	2 Pkt.
D (Diabetes mellitus)	1 Pkt.	D (Diabetes mellitus)	1 Pkt.
S_2 (»stroke«)	2 Pkt.	S_2 (»stroke«)	2 Pkt.
		V (»vascular disease«)	1 Pkt.
		A (»age«)	1 Pkt.
		Sc (»sexual category«)	1 Pkt.

$CHADS_2$-Score: 0 Punkte = ASS 100–300 mg/Tag; 1 Punkt = individuell abwägen, ASS oder Phenprocoumon; ≥2 Punkte = Phenprocoumon
CHA_2DS_2-VASc-Score: 0 Punkte = ASS oder keine Therapie; 1 Punkt = ASS oder Phenprocoumon; ≥2 Punkte = Phenprocoumon. Bei niedrigem CHA_2DS_2-VASc-Score soll das Blutungsrisiko der oralen Antikoagulation anhand des HAS-BLED-Score ermittelt und dem Schlaganfallrisiko gegenübergestellt werden.
HAS-BLED-Score: H = Hypertonie (1 Pkt.), A = abnorme Nieren- (1 Pkt.) oder Leberfunktion (1 Pkt.), S = Schlaganfall (1 Pkt.), B = Z. n. Blutungen oder Blutungsneigung (1 Pkt.), L = labile INR (1 Pkt.), E = Alter >65 Jahre (1 Pkt.), D = Drugs (antithrombozytäre Substanzen oder NSAR) oder Alkohol (1–2 Pkt.). Bei einem HAS-BLED-Score ≥ 3 besteht ein hohes Blutungsrisiko.

◘ **Tab. 9.51** Jährliche Schlaganfallsrate [%] nach CHADS2- und CHA2DS2-VASc-Punkteergebnis

Gesamtpunktezahl	0	1	2	3	4	5	6	7	8	9
$CHADS_2$		1,9	2,8	4,0	5,9	8,5	12,5	18,2		
CHA_2DS_2-VASc	0	1,3	2,2	3,2	4,0	6,7	9,8	9,6	6,7	15,2

- Eine orale Antikoagulation wird ab einem $CHADS_2$-Score ≥2 empfohlen.
- Bei einem $CHADS_2$-Score <2 kommt der CHA_2DS_2-VASc-Score zum Einsatz.
- Nur wenn alle zusätzlich aufgeführten Risikofaktoren des CHA_2DS_2-VASc-Scores verneint werden können, kann von einer oralen Antikoagulation abgesehen werden. Letztendlich sollen alle Patienten mit Vorhofflimmern antikoaguliert werden, eine Ausnahme bilden Männer <65 Jahre ohne weitere Risikofaktoren.
- Mögliche (zukünftige) Alternativen zu Vitamin-K-Antagonisten: Dabigatran (direkter Thrombininhibitor, RE-LY-Studie 2011) und Rivaroxaban (direkter Faktor-Xa-Inhibitor, Rocket-AF-Studie 2010).

> Obwohl die Überbrückung (»Bridging«) mit niedermolekularen Heparinen zum einen im Positionspapier der DGK (Hoffmeister et al. 2010) und zum anderen in der praktischen Handhabung eindeutig befürwortet wird (Spyropoulos et al. 2008), muss dennoch an dieser Stelle erwähnt werden, dass bislang keines der auf dem Markt befindlichen niedermolekularen Heparinen für die Indikation »Bridging« zugelassen ist (»off label use«).

AV-Knoten-Reentrytachykardien (AVNRT)

> Atrioventrikuläre (AV) Tachykardien sind Tachykardien, für deren Aufrechterhaltung die atrioventrikuläre Leitung essenziell ist. Bei den AV-Tachykardien werden eine AV-Knoten-Reentrytachykardie (AVNRT = »AV-nodal reentry tachycardia«) und eine AV-Reentrytachykardie (AVRT) mit akzessorischer Leitungsbahn unterschieden.

Tab. 9.52 Unterbrechung der oralen Antikoagulationstherapie mit Vitamin-K-Antagonisten nach Risikoprofil (»Bridging«) bzw. perioperatives Management der Antikoagulationstherapie

	Thromboembolisches Risiko		
	Niedrig	Moderat	Hoch
Thromboembolierate pro Jahr, unbehandelt [%]	<5	5–10	>10
Nicht valvuläres Vorhofflimmern, $CHADS_2$-Score	0–2	3–4	5–6
Z. n. Herzklappen-OP	Doppelflügel-Aortenklappenprothese (≥3 Monate) bei Sinusrhythmus ohne weitere Risikofaktoren	Doppelflügel-Aortenklappenprothese plus ein zusätzlicher Risikofaktor (Vorhofflimmern, Hypertonie, Diabetes mellitus, Herzinsuffizienz, Alter ≥75 Jahre, Z. n. zerebraler Ischämie), biologische Herzklappenprothese oder Herzklappenrekonstruktion in den ersten 3 Monaten p.o. bei Sinusrhythmus	Mechanischer Mitralklappenersatz, Kippscheiben- und »ältere« Herzklappenprothesen, Doppelflügel-Aortenklappenprothese und mehr als einer der nebengenannten Risikofaktoren, Doppelklappenersatz, biologische Mitralklappenprothese mit Vorhofflimmern
Überbrückungstherapie	NMH in Thromboembolieprophylaxedosis bzw. UFH in Thromboembolieprophylaxedosis	NMH in therapeutischer Dosis 2-mal tgl. (oder halbtherapeutische Dosis 1-mal tgl.) oder bei hohem Blutungsrisiko in Thromboembolieprophylaxedosis bzw. UFH in entsprechender Dosierung	NMH in therapeutischer (oder halbtherapeutischer) Dosis oder bei hohem Blutungsrisiko in Thromboembolieprophylaxedosis bzw. UFH in entsprechender Dosierung

Abkürzungen: NMH = niedermolekulare Heparine, UFH = unfraktioniertes Heparin
Anmerkungen: Die Therapie mit i.v.-UFH sollte 4 h und mit s.c.-NMH 24 h vor einer Prozedur terminiert werden; bei hohem Lebensalter (z. B. >75 Jahre) sollte die gewichtsadaptierte s.c.-Dosis der NMH auf ca. 75 % reduziert werden; Wiederbeginn der oralen Antikoagulation mit Vitamin-K-Antagonisten innerhalb von 24 h (nach Rücksprache mit dem Chirurgen) überlappend mit Heparin (UFH oder NMH) in therapeutischer Dosierung.

Einteilung

- AV-Knoten-Reentrytachykardien vom **gewöhnlichen Typ** → »**slow-fast** type« (>90 % d.F.)
- AV-Knoten-Reentrytachykardien vom **ungewöhnlichen Typ** → »**fast-slow** type« oder »**slow-slow** type« (selten)

EKG-Charakteristika

- Regelmäßige Schmalkomplextachykardie
- Herzfrequenzen: ca. 160–220/min
- P-Wellen:
  - Meist Fehlen von P-Wellen bei der »*Slow-fast*«-AVNRT: maskiert im oder kurz nach dem QRS-Komplex mit Deformierung des terminalen QRS-Anteiles (Pseudo-rSr'-Muster), da retrograde Vorhoferregung
  - Negative P-Wellen meist vor dem QRS-Komplex bei der »*Fast-slow*«-AVNRT
- Abgrenzung zur AVRT:
  - Nachweis von aVL-notch (jede positive Auslenkung am Ende des QRS-Komplexes bei Tachykardie und Verschwinden im Sinusrhythmus in Ableitung aVL)
  - Pseudo-S in inferioren Ableitungen und/oder Pseudo-R in V_1
- Verlauf: plötzlicher Beginn und abruptes Ende der Tachykardie (»wie ein Schalter«)

Akuttherapie

- Vagale Stimulationsmanöver: z. B. kaltes Wasser trinken lassen, Valsalva-Manöver (Pressversuch) oder Bulbusdruck
- Medikamentös und/oder ggf. elektrische Kardioversion bei hämodynamisch instabiler AVNRT

Dosierung

Adenosin (Adrekar) → Substanz der 1. Wahl bei AVNRT
- **Indikationen:**
  - Rhythmische Schmalkomplextachykardien: AVNRT oder AVRT ohne Vorhofflimmern (auch bei Schwangerschaft und Stillzeit)
  - Adenosin-sensitive idiopathische Kammertachykardien
  - Demaskierung von atrialen Tachykardien
- **Dosierung** (Gabe rasch i.v.):
  - 6 mg (etwa 60 % Terminierung)
  - 12 mg (etwa 90 % Terminierung)
  - 18 mg (>90 % Terminierung)
- **Wirkungseintritt:** sofort
- **Halbwertszeit:** <10 s

▼

- **Wirkzeit:** <2 min
- **Wirkung:**
  - Verlängerung des AV-Knoten-Intervalls, meist kommt es zum kurzfristigen »medikamentös transienten AV-Block« nach Applikation (präautomatische Pause, ◘ Abb. 9.8)
  - Bei längeren Pausen Atropin und/oder Adrenalin als *Standby*-Medikamente sowie Theophyllin als Antidot bereithalten
- **Kontraindikationen:**
  - Schwere obstruktive Atemwegserkrankung
  - AV-Blockierung 2.–3. Grades
  - Sick-Sinus-Syndrom
  - Arrhythmische Arrhythmien
- **Nebenwirkungen:** temporärer Sinusarrest, Brustenge, Hitzewallung/Flush, Atemnot (fraglich: Bronchospasmus), Kopfschmerzen, Nausea
- **Mittel der 2. Wahl:** Ajmalin (Gilurytmal), Metoprolol (Beloc), Verapamil (Isoptin)

Langzeittherapie

- **Therapie der Wahl:** katheterinterventionell (Radiofrequenzablation):
  - AV-Knoten »Modulation« (meist der *langsamen* Leitungsbahn)
  - Ablationsort: Region des Koch-Dreiecks (Trikuspidalklappen-Annulus, Todaro-Sehne und Koronarsinusostium)
- **Pharmakotherapie:**
  - Ggf. bei Herzgesunden: β-Blocker (z. B. Bisoprolol), Flecainid (Tambocor) 2-mal 100 mg/Tag, Propafenon (Rytmonorm) 2-mal 300 mg/Tag, Sotalol (Sotalex) 2- bis 3-mal 80–160 mg/Tag, Verapamil (Isoptin) 3-mal 80–120 mg/Tag p.o.
  - Bei Herzkranken: ggf. Amiodaron (Cordarex) 1-mal 200 mg/Tag p.o.

AV-Reentrytachykardien (AVRT) mit akzessorischer Leitungsbahn

Einteilung

- **Orthodromer Typ** (90–95 %):
  - Antegrad über das AV-Knoten-His-Bündel-System
  - Schmalkomplextachykardie
- **Antidromer Typ** (≤5 %):
  - Antegrad über das akzessorische Bündel
  - Breitkomplextachykardie

9.7 · Herzrhythmusstörungen

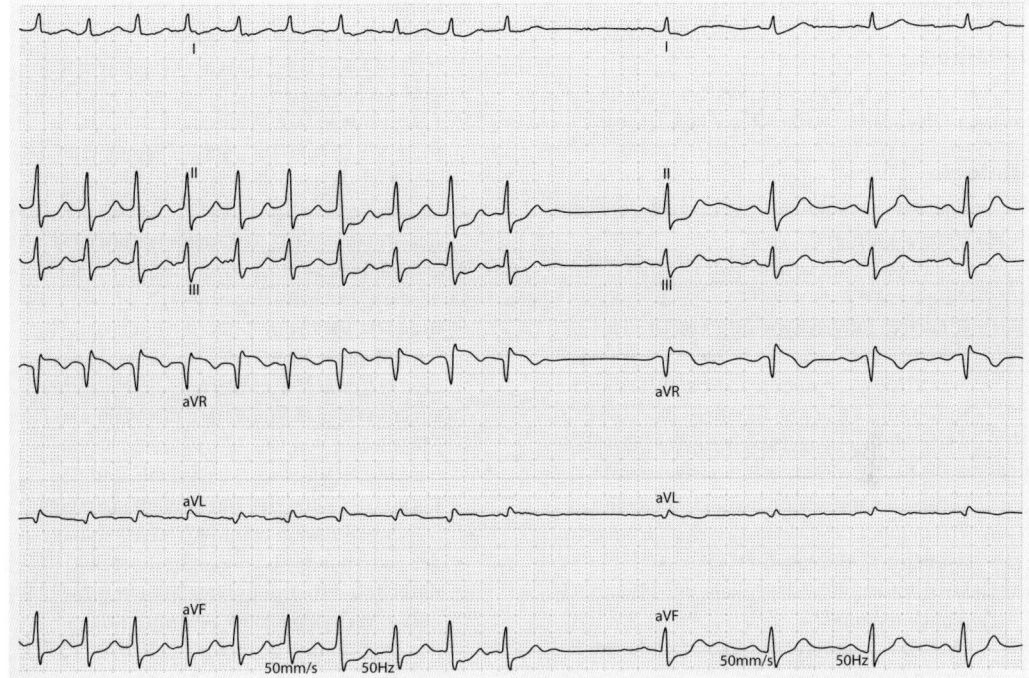

Abb. 9.8 AV-Knoten-Reentrytachykardien (AVNRT) vor und nach 6 mg Adenosin (Adrekar) Bolusgabe

EKG-Charakteristika
- Regelmäßige Schmalkomplex- (orthodromer Typ) oder Breitkomplextachykardie (antidromer Typ) → bei Vorhofflimmern entsprechend unregelmäßiger Rhythmus
- Herzfrequenzen: ca. 160–220/min
- Fehlen von P-Wellen oder nach dem QRS-Komplex
- Eine Unterscheidung zwischen AVNRT und AVRT anhand des EKG ist häufig nicht möglich

Akuttherapie
- Vagusreiz (z. B. Valsalva-Pressversuch, Eiswasser)
- Kardioversion bei hämodynamischer Instabilität (selten)
- Pharmakotherapie bei hämodynamischer Stabilität

Dosierung

Medikamente der 1. Wahl bei Präexzitation
- *Ohne* Vorhofflimmern: **Adenosin** (Adrekar) 6–18 mg rasch i.v. beim 70 kg schweren Patient
- *Mit* Vorhofflimmern: **Ajmalin** (Gilurytmal)
- ▼ 0,5–1 mg/kgKG, langsam i.v., bei Präexzitationssyndrom mit antegrad leitfähigem akzessorischem Bündel und gleichzeitig bestehendem Vorhofflimmern sind Ca^{2+}-Antagonisten vom Verapamil-/Diltiazem-Typ und Digitalis wegen der Gefahr der schnellen AV-Überleitung kontraindiziert

Medikamente der 2. Wahl bei Präexzitation
- Propafenon (Rytmonorm) 1–2 mg/kgKG i.v.
- Amiodaron (Cordarex) 2,5–5 mg/kgKG i.v.

Langzeittherapie
- **Radiofrequenzablation** als Therapie der 1. Wahl (bei offenem bzw. verborgenem [»concealed«] WPW-Syndrom)
  - V_1 positiv: sternalpositiv somit linksseitig verlaufende Bahn
  - V_1 negativ: sternalnegativ somit rechtsseitig verlaufende Bahn
- **Pharmakotherapie**: z. B. β-Blocker, Sotalol (Sotalex) 2- bis 3-mal 80–160 mg/Tag, Flecainid (Tambocor) 2-mal 100 mg/Tag, Propafenon (Rytmonorm) 2-mal 300 mg/Tag

Ventrikuläre Tachykardien (VT)

Definition
Eine ventrikuläre Tachykardie liegt bei mehr als 3 aufeinander folgenden ventrikulären Aktionen vor.

Ätiologie
- **Koronare Herzkrankheit** (Myokardinfarkt), häufig
- **Kardiomyopathien:**
  - Ischämie- bzw. Narben-bedingt (Kammerflimmern)
  - Dilatative Kardiomyopathie (meist nicht anhaltende VT)
  - Hypertrophe Kardiomyopathie (ventrikuläre Salven und nicht anhaltende VT)
  - Arrhythmogene rechtsventrikuläre Dysplasie (ARVD): Mutationen von Plakophilin-2, Desmoplakin, Desmoglein, Desmocollin, Plakoglobin (»*Naxos disease*«) und/oder des Ryanodin-2-Rezeptors (VT)
- **Elektrolytstörungen:** Hypokaliämie (◘ Abb. 9.9), Hypomagnesiämie
- **Proarrhythmie durch Medikamente:** Digitalis, Antiarrhythmika etc.
- **Idiopathisch**, d. h. bei Ausschluss einer strukturellen Herzerkrankung
- **Ausflusstrakt-VT**
  - Rechtsventrikuläre Ausflusstrakt-VT (RVOT-VT): LSB-Charakteristika und Rechtslagetyp
  - Linksventrikuläre Ausflusstrakt-VT (LVOT-VT): RSB-Charakteristika und Linkslagetyp
  - Induktion der RVOT-/LVOT-VT: körperliche Belastung, sympathomimetische Situation
- **Ionenkanal-/Rezeptorerkrankungen** (»ion channel diseases or channelopathies«):
  - **Brugada-Syndrom:** Mutationen der porenbildenden Region des Na^+-Ionenkanals (SCN5A) mit Verminderung des Natriumstroms (»loss of function«), des Weiteren Mutationen von KCNE3, Glycerol-3-Phosphatdehydrogenase, β-Untereinheiten des L-Typ Ca^{2+}- und des Na^+-Ionenkanals; Ggs. SCN5A-Mutation beim LQTS3 mit anhaltender Aktivität des I_{Na} (»gain of function«)
  - **Katecholaminerge polymorphe ventrikuläre Tachykardie (CPVT):** Mutationen des Ryanodin-2-Rezeptor (RYR2) und des Calsequestrin-2-Gens (CASQ2) begünstigen über eine intrazelluläre Kalzium-Überladung die Entstehung von späten Nachdepo-

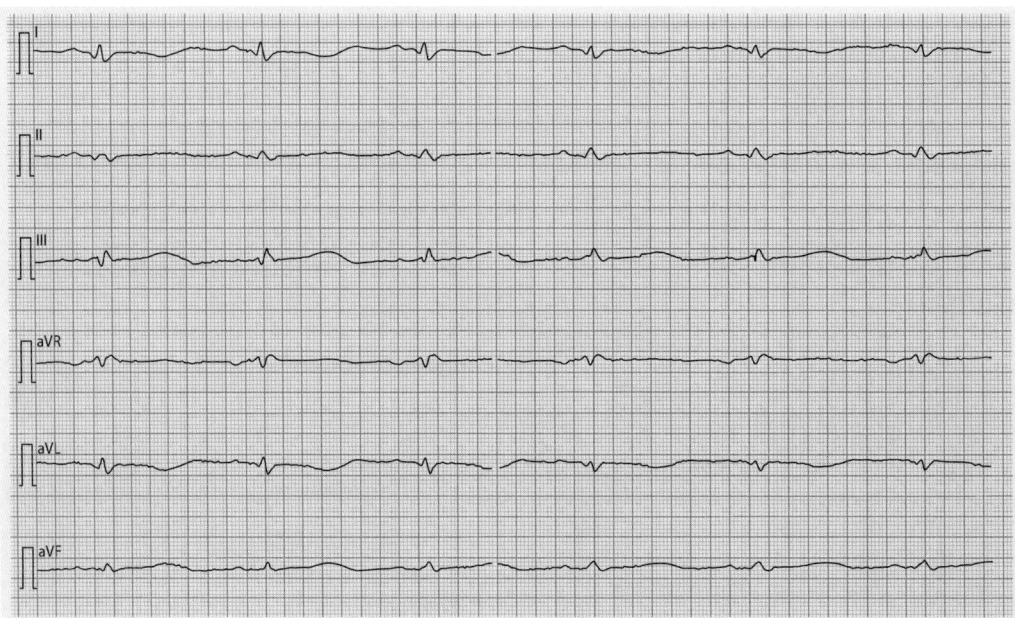

◘ **Abb. 9.9** Hypokaliämie (K^+ 2,2 mmol/l, Patient unter alleiniger Furosemid-Therapie): T-Abflachung, präterminale T-Negativierung, TU-Verschmelzungswellen, normale bis leicht verlängerte QT-Zeit

larisationen (»delayed afterdepolarizations«, DAD)
- **Long-QT-Syndrome** (LQTS):
  - Erworbenes LQTS: durch repolarisationsverlängernde Medikamente (www.qtdrugs.org), z. B. Antiarrhythmika, Antidepressiva, Neuroleptika, Makrolide, Antihistaminika, Antimykotika
  - Angeborene LQTS: Romano-Ward (autosomal-dominant), Jervell-Lange Nielsen (autosomal-rezessiv), sporadisch-familiär; Mechanismen der Mutationen: »*gain of function*« (Na^+-, Ca^{2+}-Ionenkanälen, Ankyrin-Zytoskelettprotein) oder »*loss of function*« (K^+-Ionenkanäle)
  - Funktionelle Konsequenz des LQTS: bedingt durch die Abnahme repolarisierender K^+-Ionenströme oder durch anhaltende Aktivität depolarisierender Na^+-Ionenkanäle kommt es zu einer Verlängerung der Repolarisationsphase bzw. der Aktionspotenzial-Dauer; bei einer zusätzlichen Dispersion der Repolarisation und damit der Refraktärzeiten können frühe Nachdepolarisationen (»early afterdepolarizations«, EAD) zur Induktion von Tachyarrhythmien führen
- **Short-QT-Syndrom** (SQTS): meist Mutationen von verschiedenen K^+-Ionenkanälen, welche an der späten Repolarisation beteiligt sind

Beurteilung und Bestimmung der QT-Zeit
- **Frequenzkorrigierte QT-Zeit:**
  - Bei jedem Patienten mit V. a. plötzlichen Herztod oder mit Zustand nach ventrikulären Arrhythmien sollte stets die »frequenzkorrigierte QT-Zeit (QT_c)« bestimmt werden
  - Normwerte: Mann <430 ms, Frau <450 ms
  - Short-QT-Syndrom: QT_c <300 ms
  - Long-QT-Syndrom: QT_c >430–450 ms
- **Berechnung der QT-Zeit:**
  - Faustformel: QT-Zeit <½ RR-Abstand → normal
  - $QT_{Soll} = (0{,}39\ s \times \sqrt{RR\text{-}Abstand}) \pm 10\,\%$
  - Bazett-Formel (vorzugsweise bei Herzfrequenzen zwischen 60–100/min, sonst störanfällig): $QT_c = QT\ (ms)/\sqrt[2]{RR\text{-}Abstand\ (s)}$
  - Fridericia-Formel (weitgehend herzfrequenzunabhängig): $QT_c = QT\ (ms)/\sqrt[3]{RR\text{-}Abstand\ (s)}$

Formen der ventrikulären Tachykardie (VT)
- Nicht anhaltende (»non-sustained«) VT: Dauer <30 s
- Anhaltende VT (»sustained«): Dauer ≥30 s (◘ Abb. 9.10)
- »Incessant«: andauernde bzw. unaufhörliche (therapierefraktäre) VT

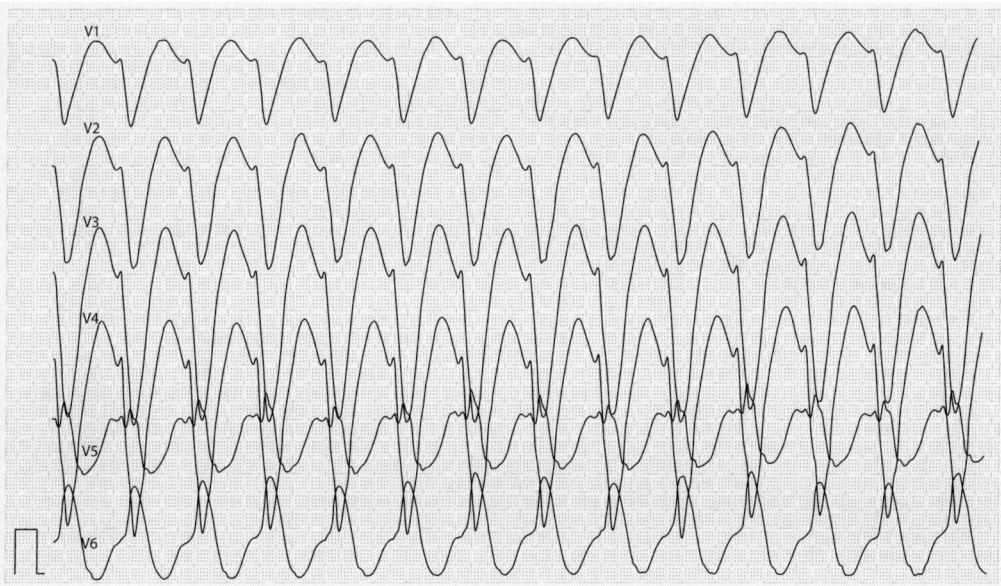

◘ **Abb. 9.10** Anhaltende monomorphe ventrikuläre Tachykardie

- **Monomorphe VT** mit uniformen Kammerkomplexen: meist bei Zustand nach Myokardinfarkt (Narbe) bzw. Kardiomyopathie, zudem bei keiner strukturellen Herzerkrankung (genetisch determiniert); Mechanismus: meist Reentry
- **Polymorphe VT** mit multiformen Kammerkomplexen: meist im Rahmen einer akuten Myokardischämie (Myokardinfarkt), Elektrolytstörungen oder Hypoxie, die QT-Zeit sollte hier beachtet werden: QT normal → ischämisch exogen bzw. QT-Verlängerung → LQTS; Mechanismus: Automatie und/oder Reentry (schnelle Leitung um die Ischämieregion, langsame Leitung durch das Ischämieareal zurück)
- **Torsade-de-pointes**-Spitzenumkehrtachykardie (»spindle and note pattern«): erworbenes oder angeborenes LQTS, $QT_{korrigiert}$ >450 ms; Mechanismus: Automatie (selten Reentry)
- **Repetitive monomorphe VT vom Gallavardin-Typ:** salvenartige oder extrasystolische Form der kurzen VT, meist mit fokalem Ursprung im rechtsventrikulären Ausflusstrakt (RVOT-VT), sog. idiopathische rechtsventrikuläre Tachykardie mit Linksschenkelblock-Morphologie und häufig langsamer Frequenz (120–140/min); Mechanismus: getriggerte Aktivität
- **Bundle-branch Reentry-VT:** meist bei dilatativer Kardiomyopathie; Mechanismus: Reentry
- **Kammerflattern:** rhythmische, monomorphe Flatterwellen mit einer Frequenz von ca. 300/min, meist Degeneration in Kammerflimmern
- **Kammerflimmern:** arrhythmische Undulationen mit wechselnden Konturen, Zeiten und Amplituden (grobes oder feines Flimmern); ursächlich kommen in 80 % d.F. eine koronare Herzkrankheit, bei Infarkt sog. Okklusionsflimmern, eine Kardiomyopathie, Elektrolytstörungen, Vorhofflattern mit schneller Überleitung, eine Contusio cordis oder ein Long-QT-Syndrom in Betracht; Mechanismus: Reentry; Einteilung des Kammerflimmern in ein primäres (z. B. innerhalb von Minuten nach Koronarverschluss) und sekundäres Kammerflimmern (durch Degeneration einer primären ventrikulären Tachykardie)
- **»Weak action«:** bizarre, deformierte und unregelmäßige Kammerbreitkomplexe; mögliche Ursachen: Volumenmangel, Perikardtamponade, Thoraxtrauma, Azidose, Spannungspneumothorax, Hypoxie, Lungenembolie oder Ausdruck des »sterbenden Herzens«
- **Ventrikuläre Extrasystolie:** Herzgesunde: keine prognostische Bedeutung unter Ruhebedingungen, jedoch erhöhtes Risiko bei Auftreten unter Belastungsbedingungen oder in der Erholungsphase (ggf. β-Blocker-Therapie); Herzkranke: Assoziation mit erhöhter Sterblichkeit

EKG-Charakteristika (◘ Abb. 9.11)
- **Herzfrequenz:** 120–240/min
- **QRS-Komplexdauer:** RSB-Konfiguration >0,14 s (VT mit linksventrikulärem Ursprung) *oder* LSB-Konfiguration >0,16 s (VT mit rechtsventrikulärem Ursprung)
- **Überdrehter Linkslagetyp:** in 70 % d. F. bzw. sehr *überdrehter Rechtstyp* (Nord-West-Achse, »no man's land«)

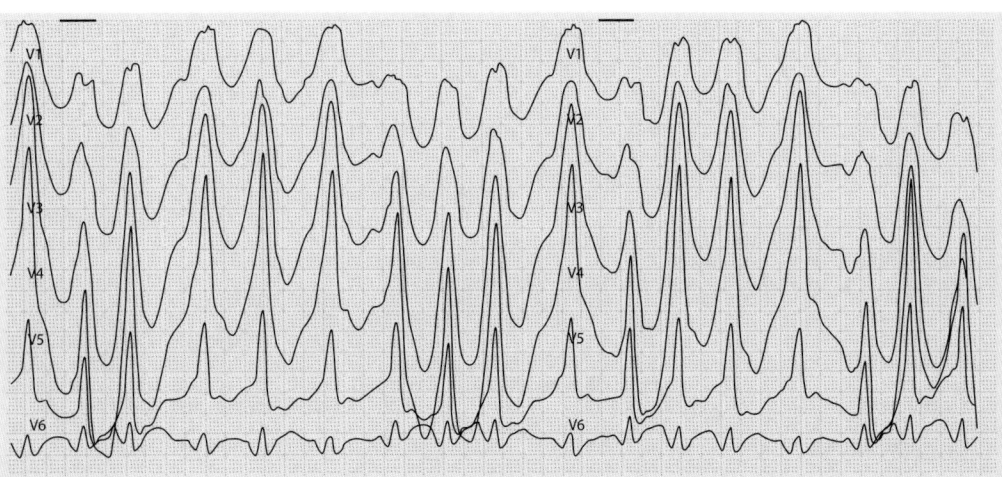

◘ Abb. 9.11 Schnell übergeleitetes Vorhofflimmern bei WPW-Syndrom (sog. FBI-Tachykardie [»fast-broad-irregular«])

- **AV-Dissoziation:** Vorhöfe und Ventrikel schlagen unabhängig voneinander (in ca. 50 % d.F.)
- **Fusionsschläge** (»fusion beats«): Ausdruck der gleichzeitigen Erregung von Vorhof und Ventrikel, sog. Kombinationssystole
- **Capture beats:** Vorkommen vereinzelt schmaler QRS-Komplexe
- **Präkordiale Konkordanz:** QRS-Komplexe sind in Brustwandableitungen entweder positiv (Ursprung: Hinterwand) *oder* negativ gerichtet (Ursprung: Vorderwand); Diskordanz spricht für eine supraventrikuläre Tachykardie
- **Josephson-Zeichen:** Knotung/Kerbung am absteigenden Schenkel der S-Zacke
- **Brugada-Zeichen:** zeitlicher Abstand zwischen R-Gipfel und S-Tal >70 ms

Differenzialdiagnose (Tab. 9.53)

Akuttherapie → hämodynamisch stabile ventrikuläre Tachykardie
- Primär: **Amiodaron** (Cordarex) *oder* **Ajmalin** (Gilurytmal)
- Ggf. präkordialer Faustschlag oder Kardioversion unter Analgosedierung
- Ggf. zusätzlich Magnesiumsulfat (Cormagnesin) 2 g über 20 min i.v.

> Falls initial nicht zwischen einer supraventrikulären und einer ventrikulären Breitkomplextachykardie unterschieden werden kann, stellt Ajmalin (Gilurytmal) das Medikament der 1. Wahl dar. Bei sicherem Nachweis einer ventrikulären Tachykardie und bekannter kardialer Anamnese (z. B. Herzinsuffizienz mit reduzierter LV-Funktion) sollte Amiodaron (Cordarex) primär appliziert werden.

Dosierung

Medikamente der 1. Wahl bei hämodynamisch stabiler VT
- **Ajmalin** (Gilurytmal): 0,5–1 mg/kgKG langsam i.v.
- **Amiodaron** (Cordarex)
  - Dosierung: 2,5–5 mg/kgKG, meist 300 mg/70 kgKG langsam i.v. über 10 min
  - Anschließend: i.v-Perfusor (900 mg/Tag)
  - Kontraindikation: Hyperthyreose
  - Vorteil: kaum proarrhythmisch <10 % (Ggs. Lidocain 16 %)

Tab. 9.53 Differenzialdiagnostische Unterscheidungskriterien der Breitkomplextachykardie

	Supraventrikulärer Ursprung	Ventrikulärer Ursprung
Alter des Patienten	Meist <35 Jahre	Meist >35 Jahre
Kardiale Vorgeschichte: KHK oder Herzinsuffizienz	Fehlt	Meist vorhanden
Rhythmus	Rhythmisch oder arrhythmisch	Meist rhythmisch
(Q)RS-Komplexe (>0,14 s)	RS-Konfiguration in allen Brustwandableitungen	Fehlen einer RS-Konfiguration in Brustwandableitungen
RS-Intervall in einer Brustwandableitung	<100 ms	>100 ms
QRS-Konkordanz in V_{1-6}	Fehlt	Meist vorhanden
AV-Dissoziation	Fehlt	Meist vorhanden
Fusionsschläge	Fehlen	Meist vorhanden
Capture beats	Fehlen	Meist vorhanden
$V_{1(-3)}$-Kriterium bei LSB	Steiler Abgang der S-Zacke (<60 ms nach QRS-Beginn)	Träger Abgang der S-Zacke (>60 ms) mit S-Zacken-Knotung
$V_{(4-)6}$-Kriterium bei LSB	Keine Q-Zacke	Q-Zacke
$V_{1(-3)}$-Kriterium bei RSB	Triphasisch: rSR'-Konfiguration	Mono- oder biphasisch (QR oder RS)
$V_{(4-)6}$-Kriterium bei RSB	R/S>1	R/S<1 oder QS-Komplex

> **Medikamente bei »persistierenden ventrikulären Tachykardien«**
> — **Mexiletin** (Mexitil): 250 mg langsam i.v., dann 250 mg über 1-h-Perfusor
> — **Lidocain** (Xylocain): 1–1,5 mg/kgKG i.v., dann 1 g (20 mg/ml) über 5-h-Perfusor

Akuttherapie → hämodynamisch instabile ventrikuläre Tachykardie oder Kammerflimmern

— **Kardioversion** unter Analgosedierung oder ggf. Defibrillation bei Kammerflattern/-flimmern: biphasisch 200 Joule oder monophasisch 360 Joule, ggf. anschließende Amiodaron-Aufsättigung (300 mg i.v., anschließend 900 mg/Tag i.v. oder 3- bis 5-mal 200 mg/Tag p.o.)
— **Kaliumkontrolle** bzw. Ausgleich
— Ggf. **Akut-Ablationstherapie** bei »Incessant« (therapierefraktäre) VT

Langzeittherapie ventrikulärer Tachykardien

— Behandlung der **Grundkrankheit**, z. B. Revaskularisation bei KHK
— **Pharmakotherapie:**
  — β-Blocker (Mittel der Wahl) *oder* Amiodaron (keine Prognoseverbesserung, meist in Kombination mit β-Blocker)
— Andere Substanzen: ACE-Hemmer (Post-Myokardinfarkt), Aldosteronantagonisten (Herzinsuffizienz: NYHA III–IV)
— **Elektrotherapie:** AICD-Implantation zur Primärprophylaxe *und* speziell zur Sekundärprävention (► Abschn. 9.8)
— **Ablationstherapie:** bei idiopathischen VT, monomorpher VT vom Gallavardin-Typ mit fokalem Ursprung im rechtsventrikulären Ausflusstrakt und Bundle-Branch-Reentry-Tachykardien

Spezielle Therapie

Torsade-de-pointes-Tachykardie
— Sonderform der polymorphen ventrikulären Tachykardie
— Klinik: Schwindelattacken oder rezidivierende Synkopen
— Elektrolytbestimmung → da häufig Hypokalzämie/Hypokaliämie/Hypomagnesämie
— EKG: Spitzenumkehrtachykardie mit undulierenden Rotationen der QRS-Achse um die isoelektrische Linie (◘ Abb. 9.12)
— Verlauf: häufig selbstlimitierend, evtl. Degeneration in Kammerflimmern
— Akutherapie: Magnesium (Cormagnesin) als Bolus und anschließend als Perfusor, ggf. Defibrillation (200–360 Joule) oder Schrittmacherstimulation bei symptomatischer Bradykardie
— Langzeittherapie: Absetzen von QT-verlängernden Substanzen, β-Blocker, ggf. ICD-Therapie

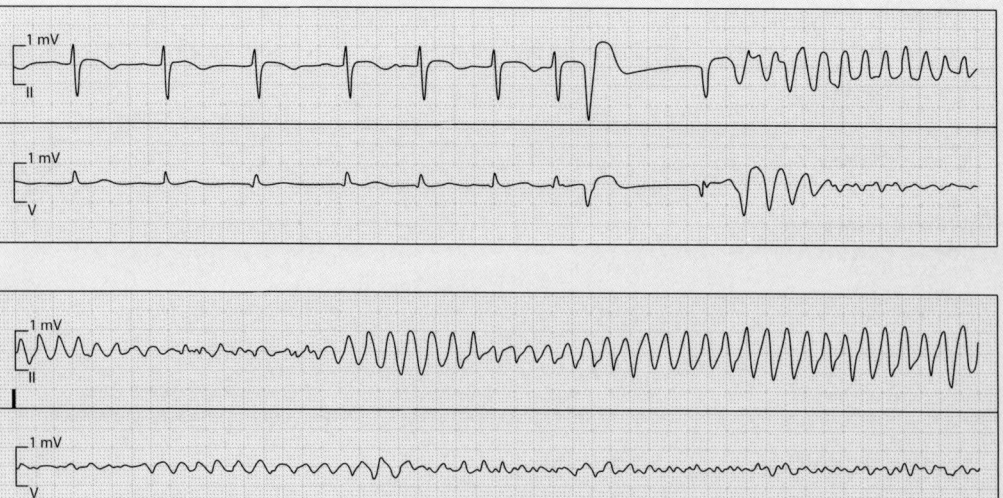

◘ **Abb. 9.12** Torsade-de-pointes-Spitzenumkehrtachykardie (Induktion durch VES)

9.7 · Herzrhythmusstörungen

> **Dosierung**
>
> **Medikamentöse Therapie der Torsade-de-pointes-Tachykardie**
> - Magnesiumsulfat (Cormagnesin): 2 g i.v. über 1–2 min, Repetition nach 5–15 min
> - Evtl. Adrenalin (Suprarenin) zur QT-Verkürzung und Herzfrequenzsteigerung
> - Evtl. K$^+$-Ausgleich (Kalium-Perfusor)
> - Evtl. Mexiletin (Mexitil) 250 mg langsam i.v., dann 250 mg über 1-h-Perfusor

Brugada-Syndrom
- Klinik: Schwindelattacken und/oder rezidivierende Synkopen (meist in Ruhe, frühe Morgenstunden, junges Erwachsenenalter) als Ausdruck ventrikulärer Tachykardien
- EKG: dachförmige ST-Hebungen in rechtspräkordialen Ableitungen V$_{1-3}$ mit Rechtsschenkelblock-ähnlichem Bild
- Diagnostik: Familienanamnese, Ajmalin-Test, Fehlen einer strukturellen Herzkrankheit
- Differenzialdiagnostik: Ausschluss einer koronaren Herzkrankheit, Myokarditis
- Ajmalin-Test: pharmakologische Demaskierung durch i.v.-Gabe von Ajmalin (Na$^+$-Ionenkanalblocker) unter EKG-Monitoring und Reanimationsbereitschaft (Gesamtdosierung von Ajmalin: 1 mg/kgKG, jeweils 10 mg alle 2 min i.v.)
- Therapie: AICD-Implantation bei symptomatischen Patienten (z. B. Zustand nach Reanimation oder rezidivierende Synkopen) → insbesondere bei Patienten mit spontaner ST-Elevation; bei Patienten mit lediglich nach provokativer Medikamentengabe (Ajmalin-Test) induzierte ST-Elevation kann die ICD-Therapie erwogen werden
- Merke: β-Blocker sind kontraindiziert (vagale oder Ruhebedingungen gelten als Trigger)

Plötzlicher Herztod (»sudden cardiac death«, SCD)

- Allgemeines:
  - Definition: plötzlicher und unerwarteter Tod aus kardialer Ursache mit einem Zeitintervall von max. 1 h zwischen Beginn der Symptomatik und Tod
  - Inzidenz (Deutschland): 70.000–120.000/Jahr
- Ätiologie (Erwachsene):
  - Koronare Herzkrankheit: ca. 80 %
  - Nichtischämische Kardiomyopathien: ca. 10 % (davon in 30 % d.F. DCM, HCM → häufigste Ursache bei jungen Menschen <30 Jahre)
  - Seltene Ursachen (<5 %): davon in 25 % d.F. ARVC bei jungen Sportlern, des Weiteren Ionenkanalerkrankungen: LQTS, Brugada-Syndrom, idiopathisch bzw. nicht erkennbare Ursachen (8 %), fulminante Lungenembolie, entzündliche Herzerkrankungen, Koronarspasmen, Valvulopathien (<5 %, bes. Aortenklappenstenosen, auch post-OP)
- Initialer Grundrhythmus:
  - Primäres Kammerflimmern: 10 %
  - Sekundäres Kammerflimmern (Degeneration einer VT in Kammerflimmern): 60 %
  - Bradykardien, einschließlich Asystolie: 20 %
  - Torsade de pointes: 10 %
- Risikofaktoren für SCD (Erwachsene):
  - Allgemein: eingeschränkte LV-PF (≤40 %), zunehmendes Lebensalter, männliches Geschlecht, Nikotin-/Alkohol-/Drogenkonsum, Hyperlipidämie, Diabetes mellitus, arterielle Hypertonie (Hypertrophie), Bewegungsmangel, Depression, Medikamente, Elektrolytentgleisungen
  - Post-Myokardinfarkt, Herzinsuffizienz: erhöhte Ruhefrequenz, früh einfallende VES (>10/h), ventrikuläre Tachykardie, Spätpotenziale im hochverstärkten EKG (jedoch heutzutage keine praktische Bedeutung), QT-Dispersion (Differenz zwischen maximaler und minimaler QT-Intervalldauer als Hinweis für eine Repolarisationsstörung), reduzierte Herzfrequenzvariabilität, verminderte Baroreflexsensitivität
- Prognose: nur ca. 30 % der prähospitalen Reanimationen sind erfolgreich; die Krankenhausletalität beträgt zusätzlich ca. 10–15 %. Der Erfolg hängt neben dem zeitlichen Ablauf der Rettungskette vom initialen Grundrhythmus ab: Asystolie → Reanimationserfolg: <10 %, elektromechanische Entkopplung → 20 %, Kammerflimmern → 25 %, Kammertachykardie → 75 %, nicht kardial (z. B. Hypovolämie) → 40 %
- Therapie/Prophylaxe: Behandlung der Grunderkrankung, ICD-Implantation, Reduktion von SCD-Fällen: β-Blocker (MERIT-HF, CIBIS-II, CAPRICORN), Aldosteronantagonisten (RALES-Studie) bei systolischer Herzinsuffizienz

Bradykarde Rhythmusstörungen

Ätiologie

- **Physiologisch:** Sportlerherz (vegetativ)
- **Kardial:** partielles oder totales Versagen der Sinusknotenautomatie oder AV-Knotenüber-

leitung (z. B. Sinusknotendysfunktion bzw. Sick-Sinus-Syndrom), akutes Koronarsyndrom/Myokardinfarkt (◘ Tab. 9.54), Kardiomyopathien, Myokarditis, Zustand nach Herztransplantation (chronotrope Imkompetenz)
- **Hypersensitives Karotissinussyndrom:** Hypersensitivität der A.-carotis-interna-Druckrezeptoren, welche bei Reizung (z. B. heftige Kopfdrehungen, enger Kragen) zur Reflexbradykardie bis Asystolie (kardiodepressiver Typ, ca. 90 %) oder zu Blutdruckabfällen (vasopressorischer Typ, ca. 10 %) führt; häufig ältere Männer
- **Extrakardial:** Elektrolytstörungen (insbesondere Hyperkaliämie, (◘ Abb. 9.13) Medikamentenüberdosierung/Intoxikation (z. B. Digitalis, β-Blocker), Endokrinopathien (z. B. Hypothyreose), zentrale Ursachen (erhöhter Hirndruck mit Kompression der Medulla oblongata), Schrittmacherversagen (z. B. Batterieerschöpfung)

> Nach/während eines Myokardinfarktes auftretende AV-Blockierungen können sich innerhalb von 3–14 Tagen wieder zurückbilden. Das Sick-Sinus-Syndrom oder Syndrom des kranken Sinusknotens stellt die häufigste Indikation zur Schrittmacherimplantation dar.

Unterscheidung bradykarder Rhythmusstörungen
- Hämodynamisch stabil oder instabil
- Instabilitätszeichen:
  - Blutdruck$_{systol.}$ <90 mmHg
  - Herzfrequenz: <40/min
  - Ventrikuläre Arrhythmien
  - Herzinsuffizienz-Zeichen (»low cardiac output«)

◘ **Tab. 9.54** Myokardinfarkt und Bradykardien

	Hinterwandinfarkt	Vorderwandinfarkt
Häufigkeit [% d. F.]	5	10–20
Versorgungsgebiet	RCA	LCA
Ort der Blockierung	Sinus-/AV-Knoten	Tawara-Schenkel
Bradykardien	Supra-/intranodal: häufig SA- oder AV-Blockierungen	Infranodal: Schenkelblöcke
Ersatzrhythmus	Schmaler oder breiter QRS-Komplex, 40–60/min	Breiter QRS-Komplex, <40/min
Atropin-Sensibilität	Meist Atropin-sensibel	Oft Atropin-resistent, Therapieversuch mit Adrenalin (Tachyarrhythmiegefahr)
Schrittmacherindikation	Evtl. (»stand-by mode«)	Meist
Prognose	Gut	Ungünstig, da His-Bündel und Purkinje-System von der proximalen LAD versorgt werden und bereits eine transseptale Ischämie vorliegt

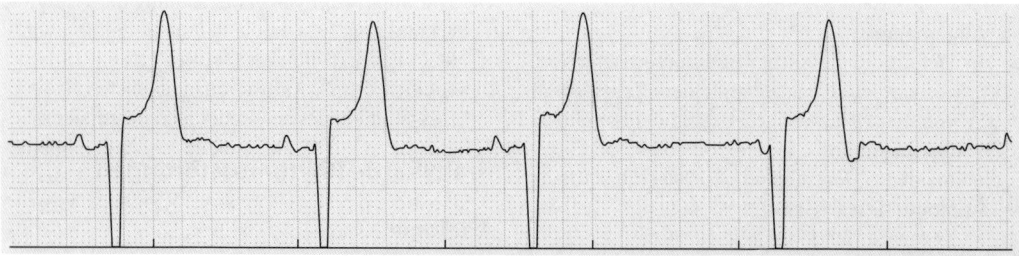

◘ **Abb. 9.13** Hyperkaliämie (K⁺ 8,7 mmol/l) bei einem Dialyse-Patienten (EKG: 25 mm/s). Auffällig sind spitzhohe, schmalbasige T-Wellen und eine Sinusbradykardie (ca. 40/min)

9.7 · Herzrhythmusstörungen

- QRS-Komplex:
  - <0,12 s: Schmalkomplexbradykardien (◘ Tab. 9.55)
  - ≥0,12 s: Breitkomplexbradykardien (◘ Tab. 9.56)
- Rhythmus:
  - Regelmäßige Bradykardie
  - Unregelmäßige Bradykardie oder Bradyarrhythmie

Diagnostik

- **Anamnese**, insbesondere Medikamentenanamnese (z. B. Digitalisüberdosierung bei untergewichtigen Patienten oder chronischer Niereninsuffizienz)
- **Elektrokardiogramm:**
  - **Ruhe-EKG, Belastungs-EKG** (z. B. chronotrope Inkompetenz, wenn eine HF von 90/min nicht überschritten wird) und ggf. **Langzeit-EKG**
  - **Karotissinusmassage** (zuvor Auskultation der Karotiden zum Ausschluss einer Karotisstenosierung; Massage max. für 10 s) bei V. a. ein hypersensitives Karotissinussyndrom → pathologisch: Asystolie ≥3 s *oder* systolischer Blutdruckabfall ≥50 mmHg
  - **Atropintest** bei V. a. Sinusknotendysfunktion: i.v.-Atropinapplikation von 0,04 mg/kgKG i.v. → normal: Herzfrequenzanstieg von mind. 15 % der Ausgangsfrequenz bzw. mind. ≥90/min
- **Labordiagnostik:** Elektrolyte, Schilddrüsenparameter, ggf. Digitalisspiegel
- **Ggf. EPU** (elektrophysiologische Untersuchung) bei V. a. Sinusknotendysfunktion

Bradykardieformen und EKG-Charakteristika

Sinusbradykardie

- Formal: Herzfrequenz <60/min
- Asymptomatische Ruhefrequenzen <60/min am Tag und ca. 35–40/min in der Nacht sind besonders bei sportlich trainierten Menschen durchaus normal.

Sinusknotendysfunktion oder Sick-Sinus-Syndrom oder Bradykardie-Tachykardie-Syndrom

- Belastungs-EKG: unzureichender Herzfrequenzanstieg unter Belastung (<90/min)
- Atropin-Test: unzureichender Herzfrequenzanstieg (s. oben)
- EPU: verlängerte Sinusknotenerholungszeit (korrigierte SKEZ >550 ms)
- Erhöhte Anfälligkeit für Vorhofflimmern/-flattern

Sinuatrialer Block (SA-Block)

- **SA-Block 1. Grades:** konventionelles EKG: nicht erkennbar, EPU: verzögerte sinuatriale Leitungszeit
- **SA-Block 2. Grades** (Typ **Wenckebach**): bei gleichbleibender PQ-Zeit werden die PP-Intervalle kontinuierlich kürzer bis zum Ausfall der

◘ **Tab. 9.55** Differenzialdiagnostik von Schmalkomplexbradykardien

Rhythmisch	Arrhythmisch
Sinusbradykardie AV-Knoten-Rhythmus Sinuatrialer Block (SA-Block) oder atrioventrikulärer Block (AV-Block) 2.–3. Grades mit regelmäßiger Überleitung bzw. junktionalem Ersatzrhythmus (◘ Abb. 9.14)	Bradyarrhythmia absoluta bei Vorhofflimmern Sinusbradykardie mit supraventrikulären Extrasystolen

◘ **Tab. 9.56** Differenzialdiagnostik von Breitkomplexbradykardien

Rhythmische Breitkomplexbradykardien	Arrhythmische Breitkomplexbradykardien
Sinusbradykardie bei Schenkelblock SA-/AV-Block 2.–3. Grades mit Schenkelblock bzw. ventrikulärem Ersatzrhythmus Idioventrikulärer Rhythmus (elektromechanische Dissoziation, EMD)	Bradyarrhythmia bei Vorhofflimmern mit Schenkelblock Polymorpher ventrikulärer Ersatzrhythmus

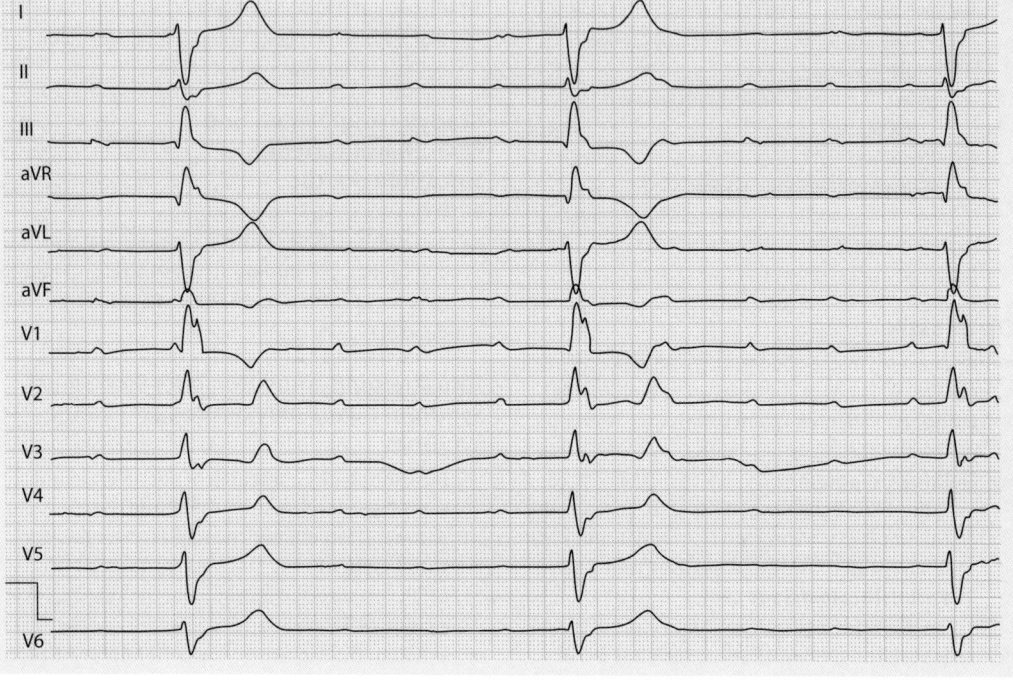

Abb. 9.14 AV-Blockierung 3. Grades mit ventrikulärem Ersatzrhythmus (Vorhoffrequenz: ca. 120/min; Frequenz aus dem Ersatzzentrum: ca. 30/min)

Vorhofüberleitung mit Herzpausen, d. h. Fehlen von P-Wellen mit nachfolgendem QRS-Komplex
- SA-Block 2. Grades (Typ **Mobitz**): plötzlicher Ausfall von Vorhof- und Kammerkomplexen bei konstanten PP-Intervallen, d. h. es treten Herzpausen auf, deren Dauer dem Vielfachen des normalen PP-Intervalls entspricht
- SA-Block 3. Grades: Sinusknotenstillstand, Sinusarrest bzw. totale Leitungsunterbrechung mit asystolischen Phasen, Fehlen von P-Wellen, Auftreten von Ersatzrhythmen: junktionaler (AV-Knoten) oder ventrikulärer Ersatzrhythmus, evtl. Morgagni-Adams-Stokes-Anfälle bei zu langen Herzpausen bis zum Einsetzen des Ersatzrhythmus

Atrioventrikulärer Block (AV-Block)

- **AV-Block 1. Grades:** Lokalisation der Blockade: Verlangsamung der Erregungsleitung im AV-Knoten
  - Oberflächen-EKG: PQ-Zeit >0,2 s
  - Funktioneller Typ: bei erhöhtem Parasympathikotonus, verschwindet nach z. B. Atropin- oder Orciprenalin-Gabe
  - Organischer Typ: z. B. Intoxikation, Ischämie
- **AV-Block 2. Grades** (Typ Mobitz I mit Wenckebach-Periodik):
  - Lokalisation der Blockade: AV-Knoten (häufig) oder Intra-/Infra-His (selten)
  - Oberflächen-EKG: kontinuierliche Zunahme der PQ-Zeit bis zum Ausfall eines Kammerkomplexes (Ausdruck der zunehmenden Ermüdung der AV-Überleitung, infolge periodischer Zunahme der Refraktärzeit)
  - Intrakardiales EKG: AH-Verlängerung (Norm: 60–120 ms) bei gleichbleibendem HV-Intervall (Norm: 30–60 ms)
- **AV-Block 2. Grades (Typ Mobitz II):**
  - Lokalisation der Blockade: Intra-/Infra-His
  - Oberflächen-EKG: konstante PQ-Zeiten bei einem intermittierenden totalen Leitungsblock bzw. ausbleibende Überleitung in bestimmtem Verhältnis, d. h. nur jede zweite, dritte bzw. x-te P-Welle wird übergeleitet
  - Intrakardiales EKG: subjunktionaler Block mit verlängertem HV-Intervall
  - Das AV-Areal braucht mehr als einen Impuls, um die Erregung auf das His-Bündel überzuleiten, d. h. einem QRS-Komplex gehen konstant

mehrere P-Wellen voraus. Es besteht die Gefahr des Übergangs in einen totalen AV-Block.
- AV-Block 3. Grades:
  - Totale Leitungsunterbrechung mit AV-Dissoziation
  - »Durchlaufende« P-Wellen, dabei Auftreten eines AV-junktionalen oder ventrikulären Ersatzrhythmus (Automatie)
  - Evtl. Morgagni-Adams-Stokes-Anfall
  - Absolute Indikation zur DDD-Schrittmacherimplantation, wenn keine kausal behebbare Ursache nachweisbar

Intraventrikuläre Leitungsverzögerungen (Schenkelblöcke)
- **Monofaszikuläre Blockierungen:**
  - Linksanteriorer Hemiblock (LAH, überdrehter Linkslagetyp)
  - Linksposteriorer Hemiblock (LPH, Steil- bis überdrehter Rechtslagetyp)
  - Rechtsschenkelblock (RSB)
- **Bifaszikuläre Blockierungen:**
  - LAH+LPH (=kompletter Linksschenkelblock)
  - LAH+RSB (RSB mit überdrehtem Linkslagetyp = Bayley-Block)
  - LPH+RSB
- **Trifaszikuläre Blockierung** (Gefahr): Hinweis, wenn sich bifaszikuläre Blöcke intermittierend abwechseln
- **Kompletter Schenkelblock:**
  - QRS-Dauer ≥0,12 s
  - OUP (oberer Umschlagpunkt, Zeit vom Beginn des QRS-Komplexes bis zum Beginn der endgültigen Negativitätsbewegung) >0,03 s in $V_{1/2}$ beim RSB
  - OUP >0,055 s in $V_{5/6}$ beim LSB
- **Inkompletter Schenkelblock:**
  - QRS-Dauer <0,12 s (QRS-Dauer = 0,11 s)
  - Verspätung des OUP wie beim kompletten Schenkelblock

Akuttherapien von Bradykardien

Dosierung

Medikamentöse Therapie
Parasympatholytika
- **Atropin** (Atropinsulfat): 0,5 bis max. 3 mg i.v. [0,04 mg/kg] (meist ineffektiv bei infranodalem Block: wie z. B. Vorderwandinfarkt und AV-Block 2. Grades Typ Mobitz II)
- Evtl. **Ipratropiumbromid** (Itrop): 0,5 mg auf 5 ml NaCl 0,9 % langsam i.v.

Sympathomimetika
- **Orciprenalin** (Alupent): Bolus 0,25–0,5 mg i.v., ggf. 5 mg auf 50 ml NaCl 0,9 % als i.v.-Perfusor; keine Empfehlung bei Reanimation → periphere Vasodilatation ($β_{1/2}$-mimetisch), Antidot bei β-Blockerüberdosierung
- Evtl. **Adrenalin** (Suprarenin): Bolus 0,01– 0,1 mg i.v., ggf. 2–10 µg/min als i.v.-Perfusor; Indikation: insbesondere bei höhergradigen AV-Blockierungen

- **Schrittmacherstimulation** (▶ Abschn. 9.8): externer, transkutaner Pacemaker in antero-posteriorer Ableitung unter Analgosedierung (Stimulationsfrequenz: ca. 80/min; Energie: 120–200 mA), ggf. temporärer, transvenöser Schrittmacher

Langzeittherapie von Bradykardien
- **Kausaltherapie**: d. h. Ursachenabklärung, wie z. B. Digitalis- oder Amiodaronspiegelbestimmung → insbesondere bei älteren, niereninsuffizienten, kachektischen Patienten; Hyperkaliämie bei Dialysepatienten; koronare Herzkrankheit; Myokarditis
- Absetzen von bradykardisierenden Substanzen
- Ggf. permanente Schrittmacherimplantation

9.8 Schrittmacher- und ICD-Patient

G. Michels

Schrittmachertypen

- **Endokardialer** oder **transvenöser** Typ: meist V. subclavia oder V. cephalica (bei geplanter Implantation sollten zentrale Zugänge des oberen Hohlvenensystems zuvor entfernt werden)
- **Epikardialer** Typ: meist nach kardiochirurgischen Eingriffen
- **Myokardialer** Typ: von außen, wenn ein transvenöser Zugang nicht möglich ist, bei Säuglingen und Kleinkindern
- **Antitachykarde** Schrittmacher, sog. ATP – antitachykardes Pacing, schmerzlose Überstimulation bei ventrikulären Tachykardien
- **Antibradykarde** Schrittmacher
  - **Einkammerschrittmacher**: eine Sonde befindet sich im rechten Vorhof (AAI) oder in der rechten Kammer (VVI), meist als Demand-Schrittmacher, der erst in Funktion tritt, wenn eine vorprogrammierte Schrittmacherfre-

quenz abweicht, also bei Bedarf (Inhibitionsschrittmacher)
- **Zweikammerschrittmacher** (häufig): 70–80 % aller Schrittmacherimplantationen, hier sind die Sonde sowohl im rechten Vorhof als auch in der rechten Kammer lokalisiert und imitieren den physiologischen Erregungsablauf
- **Biventrikuläre Schrittmachersysteme** (kardiale Resynchronisationstherapie, ▶ Abschn. 9.3)

Wahl des Schrittmachers

- **VAT-Modus**: bei erhaltener Sinusknotenfunktion, aber gestörter AV-Überleitung: vorhofgetriggerte Ventrikelstimulation
- **DDD-Modus**: dieser erfasst Vorhof- und Kammerimpulse, verarbeitet diese entsprechend und stimuliert je nach Bedarf Vorhof und/oder Kammer; evtl. Umprogrammierung des DDD-Modus in z. B. VVI- oder VAT-Modus
- **AAI-Modus**: dabei wird der rechte Vorhof stimuliert, wenn eine programmierte Grenzfrequenz unterschritten wird. Eigenaktionen im Vorhof inhibieren die Impulsabgabe. Durch einen AAI-Schrittmacher wird eine vorhofsynchrone Kammererregung erhalten. Indikation: isolierte Sinusknotendysfunktion bei normaler AV-Überleitung
- **VVI-Modus**: meist nur bei chronischem Vorhofflimmern und niedriger Herzfrequenz, bei keinem Vorhofflimmern werden nur die Ventrikel gereizt, die Vorhofkontraktion bleibt unbeachtet

Indikationen zur Schrittmacher- und ICD-Implantation

Schrittmacher (Klasse-I-Indikationen)
- Symptomatische Bradykardien (<40/min) oder Asystolie (>3 s Pausen), auch als Folge einer essentiellen medikamentösen Langzeittherapie mit eindeutigem Zusammenhang zur klinischen Symptomatik
- Symptomatische chronotrope Inkompetenz (d. h. inadäquater bis fehlender Anstieg der Herzfrequenz unter Belastung oder unter Pharmaka [Atropintest])
- Rezidivierende Synkopen bei Karotissinusstimulation (Karotissinussyndrom) mit Asystolie >3 s
- AV-Block 2. Grades Typ Mobitz I/Wenckebach **und** eindeutige Symptomatik
- AV-Block 2. Grades Typ Mobitz II mit breiten QRS-Komplexen ohne Symptomatik oder mit schmalen QRS-Komplexen **und** Symptomatik (ohne Symptomatik: relative Indikation)
- AV-Block 3. Grades (permanent oder intermittierend), wenn Symptomatik, gehäuft ventrikuläre Ektopien, Asystolie (>3 s Pausen), breite QRS-Komplexe, myotone Dystrophie (ohne Symptomatik plus schmale QRS-Komplexe: relative Indikation)
- Symptomatische Bradyarrhythmia absoluta (<40/min) oder Vorhofflimmern mit langen Pausen (tagsüber: >3 s, nachts >4 s) bzw. Sick-Sinus-Syndrom mit Indikation für β-Blocker
- SA-Blockierungen mit Sinusarrest (>3 s Pausen)
- Bifaszikulärer Block mit intermittierendem totalem AV-Block oder mit AV-Block 2. Grades Typ Mobitz II
- Alternierender Schenkelblock (als Hinweis eines trifaszikulären Blocks)

Biventrikulärer Schrittmacher
- Kardiale Resynchronisationstherapie (▶ Abschn. 9.3)

Automatischer Defibrillator (AICD, ICD)
- **Sekundärprävention:**
  - Zustand nach überlebtem plötzlichen Herztod
  - Dokumentierte hämodynamisch instabile ventrikuläre Tachykardie
  - Studienlage: AVID-, CASH-, CIDS-Studie
- **Primärprävention:**
  - »Ischämische Kardiomyopathie« (Post-Myokardinfarkt, MADIT-, MADIT-II, SCD-HeFT-Studie) und hochgradig eingeschränkte Pumpfunktion (EF ≤35 % + NYHA II–III), über 40 Tage nach Myokardinfarkt (Klasse IA)
  - »Nichtischämische« dilatative Kardiomyopathie (EF ≤35 %, NYHA II–III, Beobachtungsdauer >9 Monate) unter optimaler Medikation; nach der SCD-HeFT-Studie scheint eine ICD-Primärprophylaxe im Gegensatz zu früheren Studien (CAT-, AMIOVIRT-, DEFINITE-Studie) auch bei nichtischämischen Kardiomyopathien sinnvoll
  - Genetische Erkrankungen mit hohem familiären Risiko für einen plötzlichen Herztod:
    – Long-QT- und/oder Short-QT-Syndrom
    – Arrhythmogene rechtsventrikuläre Kardiomyopathie
    – Brugada-Syndrom
    – Hypertrophe Kardiomyopathie
    – Meist mit einem oder mehreren Hochrisikofaktoren: dokumentierte anhaltende VT, Zustand nach Reanimation/Kammerflimmern, familiärer Herztod, exzessive LV-Hypertrophie ≥30 mm, unklare Synkopen

- **Prinzip:** Terminierung tachykarder Arrhythmien nach verschiedenen Therapiezonen bis hin zur Auslösung eines Energieimpulses (>10 Joule)
- **Fahruntüchtigkeit** nach ICD-Implantation: 1–3 Monate bei Sekundärprophylaxe bzw. 1–4 Wochen bei Primärprophylaxe
- **Medikamentöse Prävention:** bei ICD-Patienten mit hoher Arrhythmielast durch Kombinationstherapie bestehend aus Amiodaron plus einem β-Blocker (OPTIC-Studie 2006)

Schrittmacherstimulationsmodi (»commission of heart diseases resources code«, NBG-Code)

- **1. Buchstabe → Stimulationsort,** »*pacing*« (A: Atrium, V: Ventrikel, D: dual)
- **2. Buchstabe → Detektionsort** (Wahrnehmung), »*sensing*« (A: Atrium, V: Ventrikel, D: dual)
- **3. Buchstabe → Betriebsmodus** (0 = ungesteuert; I = inhibiert, d. h. bei Wahrnehmung einer Eigenaktion wird der Schrittmacherimpuls unterdrückt; T = getriggert, Impulsabgabe fällt bei Spontanerregung des Herzens in die Refraktärphase der R-Zacke bzw. eine gesenste Herzeigenaktion löst einen Schrittmacherimpuls aus; D = dual, d. h. getriggert und inhibiert, häufigste Betriebsart)
- **4. Buchstabe → Programmierbarkeit/Frequenzadaptation:** M = multiprogrammierbar; R = »*rate response*« oder Frequenzanpassung (an die Aktivität des Patienten); »*Mode-switch*« als Sicherheitsmodus: bei plötzlichem Vorhofflimmern-/flattern schaltet das DDD-Schrittmachersystem in den VVI-Modus um, sonst Gefahr der 1:1-Überleitung und bei retrograd leitendem AV-Knoten, Gefahr der schrittmacherinduzierten Reentrytachykardie
- **5. Buchstabe → Antitachykardiefunktion/multifokale Stimulation** (0: keine; P: antiarrhythmische Stimulation; S: Elektroschock (ICD); D (dual): P plus S)

Begriffe der Programmierung

Stimulation

- Asynchron: starrfrequent (unabhängig von der Eigenaktion, z. B. bei Magnetauflage)
- Overdrive: Überstimulation bzw. Stimulation mit hoher Frequenz zur Terminierung tachykarder Arrhythmien
- Stimulationsart: Modus (*NBG-Code*, s. oben)

Impulsamplitude/-dauer

- Impulsamplitude: Höhe bzw. Ausschlag des Schrittmacherimpulses
- Impulsdauer: Breite des Schrittmacherimpulses
- Impulsamplitude und -dauer: beide zusammen bestimmen die Reizschwelle
- Anpassung an die Reizschwelle (mV) der Elektroden, nach Implantation werden stets eine hohe Impulsamplitude (mV) und eine Impulsdauer von 0,4 ms eingestellt, welche postoperativ mittels Reizschwellentest individuell eingestellt werden sollten (Batterie)

Sensitivität

- Wahrnehmungsschwelle für intrakardiale Signale
- Empfindlichkeit entspricht der R-/P-Amplitude (mV), die als intrakardiales Signal erkannt wird
- Ziel: Vermeidung eines »under-« und »oversensing«

Grundfrequenz

- Z. B. 65/min: programmierbare Mindeststimulationsfrequenz

Hysteresefrequenz

- Z. B. 50/min: bei Demand-Schrittmacher, minimale Herzfrequenz, die vom Eigenrhythmus unterschritten werden muss, bevor eine Schrittmacherstimulation mit der Grundfrequenz erfolgt
- Beispiel: 50- zu 70-Hysterese → ein auf 70/min programmierter Schrittmacher springt ein, wenn die Eigenfrequenz <50/min sinkt, während ein Anstieg der Eigenfrequenz >70/min zur Inhibierung der Schrittmacherimpulsabgabe führt

Auslöseintervall

- »*Escape interval*«: Zeitintervall (ms) von der letzten Eigenaktion des Herzens bis zur Abgabe eines neuen Schrittmacherimpulses

AV-Intervall

- Normales AV-Intervall: 150–250 ms
- Optimierung des AV-Intervalls mittels Echokardiographie, insbesondere bei biventrikulärer Stimulation: Abnahme der Mitralregurgitation, Verlängerung der diastolischen Füllungszeit, Verbesserung der linksventrikulären Druckanstiegsgeschwindigkeit (dp/dt); ggf. Anwendung der Formel nach Koglek
- Zu kurzes AV-Intervall führt zum Schrittmachersyndrom, zu langes AV-Intervall zum vorzeitigen Mitralklappenschluss mit Gefahr einer diastolischen Mitralregurgitation (HZV ↓) und

Begünstigung von »Endless-loop«-Tachykardien bei vorhandener retrograder VA-Leitung
- Automatische AV-Intervallanpassung zur Vermeidung einer RV-Stimulation

Refraktärzeit
- Bezeichnet das Intervall, in dem nach einer wahrgenommenen Herzaktion oder einer Impulsabgabe des Schrittmachers weder ein Signal wahrgenommen wird noch eine Stimulation erfolgen kann.

Schrittmacherstimulation
- Unipolare Stimulation (selten):
    - Stimulation mit Minuspol an der Elektrodenspitze und als Pluspol dient das Metallgehäuse des Schrittmacherimplantates
    - Oberflächen-EKG: große Schrittmacherspikes (3,5–5 mV)
- Bipolare Stimulation (häufig):
    - Stimulation mit Minuspol (Elektrodenspitze) und Pluspol durch einen Elektrodenring, wenig proximal der Elektrodenspitze, dabei ist das Schrittmacheraggregat isoliert; weniger störanfällig
    - Oberflächen-EKG: kleine Schrittmacherspikes (2–4 mV)

Mode switch
- Automatische Umschaltung des Modus, meist von DDD nach VVI

Komplikationen

Elektrodenbedingte Komplikationen
- Elektrodendislokation
- Reizschwellenerhöhung
- Elektrodenbruch
- Adapterdiskonnektion
- Myokardpenetration
- Thrombosen
- Lungenembolie
- Skelettmuskelstimulation

Systembedingte Komplikationen
- Batterieerschöpfung: hier liegt in den meisten Fällen nur intermittierend eine max. Frequenz von 65/min vor
- Gerätedefekt mit Ausfall der Schrittmachertätigkeit: Bei Patienten mit höhergradigem AV-Block kann, muss aber nicht, ein langsamer ventrikulärer Ersatzrhythmus vorliegen.
- Twiddler-Syndrom: Durch Drehung oder Rotation des Schrittmachers in seiner Tasche kommt es zum Zug an der Schrittmacherelektrode, die evtl. aus ihrer endokardialen Lage herausgelöst wird.

Schrittmacherinduzierte Rhythmusstörungen

Schrittmacherinduzierte Reentrytachykardie (»pacemaker mediated tachycardia«, PMT)
- **Mechanismus:** Bei Patienten mit Zweikammerschrittmacher und dualer Leitungseigenschaft des AV-Knotens oder akzessorischer Leitungsbahn kann die stimulierte Ventrikelantwort sofort vom Vorhof wahrgenommen werden (»sensing«), der daraufhin wieder den Ventrikel stimuliert, eine Schrittmacher-Reentrytachykardie bzw. eine »Endless-loop«-Tachykardie ist die Folge.
- **Ursache:** Moderne Schrittmachersysteme besitzen sog. PMT-Erkennungsalgorithmen (mit Verlängerung der post-ventrikulären-atrialen Refraktärperiode), dennoch kann bei älteren Modellen eine ventrikuläre Extrasystole zur PMT-Induktion führen.
- **EKG:** Schrittmacher-EKG an oberer Grenzfrequenz, Zykluslänge der »Endless-loop«-Tachykardie = aktuelles AV-Intervall (150–250 ms) plus retrograde Leitungszeit (Mittelwert: ca. 250 ms)
- **Therapie:** Verkürzung des AV-Intervalls (100–150 ms) oder Verlängerung der Refraktärzeit oder Magnetauflage im Notfall. Dadurch wird der Schrittmacher auf eine starrfrequente Stimulation (VOO- bzw. DOO-Mode, Entrance-Block) umgeschaltet, d. h. Pacing ohne Sensing. Ggf. Karotissinus-Druckmassage oder Adenosin (Adrekar) i.v.
- **Prophylaxe:** adäquate Programmierung von Output und Sensing, Refraktärzeit entsprechend der retrograden VA-Zeit, VES-Reaktion und PMT-Intervention aktivieren

Schrittmachersyndrom
- **Mechanismus:** Hier schlagen Vorhof und Ventrikel synchron zueinander, der Patient wird synkopal. Das Schrittmachersyndrom ist durch eine VVI-Stimulation (meist ältere Geräte, Einkammersysteme im VVI-Modus) mit retrograder ventrikuloatrialer Leitung und konsekutivem Blutdruckabfall gekennzeichnet.
- **Ursache:** inadäquate AV-Synchronisation → sehr kurze AV-Delays → Kontraktion des linken Atriums gegen die bereits geschlossene Mitralklappe

- **EKG:** ventrikulärer Schrittmacherrhythmus mit retrograden P-Wellen
- **Therapie:** Programmierung eines optimalen AV-Intervalls *oder* ggf. Magnetauflage *oder* Atropin i.v.

Exit-Block und failure-to-capture (Schrittmacherdefekt, Ausgangsblockierung)

- **Mechanismus:** Ein vom Schrittmacher abgegebener Stimulationsimpuls bewirkt keine myokardiale Reizantwort (ineffektive Schrittmacherstimulation).
- **Ursache:** z. B. Sondendislokation, Sondenbruch, Isolationsdefekt, Konnektorprobleme, Reizschwellenanstieg (Myokardinfarkt mit perifokaler Ödembildung, metabolische Entgleisungen, Elektrolytstörungen, Antiarrhythmika). Reizschwellenanstiege und Impedanzveränderungen (Impedanz-Anstieg bei Elektrodenbruch, Impedanz-Abfall bei Isolationsdefekt der Elektrode) über Wochen. Gefahr: Bradykardien bis Asystolie.
- **EKG:** komplettes Fehlen von Stimulationsartefakten (Exit-Block) oder nackte Spikes ohne nachfolgenden QRS-Komplex (»failure-to-capture«)
- **Therapie,** falls notwendig: Atropin (Atropinsulfat) i.v., externe Stimulation im VOO-Mode bei ausreichender Analgosedierung

Undersensing (Sensing-Defekt, Entrance-Block bzw. Eingangsblockierung)

- **Mechanismus:** Vorhof- und Kammereigenaktionen werden vom Schrittmacher nicht mehr wahrgenommen
- **Ursachen:** z. B. Sondendislokation/Mikrodislokation, Sondenbruch, neu aufgetretener Schenkelblock, Hypokaliämie, Antiarrhythmika
- **EKG:** starrfrequente Spikes (programmierte Stimulationsfrequenz des Schrittmachers), die nicht inhibiert werden, z. B. Stimulation sehr kurz nach dem QRS-Komplex. Gefahren: bei ventrikulärem Undersensing Stimulation in die vulnerable Phase mit Induktion ventrikulärer Tachykardien oder beim atrialen Undersensing mit Auslösung von Vorhofflimmern
- **Kennzeichen beim Abfragen des Gerätes:** Elektroden-Impedanz <200 Ω ~ Isolationsdefekt, Elektroden-Impedanz >2000 Ω ~ Elektrodenbruch
- **Therapie:** Erhöhung der Empfindlichkeit (nach Reizschwelltestung) *oder* im Notfall eine Anhebung der Frequenz durch Magnetauflage, sodass keine Herzeigenaktionen mehr stattfinden können

Oversensing

- **Mechanismus:** zu niedrige Wahrnehmungsschwelle, elektrische Störquellen, wie z. B. Registrierung ventrikulärer Stimuli durch die Vorhofsonde (»fairfield sensing«), Muskelpotenziale (insbesondere bei unipolaren Schrittmachersystemen) oder externe elektrische Geräte wie TENS (transkutane elektrische Nervenstimulation), führen zu einer Fehlwahrnehmung, so dass der Schrittmacher diese Störpotenziale als Herzeigenaktionen deutet. Des Weiteren können Detektionen von Vorhofaktionen als Kammeraktionen fehlinterpretiert werden (»AV-cross talk«).
- Beim Einkammerschrittmacher (z. B. VVI oder AAI) kommt es zur Inhibierung der Schrittmacherstimulation mit der Gefahr von Bradykardien und rezidivierenden Synkopen. Im Gegensatz dazu führt die Wahrnehmung von Muskelpotenzialen durch die Vorhofsonde beim Zweikammersystem zur schnellen ventrikulären Überleitung (Tachykardie).
- **EKG:** Fehlen von Spikes, d. h. ausbleibende Stimulation durch den Schrittmacher
- **Therapie:** Umprogrammierung auf eine bipolare Wahrnehmung *oder* Magnetauflage im Notfall, ggf. Atropin (Atropinsulfat) i.v.

Differenzialdiagnostik beim Schrittmacherpatienten

Fehlende Schrittmacherstimulation ohne Stimulusartefakt
- Batterieerschöpfung (Schrittmacher stimuliert im Energiesparmodus mit einer Frequenz von ca. 65/min)
- Batteriedefekt
- Kabelbruch
- Oversensing (z. B. Muskelpotenziale oder externe elektrische Geräte führen zur Inhibierung)
- Unipolare Elektrode mit bipolarer Programmierung

Fehlende Schrittmacherstimulation mit Stimulusartefakt, jedoch kein nachfolgender QRS-Komplex
- Batterieerschöpfung (Schrittmacher stimuliert mit ca. 65/min)
- Elektrodendislokation

▼

- Kabelbruch
- Reizschwellenanstieg
- Andere Ursachen: metabolisch, Elektrolytentgleisungen, Medikamente, etc.

Bradykardien mit Schrittmacherspikes
- Exit-Block
- Oversensing
- Schrittmachersyndrom

Differenzialdiagnostik beim ICD-Patienten

> Bei rezidivierenden ICD-Schockabgaben sollte immer zwischen adäquaten (»electric storm«) und inadäquaten Defibrillationen unterschieden werden.

Elektrischer Sturm
- Mechanismus: elektrischer Sturm (»electric storm«), d. h. repetitive Entladungen des ICD → mind. 3 »adäquate« Schockabgaben innerhalb von 24 h
- Ursachen:
  - Unaufhörliche Tachykardien bei Progression der Grunderkrankung, z. B. kardiale Dekompensation oder myokardiale Ischämie
  - Elektrolytentgleisungen (häufig Hypokaliämien)
  - Proarrhythmische Medikamente
- Therapie:
  - Bestimmung von Kalium und Magnesium und ggf. sofortige Substitution
  - Kombinierte Gabe eines β-Blockers (z. B. 5–10 mg Metoprolol i.v.) und Amiodaron (300 mg i.v.)
  - Analgosedierung
  - Ggf. Einleitung der kardiopulmonalen Reanimation (CPR)

Inadäquate Schockabgaben
- Mechanismus: supraventrikuläre Tachykardien *oder* oversensing führen zu Fehlinterpretation von EKG-Signalen, welche inadäquat mittels Schockabgabe terminiert werden
- Ursachen:
  - **Supraventrikuläre Tachykardien**: z. B. tachykarde Überleitung von Vorhofflimmern, welches als ventrikuläre Tachyarrhythmie fehlinterpretiert und anschließend durch Defibrillation terminiert wird
  - **Oversensing**: Vortäuschung von ventrikulären Arrhythmien durch verschiedene Störeinflüsse: Elektrodendefekte, elektromagnetische Interferenz (z. B. Elektrokauterisation, Ablationstherapie), Muskelpotentiale, T-Wellen-Oversensing
- Therapie:
  - Sofortige Inaktivierung des Gerätes durch **Magnetauflage** (Ringmagnet)
  - Umprogrammierung, durch z. B. Anhebung der Detektionszone
  - Ggf. Pulmonalvenenisolation oder AV-Knoten-Ablation bei tachykarder Überleitung von Vorhofflimmern
  - Ggf. bei **psychokardiologischen Folgen** von inadäquaten Schockabgaben (Traumatisierung, Angstpsychosen) → Initiierung einer psychosomatischen Mitbetreuung

Ventrikuläre Tachykardien unterhalb der Erkennungsgrenze
- Ursachen:
  - Programmierfehler (VT cut-off [160–180/min], VF cut-off [180–240/min])
  - Progression der Grunderkrankung, z. B. KHK
- Therapie:
  - Medikamentöse Terminierung der ventrikulären Tachykardie, z. B. Amiodaron
  - Kardiopulmonale Reanimation
  - Umprogrammierung: Erkennungsgrenze (VT cut-off) heruntersetzen
  - Je nach Grunderkrankung, ggf. Kontrollherzkatheteruntersuchung

> Interne Schockentladungen durch den ICD stellen keine Gefahr für den/die Behandelnden dar.
> - Das Schrittmachersystem des ICD wird durch die Magnetauflage nicht beeinträchtigt.
> - Nach Magnetauflage gilt stets eine obligate Monitorpflicht.

Systembezogene Komplikationen
- Elektrodenbrüche, Elektrodendislokationen, Aggregatdysfunktionen und Sensingdefekte, entsprechend den Schrittmacherkomplikationen
- Insbesondere »**oversensing**« bei Sondendefekten/Elektrodenbrüchen: hier werden die Störsignale als Kammerflimmern fehlinterpretiert

Therapie

> Therapiebedürftigkeit nur bei symptomatischen Patienten und bei Gefahr der Induktion maligner Rhythmusstörungen.

Magnetauflage
- **Schrittmacherpatient:** Inbetriebnahme des Schrittmachers mit einer Magnetfrequenzstimulation von meist 85 oder 100 Schlägen/min, d. h. der Schrittmacher wird auf starrfrequente Stimulation umgeschaltet (VOO- bzw. DOO-Mode, Entrance-Block). Falls die Magnetfunktion herausprogrammiert sein sollte, erfolgt keine Reaktion auf die Magnetauflage.
- **ICD-Patient:** Inaktivierung der Schockfunktion.

- **Transkutaner externer Schrittmacher:** bei symptomatischer Bradykardie bzw. Ventrikelasystolie unter Analgosedierung (z. B. Morphin-Diazepam) im starrfrequenten VOO-Modus (Frequenz: 70–80/min, Impulsbreiten: 20–40 ms, Stromstärke bzw. Reizschwelle: schrittweise erhöhen bis zur Reizantwort – Anhaltswert: ca. 200 mA).
- **Medikamentös:** ggf. Atropin (Atropinsulfat) oder Adrenalin (Suprarenin) i.v.
- **Kardioversion/Defibrillation:**
  - Zur Vermeidung von Schäden des Stimulationsgerätes sollte die Kardioversion bzw. Defibrillation, wenn möglich, in antero-posteriorer Konfiguration oder in inverser Herzachse erfolgen.
  - Das Sensing der Schrittmachersonden sollte vor Kardioversion auf bipolar umprogrammiert werden.
- **Sofortige Diagnostik** nach Sicherstellung des Akutproblems: AICD-/Schrittmacheraggregatabfrage und ggf. Neueinstellung, Labor (Elektrolyte), Röntgen-Thorax

9.9 Hypertensives Notfallgeschehen

G. Michels

Definition

- Das hypertensive Notfallgeschehen ist definiert durch eine Erhöhung des **systolischen Blutdrucks >230 mmHg** und/oder des **diastolischen Wertes >130 mmHg**.
- Der hypertensive Notfall ist nicht an absolute Blutdruckhöchstwerte gebunden.
- Der hypertensive Notfall wird unterteilt in: hypertensive Dringlichkeit und hypertensiver Notfall (Tab. 9.57).

Allgemeines

- Betroffen ist 1 % aller Hypertoniker.
- Aufgrund der hohen Prävalenz der arteriellen Hypertonie treten hypertensive Notfälle absolut gesehen in über 25 % aller internistischen und in ca. 3 % aller Notfälle auf.

Ätiologie

- **Krisenhafte Blutdruckspitzen:**
  - Essentielle Hypertonie
  - Sekundäre Hypertonieformen: renoparenchymatös/renovaskulär
  - Primärer Hyperaldosteronismus
  - Eklampsie, HELLP-Syndrom
  - Katecholaminsyndrome:
    - MAO-Hemmer plus Tyramin
    - Phäochromozytomkrise
    - Drogen mit sympathomimetischer Wirkung (Kokain, Amphetamine, LSD)

Tab. 9.57 Hypertensives Notfallgeschehen

Hypertensive Dringlichkeit (»hypertensive urgency«)	Hypertensiver Notfall (»hypertensive emergency«)
Früher: hypertensive Krise Häufigkeit: 75 % d.F. Ohne Endorganschäden Langsame Blutdrucksenkung über 24 h Perorale antihypertensive Therapie	Häufigkeit: 25 % d. F. Assoziiert mit Endorganschäden: hypertensive Enzephalopathie, intrakranielle Blutung (Schlaganfall), retinale Blutung, akute Linksherzinsuffizienz, Lungenödem, akutes Koronarsyndrom oder Aortendissektion Intravenöse Applikation von Antihypertensiva Intensivüberwachung erforderlich Rasche Drucksenkung <180/110 mmHg, dann innerhalb von 2–6 h auf Werte um 160/100 mmHg

- Schädel-Hirn-Trauma, Hirntumor, zerebrale Blutung, Infarkt
- Guillain-Barré-Syndrom
- Akute intermittierende Porphyrie
- **Inadäquate Medikation:**
  - Non-Responder
  - Salzkonsum
  - *Escape*-Phänomen im Rahmen der ACE-Hemmertherapie (kompensatorischer Anstieg von Angiotensin II über die Aktivierung von ACE-unabhängigen Pathways)
  - Komedikation mit COX-Hemmern
- **Non-Compliance:** Vergesslichkeit, Unwissenheit
- **Rebound-Phänomen:** bei abruptem Absetzen der antihypertensiven Therapie (Rebound-Hypertonie): z. B. bei abruptem Absetzen von β-Blockern kann es noch nach Wochen – bedingt durch eine Up-Regulation von β-Rezeptoren – zum krisenhaften Blutdruckanstieg kommen
- **Auslöser:** verschiedene Triggerfaktoren, wie psychische Belastung, Schmerzzustände

> Der absolute Blutdruckhöchstwert ist nicht so ausschlaggebend wie zum einen das Maß der Zunahme, d. h. der Geschwindigkeit des Blutdruckanstiegs, und zum anderen das klinische Gesamtbild.

Klinik

> Warnsymptome des hypertensiven Notfallgeschehens: Kopfschmerzen, Augenflimmern, Schwindel, Nausea, Ohrensausen, Palpitationen, Belastungsdyspnoe, Epistaxis, psychomotorische Agitiertheit.

- **Additiv Organmanifestationen** beim hypertensiven Notfall
  - **Zerebral:** hypertensive Enzephalopathie (Nausea, Vigilanz-, Sehstörungen, neurologische Ausfälle), ischämischer oder hämorrhagischer Insult (Stammganglien, Capsula interna, Thalamus)
  - **Kardial:** akutes Koronarsyndrom, akute Linksherzinsuffizienz mit »hypertensivem Lungenödem«
  - **Vaskulär:** Aortendissektion (heftigste in den Rücken ausstrahlende Schmerzen), Retinablutungen (Sehstörungen), akutes Nierenversagen (rückläufige Urinproduktion)
  - **Sonderfall:** Gestationshypertonie im 2.–3. Trimenon (Präklampsie, Eklampsie)

Diagnostik

> Beim hypertensiven Notfallgeschehen sollte möglichst zwischen dem Vorhandensein und dem Nicht-Vorhandensein von Komplikationen bzw. Endorganschäden unterschieden werden (»*emergency/urgency*«).

- **Anamnese:** Vorerkrankungen (arterielle Hypertonie, koronare Herzkrankheit, Schlaganfall), Medikamente (Antihypertensiva), Nikotin, Alkohol, Drogen (z. B. Kokain), gastrointestinale Beschwerden beim HELLP-Syndrom (Mutterpass)
- **Körperliche Untersuchung:**
  - Erhebung des kardiovaskulären, pulmonalen und neurologischen Status
  - Blutdruckmessung an beiden Armen
  - Abdomenpalpation/-Auskultation (Aortenaneurysma)
- **EKG:** Hypertrophie-, Ischämiezeichen, Rhythmuskontrolle
- **Labor:** Elektrolyte, Retentionswerte, Herzenzyme, ggf. Kreuzblut bei V. a. Aortendissektion
- **Bildgebung:** CT-Thorax/Abdomen mit Kontrastmittel bei V. a. Aortendissektion
- **Echokardiographie:** TEE bei V. a. Aortendissektion

Differenzialdiagnostik

- **Maligne Hypertonie** (Blutdruck$_{diastol.}$ >120 mmHg) mit hypertensiver Enzephalopathie und Fundus hypertonicus malignus
- **Reaktive Blutdrucksteigerung:** z. B. Schlaganfall, Kokain-Abusus, Cushing-Reflex bei intrakranieller Druckerhöhung (z. B. bei intrazerebralen Blutungen: erhöhte Blutdruckwerte, Cheyne-Stokes-Atmung, Bradykardie und/oder Tachykardie zur Aufrechterhaltung der zerebralen Perfusion)
- **Hyperthyreose**

> Ein hypertensiver Notfall mit zerebraler Symptomatik führt nicht selten zur Imitierung eines akuten Schlaganfalls.

Therapie

Therapieziele des hypertensiven Notfallgeschehens
- **Hypertensiver Notfall:** Reduktion des MAP (mittlerer arterieller Druck) um max. 20–25 % während der ersten 30–120 min mittels i.v.-Ap-

plikation von Antihypertensiva (◘ Tab. 9.58) → Endorganschäden gelten als Therapiekriterium (Ziel: 160/100 mmHg innerhalb der folgenden 2–6 h). Das heißt, der MAP sollte beim hypertensiven Notfall nicht zu »normalen« Blutdruckwerten gesenkt werden.
- **Hypertensive Dringlichkeit:** langsame Blutdrucksenkung innerhalb von 24–48 h durch *perorale* Applikation von Antihypertensiva.

! Cave
Der häufigste Fehler bei der Behandlung des hypertensiven Notfallgeschehens ist die zu rasche oder zu starke Blutdrucksenkung mit nachfolgender Organminderperfusion, die insbesondere beim akuten Hirninfarkt zu einer Progression der Hirnschädigung führen kann.

Allgemeine Maßnahmen
- Aufrechterhaltung und Stabilisierung der Vitalfunktionen
- Patienten beruhigen, ggf. Sedativa
- Lagerung: Oberkörperhochlagerung
- Oxygenierung: 2–6 l O_2/min über Nasensonde, wenn notwendig

Therapie bei kardialen Endorganschäden: akutes Koronarsyndrom
- Antihypertensivum der Wahl: **Glyceroltrinitrat** (Nitroglycerin, Spray, Kapsel oder besser steuerbar als i.v.-Perfusor): Senkung von Vor- und Nachlast sowie koronare Vasodilatation
- Beim hypertensiven Lungenödem scheint **Urapidil** (Ebrantil) eine Alternative zu Nitroglycerin, additiv erweisen sich **Diuretika** (Furosemid, Lasix) und **β-Blocker** (Metoprolol, Beloc) als sinnvoll.

Therapie bei vaskulären Endorganschäden: akute Aortendissektion oder akutes Aortensyndrom
- **β-Blocker** (Metoprolol, Beloc):
  - Therapiebeginn mit β-Blocker (Metoprolol): arterielle Drucksenkung und Abnahme der linksventrikulären Inotropie bzw. der aortalen Wandspannung

◘ Tab. 9.58 Übersicht häufiger i.v.-Antihypertensiva

Substanz-/klasse	Wirkdauer	Initialdosierung	Perfusordosierung	Indikation
Furosemid: Schleifendiuretikum (Lasix)	3–6 h	20–80 mg	Lediglich nur Bolus	Linksherzinsuffizienz mit Zeichen des Lungenödems
Urapidil: Zentraler 5-HT_{1A}-Agonist und peripherer $α_1$-Blocker (Ebrantil)	4–6 h	12,5–25 mg	5 mg/ml (250 mg/50 ml)	Zerebrovaskuläre Notfälle, akutes Koronarsyndrom
Glyceroltrinitrat: Nitrate, NO-Freisetzung (Nitroglycerin)	15–30 min	0,5–1 mg	1 mg/ml (50 mg/50 ml)	Akutes Koronarsyndrom, Linksherzinsuffizienz
Metoprololtartrat: $β_1$-Blocker (Beloc)	2–5 h	2,5–10 mg (bis 40 mg)	1 mg/ml (50 mg/50 ml)	Akute Aortendissektion
Clonidin: $α_2$- und Imidazolrezeptoragonist (Catapresan)	6–8 h	0,075 mg	24 µg/ml (1,2 mg/50 ml)	Zerebrovaskuläre Notfälle, Entzugssymptomatik
Dihydralazin: Hydrazine, Vasodilatator (Nepresol)	6–8 h	6–12,5 mg	1,5 mg/ml (75 mg/50 ml)	Meist Kombination mit Clonidin, hypertensive Gestose
Nitroprussid-Natrium: Stimulator der löslichen Guanylylzyklase, NO-Freisetzung (Nipruss)	2–5 min	0,2–10 µg/kgKG/min (keine Empfehlung zur Kombination mit Na^+-Thiosulfat)	1,2 mg/ml (60 mg/50 ml)	Akute Aortendissektion (Merke: Lichtschutz)

- β-Blocker: meist hohe Dosen notwendig, z. B. bis zu 40 mg Metoprolol, ggf. Perfusor (alternativ bei β-Blocker-Unverträglichkeit: Nicht-Dihydropyridin-Ca^{2+}-Antagonisten)
- **ACE-Hemmer und/oder andere Vasodilatatoren** (Urapidil, Glyzeroltrinitrat, Clonidin) falls – nachdem bereits eine β-Blocker-Therapie eingeleitet wurde – der systolische Blutdruckwert immer noch Werte >120 mmHg zeigt
    - Vasodilatatormonotherapie führt über eine reflektorische Sympathikusaktivierung mit Herzfrequenzanstieg zum Anstieg der ventrikulären Kontraktionsgeschwindigkeit (Baroreflexstimulation) und damit zur Progression der Dissektion, daher vorherige β-Blocker-Therapie in die Wege leiten
    - Ziel: Blutdruck$_{systol.}$ 100–120 mmHg und Beobachtung (CT, Sonographie)
    - Ggf. Nitroprussid-Natrium (Nipruss) additiv, falls Blutdruck nicht kontrollierbar

Therapie bei zerebralen Endorganschäden: ischämischer Insult

- Antihypertensiv erst bei wiederholtem Blutdruck$_{systol.}$ >220 mmHg bzw. Blutdruck$_{diastol.}$ >120 mmHg
- Antihypertensivum der 1. Wahl: **Urapidil** (Ebrantil): gute Steuerbarkeit, keine Reflextachykardie und keine Erweiterung intrakranieller Gefäße, d. h. keine Steigerung des intrakraniellen Drucks (hirndruckneutrales Antihypertonikum)
- Ggf. **Clonidin** (Catapresan), Nebenerscheinungen: initialer Blutdruckanstieg bei zu schneller i.v.-Applikation, evtl. Bradykardie, Mundtrockenheit und Sedierung (oft gewollt zur Patientenberuhigung)
- Bei weiteren hypertonen Verhältnissen: Kombination mit **Dihydralazin** (Nepresol)
- Bei zu niedrigen Blutdruckwerten (<130 mmHg): Volumensubstitution, ggf. Katecholamine
- Ziel-Blutdruck: Blutdruck$_{systol.}$ >130 mmHg, hochnormal

> Ein zu schneller und starker Blutdruckabfall kann bei aufgehobener zerebraler Autoregulation zu einer Minderperfusion der Penumbra mit Größenzunahme des Infarktareals führen.

Hypertensiver Notfall im Rahmen einer EPH-Gestose bzw. hypertensive Gestose

- Antihypertensiv erst bei wiederholten Blutdruckwerten von Blutdruck$_{systol.}$ >180 mmHg oder persistierendem Blutdruck$_{diastol.}$ >110 mmHg
- Anmerkung: Zur adäquaten Aufrechterhaltung der uteroplazentaren Perfusion ist ein Blutdruck$_{diastol.}$ von ungefähr 90 mmHg wünschenswert.
- Antihypertensiva der Wahl: **Dihydralazin** (Nepresol) oder **Urapidil** (Ebrantil) i.v., ggf. Kombination mit einem β$_1$-selektiven Blocker

Literatur

Abrams J (2005) Chronic stable angina. N Engl J Med 352:2524–2533

Al-Nawas B, Block M, Ertl G et al. (2010) Kommentierte Zusammenfassung der Leitlinien der European Society of Cardiology zur Infektiösen Endokarditis (Neuauflage 2009). Kardiologe 4:285–294

Aretz HT, Billingham ME, Edwards WD et al. (1987) Myocarditis: a histopathologic definition and classification. Am J Cardiovasc Pathol 1:3–14

Bassand JP, Hamm CW, Ardissino D et al. (2007) Guidelines for the diagnosis and treatment of non-ST-segment elevation acute coronary syndromes. Eur Heart J 28(13):1598–1660

Blumenfeld JD, Laragh JH (2001) Management of hypertensive crises: the scientific basis for treatment decisions. Am J Hypertens 14:1154–1167

Boden WE, O'Rourke RA, Teo KK et al. (2007) Optimal medical therapy with or without PCI for stable coronary disease. N Engl J Med 356:1503–1516

Cabello JB, Burls A, Emparanza JI et al. (2010) Oxygen therapy for acute myocardial infarction. Cochrane Database Syst Rev (6) Art. No. CD007160

Califf RM, Bengtson JR (1994) Cardiogenic shock. N Engl J Med 330:1724–1730

Cherney D, Straus S (2002) Management of patients with hypertensive urgencies and emergencies: a systematic review of the literature. J Gen Intern Med 17:937–945

Dickstein K, Cohen-Solal A, Filippatos G, McMurray JJ et al. (2008) ESC guidelines for the diagnosis and treatment of acute and chronic heart failure 2008: the Task Force for the diagnosis and treatment of acute and chronic heart failure 2008 of the European Society of Cardiology. Developed in collaboration with the Heart Failure Association of the ESC (HFA) and endorsed by the European Society of Intensive Care Medicine (ESICM). Eur J Heart Fail 10(10):933–989

Dickstein K, Vardas PE, Auricchio A et al. (2010) 2010 Focused Update of ESC Guidelines on device therapy in heart failure: an update of the 2008 ESC Guidelines for the diagnosis and treatment of acute and chronic heart failure and the 2007 ESC Guidelines for cardiac and resynchronization therapy. Developed with the special contribution of the Heart Failure Association and the European Heart Rhythm Association. Europace 12(11):1526–1536

Fraker TD Jr, Fihn SD, Gibbons RJ et al. (2007) 2007 chronic angina focused update of the ACC/AHA 2002 Guidelines for the management of patients with chronic stable

angina: a report of the American College of Cardiology/American Heart Association Task Force on Practice Guidelines Writing Group to develop the focused update of the 2002 Guidelines for the management of patients with chronic stable angina. Circulation 116(23):2762–2772
Habib G, Hoen B, Tornos P et al. (2009) Guidelines on the prevention, diagnosis, and treatment of infective endocarditis (new version 2009): the Task Force on the Prevention, Diagnosis, and Treatment of Infective Endocarditis of the European Society of Cardiology (ESC). Endorsed by the European Society of Clinical Microbiology and Infectious Diseases (ESCMID) and the International Society of Chemotherapy (ISC) for Infection and Cancer. Eur Heart J; 30:2369–2413
Hamm CW (2004) Leitlinien Akutes Koronarsyndrom (ACS). Z Kardiol 93:324–341
Hamm CW (2009) Kommentar zu den Leitlinien der European Society of Cardiology (ESC) zur Diagnose und Therapie des akuten Koronarsyndroms ohne ST-Strecken-Hebung (NSTE-ACS). Der Kardiologe 4:1–16
Hennerdorf MG, Evers S, Perings Ch, Strauer BE (2001) Antiarrhythmische Therapie von Vorhofflimmern. Herzschr Elektrophys 12:86–94
Hochman JS, Buller CE, Sleeper LA, Boland J, Dzavik V, Sanborn TA, Godfrey E, White HD, Lim J, LeJemtel T (2000) Cardiogenic shock complicating acute myocardial infarction-etiologies, management and outcome: a report from the SHOCK Trial Registry. SHould we emergently revascularize Occluded Coronaries for cardiogenic shocK? J Am Coll Cardiol 36(3 Suppl A):1063–1070
Hoffmeister HM, Bode C, Darius H et al. (2010) Unterbrechung antithrombotischer Behandlung (Bridging) bei kardialen Erkrankungen (Positionspapier). Kardiologe, 4:365–374
Hoppe UC, Böhm M, Drexler H, Hasenfuß G, Lemke B, Osterspey A, Pauschinger A (2009) Kommentar zu den ESC-Guidelines for the Diagnosis and Treatment of Acute and Chronic Heart Failure 2008. Kardiologe 3:16–23
Harrison TR (2008) Harrison's Principles of Internal Medicine, 17th ed. New York, McGraw-Hill
Lemke B, Nowak B, Pfeiffer D (2005) Leitlinien zur Herzschrittmachertherapie. Z Kardiol 94:704–720
Li JS, Sexton DJ, Mick N et al. (2000). Proposed modifications to the Duke criteria for the diagnosis of infective endocarditis. Clin Infect Dis 30:633–638
Mancia G, de Backer G, Dominiczak A, et al.; The Task Force for the management of arterial hypertension of the European Society of Hypertension (ESH) and of the European Society of Cardiology (ESC) (2007) 2007 Guidelines for the management of arterial hypertension. J Hypertens 25:1105–1187
Michels G, Herzig S, Hoppe UC (2005) Levosimendan. Dtsch Med Wochenschr 130:2444–2446
Michels G, Schneider T (2010) Klinikmanual Innere Medizin. Springer, Berlin Heidelberg New York
Naber CK; Paul-Ehrlich-Gesellschaft für Chemotherapie; Deutsche Gesellschaft für Kardiologie, Herz- und Kreislaufforschung; Deutsche Gesellschaft für Thorax-, Herz- und Gefäßchirurgie; Deutsche Gesellschaft für Infektiologie; Deutsche Gesellschaft für Internistische Intensivmedizin und Notfallmedizin; Deutsche Gesellschaft für Hygiene und Mikrobiologie (2004) S2 Guideline for diagnosis and therapy of infectious endocarditis. Z Kardiol 93(12):1005–1021
Nieminen MS, Harjola VP (2005) Definition and epidemiology of acute heart failure syndromes. Am J Cardiol 96:5G-10G
Nohria A, Mielniczuk LM, Stevenson LW (2005) Evaluation and monitoring of patients with acute heart failure syndromes. Am J Cardiol 96:32G–40G
Southworth MR (2003) Treatment options for acute decompensated heart failure. Am J Health Syst Pharm 60 Suppl 4:S7–15
Spodick HH (2003) Acute cardiac tamponade. N Engl J Med 349:684–690
Spyropoulos AC, Bauersachs RM, Omran H et al. (2008) Periprocedural bridging therapy in patients receiving chronic oral anticoagulation therapy. Curr Med Res Opin 22:1109–1122
Teerlink JR (2005) Overview of randomized clinical trials in acute heart failure syndromes. Am J Cardiol 96:59G–67G
Van de Werf F, Bax J, Betriu A et al. (2008) Management of acute myocardial infarction in patients presenting with persistent ST-segment elevation: the Task Force on the Management of ST-Segment Elevation Acute Myocardial Infarction of the European Society of Cardiology. Eur Heart J 29(23):2909–2945
Vardas PE, Auricchio A, Blanc JJ et al. (2007) Guidelines for cardiac pacing and cardiac resynchronization therapy. The Task Force for Cardiac Pacing and Cardiac Resynchronization Therapy of the European Society of Cardiology. Developed in collaboration with the European Heart Rhythm Association. Europace 9(10):959–998
Varon J, Marik PE (2000) The diagnosis and management of hypertensive crises. Chest 118:214–227
Weber H, Hamm CW (2007) Myokardinfarkt und instabile Angina pectoris. Der Internist 48:399–412
Wijns W, Kolh P, Danchin N (2010) Guidelines on myocardial revascularization. Eur Heart J 31:2501–2555
Wright RS, Anderson JL, Adams CD et al. (2011) 2011 ACCF/AHA Focused Update of the Guidelines for the Management of Patients With Unstable Angina/Non-ST-Elevation Myocardial Infarction (Updating the 2007 Guideline): A Report of the American College of Cardiology Foundation/American Heart Association Task Force on Practice Guidelines. J Am Coll Cardiol 57(19):1920–1959

Angiologie

G. Michels, M. Gawenda

10.1 Akuter peripherer arterieller Verschluss – 216

10.2 Akuter Mesenterialarterienverschluss (AMV) – 219

10.3 Thrombosen des Pfortadersystems – 221

10.4 Aortenaneurysma – 222

10.5 Aortendissektion (Aneurysma dissecans aortae) – 226

10.6 Tiefe Beinvenenthrombose (TVT) – 229

10.7 Lungenembolie (LE) – 238

Literatur – 248

10.1 Akuter peripherer arterieller Verschluss

G. Michels

Definition

- Plötzlich auftretende, embolisch oder thrombotisch bedingte Okklusion einer Arterie.
- Im Allgemeinen versteht man darunter Verschlüsse von Extremitätenarterien, sog. akute Extremitätenischämie.

Allgemeines

- Altersgipfel: 50–80 Jahre
- Inzidenz: ca. 7–15/100.000 Einwohner pro Jahr
- Amputationsrate: 10–30 %
- Mortalität: 15–30 %
- Männer und Frauen sind gleich häufig betroffen.

Ätiologie (◘ Tab. 10.1)

Lokalisationen

- **Untere Extremität (85 %):** häufig Verschluss der A. femoralis (Femoralisbifurkation) mit gleichzeitiger Okklusion von Unterschenkelarterien
- Obere Extremität (15 %)
- Prädilektionsstellen: Bifurkationen, z. B. Aortenbifurkationsverschluss (Leriche-Syndrom)
- Viszeralarterien: meist A. mesenterica superior → akute mesenteriale Ischämie
- Organarterien → embolische Organinfarkte (z. B. Niereninfarkt, Milzinfarkt)

Klinischer Verlauf

- Das Ausmaß des arteriellen Verschlusses wird von der sog. »**Ischämietoleranz**« bestimmt. Diese wiederum hängt von verschiedenen Faktoren ab (◘ Tab. 10.2):
  - **Dauer** der Ischämie:
    - Haut: 10–12 h
    - Skelettmuskulatur: 6–8 h
    - Neuronales Gewebe: 2–4 h
  - **Lokalisation** und Länge des Verschlusses:
    - Quantität (Ausmaß) und Qualität von Kollateralkreisläufen
    - Herzminutenvolumen
    - Blutviskosität
- Folgen der totalen Muskelischämie:
  - Anstieg von K^+, Laktat, Myoglobin und verschiedener zellulärer Enzyme (LDH, GOT, CK)
  - Zeichen des hypoxischen Gewebeschadens mit Ausbildung einer Azidose und Rhabdomyolyse (verstopft Nierentubuli)

◘ Tab. 10.1 Ätiologie des akuten arteriellen Verschlusses

Embolien (70–80 %):
- Kardiale Emboliequellen (80–90 %): Vorhofflimmern (auch bei intermittierendem Vorhofflimmern können Vorhofthromben entstehen), Postkardioversionsembolien, Herzwandaneurysma nach Myokardinfarkt, Vitien, Endokarditis, paradoxe Embolie (offenes Foramen ovale), dilatative Kardiomyopathie, ineffektive Antikoagulation bei Kunstklappen, Tumoren des linken Herzens (z. B. Vorhofmyxom)
- Extrakardiale Emboliequellen (10–20 %): Cholesterinembolien (Bauchaorta), atheromatöse Arterien, Thromboembolie aus Aneurysmasack, Luft-, Fremdkörper-, Fett-, Tumorembolien

Thrombosen (20–30 %):
- Exulzerierte Plaque einer obliterierenden Arteriosklerose (z. B. im Bereich der distalen Aorta, A. iliaca, A. femoralis)
- Postoperativ
- Dilatierende Arteriopathie
- Kompressionssyndrome
- Dissektionen (periphere Arterien/Aorta)
- Arterienverletzung durch Trauma
- Exsikkose (ältere Patienten und Herzinsuffizienz)
- Hämatologisch/Gerinnungsstörungen: Polyglobulie, Polycythaemia vera, Hyperkoagulopathien (z. B. Heparin-induzierte Thrombopenie Typ II, AT-III- oder Protein-C-Mangel)
- Vasospasmen assoziiert mit Thrombose (z. B. Ergotismus, Kokainabusus, Vaskulitiden)

Traumatische Genese (5–10 %):
- Iatrogen: Punktion, Herzkatheterschleusen, intraarterielle Gabe von Medikamenten z. B. Katecholamine, Zytostatika etc.
- Trauma: z. B. Intimadissektion mit konsekutivem Thrombus

10.1 · Akuter peripherer arterieller Verschluss

- **Tourniquet-Syndrom** (Ischämiedauer >6 h oder Komplikation nach Revaskularisation, sog. Reperfusionssyndrom) mit systemischen Komplikationen:
  - Heftige Schmerzen begleitet mit massivem Ödem
  - Myoglobulinämie/-urie
  - Metabolische Azidose
  - Hyperkaliämie
  - Volumenverlust (Schock)
  - Drohendes Nierenversagen

> Besteht eine komplette Ischämie länger als 4–6 h, so ist mit einer gefährlichen Rhabdomyolyse zu rechnen.

Klinik

6 P nach Prat (1954) in »zeitlicher« Reihenfolge
- Pulslosigkeit (»pulselessness«)
- Blässe (»paleness«)
- Schmerz (»pain«)
- Gefühlsstörung (»paresthesia«)
- Bewegungsunfähigkeit (»paralysis«)
- Schock (»prostration«)

Anmerkung: Die Ausprägung der »P-Symptome« kann individuell stark variieren, zudem müssen nicht alle Symptome gleichzeitig vorliegen.

Unterscheidung inkomplette versus komplette Ischämie
- **Inkomplette** Ischämie:
  - Nicht alle 6 Leitsymptome vorhanden (bei thrombotischer Genese und Kollateralenbildung)
  - Eingeschränkte Motorik und Sensibilität
- **Komplette** Ischämie:
  - Wenn alle 6 Leitsymptome ausgeprägt sind (meist embolischer Genese)
  - Völliger Verlust von Motorik und Sensibilität

Anmerkung: Bei thrombotischem Verschluss einer Stenose ist die Symptomatik weniger stark ausgeprägt, da die Stenose schon lange vorher zu Minderdurchblutung und Kollateralenbildung führt. Eine plötzliche Klinik wird dagegen durch arterielle Embolien und selten durch arterielle Thrombosen hervorgerufen.

Stadien der akuten Extremitätenischämie
(Tab. 10.2)

Diagnostik

> - **Hautkolorit**
> - **Temperatur**
> - **Pulsstatus** (Doppleruntersuchung bei bestehender pAVK)
> - **Motorik**
> - **Sensibilität** (Berührungsempfindung, 2-Punkte-Diskrimination)

- **Anamnese**: Vorerkrankungen (kardial), Z.n. postoperativem Krankenhausaufenthalt, Medikamente (Antikoagulation), akut auftretende starke Schmerzen (Linderung bei Beintieflagerung)
- **Inspektion** (Unterscheidung nach Vollmar):
  - Blasse Ischämie (günstige Prognose): Hautblässe bei kollabierten Venen, d. h. kein Hinweis für eine beginnende venöse Stagnationsthrombose
  - Zyanotische Ischämie (schlechte Prognose): als Zeichen der beginnenden Stase des Kapil-

Tab. 10.2 Rutherford/TASC-II-Stadieneinteilung der akuten Ischämie

Stadien	Prognose	Gefühlsstörung (Sensibilität)	Bewegungsstörung (Motorik)	Dopplersignal
I	Funktionsfähig	Keine	Keine	Hörbar
II-A	Marginal bedroht	Minimal (Zehen)	Keine	Arteriell: oft hörbar venös: hörbar
II-B	Unmittelbar bedroht	Zehenüberschreitend	Leicht bis mäßig	Arteriell: nicht hörbar venös: hörbar
III	Irreversibel	Ausgedehnt, Anästhesie	Paralysis	Arteriell: nicht hörbar venös: nicht hörbar

larbettes und des venösen Systems mit fleckförmiger Blaufärbung durchsetzt von blassen Hautarealen
- **Palpation:**
  - Seitengleiche Pulskontrolle (!)
  - Kühle distale Extremität
  - Distale Pulslosigkeit (zu beachten: möglicher »Auflaufpuls« durch Fortleitung von Pulsationen bei frischen Thromben)
- **Labordiagnostik:**
  - Blutbild (Hämoglobin, Hämatokrit, Thrombozytenzahl, Leukozyten)
  - Retentionswerte, Elektrolyte, CK, Myoglobin, Laktat
  - Gerinnung (partielle Thromboplastinzeit, INR)
  - Blutgase
- **12-Kanal-EKG:** Ausschluss von Rhythmusstörungen, z. B. Vorhofflimmern, jedoch schließt ein normaler Sinusrhythmus die kardioembolische Genese nicht aus
- **Bildgebende Verfahren:**
  - Dopplersonographie: Dopplerdruckmessung und Farbduplexsonographie
  - Angiographie: digitale Subtraktionsangiographie, intraarterielle DSA (Goldstandard)
    - Embolischer Verschluss: sog. Kuppelphänomen und kaum Kollateralgefäße
    - Thrombotischer Verschluss: Kollateralkreisläufe erkennbar
    - Neben der Diagnostik kann gleichzeitig interveniert werden.
  - Angio-MRT (jedoch nicht in der Akutphase)
- **Echokardiographie:**
  - Vor allem bei Rezidiven
  - Suche nach Herzwandaneurysma, Vitien, Endokarditis
  - Darstellung des linken Vorhofohrs (nur TEE aussagekräftig, allerdings ist eine Vollantikoagulation sowieso notwendig, so dass die therapeutische Konsequenz eines Thrombusnachweises gering ist, *ultima ratio* bei großem flottierendem Vorhofohrthrombus → OP)

> Bei Verdacht auf eine akute Ischämie ist die rasche Diagnosestellung wichtig, d. h. rasche Dopplerdruckmessung von einem erfahrenen Untersucher.
> Anschließend umgehende farbduplexsonographische Untersuchung zur Bestätigung der klinischen Arbeitsdiagnose und Feststellung der Lokalisation und des Ausmaßes der Arterienveränderungen.

Differenzialdiagnostik »akuter Extremitätenschmerzen«

- **Vaskulär:** Venenthrombose (Rötung, Schwellung, Überwärmung), Phlegmasia coerulea dolens (Schwellung, kalte Extremität durch schlagartige und komplette Thrombose aller venösen Abflussbahnen einer Extremität), Raynaud-Syndrom, Ergotismus (Vasospasmen mit Abblassen der Akren)
- **Extravaskulär:** Spinalkanalstenose (Claudicatio intermittens spinalis), degenerative Gelenkerkrankungen, Ischialgie, Muskelfaserriss (umschriebener Muskelschmerz mit Hämatombildung), Rheuma, Gicht

Therapie

Erstmaßnahmen

- Aufrechterhaltung und Stabilisierung der Vitalfunktionen
- Optimierung der Oxygenierung: O_2-Applikation
- Lagerung:
  - »Tieflagerung« der Extremität
  - Anlage eines »Watteverbands« bzw. eines Wattestiefels
- Analgesie (keine i.m.-Injektion): Opioide
- Kreislaufüberwachung/-stabilisierung: Volumensubstitution, u. a. auch zur Verbesserung der Rheologie
- Interdisziplinäre Therapieentscheidung: Angiologie, Radiologie und Gefäßchirurgie

> Das therapeutische Zeitfenster von 6 h sollte möglichst eingehalten werden.

Systemische Heparinisierung

- Initial: 5000–10.000 I.E. Heparin als Bolus
- Danach: Heparin-Perfusor: 500 I.E./ml (PTT gesteuert: 2- bis 3fach)
- Ziel: Vermeidung weiterer Embolien und venöser Stagnationsthrombosen

Fibrinolyse

- Indikation: insbesondere bei Patienten mit hoher Komorbidität (risikoarme Alternative zur Operation) und inkompletter Ischämie und/oder periphere Verschlusslokalisation
- Substanzen: Urokinase oder rt-PA
- Möglichkeiten: systemische oder lokale intraarterielle Fibrinolyse
- Thrombolyseverfahren der Wahl: **lokale Lyseverfahren**

- Verfahren: Infusionsthrombolyse *oder* Infiltrationsthrombolyse
- Vorteile der Infiltrationsthrombolyse (Pulsed-Spray-Thrombolysetechnik) gegenüber der Infusionsthrombolyse (bessere Wiedereröffnungsraten bei niedrigeren Komplikationsraten)
- Initiale Wiedereröffnungsrate beider Lyseverfahren: 70–90 %
- Angiographische Kontrolle nach 12–24 h

Interventionelle Radiologie

- Indikationen:
  - Bei Ischämie (TASC II a, II b, III) mit distalem arteriellem Verschluss unabhängig von seiner Genese
  - Bei geringgradigen Beschwerden (TASC I und II a) und zentralem arteriellem Verschluss (Becken) ohne Femoralisgabelbeteiligung sowie bei langstreckigem (>20 cm) arteriellem Verschluss der A. femoralis superficialis
- Möglichkeiten: Intervention (PTA = perkutane transluminale Angioplastie) mit oder ohne lokale Lyse
- Verfahren:
  - Perkutane Aspirationsthrombembolektomie (PAT)
  - Mechanische Fragmentationskathetersysteme
  - Hydrodynamische Kathetersysteme
- Wiedereröffnungsrate der perkutanen Aspirationsthrombembolektomie: >80 % (PTA alleine) und 85–90 % (PTA plus Lyse)

Gefäßchirurgie

- Indikationen:
  - Bei Ischämie (TASC I–III) mit eindeutigem Verdacht auf arterielle Embolie
  - Bei schwerwiegender Ischämie (TASC II b und III) mit zentralem arteriellem Verschluss (Becken, Oberschenkel inklusive Femoralisgabel) sowie mit langstreckigem (>20 cm) arteriellem Verschluss der A. femoralis superficialis
  - Bei schwerwiegender Ischämie (TASC III) mit eindeutig irreversibel geschädigter Extremität, primäre Majoramputation
- Möglichkeiten bei Embolie:
  - Embolektomie (Methode der Wahl)
  - Ggf. Amputation bei protrahierter kompletter Ischämie mit Myolyse
- Möglichkeiten bei akuter Thrombose:
  - Klassischer Eingriff: Thrombembolektomie nach Fogarty
  - Thrombendarteriektomie
  - Bypassverfahren
- Für das operative Vorgehen wird eine Beinerhaltungsrate von 67–95 % und eine Mortalität von 8–25 % angegeben
- Mögliche Komplikationen nach Revaskularisation (abhängig von Dauer und Ausmaß der Ischämie):
  - Reperfusionssyndrom (Kompartmentsyndrom)
  - Crush-Niere (infolge Myoglobinurie)
  - Hypovolämie (durch Flüssigkeitsextravasation)
  - Arrhythmien (Hyperkaliämie und metabolische Azidose)
  - Multiorganversorgen, Sepsis

Gefäßchirurgie *oder* interventionelle Verfahren

- Bei geringradigen Beschwerden (TASC I und II a) infolge autochthoner Thrombose bei vorbestehender pAVK mit Verschlüssen im Bereich der A. femoralis superficialis sowie der A. poplitea im Segment I–III
- Stets interdisziplinäre und individuelle, risikenadaptierte Entscheidung anstreben

Rezidivprophylaxe

- Thrombozytenaggregationshemmer (lebenslang)
- *Ultima ratio* bei Vorhofflimmern: Verschluss des Vorhofohrs operativ oder mittels Device (Watchman), falls keine Antikoagulation möglich

> Bei klinischen Zeichen einer kompletten Ischämie ist die operative Intervention ohne Zeitverzögerung und daher ohne Angiographie indiziert

10.2 Akuter Mesenterialarterienverschluss (AMV)

G. Michels

Allgemeines

- In bis zu **85 % d.F.** ist die A. **mesenterica superior (AMS)** betroffen:
  - Die AMS stellt das Hauptversorgungsgefäß des Intestinums dar.
  - AMS und ihr Stromgebiet sind wegen der unfixierten Lage der Dünndarmschlingen und der nur zentralen Kollateralisierungsmöglichkeiten funktionell als *Endstromgebiet* zu werten, d. h. ein akuter Hauptstammver-

schluss der AMS führt praktisch immer zum Mesenterialinfarkt.
- Die Gebiete des Truncus coeliacus und der A. mesenterica inferior sind dagegen phylogenetisch relativ gut vor einer akuten Hauptstammokklusion geschützt.
- Weitere Lokalisationen viszeraler Gefäßverschlüsse:
  - Truncus coeliacus (12 %)
  - A. mesenterica inferior (3 %)
- Ungefähr 0,5–2 % aller akuten Abdominalbeschwerden sind auf eine akute viszerale Ischämie zurückzuführen (◘ Tab. 10.3).
- Altersgipfel: 70–80 Jahre (kardiovaskuläre Komorbidität)
- Inzidenz: 1/100.000 Einwohner pro Jahr
- Letalität (durchschnittlich): 70 %

◘ **Tab. 10.3** Ursachen der viszeralen Ischämie

Okklusive viszerale Ischämie – arterieller Verschluss:
- 30–40 %: arterielle Thrombose
- 30–35 %: arterielle Embolie (meist Vorhofflimmern)
- 2 %: dissezierendes Aortenaneurysma, Vaskulitiden

Okklusive viszerale Ischämie – venöser Verschluss:
- 10–15 %: venöse Thrombose

Nicht okklusive viszerale Ischämie (angioplastische Reaktion)
- 25–45 %: non-okklusiver Mesenterialinfarkt (NOMI)
- »Low-cardiac output syndrome«: kardiogener Schock, Katecholamintherapie (Vasokonstriktion vor allem durch Adrenalin, Noradrenalin), Herzinsuffizienz
- Vor allem nach herzchirurgischen Eingriffen und Sepsis-Intensivpatienten

Ätiologie (◘ Tab. 10.3)

Klinik (◘ Tab. 10.4)

Diagnostik

> Das Zeitintervall bis zur Diagnosestellung bestimmt das Überleben bei mesenterialer Ischämie. Das diagnostische Verfahren der Wahl ist die transfemorale intraarterielle *digitale Subtraktionsangiographie (DSA)* mit der Möglichkeit der sofortigen Intervention.

- **Anamnese** (u. a. kardiovaskuläre Erkrankungen, Vorhofflimmern, Angina abdominalis)
- **Körperliche Untersuchung**
- **Labordiagnostik** (inklusive BGA):
  - Laktat-Anstieg
  - CRP-Anstieg
  - Leukozytose
  - LDH-Anstieg
  - Metabolische Azidose
  - Blutbild (Hyperviskosität, Hkt)
- **Bildgebung:**
  - Angiographie (Goldstandard)
    - Darstellung aller viszeralen Stromgebiete
    - Möglichkeiten zur anschließenden interventionellen Therapie: Pharmakospülperfusion, Lysetherapie, Katheterthrombembolektomie oder Stent-PTA
  - Abdomen-Sonographie mit Farbduplexsonographie
    - Wandödem
    - Motilitätsänderungen
    - Aszites

◘ **Tab. 10.4** Stadienabhängige Klinik des Verschlusssyndroms der A. mesenterica superior

Stadium	Ischämiedauer [h]	Klinik	Revaskularisation möglich	Darmresektion nötig	Letalität [%]
Initialstadium: Stadium der Minderperfusion bzw. Infarzierung	0–6	Akutes Abdomen, Diarrhö	+++	–	Etwa 20
Stilles Intervall: Stadium der Wandnekrose bzw. der Perforation (fauler Frieden)	7–12	Dumpfer Bauchschmerz, Darmparalyse/Subileus	++	+	20–40
Endstadium: Stadium der Durchwanderungsperitonitis	12–24	Paralytischer Ileus, Peritonitis, Multiorganversagen/Sepsis	(+)	++	40–100

- direkte Darstellung von Stenosen/Thrombosen
- Aortendissekat → eingeschränkte Bedingungen durch geblähtes Abdomen
- Keine Darstellung der Peripherie und Kollateralen
- Angio-CT

Differenzialdiagnostik

- Andere Kolitisformen, z. B. mikroskopische Kolitis (kollagene oder lymphozytäre Kolitis)
- Andere Ursachen des paralytischen Ileus

Therapie

> Eine akute Darmischämie hat eine hohe Mortalität. Die rechtzeitige Angiographie und ggf. Operation sind essentiell.

Allgemeinmaßnahmen

- Aufrechterhaltung und Stabilisierung der Vitalfunktionen
- Optimierung der Oxygenierung (O_2-Gabe)
- Anlage eines zentralvenösen und arteriellen Zugangs (insbesondere vor Lysetherapie)
- Ausgleich des Flüssigkeitshaushaltes (Volumensubstitution)
- Hämodynamische Stabilisierung (arterielles Monitoring, MAP >65 mmHg)
- Antikoagulation (Heparin-Perfusor: 500 I.E./ml)
- Antibiotikatherapie bei V. a. Durchwanderungsperitonitis (gesamtes Keimspektrum)
- Adäquate Analgesie

Interdisziplinäre Maßnahmen (Angiologe, Gefäß-, Viszeralchirurg, Radiologe)

- Maßnahmen bei **okklusivem** Geschehen (Embolie oder Thrombose)
  - AMV *mit* Zeichen der Peritonitis:
    - Explorative Laparotomie bei operationsfähigen Patienten
    - Vaskuläre Rekonstruktion bei zentralen vaskulären Gefäßverschlüssen
    - Darmresektion bei avitalen Darmabschnitten
    - Ggf. PTA und/oder Stentimplantation, falls technisch erreichbar
  - AMV *ohne* Zeichen der Peritonitis:
    - Primär Angiographie, danach Entscheidung: konservativ oder Laparotomie
  - Lysetherapie/Antikoagulation mit Heparin:
    - Okklusive viszerale Ischämie durch Thrombose
    - Okklusive viszerale Ischämie bei peripher vaskulären Gefäßverschlüssen
- Maßnahmen bei **nicht okklusivem** Geschehen (Spasmen oder NOMI):
  - Pharmakospülperfusion über den liegen gelassenen transfemoralen Diagnostikkatheter
    - Ringer-Lösung *plus*
    - PGE_1 Alprostadil 20 μg als Bolus, 60–80 μg/Tag über Perfusor (alternativ: PGI_2 Ipoprostenol 5–6 ng/kgKG/min) *plus*
    - Heparin 10.000 I.E./l
  - Behandlung der Grunderkrankung (z. B. Volumensubstitution bei Sepsis)

10.3 Thrombosen des Pfortadersystems

G. Michels

Allgemeines

- Bezogen auf alle viszeralen Venen sind die Portalvenen am häufigsten von einer Thrombose betroffen (Pfortaderthrombose, prähepatischer Block).
- Bei der akuten Mesenterialvenenthrombose handelt es sich um einen thrombotischen Verschluss von V. portae, V. lienalis und/oder V. mesenterica superior.
- Altersgipfel: 40 Jahre
- Inzidenz: 0,05–0,5 % (allgemein) und 1–20 % (Patienten mit Leberzirrhose)
- Letalität der akuten Pfortaderthrombose: 20–50 %

Ätiologie

> Die Ursachen von Thrombosen des Pfortadersystems können ebenso wie andere Venenthrombosen der Virchow-Trias (Hyperkoagulabilität, Hämostase mit Strömungsverlangsamung, Venenwandveränderungen [Vaskulopathien]) zugeordnet werden. In ungefähr 50 % der Fälle bleibt dennoch die Ursache für eine Thrombosierung im Pfortadersystem unklar.

- Hyperkoagulabilität:
  - Neoplasien: myelodysplastische Syndrome, Polycythaemia vera, Leberzellkarzinome, Metastasen etc.
  - Angeborene Gerinnungsstörungen (AT-III, Protein C, Protein S Mangel, Faktor-V-

Leiden Mutation, Prothrombingenmutation [G20210A], Sichelzellanämie)
- Erworbene Gerinnungsstörungen (Leberzirrhose, Schwangerschaft, essentielle Thrombozytose, orale Antikonzeption, nephrotisches Syndrom, chronisch-entzündliche Darmerkrankungen etc.)
- **Hämostase mit Strömungsverlangsamung**:
  - Leberzirrhose
  - Kompression durch Tumorgewebe
  - Splenektomie
  - Morbus Ormond
  - Radiatio
- **Vaskulopathien**: fortgeleitete Appendizitis, Pankreatitis, Cholangitis etc., sog. septische Pfortaderthrombosen

Klinik und Diagnostik

- **Symptome und klinische Manifestationen**:
  - Vielfältig bis akutes Abdomen
  - Gastrointestinale Blutung
  - Splenomegalie, Hepatomegalie
  - Anämie
  - Aszites
  - Hämorrhagischer Dünndarminfarkt (bei Ausdehnung der Thrombose auf die V. mesenterica superior)

> Bei neuaufgetretener Aszites bei Leberzirrhose sollte immer eine Pfortaderthrombose ausgeschlossen werden (Tab. 10.5).

- **Bildgebung**:
  - Abdomensonographie/Farbduplexsonographie:
    - Portale Hypertension >10 mmHg
    - Nachweis echogener Thromben (zum Teil echoarmer Randsaum), ggf. teils rekanalisierte Pfortader
  - Fehlender oder deutlich reduzierter portaler Fluss (<11 cm/s)
  - Prästenotische Dilatation der Pfortader
  - Kompensatorische Zunahme des arteriellen intrahepatischen Flusses (A.-hepatica-Flusses)
- Angio-MRT und/oder KM-CT

Therapie (interdisziplinär: Angiologie, Chirurgie und Radiologie)

> Das therapeutische Ziel jeder Behandlung der akuten Mesenterialvenenthrombose ist die Vermeidung/ggf. frühzeitige Behandlung eines hämorrhagischen Mesenterialinfarktes und die langfristige Vermeidung einer portalen Hypertension.

- **Konservativ**: Heparinisierung und anschließende orale Antikoagulation (Phenprocoumon), ggf. Fibrinolyse z. B. fibrinogengesteuerte Urokinase-Lyse
  - Initial: 250.000 I.E. Urokinase (Rheotromb) über 20 min
  - Danach: Perfusor 2–4 Mio. I.E./Tag über 3–5 Tage (Ziel: Fibrinogenspiegel 100–150 mg/dl)
  - Begleitend: Heparin-Perfusor 500 I.E./ml
  - Zusätzlich: Gabe eines Breitbandantibiotikums
- **Interventionelle Möglichkeiten**:
  - Transjugulär-transhepatisch (TIPSS) mit oder ohne lokaler Lyse
  - Transhepatische, kathetergesteuerte Lyse, ggf. in Kombination mit Katheterthrombektomie
- **Chirurgie**: explorative Laparotomie mit Darmresektion bei gleichzeitig vorliegender Darmischämie

10.4 Aortenaneurysma

G. Michels, M. Gawenda

Definition

- Unter einem **Aortenaneurysma** versteht man eine **abnorme Ausweitung** der aortalen Gefäßwandung entweder der **Aorta abdominalis** und/oder der **Aorta thoracalis** (Tab. 10.6).
- **Aorta abdominalis**
  - *Bauchaortenaneurysma* (infrarenal): ≥30 mm bzw. fokale Erweiterung der Aorta >50 % des normalen Transversaldurchmessers (Moll et al. 2011)

Tab. 10.5 Schweregrade der Pfortaderthrombose

Stadium	Kennzeichen
1	Verschluss intrahepatischer Pfortaderäste
2	Verschluss des rechten oder linken Hauptstammes
3	Partieller Verschluss des kompletten Hauptstammes
4	Totaler Verschluss des kompletten Hauptstammes

10.4 · Aortenaneurysma

Tab. 10.6 Normale Transversaldurchmesser der Aorta (Ures et al. 1988; Johnston et al.1991; Hager et al. 2002)

Abschnitt der Aorta	Durchmesser beim Mann [cm]	Durchmesser bei der Frau [cm]
Aortenwurzel (auf Höhe der Aortenklappe)	3,04±0,50	2,88±0,38
Aorta thoracalis ascendens (maximaler Durchmesser)	3,20±0,42	2,90±0,34
Aortenisthmus	2,55±0,39	2,32±0,36
Aorta thoracalis descendens (diaphragmaler Anteil)	2,51±0,34	2,27±0,31
Aorta abdominalis descendens (subdiaphragmaler Anteil)	1,81±0,29	1,72±0,23
Aorta abdominalis (Bifurcatio aortica)	1,54±0,20	1,43±0,18

— *Aortenektasie* (infrarenal): Ausweitung der aortalen Gefäßwandung >25 bis <30 mm; zu einer aortalen Verbreiterung kann eine Elongation mit Schlängelung, sog. Kinking, hinzukommen
— **Aorta thoracalis**
  — *Thorakales Aortenaneurysma*: ≥50 mm (Aorta ascendens) und ≥40 mm (Aorta thoracalis descendens) bzw. fokale Erweiterung der Aorta >50 % des normalen Transversaldurchmessers (Moll et al. 2010)
  — *Aortenektasie*: fokale Erweiterung der Aorta <50 % des normalen Transversaldurchmessers je nach Aortenabschnitt
— Einflussfaktoren (unter Ausschluss von Erkrankungen) auf den Aortendurchmesser: Alter (Zunahme mit dem Alter), Geschlecht (Mann > Frau) und BMI (0,27 mm pro BMI-Einheit)

Allgemeines

— Altersgipfel: >60 Jahre
— Männer häufiger betroffen als Frauen
— Pathogenetisch bestehen zwischen Bauchaorten- und thorakalem Aortenaneurysma signifikante Unterschiede (u. a. unterschiedliche Genexpressionsmuster)

Einteilung des Aortenaneurysmas
Klinische Einteilung
— Thorakale Aortenaneurysma (15 % d.F.)
  — Aneurysma der Aorta ascendens (51 % d.F.)
  — Aneurysma des Aortenbogens (11 % d.F.)
  — Aneurysma der Aorta thoracalis descendens (38 % d.F.)
— Bauchaortenaneurysma (80 % d.F.)
  — Infrarenale Aortenaneurysma (95 % d.F.)
  — Suprarenale Aortenaneurysma und juxtarenale Aortenaneurysma (5 % d.F.)
— Thorakoabdominelles Aortenaneurysma
— Morbus aneurysmaticus: Aneurysmen in verschiedenen Gefäßen

Klinisch-pathologische Einteilung
— Aneurysma verum: Alle drei Gefäßschichten (Intima, Media, Adventitia) betroffen
— Aneurysma dissecans: Abhebung einer dünnen Intimalamelle mit Ausbildung eines falschen Lumens (Pseudolumens), welches häufig einen größeren Durchmesser aufweist als das wahre Lumen, evtl. mit Perfusion durch Entry und Reentry
— Aneurysma spurium/falsum: perivasales Hämatom, z. B. iatrogen nach Arterienpunktion, welches mit dem Gefäß in Verbindung steht und perfundiert wird. Das Hämatom täuscht ein Aneurysma vor hat aber keine Gefäßwand

Morphologische Einteilung des Aneurysma verum
— Fusiformes (spindel-/bauchförmiges) Aneurysma
— Sacciformes (sackförmiges) Aneurysma mit hohem Rupturrisiko

Ätiologie

— **Arteriosklerotisch** bedingt: Hauptrisikofaktoren: arterielle Hypertonie und Rauchen
— **Kongenitale Mediadefekte** mit Mediadysplasie

- **Infektiös/inflammatorisch**: z. B. Lyme Disease oder luisches Aneurysma → tertiärer Lues

Komplikationen

- Thrombembolische distale Verschlüsse
- Aortendissektion
- Ruptur (frei oder gedeckt), gelegentlich mit symptomfreiem Intervall (◘ Tab. 10.7, ◘ Tab. 10.8)
  - Gedeckte Ruptur:
    - schmerzhafte pulsierende abdominelle Resistenz und/oder Schmerzausstrahlung in den Rücken/Flankenbereich
    - hämodynamisch meist stabil
    - Labor: Erniedrigung von Hkt und Hb als Ausdruck der retroperitonealen Einblutung
  - Freie Ruptur:
    - Akutes Abdomen
    - Hämodynamische Instabilität
- Aortoduodenale Fistel: aortocavale Fistel (ggf. Zeichen der Rechtsherzinsuffizienz, Körperstammzyanose)
- Thrombembolie aus Aneurysmasack (→ akuter arterieller Verschluss)

◘ **Tab. 10.7** Durchmesserorientiertes Rupturrisiko des Bauchaortenaneurysmas (Moll et al. 2011)

Durchmesser [mm]	Jährliches Rupturrisiko [%]
30–39	0
40–49	1
50–59	1–11
60–69	10–22
>70	30–33

Anmerkung: Das Rupturrisiko ist u. a. mit der jährlichen Wachstumsrate und weiteren Faktoren assoziiert.

◘ **Tab. 10.8** Durchmesserorientiertes Rupturrisiko des thorakalen Aneurysmas (Coady et al. 1997)

Durchmesser [mm]	Jährliches Rupturrisiko [%]
<40	0
40–49	1,4
50–59	4,3
>60	19

Klinik

- Meist asymptomatisch bis symptomatisch (lokalisationsabhängig)
  - Distale Embolisationen
  - Hämoptoe (Arrosion eines Bronchus)
  - Paresen/Paraplegie (Wirbelsäulenarterien)
  - Stridor
  - Dysphagie (Druck auf Ösophagus)
  - Heiserkeit (N.-recurrens-Druckschädigung)
  - Diffuse Bauchschmerzen (wie bei Lumbalsyndrom, Pyelonephritis, Ulkus etc.)

Diagnostik

- **Anamnese** (kardiovaskuläre Grunderkrankungen und Risikofaktoren)
- **Risikofaktoren für ein Aortenaneurysma:**
  - Rauchen
  - Arterielle Hypertonie
  - Männliches Geschlecht
  - Alter
  - pAVK
  - Zerebrovaskuläre arterielle Verschlusskrankheit
  - Aneurysmen in anderen Gefäßen (z. B. Poplitealaneurysma)
  - Positive Familienanamnese
  - COPD
  - Angeborene Bindegewebserkrankungen (z. B. Marfan-Syndrom)
  - Hyperlipidämie
  - Vaskulitiden großer Gefäße (z. B. Morbus Horton, Takayasu-Arteriitis)
- **Körperliche Untersuchung**: pulsierende Raumforderung?
- **Labordiagnostik:** Retentionsparameter, Blutbild, Herzenzyme
- **Bildgebende Verfahren:**
  - Doppler-/Duplexsonographie als Screening- und Routineuntersuchung beim stabilen infrarenalen Aortenaneurysma, bei Dissekaten des Aortenbogens auch Karotiden und Vertebralisfluss
    - Gefäßerweiterung über 30 mm
    - Gefäßwandverkalkung
    - Echoreiches thrombotisches Material
    - Nachweis einer Pulsation
  - CT-Thorax plus Abdomen mit KM
  - MRT: nur im speziellen Fall → Abgrenzung inflammatorischer Prozesse versus Morbus Ormond
  - PET: Entzündungs(Aktivitäts)nachweis im speziellen Fall

- Angiographie: heute weitestgehend durch kontrastmittelverstärktes Spiral-CT mit Bildnachverarbeitung/Postprocessing ersetzt

Therapie

 Therapiemanagement: Bauchaortenaneurysma
- Aneurysmadurchmesser 3–3,9 cm und asymptomatisch: konservativ und sonographische Kontrollen alle 2 Jahre
- Aneurysmadurchmesser 4–5 cm und asymptomatisch: konservativ und sonographische Kontrollen 1- bis 2-mal/Jahr
- Aneurysmadurchmesser >5 cm oder symptomatisch oder jährliche Wachstumsrate >1 cm: operativ oder interventionell (endovaskuläre Verfahren)

Therapiemanagement: thorakales Aortenaneurysma
- Aneurysmadurchmesser 3–3,9 cm und asymptomatisch: konservativ und CT-/MRT-Kontrollen 1-mal/Jahr
- Aneurysmadurchmesser 4–5,5 cm und asymptomatisch: konservativ und CT-/MRT-Kontrollen 1- bis 2-mal/Jahr
- Aneurysmadurchmesser >5,5 cm oder symptomatisch oder jährliche Wachstumsrate >0,5 cm: operativ oder ggf. endovaskuläre Verfahren (Hybridverfahren)

Anmerkung: Ausnahmen bzgl. der obigen Therapieempfehlungen stellen Patienten mit Marfan-Syndrom und andere Patientengruppen dar (siehe dazu aktuelle Leitlinien: Hiratzka et al. 2010 [thorakales Aortenaneurysma] und Moll et al. 2011 [Bauchaortenaneurysma]). Die Behandlung eines symptomatischen Aneurysmas kann nicht aufgeschoben werden und bedarf der Dringlichkeit (24-h-Zeitfenster).

Konservative Therapie (»best medical treatment«)

- β-Blocker, ACE-Hemmer/AT$_1$-Antagonisten und Statine
    - Ziele: Senkung des Blutdrucks (<140/90 mmHg bei Patienten ohne Diabetes mellitus bzw. <130/80 mmHg bei Patienten mit Diabetes oder chronischer Niereninsuffizienz; Abnahme der Wandspannung durch Reduktion der Druckanstiegsgeschwindigkeit) und BAA-Progression
    - Besonderheit zu β-Blockern: Senkung der perioperativen Mortalität, jedoch keine Beeinflussung bzgl. BAA-Progression oder Rupturrisiko
    - Besonderheit zu ACE-Hemmern: neben der antihypertensiven Wirkung hemmen ACE-Hemmer (Captopril, Lisinopril und Enalapril) verschiedene durch Angiotensin-II-getriggerte inflammatorische Prozesse (Einfluss auf Matrixmetalloproteinasen) mit positivem Einfluss auf die BAA-Progression
    - Besonderheit zu AT$_1$-Antagonisten: Sartane scheinen spezifisch die Progression von thorakalen Aneurysma zu verhindern, kein Einfluss auf Bauchaortenaneurysma
    - Besonderheit zu Statinen: neben dem Einfluss auf den Lipidstoffwechsel führen Statine (Simvastatin, Pravastatin und Atorvastatin) zu einer Abnahme der Expression von inflammatorischen Moleküle und von Matrixmetalloproteinasen
- Vermeiden körperlicher Belastungen (vor allem isotone Anstrengung/Gewichte heben) sowie Risikofaktorenmanagement (Nikotinverbot! Optimierung des Lipidstatus [Statine], etc.)

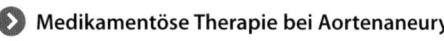 Medikamentöse Therapie bei Aortenaneurysma
- Bauchaortenaneurysma: ASS, β-Blocker, ACE-Hemmer und Statine
- Thorakales Aneurysma: ASS, β-Blocker, ACE-Hemmer/AT$_1$-Antagonisten und Statine

Operative oder interventionelle Therapie

- Abhängigkeitsfaktoren
    - Symptomatik des Aortenaneurysmas
    - Durchmesser des Aortenaneurysmas
    - Morphologie/Lokalisation des Aortenaneurysmas
    - Durchmesserorientiertes Rupturrisiko unter konservativer Therapie mit »best medical treatment«
    - Individuelles OP- und Narkoserisiko
    - Lebenserwartung
- Interventionelle/endovaskuläre Verfahren
    - Indikation: infrarenale Aneurysmen, insbesondere bei hohem OP-Risiko (KHK, Niereninsuffizienz, Anämie, ältere Patienten, Neurologie)
    - Endostenting (EVAR) ist mindestens gleichwertig zur konservativen Chirurgie (OAR)
    - Juxtarenale abdominelle Aortenaneurysmen: in spezialisierten Zentren endovaskuläre Therapie mit sog. fenestrierten Stentprothesen möglich
    - Thorakoabdominale Aortenaneurysmen: in spezialisierten Zentren endovaskuläre Thera-

pie mit «branched» (verzweigten) Stentprothesen möglich
- **Operative Verfahren**
  - Offen operativ oder ggf. laparoskopisch: Kunststoffprothesen (Rohr-, Y-Prothese)
  - Ggf. Hybridverfahren: kombinierte endovaskuläre und chirurgische Vorgehensweise
- Ggf. Bentall-OP mit Aortenklappenersatz bei klappennahem Aneurysma

10.5 Aortendissektion (Aneurysma dissecans aortae)

G. Michels, M. Gawenda

Definition

Intimaeinrisse durch pulsatile Belastung und *shear-stress* führen zum Durchtritt von Blut in die Aortenmedia und somit zur Ausbildung einer Aortendissektion. Die Erweiterung des falschen Lumens kann zum Aneurysma dissecans führen.

> **Einteilung der Aortendissektion**
> **Stanford**-Klassifikation (1970)
> - Proximaler Typ A (60 %): Beteiligung der Aorta ascendens, Letalitätszunahme um 10 %/h
> - Distaler Typ B (40 %): distal der A. subclavia sinistra bzw. Aorta descendens, Überleben ohne OP ca. 80 %
>
> **De-Bakey**-Klassifikation (1965)
> - Typ I: Aorta ascendens mit orthograder Ausbreitung (OP-Indikation)
> - Typ II: nur Aorta ascendens (OP-Indikation)
> - Typ III: distal der A. subclavia sinistra (konservative Behandlung)
> - IIIA: nur thorakal
> - IIIB: thorakal und abdominal
>
> **ESC-(Svensson-)Klassifikation (2001)**
> - Klasse 1: klassische Aortendissektion mit wahrem und falschem Lumen mit/ohne Kommunikation der Lumina
> - Klasse 2: Mediaspaltung mit intramuraler Einblutung oder Hämatom
> - Klasse 3: Angedeutete Aortendissektion mit Ausbuchtung der Aortenwand
> - Klasse 4: Ulzeration eines Aortenplaque mit nachfolgender Plaqueruptur

Allgemeines

- Inzidenz: ca. 3/100.000 Einwohner pro Jahr
- Prävalenz: ca. 0,5–4/100.000
- Altersgipfel: >60 Jahre
- Männer sind 3-mal häufiger betroffen als Frauen.
- Zirkadiane und saisonale Häufung
  - Auftreten in den Morgenstunden (zwischen 6 und 10 Uhr)
  - Kältere Jahreszeiten (Frühling, Herbst, Winter)
- Auslösende Ereignisse bei Dissektion:
  - Pressen beim Stuhlgang
  - Heben schwerer Lasten
  - Trauma (z. B. Unfallgeschehen)
  - Iatrogen (z. B. während/nach Herzkatheteruntersuchung)
  - Kokainabusus
- Lokalisation von Aortendissektionen
  - Aorta ascendens: 65 %
  - Arcus aortae: ca. 10 %
  - Aorta thoracica descendens: ca. 20 %
  - Aorta abdominalis descendens: ca. 5 %

Ätiologie

- **Arterielle Hypertonie** (70 % d.F.) mit zusätzlicher Arteriosklerose
- Aortendissektionen in der Familienanamnese (z. B. Mutationen von TGFBR2, MYH11, ACTA2 oder Turner-Syndrom)
- Aortenisthmusstenose
- Biskupide Aortenklappe: wahrscheinlich mit begleitender Wandschwäche/Dystrophie der Aorta ascendens assoziiert
- Chirurgischer Aortenklappenersatz und Aortenisthmusstenose
- Medianecrosis Erdheim-Gsell
- Bindegewebserkrankungen (vor allem jüngere Patienten): z. B. Marfan-Syndrom (5 % aller Dissekate), Loeys-Dietz-Syndrom, Ehlers-Danlos-Syndrom
- Schwangerschaft als Risikofaktor (meist im letzten Trimenon)
- Kokain-/Amphetamin-Abusus (Katecholamingetriggerte Hypertonie)
- Entzündliche Gefäßveränderungen: Riesenzellarteriitis, mykotisch (bakteriell, Salmonellen), Takayasu-Arteriitis, Morbus Ormond (retroperitoneale Fibrose), Kawasaki-Syndrom (mukokutanes Lymphknoten-Syndrom) mit vaskulitischen Koronararterien-Aneurysmen (Myokardinfarkt), Mesaortitis luica, Morbus Behcet

Klinik

Akute Aortendissektion (≤14 Tage)

> Die akute Aortendissektion ist nach dem akuten Koronarsyndrom eine der häufigsten der akut lebensbedrohlichen Differenzialdiagnosen des Thoraxschmerzes.

- Massivster Thoraxschmerz (»messerstichartig«)
  - Vernichtungsschmerz: in den Rücken ausstrahlend, reißender Schmerz
  - Lokalisation: Typ A: retrosternaler, Typ B: interskapulärer bzw. linksthorakaler Initialschmerz (◘ Tab. 10.9; Hagen et al. 2000)
- Zeichen der akuten Aorteninsuffizienz
- Zeichen des Myokardinfarkts (Abriss der Koronararterien oder Koronarostium-Dissekation)
- Zeichen der Perikardtamponade
- Hämorrhagischer Schock bei Ruptur
- Neurologische Auffälligkeiten
  - Zerebrales Ischämiesyndrom
  - Periphere ischämische Neuropathie
  - Querschnittssyndrom
- Organischämien durch Abklemmung der aortalen Seitenäste
  - **Typ A:** Pulslosigkeit beidseits (Extremitätenarterien), Sehstörungen (A. carotis interna), Horner-Syndrom, Synkope/Apoplex (Verlegung der hirnversorgenden Arterien), ungünstige Prognose
  - **Typ B:** akutes Nierenversagen (durch Verlegung der Aa. renales), Querschnittssymptomatik (Aa. spinales), Mesenterialischämie mit akutem Abdomen, Beinarterienverschluss, gelegentlich symptomfreies Intervall nach erster Ruptur bzw. Dissektion

◘ **Tab. 10.9** Schmerzlokalisation der akuten Aortendissektion

Schmerzlokalisation	Häufigkeit [%]
Brustschmerzen	72,7
Anterior	60,9
Posterior	35,9
Rückenschmerzen	53,2
Bauchschmerzen	29,6

Die Schmerzlokalisation kann sich mit der Zeit ändern, sog. Migration.

Chronische Aortendissektion (>14 Tage)

- Rückenschmerzen (evtl. durch Arrosion)
- Durchblutungsstörung von Gehirn und inneren Organen

Diagnostik

- **Anamnese/Fremdanamnese:** kardiovaskuläre Grunderkrankungen, Risikofaktoren
- **Risikofaktoren für eine Ruptur:**
  - Aneurysmadurchmesser >5,5 cm
  - Zunahme des Durchmessers >1 cm/Jahr
  - Frauen
  - Positive Familienanamnese
  - Rauchen
  - Arterielle Hypertonie
  - Starke lumbale Schmerzen in den letzten Tagen
  - Inflammatorische Aneurysmen
  - Sacciforme Aneurysmen
- **Körperliche Untersuchung:**
  - Abdomenpalpation: Pulsation?
  - Pulsstatus: Pulsdefizit, einseitig abgeschwächter bis fehlender Puls
  - Blutdruckmessung an beiden Extremitäten: Blutdruckdifferenz >20 mmHg, kalte Extremität
  - Aneurysma spurium: pulsatil, hochfrequentes Strömungsgeräusch (meist an Punktionsstelle)
  - Zeichen der akuten Aortenklappeninsuffizienz (Diastolikum)
- **EKG:**
  - Nachweis/Ausschluss eines akuten Myokardinfarkts
  - Aufgrund einer möglichen begleitenden Koronarostium-Dissekation kann ein Myokardinfarkt nur schwierig ausgeschlossen werden
- **Labordiagnostik:**
  - Herzenzyme (bei Mitbeteiligung der abgehenden Koronargefäße)
  - Retentionsparameter (bei Nierenarterienbeteiligung)
  - Blutbild (Hb-Kontrolle)
  - Laktat (bei Mesenterialarterienverlegung)
  - CRP und D-Dimer (wenn normal → dann Dissektion unwahrscheinlich)
  - Abnahme von Kreuzblut und Blutkonserven auf Abruf
- **Bildgebende Verfahren:**
  - TTE (transthorakale Echokardiographie, Sensitivität 77–80 %, Spezifität ca. 93–96 %): Ausschluss/Nachweis einer Aortenklappeninsuffizienz und eines Perikardgusses →

Indikation für Notfalltherapie; TTE ist jedoch nicht ausreichend für weitere Therapieplanung.
  - TEE (transösophageale Echokardiographie): Darstellung der Dissekatsmembran, Überprüfung der Koronarostien und der Aortenklappe, mittels Farbduplex → Unterscheidung zwischen wahrem und falschem Lumen. Wegen Trachealüberlagerung → mittlere und distale Aorta ascendens schlechter darstellbar (Typ-B-Dissektion?)
- CT-Thorax plus Abdomen mit KM (Sensitivität 95–100 %, Spezifität ca. 98–100 %): instabiler Patient, V. a. Ruptur, OP-Planung
- MRT (Sensitivität und Spezifität 95–100 %)
- Abdomensonographie:
  - Intraluminal flottierende echogene Intimamembran
  - Abgrenzung eines »Pseudogefäßlumens«
  - DD: Existenz einer intraluminalen Rohrprothese

> TEE und Spiral-CT → Diagnostik der 1. Wahl bei instabilen Patienten.

Differenzialdiagnostik

- Akutes Koronarsyndrom
- Lungenembolie
- Myokarditis/Perikarditis
- Kostovertebralsyndrom
- Pleuritis
- Pneumonie
- Pneumothorax
- Ösophagusruptur
- Aortendissektion
- Aortenruptur
- Thoraxtrauma
- Pankreatitis
- Gastritis
- Ulkus
- Cholezystitis, Cholezystolithiasis

Therapie

> Faktoren, die zur Zunahme der aortalen Pulswelle bzw. der Druckanstiegsgeschwindigkeit (dP/dt) führen, bestimmen das Risiko der Dissektion und deren Folgen:
> - Myokardiale Kontraktilität
> - Mittlerer arterieller Blutdruck → Ziel: systolischer Blutdruck 100–120 mmHg
> - Herzfrequenz → Ziel: ≤60/min

Allgemeine Erstmaßnahmen
- Aufrechterhaltung und Stabilisierung der Vitalfunktionen
- Optimierung der Oxygenierung: O_2-Gabe, ggf. Intubation und Beatmung
- Anlage eines zentralvenösen und Arterienkatheters
- Analgosedierung
- Start der medikamentösen Therapie (stabiler Patient) oder Schocktherapie (instabiler Patient)
- Akutechokardiographie zum Ausschluss/Nachweis einer Perikardergusses (ggf. Perikardpunktion und Entlastung mittels Pigtailkathetereinlage)
- Diagnosesicherung (TEE und ggf. Spiral-CT)
- Umgehende Vorstellung in Kardio-/Gefäßchirurgie

Medikamentöse Therapie
- β-Blocker (Metoprolol, Beloc)
  - Therapiebeginn mit β-Blocker (Metoprolol): arterielle Drucksenkung und Abnahme der linksventrikulären Inotropie bzw. der aortalen Wandspannung
  - β-Blocker: meist hohe Dosen notwendig, z. B. bis zu 40 mg Metoprolol, ggf. Perfusor (alternativ bei β-Blocker-Unverträglichkeit: Nicht-Dihydropyridin-Ca^{2+}-Antagonisten)
- ACE-Hemmer und/oder andere Vasodilatatoren (Urapidil, Glyzeroltrinitrat, Clonidin) falls – nachdem bereits eine β-Blocker-Therapie eingeleitet wurde – der systolische Blutdruck immer noch Werte >120 mmHg zeigt
  - Vasodilatatormonotherapie führt über eine reflektorische Sympathikusaktivierung mit Herzfrequenzanstieg zum Anstieg der ventrikulären Kontraktionsgeschwindigkeit (Baroreflexstimulation) und damit zur Progression der Dissektion, daher vorherige β-Blocker-Therapie in die Wege leiten
  - Ziel: systolischer Blutdruck 100–120 mmHg und Beobachtung (CT, Sonographie)
  - Ggf. Nitroprussid-Natrium (Nipruss) additiv, falls Blutdruck nicht kontrollierbar

Interventionelle Radiologie
- Endostenting (EVAR = endovaskuläre Aneurysmareparatur)
- Zunehmender Stellenwert bei Typ-B-Dissektionen (INSTEAD-Studie; ADSORB-Studie)

10.6 Tiefe Beinvenenthrombose (TVT)

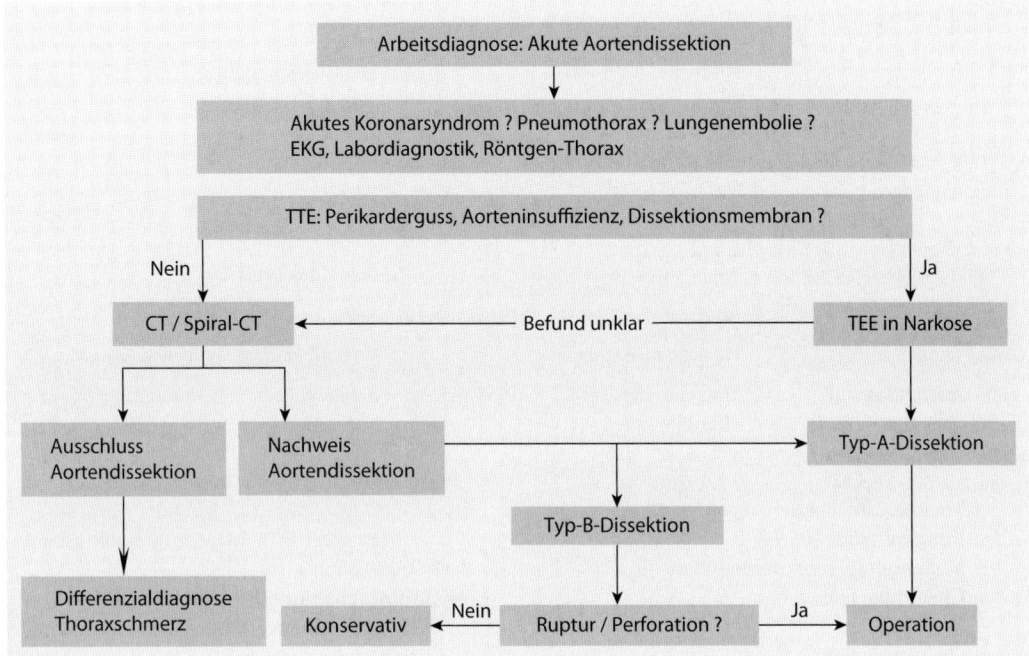

Abb. 10.1 Algorithmus bei akuter Aortendissektion (modifiziert nach Grundmann et al., 2006)

Operative Maßnahmen

- Typ-**A**-Dissektion: **OP** als Therapie der Wahl
- Typ-**B**-Dissektion: **konservativ** und OP nur bei Komplikationen (Abb. 10.1; Grundmann et al. 2006)

> Eine Standford-A-Dissektion muss sofort operiert werden, während bei einer Standford-B-Dissektion stets eine konservative Therapie angestrebt werden sollte (bessere Prognose ohne Eingriff).
> Obwohl die klassische Behandlung der Standford-B-Dissektion in der Verwendung von blutdrucksenkenden Substanzen besteht, gibt es zunehmend Fallberichte, die einen Nutzen der endovaskulären Therapieoption unterstreichen.

Krankenhausletalitäten

- Typ-A-Dissektion plus OP, ca. 20 %
- Typ-A-konservativ, ca. 55 %
- Typ-B-Dissektion plus OP, ca. 28 %
- Typ-B-konservativ, ca. 10 %

10.6 Tiefe Beinvenenthrombose (TVT)

G. Michels

Definition

Partielle oder komplette Verlegung von Beinvenen durch ein intravasales Blutgerinnsel (Tab. 10.10).

Epidemiologie

- Frauen sind häufiger betroffen als Männer.
- 80.000 tiefe Beinvenenthrombosen/Jahr (Deutschland)
- Inzidenz: 1 % der Gesamtbevölkerung (100–200/100.000 Einwohner im Jahr)
- 4-Etagen-Lokalisation: V. iliaca (10 %), V. femoralis (50 %), V. poplitea (20 %), Unterschenkelvenen (20 %)

Ätiologie bzw. Risikofaktoren

- **Erworbene Risikofaktoren:**
  - Hohes Alter
  - Operation

Tab. 10.10 Unterscheidung zwischen arterieller und venöser Thrombose

	Arterielle Thrombose	Venöse Thrombose
Ursache/Pathogenese	Endothelläsion, z. B. bei Arteriosklerose	Blutstase, d. h. Strömungsverlangsamung
Pathologie (Thrombusart)	Weißer Abscheidungsthrombus	Roter Gerinnungsthrombus
Thrombozytengehalt	Viel	Wenig
Fibringehalt	Wenig	Viel
Haftung an der Gefäßwand	Ja	Nein (Emboliegefahr)
Prozessdauer (gesamt)	Jahre	Tage
Manifestationen	Myokardinfarkt, Apoplex	Venenthrombose, Lungenembolie
Therapie (primär)	Thrombozytenaggregationshemmer (z. B. ASS)	Antikoagulation (z. B. Heparin)

- Trauma, Unfallverletzungen
- Immobilisation, Parese
- Malignom (Hyperkoagulabilität)
- Chemotherapie
- Z. n. TVT
- Diabetes mellitus
- Schwangerschaft (5fach erhöhtes Risiko)
- Nephrotisches Syndrom
- Adipositas
- Varikosis
- Orale Kontrazeptiva (relativ 2- bis 5faches Risiko)
- Rauchen
- Antiphospholipidsyndrom
- **Angeborene Risikofaktoren:**
  - Protein-C-, Protein-S-Mangel
  - AT-III-Mangel
  - Faktor-V-Leiden-Mutation (G1691A; APC-Resistenz)
  - Faktor-II-Mutation (Prothrombinpolymorphismus, G20210A)
  - Antiphospholipidsyndrom
  - Faktor-VIII-Erhöhung
  - Plasminogenmangel
  - Sichelzellanämie

Virchow-Trias (Rudolph Virchow, Würzburg, 1862)

- **Blutstromveränderungen:**
  - Stase bei z. B. Immobilisation, Herzinsuffizienz und Schock, Tumorkompression
  - Turbulenzen bei z. B. Varikosis
  - Kontaktzeit der Thrombozyten mit physiologisch vorhandenen gerinnungsaktiven Mediatoren (ATP, Faktor X, Thrombin, Fibrin) verlängert
- **Intimaschädigung:** Inflammation, Infektionen, Arteriosklerose, Trauma/OP, Neoplasien, Ischämie, Rauchen
- **Hyperkoagulabilität:**
  - Plasmatische Gerinnungsveränderungen: Lebersynthese- oder Abbaustörungen von Gerinnungsfaktoren (Stauungsleber, Leberzirrhose etc.), hereditäre Störungen (Antithrombin-III ↓, Protein C ↓, Protein S ↓, APC-Resistenz (Faktor V-Leiden), Lupus-Antikoagulans, t-PA ↓, t-PA Inhibitor ↑), Östrogensubstitution (»Pille«)
  - Zelluläre Gerinnungsveränderungen: Thrombozytenfunktionsstörung z. B. Urämie
  - Dehydratation

Klinik

 Trias der Beinvenenthrombose:
- Schwellung mit Umfangsdifferenz meist eines, seltener auch beider Beine
- Schmerz (Druckempfindlichkeit)
- Zyanose

- Dilatierte oberflächliche Venen
- Überwärmung
- Livide Färbung oder Rötung
- Spannungsgefühl, Glanzhaut, Zyanose, Muskelkater
- Pratt-Warnvenen (Kollateralen an Schienbeinkante)

10.6 · Tiefe Beinvenenthrombose (TVT)

> Bei der Thrombusorganisation zwischen Tag 1 und 7 kann es zur Ablösung von Thrombusmaterial von der Gefäßwandung mit Embolie kommen.

Komplikationen

- In der Frühphase: **Lungenembolie**
- In der Spätphase: **postthrombotisches Syndrom** mit **CVI nach Widmer**:
  - Grad I: Stauungsödem, Corona phlebectatica paraplantaris, perimalleoläre Kölbchenvenen
  - Grad II: Ödeme, Hämosiderose der Haut (rotbraune Hyperpigmentierung), Dermatosklerose, Atrophie blanche (depigmentierte, atrophische Areale), Stauungsekzem mit Juckreiz und Neigung zu allergischen Reaktionen, Zyanose
  - Grad III: Ulcera cruris venosum über insuffizienten Venae perforantes
- In der Spätphase: **Thromboserezidiv**

> Ungefähr 65 % der an einer tiefen Beinvenenthrombose erkrankten Patienten entwickeln ein postthrombotisches Syndrom unterschiedlichen Schweregrades.

Diagnostik

- **Anamnese** und **Risikofaktorenabschätzung**
- **Klinische Wahrscheinlichkeit** einer TVT → WELLS-Score (Abb. 10.2)
- **Körperliche Untersuchung**: Inspektion und Palpation
  - Akutes Phlebödem: Beinschwellung durch Beeinträchtigung des venösen Abflusses mit konsekutiver venöser Hypertension und vermehrtem Flüssigkeitsaustritt ins Interstitium
  - Unterschenkelschwellung von mehr als 3 cm im Vergleich zur Gegenseite
  - Eindrückbares Ödem
  - Kollateralbildung oberflächlicher Venen (verstärkte Venenzeichnung)
  - Wadenkompressionsschmerz (manuell: Meyer-Zeichen; mit Blutdruckmanschette: Lowenberg-May)
  - Druckschmerz der medialen Fußsohle (Payr-Zeichen)
  - Wadenschmerz bei Dorsalflexion des Fußes (Homans-Zeichen)
  - Druckschmerz im Kniegelenkbereich
  - Druckschmerz an der Oberschenkelinnenseite (Sartorius, Gracilis)

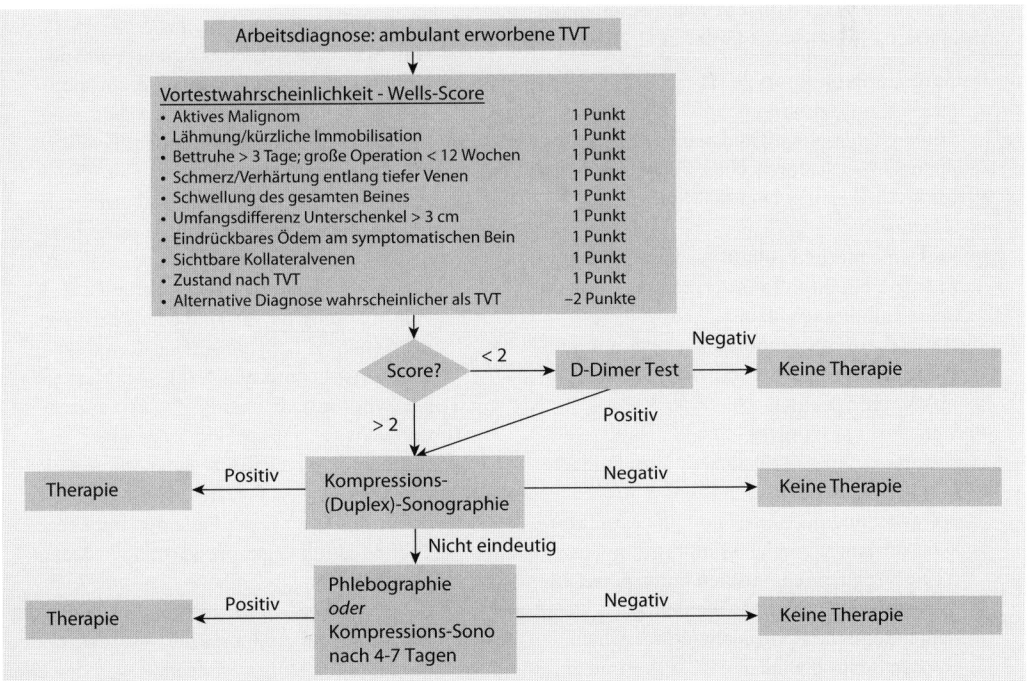

Abb. 10.2 Algorithmus bei tiefer Beinvenenthrombose (TVT)

- Meyer-Druckpunkte im Verlauf der V. saphena magna
- **Labordiagnostik**
  - D-Dimere:
    - Bestimmung der D-Dimere *nach vorheriger* Schätzung der klinischen Wahrscheinlichkeit (z. B. Wells-Score).
    - Cut-off-Werte: 500 µg/l bei Patienten <60 Jahre bzw. 750 µg/l bei Patienten >60 Jahre
  - Thrombophilie-Screening:
    - Die Abklärung bezüglich Thrombophilie hat keine Bedeutung für die Diagnostik und Initialtherapie der akuten Venenthrombose.
    - Nur in wenigen Fällen, z. B. bei Verdacht auf ein Antiphospholipidsyndrom, kann sie die Entscheidung über die Dauer der Antikoagulation beeinflussen.
    - Ein breites Thrombophilie-Screening bei gesunden Patienten ohne geringsten Verdacht auf familiäre Defekte wird aktuell nicht empfohlen.

> Durchführung eines D-Dimer-Tests nur nach vorheriger Einschätzung der klinischen Wahrscheinlichkeit. Bei niedriger klinischer Wahrscheinlichkeit und normwertigen D-Dimeren ist keine weitere Diagnostik bezüglich einer Venenthrombose erforderlich (Blättler et al. 2010).

- **Kompressionssonographie** (Tab. 10.11)
  - Die Kompressionssonographie fungiert als *primäre Bildgebung* (Goldstandard) zum Ausschluss bzw. Nachweis einer Venenthrombose
  - Im Beckenbereich: Duplex-Mode für Flussinformation
  - Probleme machen Adipositas und Ödeme (hier ggf. ergänzende Untersuchung mit einem Abdomenschallkopf)
  - Unterschenkelthrombosen: Detektion durch erfahrene Untersucher mit einer Sensitivität >90 % und Spezifität >90–95 %
  - Untersuchungsvorgang:
    - Untersuchung der gesamten Venen im Verlauf von proximal nach distal
    - Darstellung der Venen im Querschnitt unter intermittierender Kompression
    - Die begleitenden Arterien können als Leitstruktur herangezogen werden
  - Sonographische Kennzeichen einer Venenthrombose im B-Bild:
    - Echoarmes Reflexmuster bzw. stationäre Binnenechos im Venenlumen
    - Dilatierter Venenquerschnitt: Venenlumen oft deutlich größer als Arterienlumen
    - Fehlende zusätzliche Aufweitung unter Valsalva-Pressmanöver
    - Kompressionssonographie: fehlende Komprimierbarkeit (im Unterschenkelbereich mit der 2. Hand ein Widerlager bilden)
- **Phlebographie**
  - Indikationen: sonographisch nicht eindeutige Abklärung einer Rezidivthrombose; Vorbereitung eines restitutiven Eingriffs
  - Anwendung der Phlebographie nur bei unklaren Fällen
  - Ggf. MR- oder CT-Phlebographie zur detaillierten Diagnostik von iliofemoropoplitealen Venenthrombosen bzw. Thrombosen der Beckenstrombahn oder der V. cava inferior
  - Anmerkung: Bei einer akuten iliofemoralen (deszendierenden) Thrombose sollte eine lokale Ursache abgeklärt werden, z. B. ein Tumor, sowie speziell bei jüngeren Patienten eine anatomische Variante oder Fehlanlage der Venen (z. B. Syndrom der Kompression der V. iliaca communis links, sog. May-Thurner Syndrom).
- **Tumorsuche**
  - Insbesondere bei älteren Patienten und nicht erkennbarer Ursache einer Thrombose
  - Bei ungefähr 15 % der Patienten mit akuter TVT ist zum Diagnosezeitpunkt ein Malignom bekannt.
  - Bei idiopathischer Venenthrombose sollte die Abklärung auf ein möglicherweise zugrunde liegendes Malignom erfolgen, wegen des altersabhängig gehäuften Auftretens vorzugsweise ab dem 50. Lebensjahr.

Tab. 10.11 Beurteilung der Venen mittels Kompressionssonographie (Nach: Michels u. Jaspers 2011)

Grad der Komprimierbarkeit	Grad der Thrombosierung
Komplett komprimierbar	Keine Thrombose
Inkomplett komprimierbar	Inkomplette, umflossene Thrombose oder postthrombotische Veränderungen
Nicht komprimierbar	Komplette Thrombose/Okklusion

Tab. 10.12 Heparininduzierte Thrombozytopenie (HIT)

HIT-Typ	I	II
Inzidenz [%]	10	0,5–3
Diagnostik	Ausschlussdiagnostik	Klinik, HIPA-Test (IgG-Nachweis), PF4-Heparin ELISA
Pathogenese	Nicht immunologisch, direkte Plättchenaktivierung	Immunologisch, Heparin-induzierte Antikörper
Auftreten	Sofort	5–21 Tage nach Beginn, bei Reexposition früher
Komplikationen	Keine	Thromboembolische Verschlüsse (venös > arteriell)
Thrombozyten	>100.000/µl	<100.000/µl, Abfall um 50 % ab Tag 5 (!)
Therapie	Keine weiteren Maßnahmen notwendig	Keine Thrombozytengabe Heparinersatzpräparate: Danaparoid-Natrium (Orgaran) → renale Elimination Argatroban (Argatra) → hepatobiliäre Elimination Lepirudin (Refludan) → renale Elimination, PTT-Steuerung Desirudin (Revasc) → renale Elimination, nur zur Prophylaxe zugelassen

Abkürzungen: HIPA = Heparin-induzierte Plättchenantikörper, PF4 = Plättchenfaktor 4

- Patienten mit Malignomen haben ein etwa 4fach erhöhtes Risiko für Venenthrombosen, aber gleichzeitig auch ein etwa 3fach erhöhtes Risiko für eine vermehrte Blutungsneigung, sodass das Management dieser Patienten bei Auftreten einer TVT häufig Schwierigkeiten bereitet.

> Bei Patienten mit Thrombose nach Krankenhausaufenthalt sollte an eine HIT-II gedacht werden, da diese Patienten im Verlauf des vorherigen stationären Aufenthaltes mit Heparin (unfraktioniertes Heparin > niedermolekulares Heparin) behandelt worden sind und sich möglicherweise unbemerkt poststationär eine Thrombose im Rahmen der Thrombozytopathie entwickelt hat. Keinesfalls sollte man bei dieser Konstellation erneut Heparin verabreichen (Katheter spülen etc.), sondern auf andere Antikoagulanzien wie Danaparoid, Lepirudin und Argatroban ausweichen (Tab. 10.12).
> Bei zweifelhaftem negativen Duplexbefund und weiterem klinischem Verdacht ist eine Wiederholungsuntersuchung nach 4–7 Tagen ohne zwischenzeitliche Antikoagulation vertretbar.

- »4-T-Scoresystem« zur Diagnostik einer HIT-Typ II
  - »Thrombocytopenia«, d. h. Ausmaß der Thrombozytopenie
  - »Timing of platelet count fall«, d. h. Zeit seit Abfall der Thrombozyten
  - »Thrombosis«, d. h. neue Thrombose, Rezidiv, etc.
  - »Other causes of thrombocytopenia«, d. h. andere Ursachen für eine Thrombozytopenie: EDTA-induzierte Pseudothrombopenie, posttransfusionelle Purpura, hämatologische Systemerkrankung, thrombotisch-thrombozytopenische Purpura, andere Medikamente (außer Heparin z. B. Chinin, Chinidin, Cotrimoxazol, Rifampicin, Paracetamol, Diclofenac, Carbamazepin), Immunthrombopenie oder Sepsis
- Zur Berechnung des Punktescores: siehe z. B. www.labor-limbach.de
  - Hohe Wahrscheinlichkeit bzgl. einer HIT-II: 6–8
  - Mittlere Wahrscheinlichkeit bzgl. einer HIT-II: 4–5
  - Niedrige Wahrscheinlichkeit bzgl. einer HIT-II: 1–3

Differenzialdiagnostik

- Oberflächliche Thrombophlebitis mit Ausdehnung ins tiefe Venensystem (roter harter Strang), am Arm meist durch Venenkanülen ausgelöst
- Postthrombotisches Syndrom (PTS): Ätiologie: inkomplette Rekanalisation nach Thrombose, nach Monaten bis Jahre: Ödeme und sekundäre Varizen
- Lymphödem

- Akuter arterieller Verschluss
- Erysipel
- Muskelfaserriss (Anamnese: meist nach Trauma)
- Ausbreitendes Hämatom
- Baker-Zyste (Anschwellung poplitealer Schleimbeutel/Bursa, kann dopplersonographisch ausgeschlossen werden)
- Nekrotisierende Fasziitis: massive Schmerzen
- Akute Arthritis mit Gelenkerguss

Therapie

> **Therapieziele der Thrombosebehandlung:**
> - Verhinderung einer Lungenembolie
> - Vermeidung der Ausbreitung der Thrombose
> - Rekanalisierung mit Erhalt der Venenklappen bzw. Verhinderung eines postthrombotischen Syndroms

Allgemeine Maßnahmen

- **Kompressionstherapie:**
  - Ziel: Reduktion von Häufigkeit und Schwere des postthrombotischen Syndroms
  - Initial elastische Binde, später Strümpfe: Klasse II beidseits, falls Schwellung es erlaubt, ggf. Anpassung
  - Indikation: innerhalb des 1. Monats (tagsüber) nach Diagnose einer proximalen tiefen Venenthrombose für mind. 1 Jahr, bei CVI länger
  - Kontraindikationen: pAVK und Phlegmasia coerulea dolens
- **Mobilisation/Bettruhe:**
  - Nach Einleitung einer effektiven Heparintherapie ist eine Mobilisierung des Patienten unabhängig von Lokalisation (auch bei Mehr-Etagen-Thrombosen) und Morphologie des Thrombus (flottierend, wandhaftend oder okkludierend) umgehend möglich.
  - Ein flottierender Thrombus ist keine Indikation zur Bettruhe.
  - Die Immobilisation begünstigt vermutlich sogar das Thromboswachstum.
  - Die Mobilisation führt beim antikoagulierten Patienten nicht zu einer vermehrten Lungenembolierate.
  - Bei zwingender Immobilisierung: Hochlagerung und Ruhigstellung der Extremität, frühzeitige Mobilisierung anstreben, Physiotherapie.
- **Ambulante Behandlung:**
  - Eine ambulante Behandlung ist bei »fehlenden Begleiterkrankungen«, »guter Compliance« und »guter hausärztlicher Versorgung« gleichwertig mit stationärer Behandlung.

Antikoagulanzientherapie

- Lungenemboliesenkung um 60 %, verminderte Gefahr von ICB von 0,2 % im Gegensatz zur Lyse mit 0,8 %
- Falls der D-Dimer-Test und/oder die bildgebende Diagnostik aus verschiedenen Gründen nicht zeitgerecht zur Verfügung stehen oder die Ergebnisse noch nicht vorliegen und eine **hohe klinische Wahrscheinlichkeit** für eine TVT besteht, sollte unmittelbar mit einer Antikoagulation – bevorzugt mit **niedermolekularem Heparin** oder **Fondaparinux** – begonnen werden. Bei schwerer Niereninsuffizienz (Kreatinin-Clearance ≤30 ml/min) und im Rahmen gefäßrekanalisierender Maßnahmen sollte unfraktioniertes Heparin eingesetzt werden.

1. Wahl: niedermolekulare Heparine (NMH) und Heparinoide (◘ Tab. 10.13)

- **Labordiagnostik vor und während Antikoagulation**
  - Kreatininbestimmung: bei ausgeprägter Niereninsuffizienz → Umstellung auf UFH oder Monitoring mittels Anti-Xa-Spiegel
  - Anti-Xa-Spiegel (nicht routinemäß!)
    - Indikation: bei Verdacht auf Kumulation im Rahmen einer leichten oder mittelschweren Niereninsuffizienz oder im Verlauf der Schwangerschaft
    - Abnahme 3–4 h nach s.c.-Applikation
    - Ziel-Anti-Faktor-Xa-Aktivität: bei Einmalgabe 1,0–2,0 E/ml (Prophylaxe)
    - Ziel-Anti-Faktor-Xa-Aktivität: bei Zweimalgabe 0,6–1,0 E/ml (Therapie)
    - Besonderheit zu Fondaparinux: maximale Plasmakonzentrationen (Peak) 1–3 h nach s.c.-Applikation 1,2–1,26 mg/l
  - Thrombozytenkontrollen:
    - Ziel: frühzeitige Detektion einer HIT
    - Thrombozytenabfall und konsekutive neue Gefäßverschlüssen sind nicht vor dem 5. und selten nach dem 14. Tag zu erwarten
    - Kontrollen der Thrombozytenzahl bei einer Behandlungsdauer ≥ 5 Tagen für 2 Wochen

> Bei Vasopressor-/Katecholamintherapie sind Resorptionsprobleme nach s.c.-Applikation nachgewiesen. Deshalb wird eine i.v.-Antikoagulation mit unfraktioniertem Heparin empfohlen.

10.6 · Tiefe Beinvenenthrombose (TVT)

◘ Tab. 10.13 Initiale Antikoagulation bei Venenthrombose und Lungenembolie

Niedermolekulare Heparine	Handelsname	Tägliche Dosierung
Nadroparin	Fraxiparin	2-mal 0,1 ml/10 kgKG s.c.
Enoxaparin	Clexane	2-mal 1,0 mg/kgKG s.c
Certoparin	Mono-Embolex	2-mal 8000 I.E. s.c.
Tinzaparin	Innohep	1-mal 175 I.E./kgKG s.c.
Reviparin	Clivarin	2-mal 0,5/0,6 oder 0,9 ml nach kgKG s.c.
Dalteparin	Fragmin	2-mal 100 I.E./kgKG s.c.
Pentasaccharid (Anti-Xa-Präparat)		
Fondaparinux	Arixtra	1-mal 7,5 mg s.c. (5 mg bei <50 kg; 10 mg bei >100 kg)

◘ Tab. 10.14 Empfohlene Dauer der Antikoagulation nach Venenthrombose oder Lungenembolie nach The 8th ACCP Conference on Antithrombotic & Thrombolytic Therapy (Kearon et al. 2008)

Indikation	Dauer	Empfehlungs-grad
Erstes Ereignis bei transientem Risikofaktor (z. B. Operation)	3 Monate	1A
Erstes Ereignis bei idiopathischer Genese – distal ~ Unterschenkelvenen	3 Monate	2B
Erstes Ereignis bei idiopathischer Genese – proximal ~ V. poplitea, Oberschenkel- und Beckenvenen sowie V. cava inferior	>3 Monate	1A
– Dann bei geringem Blutungsrisiko und gutem Monitoring (individuell)	Zeitlich unbegrenzt	1A
Erstes Ereignis bei aktiver Krebskrankheit, NMH	3–6 Monate	1A
– Dann: NMH oder Vitamin-K-Antagonisten	Zeitlich unbegrenzt	1C
TVT- oder LE-Rezidiv bei idiopathischer Genese	Zeitlich unbegrenzt	1A
Risiko-Nutzen-Analyse bei zeitlich unbegrenzter Antikoagulation regelmäßig!		1C

Abkürzung: NMH = niedermolekulare Heparine

2. Wahl: unfraktioniertes Heparin (UFH)
- Intravenöse Applikation:
  - Initial (Bolus): 70–80 I.E./kgKG i.v.
  - Heparin-Perfusor: 500 I.E./ml (Beginn: 18–20 IE/kgKG/h)
- Subkutane Applikation: 35.000 I.E./Tag, z. B. 3-mal 12.000 I.E./Tag s.c.
- Laborkontrollen vor und während der Heparintherapie:
  - aPTT: mind. 2-mal/Tag
  - Thrombozyten (HIT-II): insbesondere vor Start der Heparintherapie
  - AT-III-Bestimmung: bei ungenügender Wirksamkeit (Heparinwirksamkeit ist AT-III-abhängig)
- Ziel aPTT: 2- bis 3fach Ausgangs-PTT

> Rivaroxaban (Xarelto, ein oral verfügbarer Faktor-Xa-Inhibitor), das bisher zur Prophylaxe von venösen Thromboembolien bei erwachsenen Patienten nach Hüft- oder Kniegelenkersatzoperationen zugelassen ist, scheint sich ebenfalls zur Therapie der venösen Thromboembolie zu eignen (EINSTEIN-DVT-Studie: Buller et al. 2008). Die definitive Zulassung zur Therapie steht aktuell noch aus.

Sekundärprophylaxe mit Vitamin-K-Antagonisten (◘ Tab. 10.14, ◘ Tab. 10.15, ◘ Tab. 10.16)
- Beginn der Behandlung mit Vitamin K-Antagonisten: am 1. oder 2. Tag
- INR-Zielbereich: 2,0–3,0
- Fortführung der »überlappenden« parenteralen Antikoagulation für mindestens 5 Tage

Tab. 10.15 Rezidivrisiko für Patienten mit einer spontanen venösen Erstthrombose (Lindhoff-Last 2011)

Gesamtpunktzahl	Rezidivrisiko	Geschätztes Rezidivrisiko pro Jahr [%]	Mögliche Dauer der Antikoagulation nach spontanem Erstereignis
≤1 Punkt	Niedrig	2–4	6–12 Monate
2 Punkte	Mittel	5–10	Prolongiert 12–24 Monate
≥3 Punkte	Hoch	>10	Langfristig >24 Monate
Rezidivrisikoscore (RR-Score)			
Symptomatische Lungenembolie mit/ohne TVT			+1 Punkt
Isolierte proximale TVT (ohne symptomatische LE)			+1 Punkt
Restthrombuslast in proximaler Vene >40 % des Lumens			+1 Punkt
Männliches Geschlecht			+1 Punkt
Angeborener Inhibitormangel			+1 Punkt
Antiphospholipidsyndrom			+1 Punkt
Negativer D-Dimer-Test nach Beendigung der Antikoagulation			–1 Punkt

Tab. 10.16 Gegenüberstellung der Vitamin-K-Antagonisten (Cumarine)

Substanzen	Wirkeintritt	Halbwertszeit	Abklingdauer	Wirkstoffmenge pro Tablette
Phenprocoumon (Marcumar)	2–3 Tage	4–7 Tage	7–14 Tage	3 mg
Warfarin (Coumadin)	2–3 Tage	30–40 h	3–5 Tage	5 mg

Anmerkungen: Antidot → Vitamin K_1, ggf. FFP oder PPSB bei Blutungen, therapeutischer Ziel-INR 2,0–3,0

- Bei der Festlegung der Behandlungsdauer soll das Blutungsrisiko berücksichtigt werden.
- Anwendung von niedermolekularen Heparinen bei Kontraindikationen oder Unverträglichkeit gegen Vitamin-K-Antagonisten
- Während das absolute Risiko für das erste Auftreten einer Venenthrombose bei 0,1–0,2 % pro Jahr liegt, ist nach Auftreten einer venösen Erstthrombose das absolute Risiko 2–5 % pro Jahr.

Risiko-Nutzen-Analyse bzgl. Rezidivrisiko und Blutungsrisiko

Risikofaktoren bzgl. erhöhter Rezidivthromboseneigung
- Proximale Thrombosen (spontane Erstthrombosen)
- Thromboserezidive
- Positiver D-Dimer-Test einen Monat nach Absetzen der oralen Antikoagulation
- Wiederholte Nachweis von Antiphospholipid-Antikörpern
- Nachweis einer hereditären Thrombophilie
- Männliches Geschlecht
- Sonographischer Nachweis von Restthromben in den proximalen Venen

Risikofaktoren bzgl. Blutungsneigung
- Alter >75 Jahre
- Z. n. gastrointestinaler Blutung
- Chronische Nieren- und Lebererkrankung
- Gleichzeitige Einnahme von Thrombozytenaggregationshemmer

Lysetherapie (Fibrinolyse)

- Junge Patienten (<50 Jahre) mit ausgedehnter TVT <7 Tage
- Phlegmasia coerulea dolens
- Massive Lungenembolie
- Myokardinfarkt mit fehlender Interventionsmöglichkeit bzw. >120 min Transportzeiten (»contact to balloon time«) bis zum nächsten Interventionszentrum

Sonderformen

- **Muskelvenenthrombose** (meist Soleus-Thrombose)
  - Meist krurale Muskelgruppen, insbesondere Soleusmuskelvenen
  - Progression zu einer tiefen Beinvenenthrombose möglich: posteriore Tibialisvenen/fibulare Leitvenen (Soleusmuskelvenen) und V. poplitea (Gastrocnemiusmuskelvenen)
  - Therapie (diskutabel): Kompressionstherapie und/oder LMWH für 3 Wochen bis 3 Monate
- Aszendierende **Thrombophlebitis/Varikothrombose**
  - Varikothrombosen der V. saphena magna oder parva und grosskalibriger Varizenäste bergen die Gefahr eines appositionellen Wachstums (aszendierende Phlebitis) und Einwachsens des Thrombus in das tiefe Venensystem.
  - Eine oberflächliche Thrombophlebitis sollte daher in Abhängigkeit von Ausdehnung und Lokalisation mit Antikoagulanzien behandelt werden.
  - Bei transfaszialem Wachstum soll wie bei einer tiefen Venthrombose vorgegangen werden.
  - Die Dauer der Therapie richtet sich nach der klinischen Situation.
  - Ursachensuche und -beseitigung
- **Gravidität/Wochenbett und Thrombose**
  - Inzidenz (schwangerschaftsassoziierte Thrombose): 0,8 bis 1,7:1000 Schwangerschaften
  - Häufung im 3. Trimester
  - Diagnostik: Sonographie und ggf. MRT-Phlebographie
  - D-Dimere sind aufgrund des physiologischen Anstiegs im Verlauf der Schwangerschaft nur eingeschränkt verwertbar
  - In 90 % d.F. ist meist das linke Bein betroffen.
  - Vitamin-K-Antagonisten (Phenprocoumon, Warfarin):
    - Schwangerschaft: »eingeschränkt« kontraindiziert; teratogen; Embryopathien im ersten Drittel (0–28 %), Hepatopathie im letzten Drittel, fetale Blutung
    - Stillperiode: anstelle von niedermolekularem Heparin kann auf Warfarin übergegangen werden unter Beachtung der Empfehlungen zur Vitamin-K-Prophylaxe des Säuglings
  - Niedermolekulare Heparine (LMWH, beste Erfahrungen mit Dalteparin): gewichtsadaptiert 2-mal/Tag für gesamte Schwangerschaft und 6 Wochen postpartum (Bestimmung der Anti-Faktor-Xa-Aktivität, alle 2 Wochen)
  - Thrombophilie-Screening nach erster Schwangerschaftsthrombose: Antithrombinmangel, hetero-/homozygote Faktor-V- und Prothrombinmutation, Antiphospholipid-Antikörper-Syndrom
  - Bei erneuter Schwangerschaft: Sekundärprophylaxe mit LMWH 1-mal/Tag für komplette Schwangerschaft plus 6 Wochen postpartum
  - Bei Risikopatientinnen (z. B. Thrombophilie): volle Antikoagulation mit LMWH und Kompressionsstrümpfe
  - Bei Kinderwunsch interdisziplinäre Mitbetreuung → Hämostaseologie und Gynäkologie
- **Tumorpatienten mit Thrombose**
  - Tumorpatienten mit Thrombose sollen anstelle von Vitamin-K-Antagonisten für 3–6 Monate mit niedermolekularem Heparin behandelt werden.
  - Art und Dauer der nachfolgenden Antiokagulation richten sich nach der Aktivität des Tumorleidens und dem Blutungsrisiko.
- **Thrombose der Arm- und Schultervenen**
  - Ätiologische Unterscheidung:
    - Primäre Form: z. B. idiopathisch, nach körperlicher Anstrengung, Thoracic-Outlet-Syndrom
    - Sekundäre Form (häufig): z. B. nach ZVK-Anlage, Schrittmacherkabel und Malignome
  - Diagnostik: Kompressionssonographie oder CT-/MR-Phlebographie
  - Therapie: wie TVT, mit einer Behandlungsdauer von mindestens 3 Monaten; im Einzelfall ggf. Thrombolyse oder sogar Thrombektomie
  - Anmerkung zu thrombotischen Katheterverschlüssen: lokale Applikation von Thrombolytika, z. B. 10 mg rt-PA oder 10.000 I.E. Urokinase

TVT-Prophylaxe

- Patienten mit intensivmedizinischer Behandlung sollen eine medikamentöse Thromboseprophylaxe erhalten (unfraktioniertes Heparin oder NMH).
- Bei Blutungsneigung, deutlich eingeschränkter Nierenfunktion (Kreatinin-Clearance <30 ml/min für NMH bzw. <20 ml/min für Fondaparinux) oder unsicherer Resorption (Schock oder Katecholamintherapie) kann alternativ die intravenöse Verabreichung von unfraktioniertem Heparin in »low-dose« erfolgen.
- Bei Kontraindikationen gegen eine medikamentöse Thromboseprophylaxe sollten medizinische Thromboseprophylaxestrümpfe eingesetzt werden.
- Die Dauer der medikamentösen Prophylaxe richtet sich nach dem Abklingen der akuten Erkrankung und der Zunahme der Mobilität.
- **Basismaßnahmen** (niedriges Thromboserisiko)
    - Allgemeine Basismaßnahmen: Frühmobilisierung, Lagerung bei Intensivpatienten, Physiotherapie, Bewegungsübungen, Anleitung zu Eigenübungen, ausreichende Flüssigkeitsbilanz (bei Patienten mit starker Diurese, Erkennen von Risikofaktoren)
    - Physikalische Maßnahmen: z. B. Kompressionsstrümpfe, intermittierende pneumatische Kompression
- **Medikamentöse Maßnahmen** (mittleres bis hohes Thromboserisiko)
    - Zusätzlich zu den Basismaßnahmen werden bei Patienten mit mittlerem/hohem Thromboserisiko (alle ICU-Patienten) medikamentöse Maßnahmen empfohlen.
    - Die Dauer der medikamentösen Thromboembolieprophylaxe soll sich am Fortbestehen relevanter Risikofaktoren für venöse Thromboembolien orientieren.
    - Zugelassene Substanzen: Heparine, Fondaparinux, bei HIT u. a. Lepirudin, Argatroban, Danaparoid und ggf. Vitamin-K-Antagonisten (seltene Anwendung)
    - Vorzugsweise: niedermolekulare Heparine »low-dose«, diverse Präparate zugelassen, z. B. Enoxaparin 0,4 ml (40 mg) 1-mal/Tag s.c. ohne Gewichtsadaptation und ohne Nierenanpassung
    - Alternativ: unfraktioniertes Heparin
        - Dosierungen: 3-mal 5000 I.E. bzw. 2-mal 7500 I.E./Tag s.c
        - Stets an das Risiko einer HIT II denken: regelmäßige Kontrolle der Thrombozytenzahl zwischen dem 5. und 14. Tag

10.7 Lungenembolie (LE)

G. Michels

Definition

Akute partielle oder vollständige Verlegung einer oder mehrerer Pulmonalarterien meist durch Embolisation von nicht ortsständigem Material (Thrombembolie).

Epidemiologie/Allgemeines

- Inzidenz: 0,5–2/1000 Einwohner pro Jahr
- Männer sind häufiger betroffen als Frauen.
- Prävalenz (bei Autopsien): ca. 12–15 %
- Todesfälle: ca. 30.000/Jahr (Deutschland) → dritthäufigste kardiovaskuläre Todesursache
- Hohe Mortalitätsrate: unbehandelt 30 %, unter adäquater Therapie 2–8 %
- Hohe Frühmortalität: ca. 30 % aller LE enden primär letal, bis zu 90 % aller Todesfälle ereignen sich innerhalb der ersten 2 h nach Symptombeginn.
- Ca. 20 % aller postoperativen LE treten nach Krankenhausentlassung auf.
- In 40–70 % d.F. ist eine asymptomatische tiefe Beinvenenthrombose vorausgegangen.
- Häufigkeitsgipfel: 70 ± 10 Jahre
- Diagnosestellung: ca. 30 % d.F. ante-mortem und ca. 30 % d.F. post-mortem
- Nachweis einer Thrombemboliequelle: nur in ca. 50–70 % d.F.

Ätiologie

- Embolus stammt in über 80 % d.F. aus dem Einzugsgebiet der V. **cava inferior** und selten aus den Venen der oberen Extremitäten oder aus dem rechten Herzen.
- Andere Ursachen der Embolie: z. B. Luft (Verletzung zentraler Venen, Herz-Thorax-OP, Caisson-Krankheit 5–15 ml/kgKG letal → Aspirationsversuch, wenn Luftblase im RV »klebt«), Tumorfragmente, Fruchtwasser, Knochenmark bzw. Fett (traumatisch, Frakturen langer Röhrenknochen) oder septische Embolien

Risikofaktoren für eine tiefe Beinvenenthrombose und Lungenembolie

- Immobilisation (über 3 Tage)
- Extremitätenparese
- Zustand nach Operation (bis 3 Wochen)
▼

- Multiple Traumata
- Zustand nach Thrombose/Thrombophlebitis
- Zustand nach Lungenembolie
- Malignome (Pankreas, Lunge, Urogenitaltrakt inkl. Prostata)
- Schwangerschaft/Wochenbett
- Schwere Herzinsuffizienz (NYHA III-IV)
- Angeborene Risikofaktoren (s. unter TVT)
- Chronisch-venöse Insuffizienz (Varikosis)
- Östrogen-/Progesterontherapie
- Höheres Alter
- Adipositas
- Zigarettenrauchen
- Akute COPD-Exazerbation
- Nephrotisches Syndrom/fortgeschrittene Niereninsuffizienz
- Paroxysmale nächtliche Hämoglobinurie

Klinischer Verlauf

- Vorhandensein einer tiefen Phlebothrombose → Mobilisation des Thrombus u. a. durch spontane Fibrinolyse (Thrombusauflockerung) oder Anstieg des venösen Druckgradienten (Bauchpresse/Stuhlgang) → Embolisation großer Pulmonalarterien (zentrale Lungenarterienembolie) oder kleiner Äste (periphere Lungenarterienembolie) → Verlegung der Lungenstrombahn → reflektorische und mediatorvermittelte Vasokonstriktion (Erhöhung der rechtsventrikulären Nachlast, akutes Cor pulmonale) und Bronchokonstriktion (DD: Asthma bronchiale)
- Zwei wesentliche Faktoren lassen ein Circulus vitiosus entstehen:
  - **Ventilationsstörung**
  - **Perfusionsstörung** und **rechtsventrikuläre Nachlasterhöhung**

Klinik (◘ Tab. 10.17 u. ◘ Tab. 10.18)

> Leitsymptome einer Lungenembolie sind: Dyspnoe, Tachypnoe und substernale (pleuritische) Thoraxschmerzen (Pleurairritation bei peripheren Embolien und Zeichen rechtsventrikulärer Ischämie).

- Todesangst durch Luftnot
- Tachykardie, ggf. Hypotonie
- Husten, Hämoptysen
- Zyanose
- Halsvenenstauung
- Evtl. Synkope
- Zeichen einer Beinvenenthrombose

◘ Tab. 10.17 Schweregrade der Lungenembolie nach Grosser

Schweregrad	Klein, I	Submassiv, II	Massiv, III	Fulminant, IV
Klinik	80 % stumm	Dyspnoe, Tachypnoe, Schmerz, Angst, Husten	Wie II bis Schock	Schock
Blutdruck	Normal	Normal bis erniedrigt	Erniedrigt	Stark erniedrigt
mPAP [mmHg]	<20	>20	25–30	>30
P_aO_2 [%]	>75	<75	<70	<60
Gefäßobliteration	Periphere Gefäße	Segmentarterien	PA-Ast oder Lappenarterien	PA-Ast und Lappenarterien
Gefäßlumenreduktion [%]	<30	30–50	50–70	>70
Rechtsventrikuläre Funktion	Normal	Mäßig reduziert	Stark reduziert	Aufgehoben
Therapieoption	Antikoagulation	Antikoagulation	Thrombolyse → wenn instabil	Thrombolyse
Mortalität [%]	<1	8	25	65

● **Tab. 10.18** Einteilung der Lungenembolie nach den ESC- und S2-AWMF-Leitlinien (2008/2010)

Stadium (AHA)	Risiko (ESC)	30-Tage-Mortalität [%]	Merkmale	Therapie
Leichte Lungenembolie	»Non-high risk«: (a) »low risk«	≤1	Hämodynamisch stabil *ohne* Rechtsherzbelastungszeichen und ohne Zeichen der myokardialen Schädigung, meist asymptomatisch	Antikoagulation
Submassive Lungenembolie	»Non-high risk«: (b) »intermediate risk«	3–15	Hämodynamisch stabil *mit* Rechtsherzbelastungszeichen und/oder Marker der myokardialen Schädigung, symptomatisch	Antikoagulation; in ausgewählten Fällen systemische Thrombolyse
Massive Lungenembolie	»High risk«	15–60	Hämodynamisch instabil, Schock bis reanimationspflichtig	Lyse und/oder Embolektomie erwägen

Abkürzungen: AHA = American Heart Association, ESC = European Society of Cardiology
Marker der myokardialen Schädigung: Troponin T/I, hs-Troponin, H-FABP (»heart-type fatty acid-binding proteins)

Diagnostik

> Die Reihenfolge der Diagnostik ist abhängig vom klinischen Beschwerdebild.

Bei *hämodynamischer Instabilität* ist eine umgehende bildgebende Diagnostik (primär Echokardiographie [Rechtsherzbelastungszeichen?] und sekundär Spiral-CT mit Kontrastmittel [Thorax plus Abdomen]) zur Abschätzung des Schweregrades und zur Differenzialdiagnostik (Myokardinfarkt, Perikardtamponade, Aortendissektion etc.) durchzuführen. Das Abwarten auf Laborwerte (D-Dimere) oder Suchen nach einer tiefen Beinvenenthrombose (Duplexsonographie) ist zweitrangig.
Bei *hämodynamisch stabilen* Patienten bietet sich zur Abschätzung der klinischen Wahrscheinlichkeit einer Lungenembolie das Wells-Score-System an (PreTest-Wahrscheinlichkeit).

- **Anamnese/Fremdanamnese** (Wells-Score, ● Abb. 10.2)
- **Körperliche Untersuchung:** Inspektion (Klinik), Auskultation (ggf. vierter Herzton, betonter und gespaltener zweiter Herzton, feuchte/trockene Rasselgeräusche)
- **Monitoring:**
  - Hämodynamik (Blutdruck, Puls) und Atmung (Atemfrequenz, S_aO_2)
- EKG: Sinustachykardie, Vorhofflimmern/flattern, supraventrikuläre Extrasystolen, S_IQ_{III}-Mc Ginn-White-Typ oder $S_IS_{II}S_{III}$-Typ (● Abb. 10.3), neuer Rechtstyp/Steiltyp (Vor-EKGs?), inkompletter/kompletter Rechtsschenkelblock, Erregungsrückbildungsstörungen rechts präkordial (V_1–V_4) sowie ST-Anhebungen mit terminalen negativen T in Ableitung III, aVF, V_{1-4} (DD: Hinterwandinfarkt, Rechtsherzinfarkt), P-dextroatriale in Ableitung II >0,25 mV. Periphere Niedervoltage

> Das EKG ist nicht geeignet, eine akute Lungenembolie auszuschließen. Unauffällige EKGs machen eine Lungenembolie aber unwahrscheinlicher (30 % aller Patienten mit gesicherter Lungenembolie haben ein normales EKG).

- **Labordiagnostik:**
  - D-Dimere:
    - Cut-off-Werte: 500 µg/l bei Patienten <60 Jahre bzw. 750 µg/l bei Patienten >60 Jahre
    - Die Aussagekraft eines negativen D-Dimer-Tests hängt entscheidend von der *ermittelten Vortestwahrscheinlichkeit* ab, d. h. Durchführung eines D-Dimer-Tests nur nach vorheriger Einschätzung der klinischen Wahrscheinlichkeit.
    - Bei einer *niedrigen Vortestwahrscheinlichkeit* liegt die klinische Wahrscheinlichkeit für eine Lungenembolie bei nur 0,5 %.

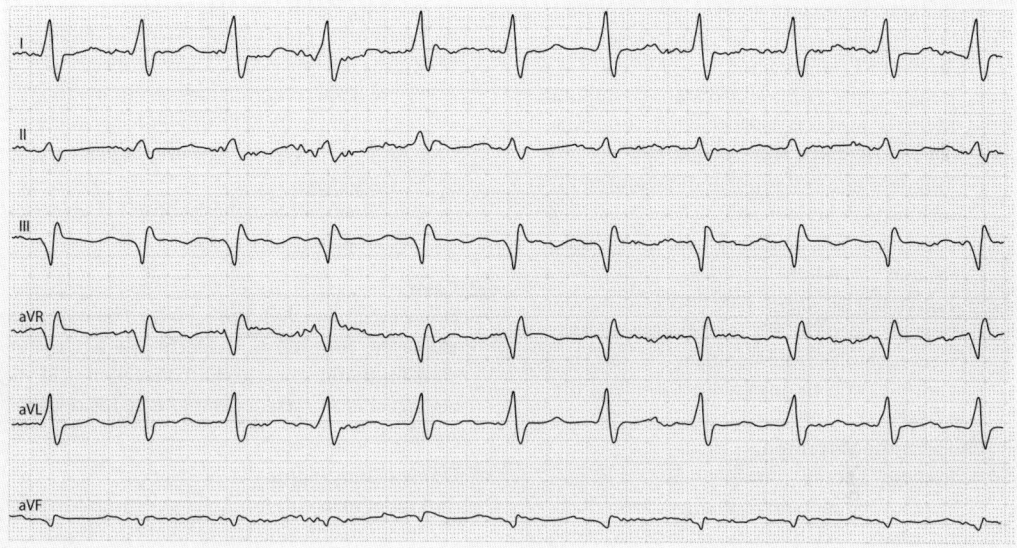

Abb. 10.3 $S_I Q_{III}$-Typ als Zeichen der Rechtsherzbelastung

– Bei einer *mittleren* bis *hohen* Vortestwahrscheinlichkeit für eine Lungenembolie kann auch bei negativem D-Dimer-Test eine Lungenembolie bestehen (3,5 % [mittlere Vortestwahrscheinlichkeit] bzw. 21 % der Fälle [hohe Vortestwahrscheinlichkeit]).

Differenzialdiagnosen eines erhöhten D-Dimers

- Thromboembolie (Myokardinfarkt, Schlaganfall, arterielle/venöse Thrombose)
- Infektionen (Pneumonie, AE-COPD, Hautinfektionen etc.) bis SIRS/Sepsis
- Aortenaneurysma (andere Gefäßaneurysmen) und Aortendissektion
- Hämangiome
- Portokavale Shunts
- Lungenembolie
- Trauma oder Operation innerhalb der vergangenen 4 Wochen
- Große Hämatome
- Verbrennungen
- Leberzirrhose (hepatogene Koagulopathie)
- Niereninsuffizienz
- Hämolyse
- Heparininduzierte Thrombozytopenie (HIT) Typ 2
- Malignome (insbesondere nichtkleinzelliges Bronchialkarzinom und Mammakarzinom)
- Schwangerschaft
- HELLP-Syndrom
- DIC (disseminierte intravasale Gerinnung)/ Verbrauchskoagulopathie

Keine Indikation zur Bestimmung der D-Dimere zum Ausschluss/Nachweis einer Venenthrombose bzw. Lungenembolie

- Trauma oder Operationen innerhalb der vergangenen 4 Wochen
- Gerinnungshemmende Therapie seit >24 h
- Fibrinolysetherapie vor <7 Tagen
- Disseminierte Malignome
- Bekanntes Aortenaneurysma
- Sepsis, Pneumonie
- Leberzirrhose
- Schwangerschaft

> Ein D-Dimer-Test soll nur nach vorheriger Einschätzung der klinischen Wahrscheinlichkeit durchgeführt werden. Bei hoher klinischer Wahrscheinlichkeit für eine Lungenembolie sollte der D-Dimer-Test nicht durchgeführt werden (Blättler et al. 2010).

- Blutgase: Eine normale BGA schließt eine Lungenembolie nicht aus (kompensiert).
- Troponin-Erhöhung: durch rechtsventrikuläre Ischämie und rechtsventrikuläre Dysfunktion
- BNP/NT-proBNP-Anstieg: durch Zunahme der ventrikulären Wandspannung
- Troponin und NT-proBNP: Prädiktoren für ungünstigen Verlauf, jedoch kein Ausschlussparameter (falls beide Faktoren nicht erhöht → gute Prognose)
- Erhöhung des »heart-type fatty acid-binding protein« (H-FABP): laborchemischer Nachweis noch nicht routinemäßig etabliert, zudem existieren noch keine fixen Cuff-off-Werte
- **Bildgebende Verfahren**
    - Röntgen-Thorax: (nur in 40–50 % d.F.) gestaute A. pulmonalis, einseitiger Zwerchfellhochstand, Gefäßlücken/Gefäßrarifizierung, Westermark-Zeichen als passagere lokale Aufhellung nach dem Gefäßverschluss, Atelektasen, Infiltrate, Pleuraerguss
    - Spiral-CT (insbesondere bei zentralen Lungenembolien, bei guter Qualität bis Subsegmentarterien): 84–94 % Sensitivität, 96 % Spezifität, weitere Vorteile: Dyspnoe-Differenzialdiagnostik, CT-Angiographie oder MR-Angiographie (nur elektiv); insbesondere Mehrzeilen-Spiral-CT; bedenken: CT-Abdomen → Tumorsuche
    - Mehrschicht-Spiral-CT-Angiographie (»multidetector-row spiral CT angiography« = MS-Spiral-CTA): bessere Sensitivität als das herkömmliche Spiral-CT
    - Pulmonalisangiographie: historischer Goldstandard → heute nur noch in seltenen Fällen indiziert (z. B. kathetertechnische Thrombusaspiration/-fragmentation)
- **Echokardiographie**

> Die kardiale Beeinträchtigung gilt als Prädiktor für ungünstigen Verlauf und zur Risikostratifizierung, d. h. überwachungspflichtiger Patient.

- Ziel: Risikoabschätzung → eine normale Echokardiographie schließt eine Lungenembolie nicht aus
- Rechtsventrikuläre Dilatation (grob orientierend: RV>LV, RVEDD >30 mm parasternal)
- Hypo-/Akinesie des rechten Ventrikels, v. a. der freien RV-Wand
- Trikuspidalklappeninsuffizienz
- Erhöhter systolischer pulmonal-arterieller Druck (sPAP; pulmonale Hypertonie)
- Erweiterte zentrale Pulmonalarterie
- Paradoxe Septumkinetik (»septum bulging«)
- V. cava inferior (VCI): nicht atemvariabel >2 cm, Lebervenenstauung als indirekte Zeichen einer RVEDP-Erhöhung, erweiterte zentrale Lebervenen >1 cm, Lebervenenreflux
- Perikarderguss
- Evtl. direkter Thrombusnachweis in zentralen Pulmonalarterien (im TEE)

> **Cave**
> Unter instabilen Verhältnissen wird eine Analgosedierung zum TEE nur schlecht toleriert, daher stets Intubationsbereitschaft. Vorteil der TEE → zusätzlicher Ausschluss einer Aortendissektion möglich.

- **Duplexsonographie** der Beinvenen:
    - Findet man eine TVT, gilt bei entsprechender Symptomatik eine Lungenembolie als gesichert (Therapie der TVT und der hämodynamisch stabilen LE sind gleich).
    - Bei stabilen asymptomatischen Patienten ist die Sensitivität schlechter als für den stabilen, symptomatischen Patienten.
    - Empfohlen als weiterführende Diagnostik für stabile Patienten mit hoher klinischer Wahrscheinlichkeit für eine Lungenembolie
    - Bei gesicherter Lungenembolie nicht mehr notwendig, da keine therapeutische Konsequenz
- **Ggf. Ventilations-Perfusions-Szintigraphie**
    - Hoher negativ-prädiktiver Wert, d. h. ein Normalbefund macht eine Lungenembolie sehr unwahrscheinlich
    - Nicht invasiver Goldstandard
    - Nicht überall verfügbar, nicht für instabile Patienten geeignet
    - Positiver Perfusionsdefekt: auch bei Atelektasen, COPD, daher vorzugsweise mit Ventilationsszintigraphie: »Mismatch«, d. h. Perfusionsausfall bei normaler Ventilation weist auf eine Lungenembolie hin
- **Pulmonalisarterienkatheter (PAK)**
    - Im Stadium IV möglich: vor allem zur Therapiesteuerung
    - Cave: zentrale Thromben
    - Elektiv eingesetzt zur Diagnostik und Differenzialdiagnostik der pulmonalen Hypertonie (Abgrenzung von Linksherzinsuffizienz über Wedge-Druck)
- **Zentraler Venenkatheter (ZVK):** grobe Abschätzung des Rückstaus über den ZVD, keine primäre Diagnostik

Differenzialdiagnostik

- Kardiovaskulär: akutes Koronarsyndrom, Perimyokarditis, Perikardtamponade, Aortendissektion, dekompensierte Herzinsuffizienz
- Pulmonal: Pneumonie, Bronchitis, Pleuritis, Pneumothorax, Lungenödem, akute Exazerbation der COPD (AECOPD), Asthma bronchiale, psychogen
- Des Weiteren: muskuloskelettale Schmerzen, Interkostalneuralgie

Therapie

> Therapieziele der Lungenemboliebehandlung:
> - Progrediente, neuerliche Embolie (Appositionsthromben) vermeiden
> - Gefäßrekanalisation

Allgemeine Maßnahmen

- Aufrechterhaltung und Stabilisierung der Vitalfunktionen
- Oxygenierung: ca. >6 l O_2/min über Maske
- Ggf. Intubation und Beatmung:
  - Niedrige Beatmungsmitteldrücke (PEEP) wählen, da sonst eine weitere Zunahme der rechtsventrikulären Nachlast und ein verminderter Rückstrom zum linken Herzen mit low cardiac output resultiert
- Kontrollierte Hyperventilation bei Hyperkapnie (Ziel: p_aCO_2 28–35 mmHg, pH-Wert>7,45); zudem hat die Herbeiführung einer respiratorischen Alkalose einen pulmonal vasodilatierenden Effekt und wirkt somit der akuten Rechtsherzbelastung entgegen
- Analgosedierung: z. B. Fentanyl (Fentanyl-Janssen), Midazolam (Dormicum)
- Bei hämodynamischer Instabilität:
  - Anlage eines zentralvenösen und arteriellen Zugangs
  - Volumensubstitution und Katecholamintherapie
  - Noradrenalin (Arterenol) als Katecholamin der Wahl, hebt den systemischen Blutdruck und damit den koronaren Perfusionsdruck, ggf. Dobutamin (Dobutrex)

Antikoagulation mit unfraktioniertem Heparin (UFH)

- Intravenöse Heparin-Gabe (unfraktioniertes) bereits bei V. a. Lungenembolie (◘ Tab. 10.19, ◘ Tab. 10.20)

◘ Tab. 10.19 Vor- und Nachteile unfraktionierter Heparine (UFH)

Vorteile	Nachteile
– Kurze Halbwertszeit (ca. 2 h [UFH] versus ca. 4 h [NMH]) – Einfaches Monitoring – Bei Niereninsuffizienz keine Dosisanpassung – Antidot (Protamin) vorhanden – Kombination mit Lyse möglich – Bei Schwangerschaft problemlos anwendbar	– Intravenöse Applikation (Therapie) – Obligate Kontrollen (aPTT und Thrombozytenzahlen) – Die Ziel-PTT und damit der therapeutische Bereich werden selten erreicht und eingehalten – Überdosierung: PTT >3fach entspricht einem 8fachen Blutungsrisiko – Unterdosierung: hohe Frührezidivrate bei ineffektiver PTT

◘ Tab. 10.20 Therapieschema der intravenösen Heparinisierung (UFH)

aPTT Bereich	Dosierung
Bolus	80 I.E./kgKG (»5000–7500« I.E. Bolus) Anschließend: kontinuierlich intravenös 18 I.E./kgKG, entspricht z. B. bei Perfusor mit 25.000 I.E./50 ml bei 75 kg ca. 2,7 ml/h
<35 s	Erneuter Bolus 80 I.E./kgKG → Perfusor um 4 I.E. steigern auf 22 I.E./kgKG (3,3 ml/h)
35–45 s (1,2- bis 1,5fach)	Erneuter Bolus 40 I.E./kgKG → Perfusor um 2 I.E. steigern auf 24 I.E./kgKG (3,6 ml/h)
46–70 s (1,5- bis 2,3fach)	Einstellungen belassen, 2-mal/Tag PTT, ab 3. Tag: täglich Thrombozytenkontrollen, bei Perfusorstopp: erneute PTT-Kontrolle. Bei normalem Gerinnungsstatus (Leber) ist die HWZ ca. 4 h
71–90 s (2,3- bis 3fach)	Perfusordosierung um 2 I.E. senken auf 22 I.E./kgKG (3,3 ml/h)
>90 s (>3fach) durchlaufend	Perfusor pausieren 1 h, dann um 3 I.E. senken auf 19 I.E./kgKG

- Bolus 80 I.E./kgKG und anschließend i.v.-Perfusor (18–20 I.E./kgKG/h)
- Ziel-PTT: aPTT 2- bis 2,5fach (ca. 60–80 s)
- Kleines Blutbild: vor oder mit Beginn der Antikoagulation (Ausgangswert) sowie zwischen dem 5. und 14. Tag → Kontrolle der Thrombozytenzahlen (HIT-II)
- Überlappend Vitamin-K-Antagonisten (Phenprocoumon oder Warfarin) bei hämodynamisch stabilen Patienten

> **Cave**
> Im Schockzustand, disseminierter intravasaler Gerinnung (DIC) und bei Leberstauung (Rechtsherzversagen) mit Lebersynthesestörung kommt es zum Abfall der Gerinnungsfaktoren.

Antikoagulation mit niedermolekularen Heparinen (Tab. 10.21)

- Indikation: vorzugsweise bei hämodynamisch stabilen Patienten (siehe auch: initiale Antikoagulation bei Venenthrombose und Lungenembolie, Tab. 10.13)

Stadiengerechte Therapie

- Leichte Lungenembolie → »Antikoagulanzientherapie«
   - Beginn der therapeutischen Antikoagulation bevorzugt mit NMH oder Fondaparinux
- UFH bei schwerer Niereninsuffizienz (Kreatinin-Clearance ≤30 ml/min)
- **Submassive Lungenembolie → Antikoagulanzientherapie und ggf. Lysetherapie**
   - Bei diesem Patientenkollektiv ist die optimale Therapieoption noch ungeklärt.
   - Primär: Antikoagulanzientherapie
   - Die systemische Thrombolyse kann gegenüber der alleinigen Antikoagulation den klinischen Verlauf verbessern (Einzelfallentscheidung)
- **Massive Lungenembolie → Lysetherapie** (Tab. 10.22)
   - Indikation zur Lysetherapie: hämodynamisch instabile Patienten
   - Substanzen für Lysetherapie:
     - rt-PA (Alteplase): häufige Anwendung, Dosierung siehe unten
     - Urokinase: 4400 I.E./kgKG über 10 min, gefolgt von 4400 I.E./kgKG/h über 12–24 h *oder* akzeleriert: 3 Mio. I.E. über 2 h
     - Streptokinase: 250.000 I.E. über 30 min, gefolgt von 100.000 I.E./h über 12–24 h *oder* akzeleriert: 1,5 Mio. I.E. über 2 h
   - Unter Lyse begleitend Heparingabe (PTT-Kontrollen)
   - Blutungsrisiko: schwere Blutung 15 %, intrakranielle Blutung 1,5 %, tödliche Blutung 1 %
   - Spät-Lyse: bis zu 1 Woche sind positive Beeinflussungen beschrieben

Tab. 10.21 Vor- und Nachteile niedermolekularer Heparine

Vorteile	Nachteile
– Mindestens gleichwertige Wirksamkeit bei gleichem Blutungsrisiko – Seltener HIT-II – Einfache Anwendung	– Dosisanpassung bei Niereninsuffizienz, sonst erhöhtes Blutungsrisiko (Faktor-Xa-Aktivität) – Keine zugelassene Kombination mit Thrombolyse – Längere Halbwertszeit

Tab. 10.22 Kontraindikationen für eine Lysetherapie (im Schock ist das Risiko gegeneinander abzuwägen)

Absolut	Relativ
– Aktive innere Blutung (Ösophagusvarizenblutung, gastrointestinale Blutung) – Aortenaneurysma – Frische oder kürzliche intrazerebrale Blutung	– Gravidität – Operation, Geburt, Organbiopsie, Gefäßpunktion <10 Tage – Spinal- oder Periduralanästhesie <10 Tage – Zerebraler Insult <2 Monate – Gastrointestinale Blutung <10 Tage – Schweres Trauma <14 Tage – Neurochirurgische Operation, Augenoperation <1 Monat – Nicht beherrschbare arterielle Hypertonie (>200/130 mmHg) – Thrombozyten <60.000/µl, Quick-Wert <50 % – Bakterielle Endokarditis – Hämoptysen, Zeichen der Postinfarktpneumonie im CT

10.7 · Lungenembolie (LE)

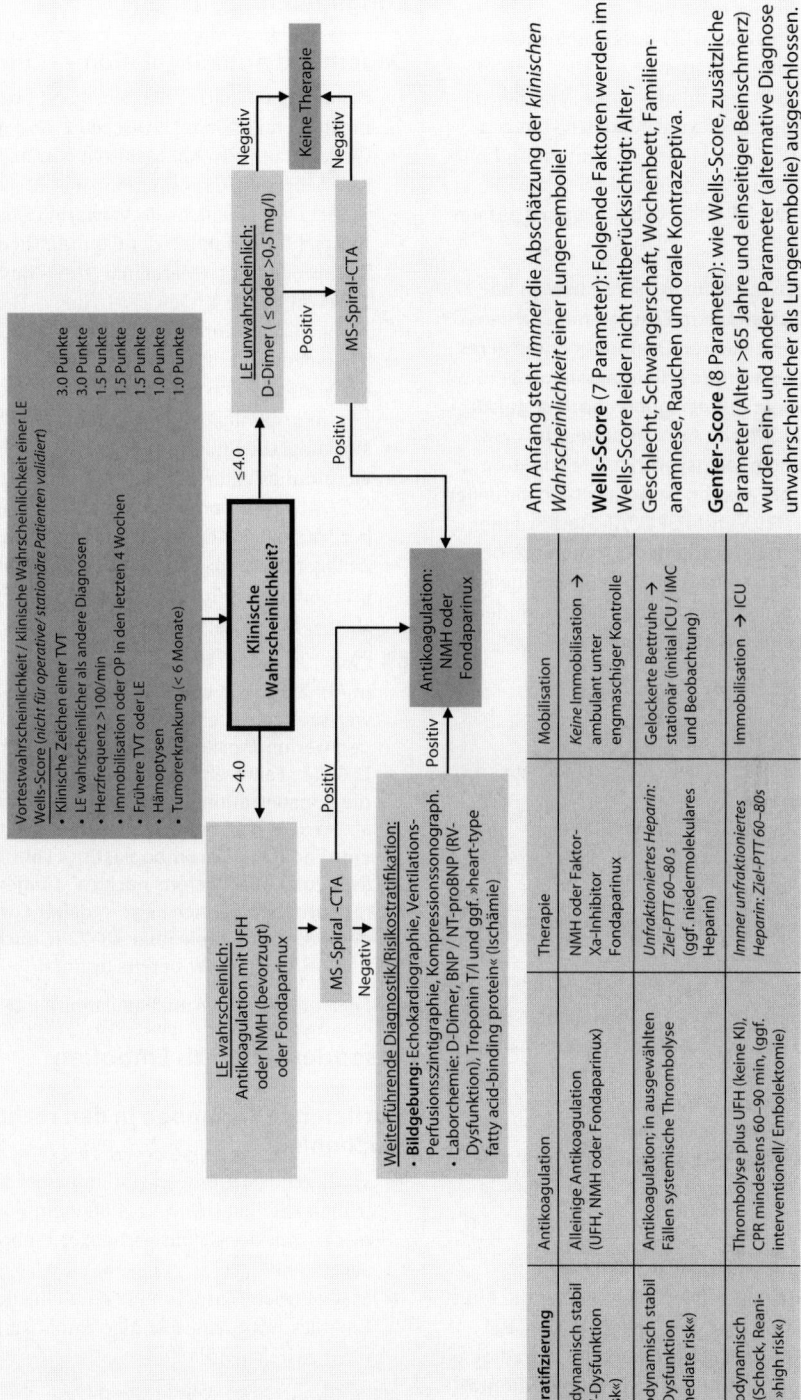

Abb. 10.4 Therapiealgorithmus bei Lungenembolie – stabiler Patient

- Eine lokale Lyse hat keine Vorteile gegenüber einer systemischen Lyse.
- Kathetermethoden: Thrombendatherektomie, Katheterfragmentation
- Ggf. pulmonale Embolektomie (Trendelenburg-OP): unter Einsatz der Herz-Lungen-Maschine nur an einzelnen Zentren und nur bei instabilen Patienten indiziert (hohe Letalität der OP 70–90 %, daher begrenzt auf nur wenige Fälle)

> Für Patienten mit *submassiver LE* bzw. in hämodynamisch stabilem Zustand mit Zeichen der rechtsventrikulären Dysfunktion (mittleres Risiko für LE-bedingte Frühletalität von 3–15 %) ist die *optimale Therapieoption* noch *ungeklärt* (◘ Abb. 10.6). Welche Auswirkungen die Lysetherapie auf die rechtsventrikuläre Funktion und Mortalität ausübt, ist Gegenstand aktueller Studien (PEITHO- und TOPCOAT-Studie). Eine Indikationserweiterung der Thrombolyse bei submassiver LE sollte einzelnen, individuellen Verläufen vorbehalten bleiben und kann derzeit noch nicht empfohlen werden.

Dosierung

Lyseschema nach Goldhaber:
- Initial: 10 mg rt-PA bzw. Alteplase (Actilyse) über 1–2 min i.v.
- Anschließend: 90 mg rt-PA i.v. über 2 h
- Alternative: 100 mg über 2 h oder akzeleriert 0,6 mg/kg über 15 min

Lyse unter Reanimation:
- Möglichkeiten:
  - Option 1: 50 mg rt-PA i.v.-Bolus, gefolgt von 50 mg i.v. nach 10–15 min, wenn kein Erfolg
  - Option 2: 0,6 mg/kgKG (max. 50 mg) über 15 min
- Fortführung der kardiopulmonalen Reanimation nach Thrombolyse über mind. 60–90 min
- Auch die präklinische Lysetherapie bei V. a. Lungenembolie scheint von Nutzen (TROICA-Studie).

> Bei stabilen Kreislaufverhältnissen hat die Akut-Lyse hinsichtlich Letalität keinen Vorteil. Bei instabiler Kreislaufsituation und hochgradigem V. a. eine Lungenembolie (z. B. echokardiographische Rechtsherzbelastungszeichen und/oder Troponin-/BNP-Erhöhung) kann eine Lysetherapie ohne CT-Diagnostik eingeleitet werden (◘ Abb. 10.4 u. ◘ Abb. 10.5).

Sekundärprävention nach Lungenembolie (◘ Tab. 10.14)

Dauerhafte Antikoagulation → Cumarine

- Beginn: bei stabilen Patienten, wenn Lyse oder OP nicht in Frage kommt, zwischen 1. und 3. Tag
- Orale Vitamin-K-Antagonisten (Cumarine)
  - Phenprocoumon (Marcumar)
  - Bei Unverträglichkeit: Warfarin (Coumadin)
- Beispiel für Induktion der Cumarintherapie mit Phenprocoumon (Marcumar 3-mg-Tablette) bei INR von 1 (100 % Quick) : 1. Tag: 4 Tbl., 2. Tag: 3 Tbl., 3. Tag: Kontrolle INR/Quick
- Therapeutischer Zielbereich: INR 2- bis 3fach, bei Vorliegen von besonderen Risikofaktoren (Antiphospholipid-Ak) ggf. höher
- Wirkung: die Bildung der Vitamin-K-abhängigen Gerinnungsfaktoren (II, VII, IX und X, Protein S/C/Z) wird gehemmt (kompetitive Hemmung der Vitamin-K_1-Epoxid/Chinonreduktase).
- Antagonisierung: Vitamin-K_1 (Konakion i.v. oder oral) oder FFP's bzw. PPSB-Komplex (Faktoren II, VII, IX und X, Beriplex).

! Cave
In Abhängigkeit von den individuellen Halbwertszeiten der einzelnen Vitamin K-abhängigen Gerinnungsfaktoren (Faktor VII und Protein C: 6–7 h; Faktoren II, IX und X: 3–5 Tage) fallen die Konzentrationen unterschiedlich schnell ab, so dass bei Verwendung eines »Faktor VII empfindlichen Thromboplastins« Labortests der INR/Quick-Wert bereits nach ca. 2 Tagen im therapeutischen Bereich liegt → daher Fortführung der Heparintherapie über 48–72 h, auch wenn der INR/Quick-Wert bereits optimal.

- Dauer der oralen Antikoagulation → ◘ Tab. 10.14

Besonderheiten zu Embolien

Flottierende Thromben in den rechten Herzhöhlen

- Flottierende Thromben sind mit einer hohen frühen Letalität sowie – bei offenem Foramen ovale – mit der Gefahr paradoxer Embolien assoziiert.
- Maßnahmen: Thrombolyse oder chirurgische Embolektomie, eine alleinige Antikoagulation ist nicht ausreichend.

Chronisch-thromboembolische pulmonale Hypertonie (CTEPH)

- Schwere Komplikation nach einer massiven und/oder bei rezidivierenden LE

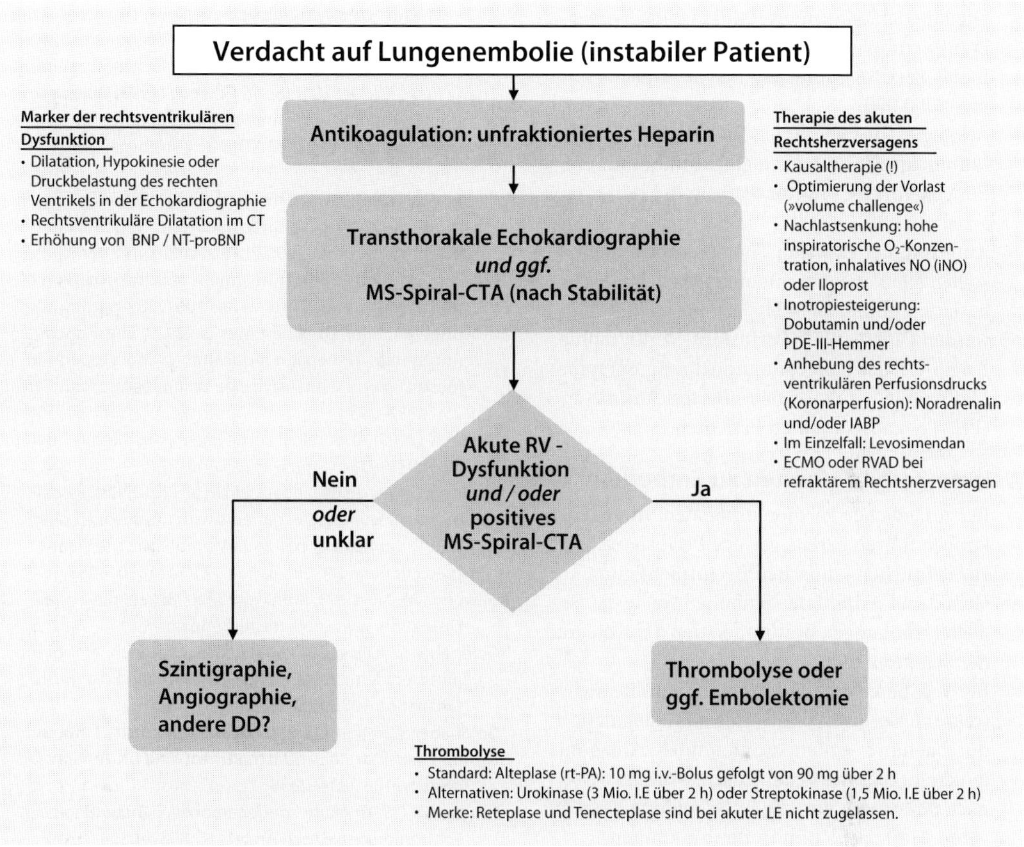

10.7 · Lungenembolie (LE)

Verdacht auf Lungenembolie (instabiler Patient)

Marker der rechtsventrikulären Dysfunktion
- Dilatation, Hypokinesie oder Druckbelastung des rechten Ventrikels in der Echokardiographie
- Rechtsventrikuläre Dilatation im CT
- Erhöhung von BNP / NT-proBNP

↓

Antikoagulation: unfraktioniertes Heparin

↓

Transthorakale Echokardiographie und ggf. MS-Spiral-CTA (nach Stabilität)

↓

Akute RV-Dysfunktion und / oder positives MS-Spiral-CTA

- Nein oder unklar → **Szintigraphie, Angiographie, andere DD?**
- Ja → **Thrombolyse oder ggf. Embolektomie**

Therapie des akuten Rechtsherzversagens
- Kausaltherapie (!)
- Optimierung der Vorlast (»volume challenge«)
- Nachlastsenkung: hohe inspiratorische O$_2$-Konzentration, inhalatives NO (iNO) oder Iloprost
- Inotropiesteigerung: Dobutamin und/oder PDE-III-Hemmer
- Anhebung des rechtsventrikulären Perfusionsdrucks (Koronarperfusion): Noradrenalin und/oder IABP
- Im Einzelfall: Levosimendan
- ECMO oder RVAD bei refraktärem Rechtsherzversagen

Thrombolyse
- Standard: Alteplase (rt-PA): 10 mg i.v.-Bolus gefolgt von 90 mg über 2 h
- Alternativen: Urokinase (3 Mio. I.E über 2 h) oder Streptokinase (1,5 Mio. I.E über 2 h)
- Merke: Reteplase und Tenecteplase sind bei akuter LE nicht zugelassen.

Abb. 10.5 Therapiealgorithmus bei Lungenembolie – instabiler Patient

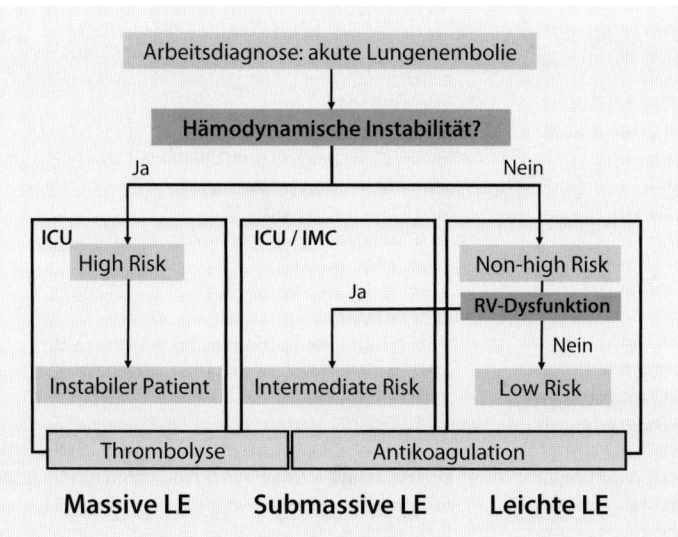

Abb. 10.6 Therapiealgorithmus massive, submassive und leichte LE. *ICU* »intensive care unit«, *IMC* »intermediate care unit«, *RV* rechtsventrikulär

- Die Entwicklung einer CTEPH ist nach einer Lungenembolie mit 1–4 % selten.
- Inzidenz (USA): 2500 pro Jahr; Prävalenz: 20 pro 1.000.000
- Ätiologie: thrombembolische Obstruktion der Pulmonalarterien oder nichtthrombotische Lungenembolie (Tumor, Parasiten, Fremdmaterial)
- Aufgrund der kausalen Therapiemöglichkeit sollten alle Patienten mit auf einer CTEPH basierten pulmonalen Hypertonie evaluiert werden (Ventilations-Perfusions-Szintigraphie, Angio-CT der Lunge, Pulmonalisangiographie).
- Maßnahmen: pulmonale Endarteriektomie (PEA) bei ausgewählten Patienten

Weitere Besonderheiten zu Embolien

- Bei zusätzlichen kardiopulmonalen Vorerkrankungen führen bereits geringe Perfusionsausfälle zur deutlichen klinischen Beeinträchtigung.
- Größe und Anzahl der Embolien sowie die Begleiterkrankungen bestimmen den Schweregrad der Symptomatik.
- Bei V. a. hereditäre Thrombophilie sollte die (teure) Diagnostik ohne orale Antikoagulation durchgeführt werden, da Vitamin-K-Antagonisten die Ergebnisse beeinflussen. Vorzugsweise nach 6 Monaten, um die Entscheidung einer längeren Antikoagulation treffen zu können.
- Cavafilter, V.-cava-Schirm, V.-cava-inferior-Sperrung, Femoralvenen-Ligatur (keine größeren Patientenstudien) – Indikationen:
  - Patienten mit akuter Lungenembolie und/oder TVT, bei denen eine Antikoagulation nicht möglich ist
  - Patienten mit akuter Lungenembolie trotz therapeutischer Antikoagulation
  - Ultima-ratio-Option zur Prophylaxe von Rezidiven, wenn Antikoagulation absolut kontraindiziert (z. B. schwerste Epilepsie)
  - Die Implantation eines Cavafilters soll daher Einzelfällen vorbehalten bleiben. Wiederentfernbare Systeme sollen bevorzugt werden.

Literatur

Blättler W, Gerlach H, Hach-Wunderle V et al. (2010) Diagnostik und Therapie der Venenthrombose und der Lungenembolie. Vasa, 39:1–39

Buller HR, Lensing AW, Prins MH et al. (2008) A dose-ranging study evaluating once-daily oral administration of the factor Xa inhibitor rivaroxaban in the treatment of patients with acute symptomatic deep vein thrombosis: the Einstein-DVT Dose-Ranging Study. Blood, 112(6):2242-2247

Coady MA, Rizzo JA, Hammond GL et al. (1997) What is the appropriate size criterion for resection of thoracic aortic aneurysms? J Thorac Cardiovasc Surg 113(3):476–491

Clouse WD, Hallett JW Jr, Schaff HV et al. (1998) Improved prognosis of thoracic aortic aneurysms: a population-based study. JAMA 280(22):1926–1929

Costantini V, Lenti M (2002) Treatment of acute occlusion of peripheral arteries. Thromb Res 106: V285–94

Crowther MA, Cook DJ, Albert M et al. (2010) The 4Ts scoring system for heparin-induced thrombocytopenia in medical-surgical intensive care unit patients. J Crit Care 25(2):287–293

Diehm N (2009) Abdominal aortic aneurysm. Internist (Berl) 50(8):972–978

Eichinger S, Heinze G, Jandeck LM et al. (2010) Risk assessment of recurrence in patients with unprovoked deep vein thrombosis or pulmonary embolism: the Vienna prediction model. Circulation 121(14):1630–1636

Gawenda M, Aleksic M, Brunkwall J (2008) Leitlinie Aortale Dissektion. www.gefaesschirurgie.de

Goldhaber SZ, Elliott CG (2003) Acute pulmonary embolism: part I: epidemiology, pathophysiology, and diagnosis. Circulation 108:2726–2729

Goldhaber SZ, Elliott CG (2003) Acute pulmonary embolism: part II: risk stratification, treatment, and prevention. Circulation 108:2834–2838

Grosser KD (1985) Akute Lungenembolie. Behandlung nach Schweregraden. Dtsch Ärztebl 85:B587–B594

Grundmann U, Lausberg H, Schäfers HJ (2006) Acute aortic dissection. Differential diagnosis of a thoracic emergency. Anaesthesist 55(1):53–63

Gussmann A, Kühn J, Weise U (2008) Leitlinie zum Bauchaortenaneurysma und Beckenarterienaneurysma. www.gefaesschirurgie.de

Hagan PG, Nienaber CA, Isselbacher EM, Bruckman D et al. (2000) The International Registry of Acute Aortic Dissection (IRAD): new insights into an old disease. JAMA 283(7):897–903

Hager A, Kaemmerer H, Rapp-Bernhardt U et al. (2002) Diameters of the thoracic aorta throughout life as measured with helical computed tomography. J Thorac Cardiovasc Surg 123(6):1060–1066

Hennig G (2008) Leitlinie Akuter Arterienverschluss. www.gefaesschirurgie.de

Hiratzka LF, Bakris GL, Beckman JA et al. (2010) 2010 ACCF/AHA/AATS/ACR/ASA/SCA/SCAI/SIR/STS/SVM guidelines for the diagnosis and management of patients with Thoracic Aortic Disease. Circulation 121(13):e266–369

Hirsch AT, Haskal ZJ, Hertzer NR et al. (2006) Practice guidelines for the management of patients with peripheral arterial disease: a collaborative report from the American Association for Vascular Surgery/Society for etc. Circulation 113:e463–654

Hoch JR, Tullis MJ, Acher LW et al. (1994) Thrombolysis versus surgery as the initial management for native artery occlusion: efficacy, safety and cost. Surg 116:649–657

Interdisziplinäre S2-Leitlinie (2005) Venenthrombose und Lungenembolie. VASA 34, Suppl. 66

Johnston KW, Rutherford RB, Tilson MD (1991) Suggested standards for reporting on arterial aneurysms. Subcommittee on Reporting Standards for Arterial Aneurysms, Ad Hoc Committee on Reporting Standards, Society for Vascular Surgery and North American Chapter, International Society for Cardiovascular Surgery. J Vasc Surg 13(3):452–458

Kearon C, Kahn SR, Agnelli G, et al. (2008) Antithrombotic therapy for venous thromboembolic disease: American College of Chest Physicians Evidence-Based Clinical Practice Guidelines (8th Edition). Chest 133:454S–545S

Konstantinides S, Geibel A, Olschewski M et al. (2002) Importance of cardiac troponins I and T in risk stratification of patients with acute pulmonary embolism. Circulation 106:1263–1268

Lindhoff-Last E (2011) Bewertung des Rezidivthromboserisikos venöser Thromboembolien. Hämostaseologie 1:7–13

Lo GK, Juhl D, Warkentin TE et al. (2006) Evaluation of pretest clinical score (4 T's) for the diagnosis of heparin-induced thrombocytopenia in two clinical settings. J Thrombosis and Haemostasis 4: 759–765

Lopez JA, Kearon C, Lee AY (2004) Deep venous thrombosis. Hematology 439–456

Luther B (2008) Leitlinie Akuter Intestinalarterienverschluss. www.gefaesschirurgie.de

Michels G, Schneider T (2009) Angiologie. In: Michels G, Schneider T (Hrsg) Klinikmanual Innere Medizin. Springer, Berlin Heidelberg New York

Michels G, Bovenschulte H, Kochanek M et al. (2010) Abdominal pain after stenting of an infrarenal aortic aneurysm. Dtsch Med Wochenschr 135(13):631–632

Michels G, Jaspers N, Mertens J (2011) Sonographie. Organ- und leitsymptomorientiert. Heidelberg: Springer

Moll FL, Powell JT, Fraedrich G et al. (2011) Management of abdominal aortic aneurysms clinical practice guidelines of the European society for vascular surgery. Eur J Vasc Endovasc Surg 41 Suppl 1:S1–S58

Norgren L, Hiatt WR, Dormandy JA et al. (2007) Inter-Society Consensus for the Management of Peripheral Arterial Disease (TASC II). Eur J Vasc Endovasc Surg 33 Suppl 1:S1–75

Perrier A, Desmarais S, Miron MJ et al. (1999) Non-invasive diagnosis of venous thromboembolism in outpatients. Lancet 353:190–195

Qaseem A et al. (2007) Current diagnosis of venous thromboembolism in primary care: A clinical practice guideline from the American Academy of Family Physicians and the American College of Physicians. Ann Intern Med; 146:454–458

Rees M, Williams TJ (2005) Pulmonary embolism-assessment and management. Aust Fam Physician 34:555–561

Stein PD, Goldhaber SZ, Henry JW (1995) Alveolar-arterial oxygen gradient in the assessment of acute pulmonary embolism. Chest 107:139–143

Svensson LG, Labib SB, Eisenhauer AC et al. (1999) Intimal tear without hematoma: an important variant of aortic dissection that can elude current imaging techniques. Circulation 99:1331–1336

Ures S, Gatto IM, Prates JC et al. (1988) The transverse diameter of the abdominal part of the aorta: an anatomoradiological study through computerized tomography. Anat Anz 166(1–5):341–350

Pneumologie

G. Michels

11.1 Akute Dyspnoe – 252

11.2 Aspiration – 254

11.3 Inhalationstrauma – 257

11.4 Asthma bronchiale – 259

11.5 Akute Exazerbation der COPD (AE-COPD) – 268

11.6 ARDS (»Acute respiratory distress syndrome«) und ALI (»acute lung injury«) – 275

11.7 Pneumothorax – 283

Literatur – 287

11.1 Akute Dyspnoe

Ätiologie

Akute Dyspnoe

Kardiovaskuläre Genese
- Akutes Koronarsyndrom (ACS)
- Linksherzinsuffizienz → Asthma cardiale, u. a. zusätzlich reflektorische Bronchokonstriktion
- Arrhythmien (supraventrikulär, ventrikulär)
- Schrittmacherdysfunktion
- Arterielle Hypertonie, Cor hypertensivum
- Akutes Vitium, z. B. akutes Mitralvitium durch Sehnfadenabriss
- Endokarditis, Myokarditis
- Perikarderguss, Perikardtamponade

Pulmonale Genese
- AE-COPD (»acute exacerbation of chronic obstructive pulmonary disease«) mit und ohne Emphysem
- Asthma bronchiale (allergisch, nicht allergisch, Mischformen, Churg-Strauss, Karzinoid)
- Postinfektiöse bronchiale Hyperreaktivität (mit Husten)
- Restriktive Lungenerkrankungen
- Lungenembolie
- Lungenödem
- Pneumo-, Hämato-, Hydro-, Chylothorax
- Bronchitis, Tracheobronchitis
- Pneumonie
- Alveolitis
- Pleuraerguss
- Pleuritis
- Pleuraschwarte
- Thoraxtrauma
- Bronchiale Tumoren
- Pulmonale Hypertonie
- Inhalationstrauma (z. B. Rauchgasintoxikation)
- Lungenblutung
- Exogen-allergische Alveolitis (EAA)
- ARDS (»acute respiratory distress syndrome«)

Mechanische Genese
- Fremdkörperaspiration
- Trachealstenose bzw. Stenosen der zentralen Atemwege
- Struma, retrosternale Struma
- Rippenfrakturen, instabiler Thorax
- Glottisödem, akute Laryngitis, Anaphylaxie

▼

- Versagen der Atemmuskulatur, z. B. myasthene Krise
- Abdominelles Kompartmentsyndrom (unphysiologische Erhöhung des intraabdominellen Drucks mit Einschränkung der Atmung, z. B. Aszites, Darmischämie, Pankreatitis, Peritonitis)

Psychogene Genese
- Hyperventilationssyndrom
- Panikattacken
- Angst
- Schmerz

Neurologische Genese
- (Neuro-)muskuläre Erkrankungen
- Erhöhter Hirndruck
- Meningitis, Enzephalitis
- Schlaganfall
- Intrazerebrale Blutung
- Intoxikationen

Andere Ursachen
- Hyperthyreose
- Anämie
- Urämie
- Coma diabeticum
- Fieber, septisches Geschehen
- Metabolische Azidose
- »Vocal cord dysfunction« (funktioneller Laryngospasmus)
- Kyphoskoliose
- Säureaspiration bei gastroösophagealer Refluxkrankheit (GERD) assoziiert mit chronischem Husten
- Abdominelle Raumforderung (z. B. Hepatosplenomegalie, Adipositas)

Diagnostik (◘ Tab. 11.1, ◘ Tab. 11.2, ◘ Tab. 11.3)

Therapie

Allgemeinmaßnahmen
- O_2-Gabe (2–4 l/min) über Nasensonde oder O_2-Maske
- Lagerung: Oberkörperhochlagerung bzw. aufrecht sitzende Haltung
- Patienten beruhigen, ggf. vorsichtige medikamentöse Anxiolyse (Midazolam oder Morphin)
- Ggf. Intubation und Beatmung
- Ggf. flexible Bronchoskopie

Tab. 11.1 Diagnostik bei akuter Dyspnoe

Methode	Fragestellung
Anamnese/Fremdanamnese	– Vorerkrankungen: Asthma bronchiale, COPD, Anämie, pulmonale Hypertonie, Z.n. TVT?
Körperliche Untersuchung	– Inspektion: Ödeme, Zyanose, Halsvenenstau – Perkussion: hypersonor bei Pneumothorax – Auskultation: Zeichen der Obstruktion (AE-COPD, Asthma)? Einseitig aufgehobenes Atemgeräusch beim Pneumothorax? Herzgeräusch?
Basismonitoring	– Puls, Blutdruck, Temperaturmessung, O_2-Sättigung (fraktionierte und partielle S_aO_2)
EKG (12-Kanal-Ableitung, links- und rechtspräkordiale Ableitung, ggf. Nehb)	– Arrhythmien? – Akutes Koronarsyndrom? – Zeichen der Rechtsherzbelastung? – Niedervoltage?
Labordiagnostik (Notfalllabor)	– Elektrolyte: endokrinologische Entgleisung, Addison? – Glukose: Coma diabeticum? – Kleines Blutbild: Anämie oder Polyglobulie? – D-Dimere: Thrombose oder Lungenembolie? – BNP, NT-ProBNP: Herzinsuffizienz oder Lungenembolie? – Herzenzyme, Troponin: akutes Koronarsyndrom oder Lungenembolie? – Entzündungsparameter (CRP, Procalcitonin): SIRS, Sepsis? – Urin (Ketonkörper, Drogenscreening) – Ggf. Abnahme von Blutkulturen: SIRS, Sepsis?
Blutgasanalyse	– pH-Wert, Bikarbonat, Anionenlücke: ketoazidotisches Koma? – Anionenlücke – Partialdrücke: respiratorische Partial- oder Globalinsuffizienz? – Fraktionierte S_aO_2: CO-Hb?
Echokardiographie	– Eingeschränkte Kontraktilität? – Vitium? – Rechtsherzbelastungszeichen? – Perikarderguss? – Endokarditiszeichen? – Aortendissektion?
Abdomensonographie plus Pleuraraum	– Hepatosplenomegalie, abdominelles Kompartmentsyndrom? – Pleuraergüsse? – Aszites?
Bildgebung	– Röntgen-Thorax: Erguss, pulmonalvenöse Stauung, Infiltrate, Pneumothorax? – CT-Thorax: Lungenembolie, interstitielle Lungenerkrankung? – Ggf. CCT: Blutung oder Ischämie?
Flexible Bronchoskopie	– Zur Diagnostik und Therapie
Weitere Diagnostik nach Verdachtsdiagnose	– Lungenfunktionstests (Spirometrie, CO-Diffusionskapazität): obstruktive oder restriktive Lungenerkrankung? – Ggf. Herzkatheteruntersuchung – Ggf. Lungen-Perfusions-Szintigraphie im Verlauf

Tab. 11.2 Borg-Dyspnoe-Skala

0	Keine
0,5	Sehr sehr leicht
1	Sehr leicht
2	Leicht
3	Mäßig
4	Ziemlich
5	Schwer
6	Sehr schwer, Stufe 1
7	Sehr schwer, Stufe 2
8	Sehr schwer, Stufe 3
9	Sehr sehr schwer
10	Maximal

Tab. 11.3 Skala der American Thoracic Society (ATS) für Dyspnoe

0: Keine Dyspnoe	Keine Beschwerden beim raschen Gehen in der Ebene oder leichtem Anstieg, außer bei deutlicher körperlicher Anstrengung
1: Milde Dyspnoe	Kurzatmigkeit bei raschem Gehen in der Ebene oder leichtem Anstieg
2: Mäßige Dyspnoe	Kurzatmigkeit. In der Ebene langsamer als Altersgenossen, Pausen zum Atemholen auch bei eigenem Tempo
3: Schwere Dyspnoe	Pausen beim Gehen nach einigen Minuten oder nach etwa 100 m im Schritttempo
4: Sehr schwere Dyspnoe	Zu kurzatmig, um das Haus zu verlassen. Luftnot beim An- und Ausziehen

Spezielle Maßnahmen (einige Beispiele)

- β_2-Sympathomimetika, Theophylline und Kortikosteroide bei Bronchoobstruktion
- Diuretika, Nitrate bei V. a. akutes Lungenödem bis NIV-Beatmung
- Sofortige antibiotische Therapie nach vorheriger Abnahme von Blutkulturen bei V. a. Sepsis
- Dialysetherapie bei klinischen Zeichen der Urämie und/oder der Überwässerung
- Lysetherapie bei V. a. massive Lungenembolie
- Perikardpunktion bei nachgewiesenem Perikarderguss
- Notfallherzkatheteruntersuchung bei V. a. akutes Koronarsyndrom
- Antiarrhythmische Therapie und/oder Kardioversion/Defibrillation bei Arrhythmien

11.2 Aspiration

Definition

- Transglottisches Eindringen von Fremdmaterial in das Tracheobronchialsystem
- **Penetration** bezeichnet den Übergang zur Aspiration, d. h. das Aspirat berührt zwar die supraglottischen Strukturen bzw. tritt in den Aditus laryngis ein, ohne jedoch die Rima glottidis zu passieren.
- **Akute Aspiration** von Fremdkörpern oder Flüssigkeiten. Sehr heterogenes Krankheitsbild. Je nach Aspirat entsteht eine chemische Pneumonitis (Säureaspiration), bakterielle Pneumonie, mechanische Obstruktion (Aspiration korpuskulärer Anteile) und ggf. reflektorischer Glottisverschluss (Spasmus) oder eine Kombination der genannten Situationen. Typische Klinik
- **Chronische Aspiration** von Fremdkörpern. Wenig typische klinische Symptomatik folgt nach einem symptomarmen Intervall. Ausbildung einer lokalen granulozytären Entzündung als Reaktion auf einen festsitzenden Fremdkörper, ggf. chronische Pneumonie mit Bildung einer Atelektase oder einer Retentionspneumonie. Gehäuft bei neurologischen Krankheitsbildern mit Dysphagie und/oder fehlendem Hustenreflex.

Allgemeines

- Inzidenz: Kinder > Erwachsene (Männer:Frauen = 2:1)
- Prädilektionsalter im Kindesalter: während des 2. Lebensjahres
- Prädilektionsalter im Erwachsenenalter: während der 6. Lebensdekade
- Häufige Fremdkörper (bei Erwachsenen): Nahrung, Zahnersatz

Ätiologie

- **Verminderte bis fehlende Schutzreflexe**
    - Bewusstlosigkeit (!)
    - Während epileptischer Anfälle

- Drogen-, Alkoholabusus
- Frühzeitige Nahrungsaufnahme nach ambulant-zahnärztlichem Eingriff unter großzügiger Infiltrationsanästhesie
- **Störungen des Schluckaktes bzw. Dysphagie**
  - Neurogene Dysphagien: z. B. Apoplexie oder Schädel-Hirn-Trauma mit Schädigung der zentralen Schluckzentren der Formatio reticularis (Pons, Medulla oblongata) und der für den Schluckakt beteiligten Hirnnervenkerne (Ncl. motorius n. trigemini, Ncl. motorius n. facialis, Ncl. ambiguus, Ncl. tractus solitarii, Ncl. dorsalis n. vagi)
  - Neuromuskuläre Erkrankungen: z. B. Achalasie
  - Tumoren des Pharynx oder des Larynx
  - Dysphagie nach Operationen: z. B. Tumoren in Mund- und Halsregion
  - Erkrankungen des oberen Gastrointestinaltrakts
- **Störungen des Glottisverschlusses oder des oberen Ösophagussphinkters**
  - Tracheostoma oder liegende Magensonde (Pflegeheim-Patienten)
  - Rezidivierendes Erbrechen

Klinik

- Symptomatik abhängig von Lage und Größe des Fremdkörpers
- Leitsymptome: plötzlicher Reizhusten und akute Dyspnoe
- Erstickungsangst, Unruhe bis Panik
- Atmung
- Flache und frequente Atmung mit oder ohne thorakale Schmerzen
- Dyspnoe bis Orthopnoe (mit Einsatz der Atemhilfsmuskulatur)
- Frustrane Atemexkursionen bis Apnoe beim Bolusgeschehen
- Evtl. inverse Atmung
- Zyanose (Warnsignal, d. h. ≥5 g/dl deoxygeniertes Hämoglobin)
- Stridor
  - Inspiratorischer Stridor: hochsitzender Fremdkörper oder Stenosen im laryngotrachealen Bereich
  - Exspiratorischer Stridor: tief sitzender Fremdkörper oder bronchiale Obstruktion
- Bronchospasmus mit bronchialer Hypersekretion: bei Magensaft-Aspiration
- Hämodynamik: Tachykardie, initiale Hypertonie bis Hypotonie
- Bewusstlosigkeit: Eine Bolusaspiration (z. B. verschlucktes Wurststück) kann innerhalb kürzester Zeit zu zerebralen Krampfanfällen bis hin zum reflektorischen Herz-Kreislauf-Stillstand führen.
- Chronische Fremdkörperaspirationen: das Aspirationsereignis bleibt zunächst klinisch unbemerkt, später (Wochen/Monate!) treten wenig charakteristische Zeichen auf wie chronischer Reizhusten, rezidivierende bronchopulmonale Infekte und evtl. Ausbildung sekundärer Bronchiektasen, ggf. mit Bildung einer Atelektase oder einer Retentionspneumonie.

Diagnostik

- Anamnese:
  - Akuter Verlauf: evtl. nur Fremdanamnese möglich
  - Vorerkrankungen: neurologische Krankheitsbilder mit Schluckstörungen
  - Hinweis: rezidivierende Pneumonien gleicher Lokalisation können durch chronische Aspiration (festsitzender Fremdkörper) entstehen
- Körperliche Untersuchung:
  - Inspektion: Mundhöhle und Pharynx (bei Bewusstlosigkeit zusätzlich Laryngoskopie), äußerliche Verletzungen, Struma, atypische bzw. asymmetrische Thoraxexkursionen, Haut (ggf. Zyanose)
  - Auskultation der Lunge: fortgeleitete Atemgeräusche wie Giemen und Brummen, einseitig abgeschwächtes Atemgeräusch bei Atelektasenausbildung, unerklärbare seitendifferente Befunde oder grobe Rasselgeräusche bei Aspiration von Flüssigkeiten (DD: kardiales und nicht kardiales Lungenödem; Aspiration überwiegend in die rechte Lunge [Unterlappen])
- Bildgebung: Röntgen-Thorax und evtl. CT-Thorax
- Ggf. Tracheobronchoskopie

Differenzialdiagnostik

- **Akute Dyspnoe**
- **Inspiratorischer Stridor**: Ursachen der Obstruktion der proximalen unteren Atemwege (Hypopharynx, Larynx, Subglottis)
  - Beispiele: hochsitzender Fremdkörper, Krupp (Synonyme: Epiglottitis, Laryngitis supraglottica), Pseudokrupp (Synonyme: stenosierende Laryngotracheitis, Laryngitis subglottica), Larynxödem (entzündlich-toxisch oder angioneurotisch, Quinke-Ödem), funktioneller

Laryngospasmus (»vocal cord dysfunction«), Retropharyngealabszess, Nasopharynxtumor (benigne oder maligne [Schmincke-Regaud]) oder Larynxtumor (ein Drittel supraglottisch, zwei Drittel glottisch, selten subglottisch)
- **Inspiratorisch-exspiratorischer Stridor:** Trachealstenose, z. B. Struma-bedingt
- **Exspiratorischer Stridor:** Ursachen der Obstruktion der distalen unteren Atemwege (Bronchien, Bronchiolen)
  - Beispiele: tief sitzender Fremdkörper, akutes Asthma bronchiale, Asthma cardiale, AE-COPD, toxisches Lungenödem, Bronchitis, Bronchiolitis

Maßnahmen/Vorgehen bei Aspiration von Fremdkörpern

Kreislaufstabiler und nicht bewusstloser Patient

- Patienten beruhigen, ggf. Sedation (Diazepam oder Midazolam i.v.)
- Analgesie (Opioide) bei Schmerzen, z. B. bei Fischgräten-Aspiration
- Oberkörperhochlagerung
- Kurze Anamnese und differenzialdiagnostische Abklärung
- Körperliche Untersuchung: Inspektion der Mundhöhle und Lungenauskultation
- Optimierung der Oxygenierung: Nasensonde (bis 6 l O_2/min: F_iO_2 0,2–0,4) oder besser Maske (>6–15 l O_2/min: F_iO_2 0,4–0,7)
- Handlungsablauf bei Ersticken
  - Schritt 1: Patienten zum Husten auffordern
  - Schritt 2: bis zu 5 Rückenschläge verabreichen (zwischen die Schulterblätter)
  - Schritt 3: bis zu 5 Oberbauchkompressionen verabreichen (Heimlich-Handgriff)
  - Schritt 4: Wiederholen von Schritt 2 und Schritt 3
  - Schritt 5: Thoraxkompressionen bei Bewusstlosigkeit
- Ggf. empirische Gabe von Glukokortikoiden
- Ggf. initial flexible Bronchoskopie, Fremdkörperextraktion in starrer Bronchoskopietechnik
- Hinweis: im Röntgen-Thorax werden strahlentransparente Fremdkörper meist übersehen (!)

Kreislaufinstabiler oder bewusstloser Patient

- Kontrolle von Bewusstsein (Schmerzreiz setzen), Atmung (Sehen, Fühlen, Hören, S_pO_2) und Hämodynamik (Puls, Blutdruck)
- Bei Herz-Kreislauf-Stillstand: sofortiger Beginn der kardiopulmonalen Reanimation: bedingt durch die Herzdruckmassage gelingt es in einigen Fällen, den tief sitzenden Fremdkörper bzw. Bolus zu lockern und in Richtung Pharynx zu mobilisieren
- V. a. hochsitzender Fremdkörper: Notfalltracheotomie
- Mund- und Racheninspektion: bei ersichtlichem Aspirat (z. B. Erbrochenes)
  - Digitale Ausräumung des Rachenraumes
  - Oropharyngeales Absaugen in Kopftieflage
  - Fremdkörperextraktion aus Larynx mittels Magill-Zange und Absaugung unter laryngoskopischer Sicht
  - Bei Massenaspiration Freisaugen mittels Endotrachealtubus und anschließende endotracheale Intubation
- Absaugmanöver unter ständiger Kontrolle der Vitalparameter und pulmonaler Auskultation
- Atemwegsmanagement bei fehlender Eigenatmung:
  - Endotracheale Intubation und ggf. Fremdkörper mit dem Tubus vor- bzw. tiefer schieben, so dass zumindest eine Lunge beatmet werden kann
  - Oft sind hohe Beatmungsdrücke notwendig
  - Ggf. manuelle Exspirationshilfe durch Thoraxkompression
  - Vorsichtige Maskenbeatmung falls keine endotracheale Intubation möglich: eine langsame und kräftige Beatmung unter anteroposteriorem Krikoiddruck (Sellik-Handgriff) kann eine Luftinsufflation neben dem Fremdkörper erlauben
- Ggf. Bolusentfernung durch kräftige Schläge zwischen die Schulterblätter oder durch Anwendung des Heimlich-Handgriffs
  - Durchführung: Ausübung eines subdiaphragmalen bzw. epigastralen nach kranial gerichteten Druckstoßes, der über eine intrathorakale Druckerhöhung den Fremdkörper bzw. Bolus herausschleudern soll
  - Indikation: ultima ratio bei lebensbedrohlicher Erstickung durch Fremdkörperaspiration
  - Kontraindikationen: fortgeschrittene Gravidität, extreme Adipositas, Säuglingsalter
  - Gefahr: Verletzung innerer Bauchorgane und Strukturen (Leber, Milz, Aorta, etc.)
- Endoskopie:
  - Sofortige starre Bronchoskopie als Methode der Wahl
  - Ggf. Inspektion der Atemwege in flexibler Bronchoskopietechnik und Lokalanästhesie,

Extraktion von Fremdkörpern nach Wechsel auf starre Bronchoskopietechnik und Vollnarkose, Einsatz z. B. von Fangkorb oder Fasszange, ggf. sind blutstillende Maßnahmen notwendig (endobronchiale Spülungen mit verdünnter Adrenalinlösung oder Einlegen eines Bronchusblockers)
  - Nur kleine, gut fassbare Fremdkörper können in ausschließlich flexibler Bronchoskopietechnik geborgen werden.
  - Eine routinemäßige Gabe eines Antibiotikums (z. B. Ampicillin/Sulbactam 1,5 g/8 h i.v.) für zumindest 3 Tage empfohlen
- Thorakotomie: als *Ultima ratio* bei Versagen der endoskopischen Techniken

11.3 Inhalationstrauma

Definition

Unter einem Inhalationstrauma versteht man die thermische und chemisch-toxische Schädigung der Atemwege und des Lungenparenchyms durch Einatmen von Hitze, Rauch- und Reizgasen.

Allgemeines

- Obwohl im Rahmen von Verbrennungen viele Organe beteiligt sein können, sind Hitzeschäden der Lunge am gravierendsten.
- Ca. 20–30 % aller Brandverletzten erleiden ein Inhalationstrauma.
- Bei ca. 80 % aller Brandverletzten ist das Inhalationstrauma die Todesursache.
- ARDS-Häufigkeit beatmeter Brandopfer: über 50 %
- Mortalität des Inhalationstraumas alleine: ca. 10 %
- Mortalität des Inhalationstraumas bei schwerer Verbrennung: über 50 %

Ätiologie

Inhalation von Komponenten des Brandrauchs

- **Rauchpartikel**: Ruß, Schädigung abhängig von Partikelgröße (<1 bis >5 µm)
- **Hitze- und Flammeninhalation** (thermisches Inhalationstrauma): lokale supraglottische Schädigung, nur zu 5 % subglottisch, Gefahr von Larynx- und Glottisödem (max. nach 12–24 h)
- **Reizgase** (chemisches Inhalationstrauma): lokal toxisch in tiefen Atemwegen, Spätmortalität durch Reizgase vom Latenztyp und Sofortmortalität durch hydrophile Reizgase
- **Erstickungsgase** (systemisches Inhalationstrauma): CO, CO_2, Zyanide, Schwefelwasserstoff

Inhalation von Reizgasen

- Entstehung bei Schwelbränden, Bränden in geschlossenen Räumen und Bränden mit starker Rauchentwicklung
- **Reizgase vom Soforttyp** (hydrophile Stoffe): Ammoniak, Chlorwasserstoff, Fluor-, Schwefelwasserstoff → Schädigung der oberen Atemwege, zentrale Verätzungen, Larynxödem → bei massiver Exposition ödematöse Bronchitis und ggf. Lungenödem
- **Reizgase vom Spättyp** (lipophile Stoffe): Aldehyde, Nitrosegase oder Stickstoffoxide (NO, NO_2, N_2O_3, N_2O_4), Ozon (O_3), Phosgen ($COCl_2$) → Schädigung der unteren Atemwege → schwere ödematöse Bronchitis/Bronchiolitis mit unstillbarem Husten bis zur Orthopnoe
- **Reizgase vom intermediären Typ**, d. h. Verbindungen mit mittlerer Wasserlöslichkeit: Chlor (Cl_2), Brom (Br_2), Schwefeldioxid (SO_2)

Inhalation von Erstickungsgasen

- Systemische Inhalationsintoxikation: Erstickungsgase (CO, CO_2, Zyanide) und O_2-Mangel (Asphyxie) führen zur Abnahme der O_2-Transportkapazität sowie zur Störung der inneren Atmung und sind für die hohe Frühmortalität des Inhalationstraumas verantwortlich.
- Häufig kombinierte CO-Zyanid-Mischintoxikation (synergistische Toxizität)

Abhängigkeitsfaktoren der Schädigung

- Temperatur (Hitzeentwicklung)
- Expositionszeit
- Konzentration der Brand-/Rauchgase
- Löslichkeit der Substanzen

Einteilung

- **Frühphase des Inhalationstraumas:**
  - Auftreten: ≤72 h nach dem Ereignis
  - Organmanifestation: meist obere Atemwege bis Carina tracheae, selten untere Atemwege (frühes ARDS)
  - Klinik: Schwellung von Gesicht, Hals, Larynx mit inspiratorischem Stridor
- **Spätphase des Inhalationstraumas:**
  - Auftreten: >72 h nach dem Ereignis
  - Organmanifestation: meist untere Atemwege

- Klinik: akute obstruktive Bronchitis bis bakterielle Superinfektion, ggf. multilokuläre pneumonische Infiltrate bis Sepsis (25–30 % d. F.)

Klinik

- Husten/Hustenreiz, Heiserkeit
- Dyspnoe
- Inspiratorischer Stridor bis Bronchospasmus
- Ggf. Larynxödem
- Retrosternale Schmerzen
- Zeichen der Reizgasbeteiligung:
  - Reizgasbeteiligung vom **Soforttyp** (stechender Charakter) mit pharyngolaryngealer Symptomatik: Reizhusten, Würgen, Nausea, Augentränen (Konjunktivitis), Rhinitis, Kopfschmerzen, Larynxödem
  - Reizgasbeteiligung vom **Latenztyp** (teilweise vom süßlichen Charakter) mit »symptomfreiem Intervall« bis zu 36 h, danach: Dyspnoe, Fieber, toxisches Lungenödem (blutigschaumig), Bronchospasmus bis Schock

Diagnostik

- Anamnese/Erhebung des Unfallhergangs: Verbrennung im geschlossenen Raum
- Körperliche Untersuchung:
  - Inspektion von Haut und Schleimhäuten: Mundhöhle, Pharynx, Nase (Schwärzung), Rötungen, Blässe oder Rußablagerungen der oropharyngealen Schleimhäute, Ödembildung (Gefahr des Glottisödems), verbrannte Wimpern und Nasenhaare
  - Auskultation: evtl. Rasselgeräusche, inspiratorischer Stridor, Giemen und Brummen
- Labor: arterielle BGA, inklusive Bestimmung von CO-Hb-Anteil, Met-Hb, pH-Wert und Laktat
- Röntgen-Thorax
- Ggf. flexible Bronchoskopie zur Diagnose einer »burnt lung«
- Ggf. Lungenfunktionsuntersuchung (inkl. Diffusion) im Verlauf

> **Cave**
> Falsch hohe Werte in der Pulsoxymetrie, da das Pulsoxymeter nicht zwischen O_2-Hb und CO-Hb differenzieren kann (partielle O_2-Sättigung). Mittels arterieller BGA (fraktionelle O_2-Sättigung) lässt sich der CO-Hb-Anteil bestimmen. Dies bedeutet, dass z. B. trotz eines hohen CO-Hb-Anteils in der BGA (z. B. 70 % CO-Hb und 30 % O_2-Hb) die pulsoxymetrische O_2-Sättigung immer noch über 90 % liegen kann.

Differenzialdiagnostik

- Zyanid-, CO-Monointoxikation
- Reizgasintoxikation
- Schwerer Asthmaanfall

Therapie

- **Adäquate Oxygenierung**: >6 l O_2/min über Maske
- **Analgosedierung**: z. B. Fentanyl (Fentanyl-Janssen)
- **Intubation und Beatmung**
  - Indikation: sicheres Inhalationstrauma, zirkuläre thorakale Verbrennungen (Compliance ↓), begleitende 2- bis 3-gradige Gesichtsverbrennung (schnelles Anschwellen der Halsweichteile), Bewusstlosigkeit, zunehmender inspiratorischer Stridor, therapierefraktäre Hypoxämie und Dyspnoe, Verbrennungen von mehr als 50–60 % der Körperoberfläche
  - Wenn möglich »nasale« Intubation mittels großlumigem Tubus
  - Keine »prophylaktische«, sondern »notwendig frühzeitige« Intubation (Gefahr: oropharyngeales Schleimhautödem)
  - Ggf. Koniotomie, falls aufgrund einer massiven Schleimhautschwellung eine orotracheale Intubation unmöglich
  - Frühzeitige Tracheotomie bei problematischer tracheobronchialer Absaugung
- **Glukokortikoide beim Inhalationstrauma**
  - **Inhalative** Glukokortikoide: Obwohl die prophylaktische Gabe von inhalativen Glukokortikoiden primär nicht empfohlen wird, kann in Einzelfällen und bei sicheren Zeichen eines Inhalationstraumas die Applikation z. B. von Beclometason (Junik, Ventolair) eine symptomatische Besserung schaffen.
  - **Systemische** Glukokortikoide hochdosiert, umstritten (!); die Zufuhr von Hydrokortison ist nur noch im therapierefraktären septischen Schock des Schwerbrandverletzten indiziert.
- Ggf. Hydroxocobalamin (Cyanokit, hohe Kosten) bei Rauchgasintoxikation (Zyanid-CO-Mischintoxikation); die Kombinationstherapie aus 4-DMAP und Natrium-Thiosulfat ist nur bei gesicherter Zyanid-Monointoxikation indiziert
- **Prophylaktisches Antibiotikum bei schwerem Mukosa-Schaden,** umstritten:
  - Ampicillin/Sulbactam 1,5 g/8 h i.v.
  - Cephalosporin der 2. Generation (z. B. Cefuroxim 1,5 g/8 h)

- Ggf. Bronchospasmolytika
  - Theophyllin (Euphyllin), unterstützt u. a. die mukoziliare Clearance
  - Inhalative oder systemische β_2-Sympathomimetika
  - Reduktion des »airway cast« (fibrinhaltiges zellreiches Atemwegsexsudat → Atemwegsobstruktion): Vernebelung von Heparin zusammen mit Antithrombin und/oder ACC
- Bei V. a. ein Inhalationstrauma sollte auch bei Beschwerdefreiheit aufgrund der latenten Gefahr des **toxischen Lungenödems** eine Überwachung für mind. 24 h erfolgen.
- Bei Entwicklung eines ARDS: ▶ Kap. 11.7
- Bei sicherem Inhalationstrauma:
  - Kontaktaufnahme mit Verbrennungsklinik
  - Vermittlung über die »Zentrale Anlaufstelle für die Vermittlung von Krankenhausbetten für Schwerbrandverletzte« der Feuerwehr Hamburg (Tel. 0 40 / 42 85 13 99-8 / -9)

11.4 Asthma bronchiale

Definitionen

- **Asthma bronchiale**:
  - Akute variable und reversible Atemwegsobstruktion
  - Auf einer bronchialen Hyperreagibilität und (chronischen) Entzündung der Bronchialschleimhaut beruhend
- **Schwieriges Asthma (ENFUMOSA)**, Erfüllung von mind. 3 der folgenden Kriterien:
  - Betreuung durch Spezialisten in den letzten 2 oder mehr Jahren
  - Persistierende Symptome und deutlich eingeschränkte Lebensqualität
  - Maximale Asthmatherapie nach gültigen Richtlinien, inkl. hochdosierte inhalative Glukokortikoide und gesicherte Therapiecompliance
  - Episoden von schwerer respiratorischer Insuffizienz/Intubation/Reanimation
  - Wiederholte Lungenfunktionseinschränkungen FEV1 <70 % vom Sollwert
- **Status asthmaticus** (»fatal asthma«: Asthmaanfall, der nicht prompt auf β_2-Mimetika reagiert):
  - Akutes schweres Asthma (»acute severe asthma«)
  - Lebensbedrohliches Asthma (»life threatening asthma«, »near fatal asthma«, »acute asphyxic asthma«)
  - Es handelt sich dabei um einen über mehrere Stunden anhaltenden Anfall von Asthma bronchiale mit vitaler Gefährdung des Patienten.
- **Brittle-Asthma**: Subgruppe des lebensbedrohlichen Asthma bronchiale mit sehr rascher und unvorhersehbarer Entwicklung (hohes Mortalitätsrisiko)

Allgemeines

- Inzidenz: ca. 0,4–1,2 % pro Jahr
- Prävalenz: 5 % bei Erwachsenen und 10 % bei Kindern
- Mortalität schwerer Asthmaanfälle: 10 %
- Asthmaformen (◘ Tab. 11.4)
  - Allergisches Asthma bronchiale
  - Nicht allergisches Asthma bronchiale

◘ **Tab. 11.4** Asthmaformen

Allergisches Asthma bronchiale	Nicht allergisches Asthma bronchiale
Extrinsisches Asthma	Intrinsisches Asthma
Häufig bei Kindern und Jugendlichen (oft Atopiker)	Meist bei Erwachsenen
Saisonal oder perennial wiederkehrend	Im Rahmen von chronischen Lungenerkrankungen
Erhöhte Eosinophilenzahl	Erhöhte Eosinophilenzahl (stärker ausgeprägt als beim extrinsischen Asthma)
Erhöhtes Gesamt- und allergenspezifisches-IgE	Kein erhöhtes Gesamt- und allergenspezifisches-IgE
Triggerfaktoren: Allergene	Triggerfaktoren: Infektionen der Atemwege (Viren, Chlamydien/Mykoplasmen), Kälte, Medikamente, physische oder psychische Belastung

Abkürzung: Ig = Immunglobulin

- Mischformen aus extrinsischem und intrinsischem Asthma (»mixed asthma«); im Verlauf eines initial allergischen Asthma bronchiale kann die intrinsische Komponente in den Vordergrund treten
- Mortalität: ca. 0,5–1/100.000 (oft junge Erwachsene)

Ätiologie

- Polyätiologisches Krankheitsbild: genetische Prädisposition (Atopie, verschiedene Genpolymorphismen), Lebensstil (Ernährung) und Umweltfaktoren
- Atopie als größter Risikofaktor: 10- bis 20fache Risikoerhöhung; das T_{H2}/T_{H1}-Verhältnis ist zu Ungunsten der T_{H2}-Zellen verschoben mit Erhöhung von T_{H2}-typischen Zytokinen (IL-4, IL-5, IL-13). Diese führen zur Aktivierung von B-Lymphozyten (IL-4: Synthese von Immunglobulin-E) und eosinophilen Granulozyten (insbesondere durch IL-5).
- Auslöser/Trigger: Antigenexposition, vorausgehender Atemwegsinfekt (Viren, Mykoplasmen), körperliche oder psychische Anstrengung, Kälte, Medikamente (z. B. nichtsteroidale Antirheumatika, β-Blocker), mangelnde Compliance, Inhalation von Zigarettenrauch
- Allergene: saisonale (z. B. Gräserpollen) oder perenniale (ganzjährig, z. B. Hausstaubmilben, Tierhaare, Schimmel)

Vier Mechanismen der Atemwegsobstruktion
- Kontraktion der glatten Bronchialmuskulatur
- Mukosaödem der Atemwegswände
- Verstopfen der Bronchiolen durch viskösen Schleim (»mucus plugging«)
- Irreversible Umbauvorgänge (»remodeling«)

Phasen des Asthma bronchiale
- Sofortreaktion (»early phase response«) oder Mediatoren-vermittelte Reaktion
    - Reaktion: innerhalb von Minuten nach Antigenkontakt
    - Dominierende Zellen: Mastzellen und basophile Granulozyten
    - Voraussetzung: vorangegangene Sensibilisierung
    - Klinik: Bronchospasmus, Schleimhautödem und Hypersekretion
- Spätreaktion (»late phase response«) oder Zell-vermittelte Immunantwort
    - Reaktion: ca. 2–24 h nach der Sofortreaktion
    - Dominierende Zellen: eosinophile/basophile Granulozyten, Monozyten und T-Lymphozyten
    - Klinik: bronchiale Inflammation und Bronchospasmus
- Chronische Reaktion bzw. Chronifizierung
    - Klinik: Atemwegsremodeling (»Asthmafixierung«) und bronchiale Hyperreagibilität

Klinik (◘ Tab. 11.5, ◘ Tab. 11.6)

Risikofaktoren bzw. Hinweise für ein potenziell fatales Asthma bronchiale
- Frühere Vorgeschichte von schweren Asthmaanfällen, Intubationen oder Intensivstation-Aufenthalten
- Frühere Notaufnahmen
- Häufige Hospitalisierungen
- Kontinuierlicher Gebrauch von systemischen Glukokortikoiden
- Steigender $β_2$-Mimetikabedarf
- Psychosoziale Probleme oder Negation des Asthmas oder seines Schweregrades
- Mangelnde Adhärenz am Therapieplan in der Vergangenheit

Komplikationen

- Zerebrale Hypoxämie
- Akutes Cor pulmonale (Rechtsherzversagen bis kardiogener Schock)
- Lungenversagen (»respiratory arrest«)
    - Hypoxämisches Lungenversagen: $p_aO_2 \downarrow$, Lungenparenchymversagen
    - Hyperkapnisches Lungenversagen: $p_aCO_2 \uparrow$, Atempumpenversagen
- Arrhythmien: hypoxiebedingt und/oder medikamentös verursacht (z. B. $β_2$-Mimetika)
- Pneumothorax: durch massive Lungenüberblähung bei erhöhtem intrathorakalem Gasvolumen
- Andere: Pneumomediastinum, Pneumoperikardium, tracheoösophageale Fistel, Pneumonie/pneumogene Sepsis

11.4 · Asthma bronchiale

Tab. 11.5 Klinik des Asthma bronchiale

Kardinalsymptom	Akut auftretende Atemnot Typischerweise nachts oder in frühen Morgenstunden
Mildes bis moderates Asthma	– Sprechen normal (keine Dyspnoe beim Sprechen) – Atemfrequenz <25/min – Herzfrequenz <110/min – Peak expiratory flow (PEF) >50% des Bestwertes oder des erwarteten Wertes (Peak-Flow-Protokoll) – Blutgase/O_2-Sättigung: p_aO_2 normal, p_aCO_2 ↓, pH alkalisch, S_aO_2 91–95 % als Ausdruck der kompensatorischen Hyperventilation
Schweres Asthma	– Sprechdyspnoe (Sprechen von lediglich Satzteilen oder Worten in einem Atemzug) – Atemfrequenz AF ≥25/min (»rapid shallow breathing«, d. h. schnelle oberflächliche Atmung) – Herzfrequenz ≥110/min – PEF <50 % des Bestwertes oder <200 l/min bei unbekanntem Ausgangswert – Dyspnoe bis Orthopnoe bei exspiratorischem Stridor – Einsatz der Atemhilfsmuskulatur – FEV_1 ≤70 % des Sollwertes oder <1 l/min – Pulsus paradoxus (Abfall des systolischen Blutdrucks >10–25 mmHg während der Inspiration) – Blutgase/O_2-Sättigung: p_aO_2 ↓, p_aCO_2 normal-↑, pH normal, S_aO_2 <90% (respiratorische Partialinsuffizienz)
Lebensbedrohliches Asthma	– Silent chest (keine Atemgeräusche) – Frustrane Atemarbeit/flache Atmung – Bradykardie oder arterielle Hypotension – Erschöpfung, Konfusion oder Koma (Hyperkapnie mit Somnolenz, CO_2-Narkose) – PEF <33 % des Bestwertes oder <100 l/min bei unbekanntem Ausgangswert – Blutgase/O_2-Sättigung: p_aO_2 ↓, p_aCO_2 n-↑, pH n-↓, S_aO_2 <92 % (respiratorische Globalinsuffizienz) – Paradoxe thorakoabdominelle Bewegungen, d. h. inspiratorische Einziehungen der Abdominalmuskulatur (»Schaukelatmung«)

Tab. 11.6 Formen des fatalen Asthmas

	Typ 1 (»acute severe asthma«)	Typ 2 (»acute asphyxic asthma«)
Geschlecht	Frauen > Männer	Männer > Frauen
Auftreten	Akut (>6 h): Tage bis Wochen	Hyperakut (<6 h): Minuten bis Stunden
Häufigkeit [%]	80–85	15–20
Triggerfaktoren	Infektion	Allergene, physische oder psychische Belastung
Klinik	Progrediente Verschlechterung bei zunehmender Obstruktion	Plötzliche Verschlechterung mit perakuter Obstruktion
Tod	Innerhalb der Klinik	Präklinisch
Pathologie der Atemwege	Intensive Schleimansammlung	Leere Bronchiolen
Submuköse Entzündungszellen	Eosinophile Granulozyten	Neutrophile Granulozyten
Therapeutische Ansprechbarkeit	Langsam	Schneller

Anmerkung: Der Begriff des »Status asthmaticus« (»fatal asthma«: Asthmaanfall, der nicht prompt auf $β_2$-Mimetika reagiert) wird heute mehr oder weniger durch die Begriffe »akutes schweres Asthma« (»acute severe asthma«) oder als gesteigerte Form »lebensbedrohliches Asthma« (»life threatening asthma«) ersetzt.

Diagnostik

> Die Diagnose des Asthma bronchiale stützt sich auf die charakteristische Klinik und den Nachweis einer (partiell) reversiblen Atemwegsobstruktion und/oder einer bronchialen Hyperreagibilität.

- **Anamnese/Fremdanamnese:**
  - Husten (meist unproduktiver Reizhusten): Gelegentlich ist ein chronischer, nicht produktiver Husten einzige klinische Manifestation (!)
  - Pfeifende Atemgeräusche (»Giemen«)
  - Wiederholtes Auftreten anfallsartiger, oftmals nächtlicher Luftnot und/oder thorakales Engegefühl und/oder Intensität und Variabilität (typischerweise variable Ausprägung der Symptome im Vergleich zur COPD: mal stärker, mal schwächer)
  - Allergien/Atopie in der Anamnese
  - Ggf. Atemwegserkrankungen (»spastische Bronchitis«)
  - Gehäuft im Kindesalter, jedoch auch bei Erwachsenen nicht selten
  - *Auslöser*: Atemwegsreize (z. B. Exposition gegenüber Allergenen, thermischen [kalte Luft] und chemischen Reizen, Rauch und Staub), Tages- und Jahreszeit (z. B. Tag-Nacht-Rhythmus, Allergenexposition), Aufenthaltsort und Tätigkeit (z. B. Arbeitsplatz), Auftreten während/nach körperlicher Belastung, enge Assoziation mit Atemwegsinfektionen sowie psychosoziale Faktoren
- **Körperliche Untersuchung**
  - Inspektion: Dyspnoe (»pfeifendes Atemgeräusch«), Orthopnoe, »*silent chest*«, Sprechunvermögen, Zyanose

> Je lauter die Atemgeräusche (Giemen), desto harmloser die Situation; bei fehlendem Atemgeräusch handelt es sich um die ernstere Situation.

  - Palpation: Tachykardie, Pulsus paradoxus (Abfall des systolischen Blutdrucks >10–25 mmHg während der Inspiration; physiologisch ≤10 mmHg)
  - Perkussion: hypersonorer Klopfschall
  - Auskultation: verlängertes Exspirium (bis stumme Auskultation), exspiratorisches Giemen
- **Monitoring**: EKG, Blutdruck, S_pO_2 (respiratorische Insuffizienz, S_pO_2 <90 % bei Raumluft)
- **Labordiagnostik**: komplettes Notfalllabor einschließlich Differenzialblutbild, D-Dimere (Lungenembolie?), Herzenzyme und Troponin (Myokardinfarkt?), BNP (dekompensierte Herzinsuffizienz, Asthma cardiale?)
- **12-Kanal-EKG**: Zeichen der Rechtsherzbelastung (Lungenembolie?), Myokardinfarkt mit akuter Linksherzinsuffizienz (Asthma cardiale)
- **Röntgen-Thorax**: Ausschluss/Nachweis anderer Differenzialdiagnosen
- **Ggf. Echokardiographie**: Ausschluss/Nachweis anderer Differenzialdiagnosen
- **Im Verlauf → Lungenfunktionsanalyse:**
  - **Nachweis einer Obstruktion:** FEV_1/VC <70 %
  - **Reversibilität nach SABA** (»short acting beta agonists«, kurzwirksame $β_2$-Mimetika): nach Inhalation von ≤4 Hüben eines SABA → Zunahme der FEV_1 ≥12–15 % (mindestens 200 ml des Ausgangswerts) bzw. positiver Akut-Bronchospasmolyse-Test oder Reversibilität nach 4-wöchiger inhalativer Glukokortikosteroidtherapie
  - **Bronchiale Hyperreagibilität** (unspezifische Provokation, z. B. mit Methacholin) und/oder **PEF-Variabilität** (bei asthmatypischer Anamnese, aber normaler Lungenfunktion): z. B. Methacholin-Inhalation mit Abfall der FEV_1 ≥20 % und/oder PEF-Variabilität (»peak expiratory flow«, variabel: typisch sind Schwankungen von >20 % über einen Zeitraum von 3–14 Tagen, mindestens 4 Messungen pro Tag, Eigenmessungen mit Peak-Flow-Meter, Führen eines Peak-Flow-Protokolls: Asthmatagebuch; PEF-Variabilität [%] = [höchster – niedrigster Wert] / höchster Wert × 100 [%])
- **Im Verlauf → allergologische Stufendiagnostik**
  - Allergieanamnese, inklusive Berufsanamnese
  - Nachweis der allergenspezifischen, IgE-vermittelten Sensibilisierung
    - Prick-Hauttest oder
    - Bestimmung des spezifischen Serum-IgE, ggf. RAST (Radio-Allergo-Sorbens-Test)
    - Ggf. allergenspezifische Allergenprovokation unter stationären Bedingungen
    - Ggf. Nachweis der Diaminooxidaseaktivität bei Histaminintoleranz oder Basophilendegranulationstest

> **Asthma bronchiale – Diagnostik:**
> - Lungenfunktioneller Nachweis einer bronchialen Hyperreagibilität ohne typische Klinik: kein Asthma bronchiale
> - Verbesserung der FEV_1 ≥12–15 % (R_{spez} >20 %) nach Akutbroncholyse (alternativ:

11.4 · Asthma bronchiale

Tab. 11.7 Schweregrade nach GINA

Grad	Klinik
1	*Intermittierend*: Symptome weniger als 1-mal/Woche, kurze Exazerbationen, nächtliche Beschwerden ≤2x/Monat, FEV_1 oder PEF ≥80 %, FEV_1 oder PEF-Variabilität <20 %
2	*Mild persistierend*: Symptome <1-mal/Tag >1-mal/Woche, Exazerbationen können tägliche Aktivität und Schlaf beeinträchtigen, nächtliche Beschwerden >2-mal/Monat, FEV_1 oder PEF ≥80 %, FEV_1 oder PEF-Variabilität <20 %-30 %
3	*Mäßig persistierend*: Symptome täglich, Exazerbationen können Aktivität und Schlaf beeinträchtigen, nächtliche Beschwerden >1-mal/Woche, täglicher Gebrauch von inhalativer Bedarfmedikation (SABA), FEV_1 oder PEF 60–80 %, FEV_1 oder PEF-Variabilität >30 %
4	*Schwer persistierend*: Symptome täglich, häufige Exazerbationen, häufige nächtliche Beschwerden, Einschränkung der körperlichen Aktivität, FEV_1 oder PEF ≤60 %, FEV_1 oder PEF-Variabilität >30 %

die 4-wöchige Steroidinhalationstherapie): Asthma bronchiale
- Eine normale Spirometrie schließt ein Asthma nicht aus.

Asthma bronchiale wurde bisher in 4 **GINA-Schweregrade** eingeteilt (Tab. 11.7). Diese Einteilung hat sich für die Verlaufskontrolle jedoch nicht bewährt. Die GINA-Schweregradeinteilung ist nur bei der Beurteilung eines Patienten, der *keine* Asthmamedikamente einnimmt, sinnvoll. Für die Beurteilung und Anpassung der **Dauertherapie** wird heute die Einteilung nach dem **Kontrollstatus** angewandt (Tab. 11.13).

Differenzialdiagnostik

> Die akute Exazerbation der COPD (AE-COPD) stellt die wichtigste Differenzialdiagnose beim Erwachsenen dar. Die Differenzialdiagnose beim Kind ist dagegen stark altersabhängig (z. B. Bronchiolitis im Säuglingsalter, Krupp-Syndrom im Kindesalter oder Fremdkörperaspiration während des 2. Lebensjahres).

- **Kardiovaskulär**: Asthma cardiale (Linksherzsuffizienz beim älteren Patienten)
- **Pulmonal-vaskulär**: Lungenembolie, Spontanpneumothorax, Bronchopneumonie, COPD-Exazerbation, postinfektiöse bronchiale Hyperreaktivität (mit Husten), Bronchiektasen, Fremdkörperaspiration, Tumorerkrankung mit Obstruktion etc.
- **Andere**: gastroösophagealer Reflux häufig assoziiert mit chronischem Husten oder mit intermittierenden in- oder exspiratorischen Laryngospasmen (»vocal cord dysfunction«)

- Siehe Differenzialdiagnose »Dyspnoe« (▶ Abschn. 11.1)

Akuttherapie

Allgemeines
- Aufrechterhaltung und Stabilisierung der Vitalfunktionen
- Lagerung: sitzende Position, beengende Kleidung öffnen
- Sedierung:
  - Für Ruhe sorgen (Umgebung, Gespräch)
  - Hypnotika bzw. Sedativa (z. B. Midazolam) sollten wegen ihrer atemdepressiven Wirkung möglichst vermieden werden (Tab. 11.8, Tab. 11.9).
- Adäquate Oxygenierung:
  - O_2-Gabe über Maske (>6–10 l O_2/min: F_iO_2 0,7 ohne und F_iO_2 0,9 mit Reservoir)
  - Evtl. Versuch von Masken-CPAP, Ziel: S_aO_2 >92 %
  - Ansonsten frühzeitige Intubation bei Zeichen der Dekompensation
- Medikamentöse Therapie
  - Wiederholte Gabe eines kurzwirkenden $β_2$-Sympathomimetikums (ideal über ein O_2-betriebenes Verneblersystem)
  - Frühzeitige Gabe eines systemischen Glucokortikoids

> Die inhalative Gabe von Ipratropiumbromid in Kombination mit Salbutamol oder sogar verdünntem Adrenalin durch Verneblung (z. B. O_2-betriebene Vernebler) ist meist von großem Nutzen.

Tab. 11.8 Medikamente beim akuten Asthmaanfall

Substanzgruppe	Medikament	Dosierung
β_2-Sympathomimetika	Fenoterol (Berotec)	Inhalativ: 2 Hübe (1 Hub = 100 µg), ggf. Repetition alle 10–15 min
	Salbutamol (Broncho-Spray novo)	Inhalativ: 2 Hübe (1 Hub = 100 µg), ggf. Repetition alle 10–15 min Bevorzugt: Vernebelung in Kombination mit Ipratropiumbromid (Repetition alle 30–60 min)
	Terbutalin (Bricanyl)	0,25–0,5 mg s.c., ggf. Repetition in 4 h
	Reproterol (Bronchospasmin)	0,09 mg langsam i.v., ggf. Repetition nach 10 min Perfusor: 5 A./50 ml (9 µg/ml)
Kortikosteroide	Prednisolon (Solu-Decortin) bzw. Prednisolonäquivalent	Initial 50–100 mg i.v.-Bolus (0,5–1 mg/kg/KG) Anschließend: alle 4–6 h 50 mg Prednisolon i.v. oder Perfusor
Parasympatholytika	Ipratropiumbromid (Atrovent)	Inhalativ: 2 Hübe (1 Hub = 20 µg), ggf. Repetition alle 10–15 min Bevorzugt: Vernebelung in Kombination mit Salbutamol (Repetition alle 30–60 min)
Anästhetika	Ketamin-S (Ketanest-S) plus Midazolam (Dormicum) bei therapieresistentem Asthmaanfall	Ketamin: 0,3–0,7 mg/kgKG langsam i.v. und als Perfusor: 25 mg/ml, 0,3 mg/kgKG/h Midazolam: 1–3–5 mg/h als i.v.-Perfusor (2 mg/ml)
	Propofol (Disoprivan 2 %) mit bronchodilatatorischen Eigenschaften	1–3 mg/kgKG i.v. (Cave: Hypotonie-Induktion) Perfusor: 20 mg/ml

> **Cave**
> **Methylxanthine und Asthmaanfall.** Die Akutbehandlung des Asthmaanfalls mit einem β_2-Sympathomimetikum plus zusätzlich intravenöses Theophyllin führt zu keiner weiteren Bronchodilatation. Vielmehr können mehr unerwünschte Arzneimittelwirkungen auftreten. Methylxanthine besitzen somit keine nennenswerte Rolle mehr in der Akuttherapie des Asthmaanfalls. Lediglich in sehr schweren Fällen kann die intravenöse Applikation von Theophyllin erwogen werden (Initialdosis: 4–5 mg/kgKG [ohne Vorbehandlung] bzw. 2–3 mg/kgKG [mit Vorbehandlung] als i.v.-Kurzinfusion; Erhaltungsdosis: 0,5–0,7 mg/kgKG/h).

Beatmungsmanagement bei akutem Asthma bronchiale (Tab. 11.10)

Allgemeines
- Asthmamortalität unter maschineller Beatmung: bis 10 % (hohes Risiko für Barotrauma und Hypotonie bei einem V_{EL} >20 ml/kgKG)
- Druckkontrollierte Beatmung
- Initial hoher PEEP, trotz hoher Auto-PEEP
- Plateaudruck P_{Plat}<35 mbar
- Spitzeninspirationsdruck P_{Peak} ≤40 mbar
- Druckanstiegsgeschwindigkeit: steile Rampe ≤0,2 s
- Permissive Hyperkapnie: Ziel: pH-Wert >7,2 (p_aCO_2-Werte um ca. 90 mmHg können initial toleriert werden)
- Zum Stellenwert der nichtinvasiven Beatmung (NIV) beim akuten Asthma bronchiale kann zum gegenwärtigen Zeitpunkt keine gesicherte Aussage getroffen werden, obwohl erste Studien zeigen, dass NIV beim akuten Asthma bronchiale sich günstig auswirkt.

Indikationen zur Beatmung (relativ)
- Hohe Atemfrequenzen ≥35/min und progrediente Dyspnoe mit respiratorischer Erschöpfung
- Respiratorische Azidose pH <7,3
- Zeichen der respiratorischen Globalinsuffizienz: p_aO_2 <55 mmHg, p_aCO_2 >55 mmHg, S_aO_2 <88 % trotz adäquater O_2-Gabe

11.4 · Asthma bronchiale

◘ Tab. 11.9 Additive Maßnahmen (»second-line treatment«)

Magnesiumsulfat (Mg-5-Sulfat 50 %)	Funktion: Membranstabilisator und Blockade spannungsabhängiger Ca^{2+}-Ionenkanäle der glatten Muskelzellen mit relaxierender Wirkung auf glatte Muskelzellen
	Dosierung: 1–2 g i.v. über 20 min
Adrenalin (Suprarenin)	Funktion: Wirkt nicht nur als β_2-Mimetikum, sondern ebenfalls als α_1-Mimetikum auf die Bronchialgefäße mit abschwellender Wirkung, ebenfalls bei Zeichen des Angioödems und des Glottisödems
	Cave: systemische Nebenwirkung mit Hypertonie und Tachykardie sowie Arrhythmieneigung
	Titration: 1 mg in 10 ml NaCl 0,9 % verdünnt Gabe: inhalativ, s.c., i.v.
Opioide	Funktion: Dämpfung des erhöhten Atemantriebs und Senkung der Spontanatemfrequenz
	Substanz: z. B. Sufentanil
Volatile Anästhetika	Funktion: Bronchodilatatorische Wirkung
	Substanzen: Halothan, Sevofluran, Enfluran und Isofluran
Helium-Sauerstoff-Gemisch-Inhalation	Funktion: Stickstoff wird durch Helium ersetzt; Helium besitzt eine deutlich niedrigere Dichte als Stickstoff (0,1785 kg/m^3 versus 1,250 kg/m^3) und reduziert somit den Widerstand des Gasflusses; Reduktion des turbulenten Flusses mit Abnahme der Atemwegsresistance, keine Veränderung der bronchialen Obstruktion
	Substanz: Heliox (Helium-Oxygen): bestehend aus 80 % Helium und 20 % O_2
	Kosten und Verfügbarkeit limitieren aktuell diese Therapieoption
Bronchoskopie mit Bronchoalveolärlavage (BAL)	Indikation: bei unzureichender Oxygenierung trotz maschineller Beatmung
	Absaugen schleimbedingter Atelektasen, Entfernen von »Mucous Impaction«
Ggf. extrakorporaler Kreislauf	

◘ Tab. 11.10 Vorschlag zur Einstellung der Beatmungsparameter

Parameter	Empfehlung
Beatmungsfrequenz (niedrig)	6–12/min
Atemzugvolumen (V_T, »tidal volume«, niedrig)	5–7 ml/kgKG (Sollgewicht)
Minutenvolumen	Steuerung nach pH-Wert (Ziel: pH >7,2)
(Externer) PEEP	5–10 mbar ($PEEP_{extrinsic} < PEEP_{intrinsic}$)
Inspiratorischer Fluss (»flow«)	≥100 l/min
Inspiration-Exspiration-Verhältnis (I:E)	≥1:2 bis 1:4
F_iO_2	Initial: 1, danach Reduktion nach p_aO_2

Anmerkung: Der externe PEEP ($PPEP_e$) sollte kleiner dem internen PEEP ($PEEP_i$) sein. Der externe PEEP erfüllt somit eine intrapulmonale Gerüstfunktion. Ziel: $PEEP_e$ max. 80 % von $PEEP_i$.

Einleitung einer Langzeittherapie
(◘ Tab. 11.11, ◘ Tab. 11.12, ◘ Tab. 11.13)

— **Risikofaktoren meiden** (Allergenkarenz!), insbesondere Rauchen (inklusive Nikotinentwöhnung)
— **Symptomatische medikamentöse Therapie:**
  — »*Reliever*« (Bedarfsmedikamente): Broncholytika, wie kurzwirksame β_2-Mimetika, Anticholinergika
  — »*Controler*« (Dauermedikamente, regelmäßige Gabe): Entzündungshemmer wie Kortikosteroide, langwirksame β_2-Mimetika oder Anticholinergika oder retardiertes Theophyllin
  — Ggf. fixe Kombinationen: z. B. Formoterol/Budesonid (Symbicort), Salmeterol/Fluticason (Viani)
  — Leukotrienrezeptorantagonist: Montelukast (Singulair 10 mg abends)
  — Evtl. systemische Glukokortikosteroide
  — Monoklonaler Antikörper: Omalizumab s.c. (Dosis nach Körpergewicht und IgE im Serum vor Therapiebeginn)
  — Theophyllin (Präparate mit verzögerter Wirkstofffreisetzung)
  — Langwirkende orale β_2-Sympathomimetika
  — Ggf. »Off-label«: Langwirksame Anticholinergika sind bisher zur Behandlung von Asthma bronchiale nicht zugelassen; erste Studien zeigen, dass die Behandlung mit einem langwirksamen Anticholinergikum (Tiotropium) zusätzlich zu inhalativen Steroiden vergleichbar wirksam ist wie ein langwirksames β_2-Mimetikum.
  — Spezifische Therapieansätze (klinische Studien): z. B. Anti-IL-5 bei schwerem Asthma bronchiale mit ausgeprägter eosinophiler Entzündung trotz hochdosierter Therapie mit Kortikosteroiden
— **Kausaltherapie:** spezifische Immuntherapie (SIT, Hyposensibilisierung)
— Gewichtsreduktion bei Adipositas
— Strukturierte Patientenschulung
— Prävention von Exazerbationen
— Behandlung in Disease-Management-Programmen (DMP)
— Physikalische Therapie (Atemgymnastik; Asthmasportgruppen) – körperliches Training verringert Asthmasymptomatik und verbessert Belastbarkeit/Lebensqualität
— Stationäre Behandlung in spezialisierten Kurkliniken (See- oder Hochgebirgskliniken)

> Die Therapie mit einem inhalativen Kortikosteroid (ICS) bildet ab der Therapiestufe 2 die Basis der Langzeitherapie des Asthma bronchiale. Inhalative Steroide – auch in niedriger Dosierung

◘ **Tab. 11.11** Stufentherapie des Asthma bronchiale nach GINA 2010

Stufe	Maßnahmen	
1	Nur Bedarfstherapie	– Schnellwirksame β_2-Agonisten (SABA): z. B. Fenoterol oder Salbutamol – Strukturierte Patientenschulung (Peak-Flow-Protokoll, usw.) – »Umweltkontrolle« (Expositionen vermeiden) – Indikation zur Kausaltherapie prüfen
2	Bedarfstherapie *plus* Dauertherapie	– *Niedrige Dosis* eines inhalativen Kortikoids (z. B. Fluticason, Beclometason oder Budesonid) – Alternative: Leukotrienantagonist (Montelukast)
3	Bedarfstherapie *plus* Dauertherapie	– *Niedrige Dosis* eines inhalativen Kortikoids *plus* langwirksamer β_2-Agonist (LABA) – Weitere Option: *mittlere Dosis* eines inhalativen Kortikoids – Alternative: *niedrige* Dosis eines inhalativen Kortikoids *plus* Leukotrienantagonist oder retardiertes Theophyllin
4	Bedarfstherapie *plus* Dauertherapie	– *Mittlere bis hohe Dosis* eines inhalativen Kortikoids *plus* LABA – Ggf. *plus* Leukotrienantagonist und/oder retardiertes Theophyllin – Alternative: LABA *plus* Leukotrienantagonist und/oder retardiertes Theophyllin
5	Zusätzlich zu Stufe 4	– Orale Kortikosteroide (niedrigste Dosis) – Anti-IgE-Therapie bei IgE-vermittelter Pathogenese: Omalizumab (Xolair), s.c.

11.4 · Asthma bronchiale

– reduzieren Symptomatik, Anzahl der Exazerbationen, Atemwegsüberempfindlichkeit und den Verlust der Lungenfunktion.
Keine Monotherapie mit einem langwirksamen β_2-Agonisten (Formoterol, Salmeterol).

> Die Dauerbehandlung richtet sich nach dem jeweiligen Grad der Asthmakontrolle. Die GINA-Schweregradeinteilung ist bei der Beurteilung eines Patienten, der keine Asthmamedikamente einnimmt, eher sinnvoll.

Tab. 11.12 Inhalative Kortikosteroide: Tagesdosierungen

Substanz (Handelsname)	Niedrige Dosis [µg]	Mittlere Dosis [µg]	Hohe Dosis [µg]
Beclomethason (Junik)	200–500	>500–1000	>1000–2000
Budesonid (Pulmicort)	200–400	>400–800	>800–1600
Ciclesonid (Alvesco)	80–160	>160–320	>320–1280
Flunisolid (Pulmilide)	500–1000	>1000–2000	>2000
Fluticason (Flutide)	100–250	>250–500	>500–1000
Mometason (Asmanex)	200–400	>400–800	>800–1200

Anmerkung: Ciclesonid wird nur 1-mal täglich verabreicht

Tab. 11.13 Grade der Asthmakontrolle bzw. Dauertherapie nach »Kontrollstatus« (GINA 2010; nationale Versorgungsleitlinie Asthma 2010)

Kriterium	Kontrolliertes Asthma (alle Kriterien erfüllt)	Teilweise kontrolliertes Asthma (1–2 Kriterien innerhalb 1 Woche erfüllt)	Unkontrolliertes Asthma
Symptome tagsüber	≤2-mal pro Woche	>2-mal pro Woche	≥3 Kriterien des »teilweise kontrollierten Asthmas« innerhalb einer Woche erfüllt
Einschränkung von Aktivitäten im Alltag	Nein	Ja	
Nächtliche/s Symptome/Erwachen	Nein	Ja	
Einsatz einer Bedarfsmedikation/Reliever	≤2-mal pro Woche	>2-mal pro Woche	
Lungenfunktion (PEF oder FEV_1)	Normal	PEF oder FEV_1 <80 % des Sollwerts	
Exazerbation	Nein	≥1 Exazerbationen/Jahr	≥1 Exazerbationen/Woche
Therapiemaßnahme	Fortführung der bisherigen Therapie oder Therapiereduktion falls Asthma mindestens 3 Monate kontrolliert	Therapieintensivierung nach Stufentherapie	Therapieintensivierung nach Stufentherapie und Behandlung der Exazerbation

Abkürzung: GINA = Global Initiative for Asthma (www.ginasthma.com)
Der Grad der Asthmakontrolle soll in regelmäßigen Abständen überprüft werden, um festzustellen, ob die Therapieziele erreicht werden und eine Anpassung der Therapie (Intensivierung/Reduktion) indiziert ist.
Jegliche Exazerbation in einer Woche bedeutet definitionsgemäß ein »unkontrolliertes Asthma«.
Definition Exazerbation: Episode mit Zunahme von Atemnot, Husten, pfeifenden Atemgeräuschen und/oder Brustenge, die mit einem Abfall von PEF oder FEV_1 einhergeht.

Besonderheiten

Therapie der Infektexazerbation
- Therapieintensivierung nach Stufentherapie (GINA 2010)
- **Systemische Kortikoidtherapie**: vorübergehend (initiale Dosierung nach klinischer Beurteilung und bestehender Dauertherapie), beginnend mit 20–100 mg Decortin H, über mind. 7 Tage
- **Antibiotische Therapie**: sofort bei purulentem Sputum (z. B. Ampicillin 0,5 g/8 h p.o.), Umstellung auf gezielte Therapie nach Vorliegen eines Antibiogramms

Asthmatherapie in der Schwangerschaft
- Prinzipiell: Weiterführung der bisherigen Therapie
- Aufgrund der Datenlage: inhalative Kortikosteroide *und* inhalative kurzwirksame β_2-Agonisten bevorzugt einsetzen
- Eine frühzeitige inhalative Steroidtherapie ist mit dem besten klinischen Langzeiteffekt und einer Mortalitätssenkung assoziiert. Fetale Missbildungen sind unter einer topischen Kortikosteroidanwendung mit einer Wahrscheinlichkeit von 1,09:1 (KI 1,03–1,15) beschrieben und daher in praxi zu vernachlässigen.

11.5 Akute Exazerbation der COPD (AE-COPD)

Definition

Unter AE-COPD versteht man eine **akute Verschlechterung** der COPD-Symptomatik mit Zunahme von Dyspnoe und Husten sowie vermehrter Sputummenge und/oder Sputumpurulenz.

Allgemeines

- Vorkommen akuter Exazerbationen: vorwiegend in **Wintermonaten**
- Akute Exazerbationen gehen mit einer erhöhten Morbiditäts- und Mortalitätsrate einher.
- Während der akuten Exazerbation kommt es im Vergleich zur stabilen COPD zu einer deutlich gesteigerten Inflammation und damit zu einer verstärkten lokalen sowie systemischen Immunantwort.
- Der klinische Schweregrad einer akuten Exazerbation wird durch die Anzahl vorausgegangener Exazerbationen, schlechten BODE-Index, die Komorbidität (z. B. Herzinsuffizienz, Niereninsuffizienz) und durch höheres Lebensalter negativ beeinflusst.

Ätiologie/Trigger bzw. Auslöser

- **Infektiöse Ursachen** (häufig):
    - Bakterielle Genese (ca. 45 %): Haemophilus influenzae, Streptococcus pneumoniae, Moraxella catarrhalis, Enterobacteriaceae und Pseudomonas aeruginosa
    - Atypische Erreger (5–10 %): Mykoplasmen und Chlamydien
    - Virale Genese (55 %): Rhinovirus, RSV (»respiratory syncytial virus«), Adeno-, Influenza-, Coronaviren und humane Metapneumoviren (HMP)
- **Nicht infektiöse Ursachen** (selten)
    - Verschlechterung der Herzinsuffizienz
    - Unfälle mit Thoraxbeteiligung
    - Medikamente (β-Blocker-Neueinnahme oder Non-Compliance)
    - Temperaturveränderungen
    - Inhalation von Irritanzien
- **Unklare Genese**: in 20–30 % d. F.

Risikofaktoren

- Schlechte Lungenfunktion mit Ausgangswert FEV_1 <1 l oder <30 % des Sollwerts
- Hoher Verbrauch von β_2-Sympatikomimetika
- Hoher Steroidbedarf
- Hohe Exazerbationsfrequenz (>3/Jahr)
- Unzureichende O_2-Therapie
- Fortgesetzter Nikotinabusus
- Schwere chronische Begleiterkrankung
- Pneumonien, Sinusitiden
- Alter >70 Jahre

Klinik

> Die Klinik einer AE-COPD entspricht in etwa derjenigen eines akuten Asthmaanfalls: Dyspnoe, Orthopnoe (unter Einsatz der Atemhilfsmuskulatur) bis zentrale Zyanose (◘ Tab. 11.14 bis ◘ Tab. 11.17).

11.5 · Akute Exazerbation der COPD (AE-COPD)

Tab. 11.14 Klinische Klassifikation der AE-COPD nach Anthonisen/Winnipeg

Hauptkriterien	Zunahme der Dyspnoe und Husten
	Zunahme der Sputummengen
	Zunahme der Sputumpurulenz
Nebenkriterien	Infektion der oberen Atemwege in den letzten 5 Tagen
	Fieber ohne erkennbare andere Ursache
	Kurzatmigkeit
	Vermehrter Husten
	Zunahme von Atem- oder Herzfrequenz
Typen der Exazerbation	Typ 1 (schwer): alle drei Hauptkriterien erfüllt
	Typ 2 (mäßig): bei Vorliegen von zwei der drei Symptome
	Typ 3 (mild): bei Vorliegen von einem Haupt- und mindestens einem Nebenkriterium

Unspezifische Symptome: deutlich reduzierter Allgemeinzustand, Fieber, Engegefühl in der Brust, Tagesmüdigkeit, Depressionen, Bewusstseinseintrübung bis Koma.

Tab. 11.15 Schweregrade der AE-COPD nach Celli und Mac Nee

	I	II	III
Anamnese			
Exazerbationshäufigkeit	+	++	+++
Schweregrad der COPD	Mild/moderat	Moderat/schwer	Schwer
Komorbidität	+	+++	+++
Klinischer Aspekt			
Blutdruck/Puls	Stabil	Stabil	Stabil bis instabil
Einsatz der Atemhilfsmuskulatur	Nein	++	+++
Persistenz der Symptome nach initialer Therapie	Nein	++	+++
Diagnostik			
O_2-Sättigung	Ja	Ja	Ja
BGA/Lungenfunktion	Nein	Ja	Ja
Röntgen-Thorax/EKG	Nein	Ja	Ja
Labordiagnostik	Nein	Ja	Ja
Sputumuntersuchung	Nein	Evtl.	Ja

Tab. 11.16 Klinische Einteilung der AE-COPD nach Stockley

Stockley-Typ	Beschreibung
Typ 1	Zunahme der Dyspnoe, ggf. auch der Sputummenge
Typ 2	Zunahme der Dyspnoe, ggf. auch der Sputummenge, Vorliegen eines eitrigen Sputums

◘ **Tab. 11.17** Kriterien zur stationären und intensivmedizinischen Aufnahme einer AE-COPD

Stationäre Behandlung	Intensivmedizinische Behandlung
– Schwere Atemnot – Schlechter Allgemeinzustand – Rasche Progredienz der Symptomatik – Bewusstseinstrübung – Zunahme von Ödemen und Zyanose – Kein Ansprechen auf die Therapie – Diagnostische Unklarheiten – Neu aufgetretene Arrhythmien – Bedeutsame Komorbidität – Höheres Lebensalter (>60–65 Jahre) – Unzureichende häusliche Betreuung	– Schwere Atemnot mit fehlendem Ansprechen auf die Notfalltherapie – Komatöser Zustand – Persistierende Hypoxämie (p_aO_2 <50–60 mmHg) trotz O_2-Gabe – Schwere oder progrediente Hyperkapnie (p_aCO_2 >60–70 mmHg) trotz O_2-Gabe – Respiratorische Azidose (pH <7,35) trotz O_2-Gabe – Kreislaufinsuffizienz/hämodynamische Instabilität

Diagnostik

- **Anamnese/bekannte COPD:** Häufigkeit und Schwere der Exazerbationen, Rauchgewohnheiten (auch Passivrauchen), Berufsanamnese, Infektanfälligkeit, progrediente Atemnot mit Zunahme von Husten und/oder Auswurf
- **Körperliche Untersuchung:**
  - Inspektion: veraltet Blue Bloater (pyknischer und zyanotischer Typus), Pink Puffer (asthenischer und nichtzyanotischer Typus) ohne prognostischen Stellenwert, ggf. periphere Ödeme (bedingt durch Rechtsherzinsuffizienz bzw. Cor pulmonale)
  - Palpation: Tachykardie, Pulsus paradoxus (Abfall des systolischen Blutdrucks >10 mmHg während der Inspiration; hämodynamische Instabilität)
  - Perkussion: hypersonorer Klopfschall bei Lungenüberblähung mit tief stehenden und wenig verschieblichen Zwerchfellgrenzen
  - Auskultation: abgeschwächtes vesikuläres Atemgeräusch, verlängertes Exspirium, trockene/feuchte Rasselgeräusche, Giemen, Brummen oder Pfeifen
- **Monitoring:** EKG (Tachykardien, Arrhythmien), Blutdruck, S_aO_2 (respiratorische Insuffizienz: S_aO_2 <90 % bzw. p_aO_2 <60 mmHg bei Raumluft)
- **Labordiagnostik:** komplettes Notfalllabor einschließlich Differenzialblutbild, D-Dimere (Lungenembolie?), Herzenzyme und Troponin (Myokardinfarkt?), BNP (dekompensierte Herzinsuffizienz, Asthma cardiale?), CRP/PcT und BGA (!)
- **12-Kanal-EKG:** Zeichen der Rechtsherzbelastung (Lungenembolie?), Myokardinfarkt mit akuter Linksherzinsuffizienz (Asthma cardiale)
- **Röntgen-Thorax und ggf. Echokardiographie:** Ausschluss/Nachweis anderer Differenzialdiagnosen
- **Mikrobiologie:**
  - In der Regel ist eine mikrobiologische Sputumdiagnostik bei purulentem Sputum entbehrlich.
  - Eine mikrobiologische Sputumuntersuchung (Gramfärbung, Bakterienkultur mit Resistenztestung) wird bei ≥3 Exazerbationen pro Jahr, Therapieversagen und/oder bei besonders schweren Erkrankungen mit Verdacht auf multiresistente Erreger empfohlen.
  - Ggf. Tracheal- (über Absaugkatheter) oder Bronchialsekret (über Bronchiallavage bzw. BAL)
- **Lungenfunktionsanalyse:** falls klinisch möglich
  - Nachweis einer obstruktiven Ventilationsstörung (FEV_1 / VC <70 %)
  - Keine Reversibilität nach Bronchodilatation: FEV_1 <15 % des Ausgangswerts bzw. <200 ml 30 min nach einem $β_2$-Sympathomimetikum (z. B. bis zu 400 μg Salbutamol) bzw. Anticholinergikum (bis zu 160 μg Ipratropium) oder einer Kombination
  - Und/oder nach Kortison: 30–40 mg Prednisolonäquivalent/Tag über 7–10 Tage oder inhalativ mindestens mittelhohe Kortisondosen über 4–6 Wochen

Differenzialdiagnostik

- Akutes Asthma bronchiale
- Ca. 10 % der Patienten leiden unter einer Erkrankung, die sowohl die Aspekte von Asthma bronchiale als auch die einer COPD aufweisen (◘ Tab. 11.18).

11.5 · Akute Exazerbation der COPD (AE-COPD)

Tab. 11.18 Gegenüberstellung akutes Asthma bronchiale und AE-COPD

	Asthma bronchiale	Akute Exazerbation der COPD
Ursachen	Allergisch, nicht allergisch	Langjähriger Nikotinabusus oder Inhalation von Umweltnoxen
Auslöser	Allergene, Kaltluft, Emotionen, Viren, atypische Erreger (Chlamydia/Mycoplasma pneumoniae)	Infektexazerbation: in 50 % d.F. nicht durch Bakterien, sondern viral bedingt (Picorna, Influenza A, RSV)
Entzündungszellen	Eosinophilie, $CD4^+$-(Helfer)-T-Lymphozyten	Neutrophilie, $CD8^+$-(zytotoxische)-T-Lymphozyten, Makrophagen, zusätzlich Eosinophilie während Exazerbation
Anamnese	Allergien, Atopie (Asthma bronchiale, Neurodermitis, allergische Rhinitis)	Bekannte COPD, chronische Bronchitis, Emphysematiker, Raucher (90 % d. F.)
Patientenkollektiv	Meist <40. Lebensjahr	Meist >40. Lebensjahr
Allergie	Häufig	Selten
Bronchiale Hyperreagibilität	Vorhanden	Gelegentlich
Atemnot	Bereits in Ruhe	Unter Belastung
Husten	Trocken, oft nachts	Produktiv, morgens
Lungenfunktion	Obstruktion: variabel und reversibel Überblähung: variabel und reversibel	Obstruktion: fixiert bzw. persistierend Überblähung: fixiert
Lokalisation der Obstruktion	Große und kleine Atemwege	Kleine Atemwege
Verlauf	Variabel, episodisch	Progredient
Therapie	O_2, Bronchodilatoren, Glukokortikoide	Inhalative Bronchodilatoren, systemische Glukokortikoide, ggf. Theophyllinversuch
Beatmung	Invasiv, druckkontrolliert	Non-invasiv, Masken-CPAP

- Kardiovaskulär: Asthma cardiale bei Linksherzinsuffizienz, hypertensive Krise/Cor hypertensivum, Arrhythmien
- Pulmonal-vaskulär: Lungenembolie, Pneumothorax, Pneumonie, postinfektiöse bronchiale Hyperreaktivität (mit Husten), pulmonale Hypertonie, Pleuraergüsse, Thoraxtrauma
- Des Weiteren: Hyperthyreose, metabolische Azidose, Adipositas

Therapie

Allgemeine Maßnahmen
- Aufrechterhaltung und Stabilisierung der Vitalfunktionen
- Lagerung: Oberkörperhochlagerung, beengende Kleidung öffnen
- Adäquate Oxygenierung:
  - 2–6 l O_2/min über Nasensonde oder Brille, Ziel: S_aO_2 >90 %, p_aO_2 >60 mmHg
- Ziel: S_aO_2 >90 %, p_aO_2 >60 mmHg
- Sonst: nichtinvasive Beatmung (NIV)
- Nur als *Ultima ratio*: Intubation und Beatmung (Komplikationen: ventilatorassoziierte Pneumonie, Barotrauma, »weaning problems«)

Medikamentöse Therapie (Tab. 11.19; Abb. 11.1)

Antibiotikatherapie bei mäßiger bis schwerer Exazerbation (Typ 1 bis 2 nach Anthonisen)
- Die Indikation zur Antibiotikatherapie der AE-COPD sollte differenziert nach Schweregrad der akuten Exazerbation sowie Dyspnoe und eitrigem Sputum erfolgen. Neben dem Schweregrad der AE-COPD kann für die Entscheidung zur Antibiotikatherapie auch die Bestimmung von Procalcitonin (PcT) im Serum herangezogen werden (Tab. 11.20).

◘ Tab. 11.19 Medikamente zur Behandlung der AE-COPD (siehe auch Nationale Versorgungsleitlinie COPD 2010)

Substanzgruppe	Medikament	Dosierung
β_2-Sympathomimetika	Fenoterol (Berotec)	Inhalativ: 2 Hübe (1 Hub = 100 µg), ggf. Repetition alle 10–15 min
	Salbutamol (Broncho-Spray novo)	Inhalativ: 2 Hübe (1 Hub = 100 µg), ggf. Repetition alle 10–15 min. Bevorzugt: Vernebelung in Kombination mit Ipratropiumbromid (Repetition alle 30–60 min)
	Reproterol (Bronchospasmin)	0,09 mg langsam i.v., ggf. Repetition nach 10-15 min und/oder 18–90 µg/h über Perfusor
Parasympatholytika	Ipratropiumbromid (Atrovent)	Inhalativ: 2 Hübe (1 Hub = 20 µg), ggf. Repetition alle 10–15 min. Bevorzugt: Vernebelung in Kombination mit Salbutamol (Repetition alle 30–60 min)
Kortikosteroide	Prednisolon (Solu-Decortin)	Systemische Gabe von Prednisolon (Solu-Decortin) oral oder intravenös, anschließend 30–40 mg Prednisolon-Äquivalent p.o. über 7–10 Tage (danach abrupt absetzen)
Methylxanthine	Theophyllin (Euphyllin)	Initialdosis *ohne* Vortherapie: 4–5 mg/kgKG i.v. innerhalb 20 min. Initialdosis *mit* Theophyllin-Vortherapie: 2–3 mg/kgKG i.v. innerhalb 20 min. Erhaltungsdosis: 0,5–0,7 mg/kgKG/h als kontinuierliche Infusion bzw. i.v.-Perfusor, ggf. Fortführung als orale Medikation nach Spiegel und Herzfrequenz

◘ Tab. 11.20 Management der AE-COPD: Schweregradeinteilung und Indikationsstellung zur Antibiotikatherapie

Klinischer Schweregrad	Klinik	Indikation zur antimikrobiellen Therapie
Leichte AE-COPD (→ ambulante Behandlung)	– Fehlende Kriterien für das Vorliegen einer mittelschweren bzw. schweren Verlaufsform	– COPD im GOLD-Stadium III/IV (FEV_1 <50 % des Solls) *plus* AE-COPD vom Stockley-Typ 2 (purulentes Sputum) – Keine Antibiotikatherapie falls PcT<0,1 ng/ml
Mittelschwere AE-COPD (→ Normalstation)	– Schwere Atemnot – Schlechter AZ – Rasche Progression der Symptomatik – Bewusstseinstrübung – Zunahme von Ödemen/Zyanose – Neu aufgetretene Arrhythmien – Schwere Komorbidität	– AE-COPD vom Stockley-Typ 2 – Keine Antibiotikatherapie falls PcT<0,1 ng/ml
Schwere AE-COPD (→ ICU oder IMC)	– Schwere Atemnot mit fehlendem Ansprechen auf die Notfalltherapie – Komatöser Zustand – Persistierende Hypoxämie (p_aO_2<50 mmHg trotz O_2-Gabe) – Schwere progrediente Hyperkapnie (p_aCO_2>70 mmHg) – Respiratorische Azidose (pH<7,35) – Hämodynamische Instabilität	– Immer intravenöse Antibiotikatherapie

Anmerkung: Regelmäßige Updates bzgl. AE-COPD unter www.goldcopd.com

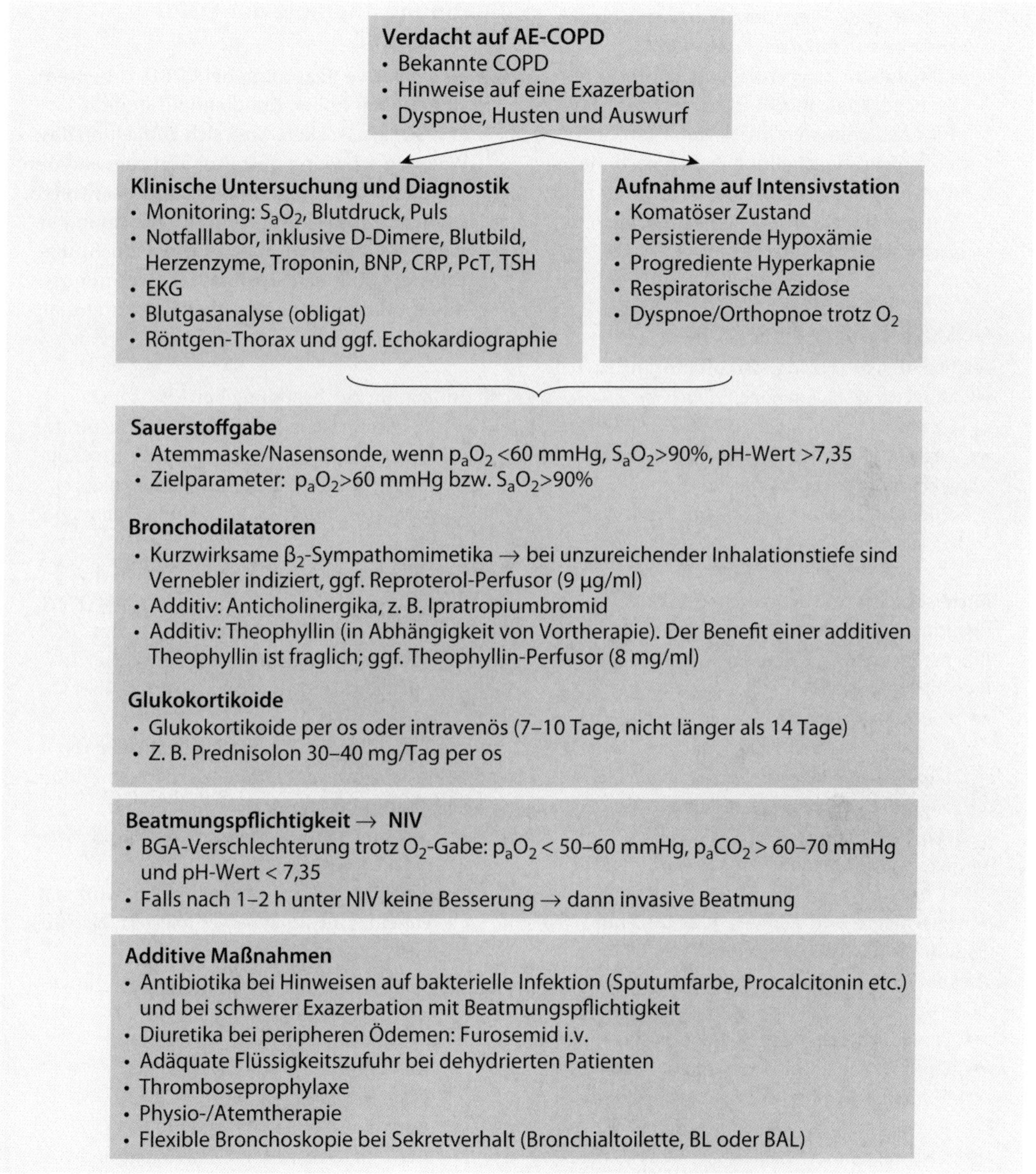

11.5 · Akute Exazerbation der COPD (AE-COPD)

Verdacht auf AE-COPD
- Bekannte COPD
- Hinweise auf eine Exazerbation
- Dyspnoe, Husten und Auswurf

Klinische Untersuchung und Diagnostik
- Monitoring: S_aO_2, Blutdruck, Puls
- Notfalllabor, inklusive D-Dimere, Blutbild, Herzenzyme, Troponin, BNP, CRP, PcT, TSH
- EKG
- Blutgasanalyse (obligat)
- Röntgen-Thorax und ggf. Echokardiographie

Aufnahme auf Intensivstation
- Komatöser Zustand
- Persistierende Hypoxämie
- Progrediente Hyperkapnie
- Respiratorische Azidose
- Dyspnoe/Orthopnoe trotz O_2

Sauerstoffgabe
- Atemmaske/Nasensonde, wenn p_aO_2 <60 mmHg, S_aO_2 >90%, pH-Wert >7,35
- Zielparameter: p_aO_2 >60 mmHg bzw. S_aO_2 >90%

Bronchodilatatoren
- Kurzwirksame β_2-Sympathomimetika → bei unzureichender Inhalationstiefe sind Vernebler indiziert, ggf. Reproterol-Perfusor (9 µg/ml)
- Additiv: Anticholinergika, z. B. Ipratropiumbromid
- Additiv: Theophyllin (in Abhängigkeit von Vortherapie). Der Benefit einer additiven Theophyllin ist fraglich; ggf. Theophyllin-Perfusor (8 mg/ml)

Glukokortikoide
- Glukokortikoide per os oder intravenös (7–10 Tage, nicht länger als 14 Tage)
- Z. B. Prednisolon 30–40 mg/Tag per os

Beatmungspflichtigkeit → NIV
- BGA-Verschlechterung trotz O_2-Gabe: p_aO_2 < 50–60 mmHg, p_aCO_2 > 60–70 mmHg und pH-Wert < 7,35
- Falls nach 1–2 h unter NIV keine Besserung → dann invasive Beatmung

Additive Maßnahmen
- Antibiotika bei Hinweisen auf bakterielle Infektion (Sputumfarbe, Procalcitonin etc.) und bei schwerer Exazerbation mit Beatmungspflichtigkeit
- Diuretika bei peripheren Ödemen: Furosemid i.v.
- Adäquate Flüssigkeitszufuhr bei dehydrierten Patienten
- Thromboseprophylaxe
- Physio-/Atemtherapie
- Flexible Bronchoskopie bei Sekretverhalt (Bronchialtoilette, BL oder BAL)

Abb. 11.1 Stufentherapie bei AE-COPD

- Therapiedauer
  - Kein Nachweis bzw. kein Risiko für Pseudomonas: 7 Tage; Ausnahmen: Moxifloxacin/Levofloxacin (5 Tage) und Azithromycin (3 Tage)
  - Nachweis bzw. Risiko für Pseudomonas: 8 Tage
- Kriterien des **Therapieansprechens**
  - Rückgang der Dyspnoe
  - Rückgang der Sputummenge
  - Entfärbung eines initial eitrigen Sputums
  - Besserung der respiratorischen Azidose
  - Besserung des Bewusstseinszustands
  - Stabilisierung der komorbiden Dekompensation
  - Rückgang der Entzündungsparameter (CRP, PcT)
- Kriterien des **Therapieversagens**

– Persistierende Symptomatik trotz adäquater Therapie von mindestens 48–72 h
– Maßnahmen: Erregerdiagnostik forcieren (Bronchoskopie mit BL/BAL), Echokardiographie (Ausschluss/Nachweis einer Linksherzdekompensation/pulmonalen Hypertonie), Röntgen-Thorax (Ausschluss/Nachweis einer Pneumonie), ggf. Angio-CT (Ausschluss/Nachweis einer Lungenembolie)

Antibiotikatherapie bei AE-COPD

Leichte AE-COPD ohne Risikofaktoren:
- Mittel der Wahl: Aminopenicillin *ohne* β-Laktamase-Inhibitor: z. B. Amoxicillin (7 Tage)
- Alternativen: Makrolid (bei Penicillinallergie), z. B. Azithromycin (3 Tage), Roxithromycin (7 Tage), Clarithromycin (7 Tage); Tetrazyklin (Doxycyclin, 7 Tage)

Mittelschwere und schwere AE-COPD ohne Pseudomonasrisiko (ohne bekannte Kolonisation mit Pseudomonas aeruginosa und/oder ohne Bronchiektasen und/oder ohne Beatmung):
- Mittel der Wahl: Aminopenicillin *mit* β-Laktamase-Inhibitor (z. B. Amoxicillin plus Clavulansäure, 7 Tage) oder parenterale Cephalosporine der 2./3. Generation (Ceftriaxon, Cefotaxim)
- Alternativen: Levofloxacin/Moxifloxacin (5 Tage)

Mittelschwere und schwere AE-COPD mit Pseudomonasrisiko (bekannte Kolonisation mit Pseudomonas aeruginosa und/oder mit Bronchiektasen und/oder mit Beatmung):
- Piperacillin/Tazobactam (8 Tage)
- Ciprofloxacin/Levofloxacin (Ciprofloxacin in Kombination mit einer pneumokokkenwirksamen Substanz; 8 Tage)
- Carbapeneme (Imipenem/Cilastatin, Meropenem; 8 Tage)
- Cephalosporine (Ceftazidim in Kombination mit einer pneumokokkenwirksamen Substanz, Cefepim; 8 Tage)

Empfehlungen zur Antibiotikatherapie bei AE-COPD: S3-Leitlinie zu Epidemiologie, Diagnostik, antimikrobieller Therapie und Management von erwachsenen Patienten mit ambulant erworbenen tiefen Atemwegsinfektionen (2009) sowie Empfehlungen der Paul-Ehrlich-Gesellschaft für Chemotherapie e.V. (2010)

Beatmungstherapie der COPD-Exazerbation

> Eine invasive Beatmung bei COPD-Patienten ist mit einer hohen Krankenhausletalität (15–30 %) assoziiert, weil sich zum einen das Weaning schwierig gestaltet und zum anderen Ventilator-assoziierte Infekte häufig auftreten. Der frühzeitige Einsatz von NIV-Beatmung in dieser Patientengruppe reduziert die Intubationsrate, Krankenhausletalität, Beatmungsdauer und Dauer des Krankenhausaufenthalts deutlich.

– Indikation zur Beatmung bei AE-COPD:
  – Respiratorische Insuffizienz mit respiratorischer Azidose mit Zeichen der Erschöpfung (Einsatz der Atemhilfsmuskulatur, paradoxe abdominale Atmung, Tachypnoe etc.)
  – Unbekannte COPD: »60er-Regel« (p_aO_2 <60 mmHg, p_aCO_2 >60 mmHg, pH-Wert ≤7,35) im Rahmen hyperkapnischer oder hypoxämischer respiratorischer Insuffizienz und Bikarbonatwerten über 32–35 mmol/l
– Beatmungstyp: nichtinvasive Beatmung (NIV = »non-invasive ventilation«), d. h. ohne Endotrachealtubus (◘ Tab. 11.21; ► Kap. 3)
  – Maskenbeatmung: Nase- oder Mund-Nase-Masken-CPAP
  – Beatmungshelm/-haube (Vorteil: wird von Patienten deutlich besser toleriert, Nachteil: hoher Preis)
– Beurteilung der NIV-Ansprechbarkeit innerhalb der ersten 1–2 h nach Therapiebeginn (Non-Responder oder Responder):
  – Abnahme der Dyspnoe
  – Vigilanzbesserung
  – Abnahme der Atemfrequenz
  – BGA: pH-Anstieg, p_aCO_2-Abnahme sowie Zunahme der S_aO_2≥85 %
  – Abnahme der Herzfrequenz
– Ggf. invasive Beatmung bei absoluten Kontraindikationen für eine NIV (z. B. gastrointestinale Blutung, hämodynamische Instabilität) oder falls die nichtinvasive Beatmung nicht innerhalb von 1–2 h zu einer Besserung führt (Non-Responder)
– NIV im Vergleich zur invasiven Beatmung:
  – Verkürzt mit positivem Druck (NIPPV) die Entwöhnungszeit (prolongiertes Weaning)
  – Reduziert den Aufenthalt auf der Intensivstation

11.6 · ARDS (»Acute respiratory distress syndrome«) und ALI (»acute lung injury«)

Tab. 11.21 Vorschlag zur Einstellung der Beatmungsparameter unter NIV-Beatmung

Parameter	Empfehlung
Maximale Atemfrequenz	≥40/min
Atemzugvolumen (V_T, »tidal volume«, niedrig)	5–7 ml/kgKG (Sollgewicht)
Druckanstiegsgeschwindigkeit	<0,15 s (schnelle Rampe)
Inspiratorischer Fluss (»flow«)	≥60 l/min
(Externer) PEEP	5–8 mbar ($PEEP_{extrinsic}$ < $PEEP_{intrinsic}$)
F_iO_2	Initial: 1, danach Reduktion nach p_aO_2

Anmerkung: ggf. NIV-Beatmung unter begleitender leichter Analgosedierung

- Führt zu einer Reduktion der Häufigkeit nosokomialer Pneumonien
- Verbessert die Prognose während eines Beobachtungszeitraums von 60 Tagen
- Weitere Informationen: ▶ Abschn. 3.3 sowie S3-Leitlinie NIV bei akuter respiratorischer Insuffizienz (2008)

> Das Risiko, an einer COPD-Exazerbation zu versterben, ist eng assoziiert mit der Entwicklung einer respiratorischen Azidose, schwerwiegenden Komorbiditäten und der Notwendigkeit zur Beatmungstherapie.

11.6 ARDS (»Acute respiratory distress syndrome«) und ALI (»acute lung injury«)

Allgemeines

- 1967 erstmalige Beschreibung des ARDS von Ashbaugh et al. als eigenständiges Krankheitsbild
- 1994 wurde die noch heute gültige Definition des ALI und des ARDS durch die North American-European Consensus Conference vorgestellt
- Inzidenz (Schätzungen): 2–15 Fälle/100.000 pro Jahr
- Häufigste Ursache ist mit ca. 50 % die Pneumonie und mit ca. 30 % die nicht pulmonale Sepsis
- Hohe Mortalität: 25–50 %, jedoch Trend einer Verbesserung des Überlebens in den letzten Jahren
- Pathophysiologischer Hintergrund: direkte oder indirekte Schädigung der kapillar-alveolären Barriere durch inflammatorische Reaktionen

Definitionen (**Tab. 11.22**)

Tab. 11.22 Schweregrade des Lungenparenchymversagens

»Acute respiratory distress syndrome«, ARDS	Akutes Auftreten bzw. akute Hypoxämie, die sich innerhalb von 6–48 h entwickelt
	Horovitz-Quotient (p_aO_2/F_iO_2) ≤200 mmHg (p_aO_2 in mmHg; F_iO_2: 0,21–1,0)
	Bilaterale Lungeninfiltrate
	Fehlende Zeichen der Linksherzinsuffizienz bzw. pulmonalkapillärer Verschlussdruck (Wedge-Druck) <18 mmHg
»Acute lung injury«, ALI	Kriterien entsprechend dem ARDS, jedoch »p_aO_2/F_iO_2 200–300 mmHg« (p_aO_2 in mmHg; F_iO_2: 0,21–1,0)

Ätiologie (**Tab. 11.23**)

Beatmungsinduzierte Lungenschädigung

- Beatmungsinduzierte Lungenschädigung: VILI (»ventilator induced lung injury«) bzw. VALI (»ventilator associated lung injury«)
- Jede Form der mechanischen Beatmung führt zu einer pulmonalen Inflammationsreaktion; iatrogen – durch maschinelle Beatmung – induzierte Lungenschädigung bei gesunder oder bereits vorgeschädigter Lungenstruktur (VILI/VALI → ALI → ARDS)

- VILI *ohne* ALI/ARDS: Risikofaktoren sind z. B. restriktive Lungenerkrankung, Bluttransfusionen, pH-Wert <7,35, hohe Tidalvolumina, Alkohol-/Nikotinabusus, Aspirationspneumonie
- VILI *mit* ALI/ARDS: Die »Babylunge« (gesunde Lungenbezirke der ARDS-Lunge) ist besonders prädisponiert, ein VILI zu erleiden.
    - Barotrauma/Stress: hohe Beatmungsdrücke, Pneumothoraxgefahr bedingt durch zu hohe transpulmonale Drücke ($P_{Plat}-P_{Pleura}$); nicht der Atemwegsmittel- oder Spitzendruck ist die entscheidende Determinante der Beatmungsschädigung, sondern der transpulmonale Druck (!)
    - Volutrauma: inadäquates Tidalvolumen (optimal V_T bezogen auf die FRC [funktionelle Residualkapazität]); zu hohe endexspiratorische Lungendehnung mit Überdistension des (gesunden) Lungengewebes, ggf. Lungenödem
    - Atelektrauma: inadäquater PEEP; zu rasche Re-/Derekruitmentmanöver mit Surfactantschädigung oder zyklisches Kollabieren und erneute Wiedereröffnung von Alveolen
    - Biotrauma: »mechano-sensing«, »injury-sensing« → Parainflammation (milde Entzündung ohne Gasaustauschstörung) → Inflammation (deutliche Entzündung mit Gasaustauschstörung → ALI)
- Im Detail nur tierexperimentell belegbar, da in der intensivmedizinischen Praxis meistens eine Lungenschädigung vorliegt.
- Multiple Hit-Hypothese
    - 1. Hit: Vorliegen einer Lungengrunderkrankung, z. B. Pneumonie, Aspiration, Sepsis, Trauma, Exazerbation einer chronischen Lungenerkrankung
    - 2. Hit: nicht protektive Beatmung (hohe Tidalvolumina, hohe Beatmungsdrücke und hohe F_iO_2)
    - 3. Hit: ventilatorassoziierte Pneumonie (VAP)
- Minimierung des VILI-Risikos durch lungenprotektive Beatmung (Brower et al. 2004)
    - Optimale Tidalvolumina ($V_T \leq 6$ ml/kgKG [am besten unter Berücksichtigung der FRC])
    - Positiver inspiratorischer Druck (PIP) ≤ 32 cmH$_2$O
    - Idealer hoher PEEP (PEEP/F_iO_2-Tabelle, Best-PEEP-Prinzip, Stressindex oder Bestimmung des transpulmonalen Drucks [über Ösophagussonde])
    - F_iO_2 <0,65 (keine Luxusoxygenierung!)

Tab. 11.23 Ursachen des akuten Lungenversagens

Direkte Lungenschädigung → pulmonales ARDS	Indirekte Lungenschädigung → extrapulmonales ARDS
Pneumonie	Sepsis (Multiorganversagen)
Aspiration von z. B. Mageninhalt	Extrathorakales Trauma (Polytrauma)
Inhalationstrauma	Disseminierte intravasale Gerinnung (DIC)
Beinahe-Ertrinken	Massentransfusion (TRALI, »transfusion related acute lung injury«)
Höhenlungenödem	Schock
Mechanisches Thoraxtrauma (Kontusion)	Großflächige Verbrennungen
Beatmung mit inadäquat hohem Tidalvolumen (ventilatorassoziierte Lungenschädigung, VALI)	Pankreatitis
Re-Expansions-Trauma	Peritonitis
Bilaterale Lungenkontusion	Urämie
Strahlenschäden	Diabetische Ketoazidose
Lungenembolie	Schädel-Hirn-Trauma
	Subarachnoidalblutung
	Embolie (Luft, Fett)
	Gestosen/HELLP-Syndrom
	Malaria
	Leber-/Nierenversagen
	Intoxikation
	Arzneimittelreaktion

Risikofaktoren des Lungenversagens: Alkoholismus, Alter und Komorbidität

Klinische Folgen

- Veränderung der Atemmechanik: Schrumpfung und Versteifung der Lunge → Abnahme der Lungencompliance
- Störung des Gasaustausches: Atelektasen (dorsobasal), entzündliche Infiltrate → intrapulmonaler Rechts-Links-Shunt, vermindertes Herzzeitvolumen → Vergrößerung des funktionellen Totraumes
- Hämodynamik: präkapilläre pulmonale Hypertonie, Abnahme des Herzzeitvolumens

Pathomorphologische Stadien des ARDS
- Akute-exsudative Phase (1. Woche)
- Subakute-proliferative Phase (2. Woche)
- Chronisch-fibrosierende Phase (Wochen bis Monate)
- Rückbildungsphase (Monate)

Anmerkung: Obwohl der Krankheitsverlauf häufig in zeitlich gestafelte Stadien eingeteilt wird, geht man heute davon aus, dass diese Stadien nebeneinander ablaufen.

Klinik

- Progrediente Dyspnoe und Tachypnoe, Zyanose, Unruhe/Verwirrtheit (Erschöpfung)
- Kein ausgeprägter pathologischer Auskultationsbefund trotz ausgeprägter Veränderungen im Röntgenbild
- Fehlender adäquater Anstieg der S_aO_2 auch unter hoher O_2-Zufuhr (Rechts-Links-Shunt) → respiratorisches Versagen

Diagnostik

- Beurteilung des Schweregrades eines ARDS nach dem **Lung Injury Score nach Murray** (◘ Tab. 11.24)
- **BGA**: Hypoxämie; kalkulierter Rechts-Links-Shunt 20–50 %
- **Bildgebung**
  - **Röntgen-Thorax**: bilaterale Infiltrate (Verschattungen) → Latenz bis zu 24 h
  - **CT-Thorax**: typischerweise Lungenvolumenverkleinerung, bilaterales Lungenödem (symmetrisch/asymmetrisch, ggf. mit positivem Bronchopneumogramm, »weiße Lunge«), Konsolidierungen in den abhängigen Lungenabschnitten (dorso-basale Lungenkompartimente). Pleuraergüsse. Unterscheidung zwischen *Lobär-Typ* (Zweikompartment-Lunge) und *Diffuser-Typ* (Monokompartment-Lunge)
- **PiCCO**: insbesondere zur Bestimmung des extravaskulären Lungenwassers

Differenzialdiagnose

- Kardiales Lungenödem (Linksherzversagen, hochgradiges Mitralvitium)
- Diffuse alveoläre Hämorrhagie
- Akute interstitielle Pneumonie (Hamman-Rich)
- Idiopathische akute eosinophile Pneumonie
- Ventilatorische Insuffizienz
- Status asthmaticus
- Lungenembolie
- Fulminanter Verlauf von Malignomen (Leukämie, Lymphom, solide Tumoren)

Gefahren der Beatmungstherapie bei ARDS (VILI, »ventilator induced lung injury«)
- Biotrauma (inflammatorisches Scherkräftetrauma)
- Barotauma (Pneumothoraxgefahr bedingt durch zu hohe transpulmonale Drücke)
- Volutrauma (zu hohe endexspiratorische Lungendehnung mit Gefahr des Lungenödems)
- Atelektasentrauma (zu rasche Re-/Derekruitmentmanöver mit Surfactantschädigung)

◘ Tab. 11.24 Lung Injury Score nach Murray

Punkte	0	1	2	3	4
Röntgen-Thorax	0 Infiltrate	1 Quadrant	2 Quadranten	3 Quadranten	4 Quadranten
p_aO_2/F_iO_2	≥300	225–299	175–224	100–174	<100
PEEP [mmHg]	≤5	6–8	9–11	12–14	≥15
Compliance [ml/mbar]	>80	60–79	40–59	20–39	≤19

Beurteilung: Σ Gesamtsumme dividiert 4 → Murray-Score: Leichtes ARDS: Murray-Score <2,5; Schweres ARDS: Murray-Score >2,5

Therapie (◘ Abb. 11.2)

Lungenprotektive, druckkontrollierte Beatmung (»baby lung concept«: »low volume and high PEEP ventilation«)

Säulen der lungenprotektiven Beatmung
- Druckkontrollierte Beatmung (z. B. BIPAP)
- Niedrige Tidalvolumina (»low tidal volume concept«, $V_T \leq 6$ ml/kgKG)
- Permissive Hyperkapnie
- Plateaudruck ≤30 mbar, begrenzte inspiratorische Drücke
- Erhöhte Beatmungsfrequenzen
- Umgekehrtes Atemzeitverhältnis (»inversed-ration ventilation«)
- Idealer hoher PEEP

CT-morphologische Zonen der ARDS-Lunge
- H-Zone (»healty«): gesunde Lungenbezirke, sog. »baby lung«
  - Die »noch« gesunden Areale machen bei schwerem ARDS maximal 20–30 % der ehemaligen Atemoberfläche aus, sodass bildlich gesprochen nur noch eine »Babylunge« für den gesamten Gasaustausch zur Verfügung steht.
  - Ein Tidalvolumen von 6 ml/kgKG scheint für dieses Lungenareal sogar zu viel (Überblähung der Babylunge → Volutrauma!), sodass ein $V_T <6$ ml/kgKG gewählt werden sollte.
- R-Zone (»recruitable«): potenziell rekrutierbare Lungenbezirke (Atelektasen)
  - Ein Tidalvolumen von 6 ml/kgKG ist häufig auch für dieses Lungenareal zu viel (Atelektrauma!).
- D-Zone (»diseased«): konsolidierte Areale, Shuntbezirke oder alveolärer Totraum

---

- **Kleines Tidalvolumen** (V_T, »low tidal volume concept«)
  - Zielwert: $V_T \leq 6$ ml/kgKG (Standardkörpergewicht)
    - Berechnung des Standardkörpergewichts für Männer: Gewicht $_{Mann}$ [kg] = 50 + 0,91 × (Größe [cm] – 152,4)
    - Berechnung des Standardkörpergewichts für Frauen: Gewicht $_{Frau}$ [kg] = 45,5 + 0,91 × (Größe [cm] – 152,4)
  - Mit zunehmender Adipositas nimmt das Lungenvolumen nicht zu, d. h. das Lungenvolumen eines Adipösen ist nicht größer als das eines Normalgewichtigen.
  - Bei allen Beatmungspatienten sollte das Standardkörpergewicht routinemäßig bestimmt werden.
  - Bei ca. 30 % der Patienten mit schwerem ARDS können auch Atemzugvolumina von 6 ml/kgKG zu einer Überblähung führen; diese Patienten sollten mit einem niedrigeren Tidalvolumen beatmet werden.
  - Vorbestehende Lungenerkrankungen und CT-Morphologie sollten im Einzelfall mitberücksichtigt werden.
- **Permissive Hyperkapnie:**
  - Zielwerte: $p_aCO_2 >45$ mmHg, pH-Wert bis 7,2 ohne externe Pufferung
  - Pufferung mit Tris ab einem pH-Wert ≤7,2
  - Anmerkung: Bei Patienten mit erhöhtem intrakraniellem Druck besteht eine relative Kontraindikation für eine permissive Hyperkapnie. Bei diesem Patientenkollektiv wird empfohlen, eine Behandlung nur unter Kontrolle des intrakraniellen Drucks und Abwägen der Risiken durchzuführen.
- **Plateaudruck:**
  - Zielwert: ≤30 mbar
  - Niedriger Inspirationsdruck (unterhalb des oberen Inflektionspunktes)

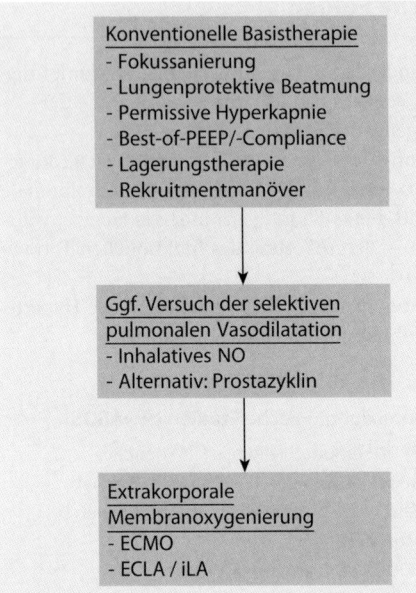

◘ Abb. 11.2 Stufentherapie bei ARDS (»acute respiratory distress syndrome«)

Tab. 11.25 Voraussichtlicher PEEP in Abhängigkeit von der notwendigen F_iO_2

F_iO_2	0,3	0,4	0,5	0,6	0,7	0,8	0,9	1,0
PEEP [mmHg]	5	5–8	8–10	10	10–14	14	14–18	20–24

- Atemfrequenz:
  - Ausreichend hoch (bis zu 30/min)
  - Ziel: ausreichend hohes AMV (da V_T klein, muss infolgedessen die AF [20–35/min] höher gewählt werden: AMV = V_T × AF)
- Aufrechterhaltung/Optimierung der Oxygenierung:
  - F_iO_2: initial 100 %, später Reduktion (sonst Ausbildung von Resorptionsatelektasen)
  - Zielwerte der Oxygenierung: S_aO_2 ≥95 %
- »Inversed-ratio ventilation«:
  - Inspiration zu Exspiration 2:1 bis 3:1 (bessere Belüftung und Aufbau eines regional unterschiedlichen hohen Intrinsic (Auto)-PEEP in den langsamem Lungenkompartimenten mit Alveolar-Rekruitment
  - Zunahme der FRC und Shuntabnahme
- Höhe des PEEP (◘ Tab. 11.25):
  - Zur Höhe des PEEP gibt es keine klaren Empfehlungen.
  - Zur Orientierung dient der benötigte O_2-Bedarf.
  - Die Höhe des PEEP (»higher versus lower levels of PEEP«) ist nicht mit einer Verbesserung der Mortalität assoziiert. In einer Metaanalyse scheinen eher ARDS-Patienten (nicht ALI-Patienten!) von einem hohen PEEP zu profitieren (Briel et al. 2010).
- Idealer PEEP:
  - Der ideale PEEP ist derjenige, bei dem es zu einer maximalen Rekruitierung dorsobasaler Kompartimente bei minimaler Überdehnung von ventralen Lungenabschnitten kommt.
  - Die Frage nach dem idealen PEEP ist bis dato noch nicht abschließend beantwortet (Express-Studie: Mercat et al. 2008)
  - Anhaltswerte: 10–20 mbar, max. 25 mbar, d. h. oberhalb des unteren Inflektionspunkts (LIP, »lower inflection point«) und unterhalb des oberen Umschlagspunkts (UIP, »upper inflection point«) auf der Druck-Volumen-Kurve
  - Ermittlung mittels Best-of-PEEP/Compliance-Verfahren → Verbesserung des »repetitive alveolar collaps« und Verhinderung von Derekruitment (alveoläres Rekruitment: »open up the lung and keep the lung open«)
- Neuere Verfahren, wie z. B die *bildmorphologische adaptierte PEEP-Einstellung* (bettseitige elektrische Impedanztomographie), finden sich noch in Erprobung (Limitation: ein Schnittbild für die gesamte Lunge)
- Rekruitmentmanöver:
  - Ziel: rasche Öffnung atelektatischer Lungenareale durch temporäre Erhöhung des Beatmungsdrucks (bis 60 mbar) und Offenhalten durch einen adäquaten PEEP
  - Durchführung: Rekruitmentmanöver nach Lachmann (schrittweise Erhöhung von P_{insp} auf 50–60 mbar für etwa 5–10 Atemhübe bei paralleler Erhöhung des Gesamt-PEEP), Blähmanöver (CPAP-Rekruitmentmanöver) oder intermittierende Seufzer
  - Häufige Komplikationen: Hypotonie und O_2-Sättigungsabfall (Barotrauma eher selten)
  - Kontraindikationen: hämodynamische Instabilität, erhöhtes Risiko für Barotrauma, akute Erkrankungen des ZNS
  - Ein routinemäßiges Rekruitmentmanöver wird nicht empfohlen.
- **Frühzeitige Spontanatmung durch augmentierte Beatmungsformen** (BiPAP/ASB):
  - Spontanatmung → Alveolarrekruitment dorso-basaler Lungenkompartimente
  - Maschinelle Beatmung → Alveolarrekruitment anteriorer Lungenkompartimente
  - In der S3-Leitlinie zur Analgesie und Sedierung in der Intensivmedizin (2010) wird ein konsequentes Monitoring der Sedierungstiefe und der Schmerzintensität gefordert: tägliche Unterbrechung der Sedierung mit Aufwach- und Spontanatmungsversuch, d. h. Patienten, die hämodynamisch stabil, ansprechbar und ausreichend oxygeniert sind, sollten 1-mal täglich einem Spontanatmungsversuch unterzogen werden, um die Möglichkeit zur Extubation zu überprüfen.
- **Spezielle Beatmungsverfahren:**
  - Hochfrequenzoszillationsventilation (HFOV):
    – Hintergrund: Inspiration und Exspiration können nicht mehr abgegrenzt werden. Vielmehr wird die Lunge durch einen kontinuierlich hohen Distensionsdruck/Atem-

wegsmitteldruck expandiert und verbleibt in Inspirationsstellung. Hochfrequente sinusoidale Atemgasschwingungen werden mit einer Frequenz von 2–50 Hz (5–8 Hz) erzeugt.
- Ziel: Rekruitierung kollabierter Lungenareale, ein exspiratorischer Rekollaps unterbleibt, Minimierung des intrapulmonalen Shunts
- Bzgl. des Gasaustausches gute Ergebnisse
- Der Gasaustausch erfolgt im Wesentlichen über komplexe Diffusionsvorgänge
- Tiefe Analgosedierung ist notwendig, d. h. keine Spontanatmung möglich
- Erschwerte Erkennung von Komplikationen, z. B. Pneumothorax
- Es gibt keine ausreichenden Daten, die eine Reduktion der Mortalität oder Langzeitmorbidität bei ARDS/ALI belegen.
- MOAT-Studie (Vergleich konventionelle Beatmung versus HFOV): kein signifikanter Unterschied bzgl. der Überlebensrate, lediglich ein Trend zugunsten einer höheren Überlebensrate unter HFOV (Derdak et al. 2002)
- Ein routinemäßiger Einsatz wird aktuell nicht empfohlen.
- »Neurally adjusted ventilatory assist« (NAVA):
  - Hintergrund: Da die Funktion des Diaphragmas ein wichtiger Faktor im Rahmen des Weaningprozesses darstellt (Zwerchfellatrophie nach bereits kurzzeitiger Beatmung), kommt der Vermeidung eines beatmungsinduzierten Zwerchfellschadens (»ventilator-induced diaphragma dysfunction«, VIDD) eine wesentliche Rolle zu. Mit NAVA wird die elektrische Aktivität des Diaphragmas erfasst (Zwerchfell-EMG über Elektrode in Magensonde), an den Ventilator weitergegeben und zur Unterstützung der Spontanatmung des Patienten verwendet. Da Ventilator und Diaphragma dasselbe Signal verarbeiten, kommt eine unmittelbare/synchrone mechanische Kopplung zwischen Diaphragma und Ventilator zustande (neuroventilatorische Kopplung).
  - Ziel: Verbesserung/Förderung der Spontanatmung durch optimierte Synchronisation zwische Patient und Respirator
  - Da noch keine prospektiven, randomisierten Studien vorliegen, wird ein routinemäßiger Einsatz aktuell nicht empfohlen.

Best-PEEP-Verfahren
- Best-PEEP: Bezeichnet jenen PEEP-Wert, bei welchem die O_2-Transportkapazität ($DO_2 = HZV \times C_aO_2$) und die statische Compliance am höchsten sind.
- Voraussetzung:
  - Hämodynamische Stabilität
  - Adäquate Analgosedierung, ggf. Relaxation
- Klinisch praktische Methode:
  - Aufsteigende PEEP-Reihe, sog. incremental PEEP-trial (◘ Abb. 11.3)
  - Absteigende PEEP-Reihe, sog. decremental PEEP-trial
- Durchführung:
  - Patienten absaugen und Durchführung eines inspiratorischen Blähmanövers
  - Bestimmung des individuellen Intrinsic-PEEP
  - Ausgangs-(Start)-PEEP-Wert entspricht dem Intrinsic-PEEP
  - Alle 10(–15) min: Erhöhung des PEEP um 2 mbar und BGA-Bestimmung
  - Dokumentation (Protokoll): Blutgase, Atemmechanik (Compliance) und Hämodynamik (MAP, Herzfrequenz)
  - Abbruch: Zeichen des hämodynamischen Einbruchs
  - Beginn der absteigenden PEEP-Reihe
- Nachsorge: Röntgen-Thoraxkontrolle (Pneumothorax?)
- Alternative Methoden:
  - Bestimmung der individuellen statischen Druck-Volumen-Beziehung
  - Verwendung des NIH-Protokolls
  - LPP (»lung protective package«, Evita XL von Draeger)

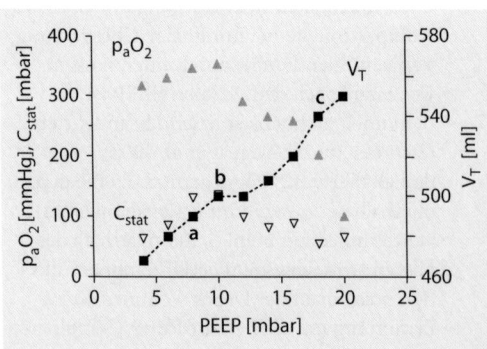

◘ Abb. 11.3 Best-PEEP-Prinzip (a: LIP, »lower inflection point«; b: best-PEEP; c: UIP, »upper inflection point«) am Beispiel eines Patienten mit pulmonalem ARDS

Supportive Maßnahmen
- Fokussanierung/Antibiotikatherapie
- Verhinderung von Beinvenenthrombosen, gastrointestinaler Blutung und Dekubitus
- Enterale Ernährung zur Immunostimulation
- 30°-Oberkörperhochlagerung
- Optimales Analgosedierung, ggf. Muskelrelaxation (ACURASYS-Studie: für Cisatracurium – Gabe über 48 h – konnte erstmalig gezeigt werden, dass eine Pharmakotherapie bei schwerem ARDS das adjustierte 90-Tage-Überleben verbessert; bisher jedoch keine Empfehlung zum routinemäßigen Einsatz)
- Blutglukosekontrolle
- **Kinetische Therapie/Lagerungstherapie**
    - Prinzip: alveoläres Rekruitment von Gasaustauschfläche durch Eröffnung dorso-basaler Atelektasen (besonders in der Frühphase und bei extrapulmonal bedingtem ARDS) mit Abnahme der Shuntfraktion und Verbesserung der Oxygenierung
    - Möglichkeiten: Wechsellagerung Bauch-/Rückenlage (Dauer: alle 6–12 h), Schwenkbett (RotoRest-Bett, 60°/60°) oder 135°-Seitenlagerung
    - Komplikationen beachten, wie z. B. Dislokation/Obstruktion des Endotrachealtubus
    - Empfehlung: schwere Oxygenierungsstörungen (p_aO_2/F_iO_2 <100 %)
    - Eine Bauchlagerung bzw. 135°-Seitenlage kann die Oxygenierung signifikant verbessern. Allerdings konnte ein Überlebensvorteil von Patienten nur bei schwerem ARDS nachgewiesen werden (»trial and error«).
    - Responder: Anstieg des Horowitz-Oxygenierungsindex (p_aO_2/F_iO_2) ≥20 %
- **Kortikosteroide**
    - Die additive Gabe von Kortikosteroiden beim ARDS bleibt trotz einer mäßig positiven Metaanalyse (niedrigdosierte Kortikosteroide) weiterhin umstritten (Tang et al. 2009).
    - In einer im Jahre 2006 publizierten Studie (Steinberg et al. 2006) konnte keine Reduktion der Sterblichkeit unter Kortikosteroidtherapie nachgewiesen werden. In der Subgruppenanalyse der Patienten, die über 14 Tage nach Diagnosestellung behandelt wurden, fand sich sogar eine erhöhte Mortalität.
    - Zudem bestehen Unklarheiten bzgl. Therapiebeginn, Therapiedauer, Dosis und Reduktionsgeschwindigkeit.
- **Flüssigkeitsmanagement** (»keep the lung dry, but avoid hypovolemia«)
    - Bei Sepsis: eher positive Bilanz anstreben
    - Bei anderen ARDS-Ursachen Versuch der negativen Bilanzierung → Flüssigkeitsrestriktion, Dehydratation (hämodynamisches Monitoring, ZVD <4 mmHg, PiCCO mit Bestimmung des extravaskulären Lungenwasserindex, ELWI <10 ml/kgKG)
- **Weitere Maßnahmen** (keine Empfehlung):
    - NO-Inhalation:
        - Prinzip: selektive Vasodilatation pulmonaler Gefäße mit Verbesserung des Ventilations-Perfusions-Mismatches und somit der Oxygenierung; Reduktion des pulmonalen Shunts, indem der Blutfluss in besser ventilierte Lungenareale umverteilt wird
        - 60 % Responder und 40 % Non-Responder
        - Keine Einfluss auf Beatmungsdauer oder Mortalität → daher aktuell keine Empfehlung
        - Indikation: ggf. Bridging vor ECMO, d. h. kurzzeitige Rescue-Therapie bei therapierefraktärer Hypoxämie
    - Substitution von Surfactant → keine Empfehlung

Extrakorporale Lungenersatztherapie
- Möglichkeiten der extrakorporalen Lungenersatztherapie:
    - Pumpengestützte Verfahren → Indikation bei ARDS mit führender therapierefraktärer *Hypoxämie*: klassische ECMO oder venovenöse ECMO
    - Pumpenfreie Verfahren → Indikation bei ARDS mit führender therapierefraktärer *Hyperkapnie*: ECLA/iLA (»interventional lung assist«)
- Langsame Reduktion der Invasivität der mechanischen Beatmung nach Beginn der extrakorporalen Lungenersatztherapie → Reduktion des Atemminutenvolumens, der F_iO_2 und des Tidalvolumens
- Kombination mit anderen Therapieverfahren möglich, wie z. B. NAVA (s. oben)

Extrakorporale Lungenersatztherapie
Klassische ECMO (»extracorporal membrane oxygen«):
- Ziel: Verbesserung der Oxygenierung und Decarboxylierung bei therapierefraktärer Hypoxämie
- Einbau: durch Kardiochirurgie/OP (→ venoarterielle ECMO) oder direkt auf der Intensivstation (→ venovenöse ECMO)
▼

- Prinzip:
  - Pumpengestützte, **venovenöse** (mäßige Oxygenierung aber sehr effizienter CO_2-Austausch, inkompletter Lungenersatz), **venoarterielle** (effizienteste Oxygenierung und CO_2-Elimination, kompletter Lungenersatz) oder **arteriovenöse** Membranoxygenierung (CO_2-Austausch)
  - ECMO als modifizierte Herz-Lungen-Maschine zur temporären Herz-Kreislauf-Unterstützung, extrakorporalen Oxygenierung und CO_2-Elimination
- Komponenten:
  - Oxygenator (Gasaustauschfläche: 1,8 m², Gasfluss: 0,5–16 l/min) → beachte: Biotrauma, Plasmaleckage (Übertritt von Plasma auf die Gasseite → durch Anwendung biokompatibler Membranen heute eher selten), Blutgerinnung (stündliche Kontrollen der ACT: 120–150 s, Ziel-PTT: ca. 60 s)
  - Zentrifugalpumpe/Rotaflow-Konsole (laminärer Blutfluss, Blutfluss: 30–90 % des HZV) → beachte: Pumpenversagen, Bluttraumatisierung (Hämolyse), Blutgerinnung, Biotrauma
  - Normothermieeinheit/Wärmeaustauscher
  - Kanülen, meist in rechte V. femoralis und rechte V. jugularis interna (beachte: Abstand beider Kanülenenden in V. cava >15 cm, sonst Rezirkulation von oxygeniertem Blut) *oder* Doppellumenkanüle in rechte V. jugularis interna
- Indikationen:
  - ARDS/ALI *mit* lebensbedrohlicher Hypoxämie (p_aO_2/F_iO_2 ≤80 mmHg) und Versagen der konservativen Behandlungsoptionen (fortdauernde Hypoxämie)
  - Hyperkapnie und Azidose (pH ≤7,2) *mit* Kreislaufdepression
  - Akute Lungenembolie
  - Entwöhnung von der Herz-Lungen-Maschine nach herzchirurgischem Eingriff
  - Fast-entry-Kriterien: p_aO_2<50 mmHg bei F_iO_2 von 1 für mehr als 2 h und PEEP ≥5 cmH_2O
  - Slow-entry-Kriterien: p_aO_2<50 mmHg bei F_iO_2 von 0,6 für mehr als 12 h und PEEP ≥5 cmH_2O; intrapulmonaler Rechts-Links-Shunt Q_S/Q_T >30 % für mehr als 12 h trotz maximaler Therapie über 48 h

- Absolute Kontraindikationen:
  - Fortgeschrittenes Multiorganversagen
  - Irreversible zerebrale Schädigung
  - Terminalstadium von Malignomen und konsumierenden Erkrankungen
  - Terminale chronische Lungenerkrankung (z. B. COPD-Endstadium)
  - Verbrauchskoagulopathie
  - Schweres Schädel-Hirn-Trauma (<72 h)
  - Schwere aktive Blutung
- Relative Kontraindikationen:
  - Alter >65–70 Jahre
  - Aktive Blutung
  - Schädel-Hirn-Trauma (<72 h)
  - Linksherzversagen
  - Manifeste Immunsuppression
  - Heparininduzierte Thrombozytopenie (HIT-II → Verwendung z. B. von Argatroban)
- Ggf. zusätzlich IABP-Unterstützung:
  - Herstellung eines pulsatilen Flusses → Optimierung der Koronarperfusion
  - Verbesserung des Weanings
- Vorteile:
  - Adäquate Oxygenierung und Decarboxylierung (mit Ermöglichung der lungenprotektiven Beatmung)
  - Komplette Übernahme von Herz– und Lungenfunktion möglich
- Nachteile:
  - Hohe Kosten, hoher personeller und technischer Aufwand
  - Infektionen
  - Laminärer Blutfluss
  - Extremitätenischämie bei venoarterieller ECMO (infolge der Kanülierung der Leistengefäße, 18-French-Kanülen)
  - Thromboembolien (große Fremdoberfläche der ECMO)
  - Blutungen (da therapeutische Heparinisierung)
- Studienlage: CESAR-Studie (signifikantes verbessertes Überleben), weitere positive Studien fehlen

Pumpenlose ECLA (»pumpless extracorporal lung assist«) oder **iLA** (»interventional lung assist«, Novalung)
- Ziel: CO_2-Elimination bei isolierter, therapierefraktärer Hyperkapnie, d. h. bei Versagen der alveolären Ventilation (nicht als Rescue-Maßnahme, sondern bereits früh nach Intubation)

- Einbau: durch Intensivmediziner (auf Station)
- Prinzip:
  - Artifizieller arteriovenöser Shunt mit zwischengeschaltetem Membranoxygenator (Flussraten: 1–1,5 l/min) und MAP (>70 mmHg) als treibende Kraft für den Blutfluss
  - Reduktion des Tidalvolumens (konsekutiver Anstieg des PEEP) und der Atemfrequenz unter iLA
  - Abfall von p_aCO_2 und Anstieg des p_aO_2 und des pH-Wertes bereits 2–4 h nach iLA
- Komponenten:
  - Heparinbeschichtetes Membransystem (Gasaustauschfläche: ca. 1,3 m²) mit O_2-Anschluss (notwendige Antikoagulation mit Ziel-PTT von ca. 50 s)
  - Dopplersonographische Einheit für die Flussmessung
  - Kanülen (in A. und V. femoralis)
- Indikationen:
  - ARDS/ALI *ohne* lebensbedrohliche Hypoxämie (p_aO_2/F_iO_2 >80 mmHg)
  - Hyperkapnie und respiratorische Azidose (pH ≤7,2) *ohne* Kreislaufdepression
  - Unterstützung bei Weaning
  - »Bridge to lung transplantation«
- Kontraindikationen:
  - Eingeschränkte Pumpfunktion/Herzinsuffizienz (obligate Voraussetzung ist eine normale Pumpfunktionsstörung [CI >2,5–3 l/min/m²] und MAP >70 mmHg) → transthorakale Echokardiographie vor iLA-Anlage
  - Therapierefraktäre Hypoxämie, d. h. ein primäres Oxygenierungsversagen muss ausgeschlossen sein (F_iO_2/p_aO_2 >80 mmHg)
  - Schwerer septischer und kardiogener Schock
  - pAVK (relativ)
  - Femoraler, arterieller Gefäßdurchmesser ≤5,1 mm
  - Körpergewicht <20 kg
  - Schwere disseminierte intravasale Gerinnungsstörung
  - Heparininduzierte Thrombozytopenie (HIT-II)
- Vorteile:
  - Effektive Decarboxylierung
  - Intubationsvermeidung durch frühzeitigen Einsatz (bisher nur Fallberichte)
  - Druckabfall geringer
  - Pulsatiler Blutfluss erhalten
  - Keine Plasmaleckage, dichte Oxygenatormembran
  - Bluttrauma geringer durch fehlende Blutpumpe
  - Moderate Kosten, geringer personeller und technischer Aufwand
- Nachteile:
  - Abhängig vom Herzzeitvolumen (keine Anwendung bei Herzinsuffizienz)
  - Extremitätenischämien (durch arterielle Kanülierung)
  - Geringerer O_2-Transfer
- Studienlage: keine größere Studien vorhanden, Xtravent-Studie (geplantes Studienende 2011)

Prognose

- ARDS-Letalität: 25–50 %
- Überlebende können Gasaustauschstörungen und generalisierte Beschwerden (»wasting«) behalten.

11.7 Pneumothorax

Definition

Bei einem Pneumothorax kommt es zu einer Luftansammlung im Pleuraraum, d. h. zwischen Pleura visceralis und parietalis, mit inkomplettem oder komplettem Kollaps der Lunge.

Epidemiologie, Ätiologie und Pathogenese (◘ Tab. 11.26)

Klinik

- **Thoraxschmerz** (meist stechend) auf der betroffenen Seite mit/oder ohne Ausstrahlung → DD: akutes Koronarsyndrom
- **Dyspnoe, Husten, Tachypnoe** → ggf. auch asymptomatisch
- Hals-(Jugular)-Venenstau (ZVD-Anstieg) bzw. obere Einflussstauung
- Zyanose
- Subkutanes Hautemphysem
- Spannungspneumothorax (mit Mediastinalverlagerung): zusätzlich Tachykardie, Hypotonie, Schock, Zyanose

Tab. 11.26 Pneumothorax – Einteilung

Primärer (idiopathischer) Spontanpneumothorax (PSP)	– Pneumothorax ohne äußere Ursache – Bei Patienten *ohne* bronchopulmonale Erkrankung – Inzidenz: Männer 18–28/100.000 pro Jahr, Frauen 1,2–6/100.000 pro Jahr – Entstehung durch Ruptur apikaler subpleuraler Blasen (Blebs [ohne Mesothelüberzug] oder Bullae [mit Mesothelüberzug], »emphysema like changes«) – Z.T. familiäre Häufung (z. B. Folliculin-Mutation, sog. Birt-Hogg-Dubé-Syndrom), meist große asthenische Männer (<50 Jahre; Altersgipfel: 30.–35. Lj.), Raucher
Sekundärer Spontanpneumothorax (SSP) (auch »symptomatischer Spontanpneumothorax« genannt)	– Pneumothorax ohne äußere Ursache – Bei Patienten *mit* bronchopulmonale Erkrankung – Inzidenz ca. 10–15/100.000 pro Jahr – Letztlich fast alle Lungenerkrankungen (z. B. COPD, interstitielle Lungenerkrankungen) erhöhen die Wahrscheinlichkeit, insbesondere COPD mit Ruptur von Emphysemblasen; meist Patienten (Raucher) >50. Lj. – Höhere Morbidität und Mortalität sowie ausgeprägtere Klinik im Vergleich zum PSP – Sonderform: katamenialer Pneumothorax (häufig liegt eine subpleurale Endometriose vor), Auftreten bis 72 h nach Beginn der Menstruation
Traumatischer oder iatrogener Pneumothorax	– Pneumothorax durch äußere oder innere Verletzung – Iatrogen: z. B. nach ZVK-Anlage/V. subclavia oder nach Pleurapunktion, transbronchiale Biopsie, Barotrauma unter Beatmung, Akupunktur – Thoraxtrauma: z. B. Unfall (Rippenfrakturen!) oder im Rahmen thoraxchirurgischer Eingriffe, meist in Kombination mit Hämatothorax, sog. Hämopneumothorax (Pneumothorax mit mehr als 400 ml Blut) – Spannungspneumothorax: insbesondere beatmete Patienten, Z. n. Trauma/Polytrauma, Z. n. Reanimation, Patienten mit chronischen Lungenerkrankungen (Asthma/COPD), abgeklemmte Thoraxdrainage

> Bei jedem akuten Beatmungsproblem sollte an die Möglichkeit eines Pneumothorax gedacht werden.

Diagnostik

Notfalldiagnostik

> Die Diagnose eines Pneumothorax ist primär klinisch zu stellen.

— **Anamnese und körperliche Untersuchung**
  — Bei Frauen → Pneumothorax im Zusammenhang mit der Menstruation? Sog. katamenialer Pneumothorax
  — Nikotinabusus → Risikofaktor für die Enstehung eines Spontanpneumothorax
  — Inspektion: ggf. Fehlen von Atemexkursionen auf der betroffenen Seite
  — Perkussion: tympaner, hypersonorer Klopfschall auf der betroffenen Seite
  — Palpation: Weichteilemphysem (insbesondere beim iatrogenen/traumatischen Pneumothorax)
  — Auskultation: abgeschwächtes/fehlendes Atemgeräusch auf der betroffenen Seite
— **Beatmeter Patient**
  — Volumenkontrollierte Beatmung: Anstieg des Beatmungsdrucks bei korrekter Tubuslage
  — Druckkontrollierte Beatmung: Abnahme des Tidalvolumens und damit des Atemminutenvolumens bei korrekter Tubuslage
— **Monitoring** (EKG, Puls, Blutdruck, S_pO_2)
  — Pulsoxymetrie: plötzlicher O_2-Sättigungsabfall
  — Abfall des Herzminutenvolumens: Hypotonie und Tachykardie
— **Röntgen-Thorax** (wenn möglich in Exspiration)
  — Darstellung der (konvexen) abgehobenen Pleura visceralis
  — Aufgehobene Gefäßzeichnung und fehlende Lungenstruktur außerhalb der Pleura-visceralis-Projektion
  — Objektivierung der Pneumothoraxgröße (kleiner oder großer Pneumothorax) in der a.p.-Röntgen-Thorax-Aufnahme
    – Amerikanische Leitlinien: Separation beider Pleurablätter → Lungenapex und Thoraxkuppel, Cutt-off-Wert von 3 cm
    – Britische Leitlinien: Separation beider Pleurablätter auf Höhe des Lungenhilus, Cutt-off-Wert von 2 cm

- Beim liegenden Patienten mit partiellem Lungenkollaps und anteriorer Luftansammlung kann ein Pneumothorax übersehen werden.
- Ggf. CT-Thorax, insbesondere bei unklarem Befund und vorbestehender Lungenerkrankung
- **Ggf. Thoraxsonographie**
  - Schwächung der A-Linie (~ Pleura parietalis et visceralis) und Auftreten von Wiederholungsartefakten
  - Fehlen des »Gleitzeichens« bzw. des »Power slide-Zeichens« (atemabhängige Bewegung der Lunge)
  - Fehlen von Unregelmäßigkeiten der Pleuraoberfläche, insbesondere von Kometenschweifartefakten
  - Fehlen des Lungenpulses (normalerweise zeigt sich eine passive pulssynchrone Bewegung der Subkutis und der Lunge)
  - Nachweis des »lung point« (Übergang des Pneumothorax zur belüfteten Lunge, Grenzzone zwischen belüfteter und unbelüfteter Lunge [Pneumothorax])

Ausschussdiagnostik

- **Labordiagnostik**: Notfalllabor inklusive BGA, Herzenzyme und D-Dimere
- **12-Kanal-EKG**: Ausschluss/Nachweis eines akuten Koronarsyndroms
- **Thoraxsonographie**: Ausschluss/Nachweis eines Pleuraergusses
- **Echokardiographie**: Ausschluss/Nachweis eines Perikardergusses
- **Ggf. (Low-dose-)CT-Thorax**: wesentlich höhere Trefferquote kleinerer lokalisierter Pneumothoraces

> Ein Pneumothorax kann sich erst Stunden bzw. Tage nach einer Punktion (z. B. Pleurapunktion) entwickeln.

Differenzialdiagnose

- Emphysem
- Atelektasen (normale Beatmungsdrücke → jedoch schlechte Oxygenierung)
- Perikarderguss (stets Echokardiographie durchführen)
- Pleuritis, Pneumonie
- Pleuraerguss (groß, auslaufend)
- Lungenembolie
- Akutes Koronarsyndrom (insbesondere bei linksseitigem Pneumothorax)

- Infusionsthorax (z. B. nach ZVK-Anlage über V. subclavia und Befahren des ZVK ohne vorherige radiologische Überprüfung der korrekten ZVK-Lage)
- Groß-zystische Prozesse oder extreme Rarefizierung des Lungengerüsts bei Emphysem können in der Röntgen-Thorax-Bildgebung einen Pneumothorax vortäuschen (ggf. (*Low-dose-*) CT-Thorax)

Therapie (◘ Tab. 11.27, ◘ Tab. 11.28)

 Cave
Bei signifikanter Dyspnoe sollte unabhängig von der Pneumothoraxgröße eine Drainagentherapie eingeleitet werden.

Legen der Thoraxdrainage
- **Anteriorer Zugangsweg (Monaldi)**
  - Zugang der Wahl bei Pneumothorax
  - Lokalisation der Punktion im Notfall → 2.–3. ICR medioklavikulär
  - *Niemals* unterhalb der *Mammilarlinie* (5. ICR) → Gefahr der abdominellen Fehllage
- **Minithorakotomie oder Trokar-Technik (Bülau)**
  - Zugang der Wahl bei Hämatothorax oder Pleuraerguss
  - Lokalisation: 4.–6. ICR mittlere bis hintere Axillarlinie
  - Durchführung: Infiltrationsanästhesie (ca. 20 ml Lokalanästhetikum, subkutan, peri-/interkostal; nicht notwendig bei adäquat analgosediertem Patienten) → Hautschnitt ca. 4 cm am Rippenoberrand (bei Frauen auf Höhe der Submammärfalte) → stumpfes Durchtrennen der Interkostalmuskulatur und der Pleura parietalis oder direkt mittels Trokar → Zeige-/Mittelfinger schließt das Loch → digitale Austastung (Verwachsungen?) → Einlage der Thoraxdrainage (20–32 Ch) durch den präparierten Kanal nach dorsal-apikal oder ggf. nach dorsal-kaudal bei Seropneumothorax → Tabaksbeutelnaht der Muskulatur/Haut
  - Anschluss an ein meist »Drei-Flaschen-Sogsystem« mit Flasche zur Sogregulierung, Wasserschloss und Sekretauffangflasche → Sog: ca. −15 bis −20 cm H_2O (keine routinemäßige Anwendung von Sog) → Röntgenkontrolle

Tab. 11.27 Therapeutische Strategien beim Pneumothorax (MacDuff et al., British Thoracic Society 2010)

Pneumothoraxform	Therapievorschlag
Kleiner, einseitiger Pneumothorax (kleiner Spitzen- oder Mantelpneumothorax) – PSP: Pleuraspalt <2 cm und/oder keine Dyspnoe – SSP: Pleuraspalt <1 cm und keine Dyspnoe	– **Konservatives Prozedere**: abwartende Haltung/stationäre Beobachtung – Radiologische Kontrolluntersuchungen bei klinischer Verschlechterung, spätestens nach 12 h – Spontanresorption der Luft im Pleuraspalt geschieht mit einer Rate von etwa 50 ml/Tag oder 1,25–2,2 % des Hemithoraxvolumens/Tag; eine O_2-Gabe steigert die Resorptionsrate auf das 4Fache
Mäßiger Pneumothorax – PSP: Pleuraspalt >2 cm und/oder Dyspnoe – SSP: Pleuraspalt 1–2 cm und keine Dyspnoe	– **Aspirationsbehandlung**: Einzeitige manuelle Aspiration mit dünnen Kathetern (14–16 G, z. B. Pigtail-Katheter) oder Spezialkanülen (z. B. Nadel nach Deneke oder Verres mit seitlicher Öffnung)
Großer Pneumothorax – PSP: Pleuraspalt >2 cm und Dyspnoe – SSP: Pleuraspalt >2 cm oder Dyspnoe – Versagen der konservativen Pneumothoraxbehandlung – Versagen der Aspirationsbehandlung – beatmeter Patient	– Immer Anlage einer **Pleuradrainage** (2.–3. ICR, Medioklavikularlinie, ≥20 Ch) mit *oder* ohne Sog – Belassen der Drainage bis zur Reexpansion der Lunge: 3–5 Tage – Frühzeitige thoraxchirurgische Vorstellung bei Versagen der Drainagenbehandlung
Spannungspneumothorax	– **Notfalltherapie**: Kunststoffverweilkanüle mit Heimlich-Ventil (evtl. Fingerling) – Sonst: immer Anlage einer **Pleuradrainage** mit Wasserschloss
Rezidivpneumothorax oder Misserfolg der Drainagebehandlung nach 4–5 Tagen[a]	– **Thoraxchirurgische Vorstellung** → **VATS** (videoassistierte Thorakoskopie): Inspektion der Lunge, ggf. Bullaligatur/-resektion, »blind apical resection« oder partielle parietale Pleurektomie oder Pleurodese

Abkürzungen: PSP = primärer Spontanpneumothorax, SSP = sekundärer Spontanpneumothorax
[a] Rezidivrate beim PSP: ca. 30 % in den ersten 2 Jahren, ca. 60 % nach einem ersten Rezidiv und ca. 80 % nach einem zweiten Rezidiv

Tab. 11.28 Indikationen zur Drainagen- und thoraxchirurgischen Behandlung

Drainagenbehandlung	Thoraxchirurgie (VATS, ggf. Thorakotomie)
– Jede signifikante Dyspnoe unabhängig von der Pneumothoraxgröße – Spannungspneumothorax – Bilateraler Pneumothorax – Seropneumothorax – Beatmungspatient – Erfolglose konservative Behandlung – Erfolglose Nadelaspiration	– Rezidivpneumothorax auf der ipsilateralen Seite – Erster Pneumothorax auf der kontralateralen Seite – Gleichzeitiger bilateraler Spontanpneumothorax – Persistierende Fistelung oder fehlende Reexpansion (trotz Drainagenbehandlung >5 Tage) – Spontaner Hämopneumothorax – Berufsbedingt (z. B. Pilot, Taucher) – Schwangerschaft

- **Nadeldekompression:** lange Kanüle oder Katheter mit aufgesetzter 50-ml-Spritze unter manueller Aspiration

Entfernen der Thoraxdrainage
- Dauer der Absaugung/Thoraxdrainage: individuell, in der Regel 3–5 Tage
- Zuvor ca. 12–24 h abklemmen und Röntgen-Thorax → Frage der Progression eines Pneumothorax oder Pleuraergusses (Sekretmengen ≤150–200 ml sind bedingt durch Pleurairritationen)
- Wenn keine Progression: dann Ziehen der Drainage (bei Endinspiration), zuvor Anlage einer Tabaksbeutelnaht → sicherer chirurgischer Verschluss

 Cave
Bei beatmeten Patienten – auch während eines Transportes – darf wegen Gefahr des Spannungspneumothorax die Thoraxdrainage niemals abgeklemmt werden. Des Weiteren muss das Thoraxdrainagesystem immer unterhalb des Patiententhoraxniveaus platziert sein, da ansonsten Drainageflüssigkeit in den Thorax zurückfließen kann.

Therapiekomplikationen

- **Reexpansionsödem:** Ausbildung eines Lungenödems nach Pneumothoraxentlastung
- **Organverletzung:** Leber, Milz, Lunge
- **Pleuraempyem:** insbesondere bei längerer Drainagenverweildauer >7 Tage → interdisziplinäre Behandlung mit Thoraxchirurgen: Spüldrainage mit/ohne Antibiotikazusatz (mindestens 3-mal täglich oder permanente Spülung, ggf. Streptokinaseinstillation), thorakoskopisches Débridement (VATS), ggf. Empyemektomie bis Thoraxfensterung
- **Weichteilemphysem:** bei nicht korrekt platzierter Thoraxdrainage → Neuanlage der Thoraxdrainage, ggf. bei ausgeprägtem Weichteilemphysem zusätzliche Drainage in das Subkutangewebe
- **Pleurale Fistel:** V. a. Parenchym- oder bronchopleurale Fistel, wenn die eingelegte Thoraxdrainage auch nach initialer vollständiger Entlastung weiterhin Luft fördert → Anlage einer zweiten oder sogar dritten Thoraxdrainage bzw. thoraxchirurgische Vorstellung bei persistierender Fistelung

Literatur

Anthonisen NR, Manfreda J, Warren CP et al. (1987) Antibiotic therapy in exacerbation of chronic obstructive pulmonary disease. Ann Intern Med 106: 196–204

Asthma bronchiale – Diagnostik und Therapie im Erwachsenenalter (2008) Deutsches Ärzteblatt 105 (21): 385–393

Baharloo F, Veyckemans F, Francis C et al. (1999) Tracheobronchial foreign bodies: presentation and management in children and adults. Chest 115:1357–1362

Barnes PJ (2000) Chronic obstructive pulmonary disease. N Engl J Med 343:269–280

Barnes PJ, Stockley RA (2005) COPD: current therapies interventions and future approaches. Eur Respir J 25:1084–1106

Baumann MH, Strange C, Heffner JE et al. (2001) Management of spontaneous pneumothorax: an American College of Chest Physicians Delphi consensus statement. Chest 119(2):590–602

Bodmann KF, Grabein B (2010). Empfehlungen zur kalkulierten parenteralen Initialtherapie bakterieller Erkrankungen bei Erwachsenen – Update 2010. Empfehlungen der Paul-Ehrlich Gesellschaft für Chemotherapie e.V.

Briel M, Meade M, Mercat A et al. (2010). Higher vs lower positive end-expiratory pressure in patients with acute lung injury and acute respiratory distress syndrome: systematic review and meta-analysis. JAMA.; 303(9):865-873.

Brower RG, Lanken PN, MacIntyre N et al. (2004) Higher versus lower positive end-expiratory pressures in patients with the acute respiratory distress syndrome. N Engl J Med 351(4):327–336

Brunton S, Carmichael BP, Colgan R et al. (2004) Acute exacerbation of chronic bronchitis: A primary care consensus guideline. Am J Manag Care 10:689–696

Celli BR, MacNee W; ATS/ERS Task Force (2004) Standards for the diagnosis and treatment of patients with COPD: a summary of the ATS/ERS position paper. Eur Respir J. 2004 Jun;23(6):932–946

Costabel U, du Bois RM, Egan JJ (2007) Diffuse parenchymal lung disease. Progress in respiratory research, Vol. 36. Basel: Karger

Derdak S, Mehta S, Stewart TE et al. (2002) High-frequency oscillatory ventilation for acute respiratory distress syndrome in adults. Am J Respir Crit Care Med 166:801–808

Edmonds ML, Camargo CA, Jr., Pollack CV, Jr. et al. (2002) The effectiveness of inhaled corticosteroids in the emergency department treatment of acute asthma: a meta-analysis. Ann Emerg Med 40:145–154

ENFUMOSA study group (2003) The ENFUMOSA cross-sectional European multicentre study of the clinical phenotype of chronic severe asthma. European Network for Understanding Mechanisms of Severe Asthma. Eur Respir J 22:470–477

Global Initiative for Asthma (GINA) (2007) The Global Strategy for Asthma Management and Prevention. National Heart, Lung and Blood Institute (NHLBI). Expert Panel Report 3: Guidelines for the Diagnosis and Management of Asthma

Vestbo J, Agusti A, Anzueto A, Barnes P et al. (2010) Global Strategy for Diagnosis, Management and Prevention of COPD (GOLD). www.goldcopd.org/guidelines-global-strategy-for-diagnosis-management.html

Harrison TR (2004) Harrison's Principles of Internal Medicine. 16th ed.

Heimbach DM, Waeckerle JF (1988) Inhalation injuries. Ann Emerg Med 17:1316–1320

Herth FJF (2008) Pneumothorax. Der Pneumologe 5:239–246

Höffken G, Lorenz J, Kern W et al. (2009) S3-Leitlinien zu Epidemiologie, Diagnostik, antimikrobieller Therapie und Management von erwachsenen Patienten mit ambulant erworbenen tiefen Atemwegsinfektionen. Pneumologie; 63: e1–e68

Levy BD, Kitch B, Fanta CH (1998) Medical and ventilatory management of status asthmaticus. Intensive Care Med 24:105–117

MacDuff A, Arnold A, Harvey J; BTS Pleural Disease Guideline Group (2010) Management of spontaneous pneumothorax: British Thoracic Society Pleural Disease Guideline 2010. Thorax 65 Suppl 2:ii18–31

McFadden ER, Jr (2003) Acute severe asthma. Am J Respir Crit Care Med 168:740–759

Mercat A, Richard JC, Vielle B et al. (2008) Positive end-expiratory pressure setting in adults with acute lung injury and acute respiratory distress syndrome: a randomized controlled trial. JAMA 13 299:646–55

Michels G, Hoppe UC (2007). Respiratorische Notfälle. In: Brokmann J, Rossaint R (Hrsg) Repetitorium Notfallmedizin. Springer, Berlin Heidelberg New York

Rodrigo GJ, Rodrigo C, Hall JB (2004) Acute asthma in adults: a review. Chest 2004; 125: 1081–1102

Schönhofer B, Kuhlen R, Neumann P (2008) S3-Leitlinie Nichtinvasive Beatmung als Therapie der akuten respiratorischen Insuffizienz. Pneumologie 62:449–479

Steinberg KP, Hudson LD, Goodman RB et al. (2006) National Heart, Lung, and Blood Institute Acute Respiratory Distress Syndrome (ARDS) Clinical Trials Network. Efficacy and safety of corticosteroids for persistent acute respiratory distress syndrome. N Engl J Med 354(16):1671–1684

Tang BM, Craig JC, Eslick GD et al. (2009) Use of corticosteroids in acute lung injury and acute respiratory distress syndrome: a systematic review and meta-analysis. Crit Care Med 37(5):1594–603

Vogelmeier C, Buhl R, Criée CP, Gillissen A et al. (2007) Guidelines for the diagnosis and therapy of COPD issued by Deutsche Atemwegsliga and Deutsche Gesellschaft für Pneumologie und Beatmungsmedizin Pneumologie 61(5):e1–40

Zoorob RJ, Campbell JS (2003) Acute dyspnea in the office. Am Fam Physician 1;68(9):1803–1810

Gastroenterologie

G. Michels, H.M. Steffen, J. Mertens, N. Jaspers

12.1 Akutes Abdomen – 290

12.2 Akute gastrointestinale Blutung – 297

12.3 Ösophagustraumen und -verätzungen – 302

12.4 Akute Enterokolitis – 303

12.5 Akute Pankreatitis – 308

12.6 Erkrankungen der Gallenwege – 312

12.7 Erkrankungen der Leber – 315

12.8 Abdomensonographie auf Intensivstation – 324

Literatur – 337

12.1 Akutes Abdomen

G. Michels, H.M. Steffen

Leitsymptome

- Starke abdominelle Schmerzen
- Abwehrspannung
- Störung der Peristaltik
- Störung der Kreislaufregulation

Mit möglicherweise lebensbedrohlichen Folgen, die eine Überwachung des Patienten mit engmaschiger Kontrolle und frühzeitiger interdisziplinärer konsiliarischer Betreuung erfordern (◘ Tab. 12.1).

Häufige Arbeitsdiagnosen des akuten Abdomens

- Perforation (z. B. Ulkus, Divertikulitis)
- Entzündung (z. B. Appendizitis, Cholezystitis)
- Kolik (z. B. Nieren-, Gallenkoliken)
- Blutung/Schock (z. B. Bauchaortenaneurysmaruptur, Extrauteringravidität)
- Obstruktion (z. B. Bridenileus, inkarzerierte Hernie)

◘ **Tab. 12.1** Differenzialdiagnosen des akuten Abdomens

Rechter Oberbauch
- Entzündung: akute Cholezystitis, Cholangitis, Leberabszess, Gastritis, Pankreatitis, retrozökale Appendizitis, Kolitis, Divertikulitis, Pleuritis, Pneumonie, Pleuraempyem, Perikarditis, Pyelonephritis, subphrenischer Abszess
- Perforation/Ruptur: Magen-Duodenalulzera, Gallenblasenperforation, Ösophagusruptur, Leberruptur (Leberhämatom)
- Obstruktion: Choledocholithiasis, Papillenstenose, Sphinkter-Oddi-Dysfunktion, Magentumor, Pankreaskopftumor, Kolontumor, Nephrolithiasis
- Ischämie: Gefäßverschluss, Lungenembolie
- Raumforderung/Irritation (Leberkapselschmerz): Metastasenleber, Stauungsleber, Budd-Chiari-Syndrom, Pfortaderthrombose, Leberzyste mit/ohne Einblutung, Leberabszess, Interkostalneuralgie, Ösophagusspasmen, Nierentumor

Linker Oberbauch
- Entzündung: Gastritis, Pankreatitis, Kolitis, Divertikulitis, Pleuritis, Pneumonie, Pleuraempyem, Perikarditis, Pyelonephritis, subphrenischer/perinephritischer Abszess, Milzabszess, Pyelonephritis, Psoasabszess
- Perforation/Ruptur: Milzruptur, Ulkusperforation, Ösophagusruptur, Pankreaspseudozyste
- Obstruktion: Hiatushernie, Magentumor, Magenausgangsstenose Kolontumor, Pankreastumor, Nephrolithiasis
- Ischämie: akutes Koronarsyndrom, Lungenembolie, Milzinfarkt, Niereninfarkt, Gefäßverschluss
- Raumforderung/Irritation: Splenomegalie, Milzabszess, Interkostalneuralgie, Milzvenenthrombose, Ösophagusspasmen, Harnstau, Kolonkarzinom (linke Flexur), Nierentumor, Nierenzyste/Zystenniere mit/ohne Einblutung/Infektion

Epigastrium
- Entzündung: Ösophagitis, Gastritis, Duodenitis, Cholezystitis, eosinophile Gastroenteritis, Pankreatitis, Perikarditis
- Perforation/Ruptur: Ösophagusruptur, Magenulkus, Duodenalulkus, Ösophagusulkus
- Obstruktion: Ösophagustumor, Hiatushernie, Sphinkter-Oddi-Dysfunktion, Pankreastumor, Pankreaspseudozyste, Lymphom, Invagination, GIST (gastrointestinale Stromatumoren)
- Ischämie: akutes Koronarsyndrom, Aortendissektion, Mesenterialinfarkt
- Raumforderung/Irritation: Magentumor, Dumpingsyndrom, V.-cava-Thrombose, Interkostalneuralgie, Sprue (Zöliakie), Morbus Whipple (Infektion mit Tropheryma whippleii), retroperitoneales Hämatom, Ösophagusspasmen

Rechter Unterbauch
- Entzündung: Appendizitis, perityphlitischer Abszess, Ileokolitis Crohn, Enteritis, Divertikulitis, Meckel-Divertikulitis, Cholezystitis, mesenteriale Lymphadenitis, Pankreatitis, Gastritis, Salpingitis, Adnexitis, Pyelonephritis
- Perforation/Ruptur: perforierte Appendizitis
- Obstruktion: Kolontumor, Nephrolithiasis, Leistenhernie, Meckel-Divertikel, ileozökale Invagination
- Ischämie: stielgedrehte Ovarialzyste, Gefäßverschluss
- Raumforderung/Irritation: Extrauteringravidität, Psoaseinblutung, Myomeinblutung, Endometriose, Mittelschmerz, Ovarialtumor, Hodentorsion

Linker Unterbauch
- Entzündung: Sigma-Divertikulitis, Morbus Crohn, akute Kolitis/Proktokolitis, Pyelonephritis, Salpingitis, Adnexitis
- Perforation/Ruptur: Divertikulose
- Obstruktion: Kolontumor, Nephrolithiasis, Leistenhernie, Invagination
- Ischämie: stielgedrehte Ovarialzyste, Gefäßverschluss
- Raumforderung/Irritation: Extrauteringravidität, Psoaseinblutung, Myomeinblutung, Endometriose, Mittelschmerz, Ovarialtumor, Hodentorsion

Ätiologie

Klinik
- Akuter heftiger abdomineller Schmerz mit Schmerzausstrahlung (Head-Zonen)
- Peritonismus (Druckschmerz mit Abwehrspannung) mit vegetativer Begleitsymptomatik (Nausea, Schwitzen, Blässe), z. B. manifeste Abwehrspannung (»brettharter Bauch«) bei generalisierter Peritonitis nach Perforation eines Hohlorgans
- Kontralateraler Loslassschmerz bei peritonealer Reizung
- Murphy-Zeichen (bei Inspiration schmerzhaft palpable Gallenblase): Hinweis auf Cholezystitis
- Courvoisier-Zeichen (schmerzlos palpable Gallenblase): Hinweis auf malignen Verschluss des Ductus choledochus
- Gummibauch: bei akuter Pankreatitis
- Hochgestellte, klingende Darmgeräusche: mechanischer Ileus
- Totenstille und Tympanie: paralytischer Ileus
- Pulsierender Mittelbauch: Bauchaortenaneurysma
- Begleitsymptome: Fieber (Entzündung, Tumor), Nausea/Erbrechen, Unruhe, Dyspnoe, Miserere (Dünndarmileus), Stuhl- und Windverhalt (Dickdarmileus), Bewusstseinseintrübung (Schock, Blutung, Exsikkose)

Aktuelle Anamnese
- Erstmaliges Auftreten *oder* ähnliche Episode bereits erlebt? »Hatten Sie die Beschwerden schon einmal?«
- AMPEL-Schema (A = Allergien; M = Medikation; P = persönliche Anamnese; E = Ereignis, das zur aktuellen Situation geführt hat; L = letzte Mahlzeit)
- Besteht Fieber? → Hinweis für eine entzündliche Genese
- Bestehen typische gastrointestinale Symptome wie Durchfall, Übelkeit und Erbrechen?
- Stuhlgangsanamnese, z. B. Melaena und Hämatemesis als Zeichen einer gastrointestinalen Blutung
- Bestehen Beschwerden bei der Defäkation? → anale/rektale Pathologien
- Urin-/Miktionsanamnese: Dysurie und/oder Hämaturie weisen auf Affektionen der Harnwege hin
- Ingestion/Verschlucken von Fremdkörpern/Trichobezoar (Rapunzel-Syndrom): bei psychisch Erkrankten

Gezielte Anamnese
- **Vorerkrankungen**
  - Steinleiden/Z. n. Cholezystektomie → Nieren-/Gallengangskoliken, akute Pankreatitis
  - Absolute Arrhythmie, Thrombophilie oder Gefäßerkrankungen → intestinale Ischämie
  - Stoffwechselerkrankungen → Diabetes mellitus (Pseudoperitonitis), Porphyrie (Z.n. mehrfachen Laparotomien), Myxödem (intestinale Pseudoobstruktion)
  - Kardiale Vorgeschichte → akutes Koronarsyndrom, Stauungsleber, Darmischämie
  - Zustand nach Laparotomie oder intestinale Malignome → mechanischer Ileus
  - Entzündliche Darmerkrankungen (Morbus Crohn, Colitis ulcerosa) toxisches Megakolon, Perforation
  - Zustand nach Schlag auf den Bauch, Fahrradsturz, Sportunfall → Abdominaltrauma (bei ca. 20–30 % der polytraumatisierten Patienten ist das stumpfe Bauchtrauma Teilverletzung des Polytrauma, häufig Milzruptur)
  - Schlagartiger Schmerzbeginn mit nachfolgendem beschwerdefreiem Intervall → Hohlorganperforation, Pneumothorax oder Aortenaneurysmaruptur
  - Immunsuppression (angeboren oder erworben/medikamentös) Abstoßungsreaktion, intraabdominelle Infekte, Abszesse oder Darmperforationen mit mitigierter Symptomatik
  - Immunsuppression unter Chemotherapie bei Aplasie → neutropenische Ileokolitis
  - Hämatologische Erkrankungen hämolytische Krisen z. B. bei Sichelzellenanämie (vasookklusive Krisen mit Organinfarkten)
  - Niereninsuffizienz → urämische Gastritis, Darmischämie
- **Medikamentenanamnese:** NSAR (Ulksleiden), Phenprocoumon (Darmwandeinblutung), Opiate, Anticholinergika, Trizyklika (intestinale Pseudoobstruktion)
- **Allergien, Unverträglichkeiten:** Laktoseintoleranz, Sprue, Favismus
- **Drogen:** Alkoholkonsum (Pankreatitis, Zieve-Syndrom, Entzugssyndrom), Kokain (intestinaler Vasospasmus)
- **Reiseanamnese:** Leberabszess, Lambliasis
- **Familienanamnese:** familiäres Mittelmeerfieber, Morbus Behçet
- **Bei Frauen:** Zyklusanamnese bzw. bei Vorliegen einer Schwangerschaft Präklampsie, HELLP-Syndrom

Spezielle Schmerzanamnese

- **Schmerzintensität**
  - Meist diagnostisch nicht verwertbar, da große individuelle Schwankungen vorliegen
  - Ggf. Objektivierungsversuche mit verschiedenen Skalen, z. B. verbale Schätzskala, visuelle Analogskala
- **Differenzierung**: akuter oder chronischer Schmerz
  - Schmerzbeginn: plötzlich (gefolgt von einer Schmerzabnahme: z. B. Aortenaneurysmaruptur, Mesenterialinfarkt, Perforation) oder langsam progredient (Appendizitis, ältere Patienten)
  - Schmerzdauer: Dauerschmerz bei Malignom oder chronischer Pankreatitis
  - Schmerzauslösung: z. B. fettreiche Nahrung Gallen-/Pankreaserkrankung
- **Schmerzausstrahlung**
  - Rechtsseitiger Schulterschmerz: Gallenwegserkrankungen
  - Linksseitiger Schulterschmerz: Milzerkrankungen
  - Rückenschmerz: Pankreaserkrankungen
  - Leisten- oder Genitalschmerzen: Erkrankungen der Harnwege
- **Schmerzcharakter** (◘ Tab. 12.2)
- **Schmerzkinetik** (◘ Abb. 12.1; ◘ Tab. 12.3)

Inspektion

- Extrem unruhiger, ungeduldiger Patient, ständiger Lagewechsel → Kolik
- Liegender Patient in Schonhaltung → Peritonitis
- Ikterus → Gallengangsverschluss bei Cholelithiasis (evtl. zusätzlich acholischer Stuhl und bierbrauner Urin), biliärer Leberabszess, biliäre Pankreatitis
- Kachektischer Patient, ggf. sichtbare Darmperistaltik → fortgeschrittenes Tumorleiden mit Darmobstruktion
- Haut-/Laparotomienarben → Darminkarzerationen, Brideileus, Porphyrie mit Zustand nach mehrfachen abdominellen Eingriffen

◘ **Tab. 12.2** Schmerzcharakter

Viszeraler oder kolikartiger Schmerz (viszerales Peritoneum)	Somatischer oder peritonitischer Schmerz (parietales Peritoneum)

– Diffuse Schmerzen (multisegmentale Innervation), schlecht lokalisierbar
– Dumpf-bohrend, nahe der Mittellinie
– Durch Spasmen und Organüberdehnung (Kolikschmerz)
– Gleichbleibende Intensität
– Ausgeprägte vegetative Symptome: Nausea, Schwitzen, Blässe
– Motorische Unruhe
– Ständiger Lagewechsel
  – Epigastrisch: Magen-Darm-Trakt proximal des Treitz-Bandes sowie hepatobiliäres System und Milz
  – Periumbilikal: Dünn- und Dickdarm bis zur rechten Flexur
  – Unterhalb des Bauchnabels: Dickdarm distal der rechten Flexur
	– Lokalisierte Schmerzen von zunehmender Intensität
	– Stechend-brennender, schneidender, scharfer Schmerz
	– Besserung durch Schonhaltung (Abwehrspannung)
	– Intensivierung durch Bewegung, Husten, Pressen oder Palpation
	– Projizierter Schmerz: Ausdehnung abdomineller Prozesse auf paravertebrale Regionen

Anmerkung: Nur das parietale Peritoneum wird eigentlich innerviert.

◘ **Tab. 12.3** Schmerzkinetik

Typen	Beschreibung
Typ I	Plötzlicher Beginn mit maximalem Schmerz: Hohlorganperforation (z. B. Ulkus-, Gallenblasenperforation), Aortenaneurysmaruptur, Mesenterialinfarkt bzw. Mesenterialarterienembolie, Pneumothorax, Ruptur einer Extrauteringravidität
Typ II	Schmerzsymptomatik mit regelmäßigen Maxima und intermittierenden Pausen (Koliken): Passage- und Motilitätsstörungen viszeraler Hohlorgane (z. B. Ileus, Gallen-, Nierenkoliken)
Typ III	Langsam zunehmender Schmerz: entzündliche Prozesse (Appendizitis, Cholezystitis, Pankreatitis), distale Darmverschlüsse oder Mesenterialvenenthrombose

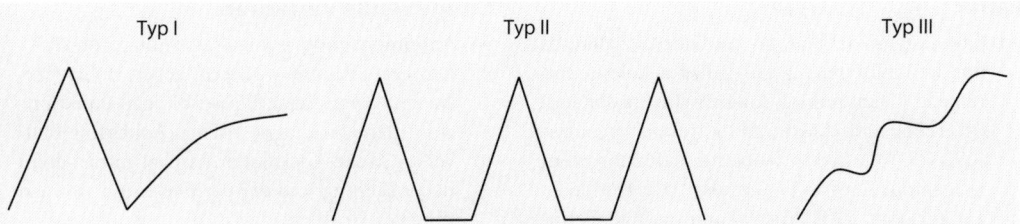

Abb. 12.1 Schmerzkinetik

- Aufgetriebenes Abdomen mit tympanitischem Klopfschall (Trommelbauch) → Meteorismus
- Exsikkose bis Schock → Ileus, intestinale Ischämie
- Tachypnoe → respiratorische Kompensation einer metabolischen Azidose (Ischämie, Sepsis, diabetische Ketoazidose mit Pseudoperitonitis), psychogen

Palpation aller vier Quadranten

> Die Palpation sollte behutsam unter sorgfältiger Beobachtung des Patienten mit flach aufgelegter (warmer) Hand erfolgen. An der Stelle des geringsten Schmerzes sollte begonnen werden, mit Dokumentation des Punctum maximum.

- **Abwehrspannung** → neben der unwillkürlichen Abwehrspannung (bretthater Bauch bei diffuser Peritonitis) sollte die willkürliche Abwehrspannung (emotionale Reaktion, sog. Guarding) abgegrenzt bzw. vermieden werden
- **Druckschmerz** → Peritonitis, Pankreatitis, Koprostase
- **Pathologische Resistenz mit Druckschmerz** → Abszess, Passagehindernis, Leberkapselschmerz
- **Pathologische Resistenz ohne Druckschmerz** → Tumor, Parenchymschaden von Leber oder Milz
- **Gummibauch** → Pankreatitis
- Rippenbogenklopfschmerz und **Murphy-Zeichen** (schmerzhafte tastbare Gallenblase) Cholezystitis
- **Druck-** und **Loslassschmerz** im rechten Unterbauch → Appendizitis
- **Closed-Eyes-Sign** (Patient hält die Augen bei Palpitation geschlossen) → eher nicht organische Ursache
- Positiver **Carnett-Test** (unveränderter oder zunehmender Schmerz bei Palpation während willkürlicher Anspannung der Bauchmuskulatur) → von der Bauchwand ausgehenden Prozess

Auskultation aller vier Quadranten für mind. 1 min

> Ein unauffälliger abdomineller Auskultationsbefund schließt einen Ileus nahezu aus.

- Hyperperistaltik bis normal klingende Darmgeräusche → Gastroenteritis (Normalbefund: ca. 5–10 Darmgeräusche/min)
- Gesteigerte, hochgestellte, spritzende, metallisch klingende Darmgeräusche, einhergehend mit Koliken, evtl. äußerlich sichtbare Hyperperistaltik → mechanischer Ileus
- »Totenstille« mit Dauerschmerz oder Schmerzlosigkeit → paralytischer Ileus, Mesenterialischämie (Mesenterialarterienembolie oder Mesenterialvenenthrombose) in fortgeschrittenem Stadium

Rektal digitale Untersuchung

> Bei jedem Patienten mit akutem Abdomen sollte eine rektal digitale Untersuchung (im Beisein eines Kollegen oder einer Pflegekraft) erfolgen.

- Befunde: Koprostase (Nachweis von Stuhl/Kotballen), Prostatitis (Schmerzen), obstruierende Prozesse/tiefsitzende Rektumkarzinome (palpable Resistenz), Blutung (peranale/rektale Blutung [Hämatochezie] oder Teerstuhl [Melaena]), Douglas-Abszess (druckschmerzhafter Douglas-Raum)

> Blut hat eine stark laxierende Wirkung. Teerstühle sind daher flüssig und weisen auf eine Blutung proximal der rechten Kolonflexur hin mit einer Mindestblutmenge von ca. 100 ml sowie einer intraluminalen Mindestverweildauer von 4–6 h.
> Die Bestimmung der rektal-axillären Temperaturdifferenz mit einem Cut-off-Point von 1 °C Unterschied, insbesondere im Rahmen der Diagnostik bei V.a. Appendizitis, gilt nur als unsicherer Hinweis für einen intraabdominellen Prozess.

Labor

- **Blut**: Elektrolyte, Blutbild mit Differenzialblutbild und Retikulozyten, Lipase, Leber-/Cholestaseparameter (Transaminasen, alkalische Phosphatase, γ-GT, Bilirubin direkt und indirekt), Herzenzyme (CK, CK-MB, LDH), Troponin, Retentionswerte (Kreatinin, Harnstoff), Glukose, Triglyzeride, Haptoglobin, CRP, Procalcitonin, Laktat, Gerinnung (INR, PTT), D-Dimere, BGA, TSH
- **Urin**: Stix – inklusive Ketonkörper, ggf. zusätzlich Bestimmung von 5-Aminolävulinsäure plus Porphyrine bei V.a. Porphyrie oder β-HCG bei V.a. Schwangerschaft

Ruhe-EKG

- Nachweis einer akuten Ischämie
- $S_I Q_{III}$-Typ als Hinweis auf Lungenembolie
- Vorhofflimmern als Hinweis auf mögliche Embolie

Bildgebende Verfahren

- **Abdomensonographie**: Beurteilung von Gallenwegen, Pankreas, Nieren, Leber, Hohlvenen, Nachweis von freier Flüssigkeit; ggf. Punktion zur differenzialdiagnostischen Abklärung Blut versus Aszites (bei akuter/frischer intraabdomineller Blutung sind der periphere und »intraadominelle« Hb-Wert identisch)
- **Röntgen-Thorax in 2 Ebenen**: Ausschluss Pneumonie, Pleuraerguss, Pneumothorax, freie Luft unter dem Zwerchfell bei Perforation
- **Röntgen-Abdomenleeraufnahme** im Stehen und in Linksseitenlage
- **Gastrografinbreipassage**: Nachweis eines Kontrastmittelstopps wegen der propulsiven Wirkung, unter Umständen therapeutische Wirkung bei Subileuszuständen
- **CT-Thorax/Abdomen** mit Kontrastmittel, allen anderen Verfahren in Hinsicht auf die Zuver-

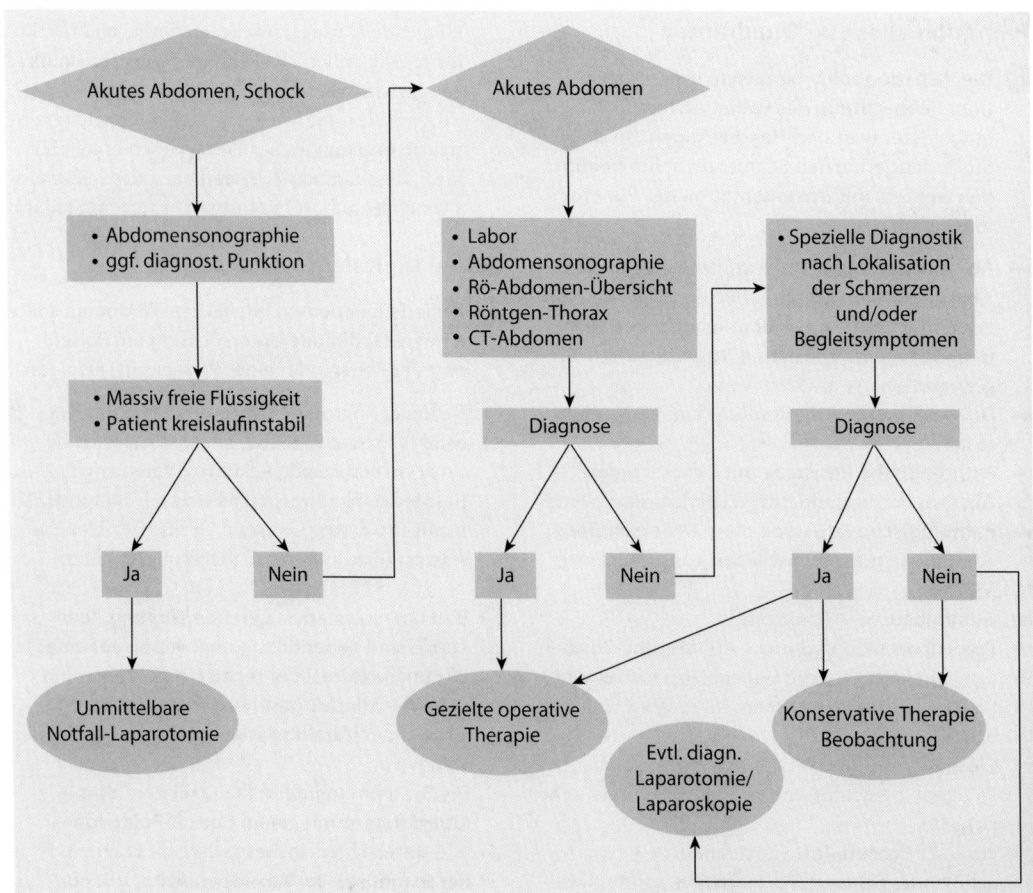

Abb. 12.2 Diagnostischer Algorithmus beim akuten Abdomen

lässigkeit der Diagnose überlegen (◘ Abb. 12.2; Steffen et al. 2008)

Differenzialdiagnostik

- **Akute Appendizitis:** initialer periumbilikaler Schmerz, mit Wanderung in den rechten Unterbauch (typischer primär viszeraler und sekundär peritonitischer Schmerz) und zunehmender Intensität, Schmerzpunkte (**McBurney** [zwischen Bauchnabel und rechter Spina iliaca anterior superior], **Lanz** [zwischen rechter und linker Spina iliaca anterior superior]), Loslassschmerz, positives **Blumberg-Zeichen** (linksseitig ausgelöster Loslassschmerz mit Schmerzausstrahlung in den rechten Unterbauch), Douglasschmerz bei rektaler Untersuchung, Psoasschmerz bei Anhebung des gestreckten rechten Beines, **Rovsing-Zeichen** (Schmerzen bei retrogradem Ausstreichen des Kolon)

> Die akute Appendizitis kann jede andere Erkrankung des Magen-Darm-Traktes imitieren. Wichtige Differenzialdiagnose Pseudoappendizitis bei Y. pseudotuberculosis.

- **Akute Cholezystitis:** Koliken (viszeraler Schmerz), ausstrahlender Schmerz in die rechte Schulterregion, dumpfer abdomineller Druckschmerz mit Nausea/Erbrechen und Fieber
- **Dünndarm-/Bridenileus:** plötzlich eintretende Koliken im Mittelbauch, pathologische Darmgeräusche, häufig nach abdominalchirurgischen Eingriffen (postoperative Adhäsionen) oder bei inkarzerierter Hernie
- **Hohlorganperforation:** plötzlicher Schmerzbeginn mit konsekutivem freien Intervall und anschließend konstant zunehmendem somatischen Schmerz
- **Akute Pankreatitis:** plötzlicher Schmerzbeginn mit dauerhaft anhaltenden Oberbauchbeschwerden und gürtelförmiger Ausstrahlung bis in den Rücken, häufig mit Nausea und Unruhe, Gummibauch, Darmparalyse, als prognostisch ungünstige Zeichen können bläulich-grünliche Ekchymosen (Hautblutungen) paraumbilikal (**Cullen-Zeichen**), an den Flanken (**Grey-Turner-Zeichen**) oder inguinal (**Fox-Zeichen**) beobachtet werden
- **Akute Mesenterialischämie:** Beginn mit krampfartigen abdominellen Schmerzen (1–2 h), gefolgt von einer schmerzfreien Phase (infolge Wandnekrose, »fauler Friede«), welche nach ca. 12 h von peritonitischen Zeichen abgelöst wird (paralytischer Ileus, Durchwanderungsperitonitis); Hinweiszeichen für eine Mesenterialischämie sind: chronische Herzinsuffizienz (Diuretika, Digitalis), bekannte KHK, Vorhofflimmern, Mitralvitium, allgemeine Zeichen der Arteriosklerose (insbesondere ältere, multimorbide Patienten)
- **Nicht okklusive mesenteriale Ischämie (NOMI):** allmählich zunehmende Bauchschmerzen mit Erbrechen, Obstipation und blutig-schleimigen Durchfällen bei mesenterialer Vasokonstriktion infolge verminderter Perfusion (Linksherzinsuffizienz, ausgeprägter Hypotonie oder Hypovolämie, häufig nach kardiochirurgischen Eingriffen) oder Therapie mit Vasokonstriktoren (z. B. Katecholamine, Digitalis)

> Beim Mesenterialinfarkt sollte ein therapeutisches Zeitintervall von 3–6 h eingehalten werden, d. h. frühzeitig daran denken und rasche bildgebende Diagnostik mittels CT-Abdomen veranlassen!

> **Cave**
> Obwohl bei der Mesenterialischämie zur Diagnosefestlegung häufig laborchemische Parameter, wie z. B. Leukozytose, Anstieg von Laktat und Phosphat, herangezogen werden, schließen Normalwerte eine Mesenterialischämie nicht aus!

- **Intestinale Pseudoobstruktion:** Zeichen der Obstruktion ohne Nachweis eines mechanischen Hindernisses durch mangelnde intestinale Propulsion (idiopathische Kolondilatation [Ogilvie-Syndrom], akut intermittierende Porphyrie, Morbus Parkinson, Myxödem, Hypoparathyreoidismus, Phäochromozytom, verschiedene Medikamente). Eine ausgeprägte abdominelle Schmerzsymptomatik, Erbrechen bis klingende Darmgeräusche können vorliegen, so dass bei Zeichen eines Ileus und V.a. Pseudoobstruktion mittels Gastrografinpassage eine mechanische Ursache ausgeschlossen werden sollte.
- **HELLP-Syndrom** *mit* oder *ohne* Zeichen der Präeklampsie: meist rechtsseitige Oberbauchbeschwerden oder epigastrische Schmerzen durch Dehnung der Glisson-Leberkapsel mit Nausea und/oder Hypoglykämie
- **Bauchaortenaneurysma:** pulsierender Bauchtumor
- **Extraabdominelle Erkrankungen**
    - Kardiopulmonal: akutes Koronsyndrom, Perikarditis, basale Pneumonie, Pleuritis,

- Lungeninfarkt, Pleuraempyem, Morbus Bornholm (Coxsackie B)
- Vaskulär: z. B. Aortendissektion, Vaskulitiden, Purpura Schönlein-Hennoch, Morbus Behçet, angioneurotisches Ödem
- Vertebragen: z. B. Spondylarthropathie, Osteomyelitis, Diskusprolaps
- Metabolisch/toxisch → **Pseudoperitonitis:** Diabetes mellitus, akute intermittierende Porphyrie, Bleiintoxikation (berufliche Exposition oder Salbenrezepturen), hämolytische Krisen (Sichelzellenanämie), Zieve-Syndrom (alkoholische Fettleberhepatitis mit Ikterus, hämolytische Anämie, Hyperlipoproteinämie), systemische Mastozytose, Morbus Fabry, Karzinoidsyndrom, Morbus Addison, Lues, Drogenentzug
- Funktionell: Dyspepsie, Reizdarmsyndrom, Sphinkter-Oddi-Dysfunktion, funktionelles abdominelles Schmerzsyndrom

Therapie/Maßnahmen

Allgemeine Maßnahmen
- Aufrechterhaltung und Stabilisierung der Vitalfunktionen
- Lagerung: Knierolle (Entlastung des M. iliopsoas)
- O_2-Gabe über Nasensonde
- i.v.-Zugang: Volumensubstitution
- Analgesie (◘ Tab. 12.4)
  - Vorher Aufnahmebefund erheben, später Dokumentation
  - Patienten in Entscheidung stets mit einbeziehen

> **Analgesie beim akuten Abdomen:**
> - Starke abdominelle Schmerzen sind eine gesicherte Indikation zur Schmerztherapie.
> - Analgetika nicht aus Prinzip, sondern wenn notwendig!

- Empirische antibiotische Therapie (▶ Kap. 16)
- Ggf. Spasmolytika, z. B. bei Choledocho-, Nephrolithiasis
- Ggf. Antiemetika bei vegetativer Begleitsymptomatik
- Intubation und Beatmung, wenn notwendig: Ileuseinleitung, da Patienten hochgradig aspirationsgefährdet sind (Blitzintubation unter Oberkörperhochlagerung, ausreichende Präoxygenierung, Katecholamine bereithalten, zügige Narkoseinduktion, kein Bebeuteln, sondern apnoische Oxygenierung, Sellik-Handgriff, rasche orotracheale Intubation)

Spezielle Maßnahmen (◘ Tab. 12.5)

> **Besonderheiten bei bestimmten Patientengruppen mit akutem Abdomen**
> - **Geriatrische Patienten:** hier oft weniger spezifische Symptomatik und längere Latenzzeit bis zum Arztkontakt, aber schwerwiegende Ursachen, wie z. B. Aortendissektion, mesenteriale Ischämie (abdominale Angina), Mesenterialinfarkt, Hinterwandinfarkt
> - **HIV-Patienten:** auch hier oft schwere Diagnosefindung, z. B. Enterokolitis, Darmperforation bei CMV, Ileus bei Kaposi-Sarkom oder Lym-
> ▼

◘ Tab. 12.4 Medikamente bei akutem Abdomen

Substanzgruppe	Medikament	Dosierung
Analgetika	Metamizol (Novalgin)	1–2,5 g langsam i.v./Kurzinfusion
	Piritramid (Dipidolor)	7,5–15 mg langsam i.v.
	Pethidin (Dolantin)	50 mg i.v. und ggf. 50 mg s.c. oder als Perfusor
Spasmolytika	N-Butylscopolamin (Buscopan)	10–20 mg i.v.
Antiemetika	Metoclopramid (Paspertin)	10–20 mg i.v.
	Dimenhydrinat (Vomex A)	62,5 mg i.v.
Prokinetika	Neostigmin (Neostig Carino)	1–2 mg über 3–5 min i.v.
Antidot bei Opioidinduzierter Obstipation	Methylnaltrexon (Relistor)	8–12 mg alle 24–48 h s.c.

phomen, von Beginn an sonst eher seltene Erreger mitberücksichtigen, z. B. atypische Mykobakterien, Kryptosporidien, erhöhtes Pankreatitisrisiko (medikamentös)
- **Frauen:** letzte Menstruation, mögliche Extrauteringravidität bzw. Gravidität
- **Kinder:** allgemeines Krankheitsgefühl ist hier oft mit Bauchschmerzen assoziiert (Differenzialdiagnosen: Gastroenteritiden, Infekte, Otitis media, Obstipation, Lymphadenitis mesenterialis, Invagination, passagerer Sigmavolvulus, Hodentorsion)

12.2 Akute gastrointestinale Blutung

J. Mertens, H.M. Steffen

> In 70–80 % aller gastrointestinalen Blutungen liegt die Ursache im oberen Gastrointestinaltrakt.
> Am Beginn der Therapie und vor jeglicher weiterer Diagnostik steht die Kreislaufstabilisierung.

Tab. 12.5 Maßnahmen bei speziellen Krankheitsbildern

Krankheitsbild	Maßnahmen
Perforation von Hohlorganen, akute Appendizitis, Peritonitis, mechanischer Ileus	Notfall-Laparotomie, antibiotische Therapie, evtl. perkutane Spüldrainagen bei lokalen Exsudaten
akute Mesenterialischämie, d. h. Mesenterialarterienembolie oder Mesenterialvenenthrombose oder NOMI	Bei Peritonitis Notfalllaparotomie (Embolektomie bis Darmresektion), unmittelbare Antikoagulation bei Mesenterialvenenthrombose ohne Peritonitis bzw. Angiographie und Papaverininfusion (30–60 mg/h) via A. mesenterica superior bei NOMI
Intraabdominelle Blutung	Großlumige periphervenöse Zugänge, ggf. Shaldon-Katheter, Kristalloide und Kolloide
Akute gastrointestinale Blutung	ÖGD, Pantozol (80 mg über 1 h, dann 160 mg/Tag für 3 Tage), Somatostatin-Perfusor (3 mg auf 36 ml über 12 h – insgesamt 72 h)
Toxisches Megakolon	Interdisziplinäres Konsil im 12-h-Rhythmus, antibiotische Abdeckung und Cyclosporin i.v., rechtzeitige Indikation zur Notfalloperation
Divertikulitis	Antibiotische Therapie (Kap. 16) und Mesalazin 3-mal 500 mg, Operation bei kompliziertem Verlauf (Perforation, Abszess, Fisteln)
Pankreatitis	Stabilisierung der Hämodynamik, hoher Volumenbedarf, evtl. ZVD-gesteuert bei schwerem Verlauf, Schmerztherapie, Antibiotika bei infizierten Nekrosen (antibiotische Prophylaxe nicht eindeutig gesichert), frühzeitige enterale Ernährung via Jejunalsonde
Cholangitis, biliäre Pankreatitis	Bei Fieber und Zeichen der Cholestase (laborchemisch und/oder sonographisch) ERCP mit Papillotomie und Steinextraktion innerhalb von 24 h, sonst innerhalb von 72 h
Cholezystitis	Konservativ oder operativ (Notfall-, Früh-, Intervalloperation)
Paralytischer Ileus, Intestinale Pseudoobstruktion	Prokinetika, Entlastung durch endoskopische Absaugung und Kolondekompressionssonde, nasogastrale Ablaufsonde
Akute intermittierende Porphyrie	Volumensubstitution, Glukoseinfusion (ca. 5 g/kgKG/Tag), Hämarginat (Normosang: 3 mg/kg/Tag als Kurzinfusion über 3–4 Tage)
Pseudoperitonitis diabetica	Therapie des Diabetes mellitus

Akute obere Gastrointestinalblutung

Definition
Blutung **proximal des Treitz-Bandes**, die sich akut mit offensichtlichen klinischen Symptomen oder seltener auch als okkulte Blutung darstellt, die durch eine Eisenmangelanämie oder positiven Stuhltest auffällt.

Epidemiologie
- Inzidenz: ca. 100–200/100.000
- Männer sind doppelt so häufig betroffen wie Frauen.
- Zunahme der Häufigkeit mit steigendem Lebensalter
- Wichtiges Prognosekriterium:
  - Bei Patienten <40 Jahren liegt die Letalität unter 5 %
  - Bei Patienten >70 Jahren und Komorbiditäten kann die Letalität auf 30 % ansteigen
- Ungünstige Prognosekriterien der akuten GI-Blutung:
  - Alter: >60 Jahre
  - Klinik: Schocksymptome bei Aufnahme
  - Hämoglobin-Wert: <8 g/dl
  - Erythrozytenkonzentrate: >6 EKs innerhalb von 24 h
  - Rezidivblutung
  - Gravierende Komorbiditäten
- Mortalität: 5–10 % → Mortalität der akuten Varizenblutung: 20–40 %
- Verlauf: 60–80 % der Blutungen sistieren spontan
- Rezidivblutungsgefahr → Forrest-Stadium, bei Varizen 50–70 % ohne Prophylaxe im 1. Jahr, 5 % persistierende Blutung

Ätiologie → »Blutungsquellen«
- **Ulcera ventriculi** oder **duodeni**: häufigste Ursache, ca. 55 %
- **Ösophagusvarizenblutung** ca. 10 %
- **Mallory-Weiss-Syndrom** ca. 7 %
- **Hämorrhagische/erosive Gastropathien** ca. 20–25 % (NSAR, Alkohol oder stressbedingt bei intensivpflichtigen Patienten)
- Seltener:
  - Malignome
  - GAVE (»gastric antral vascular ecstasia«)-Syndrom, sog. Wassermelonenmagen: ektatische Gefäße in der Schleimhaut ausgehend vom Pylorus zum Antrum mit dem Aspekt einer Wassermelone → meist chronische Blutung
  - Dieulafoy-Läsionen: malformierte oberflächliche Arterie mit bis zum Zehnfachen des normalen Kalibers, mechanische Störung der Schleimhaut durch die Pulsation, Erosion und Blutung
  - Magendivertikel

> Hämodynamisch stabile Patienten <60 Lj. ohne schwerwiegende Begleiterkrankungen, einem Hb-Wert >8–10 g/dl und normaler Blutgerinnung mit einer Forrest-IIc- oder Forrest-III-Blutung haben ein niedriges Risiko für eine Rezidivblutung und können frühzeitig nach der Endoskopie entlassen werden, unter der Voraussetzung einer adäquaten häuslichen Versorgung mit prompter Rückkehrmöglichkeit in die Klinik. In allen anderen Fällen liegt eine Hochrisikosituation mit entsprechender Überwachungsnotwendigkeit vor (Tab. 12.6).

Klinik/Symptomatik
- **Hämatemesis**: Bluterbrechen oder Erbrechen von kaffeesatzähnlichem Material
- **Melaena** bzw. Teerstuhl: schwarzer übelriechender teerartiger flüssiger Stuhl
- **Hämatochezie**: Blutstuhl, nur bei massiver oberer gastrointestinaler Blutung
- Zeichen der Kreislaufinstabilität bis Schock

Tab. 12.6 Endoskopische Einteilung einer Ulkusblutung nach Forrest und Risiko einer Rezidivblutung

Forrest-Stadien	Beschreibung	Risiko einer Rezidivblutung [%]
Forrest I: aktive Blutung	Ia: arterielle, spritzende Blutung Ib: venöse Sickerblutung	85–100 25–40
Forrest II: stattgefundene Blutung	IIa: Läsion mit Gefäßstumpf IIb: Läsion Koagel-bedeckt IIc: Läsion Hämatin-bedeckt	20–55 25–40 7–10
Forrest III: Läsion ohne Blutungszeichen		0–3

Diagnostik

- Anamnese (Ulzera, vorhergegangene Blutung, Antikoagulation, Einnahme von NSAR, Leberzirrhose)
- Notfall-Labor: Blutbild, Gerinnung, Nierenwerte, Elektrolyte, Blutgruppe/Kreuzblut
- Indikationen zur Notfallendoskopie
    - Kreislaufinstabilität: Herzfrequenz >100/min, systolischer Blutdruck <100 mmHg
    - Anstieg der Herzfrequenz ≥20/min oder Abfall des Blutdrucks ≥20 mmHg bei Orthostase
- In den übrigen Fällen → zeitnahe Endoskopie innerhalb 24 h
- Score-Systeme zur Risikostratifizierung bei oberer gastrointestinaler Blutung:
    - Rockall-Score: hier wird eine endoskopische Beurteilung vorausgesetzt (Tab. 12.7 u. Tab. 12.8)
    - Glasgow-Blatchford Bleeding Score (GBS-Score): Risikostratifizierung ohne endoskopische Beurteilung möglich (Stanley et al. 2009)

> Der Glasgow-Blatchford-Score (GBS) hat eine Sensitivität von 99 % für die Vorhersagewahrscheinlichkeit einer interventionsbedürftigen oberen gastrointestinalen Blutung. Patienten mit einem GBS von 0 Punkten, d. h.
> - Harnstoff <39 mg/dl,
> - Hämoglobin ≥13 g/dl (Mann) bzw. ≥12 g/dl (Frau),
> - Systolischer Blutdruck ≥110 mmHg,
> - Puls <100/min und
> - ohne Melaena, Synkope, Herzinsuffizienz oder Lebererkrankung
>
> können »ambulant« behandelt werden und bedürfen nicht der stationären Aufnahme (Interventionsrisiko <0,5 %).

Management und Therapie der Blutung

Kriterien der Therapieentscheidung
- Blutungs**intensität**: Hb bei Aufnahme <8 g/dl, Blutkonserven >6 EKs/24 h, Schock
- Blutungs**aktivität**: nach Forrest
- Blutungs**lokalisation**: über Endoskopie
- Patientenspezifische **Risikofaktoren**: z. B. Alter, Komorbidität (KHK, Niereninsuffizienz etc.)
- **Risikofaktoren für eine Rezidivblutung**: Ulkusdurchmesser >2 cm, Ulkus an der Duodenalhinterwand, Kreislaufinstabilität, Forrest Ia bis IIb, Gefäßdurchmesser >2 mm

Stationäre Aufnahme → Intensivstation
- Patient nüchtern lassen!
- Anlage von großlumigen i.v.-Zugängen, ggf. Shaldon-Katheteranlage

Tab. 12.8 Rezidivblutungs- und Mortalitätsrisiko nach Rockall-Score

Punktzahl	Rezidivblutung [%]	Mortalität [%]
0–2	4	0,1
3–5	14	5
6–8	37	25

Tab. 12.7 Risikostratifizierung bei oberer gastrointestinaler Blutung durch Rockall-Score (www.gastrotraining.com/calculators/rockall-score)

Punkte	0	1	2	3
Alter [Jahre]	<60	60–79	≥80	–
Schock	Blutdruck >100 mmHg Puls <100/min	Blutdruck >100 mmHg, Puls >100/min	Blutdruck <100 mmHg, Puls >100/min	–
Komorbiditäten	Keine	–	Kardiale Erkrankung (CHD, KHK), alle anderen wichtigen Komorbiditäten	Niereninsuffizienz, Leberinsuffizienz, Malignome
Endoskopie	MW-Läsion, keine Läsion, kein SHR	Alle anderen Diagnosen	Malignome des oberen Gastrointestinaltrakts	–
Zeichen der SHR	Keine, Hämatin, altes Blut	–	Frisches Blut, adherenter Koagel, sichtbarer Gefäßstumpf	–

Abkürzungen: MW: Mallory-Weiss, CHD: Herzinsuffizienz, KHK: koronare Herzerkrankung, SHR: Stigmata einer abgelaufenen Blutung.

- Einschätzung der hämodynamischen Stabilität nach Herzfrequenz und Blutdruck: Volumensubstitution, ggf. 4–6 Erythrozytenkonzentrate und FFP
- Faustregel: Ein Erythrozytenkonzentrat führt zum Anstieg des Hb-Wertes um 1 g/dl
- Kontrolle des Hämoglobinwertes und der Gerinnungsparameter (Hb-Wert kann initial »normal« sein, Abfall erst später)
- Verständigung des Endoskopikers, ggf. Schutzintubation bei massiver Blutung
- Frühzeitige konsiliarische Hinzuziehung eines Chirurgen, insbesondere bei Ulzera der Bulbushinterwand (A. gastroduodenalis)

Notfallendoskopie
- Indikation:
  - Je nach Dringlichkeit sofort *oder* im Intervall (80 % der Blutungen sistieren spontan)
  - Beurteilung der Blutungsquelle
  - Ggf. Blutstillung
- Therapeutische Optionen:
  - Überlegenheit der mechanischen (sog. Hämo-Clips aus Edelstahl) oder thermischen Methoden (Heater probe, multipolare Sonden) ist nicht belegt
  - Die alleinige Injektionstherapie mit verdünnter Adrenalinlösung reicht nicht aus.
- Regeln der Flüssigkeits-/Nahrungszufuhr nach erfolgreicher Endoskopie:
  - Orale Flüssigkeitszufuhr 6 h nach Endoskopie beim hämodynamisch stabilen Patienten
  - Feste Nahrung frühestens 24 h nach erfolgreicher Blutstillung
- Bei endoskopisch frustraner Intervention bzw. nicht zu stillender Blutung: angiographische Embolisation des blutendes Gefäßes, insbesondere bei hohem Operationsrisiko
- Bei Rezidivblutung: zweiter endoskopischer Therapieversuch in enger Kooperation mit dem Chirurgen

Pharmakotherapie
- **Protonenpumpeninhibitor-(PPI)-Therapie**
  - Initial: 80 mg Pantoprazol als i.v.-Kurzinfusion
  - Dann als i.v.-Perfusor: 160 mg/24 h
  - Gesamttherapiedauer: 72 h
- **Somatostatin-Therapie** (Nutzen nicht gut belegt)
  - Initial: 0,25 mg als i.v.-Bolus
  - Dann als i.v.-Perfusor: 3 mg auf 36 ml NaCl 0,9 % über 12 h (3 ml/h), d. h. 0,25 mg/h über 24 h
  - Gesamttherapiedauer: 72 h
  - Somatostatin reduziert die Perfusion im Splanchnikusgebiet
- **Terlipressin-Therapie**
  - Akute Varizenblutung
  - 1–2 mg alle 4–6 h (siehe Abschn. Leberzirrhose und Komplikationen)
- **Pausierung bzw. Stoppen einer Antikoagulationstherapie** (Marcumar-Patient): i.v.-Gabe von Vitamin K_1, Frischplasma oder sogar PPSB-Komplex
- **Erythromycin**
  - Gabe von 250 mg Erythromycin 20 min vor Endoskopie als i.v.-Kurzinfusion (prokinetisch, Magenentleerung zur Verbesserung der endoskopischen Sichtverhältnisse)
  - Beachte: QT-Zeit-Verlängerung!
- **Primärprophylaxe einer spontan bakteriellen Peritonitis**
  - Indikation: bei Leberzirrhotikern, unabhängig vom Vorliegen von Aszites
  - Substanzen: z. B. Ciprofloxacin über 7 Tage

> Bei endoskopischen Zeichen einer stattgefundenen Blutung und Ösophagusvarizen besteht die Indikation zur Varizeneradikation mittels Ligatur (Kap. «Leberzirrhose und Komplikationen»). Es besteht keine Indikation zur routinemäßigen Second-look-Endoskopie oder täglichen »Ulkus-Toilette«. Nach erfolgreicher Blutstillung folgen Identifikation und Behandlung der zugrunde liegenden Ursache (NSAR, Helicobacter-pylori-Infektion etc.).

Akute untere Gastrointestinalblutung

Definition
Blutungen **distal des Treitz-Bandes** (Flexura duodenojejunalis).

Allgemeines
- Inzidenz: 21/100.000/Jahr (Zunahme mit dem Alter)
- Mortalität: durchschnittlich 10 %
- Lokalisation: **Kolon (80 %)**, Dünndarm (5 %), keine Blutungsquelle nachweisbar (10 %)
- Kardinalsymptom: **Hämatochezie** (Blutstuhl)
- Blutungen sistieren spontan (ca. 70 %), Rezidivblutungsrate 25 %
- **Jüngere Patienten** (selten): chronisch entzündliche Darmerkrankungen, Meckel-Divertikel
- **Ältere Patienten**: Angiodysplasien, Divertikelblutungen, Neoplasien

Ätiologie → »Blutungsquellen«

- **Divertikel (40 %):**
  - Auftreten: bei 3–5 % aller Divertikel-Patienten
  - Arterielle Blutung (!)
  - Lokalisation: 50–90 % aus Divertikeln des rechtsseitigen Kolon
  - Spontanpersistenz: ca. 90 %
  - Rezidivblutungsrate: ca. 30 %
  - Risiko: NSAR-Einnahme → 3fach erhöhtes Blutungsrisiko
- **Angiodysplasien (11 %):**
  - Lokalisation: ca. 70 % rechtsseitige Kolon (33 % Coecum, 39 % Colon ascendens), 6 % Colon transversum, 22 % Sigma
  - Prävalenz: Zunahme mit dem Lebensalter
  - Auftreten: kardiovaskuläre Erkrankungen, Assoziation zur Aortenklappenstenose (Heyde-Syndrom: Aortenklappenstenose plus Anämie [blutende Angiodysplasien des Kolons, Von-Willebrand-Syndrom Typ 2A], benannt nach Edward C. Heyde, 1958), Leberzirrhose, chronische Niereninsuffizienz, Kollagenosen, nach abdomineller Strahlentherapie
  - Blutungsverlauf: chronisch, intermittierend oder akut schwer (20 % d. F.)
- **Chronisch entzündliche Darmerkrankungen (5 %):** Dünn- oder Dickdarmblutung (Morbus Crohn)
- **Neoplasien (9 %):** Hämatochezie bei adenomatösen Polypen oder Neoplasien eher selten
- **Kolitiden (8 %):**
  - **Infektiöse Kolitiden: CMV**-, pseudomembranöse, Amöbenkolitis → meist keine interventionelle Therapie, sondern Therapie der Grunderkrankung
  - **Ischämische Kolitiden:** akute mesenteriale Ischämie → Schmerz im Vordergrund, meist wenig blutiger Stuhl; chronische Ischämie → blutige Diarrhö, häufig ulzeröse Linksseitenkolitis ohne Rektumbeteiligung. Cave: Kokainabusus → ischämische Kolitis
  - **Radiogene Kolitiden:** chronische und akute Blutungen nach Bestrahlungen
- **Anorektale Erkrankungen (10 %):** hier selten massive Blutungen → Hämorrhoidalblutungen (meist Blutauflagerungen)
- **Unklare Genese (10–15 %):** u. a. Blutungsquellen im oberen Gastrointestinaltrakt

> In 5–10 % aller Hämorrhagien mit rektalem Absetzen von hellem Blut liegt die Ursache im oberen Gastrointestinaltrakt. Deswegen sollte bei Unklarheit zunächst immer eine Gastroskopie durchgeführt werden.

Diagnostik und Therapie

Okkulte, leichte oder intermittierende Blutungen
- Rektal-digitale Untersuchung
- Gastroskopie
- Anoproktoskopie
- Komplette Koloskopie nach entsprechender Vorbereitung

Massive Hämatochezie
- Großlumige venöse Zugänge, ggf. Shaldon-Katheteranlage → Volumensubstitution
- Kontrolle Hämoglobin und Gerinnung
- **Kreuzblut**: Anforderung von jeweils 4–8 EKs und FFP
- **Notfall-Gastroskopie**, ggf. anschließend **Koloskopie** (wenn möglich perorale Darmvorbereitung, sonst hohe Reinigungseinläufe)
- **Angiographie** zur Lokalisation und Embolisation bei massiver andauernder Blutung ohne endoskopische Interventionsmöglichkeit

- **Koloskopie:**
  - In 80 % erfolgreiche Identifikation der Blutungsquelle
  - in 40 % erfolgreiche Blutstillung mit Argon-Plasma-Koagulation, Injektion von verdünntem Adrenalin, Clip-Applikation, Elektrokauterisation, Laserablation, Sklerotherapie und Gummibandligatur
  - Beachte: dünnere Darmwand im unteren Gastrointestinaltrakt → erhöhtes Perforationsrisiko (vor allem Coecum)
- **Intestinoskopie:** bei Blutungen im oberen bis mittleren Dünndarm
- **Doppel- oder Single-Ballon-Enteroskopie:** Verfahren, um den kompletten Dünndarm von oral und/oder peranal zu untersuchen und interventionell tätig zu werden
- **Angiographie:**
  - Selektive Arteriographie der Mesenterialarterien
  - Nachweis von Blutungen ab 0,5–1 ml/min
  - Ggf. selektive Embolisation der blutenden Gefäße (Identifikation von Blutungsquellen: Sensitivität 42–86 %, Spezifität 100 %, Embolisation in 96 % erfolgreich)
- **Szintigraphie:**
  - Nachweis von Blutungen ab 0,1 ml/min (^{99m}Tc-Schwefelkolloid, ^{99m}Tc-markierte Erythrozyten)

- Durch Überlagerungen von Darmschlingen und durch Peristaltik → Fehlinterpretationen bezüglich der Blutungslokalisation
- **Kapselendoskopie:**
  - Miniaturkamera in Kapselform (26×11 mm)
  - Untersuchung des kompletten Dünndarms, keine Interventionsmöglichkeit
- **Operation:**
  - Transfusion von ≥6 Erythrozytenkonzentraten in 24 h *und* erfolglose Lokalisationsdiagnostik → Operation erwägen
  - Ggf. intraoperative Lokalisationsdiagnostik
  - Die Mortalität hierbei steigt mit der Zahl der erforderlichen Transfusionen.

12.3 Ösophagustraumen und -verätzungen

H.M. Steffen

Mallory-Weiss-Läsion

Definition
Longitudinale Schleimhauteinrisse (Mukosa, Submukosa) im Grenzgebiet zwischen Magen und Ösophagus, gehäuft bei Alkoholikern, i.d.R. im zeitlichen Zusammenhang mit vermehrtem Alkoholkonsum und erhöhtem ösophagogastralem Druck durch Würgen und Erbrechen

Symptomatik/Diagnostik
- Klinik: Hämatemesis, epigastrische Schmerzen
- Diagnostik: Ösophagogastroduodenoskopie

Therapie
- Nahrungskarenz
- Endoskopische Blutstillung
- Protonenpumpenhemmer parenteral
- Ggf. operative Versorgung in schweren Fällen

Iatrogene oder postemetische Ösophagusperforation (Boerhaave-Syndrom)

Definition
- Ösophagusverletzung im Rahmen einer diagnostischen oder interventionellen Endoskopie bzw. postemetische, akute intraabdominale Druckerhöhung mit **Ruptur des supradiaphragmalen Ösophagus**
- Maximalvariante einer Mallory-Weiss-Läsion mit hoher Mortalität (unbehandelt >60 %)

Symptomatik/Diagnostik
- **Mackler-Trias:**
  - Explosionsartiges Erbrechen
  - Retrosternaler Vernichtungsschmerz
  - Mediastinalemphysem mit Hautemphysem/Pleuraerguss/Pleuraempyem
- **Komplikation:** Mediastinitis mit hoher Letalität
- **Diagnostik:**
  - Röntgen-Thorax
  - Ösophagusdarstellung mit **wasserlöslichem Kontrastmittel** (Gastrografin)
  - Evtl. Computertomographie

Therapie
- Interdisziplinäre Festlegung einer frühzeitigen Operation oder eines konservativen Therapieversuchs unter antibiotischer Abdeckung (z. B. Clindamycin plus Ceftriaxon)
- Evtl. endoskopische Stentplatzierung und Abdeckung der Perforation
- Drainagen bei Komplikationen wie Abszess, Pleuraempyem, Pneumothorax

Säure- oder Laugenverätzung des Ösophagus

Definition
Suizidale oder akzidentelle Ingestion führt zu säurebedingten **Koagulationsnekrosen** (oberflächlich, prognostisch günstig) oder laugenbedingten **Kolliquationsnekrosen** (meist transmural mit Perforationsgefahr).

Symptomatik
- Pharyngeale/retrosternale Schmerzen
- Odynophagie (schmerzhafter Schluckakt)
- Schluckunfähigkeit

> **Fehlende Verätzungszeichen in Mund- und Rachenraum schließen schwerwiegende Läsionen im Ösophagus und Magen nicht aus.**

Diagnostik
- Anamnese
- Laryngoskopie
- Ausschluss einer Perforation mittels Röntgen-Thorax-Untersuchung
- Ösophagogastroduodenoskopie und Festlegung des Schweregrades

Therapie
- Leichte Verätzungen (Rötung, allenfalls oberflächliche Ulzerationen) **Schmerztherapie**
- Höhergradige Verätzungen (verstreute oder zirkuläre braun-schwärzliche Beläge) Erhalt der

Vitalfunktionen im Vordergrund, d. h. **Schocktherapie, total parenterale Ernährung, antibiotische Prophylaxe**
- Bei Perforation → chirurgische Therapie
- Kortikoidtherapie gilt als obsolet
- Endoskopische Kontrolle nach 5–7 Tagen und ggf. Bougierung bei Nachweis einer Striktur

Komplikationen/Spätfolgen
- Perforation
- Superinfektion
- Mediastinitis
- Multiorganversagen
- Verätzungsstrikturen mit erhöhtem Karzinomrisiko

12.4 Akute Enterokolitis

J. Mertens, H.M. Steffen

Pseudomembranöse Enterokolitis

Definition
- **Clostridium-difficile-assoziierte Erkrankungen (CDAE)** umfassen:
    - Wässrige Diarrhö ohne Kolitis
    - Kolitis *ohne* Ausbildung von Pseudomembranen
    - Kolitis *mit* Ausbildung von Pseudomembranen, sog. pseudomembranöse Kolitis
    - Fulminante Kolitis als Folge einer Infektion mit dem toxinbildenden Bakterium Clostridium difficile (◘ Tab. 12.9, ◘ Tab. 12.10)
- In seltenen Fällen liegt ein **Ileusbild ohne vorherige Diarrhö** vor.
- Drei Schlüsselereignisse für eine CDAE:
    - Veränderung der normalen Darmflora
    - Besiedlung des Kolons mit einem »toxinbildenden« C. difficile
    - Vermehrung mit »Toxinbildung«

Epidemiologie

> CDAE sind die häufigste Ursache der nosokomialen Diarrhö.

- Inzidenz antibiotikaassoziierter Diarrhö:
    - Stationär: 3–29 % (davon sind 10–25 % mit C. difficile vergesellschaftet)
    - Ambulant: 8/100.000/Jahr
- Altersspezifische Inzidenz: deutlicher Anstieg bei Patienten >50 Jahre sowie steigender Mortalitätsrate >60 Jahre
- Mortalität: 0,6 bis 35–50 %, bei notwendiger Kolektomie infolge pseudomembranöser Kolitis mit toxischem Megakolon

◘ Tab. 12.9 Risikofaktoren für eine Infektion mit C. difficile

Patientenfaktoren	Therapiefaktoren	Umgebungsfaktoren

– Hohes Alter
– Multimorbidität
– Gastrointestinale Operationen
– Enterale Sondenernährung
– Intensivpflichtige Erkrankung
– Eingeschränkte Immunität
	– Antibiotika mit hohem Risiko:
	  – Clindamycin
	  – Breitspektrumpeniciline
	  – Cephalosporine
	– Chemotherapeutika
	– PPI's (? Wird kontrovers diskutiert)
		Krankenhausaufenthalt

◘ Tab. 12.10 Verlaufsformen der CDAE

Milde Verlaufsform	Schwere Verlaufsform
– Meist *ohne* systemische Krankheitszeichen – Wässrige Diarrhö – Gelegentlich abdominelle Krämpfe – Tiefer abdomineller Druckschmerz	– *Mit* systemischen Krankheitszeichen – Massive wässrige Diarrhö – Ggf. Hämatochezie (Blutstuhl) – Abdominelle Schmerzen – Fieber – Ausgeprägter Schwäche – Gewichtsabnahme – Übelkeit, Erbrechen – Exsikkose – Leukozytose mit Linksverschiebung bis hin zu leukämoiden Reaktion

- Linearer Anstieg der Rate an C. difficile, Kolonisation mit Länge der Krankenhausaufenthaltsdauer (ca. 8 %/Woche)
- Rezidivrate:
    - Allgemein: 15–30 %
    - Rückfälle treten üblicherweise innerhalb der ersten 10 Tage (aber auch bis zu 2–3 Monate) nach Absetzen der CDAE-Therapie auf

Ätiologie/Pathogenese
- Clostridium difficile: obligat anaerobes grampositives sporenbildendes Stäbchenbakterium
- Durch die physiologische Darmflora besteht eine sog. Kolonisationsresistenz, d. h. unter einer Antibiotikatherapie besteht die Gefahr, dass wesentliche Teile der natürlichen Darmflora zerstört werden und C. difficile aufgrund seiner Resistenzeigenschaften selektioniert wird und sich somit vermehrt.
- Hauptmanifestation: Kolon (insbesondere linke Kolon)
- Für die Erkrankung der C.-difficile-assoziierten Diarrhö sind die Toxine A und/oder B notwendig.
- Prinzipiell kann jede Antibiotikagabe, inklusive Metronidazol und Vancomycin, zu einer CDAE führen.
- Hochrisikoantibiotika: Cephalosporine, Penicilline und Clindamycin

Klinik/Symptomatik
- **Breites Spektrum an Symptomen:**
    - Asymptomatische Träger
    - Milde Diarrhö ohne Kolitis
    - Kolitis *ohne* Ausbildung von Pseudomembranen
    - Kolitis *mit* Ausbildung von Pseudomembranen, sog. pseudomembranöse Kolitis
    - Fulminante Kolitis als schwerste Verlaufsform, aus der ein toxisches Megakolon, ein Ileus oder eine Perforation entstehen können
- Der Verlauf einer Kolitis mit Pseudomembranen ist ähnlich, jedoch meist schwerer als eine Kolitis ohne Pseudomembranen.
- Bis zu 3 % der Infizierten entwickeln eine fulminante Kolitis, die sich unter dem Bild eines akuten Abdomens präsentieren kann. Paradoxerweise kann es bei diesen Patienten zu einer Abnahme der Diarrhö infolge Verlustes des muskulären Darmwandtonus mit Ausbildung eines Ileus, eines toxischen Megakolons oder einer Perforation kommen.
- Die Symptome können während, kurz nach und bis zu 8 Wochen nach Beendigung einer antibiotischen Therapie oder Hospitalisierung auftreten.

Diagnostik
- **Anamnese/Medikamentenanamnese**
- **Labordiagnostik:**
    - Hypoalbuminämie: infolge einer Eiweißverlustenteropathie mit Anasarka und Ödemen
    - Elektrolytstörungen
    - Leukozytose
- **Mikrobiologische Diagnostik:**
    - Nachweis von Toxin A und/oder Toxin B → direkt aus dem Stuhl
        - Zytotoxinassay (Goldstandard): Sensitivität 94–100 %, Spezifität 99 %, Testdauer: 2 Tage
        - Enzymimmunoassay für Toxin A und B: Sensitivität: 55–94 %, Spezifität 92–98 %, Testdauer: 2 h
        - Kulturelle Anzucht, Dauer: 2 Tage
        - Ggf. PCR-basierte Methoden: Interpretation eines positiven Testergebnisses jedoch schwieriger, da Patienten mit längerem Krankenhausaufenthalt eine hohe Kolonisationsrate aufweisen ohne notwendigerweise an einer CDAE zu erkranken. Daher sind Untersuchungen, die das Toxin A und B nachweisen, notwendig.
        - Kontrovers wird das 3-malig wiederholte Testen diskutiert. Es scheint jedoch die Sensitivität zu erhöhen.
    - Transportbedingungen:
        - Toxine sind instabil, weshalb ein Transport innerhalb von 2 h ins Labor gefordert wird, ggf. Zwischenlagern bei Kühlschranktemperaturen
        - Bei kultureller Anzucht sind keine besonderen Transportbedingungen zu beachten.
- **Endoskopie** (◘ Tab. 12.11):
    - Möglicherweise rasche Diagnosestellung, insbesondere bei schwer kranken Patienten
    - Hilfreich zur differenzialdiagnostischen Abklärung anderer endoskopisch fassbarer Erkrankungen
    - Üblicherweise ist eine **flexible Rektosigmoidoskopie** ausreichend, da hauptsächlich das linke Kolon betroffen ist, das Rektum ist zumeist ausgespart.
    - Die Sensitivität der endoskopischen Diagnostik beträgt in Abhängigkeit der Ausprägung der Erkrankung 51–91 %, die Spezifität bei Vorliegen einer pseudomembranösen Kolitis nahezu 100 %.

Tab. 12.11 Endoskopische Befundkonstellation bei CDAE

Verlaufsform	Endoskopischer Befund
Milde Erkrankung	Meist unauffälliger Normalbefund
Kolitis ohne Pseudomembranen	Unspezifische Kolitis
Pseudomembranöse Kolitis	– Gelbliche Pseudomembranen (2–10 mm groß) – Teils konfluierende Plaques auf erythematöser Schleimhaut
Fulminante Kolitis	– Entzündliche Infiltrat betrifft die gesamte Mukosa bis ggf. Nekrose – Membranartige Ulzerationen (Mukosavulkane)

Differenzialdiagnosen
- Andere infektiöse Enteritiden (Salmonellen, Shigellen, Campylobacter)
- Simple antibiotikaassoziierte Diarrhö
- Segmentale-hämorrhagische penicillinassoziierte Kolitis
- Divertikulitis
- Chronisch entzündliche Darmerkrankungen
- Ischämische Kolitis
- Darmtuberkulose

Komplikationen
- Fulminante Kolitis
- Dehydratation, Elektrolytstörungen
- Toxisches Megakolon
- Perforation
- Ileus
- Enterales Eiweißverlustsyndrom mit Hypoalbuminämie, Anasarka, Ödemen
- Reaktive Arthritis 1–4 Wochen nach einer C.-difficile-assoziierten Diarrhö

Management und Therapie
- **Allgemeine Maßnahmen** (führt in 15–23 % zur Heilung)
    - Auslösendes Antibiotikum absetzen, falls möglich, ansonsten Wechsel auf eines mit einem geringeren Risiko. Falls Antibiotikatherapie nicht abgesetzt werden kann, dann Therapie der CDAE während der Antibiotikatherapie und eine zusätzliche Woche nach Absetzen der anderen Antibiotikatherapie
    - Supportive Therapie: Flüssigkeitssubstitution, Elektrolytausgleich
    - Keine Motilitätshemmer, wie z. B. Loperamid, Opioide
    - Hygienemaßnahmen: Isolierung
- **Spezifische Therapie:** Metronidazol oder Vancomycin
    - Beide Substanzen gelten als gleichwertig.
    - Metronidazol: geringere Kosten, weniger Ausbildung Vancomycin-resistenter Enterokokken (VRE), vergleichbare Ansprechraten vor allem bei milder Erkrankung

Dosierung

Metronidazol als Therapie der 1. Wahl bei CDAE
- Oral: 3-mal 500 mg oder 4-mal 250 mg p.o. für 7–10 Tage
- Parenteral: 3-mal 500 mg i.v. für 7–10 Tage

Vancomycin als Therapie der 2. Wahl bei CDAE
- 4-mal 125 mg bis 4-mal 500 mg/Tag p.o. (Ampullen zur i.v.-Anwendung oral applizieren) *oder* Vancomycin-Enterocaps 0,5–2 g in 3 oder 4 Teilgaben
- Behandlungsdauer: 7–10 Tage
- Indikationen für Vancomycin:
    - Kontraindikation gegen Metronidazol
    - Therapieversagen unter Metronidazol
    - Nachgewiesene Metronidazol-Resistenz
    - Kritisch kranker Patient mit schwerem/fulminantem Verlauf einer CDAE
    - Hinweise dafür, dass die Erkrankung durch Staphylococcus aureus bedingt ist

Alternative Antibiotika
- Keines war überlegen: Rifampin, Teicoplanin (2-mal 100 mg/Tag p.o.), Rifaximin, Bacitracin, Fusidinsäure

- **Schwer kranker Patient mit hochgradigem V. a. eine CDAE:**
    - Empirische Therapie mit Metronidazol empfiehlt sich bereits vor definitiver Sicherung der Diagnose.
    - Zunehmend wird in Fällen mit schwerer CDAE die Therapie mit Vancomycin p.o. als Therapie der 1. Wahl vertreten.

- **Ileus oder toxisches Megakolon:**
  - Metronidazol **i.v.** (3- bis 4-mal 500–750 mg) plus Vancomycin **p.o.** (4-mal 500 mg, i.v.-Gabe ohne Wirksamkeit gegen C. difficile)
  - **Vancomycin-Einläufe:** 4-mal 500 mg/500–1000 ml NaCl intrakolonisch (möglichst 60 min halten) oder 1-mal 2000 mg, dann 100 mg alle 4 h und nach jedem Stuhlgang
- **Asymptomatische Träger:**
  - Keine Therapie notwendig
  - Eine Therapie bei asymptomatischen Trägern in Risikobereichen (z. B. Krankenhaus, Heimen etc.) wird jedoch empfohlen.
- **Chirurgische Therapieoption:**
  - Indikationen
    - Therapieversagen
    - Fulminante Verläufe ohne klinische Besserung innerhalb von 48 h oder Komplikationen (z. B. Peritonitis, Perforation, toxisches Megakolon)
  - Methode: subtotale Kolektomie mit Ileostomaanlage (Erhaltung des Rektums), spätere Rückverlagerung des Anus praeter

Rezidive

- Diagnosesicherung!
- Supportive Therapie
- Auslösende Medikation absetzen
- Erneute Antibiotikatherapie <8 Wochen nach Therapie einer CDAE vermeiden (◘ Tab. 12.12)

Neutropene (Entero-)Kolitis

Definition

- Synonyme: »neutropene Enteropathie«, »necroticing enterocolitis«, »neutropenic thyphilitis«, »ileocoecal syndrome«
- **Entzündliche, nekrotisierende Erkrankung**

Epidemiologie

- Inzidenz im Rahmen einer Neutropenie bzw. Agranulozytose: 3–33 %
- Rezidivrate bei erneuter Aplasie: 27–83 %

Ätiologie

- Ausgeprägte **Neutropenie** bzw. **Agranulozytose**
  - Auftreten vor allem im Rahmen einer (hochdosierten) Chemotherapie, insbesondere bei Chemotherapie von akuten Leukämien
  - Behandlung von soliden Tumoren
  - Allergische oder toxische Agranulozytose
  - Benigne zyklische Neutropenie
  - Aplastische Anämie
  - Myelodysplastisches Syndrom
  - Multiples Myelom
  - Angeborene oder erworbene Immundefizienzsyndrome (z. B. Aids)
  - Immunsuppressive Behandlung Transplantierter und einer Vielzahl anderer Krankheitszustände

◘ **Tab. 12.12** Management bei Rezidiven einer CDAE

Erstes Rezidiv	Gleiches Therapieregime wie bei erster Therapie (s. oben) für 10–14 Tage
Zweites Rezidiv: Ausschleichende Vancomycingabe	– 1. Woche: 4-mal 125 mg/Tag p.o. – 2. Woche: 3-mal 125 mg/Tag p.o. – 3. Woche: 1-mal 125 mg/Tag p.o. – 4.–5. Woche: 125 mg alle 2 Tage p.o. – 6.–7. Woche: 125 mg alle 3 Tage p.o.
Drittes Rezidiv: Ausschleichende Vancomycingabe (s. oben) plus Saccharomyces boulardii (Hefe, Probiotika)	– 2-mal 250 mg p.o. für 4 Wochen oder Colestyramin 4-mal 4 g/Tag p.o., insbesondere im Anschluss an eine Antibiotikatherapie (wird beides kontrovers diskutiert bzw. keine ausreichende Validierung in Studien) – Es wurden auch erfolgreiche Fälle beschrieben, die bei rezidivierender Erkrankung Vancomycin gefolgt von Rifaximin erhielten
Ggf. Gabe von Immunglobulingabe bei Defizienz (nicht gut validiert)	– Immunglobuline (200–500 mg/kgKG), da einige Patienten mit einem rezidivierenden Verlauf niedrige Serum-IgG-Titer gegen das Toxin A aufwiesen – Passive Immunisierung mit einem polyvalenten γ-Globulin mit einem hohen Gehalt gegen Toxin A erwies sich in einigen kleinen Studien als wirksam (Verabreichung alle 3 Wochen, Dauer der Therapie richtet sich nach dem klinischen Ansprechen)

Pathogenese
- **Multifaktorielle Pathogenese**, verschiedene Mechanismen:
  - Neutropenie bzw. Agranulozytose
  - Eingeschränkte Immunabwehr (gegenüber dem Eindringen von Mikroorganismen)
  - Direkte Schädigung der Darmwand durch eine neoplastische Infiltration (Lymphom- oder leukämische Infiltrate)
  - Direkte Schädigung der Mukosa durch Zytostatika
- **Prädilektionsstelle: Ileozökalregion**
  - Ausgeprägte Dehnbarkeit und lymphatisches Gewebe (im Vergleich zum restlichen Kolon)
  - Verminderte Vaskularisation (weitere Verschlechterung bei Distension)
- **Mikrobiologischer Aspekt:**
  - Die Rolle von Bakterien, Pilzen und Viren wird kontrovers diskutiert.
  - In histologischen Untersuchungen finden sich jedoch häufig Infiltrationen der Darmwand mit Keimen.
  - Häufig kommt es zur Bakteriämie oder Fungämie, meist mit Darmkeimen z. B. Pseudomonas oder Candida.

Klinik/Symptomatik
- **Abdominelle Schmerzen** (93 %):
  - Meist rezidivierende, kolikartige Bauchschmerzen
  - Schmerzlokalisation: meist rechter Unterbauch
  - Ggf. (Sub-) Ileussymptomatik durch Einengung des Ileozökalpols mit konsekutiver Aufweitung der vorgeschalteten (Dünn-) Darmsegmente
- **Fieber** (75 %)
- **Diarrhö** (51 %): meist wässrig, selten hämorrhagisch
- **Unspezifische Begleitsymptome:** Übelkeit, Erbrechen, Meteorismus bzw. aufgetriebenes Abdomen, Stomatitis, Mukositis als Zeichen der mukosalen Schädigung

Diagnostik
- **Anamnese:** z. B. Zustand während Chemotherapie
- **Körperliche Untersuchung:**
  - Tastbare Resistenz im rechten Unterbauch
  - Umschriebener Druckschmerz im rechten Unterbauch mit/ohne Loslassschmerz
- **Labordiagnostik:** Neutropenie, Zahl der absoluten Neutrophilen <500/µl
- **Mikrobiologische Diagnostik:**
  - Stuhlkulturen (Bakterien, Clostridium difficile Toxin, Viren, Parasiten)
  - Blutkulturen
- **Virologische Diagnostik:**
  - CMV-PCR
  - CMV-Antigen im Blut
  - CMV-Antigen im Urin
- **Computertomographie** (Bildgebung der 1. Wahl):
  - Hohe Sensitivität (falsch-negativ Rate: 15 %)
  - Flüssigkeitsgefüllte Darmschlingen
  - Distendiertes Zökum
  - Darmwandverdickungen
  - Intramurale Ödeme
  - Luft oder Hämorrhagien
  - Perforation mit freier Luft
  - Weichteilvermehrung als Hinweis auf eine Abszessbildung
- **Abdomensonographie** (falsch-negativ Rate 23 %):
  - Ausgeprägte, schwächer echogene asymmetrische Darmwandverdickung mit transmuraler Entzündungsreaktion und Arealen unterschiedlicher Echogenität, durch Ödem, Nekrosebildung und/oder umschriebene Hämorrhagien
  - Ggf. murale Lufteinschlüsse (als Zeichen einer Infektion mit gasbildenden Keimen)
  - Perikolische Flüssigkeitsansammlung
  - Nachweis freier Luft bei Perforation
  - Bei schwerem Krankheitsverlauf: Luft im Pfortadersystem
- **Ggf. Endoskopie:**
  - Indikation: »nur« bei gezielten Fragestellungen (z. B. Ausschluss einer CMV-Kolitis, eines leukämischen/lymphomatösen Infiltrates, einer pseudomembranösen Kolitis)
  - Makroskopischer Befund:
    - Dilatierte, ödematös verdickte Darmwand mit hämorrhagischen und nekrotischen Bezirken
    - Unregelmäßigkeiten der Mukosa mit vergröberter, nodulärer/granulomatöser Schleimhaut
    - Ulzerationen und Läsionen, die karzinomatösen Veränderungen ähneln (»mass-like lesion mimicking carcinoma«)
  - Mikroskopisch (Pathologie): Ödem, Hämorrhagie, Nekrose, ausgeprägte entzündliche Infiltrationen werden nur selten beobachtet, ebenso wie leukämische/lymphomatöse. Gelegentlich Infiltrationen von Keimen

> **Cave**
> Relativ kontraindiziert ist der Kolonkontrastmitteleinlauf oder der Röntgen-Sellink mit bariumhaltiger Suspension, da dies die Perforationsgefahr deutlich erhöht und die diagnostische Bedeutung gering ist. In Einzelfällen kann jedoch die Gabe von wasserlöslichem Kontrastmittel (z. B. Gastrografin) erwogen werden.
> Das endoskopische Vorgehen in der Diagnostik ist relativ kontraindiziert (z. B. wegen Perforationsgefahr), daher nur gezielter Einsatz.

Differenzialdiagnosen
- Appendizitis
- Periappendizitischer Abszess
- Bakterielle Enterokolitis
- CMV-Infektion
- Morbus Crohn
- Darmtuberkulose
- Pseudomembranöse und ischämische Kolitis
- Graft-versus-Host-Erkrankung (tritt in der Regel erst nach Engraftment auf)
- Neoplastische Infiltration (leukämische, lymphomatöse)
- Pseudo-Obstruktion (Ogilvie-Syndrom)

Komplikationen
- Peritonitis
- Perforation
- Transmurale Nekrose
- Abszedierung
- Sepsis/Schock mit Organkomplikationen
- Therapierefraktäre Blutungen (auch nach Korrektur der Gerinnungsstörung)

Therapie und Management
- **Individualisierte Therapie**: möglichst konservatives Prozedere aufgrund der hohen Operations-Letalität
- **Ernährung:**
    - Patienten nüchtern lassen
    - Parenterale Ernährung/Flüssigkeitssubstitution
    - Magensonde (Ablaufsonde, ggf. unter intermittierenden Sog)
- **Antibiotika/Antimykotika:**
    - Breitspektrumantibiotika: evtl. mit Abdeckung von C. difficile, falls eine pseudomembranöse Kolitis nicht mit Sicherheit ausgeschlossen werden kann
    - Antimykotika (Amphotericin B, Fluconazol etc): bei protrahiertem Fieber (>72 h) und V.a. eine Fungämie
- **Weitere Therapieansätze:**
    - Eigene Erfahrungen: Dekompression durch Absaugen von Luft im Rahmen einer Koloskopie, Einlegen einer Kolondekompressionssonde
    - Stimulationsfaktoren/Granulozytentransfusionen: Verkürzung der Neutropeniedauer durch Gabe von z. B. G-CSF, GM-CSF oder auch (allerdings kontrovers diskutiert) Granulozytentransfusionen
    - Ggf. selektive Darmdekontamination
    - Anticholinergika, Antidiarrhoika und Opioide: möglichst vermeiden, da diese einen Ileus verschlechtern können
- **Chirurgisches Vorgehen:**
    - Indikationen: Zeichen der schweren Peritonitis, freie Perforation, Abszedierung, profuser gastrointenstinaler Blutung (nach Verbesserung der Gerinnungssituation) oder progredienter klinischer Verschlechterung unter Behandlung
    - Methode: zweizeitige Hemikolektomie rechts; intraoperativ sollte der gesamte nekrotische Darm reserziert werden (inkomplette Resektion von nekrotischem Darm führte in allen beschriebenen Fällen zum Tod); intraoperativ zeigt sich jedoch trotz Nekrose oftmals nur eine wenig beeindruckende Entzündung der Serosa, was die Identifikation zu reserzierenden Darmabschnitte erschwert

Prognose
- Die Letalität bei Zeichen der Perforation, bei Sepsis und Organkomplikationen liegt >50 %, da schon allein die perioperative Letalität mit ca. 50 % angegeben wird.
- Als wesentlicher prognostischer Faktor gilt die **Normalisierung der Leukozytenzahl** und die **Dauer der ausgeprägten Neutropenie**, da diese eine kontinuierliche bakterielle Invasion der Darmwand mit nachfolgender Persistenz und Perpetuation der Läsionen mit möglicher Nekrose und Perforation begünstigt.

12.5 Akute Pankreatitis

H.M. Steffen

Definition

- Leitsymptom der akuten Pankreatitis ist der **gürtelförmige Oberbauchschmerz** mit Ausstrah-

12.5 · Akute Pankreatitis

lung in den Rücken, häufig mit Übelkeit und Erbrechen.
- Die Diagnose gilt als gesichert bei **typischer Klinik** und **erhöhter Lipase** oder **Amylase** >3fach des oberen Normwertes.

Allgemeines

- **Inzidenz** (Europa): 2,1–42/100.000
- **Gesamtletalität**: 3 % (milde Pankreatitis) bis 30 % (infizierte Nekrosen)
- **Schwere (nekrotisierende) Pankreatitis** (ca. 20 % d. F.) mit Organversagen und/oder lokalen Komplikationen (Nekrose, Pseudozyste, Abszess)
- Pathogenese:
  - Vorzeitige Trypsinaktivierung in den Azini führt zu Leukozytenaktivierung mit **primär lokaler**, unter Umständen exzessiver Zytokinproduktion (z. B. IL-1, IL-6, TNF-α).
  - Sekundär kommt es zur **generalisierten Systemerkrankung** (SIRS, Sepsis).
  - Serumkonzentration der Zytokine korreliert mit dem Schweregrad.
  - Serumkonzentration von Amylase und Lipase korrelieren dagegen nicht mit dem Schweregrad.

Ätiologie

- **Cholelithiasis**: ca. 40–50 % (**biliäre Pankreatitis**)
- **Alkohol**: ca. 25–30 % (**Alkoholpankreatitis**)
- **Idiopathisch**: ca. 15 %
- Seltene Ursachen:
  - **Obstruktion**: Tumoren, anatomische Varianten (z. B. Pancreas divisum), funktionell (Sphinkter-Oddi-Dysfunktion), Parasiten
  - **Metabolisch**: Hypertriglyzeridämie >1000 mg/dl, Hyperkalzämie
  - **Toxisch**: Medikamente, Skorpiongift
  - **Traumatisch**: nach Unfall, post-ERCP
  - **Ischämisch**: Vaskulitis, Schock, Embolie
  - **Infektionen**: viral (Mumps, Röteln, Hepatitis A–C, Coxsackie-B, Echo-, Adeno-, Zytomegalie-, Epstein-Barr, Humanes Immundefekt-Virus), bakteriell (Mykoplasmen, Mykobakterien, Legionellen, Leptospiren, C. jejuni) und parasitär (Ascariasis [Spulwurm], Clonorchiasis [Chinesischer Leber-Egel])
  - **Autoimmun** ohne *oder* mit assoziierten Autoimmunerkrankungen (Sicca Syndrom, PSC, Autoimmunhepatitis, Zöliakie)
  - **Hereditär** (bei ca. 80 %. Mutationen im PRSS1-, SPINK 1- oder CFTR-Gen)

Diagnostik

Körperliche Untersuchung

- Abwehrspannung und »Gummibauch« als Zeichen der akuten Pankreatitis
- Selten »bläulich-grünliche Ekchymosen« → ungünstige Prognose!
  - Paraumbilikal: **Cullen-Zeichen**
  - Leistenregion: **Fox-Zeichen**
  - Flankenregion: **Grey-Turner-Zeichen**

Laborchemische Untersuchungen

- Blutbild/Differenzialblutbild, CRP, (Procalcitonin), Harnstoff, Kreatinin, Natrium, Kalium, Kalzium, Nüchternblutzucker, LDH, TPZ, PTT, Albumin, Triglyzeride, Blutgasanalyse → **Schweregrad einer akuten Pankreatitis**
- **Hinweise auf Genese**:
  - AP, γ-GT, Bilirubin direkt, ALT Hinweis auf die **biliäre Genese** einer Pankreatitis oder **mechanische Obstruktion** bei Pankreaskopfraumforderung
- Lipase (höhere Spezifität), Amylase (schneller wieder im Normbereich) → **Entzündung**

Schweregraduierung der akuten Pankreatitis

- Entscheidender Schritt im Management der akuten Pankreatitis → **Atlanta-Klassifikation**

Kriterien der schweren Pankreatitis (Atlanta-Kriterien)

Organversagen
- Schock (systolischer Blutdruck <90 mmHg)
- Respiratorische Insuffizienz (pO_2 <60 mmHg)
- Niereninsuffizienz (Kreatinin >2 mg/dl nach Rehydratation)
- Gastrointestinale Blutung (>500 ml Blutverlust/24 h)
- Lokale Komplikationen und Zeichen einer ungünstigen Prognose

Lokale Komplikationen
- Pankreasnekrose (>30 % oder >3 cm)
- Pankreasabszess (umschriebene Eiteransammlung)
- Pseudozyste (Pankreassekret umgeben von Kapsel aus Granulations-/Narbengewebe)

Zeichen einer ungünstigen Prognose
- Ranson-Score ≥3
- APACHE-II-Score ≥8

▶ Die erforderlichen Scoring-Systeme (z. B. APACHE-II-Score) sind aufwändig, in der klinischen Routine kaum praktikabel.
Das Akutphaseprotein CRP >150 mg/l gilt als wertvollster Einzelparameter zur Vorhersage einer schweren Pankreatitis (◘ Abb. 12.3).

- Blutzucker >125 mg/dl und Hämatokrit >43 % (♂) bzw. >40 % (♀) haben einen negativen prädiktiven Wert von ca. 90 %, d. h. Patienten mit Werten unterhalb dieser Grenzen haben in der Regel keine schwere Pankreatitis
- Prognostisch ungünstig:
  - Adipositas
  - Alter >55 Jahre
  - Leukozytose >16.000/μl
  - LDH >350 U/l
  - AST >250 U/l
  - Kalzium <2 mmol/l
  - Über 48 h anhaltendes Organversagen
  - Lungeninfiltrate bzw. Pleuraerguss (Röntgen-Thorax)

Bildgebende Diagnostik
- **Abdomensonographie**: einfachste Methode (▶ Abschn. 12.8)
- **Computertomographie** mit i.v. Kontrastmittel:
  - Frühestens nach 72 h zum Nekrosenachweis und Einschätzung der Prognose (Balthazar-Score)
  - Nur etwa 50 % der Patienten mit Nekrosen entwickeln ein schweres Krankheitsbild
  - Verlaufskontrollen nach 7–10 Tagen bei V.a. Komplikationen und/oder klinischer Verschlechterung
- **ERCP, ggf. Papillotomie und Steinextraktion**:
  - Innerhalb 24 h: Notfallmaßnahme bei Cholangitis (Charcot-Trias: Schmerzen im rechten Oberbauch, Fieber und Ikterus)
  - Innerhalb 72 h: V. a. biliäre Genese (positiver prädiktiver Wert 95 % für ALT >3fach oberer Normwert, außerdem dilatierter DHC, erhöhte Cholestaseparameter)

▶ Etwa 3 Monate nach einer Pankreatitis unklarer Ätiologie Endosonographie zum Ausschluss eines Pankreaskarzinoms.

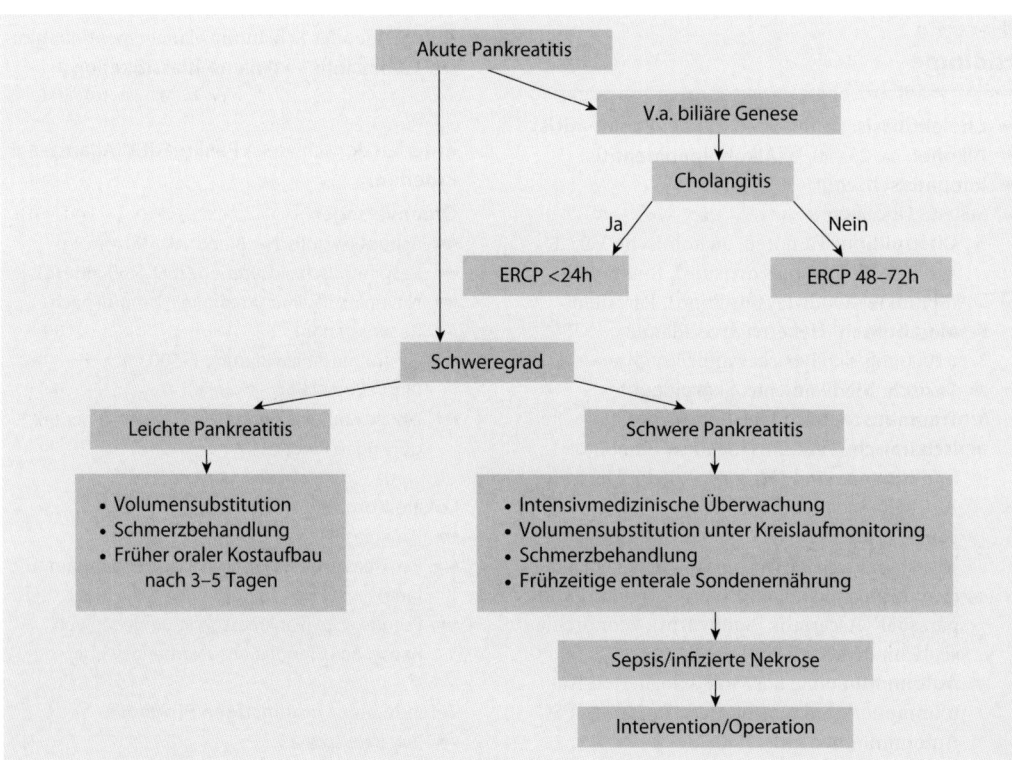

◘ Abb. 12.3 Management bei akuter Pankreatitis

Differenzialdiagnosen

- Akute Cholezystitis/Cholangitis*
- Peptisches Ulkus
- Akute Gastritis
- Magenkarzinom
- Sphinkter-Oddi-Dysfunktion
- Pankreaskarzinom*
- Intestinale Obstruktion (Ileus)*
- Basale Pneumonie mit Pleuritis
- Diabetische Ketoazidose[a]
- Mesenterialinfarkt*
- Akutes Koronarsyndrom
- Perikarditis
- Aortendissektion
- Ektope Schwangerschaft[a]

> **Cave**
> Die in den Differenzialdiagnosen mit * gekennzeichneten Erkrankungen können mit erhöhter Lipase und/oder Amylase einhergehen. Dies gilt zusätzlich auch für akute Appendizitis oder chronische Niereninsuffizienz.
> Mit a gekennzeichnet sind Erkrankungen, bei denen die Amylase erhöht sein kann.

Therapie

Basistherapie

- **Schmerztherapie**: (Tab. 12.13), einschließlich Opiate
- **Volumensubstitution** (initial 3–6 l/24 h, Ziel: systolischer Blutdruck >100 mmHg, Urinproduktion 0,5 ml/kgKG/h)

> Die Messung des ZVDs oder Pulmonalarteriendrucks zur Volumensteuerung bei schwerer Pankreatitis ist schlechter geeignet als volumenbasierte Parameter wie z. B. intrathorakales Blutvolumen, extravasales Lungenwasser oder globales enddiastolisches Volumen (z. B. PiCCO-System).

Ernährungstherapie

- **Magensonde**: nur bei Subileus/Ileus
- **Nahrungskarenz**: bei Subileus/Ileus, Übelkeit und Erbrechen bis zu 5–7 Tage
- **Parenterale Therapie**: bei Kontraindikationen gegen orale Nahrungszufuhr
- **Enterale Ernährung (frühzeitig) via Jejunalsonde** (25–35 kcal/kgKG): reduziert bei der schweren Pankreatitis infektiöse Komplikationen
- **Kostaufbau**: bei Schmerzfreiheit, 1–2 Tage Tee und Zwieback, dann fettreduzierte Vollkost

Weitere Maßnahmen

- **Spezifische medikamentöse Therapie** (Antiproteasen, Protease-Inhibitoren, Antioxidanzien oder Antiphlogistika) → **ineffektiv**
- »Ruhigstellung« des Pankreas durch antisekretorische Substanzen ist obsolet (!)
- **Antikoagulation**: Low-dose-Heparinisierung 2-mal 5000–7500 I.E. s.c.
- **Oxygenierung**: O_2-Supplementierung, ggf. Intubation und Beatmung (Entwicklung eines extrapulmonalen ARDS)
- **Stress-Ulkus-Prophylaxe**: Protonenpumpenhemmer
- **Ggf. Nierenersatztherapie**: intermittierende Hämodialyse oder kontinuierliche Verfahren
- **Antibiotische »Prophylaxe«**: nicht wirksam zur Vermeidung infizierter Nekrosen und/oder Senkung der Sterblichkeit
- **Antibiotische »Therapie«**: bei Sepsis oder nachgewiesener/hochwahrscheinlicher Infektion
- **Biliäre Pankreatitis**: Cholezystektomie während des gleichen stationären Aufenthaltes

Therapie »lokaler Komplikationen«

- **Pankreasnekrose**: per se keine Indikation zur Therapie
- **Klinische Verschlechterung** (erneute Bauchschmerzen, Fieber und Leukozytose, typischerweise in der 2. oder 3. Woche)

Tab. 12.13 Therapie der akuten Pankreatitis

Substanzgruppe	Medikament	Dosierung
Analgetika	Metamizol (Novalgin)	1–2,5 g langsam i.v./Kurzinfusion
	Buprenorphin (Temgesic)	0,3 mg langsam i.v.
	Pethidin (Dolantin)	50 mg i.v. und ggf. 50 mg s.c. oder als Perfusor
Antiemetika	Metoclopramid (Paspertin)	10–20 mg i.v.
	Dimenhydrinat (Vomex A)	62,5 mg i.v.
Antibiotika	Imipenem+Cilastatin (Zienam)	3-mal 0,5–1 g i.v.

- Diagnostische Feinnadelbiopsie der Nekrose (endosonographisch oder CT-gesteuert)
- Gram-Färbung bzw. mikrobiologische Kultur zum Nachweis einer Infektion
- **Nachgewiesene Infektion:**
  - Interventionelles Débridement transgastral oder perkutan
  - Chirurgisches Vorgehen möglichst erst 10–14 Tage nach Schmerzbeginn
- **Pseudozysten:**
  - Häufige Rückbildung
  - Interventionelle endoskopische *oder* perkutane Ableitung nur bei Symptomen
- **Notfallangiographie und Embolisation:** bei Blutungen in Pseudozysten oder aus postentzündlichen Pseudoaneurysmen
- **Abdominelles Kompartmentsyndrom (AKS):**
  - Definition: intraabdominelle Druckerhöhung >20–25 mmHg (gemessen über Harnblasenkatheter, Nullpunkt auf Höhe der Symphyse) mit konsekutiver Beeinträchtigung der Funktion eines oder mehrerer Organsysteme (z. B. Einschränkung der Nieren-/Lungenfunktion sowie Reduktion der Splanchnikusperfusion)
  - Therapie des AKS:
    - Chirurgische Dekompression (dekompressive Laparotomie)
    - Konservative Behandlungsregimes: z. B. Einläufe, Prokinetika

12.6 Erkrankungen der Gallenwege

H.M. Steffen

Definition

Leitsymptom der Gallenwegserkrankungen ist die **Cholestase** mit/ohne Ikterus sowie der **rechtsseitige Oberbauchschmerz.**
- **Ikterus:** Gelbfärbung von Skleren, Haut und Schleimhäuten, erkennbar ab einer Serumbilirubinkonzentration von etwa 2,0–2,5 mg/dl
- **Cholestase:** jede Störung der Gallbildung und -sekretion vom Hepatozyten (intrahepatische nicht obstruktive Cholestase) über die ableitenden intra- und extrahepatischen Gallenwege (intra- oder extrahepatische obstruktive Cholestase) bis zur Gallengangsmündung auf der Papille

> Die rationelle Abklärung eines Ikterus muss bei der Vielzahl möglicher prä-, intra- und posthepatischer Erkrankungen vordringlich die Frage nach einem mechanischen Abflusshindernis klären sowie insbesondere bei Fieber und positiver Reiseanamnese eine Malaria frühzeitig in der Differenzialdiagnose berücksichtigen.

Allgemeines

- Prävalenz extrahepatischer Abflussstörungen beim ikterischen Patienten: ca. 40 %, Zunahme mit dem Alter
- Häufigste Ursache der Obstruktion: Choledocholithiasis (!)

Ätiologie

- **Cholelithiasis:** Prävalenz bei Frauen ca. 20 %, bei Männern ca. 10 %
- **Cholangiopathien:** hereditäre und entwicklungsbedingte Störungen oder immunologische, infektiöse, toxische, ischämische, neoplastische Ursachen
- **Kompression/Infiltration:** extraluminale Raumforderungen (z. B. Lymphome), entzündliche oder neoplastische Erkrankungen des Pankreas
- **Papillenneoplasie oder -sklerose** sowie **Sphinkter-Oddi-Dysfunktion:** reversible Form der Obstruktion
- **Narbige Gangstrikturen**, z. B. **Mirizzi-Syndrom** (Gallenblasenhalsstein mit Kompression des Ductus hepatocholedochus) oder postoperativ

Klinik/Symptomatik

- **Kolikartige Schmerzen**, unter Umständen assoziiert mit Übelkeit und Erbrechen als charakteristische Symptome einer Cholelithiasis
- Blähungen oder dyspeptische Beschwerden sind nicht steintypisch (!)

> Die Gallenkolik ist definiert als akut einsetzender, heftiger, gut erinnerlicher Schmerz im Epigastrium oder rechten Oberbauch, länger als 15 min anhaltend, der in die rechte Schulter oder in den Rücken ausstrahlen und bis zu 5 h andauern kann. Hält der Schmerz länger als 5 h an, muss an Komplikationen gedacht werden (Cholezystitis, Cholangitis, Pankreatitis).

- **Akute Cholezystitis:**
  - Biliäre Schmerzen (>6 h anhaltend)
  - Fieber ± laborchemische Entzündungszeichen
  - Sonographisch Gallenblasenwandödem
  - Lokaler Druckschmerz (Murphy-Zeichen)

12.6 · Erkrankungen der Gallenwege

- **Akute Cholangitis (Charcot-Trias):** Ikterus, Fieber (ggf. Schüttelfrost bis Sepsis) und rechtsseitige Oberbauchschmerzen
- **Maligne Obstruktion:** schmerzloser Ikterus mit Allgemeinbeschwerden, Inappetenz und Gewichtsverlust
- **Gallengangsverschluss:** acholischer Stuhl, evtl. Steatorrhö und bierbrauner Urin

Diagnostik

Anamnese
- **Cholelithiasis:** Adipositas, metabolisches Syndrom, rasche Gewichtsreduktion, hämolytische Anämie, multiple Schwangerschaften, lange parenterale Ernährung
- **Verschlussikterus mit infektiöser Cholangitis:** bekanntes Steinleiden, vorausgegangene Operationen oder Interventionen an den Gallenwegen
- **Ischämische Cholangiopathie:** intraarterielle Infusion, Chemoembolisation
- **Parasitäre Cholangitiden:** Frage nach Auslandsaufenthalten, HIV-Infektion
- **Intrahepatisch nicht obstruktive Cholestase:** vorbestehende Lebererkrankungen, Risikofaktoren für infektiöse Hepatitiden, Alkohol und andere Drogen, toxische Arbeitsplatzbelastungen sowie Schwangerschaft

Körperliche Untersuchung
- **Murphy-Zeichen:** Schmerz im rechten oberen Quadranten, verstärkt bei tiefer Inspiration und Palpation am rechten Rippenbogenrand (Sensitivität von 65–97 % für die akute Cholezystitis)
- **Courvoisier-Zeichen:** tastbare, nicht schmerzhafte Gallenblase spricht für eine maligne Obstruktion des Ductus hepatocholedochus
- **Kratzspuren** (vor allem an den Extremitäten): Zeichen einer länger bestehenden Cholestase
- **Xanthome** oder **Xanthelasmen:** Hinweis auf Hypercholesterinämie bei PBC
- **Weitere Zeichen:** Leberhautzeichen, Hepatosplenomegalie bzw. derbe Leber mit knotiger Oberfläche, Aszites, Unterschenkelödeme und Zeichen der Enzephalopathie als Hinweise auf chronische Lebererkrankung

Laborchemische Untersuchungen
- **Infektiöse Cholangitis, Cholezystitis:** Blutbild/Differenzialblutbild, CRP, Procalcitonin
- Marker der **hepatozellulären Schädigung:** AST (GOT), ALT (GPT)
- **Cholestaseparameter:** AP, γ-GT, direktes Bilirubin
- **Hämolyseparameter:** Retikulozyten, indirektes Bilirubin, LDH, Haptoglobin (Differenzialdiagnose)
- Parameter der **Lebersyntheseleistung:** Albumin, CHE, INR (Quick), PTT
- Parameter einer **Pankreaserkrankung:** Amylase, Lipase
- Frage nach **Nephrolithiasis:** Urin: Stix, Sediment

Bildgebende und invasive Verfahren
- Die Auswahl der verschiedenen Verfahren orientiert sich an der klinischen Situation bzw. der lokal verfügbaren Expertise.
- **Abdomensonographie:** Methode der 1. Wahl
- **Endosonographie:** sensitives Verfahren zum Nachweis einer Choledocholithiasis
- **Kernspintomographie:** in Form der MRCP nicht-invasive Alternative zur ERCP und zur Endosonographie mit vergleichbarer Sensitivität zum Nachweis einer Obstruktion
- **ERCP (endoskopisch-retrograde Cholangiopankreatikographie):** Methode der Wahl bei zu erwartendem Interventionsbedarf und ggf. in Kombination mit **Cholangioskopie** (Mother-Baby-Endoskop) zur Histologiegewinnung
- **Endoskopische Papillotomie:** Methode der Wahl zur Steinextraktion, Komplikationen: Pankreatitis (1,3–6,7 %), Blutung (0,7–2,4 %), Cholangitis und Sepsis (0,1–5,0 %), Perforation (0,3–1,1 %), Letalität (0,2–0,4 %)
- **PTC (perkutane transhepatische Cholangiographie):** Methode der Wahl bei zu erwartendem Interventionsbedarf und fehlender Erreichbarkeit der Papille

Cholelithiasis

Klinik/Symptomatik (◘ Tab. 12.14)
Komplikationen
- Akute Cholezystitis → bis hin zur Sepsis
- Gallengangsverschluss → aszendierende Cholangitis
- Akute Pankreatitis → biliäre Pankreatitis
- Perforation bzw. Fistel in den Magen-Darm-Trakt → biliäre Peritonitis
- Gallensteinileus (gekennzeichnet durch Aerobilie, Dünndarmileus, ggf. Steinschatten)
- Gallenblasenhydrops (bei Stein im Ductus cysticus)
- Kompression des DHC durch impaktierten Stein im Ductus cysticus → sog. **Mirizzi-Syndrom**

Tab. 12.14 Cholezystolithiasis versus Choledocholithiasis

Gallenblasensteine	Gallengangssteine
– 70–80 % der Gallenblasensteinträger sind asymptomatisch (= stumme Gallensteine) – Inzidenz von Koliken ca. 1–4 %/Jahr – Komplikationen 0,1–0,2 %/Jahr – Keine Therapie, Ausnahmen: Porzellangallenblase, Steine >3 cm, gleichzeitiger Gallenblasenpolyp >1 cm – 20–30 % der Gallenblasensteinträger entwickeln Koliken (Rezidive: 6–50 %, meist im 1. Jahr) – Komplikationen: 1–3 %/Jahr – Therapie: Cholezystektomie	– Klinische Manifestation häufig erst durch Komplikationen – Biliäre Pankreatitis – Eitrige Cholangitis

Tab. 12.15 Therapie der Gallenkolik

Substanzgruppe	Medikament	Dosierung
Analgetika	Metamizol (Novalgin)	1–2,5 g langsam i.v./Kurzinfusion
	Buprenorphin (Temgesic)	0,3 mg langsam i.v.
	Pethidin (Dolantin)	50 mg i.v./Perfusor und ggf. 50 mg s.c.
Spasmolytika	N-Butylscopolamin (Buscopan)	10–20 mg i.v.
Antiemetika	Metoclopramid (Paspertin)	10–20 mg i.v.
	Dimenhydrinat (Vomex A)	62,5 mg i.v.

- Obstruktion des Duodenum → sog. **Bouveret-Syndrom**
- Mögliche Spätkomplikation bei chronisch-rezidivierender Cholezystitis → Gallenblasenkarzinom

Differenzialdiagnostik
- Akute Pankreatitis
- Nephrolithiasis
- Pyelonephritis
- Peptisches Ulkus, akute Gastritis
- Akuter Hinterwandinfarkt
- Basale Pneumonie mit Pleuritis
- Akute Appendizitis
- Angina abdominalis

Therapie
- **Gallenkolik** (Tab. 12.15):
  - Symptomatische Therapie sowie Nahrungskarenz
  - Parenterale Flüssigkeits- und Elektrolytsubstitution
  - Ggf. Magensonde
- **Choledocholithiasis (Gallengangssteine)** und **Cholangitis** und/oder **dilatierter DHC**
  - **ERCP bei erreichbarer Papille bzw. PTC bei nicht erreichbarer Papille**
    - Endoskopische Papillotomie mit Steinentfernung (Erfolgsrate: 85 %)
    - Evtl. in Kombination mit intra- oder extrakorporaler Lithotripsie (Erfolgsrate: >95 %)
  - Evtl. Drainage, z. B. **nasobiliäre Spülsonde** (ca. alle 6 h mit 10 ml NaCl 0,9 % spülen)
  - Nach Gallengangsanierung → ggf. Cholezystektomie bei zusätzlichen Gallenblasensteinen
- **Cholezystolithiasis (Gallenblasensteine)**
  - **Cholezystektomie**: in der Regel laparoskopisch
- **Akute Cholezystitis:**
  - Möglichst frühelektive Operation (innerhalb 72 h)
  - Falls aus medizinischen Gründen nicht möglich, Operation im Intervall (nach 6 Wochen)
  - Antibiotische Therapie: bei Fieber und Entzündungszeichen (Tab. 12.16)

Tab. 12.16 Antibiotische Therapie bei Cholezystitis/Cholangitis für 5–7 Tage

Risikofaktoren	Mikrobiologische Diagnostik	Häufigste Erreger	Empirische Therapie Mittel der 1. Wahl	Alternative
Keine	Blutkulturen	E. coli (40–70 %), Klebsiella (10–20 %), Enterobacter (10 %) Selten: Pseudomonas spp., Bacteroides spp., Serratia spp., Clostridien, S. aureus	Ampicillin/Sulbactam (Unacid) 3-mal 1,5–3 g i.v./p.o. ± Metronidazol (Clont/Infectoclont) 3-mal 0,4–0,5 g i.v./p.o.	Ciprofloxacin (Ciprobay) 2-mal 400 mg i.v., nach Ansprechen rasche Umstellung auf p.o.
Inadäquate Drainage septischer Patient	Blutkulturen, evtl. Gallekultur		Piperacillin/Tazobactam (Tazobac) 3-mal 4,5 g i.v.	Ciprofloxacin (Ciprobay) 2-mal 400 mg i.v. ± Metronidazol (Infectoclont) 3-mal 0,5 g i.v., Imipenem (Zienam), Meropenem (Meronem) 3-mal 0,5–1,0 g i.v.

12.7 Erkrankungen der Leber

H.M. Steffen

Definitionen prinzipieller Schädigungsmuster

- **Hepatozelluläre Lebererkrankungen:** Erhöhung von **AST (GOT)** und **ALT (GPT)** mit vorwiegend konjugierter Hyperbilirubinämie und je nach Ausmaß der Schädigung **niedrigem Albumin** und **Quick**-Test, der nicht auf Vitamin-K-Substitution reagiert (negativer Koller-Test), typisch bei allen Erkrankungen mit Leberzelluntergang
- **Cholestatische Lebererkrankungen:** Erhöhung von **AP** und **γ-GT** ± **Hyperbilirubinämie**, normalem Albumin und niedrigem Quick-Test, der nach parenteraler Vitamin-K-Substitution ansteigt (positiver Koller-Test), typisch für Cholangiopathien mit und ohne Obstruktion
- **Infiltrative Lebererkrankungen:** Erhöhung vor allem der **AP**, meist ohne Hyperbilirubinämie und mit normalem Albumin sowie Quick-Test, typisch bei Sarkoidose und anderen granulomatösen Lebererkrankungen

> Bei einem akut aufgetretenen Ikterus mit hohen Transaminasen und eingeschränkter Syntheseleistung muss frühzeitig die Frage einer eventuell rasch erforderlichen Lebertransplantation erörtert und Kontakt mit einem entsprechenden Zentrum aufgenommen werden.

Ätiologie

- **Akute und chronische Infektionen**, z. B. Hepatitis A–E, Begleithepatitiden, Echinokokkose (Tab. 12.17)
- **Stoffwechselerkrankungen**, z. B. Hämochromatose, Morbus Wilson, hepatische Porphyrie
- **Toxische Schäden** durch Alkohol, Medikamente, Arbeitsplatzbelastungen
- **Autoimmunerkrankungen**, wie Autoimmunhepatitis oder primär biliäre Zirrhose
- Infiltration der Leber bei **granulomatösen Erkrankungen**, z. B. Sarkoidose oder Metastasen
- **Schwangerschaftsspezifische Lebererkrankungen**

Klinik/Symptomatik

- **Akute Virushepatitis:** Abgeschlagenheit, Appetitlosigkeit, Exantheme, Arthralgien, Myalgien, Fieber
- **Akutes Leberversagen:** Ikterus, Schläfrigkeit bis zum Koma, Übelkeit und Erbrechen, Foetor hepaticus
- **Unspezifische Zeichen:** Pruritus, der bei cholestatischen Lebererkrankungen sehr heftig sein kann, Müdigkeit, mangelnde Leistungsfähigkeit, Inappetenz und Gewichtsverlust
- **Gallesekretionsstörung:** acholischer Stuhl und bierbrauner Urin
- **Fettleber (Steatosis hepatis):** Druckgefühl im Oberbauch
- **Tumoröse Raumforderungen der Leber:** Schmerzen

Tab. 12.17 Begleiterkrankungen der Leber bei anderen Infektionskrankheiten

Infektionskrankheit	Beispiele
Virale Infektionen	Mononukleose, Herpes simplex, Zytomegalie, HIV, Varizellen, Röteln, Masern, Mumps, Adenoviren, Coxsackie Viren, Flaviviren, Filaviren, Arenaviren
Bakterielle Infektionen	Staphylokokken, Gonokokken, Clostridien, Salmonellose, Shigellose, Yersiniose, Listeriose, Brucellose, Tuberkulose, Leptospirose, Lues, Borreliose, Rickettsiose, Legionellose, Bartonellose
Pilzinfektionen	Aktinomykose, Histoplasmose
Parasitäre Infektionen	Amöbiasis, Malaria, Trypanosomiasis, Leishmaniasis, Toxoplasmose
Wurminfektionen	Echinokokkose, Schistosomiasis, Ascaris lumbricoides, Fasciola hepatica, Clonorchis sinensis, Opisthorchis felineus, Dicrocoelium dendriticum, Trichinella spiralis, Toxocara canis (cati)

— **Fortgeschrittener Leberparenchymschaden:** Libidoverlust, erektile Dysfunktion, Persönlichkeitsveränderungen, Konzentrationsstörungen, Zunahme des Leibesumfangs, Ödeme
— **Akute Ösophagusvarizenblutung** bei portaler Hypertonie: Hämatemesis

Diagnostik

Anamnese
— **Nichtalkoholische Fettleberkrankung (NAFL/NASH):** Adipositas, metabolisches Syndrom
— **PBC, Autoimmunhepatitis:** Autoimmunthyreoiditis, Sicca-Syndrom, Sklerodermie
— **Hämochromatose:** Gelenkschmerzen, Diabetes mellitus (»Bronzediabetes«)
— **α₁-Antitrypsinmangel/zystische Fibrose:** Emphysem, rezidivierende Bronchopneumonien, Mekoniumileus
— **Morbus Wilson:** Wesensveränderung, Psychose
— **Cirrhose cardiaque:** Pericarditis constrictiva, schwere Rechtsherzinsuffizienz
— **Toxische Hepatitis:** Medikamente (auch pflanzliche Arzneimittel), toxische Arbeitsplatzbelastungen, z. B. Tetrachlorkohlenstoff
— **Parasitäre Erkrankungen:** Frage nach Auslandsaufenthalten, Tierkontakte
— **Fettleberhepatitis:** bariatrische Chirurgie mit Dünndarmbypass, Kurzdarmsyndrom mit totalparenteraler Ernährung
— Vorbestehende Lebererkrankungen, Risikofaktoren für infektiöse Hepatitiden, Alkohol und andere Drogen sowie Schwangerschaft

Körperliche Untersuchung
— **Akutes Leberversagen:** Bewusstseinsstörungen, Tremor, Foetor hepaticus oder Haut- und Schleimhautblutungen
— **Leberzirrhose mit portaler Hypertonie:** Größe, Konsistenz, Leberoberfläche, Milzgröße
— **Chronische Lebererkrankungen:** Leberhautzeichen bei der Inspektion

Leberhautzeichen
— Teleangiektasien (»Spider naevi«)
— Xanthelasmen
— Mundwinkelrhagaden
— Lacklippen und Lackzunge
— Parotisschwellung
— Palmar- oder Plantarerythem
— Dupytrensche Kontraktur
— Weißnägel
— Trommelschlegelfinger
— Fehlen der männlichen Sekundärbehaarung, Bauchglatze, Hodenatrophie, Gynäkomastie
— Caput medusae
— Unterschenkelödeme und Aszites

— **Rechtsherzinsuffizienz:** Jugularvenenstauung, Unterschenkelödeme, positiver hepatojugulärer Reflux, 3. Herzton
— **Länger bestehende Cholestase:** Kratzspuren vor allem an den Extremitäten
— **Hypercholesterinämie bei PBC:** Xanthome oder Xanthelasmen

Laborchemische Untersuchungen (Tab. 12.18)
! **Cave**
Während die Höhe der gemessenen Transaminasenaktivität bei chronischen Schäden eher schlecht, bei akuten Lebererkrankungen aber gut mit dem Schweregrad korreliert, ist eine Diskrepanz bei akutem Leberversagen, Morbus Weil (Leptospirose) und Morbus Wilson möglich.

Tab. 12.18 Lebererkrankungen und Labordiagnostik

Schädigung	Laborparameter
Hepatozelluläre Schädigung	AST (GOT), ALT (GPT), GLDH, LDH
De-Ritis-Quotient	AST/ALT <0,7 → Entzündung >0,7 → Nekrose >2 → alkoholische Schädigung
Cholestase	AP, γ-GT, direktes Bilirubin
Hämolyse	Retikulozyten, indirektes Bilirubin, LDH, Haptoglobin (Differenzialdiagnose)
Lebersyntheseleistung	Albumin, CHE, INR (Quick), PTT
Hyperspleniesyndrom (Zirrhose, Makrozytose bei Äthylismus, Folsäuremangel)	Blutbild mit Differenzialblutbild
Polyklonale γ-Globulinvermehrung bei Zirrhose	Eiweißelektrophorese
IgA-Erhöhung bei Äthylismus	Immunelektrophorese

Bildgebende und invasive Verfahren
- Die Auswahl der verschiedenen Verfahren orientiert sich an der klinischen Situation bzw. der lokal verfügbaren Expertise.
- **Abdomensonographie mit Gefäßdopplersonographie**: Methode der 1. Wahl
- **Kontrastmittelsonographie**: Differenzierung fokaler Läsionen
- **Computertomographie**: Differenzierung fokaler Läsionen bei unklarem Sonographiebefund, Staging bei Tumorerkrankungen
- **Kernspintomographie**: Differenzierung fokaler Leberläsionen, Gefäßversorgung
- **Ösophagogastroduodenoskopie**: Methode der Wahl zum Nachweis von Varizen
- **Laparoskopie**: einzige Methode zur Sicherung einer Zirrhose, Differenzierung des Aszites
- **Leberbiopsie**: histologische Differenzierung, Schweregraduierung bei chronischer Hepatitis

Leberabszess

Formen
Pyogene Leberabszesse:
- Ätiologie: bakterielle Erreger → am häufigsten E. coli und Anaerobier
- Entstehungsmechanismen:
  - Aufsteigende Infektion: auf dem Boden einer Cholangitis
  - Hämatogen (z. B. Pylephlebits [septische Thrombophlebitis der Vena portae] bei Appendizitis)
  - Iatrogen (z. B. nach Chemoembolisation)
  - Per continuitatem

Amöbenleberabszess (steril!): nach Verschleppung vegetativer Formen von E. histolytica aus den Darmwandvenen via Pfortader in die Leber

Klinik und Diagnostik
- Fieber bis septisches Krankheitsbild
- Rechtsseitige, z. T. heftigste Oberbauchschmerzen
- Labordiagnostik: hohes CRP, ggf. Sturzsenkung, Leukozytose mit Linksverschiebung
- Bei entsprechender Herkunft oder Reiseanamnese: Amöbenserologie, Stuhluntersuchung im Stadium des Abszesses nur selten positiv
- Lebersonographie: meist echoarme, je nach Reifungsgrad gut abgrenzbare Läsion

Therapie
- **Pyogene Leberabszess:**
  - Punktion und Drainage nur bei pyogenem Abszess, »ubi pus, ibi evacua«
  - Gezielte antibiotische Therapie nach mikrobiologischer Austestung
- **Amöbenabszess:**
  - Punktion nur bei erheblicher Größe und drohender Ruptur, unter Therapie mit einem

Gewebsamöbizid (Metronidazol, z. B. Infectoclont 3-mal 500 mg i.v. für 3–5 Tage, dann gleiche Dosis oral für insgesamt 10 Tage)
- Anschlussbehandlung mit einem Darmlumenamöbizid für 10 Tage (Diloxanid, z. B. Furamide' erhältlich über internationale Apotheke, 3-mal 500 mg p.o. für 7–10 Tage)

Toxische Hepatitis

Ätiologie/Auslöser einer hepatozellulären Schädigung
- Zahlreiche Medikamente, pflanzliche Produkte, Drogen, Alkohol, chemische Substanzen

Klinik
- Asymptomatische Transaminasenerhöhung bis Leberversagen mit hoher Letalität (insbesondere bei der Intoxikation mit Paracetamol oder einer Knollenblätterpilzvergiftung)

> **Checkliste bei V.a. eine medikamentöse Leberschädigung**
> - Ist die Nebenwirkung in der Literatur beschrieben?
> - Können andere Ursachen für die klinische Symptomatik ausgeschlossen werden?
> - Besteht ein zeitlicher Zusammenhang zwischen Einnahme der Substanz und Beginn der Nebenwirkung bzw. dem Absetzen und Symptomrückbildung?
> - Wurden ähnliche Symptome bei einer früheren Exposition schon einmal beobachtet?
> - Korreliert die Medikamentennebenwirkung mit der Dosis oder einer zusätzlichen Induktion bzw. Hemmung der spezifischen medikamentenabbauenden Enzymsysteme?
> - Liegen die Serum- oder Plasmakonzentrationen (falls messbar) außerhalb des Referenzbereichs?
> - Gibt es Risikofaktoren für eine zusätzliche Reduktion der Leber- oder Nierenfunktion?
>
> Wenn >5 Fragen bejaht werden können, ist eine medikamentös induzierte Hepatotoxität als gesichert anzusehen, bei 4–5 positiven Antworten als wahrscheinlich, bei 2 oder 3 als möglich, bei <2 als zweifelhaft

- **Zytotoxische Wirkung:** gekennzeichnet durch Nekrose oder akute Fettleber (dieses Schädigungsmuster findet sich auch bei Alkoholikern und im Rahmen von Schwangerschaftshepatopathien)
- **Cholestatisches Schädigungsmuster** (mehrmonatige Verläufe möglich) durch Hemmung der Gallensekretion oder granulomatöse Hepatitis (◐ Tab. 12.19)

Therapie
- Absetzen bzw. Meiden der angeschuldigten Substanz
- Glukokortikoide bei allergischen Reaktionen (Leitsymptome Exanthem, Eosinophilie, Fieber)
- Symptomatische Behandlung des Juckreiz (Antihistaminika)

Fulminante Hepatitis und akutes Leberversagen

Definition
- Leberversagen auf dem Boden eines akuten Leberzelluntergangs mit **Ikterus** und **Koagulopathie** *ohne* vorbestehende Lebererkrankung
- Verlaufsformen des Leberversagens nach Auftreten der hepatischen Enzephalopathie:
  - **Hyperakutes** oder **fulminantes** Leberversagen: Enzephalopathie innerhalb von 7 Tagen nach Auftreten des Ikterus
  - **Akutes** Leberversagen: Enzephalopathie nach 8–28 Tagen
  - **Subakutes Leberversagen:** Enzephalopathie nach 5–12 Wochen

Ätiologie
- **Fulminante** Verläufe der akuten Virushepatitis A–E
- **Reaktivierung** einer **chronischen Hepatitis-B-Virusinfektion** unter Immunsuppression (!)
- **Toxische Schädigungen:** Alkohol, Medikamente, Drogen (◐ Tab. 12.20) sowie Toxine (z. B. Knollenblätterpilzvergiftung, typischerweise im Herbst)
- **Massive Leberverfettung:** Schwangerschaftsfettleber, HELLP-Syndrom, Reye-Syndrom (hepatozerebrales Syndrom: Kinder nach respiratorischem Infekt und ASS-Einnahme, Mitochondropathie, hohe Letalität)
- **Autoimmunhepatitis**
- **Akuter Morbus Wilson**
- **Vaskuläre Erkrankungen:** Budd-Chiari-Syndrom, Lebervenenverschlusskrankheit (VOD) und akutes Rechtsherzversagen
- **Sepsis, Schock, massive Metastasierung, Leberteilresektion, Graft-versus-Host (GvHD)**
- **Hepathopathie** nach Knochenmarktransplantation
- **Unklar** ca. 30–40 % (!)

Tab. 12.19 Auswahl hepatotoxischer Medikamente mit typischem Schädigungsmuster

Hepatozelluläres Schädigungsmuster: ALT erhöht	Gemischtes Schädigungsmuster: AP und AST erhöht	Cholestatisches Schädigungsmuster: AP und Bilirubin erhöht
– Acarbose – Allopurinol – Amiodaron – Baclofen – Bupropion – Fluoxetin – HAART – Isoniazid – Ketoconazol – Lisinopril – Losartan – Methotrexat – NSAID – Omeprazol – Paracetamol – Paroxetin – Pyrazinamid – Rifampicin – Risperidon – Sertralin – Statine – Tetrazykline – Trazodon – Valproinsäure	– Amitryptilin – Azathioprin – Captopril – Carbamazepin – Clindamycin – Cotrimoxazol – Cyproheptadin – Enalapril – Flutamid – Nitrofurantoin – Phenobarbital – Sulfonamide – Trazodon – Verapamil	– Amoxicillin-Clavulansäure – Anabole Streoide – Chlorpromazin – Clopidogrel – Erythromycin – Irbesartan – Mirtazapin – Östrogene – Orale Kontrazeptiva – Phenothiazine – Terbinafin – Trizyklische Antidepressiva

Tab. 12.20 Auswahl leberschädigender pflanzlicher Arzneimittel, Toxine und Drogen

Pflanzliche Arzneimittel	Toxine	Drogen
– Ephedra-Spezies – Gamander – Gentian – Helmkraut – Jin Bu Huan – Johanniskraut – Kava Kava – Kreosoth – Ma-Huang – Pfingstrose – Polei-Minze – Pyrrolizidinalkaloide – Schöllkraut – Sho-saiko-to – Senna – Weißer Diptam	– Tetrachlorkohlenstoff – Chloroform – Dimethylformamid – Hydrazin – Hydrochlorofluorocarbon – 2-Nitropropan – Trichlorethylen – Toluen	– Ecstasy – Kokain – Phencyclidin

> Die schwangerschaftsspezifische Erkrankungen HELLP-Syndrom (hemolysis, elevated liver enzymes, low platelets) und die sehr seltene akute Schwangerschaftsfettleber treten typischerweise im letzten Trimenon auf mit Komplikationen, wie z. B.:
> – Disseminierte intravasale Gerinnung (DIC)
> – Leberruptur
> – Akutes Leber- und Nierenversagen mit erhöhter mütterlicher und kindlicher Sterblichkeit
>
> Sie sind mit der Entbindung voll reversibel. Die Schwangerschaft sollte möglichst unverzüglich beendet werden. Allerdings manifestiert sich das HELLP-Syndrom in 30 % d. F. erst nach der Entbindung.

Allgemeines

- Lebensbedrohliche Erkrankung, daher frühzeitig Kontakt mit Transplantationszentrum aufnehmen (◘ Tab. 12.21)
- Letalität ohne Transplantation je nach Ursache 40–90 %
- Langzeitüberleben nach Lebertransplantation 60–70 %
- Rasche Klärung behandelbarer Ursachen und Einleitung spezifischer Therapiemaßnahmen

Kennzeichen

- Bewusstseinsstörung → hepatische Enzephalopathie
- Hirnödem
- GI-Blutungen
- Akutes Nierenversagen
- Ikterus mit Foetor hepaticus
- Gerinnungsstörungen: hämorrhagische Diathese bis disseminierte intravasale Gerinnung (DIC)
- Schock
- Labor: Hypoglykämie (Glukoneogenese ↓), Kalium ↓, Bilirubin ↑, Quick ↓, Thrombozytopenie, Alkalose

---

Abschätzung einer erforderlichen Lebertransplantation nach den Kriterien des King's College

- Paracetamol-Intoxikation:
  - pH <7,3
  - Oder alle folgenden Kriterien:
    - Prothrombinzeit >100 s (INR>6.5)
    - Kreatinin >3,4 mg/dl
    - Enzephalopathie Grad III oder IV
- **Andere Ursachen:**
  - Prothrombinzeit >100 s (INR >6,5)
  - **Oder 3 der 5 folgenden Kriterien:**
    - Alter <10 oder >40 Jahre
    - Non-A-non-B-Hepatitis oder durch Medikamente induziert
▼

- Auftreten des Ikterus >7 Tage vor Enzephalopathie
- Bilirubin >17,4 mg/dl
- Prothrombinzeit >50 s

Therapie (◘ Tab. 12.22)

Dosierung

N-Acetylcystein als Antidot bei Paracetamol-Intoxikation (▶ Kap. 18)
- Therapiebeginn *innerhalb* von 10 h (**Prescott-Schema**):
- Initial 150 mg/kgKG in 200 ml G5 % (über 15 min.) i.v.
- Dann: 50 mg/kgKG in 500 ml G5 % (über 4 h)
- Dann: 100 mg/kgKG in G5 % (über 16 h)
- Gesamtdosis 300 mg/kgKG über eine Gesamtdauer von 20 h
- Therapiebeginn *nach* 10 h (**Smilkstein-Schema**)
  - Initial 140 mg/kgKG i.v.
  - Dann: 70 mg/kgKG alle 4 h (12-mal wiederholt)
  - Gesamtdosis 980 mg/kgKG über eine Gesamtdauer von 48 h

N-Acetylcystein bei nicht durch Paracetamol induziertem akutem Leberversagen
- Initial 150 mg/kgKG/h i.v. (über 1 h)
- Dann: 12,5 mg/kgKG/h i.v. (über 4 h)
- Dann: 6,25 mg/kgKG/h i.v. (über 67 h)

Spezifische Therapie bei akutem Leberversagen
- **Hepatitis B:** Lamivudin (z. B. Zeffix 100 mg/Tag p.o.)
- **Knollenblätterpilzintoxikation:** Silibinin (Legalon) 20–50 mg/kgKG/Tag in 4 Dosen i.v.
- **Autoimmunhepatitis:** Glukokortikoide

◘ **Tab. 12.21** Stadien der hepatischen Enzephalopathie

Stadium	Charakteristika
I	Apathie: zunehmendes Schlafbedürfnis, verlangsamter Bewegungsablauf
II	Somnolenz: verwaschene Sprache, flapping tremor
III	Sopor: meist schlafend, aber erweckbar, desorientiert, verwirrt, ataktisch
IV	Koma: bewusstlos ohne Reaktion auf Schmerzreiz

Tab. 12.22 Basismaßnahmen

Therapieziel	Maßnahmen
Frühzeitige Therapie des Hirnödems	Z. B. Mannitol 1 g/kgKG 30°-Oberkörperhochlagerung
Substitution von Gerinnungsfaktoren	FFP
Aufrechterhaltung des Glukosestoffwechsels und des Elektrolythaushaltes	– Glukosesubstitution – Elektrolytausgleich (Kalium!)
Hemmung der intestinalen NH_3-Resorption	– Laktulose 3-mal 20–50 ml oral/Magensonde – Ziel: 2–3 weiche Stühle pro Tag
Ernährungstherapie	– Substitution verzweigtkettiger Aminosäuren – Vermeidung aromatischer Aminosäuren
Therapie des hepatorenalen Syndroms	Terlipressin: 0,5–1 mg alle 4–6 h (ggf. Nitrate bei überschießender Hypertonie)plus Albuminsubstitution
Verbesserung der Harnstoffsynthese	L-Ornithin-L-Aspartat (3-mal 5 g/Tag, p.o. oder 20 g/Tag i.v.)
Aufrechterhaltung des Zn^{2+}-abhängigen Harnstoffzyklus	Substitution von Zinkaspartat (15–30 mg/Tag)
Ggf. Nierenersatzverfahren	Meist CVVH/CVVHD bei hypotonen Kreislaufverhältnissen
Ggf. Leberersatzverfahren	Z. B. Prometheus oder MARS als *bridging* bis zur Transplantation
Ggf. Reduktion der NH_3-produzierenden bakteriellen Darmflora	Paromomycin p.o.
Ggf. antibiotische Prophylaxe bei erhöhtem Sepsisrisiko	
Interdisziplinäre Konsultation und rechtzeitiger Entschluss zur Lebertransplantation	

Leberzirrhose und Komplikationen

Definition
Die Leberzirrhose ist gekennzeichnet durch:
- **Nekrose des Leberparenchyms**,
- **noduläre Regenerate** (Regeneratknoten) und
- **bindegewebigen Umbau** mit fortschreitender Zerstörung der Architektur, die insbesondere die Gefäßversorgung der Leberläppchen sowie die Mikrozirkulation betrifft.

Die Komplikationen der Erkrankung ergeben sich einerseits aus der **Leberinsuffizienz** mit gestörter Synthese- sowie Entgiftungsleistung und andererseits aus der **portalen Hypertonie**, die ihrerseits wiederum Folge des erhöhten intrahepatischen Widerstands und gesteigerten portalen Zuflusses im Rahmen der systemischen Vasodilatation mit Hyperzirkulation ist.

> Die häufigsten Ursachen der Leberzirrhose sind der Alkoholabusus (in der westlichen Welt dominierend → alkoholtoxische Leberzirrhose) und die chronische Virushepatitis B, C, D (weltweit dominierend → posthepatitische Leberzirrhose).

Diagnostik
- **Child-Pugh-Score** (Tab. 12.23):
  - Schweregradeinteilung der Leberzirrhose, die für klinische Belange gut mit dem Überleben korreliert
  - 2-Jahres-Überleben Child A: 85 %, Child B: 60 %, Child C: 45 %
- **MELD-Score:**
  - Besser lässt sich die Mortalität und damit Dringlichkeit für eine Lebertransplantation durch den **MELD** (»Model for End-Stage Liver Disease«)-Score vorhersagen.
  - MELD = 3,8 × loge(Bilirubin mg/dl) + 11,2 × loge(INR) + 9,6 × loge(Serumkreatinin mg/dl) + 6,4 (www.unos.org/resources/MeldPeldCalculator.asp?index=98)

Tab. 12.23 Child-Pugh-Klassifikation der Leberzirrhose

	1 Punkt	2 Punkte	3 Punkte
Bilirubin [mg/dl]	<2,0	2,0–3,0	>3,0
Albumin [g/dl]	>3,5	2,8–3,5	<2,8
Aszites	Nein	Gering	Stark
Enzephalopathie	Keine	Grad I/II	Grad III/IV
Quick [%] INR	>70 <1,7	40–70 1,8–2,3	<40 >2,3

Bewertung: Child A: 5–6 Punkte, Child B: 7–9 Punkte, Child C: 10–15 Punkte.

Therapie der Leberzirrhose – allgemeine Aspekte

- **Kausaltherapie:** verursachende Noxe ausschalten, z. B. Alkohol
- **Prävention der Malnutrition:** ausgewogene eiweißreiche, kochsalzarme Ernährung, Proteinrestriktion wenn überhaupt wenige Tage
- Aggressive antibiotische Therapie bei Infektionen (!)
- **Konsequente Behandlung der Komplikationen**
- **Früherkennung eines primären Leberzellkarzinoms durch regelmäßige Überwachung**
- Mittlere Überlebensdauer nach 1. Dekompensation 1,6 Jahre, d. h. bei fehlender Kontraindikation Anmeldung zur Lebertransplantation mit 5-Jahres-Überlebenszeiten je nach Indikation 75–80 %

Therapie der Komplikationen

Portale Hypertension
- Überschreiten eines portosystemischen Druckgradienten von 10–12 mmHg (normal 3–6 mmHg) → Umgehungskreisläufe, z. B. **gastroösophageale Varizen, anorektale Varizen**
- Allgemeines
  - Blutungsrisiko: 30–50 % in 3 Jahren
  - Letalität der akuten Blutung: 20–70 % ohne bzw. 20–40 % mit Therapie
  - Rezidivrisiko ohne Rezidivprophylaxe: 50–70 % in 1 Jahr
- Prophylaxe:
  - Nicht kardioselektive β-Blocker Propranolol (Dociton) → Ziel: Frequenzsenkung um 25 % der Ausgangsfrequenz
  - Ligatur bei Hochrisikopatienten

Akute Varizenblutung
- Faktoren der Blutungsgefährdung
  - Lokalisation und Größe der Varizen
  - Rötung auf den Varizen (»cherry red spots«)
  - Child-Pugh-Stadium
- Schocktherapie:
  - Blutkonserven und FFP anfordern (ggf. ungekreuzt) bzw. bereitstellen lassen
  - Anlage eines großlumigen Zugangs, z. B. Shaldon-Katheter
- Notfallendoskopie (Erfolg: 85–95 %):
  - Methoden: Sklerosierung (Aethoxysklerol) oder Gummibandligatur
  - In etwa 50 % d. F. steht zum Zeitpunkt der Endoskopie die Varizenblutung.
  - Bei endoskopischen Zeichen einer stattgefundenen Blutung und Ösophagusvarizen besteht die Indikation zur Varizeneradikation mittels Ligatur.
- Ballontamponade als Überbrückungsmaßnahme:
  - Sengstaken-Blakemore-Sonde bei Ösophagusvarizen (Magenballon: Füllung ca. 150 ml, Ösophagusballon: Maximaldruck 40 mmHg, Entblockung alle 6 h)
  - Linton-Nachlas-Sonde bei Fundusvarizen (Ballonfüllung ca. 350 ml) mit Zuggewicht (0,5 kg)
- Medikamentöse portale Drucksenkung (2 Substanzen stehen zur Verfügung):
  - Terlipressin (Glycylpressin): 1–2 mg i.v., alle 4–6 h, Cave: KHK, häufig in Kombination mit Nitraten
  - Somatostatin: 250 µg i.v., dann 250 µg/h via Perfusor über 3–5 Tage
- Ggf. TIPSS (transjugulärer intrahepatischer porto-systemischer Shunt):

- Stent-Implantation zwischen V. porta und Lebervene durch interventionelle Radiologie
- ▶ **Lactulose (Bifiteral) und Antibiotikagabe (z. B. Cefotaxim 3-mal 2 g/24 h i.v) bei gastrointestinaler Blutung und Leberzirrhose zur Prophylaxe einer spontan-bakteriellen Peritonitis (!)**

Aszites
- Ätiologie:
  - Portale Hypertonie
  - Hypalbuminämie
  - Natriumretention bei sekundärem Hyperaldosteronismus (KOD ↓ → Ödeme → RAAS ↑ → Na^+-Rückresorption ↑)
- Stufentherapie:
  - Salzreduzierte Diät (bis 3 g Kochsalz/Tag)
  - Spironolacton: max. 400 mg/Tag
  - Schleifendiuretikum: z. B. Furosemid, max. 160 mg/Tag
- Ziel der Ausschwemmtherapie:
  - Gewichtsverlust: ca. 500 g/Tag
  - Bei zusätzlichen Ödemen bis 1 kg/Tag → täglich wiegen (!)
- Trinkmengenbegrenzung und Pausieren der Diuretika bei Hyponatriämie <125 mmol/l
- NSAID kontraindiziert; ACE-Hemmer, Angiotensin-II-Rezeptorblocker, α-Blocker meiden wegen möglicher Hypotonie mit akutem Nierenversagen
- Parazentese/Aszitespunktion: Ersatz von 8 g Humanalbumin pro Liter Aszites unabhängig vom abgelassenen Volumen zur Vermeidung der sog. Postparazentese-Kreislaufdysfunktion
- Evtl. TIPSS

Spontan bakterielle Peritonitis
- Diagnose: >250 neutrophile Granulozyten/μl oder >500 Leukozyten/μl Aszites
- Klinisches Bild:
  - Nicht eindrucksvoll
  - Bei jeder Verschlechterung eines Patienten mit Zirrhose daran denken
- Initialtherapie:
  - Cefotaxim 3-mal 2 g/Tag i.v. oder Amoxicillin/Clavulansäure 4-mal 1,2 g/Tag i.v.
  - Zusätzlich Albumin: 1,5 g/kgKG (am Tag 1) und 1,0 g/kgKG (am Tag 3)
- Effektivitätskontrolle: Aszitespunktion nach 48 h (neutrophile Granulozyten)
- Endpunkt: neutrophile Granulozyten im Aszites <250/μl
- Enge Kontrolle der Bewusstseinslage und Nierenfunktion
- Sekundärprophylaxe: Norfloxacin 400 mg/Tag und Laktulose

Hepatische Enzephalopathie (HE)
- Pathogenese:
  - Multifaktoriell → Neurotoxinhypothese (z. B. Ammoniak, Phenole, freie Fettsäuren)
  - Neurotransmitterhypothese: Ungleichgewicht von aromatischen und verzweigten Aminosäuren zugunsten aromatischer Aminosäuren
  - Schwellung der Gliazellen
  - Veränderte zerebrale Perfusion
  - Veränderungen an der Bluthirnschranke, etc.
- Diagnose:
  - Manifeste HE: durch die Klinik (!)
  - Latente HE: nur durch psychometrische Tests, Beginn meist schleichend, von Patient und Arzt unbemerkt
- Maßnahmen:
  - Beseitigung der auslösenden Ursache
  - 250 ml Laktulose plus 750 ml Wasser als Einlauf oder 3-mal 30 ml oral → Ziel: 2–3 weiche Stühle/Tag
  - Nicht resorbierbare Antibiotika p.o. (max. 10–14 Tage) Neomycin 4-mal 0,5–2 g oder Paromomycin 4-mal 250 mg
  - Substitution verzweigtkettiger Aminosäuren, allenfalls kurzfristige Eiweißrestriktion 30 g/Tag
  - Verbesserung der Harnstoffsynthese: L-Ornithin-L-Aspartat (3-mal 5 g/Tag p.o. oder 20 g/Tag i.v.)

Hepatorenales Syndrom (HRS)
- Funktionelles, prinzipiell reversibles Nierenversagen bei Leberinsuffizienz, typischerweise Na^+ im Urin <10 mmol/l
- Einteilung des HRS:
  - HRS Typ 1: rasch-progredient, Verdoppelung des Kreatinins in 2 Wochen auf >2,5 mg/dl oder Kreatinin-Clearance <20 ml/min
  - HRS Typ 2: langsamer Kreatinin-Anstieg auf >1,5–2,4 mg/dl oder Kreatinin-Clearance <40 ml/min
- Insgesamt schlechte Prognose, Letalität 90 % innerhalb 10 Wochen
- Therapieversuch:
  - Terlipressin (Glycylpressin, 0,5–2 mg i.v. alle 4–6 h, Tagesdosis nicht >12 mg) plus
  - Albuminsubstitution (1 g/kgKG Tag 1, dann 40 g/Tag), Therapieabbruch bei fehlendem oder nur partiellem Ansprechen (Ziel: Kreatinin <1,5 mg/dl) nach spätestens 14 Tagen

12.8 Abdomensonographie auf Intensivstation

J. Mertens, N. Jaspers, G. Michels

Leitsymptome/Indikationen

Häufige Fragestellungen
- Infektion mit unklarem Fokus, z. B. Cholezystitis, Appendizitis, Divertikulitis, intraabdominelle Abszesse
- Abklärung einer Dyspnoe, z. B. Pleuraerguss, Perikarderguss, massiv Aszites
- Akutes Abdomen, z. B. Galle-/Nierenkolik, Cholezystitis, akuter Oberbauchschmerz (akutes Budd-Chiari-Syndrom, akute Pfortaderthrombose), Ileus (mechanischer versus paralytischer), Pankreatitis, Mesenterialischämie, Perforation etc.
- Erhöhte Leberwerte, z. B. Frage nach intra-/extrahepatischer Cholestase (dilatierter DHC), Fettleber, Leberparenchymschädigung
- Schock, z. B. Frage nach Aortendissektion, freie Flüssigkeit, Blutung, Leber-, Milzruptur
- Abklärung akutes Nierenversagen, z. B. Frage nach postrenalem Nierenversagen (Harnstauung?)
- Zentral-venöse-Drucksteigerungen, z. B. Lungenembolie mit Zeichen der Rechtsherzbelastung bzw. der venösen Stauung (Durchmesser der V. cava inferior und zentrale Lebervenen?)

Leber

Kenngrößen Leber
- **Lebergröße**
  - Unterliegt einer erheblichen Variabilität, Normalbefund des Durchmessers von der Leberkuppe bis zum ventralen Leberunterrand in MCL: 12–14 cm
- **Leberrandwinkel (Normwerte)**
  - <30° linker Leberlappen lateral
  - <45° rechter Leberlappen kaudal
- **Lebervenen**
  - Normwerte: <6–10 mm
  - Pathologisch: >10 mm
- **V. portae**
  - Echofreies, glattbegrenztes Gefäß ventral der V. cava
  - Zusammenfluss aus V. mesenterica superior, V. mesenterica inferior und V. lienalis
  - Maximale Lumenweite: ≤13 mm (Lig. hepatoduodenale)
  - Farbkodiert/Duplexsonographisch: gering pulsatiler hepatopetaler Flow, V_{max} >11 cm/s
- **Einteilung in linken und rechten Leberlappen** (Lokalisation fokaler Läsionen)
  - Linker Leberlappen: Segmente I, II, III und IV
  - Rechter Leberlappen: Segmente V, VI, VII und VIII
  - Trennlinie beiden Leberlappen: V. cava, mittlere Lebervene, Pfortaderhauptstamm und Interlobarfissur (Lage der Gallenblase)

Leberparenchymschäden

Leberparenchymschädigung
Fettleber (Steatosis hepatis)
- Echoreiche Leberstruktur, sog. »weiße Leber«
- Hepatomegalie (prall elastisch vergrößerte Leber)
- Dorsale Schallabschwächung
- Abrundung des Leberunterrandes
- Stumpfer Leberwinkel
- Verminderte Lebervenenzeichnung bis Rarefizierung der Lebervenen

Hepatitis
- Akute Hepatitis: meist normal, gelegentlich vergrößert und druckschmerzhaft, diffus echoarm; häufig vergrößerte Hiluslymphknoten und Splenomegalie; verdickte Gallenblasenwand möglich
- Chronische Hepatitis: Leber meist normal, Übergang in Fibrose/Zirrhose möglich, ggf. grobkörnige Parenchymstruktur oder Lymphknoten in Leberpforte und Splenomegalie

Leberfibrose
- Zunahme der Leberechogenität
- Echomuster: homogen dicht, grobkörnig
- Evtl. wellige Organkontur
- Zum Teil schlechte Abgrenzbarkeit der intrahepatischen Gefäße
- Beginnende Kaliberschwankungen der Lebervenen
- Elastizitätsverlust (»En-bloc-Bewegung« bei Palpation)

Leberzirrhose
- Vergrößerte (MCL >15 cm) oder verkleinerte Leber (MCL <10 cm)
- Hypertrophierter Lobus caudatus (DD: Budd-Chiari-Syndrom)
- Asymmetrische Vergrößerung des linken Leberlappens, kleiner rechter Leberlappen
- Kontur: bucklig, bikonvex, höckrige Oberfläche
- Echomuster: fein- bis grobkörnig, inhomogen
- Stumpfer Leberwinkel >45°
- Kaliberschwankungen bzw. Rarefizierung der Lebervenen
- Zeichen der portalen Hypertension
    - Dilatation der Vena portae: intrahepatisch >11 mm, extrahepatisch: >13 mm
    - V. portae mit V_{max} <11 cm/s, ggf. Flussumkehr (hepatofugaler Fluss)
    - Rarefizierte Seitenäste bis Pfortaderamputation
    - Splenomegalie
    - Aszites (perihepatisch, perisplenisch, Morison-Pouch, Excavatio rectovesicalis/Douglas-Raum)
    - V. lienalis >12 mm
    - Kollateralwege (z. B. rekanalisierte Umbilikalvene im Ligamentum falciforme [Cruveilhier-von-Baumgarten-Syndrom], Milzvarizen, gastrale Varizen, Kollateralvenen in der Gallenblasenwand etc.)
    - Gallenblasenwandverdickung

Stauungsleber (Hyperaemia passiva hepatis)
- Dilatierte Lebervenen (intrahepatisch): >10 mm an Einmündung zur VCI
- Plumper und erweiterter Lebervenenstern
- Echoarme Leberstruktur, klobige Kontur, verplumpter Lobus caudatus
- Aufgehobene respiratorische Lumenschwankungen/Atemvariabilität von Lebervenen und VCI
- Additiv bei Rechtsherzinsuffizienz:
    - VCI auf Zwerchfellhöhe >20 mm bzw. >25 mm bei Sportlern
    - Fehlender Kollaps (Doppelpuls) der V. cava bei forcierter Inspiration (normal Kollaps auf <1/3)
    - Fehlende Komprimierbarkeit der VCI
    - Häufig rechtsseitiger Pleuraerguss
- V. portae: evtl. reduzierte Flussgeschwindigkeit (V_{max} < 11 cm/s), retrograder Fluss
- Klinik: Kapselspannung bei akuter Stauungsleber und fehlend bei chronischer Stauungsleber (Cirrhose cardiaque)
▼

Budd-Chiari-Syndrom
- Ausmaß der Abflussstörung und Kollateralen bestimmen das klinische und sonographische Bild
- Hepatomegalie, seltener mit Splenomegalie
- Fleckiges Parenchym durch Parenchymnekrosen (»Leopardenfell«)
- Fehlende Abgrenzbarkeit der Lebervenen und/oder der V. cava inferior
- Ggf. intrahepatische Kollateralen, insbesondere im Bereich der Leberkapsel
- Evtl. neu aufgetretener Aszites
- Dopplersonographie: Abweichungen vom normalen atem- und herzschlagmoduliertem Fluss, Flussumkehr oder fehlender Fluss in den Lebervenen
- Chronisches Budd-Chiari-Syndrom: hypertrophierter Lobus caudatus (eigene drainierende Venen; DD: Leberzirrhose)

Venous occlusive disease (VOD bzw. sinusoidales Obstruktionssyndrom)
- Es existieren keine direkten sonographischen Zeichen (rein histopathologische bzw. Ausschlussdiagnose)
- Offene große Lebervenen
- Thrombotischer Verschluss der mikroskopisch kleinen Lebervenen (<1 mm)
- Ausschluss anderer Ursachen (z. B. Cholestase, Budd-Chiari, medikamentös-toxischer Leberschaden, Hepatitis)
- Indirekte Zeichen: Aszites, Hepatomegalie, Splenomegalie, wandverdickte Gallenblase
- Dopplersonographie: Pfortaderfluss vermindert, bidirektional oder hepatofugal

Pfortaderthrombose
- Akute Pfortaderthrombose
    - Klinik: starke Oberbauchschmerzen; akutes Abdomen mit möglicher Darmgangrän bei zusätzlicher Thrombose der Vena mesenterica superior oder der V. lienalis
    - Einteilung: komplette oder inkomplette Pfortaderthrombose
    - Verbreitertes Lumen und fehlende Komprimierbarkeit der V. portae
    - Echogener Thrombus, ggf. mit echoarmem Randsaum
    - Kein bzw. bei umspültem Thrombus nur Rest-Flow in der Duplexsonographie
▼

- Präthrombotische Dilatation der V. portae
- Beachte: perakute Thrombose (echofrei!)
- **Chronische Pfortaderthrombose**
  - Klinik: meist asymptomatisch (Zufallsbefund)
  - Ausbildung von Umgehungskreisläufen auf dem Boden der portalen Hypertension
  - Später ggf. Entwicklung einer kavernösen Pfortadertransformation: teilweise Rekanalisation der Pfortader und Entstehung von Venenkonvoluten (Kollateralen) im Bereich der Leberpforte, die farbdopplersonographisch ein »buntes Bild« mit unterschiedlichen Flussrichtungen aufweisen

Fokale Leberläsionen

Dysontogenetische Leberzysten
- Allgemeine Zystenkriterien: Rund/oval, glatt begrenzt, echofrei, dorsale Schallverstärkung, Zystenrandschatten, fehlende Durchblutung in der FKDS
- Solitäre Leberzysten: häufigste fokale Leberläsion, meist angeboren, findet man bei etwa 4 % aller Erwachsenen, können sonographisch ab einer Größe von ca. 5 mm sicher erkannt werden. In 30 % multiple Zysten
- Zystenleber: hereditär, multiple Zysten unterschiedlicher Größe in allen Leberabschnitten. Echofreie bis echoarme, selten (kleine!) echoreiche Herde. Oft nur wenig normales Lebergewebe darstellbar, häufig druckdolente, vergrößerte Leber
- Eingeblutete oder entzündete Zysten: oft echoarme bis komplexe Binnenechos mit Septierungen und Wandverdickung
- Differenzialdiagnosen: nekrotische oder zystische Metastase (»cyst-like«), Abszesse, Echinokokkose

Zonale Fettverteilung
- Fokale Minderverfettung
  - Bereiche geringerer Verfettung in einer ansonsten häufig verfetteten Leber, durch fokal unterschiedliche Gefäßversorgung
  - Meist dreieckige oder ovale Form, normale Struktur ohne Zeichen einer Raumforderung (d. h. ohne Verdrängung von Lebergefäßen und Gallengängen, ohne Infiltrationen und ohne Konturveränderungen)
  - Lokalisation: periportal, ventral der Pfortader im Segment IV, neben dem Lig. falciforme entlang des Gallenblasenbetts und des Leberrandes (selten: subkapsulär)
- Fokale Mehrverfettung
  - Bereiche vermehrter Verfettung, echodichte Region, in ansonsten normaler Leber
  - Lokalisation: periportal, ventral der Pfortader im Segment IV, gelegentlich landkartenartig konfiguriert; ungestörter Lebergefäßverlauf

Hämangiome (kavernöse Hämangiome)
- Häufig Zufallsbefunde
- Mit ca. 4 % der Bevölkerung häufigster gutartiger Lebertumor!
- Typisch: rund/ovalär, scharf begrenzt, echoreich und rel. homogen, meist <2 cm
- Auftreten: in 10 % multipel
- Atypisches Hämangiom: echoarm, inhomogen, evtl. großer Tumor mit Verdrängungserscheinung, Verkalkungen möglich
- Dopplersonographie: oft drainierende Vene, zentral ohne KM-Verstärkung kein Durchblutungsnachweis
- Kontrastmittelsonographie (ggf. KM-CT): Irisblendenphänomen
- Differenzialdiagnosen: Metastase, FNH, Adenom, HCC

Adenom
- Selten, meist Frauen unter Kontrazeptiva (Rückbildungstendenz nach Absetzen der Hormone)
- Meist solitär und gut abgrenzbar
- Größe: 5–30 cm (FNH meist <5 cm)
- Rundliche, echoarme oder echogleiche (isoechogene) Raumforderung mit echoarmen Randsaum; häufig auftretende Einblutungen führen zu echofreien Zonen
- Dopplersonographie: große periphere Gefäße, selten auch zentrale Gefäße wie bei FNH oder HCC
- Eine sichere Differenzierung zwischen Metastasen, hepatozellulärem Karzinom und fokal nodulärer Hyperplasie ist allein aufgrund sonographischer Kriterien nicht möglich, weshalb eine Kontrastmittelsonographie oder ein CT mit Kontrastmittel erfolgen sollte; Feinnadelbiopsie zur Diagnosesicherung und Einschätzung des Entartungsrisikos ratsam

▼

Fokal noduläre Hyperplasie (FNH)
- Überwiegend bei Frauen auftretend
- Relativ glatt begrenzt, rund bis oval, manchmal polyzyklisch
- Variable Echogenität (echoarme, evtl. isoechogene Raumforderung), oft mit zentraler Narbe
- Dopplersonographie: zentrale Arterie (u. a. in der zentralen Narbe verlaufend) und nach peripher verlaufende radiäre Gefäße (»Radspeichenmuster«)
- Weiterführende Diagnostik: KM-Sonographie (zentrales arterielles Gefäß, zentrifugale Kontrastierung, echogleiches Enhancement in der portalen Phase)
- Differenzialdiagnosen: Adenom, atypisches Hämangiom, HCC, CCC oder Metastase

Hepatozelluläres Karzinom (HCC)
- Häufigstes primäres Malignom der Leber (in 90 % bei Leberzirrhose)
- Tumorartige Leberläsionen in zirrhotischer Leber bis zum Beweis des Gegenteils HCC-verdächtig (Metastasen in Zirrhoselebern sind extrem selten)
- Auftreten: solitär, multilokulär oder diffus infiltrierend (dann sonographisch oft nicht abgrenzbar)
- Variable Echogenität: echoarme, isoechogene oder auch echoreiche Struktur möglich, häufig auch gemischte Echogenität, meist unscharf begrenzter und inhomogener Tumor
- Dopplersonographie: ausgeprägte Tumorvaskularisation
- Weiterführende Diagnostik: KM-Sonographie, KM-CT, Bestimmung von α-Fetoprotein, ggf. Feinnadelbiopsie in Abhängigkeit vom therapeutischen Vorgehen
- Differenzialdiagnosen: Hämangiom, Regeneratknoten, Abszess, Metastase (v. a. in nicht zirrhotischer Leber), Hämatom, Zyste mit Einblutung, Adenom, Hämangiom, FNH

Cholangiozelluläres Karzinom (CCC)
- Echoinhomogener, manchmal verkalkter Tumor
- Intrahepatisch häufig im Bereich der Hepatikusgabel (»Klatskin-Tumor«)
- Infiltratives Wachstum, Tumorobstruktion intrahepatischer Gallenwege mit prästenotischer Dilatation
- Risikoerkrankung z. B. PSC

▼

Lebermetastasen
- Häufig: echoarm mit hyporeflexivem Randsaum (Halo-Zeichen, Korkardenform)
- Mögliche Erscheinungsformen von Lebermetastasen:
  - Echoreich
  - Echoarm
  - Echofrei (cyst-like)
  - Echogleich oder isoechogen (mit echoarmen Randsaum)
  - Schießscheibenform (target-type)
  - Gemischt-echogen (inhomogen)
  - Bulls-Eye-Phänomen (d. h. mit zentraler Nekrose)
  - Verkalkungen (Mikro-/Makroverkalkungen)
- Weitere Merkmale:
  - Infiltration und Tumoreinbruch (beides beweisende Malignitätskriterien)
  - Verdrängendes Wachstum
  - Zentrale Einschmelzung
  - Echoarmer Randsaum

Echinokokkus-Zysten
- E. granulosus: meist rechter Leberlappen betroffen, selten: Lunge, Nieren, Milz, ZNS, Knochen. Echofreie Läsion mit Tochterzysten, Septen, Binnenechos (Speichenradförmige Binnenstruktur), verdickter Wand (>2 mm), (gelegentlich verkalkt)
- E. multilocularis: Solitäre oder multiple echogene Läsionen, echoarme oder gemischt echogene Herde, gelegentlich Verkalkungen, wächst verdrängend und infiltrierend wie ein Tumor

Leberabszess
- Inhomogene, echoarme Struktur mit unscharfer Begrenzung, ständig wechselndes Bild
- Echoarmer Randsaum, ggf. Nachweis von Gasblasen
- Fehlende Binnendurchblutung im FKDS (verstärkte Vaskularisation des Randsaumes im KM-Sonographie)
- Entstehungswege: hämatogen, aszendierend (cholangitisch), fortgeleitet (bei Cholezystitis)
- Hämatogene Abszesse häufig multipel auftretend, fortgeleitete solitär (mit entsprechenden sonographischen Veränderungen z. B. auch der Gallenblase)
- Differenzialdiagnosen: Echinococcus granulosus, eingeblutete Zyste, Hämatom, nekrotische/zystische Neoplasien

▼

- Bei entsprechender Anamnese an Amöbenabszess denken (sonographisch nicht von pyogenem Abszess zu unterscheiden)

Hämatom
- Subkapsuläre Hämatome: echoarme, inhomogene Raumforderungen mit Zusammendrängen der peripheren Gefäße. Kompression des Leberparenchyms und oft konkaver Begrenzung
- Intrahepatische Hämatome: unregelmäßig konfigurierte Zonen im Lebergewebe, abhängig vom Alter der Hämatome: frische Hämatome oft echoreich, innerhalb der ersten Woche zunehmend echoarm und besser abgrenzbar, nach 2–3 Wochen zunehmende Unschärfe durch Resorption. Infizierte Hämatome können eine Randvaskularisierung aufweisen
- Perihepatische Hämatome: Verlagerung der Leber
- Differenzialdiagnosen: Zyste mit Einblutung, Leberinfarkt, Abszess, HCC, Metastase

Leberruptur/Leberriss
- Meist echoarme Unterbrechung der Leberkontur
- Oft entlang von Pfortaderästen oder Lebervenen

Leberarterienverschluss/Leberinfarkt
- Keilförmige, zunächst echoreiche, dann echoarme Läsion mit Basis zur Organperipherie
- Duplexsonographie: fehlende Signale aus der A. hepatica

Lebertransplantat (LTX)
- Komplikationen nach Lebertransplantation sind: Abstoßungsreaktionen, vaskuläre Komplikationen (Thrombose, Stenose, Aneurysma, Infarkt), Gallenwegskomplikationen (Stenosen, Undichtigkeiten, Biliome, Abszess), Hämatome, Serome, Tumoren (HCC, NHL)
- Beurteilung des Leberparenchyms: diffuse oder fokale Auffälligkeiten (Infarkt, Abszess, Tumor, Biliom)
- Untersuchung der intra- und extrahepatischen Gallenwege (Aufstau, Striktur, Steine)
- Intraabdominelle Flüssigkeitsansammlungen (Hämatom, Biliom, Abszess, Serom, Pseudoaneurysma)
▼
- Beurteilung von V. portae, A. hepatica einschließlich Segmentarterien, Lebervenen, und V. cava (Durchgängigkeit, Stenose, Thrombose, Pseudoaneurysma)

Transjugulärer intrahepatischer portosystemischer Shunt (TIPSS)
- TIPSS: Verbindung zwischen V. portae (meist rechter Pfortaderhauptast) und einer Lebervene
- Farbdopplersonographische Kontrollen
  - Messungen proximal, distal und Mitte des Stents
  - Darstellung einer Flussumkehr der peripheren Portalvenen
- Flussgeschwindigkeiten: 60–180 cm/s ($P_{syst.}$)
- Klinische Zeichen einer Dysfunktion: Wiederauftreten von Varizen oder Aszites
- Sonographische Zeichen einer Dysfunktion (Thrombose, Okklusion, Stenose):
  - Fehlender Fluss bei komplettem Verschluss
  - Flussgeschwindigkeitszunahme im Bereich der Stenose und Abnahme außerhalb der Stenose
- Prädilektionsstelle für Thrombose/Stenose: Übergang zwischen TIPSS und Lebervenen

Gallenwege/Gallenblase

Allgemein
- Wenn möglich, Patienten *stets* nüchtern untersuchen.
- Darstellung der **Gallenblase** (3 Schnittebenen):
  - Paramedianer Oberbauchlängsschnitt
  - Oberbauchquerschnitt rechts subkostal
  - Interkostalschnitt rechts
  - Ggf. gezielte Stoßpalpation der Gallenblase und Umlagerung des Patienten in Linksseitenlage oder Untersuchung im Stehen, z. B. zur Differenzierung zwischen Konkrement versus Polyp/Tumor (s. Übersicht)
- Darstellung der **intrahepatischen Gallenwege**:
  - Wenn keine intrahepatische Cholestase vorliegt, sind die intrahepatischen Gallenwege gar nicht oder nur gelegentlich darstellbar.
  - Aufsuchen: ventral der Pfortaderäste (DD: Leberarterienäste, daher Heranziehung des Powerdoppler); gute Darstellung der Gallenwege bevorzugt im linken Leberlappen von ventral
- Darstellung der **extrahepatischen Gallenwege** (Ductus hepatocholedochus, DHC):

- DHC – Sonographiebegriff, anatomisch nicht korrekter Begriff, da meist die Vereinigung des D. hepaticus communis mit dem D. cysticus zum D. choledochus sonographisch nicht darstellbar ist.
- Beschreibt die ableitenden Gallenwege zwischen Hepatikusgabel und Papille
- Verlauf des DHC ventral der Pfortader, präpapillär nach dorsal kaudal gerichtet
- Darstellung: Schulter-Nabel-Schnitt (Pfortader längs dargestellt), ventral der Pfortader (DD: A. hepatica); dorsal als ovaler Querschnitt zeigt sich die V. cava. Präpapillär Darstellung nahezu im paramedianen Längsschnitt

Kenngrößen Gallenblase-/Gallenwege
- **Gallenblasengröße:**
  - Länge: 8–10 cm
  - Querschnitt: 4 cm
- **Gallenblasenvolumen:**
  - Länge (cm) × Breite (cm) × Tiefe (cm) × 0,5
  - Normwert nüchtern: 30–60 ml
- **Gallenblasenwand:** <3 mm nüchtern (bis zu 8 mm und dreischichtig im kontrahierten Zustand)
- **Extrahepatische Gallenwege (DHC):**
  - ≤6 mm bzw. max. 7 mm: bei erhaltener Gallenblase
  - ≤10 mm: bei Zustand nach Cholezystektomie oder funktionsloser Gallenblase
- **Intrahepatische Gallenwege:** meist nicht darstellbar, max. 2 mm weit

Sonographische Diagnose von Gallenwegserkrankungen

Cholezystolithiasis
- »Steinkriterien«
  - Intraluminaler echogener Reflex (ab 1–2 mm Steingröße) bzw. echoreiche Struktur
  - Dorsaler Schallschatten (ab 2–3 mm Größe)
  - Lagevariabilität (»rolling stones«)
  - Ggf. »Twinkling«-Artefakt (Farbduplex) oder »Konfetti-Phänomen« zur Steinbestätigung
- Sediment/Sludge
  - Physiologisch bei parenteraler Ernährung und nach Fasten (wenige Tage Nulldiät können genügen)
  - Schwach bis mittel echoreiches Sediment ohne Schallschatten, das sich entsprechend der Schwerkraft glatt/flachbogig ausrichtet

- Gries
  - Echoreicher Sludge mit Schallschatten
  - Vorliegen von multiplen kleinsten Konkrementen
- Tonnensteine: sehr große solitäre Konkremente, die das Lumen weitestgehend ausfüllen
- Differenzialdiagnosen: Gallenblasenempyem

Porzellangallenblase
- Partielle oder komplette Verkalkung der Gallenblasenwand als Folge degenerativer oder entzündlicher Prozesse (chronische Cholezystitis, Cholesterolose)
- Glatte, konvexbogige Oberfläche, sehr echogener Reflex mit Schallschatten von der proximalen Gallenblasenwand ausgehend
- Präkanzerose mit Entartungstendenz (OP-Indikation)

Aerobilie (Luftansammlung in Gallenwegen)
- Echoreiche, bewegliche Reflexe (können bei Umlagerung zum höchsten Punkt wandern)
- »Kometenschweife« in Gallenwegen
- Ursachen: Z. n. ERCP mit Papillotomie, Endostenteinlage im Gallengang, biliodigestive Anastomose, spontane biliodigestive Fistelentstehung, bakteriell/Gasbildner (Cholangitis)
- Differenzialdiagnosen: Gefäßkalk, Hepatikolithiasis (Gallengangsteine)

Hämobilie (Blutung ins hepatobiliäre System)
- Echodichtes Material in Gallenwege/Gallenblase mit oder ohne Cholestase
- Symptome: Ikterus, kolikartige Bauchschmerzen, gastrointestinale Blutung
- Ursachen: Tumor, Trauma, iatrogen (Leberpunktion, TIPSS-Anlage, perkutane transhepatische Cholangiographie, Operation, Papillotomie, Stentanlage in die Gallengänge)

Gallenblasenpolypen (Cholesterinpolypen)
- Solitär oder multiple, wandständige echogene Reflexe ohne Schallschatten
- Größe: 1–5 mm
- Differenzialdiagnosen (bei >5 mm Größe): Adenom, Frühkarzinom, Konkrement
- Gallenblasenadenom
  - Benigne, breitbasig oder gestielt im Fundus oder Korpus
  - Präkanzerose (OP-Indikation bei Wachstumstendenz oder Größe >1 cm)

- Meist echoinhomogener Aufbau
- Vaskularisation nachweisbar

Akute Cholezystitis
- Meistens Nachweis einer Cholezystolithiasis (steinbedingter Verschluss des D. cysticus)
- echoarme generalisierte oder segmentale Wandverdickung (>3 mm) mit Separierung der Wandschichten (»Dreischichtung«)
- Ödem in der angrenzenden Leber sowie freie Flüssigkeit um die Gallenblase
- Murphy-Zeichen: Druckdolenz der Gallenblase bei gezielter Fingerpalpation unter sonographischer Sicht oder bei gezielter Palpation mit dem Schallkopf
- Akalkulöse Cholezystitis: akute Cholezystitis ohne Konkrement, bei Patienten mit HIV/AIDS, Älteren, Diabetikern, Chemotherapie, Intensivpatienten (DD: asymptomatische »Intensiv-Gallenblase«); hohe Letalität durch Verkennen der Ursache!
- Emphysematöse Cholezystitis: schwere Form durch Infektion mit Gasbildnern (Immunschwäche, Diabetiker), Nachweis von intramuralen Gasansammlungen; glatte, wandständige, sehr intensive Reflexe (DD: Porzellangallenblase)
- Sekundäre Cholezystitis: z. B. im Rahmen einer chronischen Pankreatitis

Chronische Cholezystitis
- Häufig sonographischer Zufallsbefund
- Folgezustand bei nicht ausgeheilter akuter Cholezystitis oder rezidivierenden Cholezystitiden, fast immer mit Cholezystolithiasis assoziiert
- Wandverbreiterung, oft ohne »Dreischichtung«, sondern eher diffuse echoreiche Wandverbreiterung, gelegentlich zwiebelschalenartig
- Gallenblasenlumen häufig durch Schrumpfung verkleinert, meist kein Ödem oder freie Flüssigkeit im Gallenblasenbett
- Murphy-Zeichen: negativ oder allenfalls geringer Druckschmerz
- Folgezustände: Schrumpf- und/oder Porzellangallenblase (Verkalkungen)

Gallenblasenhydrops
- »Prallfüllung« der Gallenblase auf dem Boden eines Abflusshindernisses (Zystikus- oder Choledochusstein oder Folge entzündlicher Verschlüsse)
- Größe: Gallenblasenlänge >10 cm und >4 cm Breite, Druckdolenz
- Beweis: fehlende Kontraktion bzw. Entleerung nach Reizmahlzeit (z. B. Ei, Schokolade), Volumenbestimmung vorher/nachher
- Differenzialdiagnosen:
  - Große atone Gallenblase nach parenteraler Ernährung
  - Nahrungskarenz und bei Intensivpatienten sind stark gefüllte Gallenblasen keine Seltenheit

Gallenblasenempyem
- Organ mit entzündlichem Sludge gefüllt (»echogene Gallenblase«) mit Verbreiterung der Gallenblasenwand
- Häufig begleitendes Ödem in der Leber und freie Flüssigkeit um die Gallenblase

Nicht entzündliche/druckindolente Gallenblasenwanddickung
- Unterschiedliche Struktur und Echogenität: echoarm, echoreich, homogen, inhomogen, lamelliert
- Ursachen: z. B. Rechtsherzinsuffizienz, Leberzirrhose mit Aszites (portale Hypertension), Hypoproteinämie, Niereninsuffizienz, akute Hepatitis, Pankreatitis, kontraktiler Zustand nach Nahrungsaufnahme

Gallenblasenperforation (gedeckt oder frei)/Wandnekrose
- Wandkontur unterbrochen (meist Fundus)
- Nachweis freier intraperitonealer Flüssigkeit bzw. umschriebene Flüssigkeitsansammlung im Leberbett

Gallenblasenkarzinom
- Spät symptomatisch mit Schmerzen durch infiltratives Wachstum oder Verschlussikterus
- Blumenkohlartig wachsender intraluminaler Tumor und/oder diffuse Wanddestruktion. Vaskularisation nachweisbar

Cholestase
- Erweiterung von intrahepatischen und/oder extrahepatischen (DHC) Gallengängen (norm: max. 2 mm)
- »Doppelflintenphänomen«: Erweiterung der intrahepatischen Gallenwege neben Gefäßen
- Bild der »knorrigen Eiche« oder »Rebstock« (zuviel Strukturen im B-Bild)

- Ursachen: Choledocholithiasis/Cholangitis, cholangiozelluläres Karzinom, Tumorkompression, Mirizzi-Syndrom, Pankreaskopfraumforderungen, Papillenprozesse, Gallengangspapillomatosen
- Ursachen der Cholestase sind sehr häufig sonographisch festzustellen (meist besser als im CT!)
- Mirizzi-Syndrom: Obstruktion des Ductus choledochus mit Verschlussikterus durch ein eingeklemmtes Konkrement im Ductus cysticus

Cholangitis
- »Charcot-Trias«: Oberbauchschmerzen, Fieber, Ikterus
- Nachweis dilatierter intra-/extrahepatischer Gallenwege
- Ätiologie: Konkremente, Tumor, Z.n. biliodigestiver Fistel/andere Gallenwegsoperationen
- Eitrige Cholangitis oft mit intraluminalen Strukturverdichtungen oder ödematösen Wandverdickungen

Pankreas

Untersuchungsablauf/Leitstrukturen
- Untersuchung, wenn möglich, am nüchternen Patienten
- Inspiration, Vorwölben des Bauches, »Wegpressen« störender Darmluft durch Schallkopfkompression und/oder Lageänderung können die manchmal schwierige Pankreasdarstellung erleichtern
- Hoher Oberbauchquerschnitt: in Höhe des Xiphoids
- V. lienalis gilt als Leitstruktur!
- Schallkopf Richtung linke Schulter und nach kaudal kippen, um das gesamte Pankreas einzusehen

Kenngrößen Pankreas
- Echostruktur:
    - Scharf begrenztes Organ mit homogenem, mitteldichtem Echomuster (geringfügig echoreicher als normale Leber)
    - Homogen echoreich bei Lipomatose oder echoreich grobkörnig bei Fibrolipomatose (meist bei Adipositas mit/ohne Diabetes mellitus)
- Pankreasgröße:
    - **Pankreaskopf**, sagittal: 2,5–3,0 cm (daran anschließend Processus uncinatus)
    - **Pankreaskorpus**, sagittal: <1,8 cm
    - **Pankreaskauda**, sagittal: 2,5–3,5 cm
    - **Pankreasgang (Ductus wirsungianus)**: ≤2 mm (pathologisch: >3 mm und Kalibersprünge)
- V. lienalis: <11 mm

Parenchymerkrankungen des Pankreas
Akute Pankreatitis
- Primär klinische und laborchemische Diagnose
- Sonographie sehr gut, um Ätiologie einzugrenzen: z. B. biliär bedingte Pankreatitis?
- Parenchym:
    - Meist diffuse (selten segmentale) Organvergrößerung
    - »Echoarme« oder inhomogene Echostruktur mit unscharfer Abgrenzbarkeit zur Umgebung
    - Bei schwerer Pankreatitis echoarme oder echofreie Areale im Parenchym (Nekrosen oder Einblutungen) oder echoreiche Strukturen (Fettgewebsnekrosen, Koagel)
- Flüssigkeitssaum/-ansammlung: peripankreatisch, in der Bursa omentalis (zwischen Magenhinterwand und Pankreasvorderfläche), pararenal, perisplenisch, perihepatisch, mesenterial, Douglasraum, linksseitiger Pleuraerguss
- Nekrosestraßen:
    - Inhomogene, echoarme bis echofreie Zonen oder abgrenzbare Massen, oft echoreiche Binnenstruktur
    - Ausbreitung in präformierte Räume: vorderer oder hinterer Pararenalraum, mesenterial, mesokolisch, links subphrenisch
    - Meist einhergehend mit peripankreatischen Flüssigkeitsansammlungen und Aszites
- Pankreaspseudozysten:
    - Finden sich meist am (oder seltener im) Parenchym
    - Nach 6–8 Wochen durch liquide Transformation von nekrotischem Gewebe unter Ausbildung einer entzündungsbedingten Pseudomembran
    - Differenzialdiagnosen: Retentionszysten (durch Sekretverhalt), eingeblutete Pseudozysten (inhomogenes Zystenlumen)
- Abszesse:
    - Entstehungsmechanismus: Infektion von Nekrosen oder Pseudozysten
    - Runde oder polyzyklische, inhomogene Struktur, echofrei/echoarm

▼

- Wandverdickung, gelegentlich Nachweis von Luft oder Spiegelbildung
- Thrombose: Milzvenen- und/oder Pfortaderthrombose
- Biliäre Abflussstörung: durch DHC-Kompression infolge von Organschwellung
- Pankreasgang: meist nicht darstellbar, da komprimiert; Ausnahme: lithogene Papillenstenose, akut exazerbierte chronische Pankreatitis, Pancreas divisum
- Einbruch in Nachbarorgane: Leber, Milz, Intestinum
- Eine sonographische Abgrenzung zwischen infizierter und nicht infizierter Nekrose ist nicht möglich

Chronische Pankreatitis
- Fibrose: vergröberte, fein- oder grobkörnige, echodichte Parenchymstruktur, Konturunregelmäßigkeiten
- Verkalkungen: reflexreiche fokale Läsionen
- Gangunregelmäßigkeiten des D. wirsungianus: perlschnurartige Kaliberschwankungen, geschlängelter Verlauf, Wandunregelmäßigkeiten, Konkremente im Gang, dilatierter Gang (Duktektasie)
- Organatrophie: zunehmende Parenchymrarefizierung (atrophisches Organ)
- Komplikationen:
  - Mikro- (<20 mm) und Makrozysten (>20 mm): Retentionszysten oder Pseudozysten
  - Einblutungen
  - Nekrosen
  - Gallengangobstruktion
  - Magenausgangsstenose (Pankreaskopfregion)
  - Duodenalstenosen (Pankreaskopf- und/oder Kaudaregion)
  - Milzvenen- und/oder Pfortaderthrombose
  - Pankreatogener Aszites
  - Pleuraerguss (meist links)
  - Akuter Schub einer chronischen Pankreatitis: zusätzlich Bild einer akuten Pankreatitis mit Zonen verminderter Echogenität, lokale Druckdolenz
- Pseudozysten:
  - Keine echte Zysten, d. h. sie sind nicht mit Epithel/Endothel ausgekleidet
  - Inhalt: trübes (grünes) oder hämorrhagisches Sekret

- Retentionszysten:
  - Echte Zysten als Folgen von Gang- oder Seitenastektasien, d. h. Zysten mit Anbindung an das Gangsystem (Gangobstruktion durch Narben, Steine oder Tumor)
  - Inhalt: (klares) Pankreassekret
- Dilatation des DHC: bei entzündlich-narbiger Stenosierung im Bereich des intrapankreatischen Verlaufes

Fokale Läsionen des Pankreas
Pankreaszysten
- Angeboren (primäre Zysten): solitäre dysontogenetische Zysten
- Erworben (sekundäre Zysten):
  - Pseudozysten
  - Retentionszysten
  - Neoplastische Zysten
  - Parasitäre Zysten (Echinokokkuszysten)
- Allgemeine Zystenkriterien: rund, echofrei und dorsale Schallverstärkung

Pankreastrauma
- Peripankreatischer Flüssigkeitssaum
- Evtl. Organschwellung
- Pankreasruptur:
  - Rasch austretender Pankreassaft mit Entstehung von Nekrosehöhlen/Aszites
  - Evtl. Darstellung zweier Organteile mit flüssigkeitsgefüllter Organhöhle in der Mitte

Hämatom
- Frische Hämatome: oft initial echoreich und danach zunehmend echoarm (erste Woche) sowie besser abgrenzbar, nach 2–3 Wochen zunehmend unscharf abgrenzbar wegen Resorption
- Infizierte Hämatome: können Randvaskularisation aufweisen
- Differenzialdiagnosen: fokale Pankreatitis, Karzinom, Abszess, Metastase, Lymphom

Pankreaskarzinom (duktales Karzinom)
- Kennzeichen:
  - Lokale, rund-ovaläre, unscharf und unregelmäßig begrenzte polyzyklische, höckrige Raumforderung mit feinen pseudopodienartigen Ausläufern (»Tumorfüßchen«), meist echoärmer

- Konturvorwölbung
- Gangabbruch mit prästenotischer Dilatation des Ductus wirsungianus (>3 mm)
- **Differenzialdiagnosen:**
  - Fokale Pankreatitis
  - Pankreasabszess
  - Neuroendokrine Tumoren
  - Pankreasmetastasen: z. B. bei Bronchialkarzinom, malignes Lymphom
  - Zystische Tumoren: meist mehrkammerig im Lumen, solider polyzyklischer Tumor (DD: Pseudozyste, Zysadenom)
- **Sekundärfolgen:**
  - Cholestase durch Gallengangsobstruktion
  - Leber-/Lymphknotenmetastasen
  - Aszites mit/ohne Splenomegalie
  - Thrombose der V. portae, lienalis oder mesenterica superior mit/ohne Umgehungskreisläufe
  - Verdrängung und Infiltration von Nachbarorganen und Gefäßen
  - Retentionsmagen bei Duodenalstenose
  - Metastasierung: lokoregionär und/oder Fernmetastasierung

Milz

Kenngrößen Milz
- **Allgemeine Maße:** »4711« (Beurteilung von links interkostal, größter Längen- und Tiefendurchmesser bei Darstellung des Milzhilus max. 11–12 bzw. 4–5 cm)
- **Form:** Halbmond oder Kaffeebohne
- **Parenchymstruktur:** Binnenreflexmuster homogen, echoreich wie Leber oder Schilddrüse
- **Nebenmilz:** isoechogene, rundliche Raumforderung neben der Milz (meist lateral), Differenzialdiagnosen: Lymphome (echoärmer als die Milz), Varizen (mehrere, rundliche, echofreie Raumforderung im Milzhilus und prärenal, venöse Flusssignale)

Parenchymale oder fokale Veränderungen der Milz
Splenomegalie
- Portale Stauungsmilz: Milzvergrößerung bei portaler Hypertension bei Leberzirrhose, nach Milzvenen- oder Pfortaderthrombose

- Hämatoonkologisch: Hodgkin- oder Non-Hodgkin-Lymphome, myeloproliferative Erkrankungen (CML), akute Leukämien
- Infektionen: akute Infekte (Mononukleose, Masern), chronische Infekte (Malaria, Tbc, Endokarditis)
- Autoimmunerkrankungen: Kollagenosen, Morbus Werlhof, Autoimmunhämolyse
- Sonstige Ursachen: Sarkoidose, Amyloidose, Hämochromatose

Hyposplenie
- Physiologisch: sog. Altersmilz
- Funktionelle Hyposplenie: z. B. Milzinfarkt, Milzvenenthrombose, Sichelzellenanämie, Sepsis, Zustand nach Knochenmarktransplantation etc.

Milzzyste
- »Echofrei«, Schallverstärkung, keine Farbdopplersignale, selten Septen
- Formen: dysontogenetisch, Pseudozysten oder parasitär (Echinokokkuszysten)
- Differenzialdiagnosen: z. B. Milzaneurysma, einschmelzender Tumor, Hämangiom, Metastase (Cyst like)

Milzabszess
- »Echoarm«, unscharf begrenzt, evtl. geschichteter Inhalt, selten Luftkuppel
- Farbdopplersonographie: negativ
- Differenzialdiagnosen: z. B. Milzinfarkt, Lymphominfiltrat, Pilzinfiltrat

Milzhämatom
- Unscharfe Areale gemischt echofrei-echoreich, Konturunterbrechung, Kapselabhebung, begleitendes Pleurahämatom, freie Flüssigkeit im Abdomen
- Formen: subkapsuläres oder intraparenchymatöses Hämatom
- Differenzialdiagnose: eingebluteter Milztumor

Milzinfarkt
- Unscharf begrenzt, dreiecksförmige, nach peripher breitere, echoarme Areale
- Farbdopplersonographie: keine farbdopplersonographischen Signale
- Differenzialdiagnosen: Milzabszess, Lymphominfiltrat

Lymphome
- Primär von der Milz ausgehend oder sekundäre Mitbeteiligung bei Non-/Hodgkin-Lymphomen
- Diffuse Infiltration (fleckig-inhomogene Struktur) oder uni- oder multifokale, klein- oder großnoduläre Herde mit unterschiedlicher Echogenität
- Low-grade-NHL: meist diffuse oder multifokale kleinherdige Infiltration
- High-grade-NHL: in der Regel fokale, großknotige Herde

Primäre Milztumoren
- Hämangiom: echoreich, scharf begrenzt ohne Halo, keine farbdopplersonographischen Signale
- Lipom/Angiomyolipom: sehr echoreich, scharf begrenzt, kein Halo, farbdopplersonographisch keine Signale
- Hamartom (Splenom)/Angiosarkom/entzündlicher Pseudotumor: echoarm bis echokomplex, sonographisch nicht weiter differenzierbar

Metastasen
- Rundlich, gut abgegrenzt, mit Halo, meist echoarm, selten echoreich
- Primärtumor: kleinzelliges Bronchial-, Mamma-, Kolonkarzinom, Melanom

Milzvenenthrombose
- Schwach echogen bis echoreiche Thromben im Gefäßlumen der V. lienalis dorsal des Pankreas
- Splenomegalie und Aszites bei isolierter Milzvenenthrombose
- Dopplersonographie: fehlende Strömung oder bei inkompletter Thrombose Rest-Flow

Nieren/harnableitende Wege

Kenngrößen Niere
- **Nierengröße:**
  - Länge: 10–11,5 cm
  - Breite: 5–7 cm
  - Dicke: 3–5 cm
- **Parenchym-Pyelon-Verhältnis:**
  - Ventrale und dorsale Parenchymdicke zum Nierenbecken
  - Normalerweise 2:1 mit deutlicher Altersabhängigkeit
  - Altersabhängigkeit: <40 Jahre 1,8–2:1; 40–60 Jahre 1,7:1; >60 Jahre 1:1
- **Nierenparenchym:**
  - Breite: 1,3–2,5 cm
  - Echoärmer als das von Leber und Milz
- **Ureterbreite:** 2–8 mm
- **Perfusion**/Widerstandsindex (RI): ca. 0,5–0,7

Parenchymale und fokale Veränderungen der Nieren

Akute Niereninsuffizienz/akutes Nierenversagen
- Normal große bis vergrößerte Nieren
- Verbreitung des Parenchymsaums mit erhöhter Echogenität (gelegentlich auch normale oder verminderte Echogenität)
- Echoarm betonte und vergrößerte Markpyramiden, z. T. aufgehobene Mark-Rinden-Differenzierung
- Gelegentlich parapelvine Verdickung des Gewebes (»parapelvic thickening«)

Chronische Niereninsuffizienz
- Verkleinerte Nieren
- Rarefizierung des Nierenparenchyms
- Verwaschene Mark-Rinden-Grenze
- Ggf. Schrumpfnieren (<7 cm)
- Ggf. sekundäre Nierenzysten, Verkalkungen

Nierenvenenthrombose
- Akut: Befunde unspezifisch, vergrößerte, echoarme Niere mit Verlust der normalen Nierendifferenzierung. Ggf. Darstellung des Thrombus in der Nierenvene. Dieser ist jedoch fast echofrei und wird so leicht übersehen
- Chronisch: kleine, vermehrt echoreiche Niere

Nierenzysten
- Einteilung: perirenale, kortikale und parapelvine Nierenzysten
- Komplikationen: Schmerzen bei Einblutungen, Infektion, Steinbildung in der Zyste, ansonsten meist Zufallsbefund
- Zystenkriterien: runde bis ovale, glatt begrenzte, echofreie Raumforderungen
- Komplizierte Zysten: bei internen Echos, Septierungen, Verkalkungen, Wandverdickungen (>1 mm) oder intraluminale Raumforderungen; diese Zysten sind nicht sicher benigne!
- Differenzialdiagnose: Zystennieren, hier kaum noch normales Nierenparenchym abgrenzbar

▼

Angiomyolipom
- Größe: <2 cm (in 20 % d. F. mit tuberöse Sklerose assoziiert)
- Echostruktur: meist »echoreich«, ähnlich wie Hämangiom
- Lokalisation: innerhalb des Nierenparenchyms oder exophytisch gelegen

Nierentrauma
- Intrarenale Hämatome: je nach Ausmaß und Alter echoreich, echoarm oder inhomogen
- Lazeration: lineare Konturunterbrechungen
- Subkapsuläre Hämatome: führen zur Abflachung der Nierenkontur
- Nierenfragmentation: multiple, isoliert liegende Nierenfragmente mit umgebender Blutung und Urinansammlung

Urolithiasis
- Kennzeichen: hartes Eintrittsecho mit dorsalem Schallschatten
- Kleine Steine: unter Umständen erkennt man nur den dorsalen Schallschatten
- Vorkommen: Niere, Ureteren und Harnblase
- Ggf. obstruktive Dilatation des Nierenbeckenkelchsystems

Harnstau
- Ursachenabklärung
  - Intraluminär: z. B. Konkrement, Tumor, Stenose, Blutung
  - Extraluminär: z. B. Papillennekrose, Tumor, Entzündung, Retroperitonealfibrose (M. Ormond)
- Stadium I:
  - Nierenparenchym normal dick
  - Nierenbeckendilatation und Ureterdilatation (echofrei): Kelch-Pyelon-Ektasie
- Stadium II:
  - Deutliche Kelcherweiterung bzw. Kelch-Pyelon-Ektasie
- Stadium III:
  - Zunehmende Erweiterung des Nierenbeckenkelchsystems
  - Verplumpung der Kelche und Rarefizierung des Nierenparenchyms
- Stadium IV:
  - Hydronephrotische Sackniere mit vollständigem Parenchymschwund
  - Parenchymsaum massiv verschmälert

- Differenzialdiagnose:
  - Pyelektasie bzw. ampulläres Nierenbecken: erweitertes, echofreies Nierenbecken lässt sich nicht in den Ureter verfolgen; fehlende Kelchektasie

Blasentamponade
- Teils inhomogene, teils echoreiche Raumforderung in der Blase
- »Schneegestöber«

Transplantatniere
- Beschreibung von Größe und Organmorphologie
- Ausschluss/Nachweis eines Harnstaus
- Beurteilung der Nierenperfusion:
  - Gesamte renale Perfusion
  - Flussbeurteilung von Anastomose A. renalis/A. iliaca (P_{systol} 100–150 m/s)
  - Flussbeurteilung von Interlobärarterien: innere, äußere Pol und Nierenmitte (RI 0,6–0,8)
- Komplikationen nach Transplantation:
  - Obstruktion: meist im Bereich der Anastomose zwischen Ureter und Harnblase, Flüssigkeitsansammlungen: perirenale Flüssigkeitsansammlung
  - Hämatome, Urinome: Entwicklung meist innerhalb der ersten beiden Wochen postoperativ
  - Lymphozelen: echofreie Flüssigkeitsansammlungen, häufig Septierungen
  - Abszesse
  - Nierenarterienstenose: Jet-Phänomen im Bereich der Stenose, RI <0,6
  - Nierenarterienthrombose: fehlender Fluss
  - Nierenvenenthrombose/-stenose: fehlender Fluss sowie umgekehrter diastolischer arterieller Fluss
  - Abstoßung: akute Abstoßung mit vergrößerter, echoarmer aufgetriebener Niere oder chronische Abstoßung mit kleinen Nieren mit vermehrter kortikaler Echogenität

Peritonealhöhle/Retroperitoneum

Retroperitoneale Blutung
- Lokalisation: M. psoas (Psoasblutung) und perirenale Raum
- Meist echoarm oder komplex echofreie Raumforderung
- Frische Hämatom: echoreich, oftmals homogen

- Organisation des Hämatoms: echodicht durch Blutkoagel, lagert sich der Wand des Hämatoms an, ggf. Septenbildung
- Auflösung des Hämatoms: zunehmend echoarm, echofrei, teils mit Nachweis von Debris
- Diffuse Einblutung: ins retroperitoneale Bindegewebe und in die Muskulatur, imponiert »schwammartig«
- Differenzialdiagnose: Malignome

Peritonealkarzinose
- Verdicktes Peritoneum oder verklebte Darmschlingen
- Ggf. freie Flüssigkeit, meist echofrei, teils mit Binnenechos

Freie Luft
- Patient liegt in Linksseitenlage (30–45°), sodass sich die freie Luft zwischen Leber und Bauchwand ansammelt.
- Detektion: am besten Linearschallkopf mit 7,5 MHz
- Differenzialdiagnosen: Recessus phrenicocostalis oder Darmgas bei z. B. Chilaiditi-Syndrom (Verlagerung des Kolons zwischen rechten Leberlappen und Zwerchfellkuppe, sog. Interpositio coli hepato-diaphragmatica)

Aorta abdominalis und Äste (AMS und Truncus coeliacus)
- Aorta abdominalis: Hiatus aorticus (12. BWK) bis Bifurkation (4. LWK), Länge ca. 14 cm
- Durchmesser: 20–25 mm
- Viszerale Arterienabgänge von kranial nach kaudal:
  - Truncus coeliacus: A. gastrica sinistra, A. lienalis, A. hepatica communis (A. gastrica dextra, A. gastroduodenalis, A. hepatica propria)
  - A. mesenterica superior
  - Aa. renales
  - A. mesenterica inferior
- Aneurysmazeichen der Aorta abdominalis
  - Gefäßerweiterung über 30 mm (Aortenektasie: 25–30 mm)
  - Gefäßwandverkalkung
  - Echoreiches thrombotisches Material
  - Nachweis einer Pulsation

Magen/Darm

Kenngrößen Magen/Darm
- **Schichtaufbau** des Gastrointestinaltraktes: Alle Wände des Gastrointestinaltrakts sind 5-schichtig, außer Ösophagus und Rektum (4-schichtig, fehlender viszeraler Peritonealüberzug)
  - Echoreich: Eintrittsecho (Lumenseite/Lamina mucosa)
  - Echoarm: Lamina mucularis mucosae
  - Echoreich: Lamina submucosa
  - Echoarm: Lamina muscularis propria
  - Echoreich: Austrittsecho (Lamina serosa)
- **Magen:**
  - Nicht kontrahierte Magenwand: 3–5 mm Wanddicke
  - Wanddicke präpylorisches Antrum: bis 8 mm
- **Dünndarm:**
  - Wanddicke: <2 mm
  - Lumenweite: bis 3 cm
- **Appendix vermiformis:**
  - Vom Zökum ausgehende doppelwandige Struktur, im Längsschnitt blind endend
  - Querschnitt: rundlich, oval
  - Gesamtdurchmesser: 6 mm
  - Häufig intraluminal Luft, gelegentlich Kotstein
- **Kolon/Rektum:**
  - Wanddicke: 2 mm
  - Lumenweite: linksseitiges Kolon: 3–4 cm, rechtsseitiges Kolon/Zökum: 6–8 cm

---

Veränderungen im Gastrointestinaltrakt

Magenausgangsstenose
- Dilatierter, mit Flüssigkeit und Speiseresten gefüllter Magen
- Bild eines »Schneegestöbers«: Retentionsmagen mit Speiseresten und Luftbubbles

Subileus/Ileus
- Diagnose eines Ileus sonographisch deutlich früher (ca. 4 h!) als röntgenologisch
- Dilatierte, stark flüssigkeitsgefüllte, kreisrunde Darmschlingen
- Dünndarm: »Klaviertastenphänomen« oder »Strickleiterphänomen« (Kerckring-Falten), Ileumschlingen bei fehlenden Kerckring-Falten glattwandig
- Kolon: Aufspreizen der Haustren (>3 cm), massive Überblähung des Kolons
- Peristaltik: Gesteigerte (Pendel-)Peristaltik bei mechanischem Ileus, aufgehobene Peristaltik bei Paralyse
- »Hungerdarm«: Entleerter Darm distal der Stenose bei mechanischem Ileus
- Darmwand initial gespannt, im Verlauf Darmwandverdickung auf dem Boden ödematöser,
▼

entzündlicher, ischämischer oder tumuröser Genese
- Aszites: Flüssigkeitsexsudation in die freie Bauchhöhle als Begleitphänomen
- Differenzialdiagnosen mechanischer Ileus: Bridenileus, Invagination (v. a. bei Kleinkindern), inkarzerierte Hernie, entzündlich bedingte Stenose (z. B. bei Morbus Crohn oder Divertikulitis), Tumor
- Differenzialdiagnosen paralytischer Ileus: Pankreatitis, Peritonitis, mesenteriale Gefäßverschlüsse, postoperative Darmatonie

Divertikulitis
- Begleitkolitis: segmentale echoarme, akzentuierte Darmwandverdickung, Darmlumen eingeengt durch Schwellung
- Entzündetes Divertikel: echoarme »Ausbuchtungen« der Darmwand, evtl. zentral echoreiche Reflexe (Luft in den Divertikeln), echoarmer Randsaum (»Halo«), eingebettet in eine echoreiche »Haube« (entzündlich bedingte Fettgewebsreaktion)
- Häufig nur ein Segment bzw. nur einzelne Divertikel befallen!
- Farbdopplersonographie: segmentale, inflammatorische Hypervaskularisation
- Komplikationen: Abszessbildung, Fistelbildung zu benachbarten Organen (echoarme, außerhalb des Darmes gelegene Strukturen, können z. T. mit Luft gefüllt sein), Perforation (periintestinal gefangene/freie peritoneale Gasansammlung)
- Differenzialdiagnosen: chronisch entzündliche Darmerkrankungen (Haustrierung in der Regel erhalten bei Divertikulitis), Malignome (Architektur der Darmwand bei Divertikulitis erhalten)

Akute Appendizitis
- Typischer Druckschmerz (gezielter Schallkopfpalpation)
- Appendixdurchmesser: >6 mm, runder Querschnitt
- Fehlende Kompressibilität
- Begleitphänomene: freie Flüssigkeit, echoreiche mesenteriale Umgebungsreaktion mit vergrößerten ileozökalen Lymphknoten
- Perityphlitischer Abszess: Destruktion der Wandschichten, echoinhomogene unscharf begrenzte Raumforderung, evtl. mit Lufteinschlüssen

- Perforation: lokaler Nachweis von freier Luft und/oder Flüssigkeit in der Bauchhöhle oder im kleinen Becken
- Beachte: variable Appendixlagen wie z. B. subhepatisch, linker Unterbauch, kleines Becken

Enterokolitis
- Vermehrt Sekret im Dünndarm
- Hyperperistaltik (im Gegensatz zum Ileus!)
- Fehlende Dilatation des Darmlumens
- Wandverdickung mit betonter Schichtung meist nur bei schweren Fällen
- Häufig mesenteriale Lymphadenopathie

Antibiotikaassoziierte und andere Kolitiden
- Antibiotikaassoziierte Diarrhö: ohne nennenswerte sonographische Darmwandveränderungen
- Antibiotikaassoziierte Kolitis: echoarme Wandverdickung des gesamten Kolons, v. a. rechtsseitiges Kolon betroffen und nach distal abnehmend
- Pseudomembranöse Kolitis (durch Clostridium difficile): Mukosal betonte Wandverdickung mit betonter Schichtung, häufig gesamtes Kolon befallen, teilweise pseudotumoröse Darmwandverdickung
- Ischämische Kolitis: Segmentale echoarme, homogene, deutliche Wandverdickung mit aufgehobener Schichtung, scharfe Begrenzung zum nicht befallenen Abschnitt, häufige Lokalisation distales Transversum und linke Flexur, im FKDS häufig fehlende Vaskularisation; intramurale oder portalvenöse Gasblasen zeigen schweren Verlauf an

Literatur

American College of Radiology (2006) ACR Appropriateness Criteria. http://www.acr.org

Arvanitakis M, Delhaye M, de Maertelaere V et al. (2004) Computed tomography and magnetic resonance imaging in the assessment of acute pancreatitis. Gastroenterology 126:715–723

Balthazar EJ, Robinson DL, Megibow AJ et al. (1990) Acute pancreatitis: value of CT in establishing prognosis. Radiology 174:331–336

Barish MA, Yucel EK, Ferrucci JT (1999) Magnetic resonance cholangiopancreaticography. N Engl J Med 341:258–264

Benten D, Staufer K, Sterneck M (2009) Orthotopic liver transplantation and what to do during follow-up: recommendations for the practitioner. Nature clinical practice Gastroenterology & Hepatology 6:23–36

Block B (2005) Der Sono-Trainer, 2. Aufl. Thieme, Stuttgart

Braden B, Caspary WF (2003) Akute untere Gastrointestinalblutung. Internist 44:533–541

Caspary EF, Stein J et al. (1999) Darmkrankheiten; Klinik, Diagnostik und Therapie. Springer, Berlin-Heidelberg

Caspary WF, Kist M, Stein J (2006) Infektiologie des Gastrointestinaltraktes. Springer, Berlin-Heidelberg

Cornberg M, Protzer U, Dollinger MM et al. (2007) Prophylaxe, Diagnostik und Therapie der Hepatitis-B-Virus-(HBV-) Infektion. Z Gastroenterol 45:1–50

European Association for the Study of the Liver (2010) EASL clinical practice guidelines on the management of ascites, spontaneous bacterial peritonitis, and hepatorenal syndrome in cirrhosis. J Hepatol 53:397–417

Feldman M, Friedman LS, Sleisenger MH (2002) Sleisenger & Fordtran's Gastrointestinal and Liver Disease. Pathophysiology, Diagnosis, Management, Volume I and II, 7th ed., Saunders, Philadelphia

Forsmark CE, Baillie J (2007) AGA Institute Technical Review on acute pancreatitis. Gastroenterology 132:2022–2044

Fröhlich E, Strunk H, Wild K (2003) Klinikleitfaden Sonographie. Urban & Fischer, München

Geissler EK, Schlitt HJ (2009) Immunosuppression for liver transplantation. Gut 58:452–463

Gralnek IM, Barkun AN, Bardou M (2008) Management of acute bleeding from a peptic ulcer. N Engl J Med 359:928–937

Gross M (2006) Sonographie für Einsteiger. Lehrbuch und Atlas. Urban & Fischer, München

Hahn EG, Riemann JF (2000). Klinische Gastroenterologie in 2 Bänden. 3. Auflage, Thieme, Stuttgart

Hartmann D, Riemann JF (2006) Notfallendoskopie. Gastroenterologie up2date, S. 343–352

Hoffmann JC et al. (2004) Diagnosis and therapy of ulcerative colitis: results of an evidence based consensus conference by the German society of Digestive and Metabolic Diseases and the competence network on inflammatory bowel disease. Z Gastroenterol 42(9):979–83. http://www.dgvs.de

Huber W, Schmid RM (2007) Akute Pankreatitis: Evidenzbasierte Diagnostik und Therapie. Dtsch Arztebl 104:A1832–1842

Johnston JH (1990) Endoscopic risk factors for bleeding peptic ulcer. Gastrointest Endosc 36(suppl 5):S16–S20

Kamar N, Selves J, Mansuy JM et al. (2008) Hepatitis E virus and chronic hepatitis in organ-transplant recipients. N Engl J Med 358:811–817

Kondo S, Isayama H, Akahane M et al. (2005) Detection of common bile duct stones: comparison between endoscopic ultrasonography, magnetic resonance cholangiography, and helical-computed-tomography cholangiography. Eur J Radiol 54:271–275

Kruis W et al. (2008) Differentialdiagnose und Therapie von Divertikulosen und Divertikulitis. Gastroenterologie up2date, S. 139

Lammert F, Neubrand MW, Bittner R et al. (2007) S3-Leitlinie der Deutschen Gesellschaft für Verdauungs- und Stoffwechselkrankheiten un der Deutschen Gesellschaft für Viszeralchirurgie zur Diagnostik und Behandlung von Gallensteinen. Z Gastroenterol 45:971–1001

Lee WM (2003) Drug-induced hepatotoxicity. N Engl J Med 349:474–485

Lee WM, Hynan LS, Rossaro L et al. (2009) Intravenous N-acetylcysteine improves transplant-free survival in early stage non-acetaminophen acute liver failure. Gastroenterology 137:856–864

Lübbers H, Mahlke R, Lankisch PG (2007) Akute Pankreatitis: Worauf es wirklich ankommt in der Diagnostik und der Therapie. Med Klein 102:746–758

Maheshwari A, Ray S, Thuluvath PJ (2008) Acute hepatitis C. Lancet 372:321–332

Maier KP (2000) Hepatitis – Hepatitisfolgen, Praxis der Diagnostik, Therapie und Prophylaxe akuter und chronischer Lebererkrankungen. 5. Auflage, Thieme, Stuttgart-New York

Moon JH, Cho YD, Cha SW et al. (2005) The detection of bile duct stones in suspected biliary pancreatitis: comparison of MRCP, ERCP, and intraductal US. Am J Gastroenterol 100:1051–1057

Navarro VJ, Senior JR (2006) Drug-related hepatotoxicity. N Engl J Med 354: 731–739

Neubrand MW, Lammert F, Sauerbruch T (2006) Gallensteinerkrankungen. Gastroenterologie up2date 2:33–49

Nietsch H, Lotterer E, Fleig WE (2003) Akute obere gastrointestinale Blutung. Internist 44: 519–532

Pohl H, Rösch T (2005) Die obere gastrointestinale Blutung: Differentialdiagnose und Therapie. Gastroenterologie up2date, S. 167–184

Rampini SK, Lüthi B, Ruef C, Speck RF (2007) Clostridium difficile assoziierter Durchfall. Gastroenterologe 2:170–178

Rexroth G (2005) Gastroenterologie. Hans Huber, Bern-Göttingen-Toronto-Seattle

Romagnuolo J, Bardou M, Rahme E et al. (2003) Magnetic resonance cholangiopancreaticography: a meta-analysis of test performance in suspected biliary disease. Ann Intern Med 139: 547–557

Rösch T, Schusdziarra V, Born P et al. (2000) Modern imaging versus clinical assessment in the evaluation of in-hospital patients with suspected pancreatic disease. Am J Gastroenterol 95:2261–2270

Rünzi M, Layer P, Büchler MW et al. (2000) Therapie der akuten Pankreatitis. Gemeinsame Leitlinien. Z Gastroenterol 38:571–581

Schlottmann R, Kaup B, Kaase M, Tannapfel A, Schmidt WE, Schmitz F (2007) Clostirdium difficile-assoziierte Erkrankungen. Gastroenterologe 2:53–63

Schmidt G (2004) Kursbuch Ultraschall. 4., vollständig überarbeitete und erweiterte Auflage. Thieme, Stuttgart-New York

Stange EF et al. (2003) Diagnostics and treatment of Crohn's disease – results of an evidence-based consensus conference of the German Society for Digestive and Metabolic Diseases. Z Gastroenterol 41(1):19–20. http://www.dgvs.de

Stanley AJ, Ashley D, Dalton HR, Mowat C (2009) Outpatient management of patients with low-risk upper-gastrointestinal haemorrhage: multicentre validation and prospective evaluation. Lancet 373(9657):42–47

Steffen HM, Griebenow R, Meuthen I et al. (2008) Internistische Differenzialdiagnostik. Ausgewählte evidenzbasierte Entscheidungsprozesse und diagnostische Pfade. Schattauer, Stuttgart-New York

Stickel F, Seitz HK, Hahn EG et al. (2001) Hepatotoxizität von Arzneimitteln pflanzlichen Ursprungs. Z Gastroenterol 39:225–237

Trauner M, Fickert P, Pertl B (2004) Schwangerschaftsspezifische Lebererkrankungen. Dtsch Artzebl 101:A3416–A3425

Trivedi CD, Pitchumoni CS (2005) Drug-induced pancreatitis. An update. J Clin Gastroenterol 39:709–716

Vergara M, Calvet X, Gisbert JP (2007) Epinephrine injection versus epinephrine injection and a second endoscopic method in high risk bleeding ulcers. Cochrane Datbase Syst Rev CD005584

Weickert U, Riemann JF (2006) Management der Ulkusblutung. Internist 47: 596–601

Whitcomb DC (2006) Acute pancreatitis. N Engl J Med 354:2142–2150

Wong LM et al. (2008) Endoscopic Management of acute lower gastrointestinal bleeding. Am J Gastroenterol 103:1881–1887

Nephrologie

V. Burst

13.1 Grundlagen bzw. Handwerkszeug – 342

13.2 Akutes Nierenversagen – 342

13.3 Störungen des Elektrolythaushalts – 349

13.4 Störungen des Säure-Basen-Haushalts – 359

13.5 Glomeruläre Erkrankungen – 366

13.6 Tubulointerstitielle Erkrankungen – 368

13.7 Kontrastmittelnephropathie – 368

13.8 Erkrankungen der Nierengefäße – 369

13.9 Notfälle beim Dialysepatienten – 370

13.1 Grundlagen bzw. Handwerkszeug

Nierenfunktion

- **Glomeruläre Filtrationsrate (GFR):**
  - Normwert 90–145 ml/min
  - Ermittlung:
    Kreatinin-Clearance =
    $$\frac{Krea_{Urin} \times Urinsammelvolumen \times 1{,}73\,m^2}{Krea_{Serum} \times Sammelzeit\,[min] \times KOF}$$
- **MDRD-Formel:**
  - Mann: GFR = $186 \times Krea_{Serum}^{-1,154} \times Alter^{-2,03}$
  - Frau: GFR = $186 \times Krea_{Serum}^{-1,154} \times Alter^{-2,03} \times 0{,}724$
- **Cystatin C:** GFR = $74835/(Cystatin\,C)^{-1,333}$
- **Serumkreatinin:** eingeschränkte Aussagekraft: Anstieg erst ab einem GFR-Verlust >50 %

Urindiagnostik

- **Uринteststreifen**
- **Urinsediment:**
  - 10 ml Urin bei 1500 × g für 5 min zentrifugieren
  - Überstand verwerfen
  - Rest auf Objektträger → Phasenkontrastmikroskop (400fache Vergrößerung)
  - Auswertung pro Gesichtsfeld
    - **Normalbefund:** Erys 0–5, Leukozyten 0–5
    - **Pathologisch:** Erys >5, dysmorphe Erys, Akanthozyten, Eryzylinder, Leukos >5, Leukozytenzylinder
- **Proteindiagnostik:**
  - Mikroalbuminurie: 30–300 mg/Tag (Sammelurin) *oder* 30–300 mg/g Krea (Spoturin: einfacher, genauer)
  - Albuminurie: >300 mg/g Kreatinin
  - Markerproteine:
    - Glomeruläre Schädigung: Albumin, IgG
    - Tubuläre Schädigung: α_1-Mikroglobulin, alternativ SDS-Elektrophorese
- **Nephritisches Syndrom:** Mikrohämaturie, dysmorphe Erys, Akanthozyten + Proteinurie
- **Nephrotisches Syndrom:** führend ist die Proteinurie >3,5 g/Tag/1,73 m² KOF, zusätzlich: Ödeme, Hypalbuminämie, Hypercholesterinämie

13.2 Akutes Nierenversagen

Definition

- Anstieg des Kreatinins um ≥0,3 mg/dl innerhalb von 48 h oder Urinmenge <0,5 ml/kgKG/h für mindestens 6 h
- Nach einem Konsens der Acute Dialysis Quality Initiative (ADQI) wurde ein Klassifizierungskonzept für das akute Nierenversagen aufgestellt (**RIFLE-Kriterien**, www.ccm.upmc.edu/adqi/), deren Wertigkeit für die klinische Arbeit jedoch zweifelhaft ist.

> Die Dynamik des Kreatininanstiegs, die absolute Höhe der Retentionswerte, die Ausscheidung sowie das Vorliegen von Komplikationen stehen im Mittelpunkt der diagnostischen Einordnung und der therapeutischen Verhaltensweise.

Epidemiologie

- Angesichts der unterschiedlich angewandten Definitionen sind epidemiologische Daten schwer zu erheben.
- In Abhängigkeit der Population werden Inzidenzen von bis zu 30 % auf ITS angegeben.
- Die Mortalität liegt bei >50 %, in manchen Arbeiten sogar bei 90 %.
- Klar ist, dass ein ANV als unabhängiger Risikofaktor gelten muss, die Letalität ist um den Faktor 10 gesteigert, d. h. Patienten sterben nicht im, sondern wegen des Nierenversagens.
- Die Mortalität, kurz- und langfristig, nimmt bereits bei leichteren Nierenschädigungen mit geringem Kreatininanstieg zu.
- Um dem Rechnung zu tragen, wird daher im Englischen seit einiger Zeit der Terminus »**acute kidney injury**« anstatt »**acute renal failure**« verwandt.
- 30 % der Patienten auf ITS haben bereits eine vorbestehende chronische Niereninsuffizienz (sog. »acute on chronic«), was die diagnostische Abklärung erschwert.

Ätiologie und Pathogenese

Einteilung des akuten Nierenversagens

- Prärenales ANV (ca. 50 %)
- Intrarenales ANV (ca. 40 %)
- Postrenales ANV (ca. 10 %)

Prärenales Nierenversagen

— Prinzipiell liegt eine Reduktion des effektiven arteriellen Blutflusses zugrunde.
  — **Hypovolämie** (Blutung, Erbrechen, Diarrhö, Diuretikatherapie, Verbrennungen etc.)
  — **Reduziertes zirkulierendes Volumen** (Herzinsuffizienz, Aortenklappenstenose, Perikarderguss, Leberzirrhose (hepatorenales Syndrom), nephrotisches Syndrom, etc.)
  — **Reduzierter renaler Fluss** (Nierenarterienstenose, NSAIDs, ACEI)
  — **Vasodilatation** (Sepsis, medikamentös, Anaphylaxie, etc.)

Intrarenales Nierenversagen

> Beim intrarenalen Nierenversagen können »alle« anatomischen Strukturen der Niere betroffen sein.

— **Tubulusapparat:**
  — *Akute Tubulusnekrose* [ATN]:
    – Perfusionsstörung/Ischämie
    – Nephrotoxische Medikamente (Aminoglykoside, Cisplatin, Ciclosporin A, Kontrastmittel, etc.)
    – Myoglobin (Rhabdomyolyse, Crush-Niere)
    – Hämoglobin (Hämolyse)
    – Tumorlysesyndrom
  — *Tubulointerstitielle Nephritis* [TIN] (Medikamente, bakterielle Pyelonephritis, virale Infekte, Sarkoidose)
— **Glomerulum:**
  — Rapid-progressive GN [RPGN]
  — Vaskulitis (Wegener-Granulomatose, mikroskopische Polyangiitis)
  — Akute parainfektiöse Glomerulonephritis [GN] (Endokarditis etc.)
  — Lupusnephritis
  — Anti-GBM-Nephritis, Goodpasture-Syndrom
— **Gefäße:**
  — Thrombotische Mikroangiopathien (HUS/TTP, HELLP, maligne Hypertonie, Sklerodermie, Cyclosporin A, Radiatio etc.)
  — Cholesterinembolien
  — Nierenarterienstenose, -Infarkt, Nierenvenenthrombose

Postrenales Nierenversagen

— Jede Form der Obstruktion: benigne Prostatahyperplasie, Prostata-Blasen-Karzinom, Morbus Ormond, Nephrolithiasis etc.
— Ein ANV entsteht nur, wenn der Aufstau beidseits oder eine anatomische oder funktionelle Einnierigkeit besteht.

> Am weitaus häufigsten findet sich ein prärenales und ein tubulär verursachtes intrarenales ANV. Bei Letzterem liegt meist (neben einer toxischen Genese) eine Perfusionsstörung, und damit das gleiche Spektrum an Differenzialdiagnosen wie für das prärenale ANV, vor. Alle oben aufgeführten Ursachen eines prärenalen ANV können, wenn sie ausgeprägt genug sind und ausreichend lange bestehen, zu einem intrarenalen ANV führen. Daher sollte man besser von einem funktionellen und einem strukturellen ANV sprechen.

— Eine Minderperfusion der Niere führt zunächst zu einer ausgeprägten intrarenalen Gegenregulation zur Aufrechterhaltung von renalem Blutfluss (RBF) und glomerulärer Filtrationsrate (GFR).
— Sympathikus und das RAAS führen zu einer maximalen Volumenrückresorption und damit zu einer Abnahme der Urinausscheidung.
— Unterhalb eines MAP von 80 mmHg kommt es dann trotz Ausschöpfung aller autoregulatorischen Mechanismen zu einem linearen Abfall von RBF, GFR und Urinmenge.
— Da die medullanahen Anteile des proximalen Tubulus (S3-Segment) sowie der dicke Anteil der aufsteigenden Henle-Schleife auf der einen Seite einen hohen Energieverbrauch haben (Resorption!), auf der anderen Seite die O_2-Versorgung hier aus anatomischen Gründen bereits unter physiologischen Umständen grenzwertig ist, führt eine weitere Minderperfusion zur Ischämie dieser Tubulusabschnitte im Sinne einer akuten Tubulusnekrose.
— Obstruktion des Lumens durch Zelldebris und der tubulo-glomeruläre Feedbackmechanismus führen zur weiteren Abnahme der GFR und damit zu Oligurie oder Anurie.
— Bei der Regeneration des tubulären Epithels ist aufgrund der Beteiligung der Henle-Schleife die Konzentrationsfähigkeit anfangs noch nicht wieder hergestellt, so dass es zur Polyurie kommt.

Klinik und Diagnose

Klinik

— **Oligurie** (<400 ml/Tag) oder **Anurie** (<100 ml/Tag), aber selten auch normo- oder polyurisches ANV → bessere Prognose
— **Zeichen der Hypervolämie** (Ödeme, Dyspnoe, elevierter Jugularvenenpuls)
— **Urämiezeichen**: Übelkeit/Erbrechen, Vigilanzminderung bis zum Koma, Perikarderguss

– Gelegentlich Dunkelfärbung des Urins (z. B. bei Rhabdomyolyse)
– Fieber und Exanthem (und Eosinophilie) finden sich bei ca. 25 % der Patienten mit TIN.

> Frühe Symptome fehlen häufig. Meist weisen erst ein Anstieg der Retentionswerte (Kreatinin, Harnstoff) und eine über längere Zeit bestehende Reduktion der Urinmenge auf ein (dann bereits schon voll ausgebildetes) ANV hin. Frühe biochemische Marker (z. B. Kidney Injury Molecule-1 [KIM-1], Neutrophil-Gelatinase-assoziiertes Lipocalin [NGAL]) sind in der Erforschung, werden jedoch noch nicht in der Klinik eingesetzt.

Anamnese

– Hinweise auf Minderperfusion: Blutung, Hypotension, Herzinsuffizienz, etc.
– Hinweise auf Vaskulitis, Tumorlysesyndrom, Rhabdomyolyse (Drogenabusus?), TIN (alle Medikamente als Auslöser möglich), multiples Myelom, Cholesterinembolien (Livedo reticularis)
– Kontrastmittelexposition
– Nephrotoxische Medikamente

Nephrotoxische Medikamente
– Aminoglykoside
– Vancomycin
– Aciclovir
– Foscarnet
– Cidofovir
– Amphotericin B
– Cisplatin
– Methotrexat
– NSAID
– COX-2-Hemmer
– Hydroxyethylstärke
– Calcineurininhibitoren

Laborchemie

– **Kreatinin**
  – Vor allem der Verlauf des Kreatinins ist für die Einschätzung wichtig → soweit möglich eruieren
  – Ein ANV bedeutet immer eine dynamische Veränderung des Kreatinins (kein steady state!).
  – Bei völligem Ausfall der Nierenfunktion (komplettes ANV, häufig bei ATN) ist der Anstieg des Kreatinins über die Zeit allein von der *Syntheserate in den Muskelzellen* (20–25 mg/kgKG) abhängig: ca. 1–2 mg/dl/Tag (bei Rhabdomyolyse wegen des Muskelzellzerfalls höher).
  – Der Kreatininverlauf gibt in gleicher Weise auch Hinweise auf die Dauer des ANV.
  – Klassischerweise erreicht der Kreatininwert eine Plateauphase als Ausdruck der beginnenden Regeneration, um danach wieder abzufallen.
  – Jeglicher Einsatz von Nierenersatzverfahren verstellt diesen diagnostischen Blick.

! **Cave**
Der Kreatininverlauf ist für die Einschätzung des ANV von großer Bedeutung, die Berechnung oder Schätzung (MDRD o. a. Formeln) der GFR ist beim ANV unzulässig.
Die Dosierung von nephrotoxischen Medikamenten im ANV anhand einer GFR-Schätzformel (MDRD) oder Berechnung kann zur Überdosierung führen.

– **Harnstoff**:
  – Ein Anstieg des Serumharnstoffs kann verursacht sein durch:
    – Nierenversagen (akut oder chronisch) → Urämie-Surrogatparameter → Ein überproportional hoher Harnstoffwert findet sich beim prärenalen ANV (s. unten).
    – Katabolie (häufig auf ITS)
    – Gastrointestinale Blutung
– **Elektrolyte**: K^+, Ca^{++}, Mg^{++}, Phosphat
– Harnsäure (Tumorlysesyndrom), CK (Rhabdomyolyse), LDH und Haptoglobin (thrombotische Mikroangiopathie)
– BGA, Differenzialblutbild
– Bei V. a. Glomerulonephritis: ANA, ds-DNA-AK, ANCA, C3, C4, Anti-GBM-AK

Urindiagnostik (◘ Tab. 13.1)

– Teststreifen, Sediment, Protein (Albumin, α_1-Mikroglobulin) im Spoturin, Na^+, Kreatinin, Harnstoff, Bence-Jones-Proteine (multiples Myelom)

Sonographie

– Zum Ausschluss einer postrenalen Ursache
– Große Nieren bei ANV
– Kleine Nieren bei vorbestehender chronischer Niereninsuffizienz
– FKDS zum Ausschluss einer Nierenvenenthrombose und eines Nierenarterieninfarkts

Tab. 13.1 Urinbefunde

Prärenal	Wenig auffälliges Sediment, ggf. $α_1$-Mikroglobulinurie
Akute Tubulusnekrose (ATN)	Erythrozytenzylinder, Tubuluszellen (»muddy brown casts«)
Glomerulonephritis (GN)/Vaskulitis	Nephritisches Sediment: Erythrozyten, Eryzylinder, Akanthozyten, Albuminurie, Immunglobulinurie
Tubulointerstitielle Nephritis (TIN)	Erythrozyten, Leukozyten, Eosinophile, $α_1$-Mikroglobulinurie
Myelom	Bence-Jones-Proteine

Tab. 13.2 DD: prärenales versus intrarenales Nierenversagen

	Prärenal	Intrarenal
Na$^+$ im Urin	<20 mmol/l	>30 mmol/l
Fraktionelle Na$^+$-Exkretion (FE$_{Na}$)	<1 %	>2 %
Fraktionelle Harnstoffexkretion (FE$_{Hst}$)	<35 %	>50 %
Harnstoff : Kreatinin im Serum	>40 : 1	<20–30 : 1

Anmerkung: $FE_{Na} = [U_{Na} \times S_{Krea}/S_{Na} \times U_{Krea}] \times 100$ (nicht anwendbar bei Diuretikatherapie); $FE_{Hst} = [U_{Hst} \times S_{Krea}/S_{Hst} \times U_{Krea}] \times 100$.

Nierenbiopsie
– Sollte bei V. a. auf eine glomeruläre Ursache und TIN erfolgen

Differenzierung: prärenal versus intrarenal (ATN)

– Im prärenalen ANV sind die tubuläre Na$^+$- und Harnstoffrückresorption (zur Volumenretention) maximal gesteigert, bei strukturellem Tubulusschaden (= ATN) ist dies nicht möglich. Dies lässt sich differenzialdiagnostisch nutzen (**Tab. 13.2**).
– Volumengabe (oder Beendigung einer anderen prärenalen Ursache) führt bei einem prärenalen ANV zur umgehenden Besserung (Steigerung der Ausscheidung, Kreatininabfall) und hat damit diagnostische und therapeutische Bedeutung.
– Im Falle eines intrarenalen ANV kann dies jedoch zur Überwässerung führen und ein Nierenersatzverfahren notwendig machen.
– Eine Urinosmolalität >500 mosmol/kg schließt ein ATN weitestgehend aus.

Prävention des ANV

– Optimierung des Volumenhaushalts (»early fluid resuscitation«, dann eher restriktive Flüssigkeitsgabe)
– Dosisanpassung bzw. Vermeidung nephrotoxischer Medikamente und Agenzien
– MAP >60–65 mmHg
– Noradrenalin oder Dopamin (nicht in »Nierendosis«)
– Siehe auch Kontrastmittelnephropathie

Therapie des manifesten ANV

Die Therapie des manifesten ANV gliedert sich in **spezifische Maßnahmen** und den **Einsatz von Nierenersatzverfahren**.

Spezifische Maßnahmen
– **Prärenales ANV:** Behandlung der Ursache
  – Volumengabe
  – Bluttransfusion
  – Herzinsuffizienztherapie
  – Sepsistherapie
  – Behandlung des hepatorenalen Syndroms
– **Intrarenales ANV (ATN)**
  – Da es sich um einen Zelluntergang handelt, der in der Regel erst verzögert diagnostiziert wird, gibt es *keine* kausale Therapiemöglichkeit.
  – Dopamin, Dopaminrezeptoragonisten, Theophyllin und andere Substanzen machen in der Frühphase pathophysiologisch Sinn. In klinischen Studien konnte jedoch bislang kein Nut-

zen nachgewiesen werden. Sie haben daher keinen Stellenwert in der Therapie des ANV.
- Supportive Maßnahmen (gilt auch für die anderen Formen des intrarenalen ANV):
  - Vermeidung/Absetzen von nephrotoxischen Medikamenten
  - Behebung von Perfusionsstörungen: Optimierung der Kreislaufsituation

Zielparameter zur Optimierung der Kreislaufsituation
- AP 70–100 mmHg
- Cardiac-Index >4,5 l/min
- Hkt >30 %
- ZVD >5 mmHg
  - **Vasopressoren** können hier indiziert sein. Hohe Noradrenalindosen führen zur Verschlechterung des ANV. Zur Volumensubstitution sollten kristalline Lösungen und Gelatineprodukte verwandt werden (kein HES!).
  - **Diuretikatherapie:** *Kein* Nutzen für das Outcome (bei KM-Nephropathie sogar höhere Mortalität). **Ausnahme:** *Frühphase einer Rhabdomyolyse, sofern gleichzeitig ausreichend Volumen gegeben wird.* Eine oft beobachtete Steigerung der Urinausscheidung beruht auf der Wirkung des Diuretikums auf noch intakte Nephrone, führt jedoch nicht zu einer Rekrutierung der geschädigten Nephrone.

> Der Einsatz von Diuretika verbessert also nicht das ANV, erleichtert aber manchmal die Volumenkontrolle:
> - Furosemid i.v. 40 mg/h kontinuierlich
> - Ggf. zusätzlich HCT 2-mal 25 mg/Tag (sequenzielle Nephronblockade)
> - Ggf. zusätzlich Acetazolamid (Diamox) 2-mal 250 mg (erweiterte sequentielle Nephronblockade)
> - Bei andauernder An- oder Oligurie >24 h Absetzen der Diuretika
> - Cave: Ototoxizität

- **Ernährung:** Frühzeitige enterale (oder parenterale) Ernährung bei gesteigertem Proteinkatabolismus. Proteinzufuhr: 0,8–1,0 g/kgKG/Tag (bei Nierenersatztherapie 1,0–1,2 g/kgKG/Tag). Kalorienzufuhr: 25 kcal/kgKG/Tag

- **Spezifische Krankheitsbilder mit ATN:**
  - Rhabdomyolyse: frühzeitig großzügige Volumengabe (>5 l), ggf. Furosemid, Harnalkalisierung mit Natriumbikarbonat bis pH >7 (Cave: Hypernatriämie, Hypokalzämie), Ursachenbehandlung: Spaltung eines Kompartmentsyndroms, Medikamentöser Auslöser (CSE-Hemmer)?
  - Tumorlysesyndrom: ausreichend Volumen, Harnalkalisierung, Rasburicase (Fasturtec): 0,2 mg/kgKG über 30 min infundieren, tägliche Wiederholung abhängig vom Harnsäurespiegel
- **Postrenales ANV:**
  - Entlastung des Aufstaus: Blasenkatheter, Doppel-J-Katheter, perkutane Ableitung → Urologisches Konsil

Nierenersatzverfahren (◘ Tab. 13.3)
- **Chronischer Dialysepatient:** Fortführung der NEV (meist intermittierende Hämodialyse, Hämodiafiltration oder Peritonealdialyse: ◘ Tab. 13.4) entsprechend des bestehenden Regimes
- **Intoxikationen/Überdosierung mit dialysierbaren Medikamenten:** Lithium, Aspirin, Barbiturate etc.

Praktische Aspekte zu unterschiedlichen Dialyseverfahren

Grundlagen
- Technisch wird sowohl bei der HD als auch der HF das extrakorporale Blut an einer permeablen Membran vorbeigeführt (◘ Abb. 13.1).
- Bei der **HD** wird jenseits der Membran ein, in seiner Zusammensetzung variierbares Dialysat gegenläufig vorbeigeführt (Gegenstromprinzip). Die Elimination der gelösten Stoffe (Elektrolyte, Urämietoxine, etc.) erfolgt durch Diffusion anhand des Konzentrationsgradienten zwischen Blut- und Dialysatseite. Die Diffusion ist umso effektiver, je kleiner das Molekül ist. Das hydrostatische Druckgefälle über der Membran kann eingestellt werden und führt zum Volumenentzug (Ultrafiltration [UF]).
- Bei der **HF** wird diese Ultrafiltration auch zum Stofftransport (plasmaisoton) genutzt. Um eine ausreichende Effizienz zu gewährleisten, muss die UF-Rate deutlich höher sein als für den Volumenentzug nötig wäre (physiologische »glomeruläre UF« = 180 l pro Tag). Eine Dialysatseite entfällt. Dafür muss in entsprechender Menge eine Substitutionslösung infundiert werden. ◘ Abb. 13.1 ver-

13.2 · Akutes Nierenversagen

Tab. 13.3 Indikationen zum Einsatz von Nierenersatzverfahren (NEV) auf der IST bei akutem Nierenversagen

Absolute Indikationen	Weitere Indikationen
– Therapierefraktäre Hyperkaliämie >6,0–6,5 mmol/l – Konservativ nicht beherrschbare Volumenüberladung (»fluid lung«) – Urämiezeichen: hämorrhagische Gastritis, Enzephalopathie, Perikarditis (immer Herzauskultation)	– Harnstoff >170 mg/dl – Überwiegend wird heute ein frühzeitiger Einsatz der NEV, v. a. bei Sepsis oder Multiorganversagen, favorisiert – Das Eintreten der oben genannten absoluten Indikationen sollte nicht abgewartet werden – Metabolische Azidose (pH <7,1), sofern hier eine Pufferung mit Natriumbikarbonat wegen bestehender oder drohender Hypernatriämie nicht möglich ist – Hyperthermie

Tab. 13.4 Gegenüberstellung der drei Dialyseverfahren

Technik	Eliminationsprinzip	Volumenentzug
Hämodialyse (HD)	Diffusion	Ultrafiltration (hydrostatisch)
Hämofiltration (HF)	Konvektion (»solvent drag«)	Ultrafiltration (hydrostatisch)
Peritonealdialyse (PD)	Diffusion	Osmose

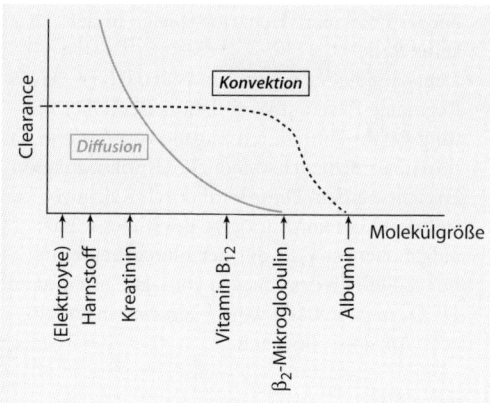

Abb. 13.1 Prinzipien der Dialyseverfahren

deutlicht, dass v. a. größere Moleküle besser durch Hämofiltration, kleinere besser durch Hämodialyse entfernt werden. Das optimale NEV kombiniert beide Techniken (Hämodiafiltration [HDF]).
– Die **Peritonealdialyse** spielt auf der ITS (außer bei Kindern) lediglich eine untergeordnete Rolle. Prinzip: über einen intraperitoneal liegenden Katheter (z. B. Tenckhoff-Katheter) wird die PD-Lösung appliziert. Der Stofftransport erfolgt über Diffusion mit dem Peritoneum als Membran. Der Zusatz von Glukose oder Icodextrin führt zur Hyperosmolarität der PD-Lösung und führt über Osmose zum Wassershift nach intraperitoneal (Volumenentzug).

Technische Umsetzung auf der ITS

Man unterscheidet zwischen **intermittierenden** und **kontinuierlichen** Nierenersatzverfahren (NEV).

Nierenersatzverfahren

Intermittierendes NEV:
- Dialysedauer/-häufigkeit: 3–5 h, 3-mal/Woche, ggf. täglich
- Formen:
  - Hämodialyse (HD)
  - Hämodiafiltration (HDF)
- Die Verfahren sind aufwendig, da sie große Mengen Dialysat benötigen (ca. 500 ml/min bei Blutfluss 200–300 ml/min)
- Die Verfahren sind hocheffektiv und durch volumetrische UF-Steuerung sicher
- Die Verfahren sind das NEV der Wahl bei einer akuten Elektrolytentgleisung (Hyperkaliämie und Hyperkalzämie)

Kontinuierliches NEV:
- Dialysedauer: >20 h/Tag
- Formen:
  - CVVH (kontinuierliche veno-venöse Hämofiltratation)
  - CAVH (kontinuierliche arterio-venöse Hämofiltratation) → selten angewandt
  - CVVHDF (kontinuierliche veno-venöse Hämodiafiltratation) → technisch aufwendig
- Um eine ausreichende Entgiftungsfunktion zu erreichen, sollten diese NEV nur kurzfristig unterbrochen werden
- Bei hämodynamisch instabilen Patienten kann durch ein kontinuierliches Verfahren der Volumenentzug schonender gestaltet werden
- Dennoch besteht zwischen den intermittierenden und den kontinuierlichen NEV im Hinblick auf Mortalität kein Unterschied!
- Die Hoffnung, dass durch die CVVH eine Zytokinelimination und damit eine Verbesserung septischer Krankheitsbilder erreicht werden kann, hat sich nicht erfüllt
- Die Substitutionslösung kann vor (Prädilution) oder hinter (Postdilution) der Membran in den extrakorporalen Kreislauf eingeleitet werden. Die Postdilution ist im Hinblick auf die Effektivität klar zu bevorzugen, die Prädilution ermöglicht dagegen eine geringere Antikoagulation bzw. eine längere komplikationslose Laufzeit

SLEDD als Alternative:
- SLEDD (»sustained [oder slow] low-efficiency daily dialysis«) → kann auch als intermittierendes NEV eingesetzt werden
- Bei diesem Dialyseverfahren (Genius-System) handelt es sich um ein geschlossenes System.
- In einem Tank (meist 90 l) wird das gewünschte Dialysat vorbereitet, eine permanente Dialysatzufuhr von außen entfällt damit. Bei geringer Blut- und Dialysatflussgeschwindigkeit kann die Behandlung über üblicherweise 8–24 h durchgeführt werden

Durchführung

Wahl des Nierenersatzverfahrens (NEV)
- Allgemein besteht kein Mortalitätsunterschied zwischen den einzelnen Verfahren.
- Meist wird bei instabilen Kreislaufverhältnissen, gesteigertem Katecholaminbedarf etc. ein kontinuierliches Verfahren bevorzugt (◘ Tab. 13.5).

Gefäßzugang
- Zentralvenöser Zugang (Shaldon-Katheter): üblicher Zugang für die Akutbehandlung.
- In der Regel doppellumig, einlumige Katheter sind für kontinuierliche Verfahren und SLEDD nicht geeignet. Möglich sind: V. jugularis interna, V. subclavia, V. femoralis (auf ausreichende Länge achten: 20–25 cm)
- Arteriovenöse Fistel (Shunt): bei bereits dialysepflichtigen Patienten. Kontinuierliche Verfahren sind zwar möglich, jedoch wegen der Komplikationsgefahr bei liegenden Nadeln nicht zu empfehlen.
- Vorhofkatheter: subkutan getunnelte Katheter (z. B. Demers). Meist einlumig, daher für kontinuierliche NEV nicht geeignet.

Antikoagulation
- Unfraktioniertes Heparin:
  - Initial: 1000–5000 I.E.
  - Kontinuierlich: 500–2500 I.E./h → Ziel-ACT >150 s
  - Bei hoher Blutungsgefahr auch deutlich niedriger mit erhöhtem Clotting-Risiko des extrakorporalen Systems → niedrige Behandlungseffizienz, Notwendigkeit zum Ersatz des Systems
- Niedermolekulare Heparine spielen in der ITS keine Rolle!
- Danaparoid oder Argatraban bei HIT II (▶ Kap. 15)
- Regionale Zitratantikoagulation: Bei hoher Blutungsgefahr kann durch Zugabe von Zitrat in das proximale Schlauchsystem eine Antikoagulation erreicht werden. Diese wird durch Kalziuminfusion kurz vor Rückgabe des Blutes wieder aufgehoben, so dass die Gerinnungshemmung nur außerhalb des Körpers vorliegt. Da Zitrat zu HCO_3^- metabolisiert wird, kann eine metabolische Alkalose entstehen.

Verschreibung
Ziele bei der Anwendung eines NEV:
- Ausgeglichener Elektrolyt- und Säure-Basen-Haushalt
- Optimale Volumen- und Blutdruckkontrolle
- Harnstoff <150 mg/dl

> In der größten bislang durchgeführten Studie (NEJM 2008; 359) wurden sowohl intermittierende (HD, SLEDD) als auch kontinuierliche (CVVHDF) Methoden in unterschiedlicher Intensität untersucht. Es besteht kein Mortalitätsvorteil bei:
> - HD, SLEDD: 6/Woche versus 3/Woche
> - CVVHDF: 20 ml/kg/h versus 35 ml/kg/h

Tab. 13.5 Pro und Kontra verschiedener Nierenersatzverfahren (NEV)

Pro: Intermittierende NEV	Pro: kontinuierliche NEV	Pro: SLEDD
Höhere Harnstoffclearance	Kontinuierliche Entgiftung	Höhere Harnstoffclearance
Weniger Antikoagulation	Bessere Kreislaufstabilität	Bessere Kreislaufstabilität
Patient weniger gebunden	Bessere Volumenkontrolle	Patient weniger (+/−) gebunden
Dialysat variabel (während HD)		Niedrigere Kosten
Kontra: Intermittierende NEV	**Kontra: kontinuierliche NEV**	**Kontra: SLEDD**
Schlechtere Kreislaufstabilität	Niedrigere Harnstoffclearance	Dialysat nicht variabel
Dialysepersonal nötig	Stärkere Antikoagulation	Stärkere Antikoagulation
Gefahr des Dysequilibriums	Höhere Kosten	

Komplikationen
- **Gefäßzugang:** Blutung, Infektion, Pneumothorax, Rezirkulation (die Rezirkulation von bereits »gereinigtem« Blut direkt wieder in den arteriellen Schenkel des Gefäßzugangs führt zu einer ineffizienten Behandlung)
- **Dysequilibriumssyndrom:**
  - Bei hohen initialen Harnstoffwerten führt die zu rasche Elimination zu einem osmotisch bedingten Hirnödem.
  - HD-Behandlungen sollten daher zunächst auf 3 h begrenzt werden und mit niedrigen Blut- und Dialysatflüssen betrieben werden.
  - Hilfreich ist in dieser Situation ein Anheben des Serumnatriums durch entsprechendes Dialysat.
- **Kreislaufinstabilität:** durch Volumenentzug und Konzentrationsänderungen kann es zu intravasaler Hypovolämie kommen. Neben der akuten, ggf. vital bedrohlichen Problematik ist eine weitere Konsequenz die Unterhaltung oder Aggravierung des ANV.
- **Perikardtamponade:** bei bestehender urämischer Perikarditis kann es v. a. durch den Einsatz der Antikoagulanzien zur Tamponade mit hoher Mortalität kommen.
- **Anaphylaktoide Reaktion**

13.3 Störungen des Elektrolythaushalts

> Elektrolytstörungen sind auf der ITS häufig. Ein genaues Verständnis der Mechanismen ist für eine rasche und sichere Therapie essentiell. Es sollten keine voreiligen Maßnahmen ergriffen werden. Häufig ist »Nichts tun« (und Konsultation eines Nephrologen) sicherer.

Natrium

- Natrium ist das wichtigste osmolalitätsbestimmende Elektrolyt.
- Haupterfolgsorgan in diesem Regelkreis ist die Niere.

> Veränderungen der Natriumkonzentration sind Ausdruck einer Störung der Osmoregulation, nicht der Volumenregulation.

Serumosmolalität
- Berechnung der Serumosmolalität: $Na^+ \times 2 +$ Harnstoff [mg/dl]/6 + Glukose [mg/dl]/18
- Vereinfacht bei normalem Blutzucker und Harnstoff: $Na^+ \times 2 + 20$
- Normbereich: 280–300 mosmol/kg

Für die Konzentration des Urins bedeutend
- Aufbau eines **Konzentrationsgradienten** durch die **Henle-Schleife**; physiologisch:
  - Kortikomedulläre Grenze: 50 mosmol/kgKG
  - Papille: 1000–1200 mosmol/kg
- Rückresorption von H_2O entlang dieses Gradienten am Sammelrohr über **Aquaporine** unter Kontrolle von ADH (antidiuretisches Hormon oder Vasopressin)
- Die Urinosmolalität kann physiologischerweise zwischen 50 und 1200 mosmol/kg liegen.

Für die Verdünnung des Urins bedeutend
- Reine Natriumrückresorption in der **Henle-Schleife** (sofern ADH nicht anwesend ist, kann die Henle-Schleife als reines Verdünnungssegment gewertet werden)
- Reine Natriumrückresorption im **distalen Tubulus** (reines Verdünnungssegment)

> ADH-Sekretion bei hoher Osmolalität (physiologisch) und durch eine Reduktion des effektiven Extrazellulärvolumens [EZV] (pathologisch).

Hyponatriämie (Na$^+$ <135 mmol/l)

- Die Hyponatriämie stellt die häufigste Elektrolytstörung dar!
- Meistens handelt es sich *nicht* um einen Salzverlust, sondern um einen *Wasserexzess*.
- In der Regel ist eine *Hyponatriämie* gleichbedeutend mit einer *Hypoosmolalität*.
- Ausnahmen (Pseudohyponatriämien): Hyperglykämie, Hypertriglyzeridämie, Paraproteinämie

Pathogenese (Tab. 13.6)
Klinik
- Agitiertheit, Apathie, Desorientiertheit
- Vigilanzminderung bis Koma
- Krampfanfälle
- Abgeschwächte Sehnenreflexe
- Gangstörungen

Diagnostisches Vorgehen (Abb. 13.2)
- Anamnese
  - Abschätzung: akuter oder chronischer Verlauf
  - Medikamente (Diuretika), Vorerkrankungen
- Klinische Untersuchung → Hydratationszustand (EZV):
  - Ödeme (Hypervolämie)
  - Keine Ödeme und keine Exsikkose (Euvolämie)
  - Exsikkose (Hypovolämie)
- Serumdiagnostik:
  - Elektrolyte (Na$^+$, K$^+$)
  - Serumosmolalität
  - Serumeiweiß
  - Serumlipide
  - Blutzucker
  - Leberwerte
  - Nierenwerte
  - Schilddrüsenwerte
- Urindiagnostik
  - Urinnatrium
  - Urinosmolarität
- Ausschluss NNR-Insuffizienz

Therapie

> Generell gilt: akute Störungen können (und müssen häufig) rasch korrigiert werden. Chronische Veränderungen müssen langsam korrigiert werden.

- Häufig ist die Osmolalität nicht sofort zur Verfügung.
- Na$^+_{Urin}$ und K$^+_{Urin}$ können einfach in der BGA bestimmt werden.
- Abschätzung der Akuität (Na$^+_{Urin}$ + K$^+_{Urin}$ spiegeln die Urinosmolalität wider):
  - Na$^+_{Urin}$ + K$^+_{Urin}$ > Na$^+_{Serum}$: die Hyponatriämie wird sich weiter verschlechtern → Vorsicht!
  - Na$^+_{Urin}$ + K$^+_{Urin}$ < Na$^+_{Serum}$: die Hyponatriämie wird sich bessern.
- Behandlung der Grunderkrankung
  - SIADH (Syndrom der inadäquaten ADH-Sekretion):
    - ZNS-Prozesse (Tumor, Hirndruck, Blutung, Entzündung)
    - Pulmonale Prozesse: Tumor, Pneumonie, Tuberkulose
    - Andere Tumoren
    - Postoperativ: Schmerzen, Stress

Tab. 13.6 Pathogenese der Hyponatriämie

ADH erhöht	Reduktion der Na$^+$-Resorption im Verdünnungssegment

Echte EZV-Depletion
– Diarrhö
– Renaler Salzverlust (Morbus Addison)
– Verbrennungen
	Hämodynamisch bedingte renale Minderperfusion
	– Gesteigerte Na$^+$-Resorption am proximalen Tubulus
	– Flussunabhängige Na$^+$-Resorption am distalen Tubulus versiegt:
	  – Herzinsuffizienz
	  – Leberzirrhose
	  – Nephrotisches Syndrom

Effektives EZV reduziert – Herzinsuffizienz – Leberzirrhose – Nephrotisches Syndrom	Thiazide >>> Schleifendiuretika
SIADH oder Hypothyreose	

13.3 · Störungen des Elektrolythaushalts

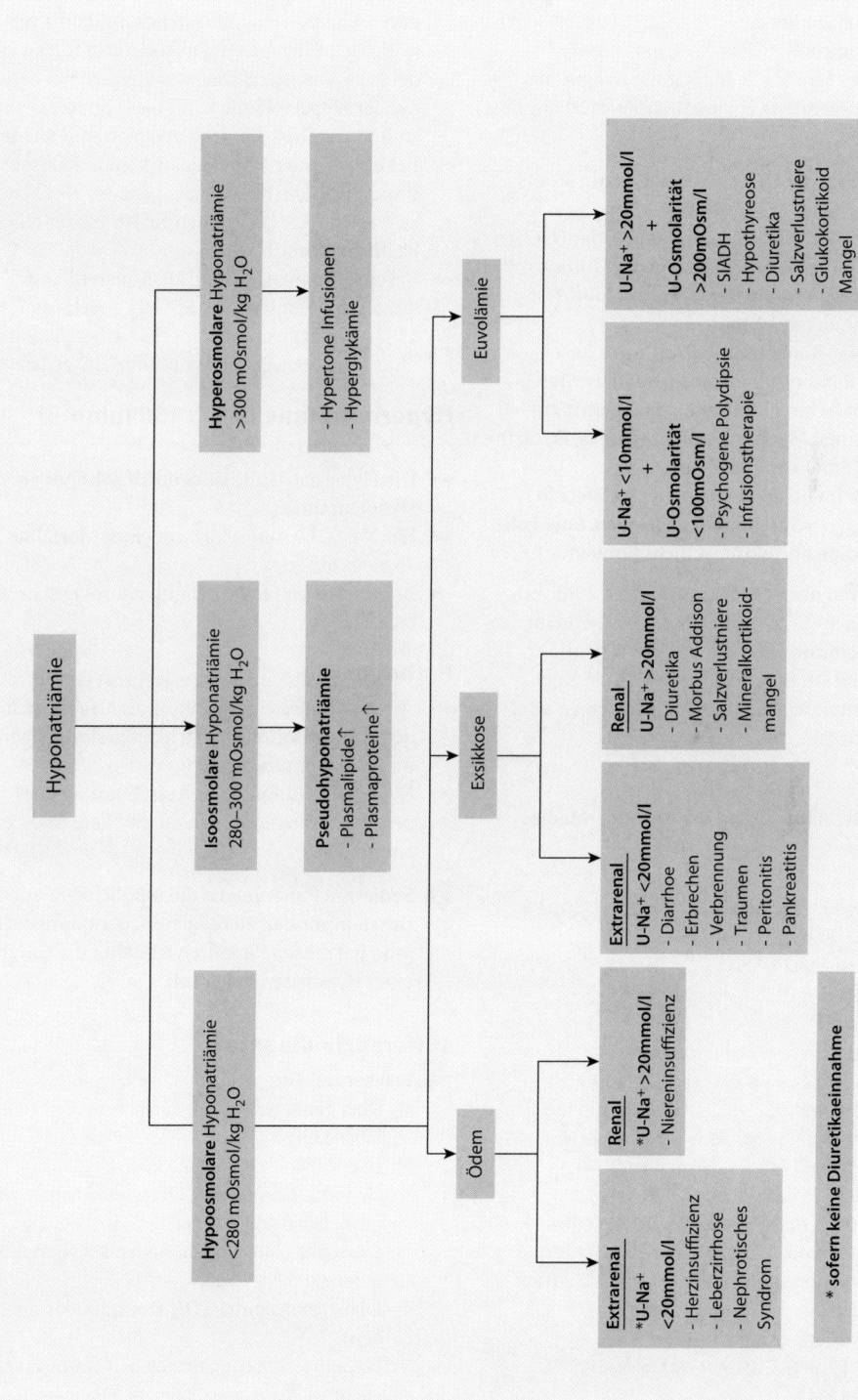

Abb. 13.2 Hyponatriämie

- Medikamente: Antidepressiva, Neuroleptika, Carbamazepin, etc.
- H$_2$O-Restriktion
- Hyperosmolare NaCl, Indikation: Symptome (ZNS), ausgeprägte Hyponatriämie <120 mmol/l, junge Frauen

> Die Gabe von isotoner Kochsalzlösung kann deletär sein.

- Prinzipiell muss die Osmolalität der NaCl-Infusion größer sein als die des Urins.
- Die Bestimmung der Urinosmolalität ist daher unverzichtbar.
- Die Na$^+$-Konzentration sollte um max. 10–12 mmol/l/24 h angehoben werden (→ engmaschige Kontrolle), da es sonst zur pontinen Myolinolyse (Paraparese, Dysarthrie, Koma) kommen kann.
- Die primäre Korrektur sollte als Ziel ein Na$^+_{Serum}$ = 120 mmol/l anstreben. Eine vollständige Korrektur ist nicht notwendig.

- Die **Formel nach Madias** (▶ Kap. 17, Endokrinologie/Schwartz-Bartter-Syndrom) erlaubt die Berechnung, um wie viel die Natriumkonzentration durch Infusion **von 1 l** einer hyperosmolaren NaCl-Lösung ansteigen wird (▶ Übersicht).

Praktische Anwendung der Adrougé-Madias-Formel

- Formel:
  - Mann: ΔNa$^+$ = (Na$^+_{Infusat}$ − Na$^+_{Serum}$)/(0,6 × kgKG + 1)
  - Frau: ΔNa$^+$ = (Na$^+_{Infusat}$ − Na$^+_{Serum}$)/(0,5 × kgKG + 1)
- Beispiel:
  - Männlicher Patient mit einem Na$^+_{Serum}$ von 105 mmol/l, Körpergewicht: 70 kg
  - Ziel: Na$^+_{Ausgleich(max)}$ 10 mmol/l pro Tag
  - Infusion: 1 l NaCl 3 % ~ 513 mmol Na$^+$ (1 l NaCl 0,9 % ~ 154 mmol Na$^+$)
  - Madias-Formel: ΔNa$^+$ = (513−105)/(0,6 × 70 +1) = 408/43 = 9,7 mmol/l
  - 9,7 mmol/l (ΔNa$^+$)/10 mmol/l (Zielwert) ~ Infusion von 1 l NaCl 3 % über 24 h (**über ZVK**)
- Herstellung von NaCl 3 %:
  - 110 ml NaCl 20 % + 890 ml NaCl 0,9 % = 1 l NaCl 3 %
  - 240 ml NaCl 10 % + 760 ml NaCl 0,9 % = 1 l NaCl 3 %

- Die Aufhebung der Konzentrationsfähigkeit durch Einsatz eines Schleifendiuretikums verstärkt den Therapieeffekt. Andererseits lässt sich der Na$^+$-Anstieg schwer vorhersagen. Bei bestehender Hypervolämie kann diese Strategie unter stündlichen Na$^+$-Kontrollen angewandt werden.
- Bei bestehender Hypokaliämie sollte KCl substituiert werden. K$^+$ ist dabei genauso als Osmol zu werten wie Na$^+$ → auch KCl-Infusion erhöht letztlich Serum-Na$^+$.
- Vasopressinantagonisten: als Aquaretika ist Tolvaptan (Samsca®) für SIADH zugelassen. 15–30 mg/Tag sind sicher effektiv bei Patienten ohne schwerwiegende Symptome einsetzbar.

Hypernatriämie (Na$^+$ >150 mmol/l)

- Die Hypernatriämie ist deutlich **seltener** als eine Hyponatriämie.
- Ein Na$^+$ >160 mmol/l ist mit einer Mortalität von 75 % assoziiert.
- Bei Überleben bleiben häufig neurologische Ausfälle.

Pathogenese

- Verlust von freiem Wasser ohne Ausschöpfung der Kompensationsmöglichkeiten durch Niere und Durstempfinden
- NaCl-Substitution ohne Ausschöpfung der Kompensationsmöglichkeiten durch Niere und Durstempfinden

> Sedierten Patienten ist die Möglichkeit, auf ihr Durstempfinden zu reagieren, genommen. Gerade bei diesen Patienten ist daher die Gefahr einer Hypernatriämie groß.

Differenzialdiagnose

- Wasserverluste
  - Über Haut: Schwitzen, Perspiratio, Verbrennung
  - Über Lunge
  - Diarrhö
  - Osmotische Diurese (Diabetes mellitus, Mannitol, Harnstoff)
  - Diuretika (meist bei bestehender Niereninsuffizienz)
  - Diabetes insipidus [DI] (zentral oder nephrogen)
  - Hypothalamische Störungen, Osmostatverstellung
  - Wasserverschiebung nach intrazellulär: Krampfanfall, Rhabdomyolyse
  - Postobstruktiv

13.3 · Störungen des Elektrolythaushalts

- Salzzufuhr:
  - Hypertone NaCl oder Natriumbikarbonat
  - Ausgleich der Wasserverluste ausschließlich durch NaCl 0,9 %
  - Hypertone Hämodialyse
  - Primärer Hyperaldosteronismus, Morbus Cushing
  - Natriumhaltige Antibiotika (z. B. Penicilline)

Klinik
- Unruhe → Agitiertheit → Lethargie
- Faszikulationen, Hyperreflexie
- Ataxie
- Krampfanfälle
- Koma

> Die Geschwindigkeit des Natriumanstiegs ist vor allem von Bedeutung.

Diagnostisches Vorgehen
- Benötigt (wie bei Hyponatriämie):
  - Klinik → EZV? (Hypovolämie [Exsikkose], Euvolämie, Hypervolämie [Ödeme])
  - Na^+, K^+, Osmolalität im Urin

> Bei einem Na^+ >150 mmol/l sollte physiologischerweise die OsmoUrin >800 mosmol/kg (spezifisches Gewicht >1022) sein.

- Hypervolämie:
  - Salzintoxikation (iatrogen)
  - Primärer Hyperaldosteronismus
  - Morbus Cushing
- Eu-/Hypovolämie:
  - $Osmo_{Urin}$ >800 mosmol/kg, Na^+_{Urin} <20 mmol/l, geringe Urinmenge → extrarenale H_2O-Verluste
  - $Osmo_{Urin}$ 300–800 mosmol/kg, größere Urinmenge → Diuretika, osmotische Diurese, partieller Diabetes insipidus (zentral oder nephrogen), Niereninsuffizienz
  - $Osmo_{Urin}$ <300 (<100) mosmol/kg → kompletter Diabetes insipidus (zentral oder nephrogen)
    - Diabetes insipidus (DI) → Desmopressin (synthetisches ADH) [Minirin] 10 µg intranasal
    - Anstieg der $Osmo_{Urin}$ um mind. 50 % → zentraler Diabetes insipidus
    - Kein Anstieg von $Osmo_{Urin}$ → nephrogener Diabetes insipidus
- Bei der Diagnostik von Natriumstörungen sollte immer auch die Urinmenge beachtet werden:
  - Polyurie (>4 l/Tag): **fast immer** osmotische Diurese ($Osmo_{Urin}$ >300)

Osmotische Diurese
- Polydipsie (eher niedrignormales Na^+)
- Auf ITS: massive Infusion! → Polyurie → vermehrte NaCl-Gabe zum Bilanzausgleich → Polyurie weiter gesteigert
- Kompletter DI [$Osmo_{Urin}$ <300 (<100)]
- Partieller DI ($Osmo_{Urin}$ >300) oft Ausscheidung 2–3 l
- Zur Unterscheidung: → Zufuhr stoppen (= Durstversuch) unter engmaschiger Kontrolle von $Osmo_{Urin}$, $Osmo_{serum}$

> Zur Klärung sollte immer ein Nephrologe oder Endokrinologe hinzugezogen werden!

Therapie
- **Hypernatriämie durch Salzzufuhr (Intoxikation)**
  - Diuretika: bei Hyperaldosteronismus
  - Morbus Cushing: Abklärung, ggf. G5 %-Infusion (s. unten)
- **Hypernatriämie durch H_2O-Verluste**
  - Kausale Behandlung: Diuretika absetzen, Behandlung der Ursache einer osmotischen Diurese (z. B. D. mellitus), Therapie des Diabetes insipidus (Tab. 13.7)

Tab. 13.7 Hypernatriämie

Akute Hypernatriämie und Hypovolämie mit Kreislaufinstabilität	Chronische Hypernatriämie

– Initial: 20 ml/kgKG NaCl 0,9 %
– Dann: G5 % wie oben
– Engmaschige Kontrolle alle 4 h
– Natriumsenkung max. 12 mmol/l/24 h
	– Langsamer Ausgleich → Gefahr: Hirnödem!
	– **Diabetes insipidus zentral**
	  – Minirin 2–4 µg i.v. Wirkung ca. 10 h
	  – 10 µg i.n. alle 6–12 h (immer unter Kontrolle)
	– **Diabetes insipidus nephrogen**
	  – Ursachen beheben: Lithium? Hyperkalzämie? Hypokaliämie?
	  – Ggf. Thiazid: HCT 2-mal 25 mg/Tag
	  – Ggf. Indometacin 25–50 mg/Tag

G5 %-Infusion (= freies Wasser): Menge = $[(Na^+_{IST} - Na^+_{SOLL})/Na^+_{SOLL}] \times 0{,}5 \times KG$

Kalium

> Die Kaliumhomöostase ist fein reguliert. Geringe Abweichungen können vital bedrohlich werden.

Fakten

- Kaliumaufnahme: 80 mmol/Tag
- Kaliumausscheidung: 72 mmol renal, 8 mmol über Fäzes
- Verteilung im Körper:
  - 98 % intrazellulär
  - 2 % extrazellulär (Verhältnis: 150 mmol/l:4 mmol/l)
- Kalium kann in großen Mengen über die Zellmembran verschoben werden. Der Shift ist abhängig von:
  - Säure-Basen-Haushalt
  - β_2-Stimulation
  - Insulin
- Die renale Ausscheidung findet statt in der Henle-Schleife und im kortikalen Anteil des Sammelrohrs in Abhängigkeit von Fluss, Na^+-Gehalt distal und Aldosteron.
- Veränderungen des K^+ können Folge einer internen (Verschiebung) oder externen (Aufnahme, Ausscheidung v. a. renal) Bilanzstörung sein.

Hypokaliämie (K^+ <3,5 mmol/l)

Ätiologie (◘ Tab. 13.8)
Klinik

- *Quergestreifte* Muskulatur: Schwäche, Krämpfe, Tetanie, Paralyse, Rhabdomyolyse
- *Glatte* Muskulatur: Obstipation, Ileus, Harnverhalt
- EKG: U-Welle, PQ-Verkürzung, QT-Verlängerung, ST-Abflachung, ventrikuläre Arrhythmien bis Kammerflimmern
- Niere: nephrogener Diabetes insipidus

Diagnostisches Vorgehen

- Benötigt:
  - Klinik: Blutdruck hoch?
  - K^+ in Serum und Urin
  - Cl^- im Urin, Mg^{++}, BGA, EKG
- Urin-K^+
  - K^+_{Urin} <20 mmol/l: enteraler Verlust
  - K^+_{Urin} >20 mmol/l: renaler Verlust
- Blutdruck hoch, metabolische Alkalose
  - Hyperaldosteronismus (primär oder sekundär)
  - Cl^-_{Urin} >40 mmol/l
- Blutdruck normal, metabolische Alkalose:
  - Diuretika, hereditäre Erkrankungen
  - Cl^-_{Urin} >40 mmol/l
- Blutdruck normal, metabolische Alkalose:
  - Erbrechen, Penicilline (nicht resorbierbare Cl^-_{Urin} <20 mmol/l Anionen)
- Metabolische Azidose:
  - Renal tubuläre Azidose (v. a. RTA Typ 1)

Therapie

- Ziel: K^+-Korrektur in den Normbereich und bei kardialer Problematik hochnormal
  - Zufuhr und Medikation (Katecholamine, Insulin) überprüfen
  - Alkalose korrigieren
  - Therapie eines Hyperaldosteronismus
  - Hypomagnesiämie ausgleichen
  - Milde Hypokaliämie: Kalinor-Brause p.o. (1 Tbl. enthält 40 mmol K^+ = 1 Banane)
  - Ausgeprägte Hypokaliämie i.v.:
    - Immer unter Monitorkontrolle
    - Vorsicht bei Niereninsuffizienz
    - Periphervenös: max. 20–40 mmol KCl in 500–1000 ml NaCl 0,9 % über 2 h

◘ **Tab. 13.8** Ätiologie der Hypokaliämie

Interne Bilanzstörung	Alkalose, β_2-Mimetika, Insulingabe
Externe Bilanzstörung	– Stark reduzierte K^+-Aufnahme (selten) – Extrarenale Verluste: Erbrechen, Magensonde, enterale Fisteln und Drainagen, Verbrennung, Schweiß – Renale Verluste: Hyperaldosteronismus, erhöhtes Na^+-Angebot im kortikalen Sammelrohr (Diuretika, renale tubuläre Azidose [RTA]), Hypomagnesiämie, hereditäre Erkrankungen, Leukämien, Lymphome, Amphotericin B, Hypothermie

- Zentralvenös (ZVK): 10–20 mmol/h bis max. 40 mmol/h in 100 ml NaCl 0,9 %

Schätzung des K⁺-Bedarfs
- K^+ 3,0–3,5 mmol/l: ca. 100 -300 mmol
- K^+ 2,5–3,0 mmol/l: ca. 300 -500 mmol
- K^+ <2,5 mmol/l: >500 mmol

 Cave
Bei Erbrechen und chronischer Diuretikatherapie kommt es zu einer Bikarbonaturie (nicht resorbierbares Anion). Als Kation kann in dieser Situation nicht Na⁺ ausgeschieden werden, stattdessen wird K⁺ ausgeschieden. Eine KCl-Substitution führt also zu einem weiteren K⁺-Verlust.

Hyperkaliämie (K⁺ >5 mmol/l)

Ätiologie (◘ Tab. 13.9)
Klinik
- *Quergestreifte* Muskulatur: Schwäche, Paralyse
- *Glatte* Muskulatur: Diarrhö
- EKG: hohes (spitzes) T, verminderte R-Zacke, Bradykardie, QRS-Verbreiterung (Elefantenfuß) → Sinuswellenmuster, Arrhythmien

Diagnostisches Vorgehen
- Benötigt: K⁺ und Na⁺ im Serum, BGA, Kreatinin, Harnstoff, Harnsäure, LDH, Haptoglobin, Blutbild, EKG
- In der Regel ist der Grund für eine Hyperkaliämie auf ITS offensichtlich.

- Folgendes sollte bedacht werden:
  - Bei Hyperkaliämie
    - Immer Kontrolle ohne Stauung
    - Leukozytose/Thrombozytose (meist $10^6/\mu l$) → Pseudohyperkaliämie
  - Zum Ausschluss eines Hypoaldosteronismus → Berechnung des transtubulären Kaliumgradienten (TTKG) → Schätzung des K⁺ im Sammelrohr:
    - TTKG = $(K^+_{Urin} \times Osmo_{Serum})/K^+_{Serum} \times Osmo_{Urin}$
    - Physiologisch bei Hyperkaliämie: TTKG >10
    - TTKG bei Hyperkaliämie <7 → hochgradiger V. a. Hypoaldosteronismus

Therapie
- Kausale Therapie
- Check: iatrogene Faktoren

 Cave
Bei diabetischer Ketoazidose kommt es häufig zu einer raschen Entwicklung einer Hypokaliämie nach Therapiebeginn mit Insulin.

- **Interne Bilanzstörung**: hier v. a. Azidose → Pufferung (s. Azidose)
- **Externe Bilanzstörung**: Elimination:
  - **(Forcierte) Diurese**: kontinuierlich NaCl 0,9 % mit Furosemid (40 mg/l) sinnvoll bei nur gering eingeschränkter GFR
  - **Austauscharze** (intestinale Elimination) → später Wirkungseintritt, daher in der Akutsituation nicht sinnvoll: Ca-Polystyrol-Sulfonat (CPS-Pulver) oder Na-Polystyrensulfonat (Resonium): bis 60 g verteilt p.o., immer mit Laxanz (Lactulose)

◘ **Tab. 13.9** Ätiologie der Hyperkaliämie

Interne Bilanzstörung	– Azidose $[H^+]\uparrow \sim [K^+]\uparrow$ – β-Blocker – Insulinmangel – Succinylcholin
Externe Bilanzstörung	– Kaliumzufuhr (iatrogen): führt nur zur Hyperkaliämie bei GFR<10 ml/min (oder bei sehr hoher Infusionsrate) – Zellzerfall: Rhabdomyolyse, Hämolyse, Tumorlysesyndrom – Niereninsuffizienz – Aldosteronmangel (Spironolacton v. a. bei NI, Morbus Addison) – ACE-Hemmer, AT_1-Blocker – Tubuläre Defekte: Cotrimoxazol, seltene Defekte – Volumendepletion (schwere Herzinsuffizienz) → geringes Na⁺-Angebot im kortikalen Sammelrohr

- Hämodialyse (Cave: keine Filtrationsverfahren in der Akutsituation!)

Maßnahmen bei Hyperkaliämie bei vitaler Gefährdung: Stabilisierung des Membranpotenzials
- 1 Amp. (10 ml) Kalziumglukonat 10 % i.v. über 10 min (ggf. Wiederholung)
- Alternativ 1 Amp. Kalziumchlorid 10 % i.v. über 10 min, dann Shift nach intrazellulär (»bridging«):
  - Azidoseausgleich
  - Insulin-Glukose: 200 ml G20 % mit 20 I.E. Altinsulin über 20 min
  - β_2-Mimetika [z. B. Fenoterol (Berotec-Spray) 2 Hübe alle 15–30 min]
- Ggf. Hämodialyse

> Bei Reanimationssituation als Folge einer Hyperkaliämie müssen die Wiederbelebungsmaßnahmen unter Dialyse fortgeführt werden.

Kalzium

- Komplexe Regulation: Parathormon (PTH), Vitamin D, Phosphat
- Für die Auswirkungen eine Kalziumstörung ist die Höhe des **ionisierten Kalziums** ausschlaggebend.
- Neben dem Gesamtkalzium sollte daher immer die ionisierte Fraktion in der BGA bestimmt werden.
- Eine Alkalose führt zu einem Abfall der ionisierten Fraktion des Gesamtkalziums und damit zu den Symptomen einer Hypokalzämie.

Hypokalzämie (ionisiertes Ca^{++} <1,15 mmol/l)

Ätiologie
- Alkalose (z. B. Hyperventilationstetanie)
- Sekundärer Hyperparathyreoidismus bei Niereninsuffizienz
- Schleifendiuretika
- Hypomagnesiämie
- Vitamin-D-Mangel, Rachitis
- Malabsorption (Gastrektomie, Pankreasinsuffizienz, Cholestyramin)
- Akute (nekrotisierende) Pankreatitis
- *Hungry bone syndrome* (nach Parathyreoidektomie)
- Nebenschilddrüseninsuffizienz
- Lebererkrankungen (verminderte 25α-Hydroxylierung)
- Osteoblastische Metastasen
- Phosphatüberladung
- Bisphosphonattherapie
- Citratzufuhr (z. B. bei Citratantikoagulation an Dialyse)

Klinik
- Neuromuskulär: Krämpfe, Tetanie (Gefahr Laryngospasmus), Parästhesien, Faszikulationen, positives Chvostek- und Trousseau-Zeichen
- Psychiatrisch: Psychose, Depression, Lethargie
- Kardial: Verlängerung der QT-Zeit, Herzinsuffizienz

Diagnostisches Vorgehen
- Benötigt: Ca^{++} (komplett und ionisiert), Albumin, Mg^{++}, Phosphat, PTH, 1(OH)- und 1,25(OH)-Cholecalciferol, Kreatinin, Harnstoff, Transaminasen, Bilirubin, LDH, Lipase, EKG
- Zur Ursachenklärung: nephrologisches oder endokrinologisches Konsil
- Ca^{++} ionisiert niedrig, Phosphat hoch, PTH hoch → sekundärer Hyperparathyreoidismus (NI)
- Ca^{++} ionisiert niedrig, PTH niedrig → Hypoparathyreoidismus
- Ca^{++} ionisiert niedrig, 1,25(OH)-Vitamin D_3 niedrig, PTH hoch → Vitamin-D-Mangel

Therapie
- **Kausale Therapie**
  - Hyperventilation → Rückatmung, Anxiolyse (Benzodiazepine)
  - Metabolische Alkalose → s. dort
  - Hypomagnesiämie → 200 mg Mg^{++} i.v. in G5 % 500 ml über 3 h (ggf. wiederholen) → $MgSO_4$ p.o. (abführende Wirkung) oder $MgCl_2$ p.o.
- **Kalziumsubstitution**
  - Bei Tetanie, Krampfanfall, drohendem Laryngospasmus: → 2–3 Amp. (je 10 ml enthalten 90 mg Ca^{++}) Kalziumglukonat 10 % → 200–300 mg
  - Bei *hungry bone syndrome* oft kontinuierliche Gabe von Kalziumglukonat (mehrere Gramm) über Perfusor + hochdosiertes Vitamin D (0,5–2 µg/Tag)
  - Bei chronischer Hypokalzämie: perorale Gabe von Kalziumglukonat, -karbonat oder -aztetat 0,5–2 g/Tag, bei NI deutlich höhere Werte, ggf. Vitamin D

Hyperkalzämie (ionisiertes Ca^{++} >1,30 mmol/l)

- Meist vermehrte intestinale Aufnahme oder vermehrte Knochenresorption
- Deutlich häufiger und bedrohlicher als die Hypokalzämie

Ätiologie

- 90 % aller Hyperkalzämien → primärer **Hyperparathyreoidismus** oder **Tumor**
- Bei (Gesamt-)Ca^{++} >3,5 mmol/l → fast immer **Tumor**

> **Merkspruch der Hyperkalzämie – Ätiologie**
> »Vitamins trap«
> - **V**itamin A und D
> - **I**mmobilisation
> - **T**hyreotoxikose
> - **A**ddison
> - **M**ilch-Alkali-Syndrom
> - **I**nflammatorische Darmentzündung
> - **N**eoplasien (multiples Myelom, Bronchial-, Mamma-, Prostata-, Kolonkarzinom etc.)
> - **S**arkoidose
> - **T**hiazide
> - **R**habdomyolyse
> - **A**ids
> - **P**arathyroideaerkrankung, Morbus Paget, parenterale Ernährung

Klinik

- Kardial: Hypertonie, Arrhythmien, vaskuläre Kalzifikationen (Cave: bei gleichzeitiger Digitalismedikation)
- ZNS/Psychiatrisch: Apathie, Lethargie, Kopfschmerzen, Verwirrtheit, Depressionen, Koma
- Renal: Polyurie → Exsikkose → ANV, Nephrokalzinose, Niereninsuffizienz
- GI: Erbrechen, Obstipation, Ulkus, Pankreatitis
- Neuromuskulär: Muskelschwäche
- Sonstige: metastatische Kalzifizierungen an den Konjunktiven, Lunge, Gelenken

Diagnostisches Vorgehen

- Benötigt: Ca^{++} (komplett und ionisiert), Albumin, TSH, CK, PTH, Vitamin D$_3$, Kreatinin, Harnstoff, alkalische Phosphatase, Eiweißelektrophorese, Immunfixation, Proteinuriediagnostik, ggf. ACE, lösl. IL2-Rezeptor, PTH-related Peptide, EKG, Röntgen-Thorax, Tumorscreening (PSA, ÖGD, Koloskopie, etc.)
- Ca^{++} ionisiert hoch, PTH hoch → prim. Hyperparathyreoidismus (prim. HPT)
- Ca^{++} ionisiert hoch, PTH niedrig, Vit D$_3$ hoch → Sarkoidose (und andere granulomatöse Erkrankungen wie Tbc etc.)
- Ca^{++} ionisiert hoch, PTH niedrig, Vit D$_3$ niedrig → Tumorverdacht (paraneoplastisch, Knochenmetastasen)

Therapie

- **Kausale Therapie** (onkologische Behandlung, Parathyreoidektomie, etc.)
- **Vermeidung der weiteren Zufuhr** (!), Thiazide absetzen, Vitamin A und D absetzen
- **Ca^{++}-Elimination:**
  - Steigerung der **renalen Exkretion**:
    - Gabe von NaCl 0,9 % → 1. Ausgleich der meist bestehenden Hypovolämie, 2. Ca^{++}-Exkretion tubulär ist flussabhängig → 2–4 l (–10 l) werden benötigt, sofern dies hämodynamisch möglich ist
    - Forcierte Diurese: weitere Steigerung der tubulären Exkretion durch Hinzunahme eines Schleifendiuretikums: z. B. 20–40 mg Furosemid in jeden Liter NaCl (bei NI entsprechend mehr); Cave: genaue Bilanzierung notwendig
  - Hemmung der **Knochenresorption**:
    - **Bisphosphonate** (induziert Apoptose der Osteoklasten), Wirkung erst nach 1–3 Tagen:

> **Dosierung**
>
> **Pamidronat**
> - Substitution in NaCl 0,9 % über 4 h
> - Wirkdauer: ca. 4 Wochen:
> - Ca^{++} <3 mmol/l → 30 mg
> - Ca^{++} 3–3,5 mmol/l → 60 mg
> - Ca^{++} >3,5 mmol/l → 90 mg
>
> Bei GFR <30 ml/min: **Ibandronat**: 2 mg i.v. (kann off-label höher dosiert werden (bis 6 mg i.v. mehrmals im Abstand weniger Tage)

  - **Dexamethason**: 40 mg/Tag für 5 Tage → v. a. bei Myelom, Lymphomen, granulomatösen Erkrankungen und schwerer Hyperkalzämie
  - **Calcitonin**: 8 I.E./kg/Tag i.m. oder s.c. → Ca^{++}-Senkung um 0,5 mmol/l
  - **Mithramycin**: bei Tumor-assoziierter Hyperkalzämie: 25 µg/kg in 8 h, ggf. Wi-

derholung nach 24 h, *NW*: Thrombopenie, Lebertox, Nierentox!
- **Hämodialyse**: mit niedrigem Dialysat-Ca^{++}, sehr effektiv!
- Hemmung der **intestinalen Aufnahme**:
  - **Prednison**: 1 mg/kg/Tag → bei Myelom, Sarkoidose etc.

Therapie der hyperkalzämischen Krise (Ca^{++} >3,5 mmol/l, Lebensgefahr)
- NaCl 0,9 % 200 ml/h i.v. + Furosemid 20 mg/h i.v.
- Dexamethason 40 mg i.v.
- Pamidronat 90 mg über 4 h i.v. *oder* bei NI: Ibandronat 2(46) mg i.v. als KI über 15 min
- Ggf. Hämodialyse

Phosphat

Hypophosphatämie (Phosphat <0,8 mmol/l)
- **Ätiologie:**
  - Auf ITS meist → Hypoalimentation, Hyperalimentation, renale Verluste, Nierenersatzverfahren (v. a. die kontinuierlichen)
  - GI-Verluste
- **Klinik:**
  - Herzkontraktilität reduziert → HZV erniedrigt, resp. Insuffizienz, O_2-Gehalt des Gewebes reduziert (Verschiebung der O_2-Bindungskurve),
  - Vigilanzminderung bis zum Koma, Myopathie
- **Therapie:**
  - Vor allem bei kritischer Hypophosphatämie mit Werten <0,4 mmol/l
  - Natriumphosphat (= Glycerophosphat-Natrium, 1 mmol/ml): 5–10 mmol/h (bis 80 mmol/h) i.v.
  - Kaliumphosphat → wie Natriumphosphat

Hyperphosphatämie (Phosphat >1,5 mmol/l)
- **Ätiologie**: Niereninsuffizienz, Zellzerfall (Tumorlyse, Rhabdomyolyse, Hitzschlag, maligne Hyperthermie), Laktatazidose, Bisphosphonate, Hypoparathyreoidismus
- **Klinik**: Hypokalzämie → Tetanie → sekundärer HPT, vaskuläre und Gewebskalzifikationen (hohe Mortalität)
- **Therapie**: Ziel → im Normbereich
  - GFR normal → NaCl 0,9 % 100–200 ml/h i.v.
  - GFR niedrig → Hämodialyse

Magnesium

Hypomagnesiämie (→ Mg^{++} <0,7 mmol/l)

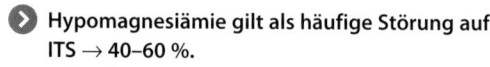 Hypomagnesiämie gilt als häufige Störung auf ITS → 40–60 %.
Sehr oft assoziiert mit Hypokaliämie, Hypokalzämie, Alkalose.

Ätiologie
- Renale Verluste (RTA, hereditäre Nierenerkrankungen, Diuretika, Aminoglykoside, Amphotericin B, Cyclosporin A, Cisplatin, Hyperaldosteronismus)
- GI-Verluste, Malabsorption, akute Pankreatitis
- Weitere: Katecholaminexzess, Alkoholismus, postoperativ

Klinik
- Erhöhte neuromuskuläre Erregbarkeit → Tetanie
- Kardial: → ventrikuläre Arrhythmien (v. a. nach Revaskularisation)
  EKG: verlängerte QT-Zeit, U-Welle, spitzes T

Diagnostisches Vorgehen
In unklaren Fällen: Mg^{++}_{Urin}: <24 mg/24 h → kein renaler Verlust

Therapie: bei symptomatischer Hypomagnesiämie
- Mg^{++} 50 % → 1 Amp = 10 ml = 20 mmol = 486 mg
  - Initial: 1–2 g (≈ 20–40 ml) in 500 ml G5 % über 2 h
  - Dann: 4–6 g in 1 l G5 % über 24 h
- Engmaschige Kontrolle der Sehnenreflexe → Hyporeflexie bei Überdosierung
- Engmaschige Kontrolle von Mg^{++}
- Monitoring
- Cave bei NI → Dosisreduktion

Hypermagnesiämie (→ Mg^{++} >1,0 mmol/l)
Eine symptomatische Hypermagnesiämie tritt meist nur bei eingeschränkter Nierenfunktion, seltener bei vermehrter oraler Mg^{++}-Aufnahme (Anazida, Laxanzien) auf!

Ätiologie: Niereninsuffizienz, Mg++-Exzess (Eklampsietherapie, Laxanzien, Antazida, Theophyllin, Lithium), prim. HPT, Tumorlysesyndrom, Morbus Addison, Hypothyreose

Klinik: Mg^{++} besitzt eine curareähnliche Wirkung und blockiert effektiv Kalziumkanäle

- Neuromuskulär:
  - Lethargie, Hyporeflexie, Somnolenz, Paralyse, Ileus, Mydriasis (Parasympathikusblockade)
- Kardial: →
  - Hypotonie, Bradykardie, Herzstillstand
  - EKG: PQ-Verlängerung, QRS-Verbreiterung, ST-Streckensenkung

Diagnostisches Vorgehen:
Benötigt: Mg^{++}, K^+, Ca^{++}, Kreatinin, LDH

Therapie
- GFR >10 ml/min → Volumenexpansion (ggf. forcierte Diurese)
- GFR <10 ml/min → Hämodialyse
- Bei Ausgeprägten → »Antagonisierung« mit 20–30 ml Kalziumglukonat 10 % langsam i.v.

13.4 Störungen des Säure-Basen-Haushalts

Allgemeines

- Die Aufrechterhaltung eines konstanten pH-Wertes innerhalb eines relativ kleinen Bereichs ist für das Überleben essentiell.
- Größere Abweichungen führen zu Elektrolytverschiebungen, Herabsetzung der Myokardkontraktilität, ineffizienter Enzymwirkung, fehlerhafter Proteinfaltung etc.
- Das Erkennen einer Azidose oder einer Alkalose ist daher gerade für den Intensivmediziner von großer Bedeutung.
- Die Analyse des Säure-Basen-Haushalts geht jedoch weit über das bloße Erfassen einer pathologischen Protonenkonzentration hinaus: sie liefert häufig wichtige Aussagen über teilweise nicht apparente Krankheitszustände und sollte daher zum Routine-Check jedes Intensivpatienten gehören.

Grundlagen

- $[H^+]$ fällt physiologisch an und muss eliminiert werden durch:
  - Sog. flüchtige Säuren: CO_2 (ca. 15.000 mmol/die) → Lunge
  - Sog. nicht flüchtige Säuren: H_2SO_4 (ca. 80 mmol/die) → Niere
- Veränderungen des pH entstehen durch:
  - Hypo- oder Hyperventilation
  - Exkretionsstörung der Niere
    – Zusatz einer Säure
    – Verlust von HCO_3^- (tatsächlich entspricht das einem Zusatz von HCl)
- Der Körper verfügt über mehrere Verteidigungslinien, durch die Veränderungen von $[H^+]$ minimiert werden.
- Die Ausschöpfung aller Kompensationsmechanismen benötigt mehrere Tage!
- Beispiel: metabolische bzw. respiratorische Azidose (◘ Abb. 13.3)

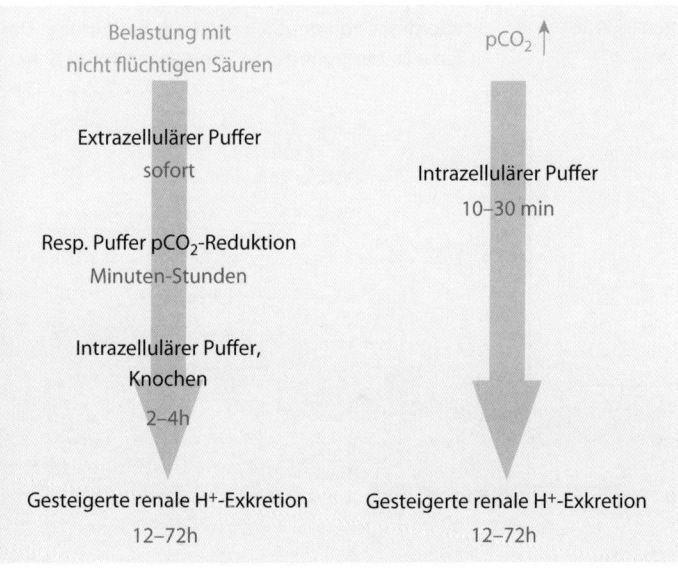

◘ Abb. 13.3 Regulierung des Säure-Basen-Haushalts

- Aus ◘ Abb. 13.3 wird ersichtlich, dass der Niere in jedem Fall eine herausragende Rolle zukommt.
- Ihre zentralen Aufgaben sind Bikarbonat-Rückresorption, Säureelimination und Bikarbonatexkretion (◘ Abb. 13.4; nicht gezeigt, findet distal statt).
- Die eigentliche Elimination von [H^+] erfolgt distal als Ammoniumion (NH_4^-) und ist vom Natriumangebot und der Aldosteronwirkung abhängig.
- Angesichts der komplexen Zusammenhänge sollte für die schnelle und korrekte Einschätzung des Säure-Basen-Haushalts folgender einfacher Algorithmus bei jedem Intensivpatienten durchgeführt werden.
- Alle Schritte müssen dabei *immer* durchlaufen werden.
- Grundlage ist die Blutgasanalyse sowie die Parameter Na^+, Cl^- und HCO_3^-.

▸ Um eine respiratorische Säure-Basen-Störung detektieren zu können, ist eine arterielle BGA nötig. Ist von einer rein metabolischen Störung auszugehen, reicht eine venöse BGA. Durchschnittlich liegt in einer venösen BGA:
  - pH-Wert: 0,03–0,04 niedriger
  - pCO_2: 7–8 mmHg höher
  - HCO_3^-: 2 mmol/l niedriger
  - als in der korrespondierenden arteriellen BGA.

- Der Basenexzess (BE) beinhaltet alle Pufferbasen.
  - Klinisch im Vordergrund steht dabei das Bikarbonatpuffersystem.
  - BE und HCO_3^- liefern also weitgehend dieselbe Information.
- Im Folgenden wird daher auf die Angabe des BE verzichtet.
- Weiterhin ist für den klinischen Alltag das aktuelle HCO_3^- von Bedeutung, das Standard-HCO_3^- ist nachrangig.

Diagnostik

- BGA, Na^+, Cl^-, K^+, Kreatinin, Harnstoff, Blutzucker, Laktat, Urinteststreifen auf Ketone
- Ggf. zusätzlich: Urin-pH, Na^+ i.U., Cl^- i.U., K^+ i.U., Osmolalität

Algorithmus

▸ Mit den vier Schritten ist eine eindeutige und rasche Analyse jeder relevanten Säuren-Basen-Störung möglich. Auch komplexe und inapparente Zustände werden zuverlässig erkannt. In den letzten Jahren wurde alternativ eine weitere, Anfang der 1980er-Jahre von Peter Stewart entwickelte Herangehensweise propagiert. Da ein klinischer Vorteil dieses Stewart's Approach bislang nicht gezeigt werden konnte und der Umgang ungewohnt ist, soll hier nicht weiter darauf eingegangen werden.

1. Liegt eine Säure-Basen-Störung vor? Wenn ja, welche? (◘ Tab. 13.10)
- pH <7,35 → Azidose
- pH >7,45 → Alkalose

▸ Die uns zur Verfügung stehenden Parameter spiegeln nur die Situation im Extrazellulärraum wider. Vermutlich ist der intrazelluläre pH-Wert allerdings von deutlich größerer Bedeutung. Der Einsatz von puffernden Substanzen sollte daher

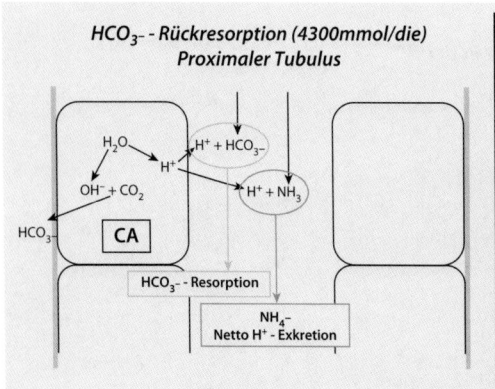
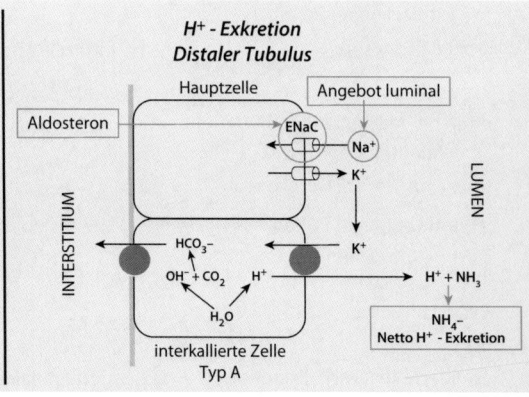

◘ **Abb. 13.4** HCO_3^--Rückresorption und H^+-Exkretion

13.4 · Störungen des Säure-Basen-Haushalts

nie nur von der BGA abhängig gemacht werden. Zum Verständnis wichtig: CO_2 (und THAM) passieren die Zellmembran nach intrazellulär, HCO_3^- nicht.

2. Ist die Kompensation adäquat?
- Mit Ausnahme einer chronischen respiratorischen Azidose (z. B. langjährige COPD) ist eine Normalisierung des pH als Ausdruck einer Kompensation nicht zu erwarten.
- Die in ◘ Tab. 13.11 angegebenen Werte sind empirisch erhoben und stellen die maximale Kompensationsleistung dar.
- Abweichungen davon zeugen von einer nicht adäquaten Kompensation und zeigen eine **gemischte Störung** an.

3. Bestimmung der Anionenlücke (AL)
- Die Anionenlücke ist zur Differenzierung einer metabolischen Azidose äußerst wertvoll (◘ Abb. 13.5).
- In vielen Fällen ist zwar die Ursache der Azidose hier bereits erkannt (meistens Laktatazidose) und in der **akuten** Situation mag auf die Berechnung der AL verzichtet werden.
- Prinzipiell sollte die Anionenlücke jedoch immer berechnet werden, weil sie
  - hilft, gemischte Störungen aufzudecken,
  - eine Analyse des Säure-Basen-Haushalts auch nach Pufferung mit Natriumbikarbonat erlaubt.
  - Zusätzliche Informationen bietet:
- $AL = Na^+ - (Cl^- + HCO_3^-)$
  - Physiologischer Normbereich: 12 ± 2 mmol/l
  - Bei Hypalbuminämie (95 % aller Patienten auf ITS): Erniedrigung der AL um 2,5 mmol/l je Albuminabfall um 10 g/l.
- Eine metabolische Azidose mit normaler AL kommt zustande durch Zufuhr von HCl (Ausnahme) oder durch HCO_3^--Verlust (Subtraktionsazidose).
- Zur Erhaltung der Elektroneutralität kommt es zu einer vermehrten Rückresorption von Cl^- und damit zu einer **hyperchlorämischen Azidose**.
- Bei Zufuhr (Additionsazidose) von nicht flüchtigen Säuren (außer HCl) erhöht das zurückbleibende Anion (z. B. Laktat) die AL und führt so

◘ **Tab. 13.10** Störungen des Säure-Basen-Haushalts

	pH-Wert	H⁺-Konzentration	Primäre Störung	Sekundäre Kompensation
Metabolische Azidose	↓	↑	HCO_3 ↓	pCO_2 ↓
Metabolische Alkalose	↑	↓	HCO_3 ↑	pCO_2 ↑
Respiratorische Azidose	↓	↑	pCO_2 ↑	HCO_3 ↑
Respiratorische Alkalose	↑	↓	pCO_2 ↓	HCO_3 ↓

Anmerkung: Die gleichsinnige Veränderung von HCO_3^- und pCO_2 ist Ausdruck einer einfachen SB-Störung. Um gemischt SB-Störungen zu entdecken, muss das Maß der Kompensation untersucht werden.

◘ **Tab. 13.11** Kompensation und Störungen des Säure-Basen-Haushalts

	Primäre Störung	Kompensation
Akute respiratorische Azidose	pCO_2 ↑	HCO_3 ↑ 0,1 mmol/l pro mmHg
Akute respiratorische Alkalose	pCO_2 ↓	HCO_3 ↓ 0,1 mmol/l pro mmHg
Chronische respiratorische Azidose	pCO_2 ↑	HCO_3 ↑ 0,3 mmol/l pro mmHg
Chronische respiratorische Alkalose	pCO_2 ↓	HCO_3 ↓ 0,3 mmol/l pro mmHg
Metabolische Azidose	HCO_3 ↓	pCO_2 ↓ 1,2 mmHg pro mmol/l
Metabolische Alkalose	HCO_3 ↑	pCO_2 ↑ 0,7 mmHg pro mmol/l

Anmerkung: Eine respiratorische Azidose und Alkalose schließen sich gegenseitig aus. Es ist jedoch möglich und auch häufig, dass sich mehrere metabolische SB-Störungen überlagern. Hierbei können pH, pCO_2 und HCO_3^- sogar normwertig sein.

zum Bild der **normochlorämischen Azidose** mit vergrößerter AL.
- Die alleinige Bestimmung von Cl⁻ ist allerdings häufig nicht ausreichend, die AL dagegen ist immer genau.

> Unabhängig von den Werten der BGA bedeutet eine vergrößerte Anionenlücke >20 mmol/l immer eine relevante metabolische Azidose (◘ Tab. 13.12).

- Bei V. a. eine Intoxikation als Ursache einer Anionen-positiven metabolischen Azidose bringt die Bestimmung der **osmotischen Lücke** Klarheit:
  - Osmotische Lücke = gemessene Osmolalität – errechnete Osmolalität
    - Errechnete Osmolalität = Na⁺ × 2 + 20 mmol/l
    - Oder genauer = Na⁺ × 2 + Harnstoff + Blutzucker (in mmol/l)
  - Eine positive osmotische Lücke beweist das Vorhandensein ungemessener osmotisch wirksamer Moleküle, meist Methanol, Ethylenglykol oder Toluol.

4. Bestimmung von Delta-Delta

- Um mehrere gleichzeitig bestehende metabolische Störungen nachweisen zu können, erfolgt dieser Schritt.
- Bei einer einfachen Additionsazidose sollte der Verbrauch an HCO₃⁻ (= erstes Delta) dem Zuwachs der Anionenlücke (= zweites Delta) durch die entstandene Base (z. B. Laktat) entsprechen.
- Es gilt also (◘ Abb. 13.6):
  - (AL – physiologische AL) = (HCO₃⁻ – physiologischem HCO₃⁻) oder
  - einfacher: AL-12 mmol/l + HCO₃⁻ = 24 mmol/l.
- Abweichungen sprechen für das zusätzliche Vorliegen:
  - einer metabolischen Alkalose, wenn: AL – 12 + HCO₃⁻ >30 mmol/l, oder
  - einer metabolischen Azidose mit normaler AL, wenn: AL – 12 + HCO₃⁻ <23 mmol/l.

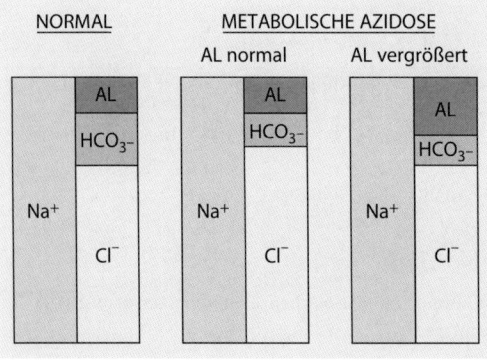

◘ Abb. 13.5 Anionenlücke

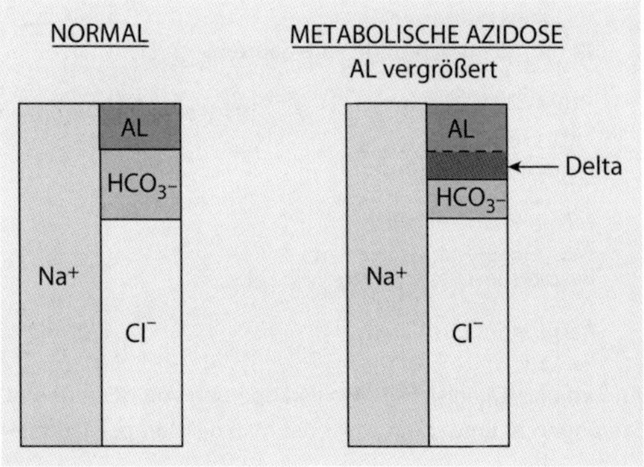

◘ Abb. 13.6 Bestimmung von Delta-Delta

◘ Tab. 13.12 Differenzierung der Anionenlücke

	Normale Anionenlücke	Vergrößerte Anionenlücke
Hyperalimation	Methanol	Ketoazidose
Azetazolamide	Urämie	Urämie
Amphotericin	Diabetische Ketoazidose	Salizyl-Säure
Renal tubuläre Azidose	Paraldehyde, Toluol	
Diarrhö	Iron, Isoniazid	Methanol
Ureteral diversions	Laktatazidose	Aethylenglykol
Pankreasfistel	Ethanol, Ethylenglykol	Urämie
Saline resucitation	Salizylate	Laktatazidose

Metabolische Azidose

Metabolische Azidose mit großer Anionenlücke

- Am häufigsten und bedrohlichsten ist die AL-positive metabolische Azidose. Ihre ätiologische Einordnung ist bereits in oben stehendem Algorithmus (Abb. 13.6) enthalten.
- Therapie:
  - Beseitigung der Ursache: behebt meist die Azidose!
  - Ketoazidose → Insulin
  - Laktatazidose → Sepsisbehandlung, Schockbehandlung
  - Methanol, Äthylenglykol → Ethanol, Fomepizol, Dialyse
  - Salicylsäure → Magenentleerung, Aktivkohle, ggf. Dialyse
- Pufferung mit Natriumbikarbonat 8,4 % (1 ml entspricht 1 mmol)
  - Allgemein: Puffern erst ab pH <7,1, Ziel-pH 7,2, Cave: Überkompensation
  - Menge: 1/3 × KG in kg × HCO_3^--Defizit in mmol (= ml), davon 50 %, dann nach BGA
- Entgegen der landläufigen Meinung ist die Durchführung einer Dialyse zum Ausgleich einer Azidose in Bezug auf Schnelligkeit der intravenösen Natriumbikarbonatapplikation unterlegen.
- Der Vorteil der Dialyse besteht in der Limitierung einer Hypernatriämie, die bei Pufferung mit Natriumbikarbonat regelhaft auftritt.
- Eine Alternative ist hier auch die Pufferung mit **Tris**hydroxy**m**ethyl**a**mino**m**ethan (THAM, TRIS, Trometamol):
  - THAM bindet H^+ und wird renal ausgeschieden (Kontraindikation: Anurie/Oligurie).
  - Es führt zu einem Anstieg von HCO_3^- und einem Abfall von pCO_2, was zu einer Atemdepression führen kann.
  - Weitere Nebenwirkungen sind Hypoglykämie, Hyperkaliämie (darf daher nicht bei Azidose mit Hyperkaliämie eingesetzt werden!), osmotische Diurese und Senkung des systemischen Widerstands sowie des intrakraniellen Drucks.
    - Menge: 1/3 × KG in kg × HCO_3^--Defizit in mmol
    - 0,1 × KG in kg × HCO_3^--Defizit in ml bei Ampullen zu 3 mmol/ml
    - Engmaschige BGA-Kontrollen, zentralvenös verabreichen

- Eine weitere wichtige Einschränkung bei der Verwendung von Natriumbikarbonat besteht bei Hyperkapnie, da im Rahmen der Pufferung CO_2 und Wasser (Cave: hydropische Dekompensation) entsteht. Auch in diesem Fall muss ggf. auf THAM ausgewichen werden.

Metabolische Azidose mit normaler Anionenlücke

- Eine weitere Differenzierung der oben beschriebenen Ätiologien erfolgt durch die Bestimmung der sog. Urinanionenlücke.
- Sie gibt Aufschluss darüber, ob eine renale H^+-Exkretionsstörung (distale renaltubuläre Azidose) oder ein (meist durch Diarrhö bedingter) HCO_3^--Verlust vorliegt.
- Dies sind auch die häufigsten Ursachen für eine relevante Azidose. → Nephrologisches Konsil
- Urin-AL = Na^+ + K^+ – Cl^-
  - >0: H^+-Exkretionsstörung
  - <0: HCO_3^--Verlust
- Therapie:
  - Beseitigung der Ursache
  - Pufferung mit Natriumbikarbonat, wie oben angegeben

Metabolische Alkalose

- Alkalosen können aufgrund der begrenzten respiratorischen Kompensationsmöglichkeiten rasch bedrohlich werden.
- Zudem toleriert der Körper eine Alkalose weniger gut als eine Azidose.
- Eine rasche diagnostische Einordnung, engmaschige Überwachung und unverzügliche Therapie sind daher essentiell.
- Sie entsteht entweder durch Verlust von Säuren, Basenzufuhr oder H^+-Shift über die Zellmembran (Tab. 13.13).
- Da die Niere normalerweise einen Basenüberschuss problemlos in kürzester Zeit beseitigen kann, ist für die Aufrechterhaltung einer metabolischen Alkalose **immer** eine zusätzliche Pathologie erforderlich:
  - Hypovolämie (erniedrigtes EZV, Kontraktionsalkalose → häufig!)
  - Hypochlorämie
  - Hypokaliämie
  - Hyperkapnie
  - Hyperaldosteronismus
- In allen Fällen wird hierbei die Exkretionsfähigkeit des Tubulus für HCO_3^- durch unterschiedliche Mechanismen reduziert.

Tab. 13.13 Metabolische Alkalose

Ursache	Beispiele
Verlust von Säuren über GI-Trakt	Erbrechen, Magensonde Chloriddiarrhö (hereditär, villöses Adenom, zystische Fibrose) Antazidatherapie
Verlust von Säuren über Niere	Diuretika Hyperkalzämie (z. B. Milch-Alkali-Syndrom) Posthyperkapnie
Hyperaldosteronismus	Herzinsuffizienz Leberzirrhose nephrotisches Syndrom Nierenarterienstenose Conn-Syndrom Therapie mit Penicillinen
Seltene Erkrankungen	Bartter-Syndrom Gitelman-Syndrom Liddle-Syndrom Adrenogenitales Syndrom Morbus Cushing
Basenzufuhr	Natriumbikarbonattherapie Blutmassentransfusion
H^+-Shift nach intrazellulär	Hypokaliämie

- Um eine metabolische Alkalose zu beseitigen, muss diese 2. Störung behoben werden.
- Bei stark eingeschränkter GFR ist die Exkretionsleistung der Niere ebenfalls herabgesetzt, meist ist dann Erbrechen, Verlust von HCL über Magensonde oder inadäquate Bikarbonatzufuhr die Ursache für die Alkalose.

Unterschiede aus klinischer Sicht

Es werden unterschieden:
- **Salzsensitive Alkalose**: Am weitaus häufigsten sind die salzsensitiven, mit erniedrigtem EZV einhergehenden Alkalosen (oben mit * gekennzeichnet). Diese sind leicht zu detektieren durch:
  - Klinische Untersuchung → EZV erniedrigt (Exsikkose)?
  - Hypotonie mit promptem Anstieg auf NaCl 0,9 %
  - Cl⁻ im Urin <20 mmol/l (häufig <10 mmol/l), nicht bei Diuretikaeinnahme!
  - Urin-pH: häufig <5,5
  - Hypokaliämie ist häufig (Erbrechen, Diuretika), aber meist moderat

> Nicht selten ist eine metabolische Alkalose ein deutlicher Hinweis auf ein erniedrigtes EZV.

- Therapie:
  - Zufuhr von NaCl 0,9 % (bei Hypokaliämie zusätzlich KCl und ggf. Mg^{++})
  - Monitoring: Urin-pH steigt auf >7
  - Ursachenbeseitigung: Erbrechen, Magensonde (ggf. PPI), etc.
- **Salzresistente Alkalose:**
  - Klinische Untersuchung → EZV erhöht (Ödeme)?
  - Herzinsuffizienz, Leberzirrhose, nephrotisches Syndrom
  - Schwere Hypokaliämie (meist <2 mmol/l)
  - Bestimmung von Aldosteron, Renin, Cortisol
  - Rücksprache mit Nephrologen
  - Therapie bei erhöhtem EZV:
    - Pause von Schleifendiuretika und Thiaziden wenn möglich
    - Acetazolamid (Diamox max. 2-mal 500 mg), Cave: K^+
    - Ggf. HCl (s. unten)
    - Dialyse
  - Therapie bei endokriner Ursache:
    - Rücksprache mit Nephrologen
    - Ggf. Spironolacton, Amilorid
    - Chirurgische Tumorentfernung

- K$^+$ <2,0 mmol/l: KCl-Substitution, wenn K$^+$ >3,0 mmol/l liegt meist wieder eine salzsensitive Alkalose vor → weiter NaCl 0,9 %
- **Bedrohliche Alkalosen (pH >7,6) oder therapierefraktäre Alkalosen:**
  - HCl-Infusion: Menge HCl in mmol = 0,5 × KG in kg × HCO_3^--Überschuss als isotone Lösung (150 mmol/l) via ZVK über 8–24 h
- **Nierenversagen:**
  - Bikarbonatzufuhr?
  - Erbrechen, Verluste über Magensonde?
  - Therapie:
    - Ursachenbeseitigung: Erbrechen, Magensonde (ggf. PPI), etc.
    - HCl-Infusion: s. oben
    - Dialyse (wichtig Dialysat mit niedrigem HCO_3^--Zusatz)

Respiratorische Azidose

Ursachen für eine Hypoventilation

- **Primär nicht gestörte Atemmechanik (erhöhte Ventilationsbelastung)**
  - Obstruktion der oberen Atemwege (Fremdkörper, Angioödem, Laryngospasmus, Schlafapnoe, Trauma)
  - Obstruktion der unteren Atemwege (Lungenödem, Bronchospasmus, Bronchiolitis, Sekret)
  - Erhöhter Ventilationsbedarf (Lungenembolie, Sepsis, Kohlenhydratzufuhr, Hypovolämie)
  - Restriktive Lungenerkrankung (Pneumonie, ARDS, Atelektase)
- **Atempumpe/Atemantrieb geschwächt:**
  - ZNS (SHT, Hirnödem, Tumor, Enzephalitis, Sedativa, Opiate, etc.)
  - Neuromuskulär (GBS, Myasthenie, Botulismus, Organophosphate, Kaliumstörung, Status epilepticus, Querschnittsläsion
  - Rippenfraktur, Pneumothorax, abdomineller Druck (Aszites)

> Bei respiratorischer Azidose immer medikamentöse Ursachen (Opiate, Sedativa) primär ausschließen (häufig!).

- Eine rasche Klärung, ob eine Störung der Atempumpe/Atemantrieb oder eine erhöhte Ventilationsbelastung vorliegt, gelingt durch die Berechnung der alveolär-arteriellen pO$_2$-Differenz:
  - $pAO_2 - paO_2 = [F_iO_2 \text{ (Atmosphärendruck-47 mmHg)} - (paCO_2 \times 1{,}25)] - paO_2$
  - **auf Meereshöhe und bei Raumluft:** $pAO_2 - paO_2 = 150 \text{ mmHg} - (paCO_2 \times 1{,}25) - paO_2$
  - bei einer alveolär-arteriellen pO$_2$-Differenz von ≤10 mmHg liegt eine Störung der Atempumpe/Atemantrieb vor.
- **Therapie:**
  - Beseitigung der Ursache (Atemwege freimachen, Broncholyse, Ödemtherapie, Naloxon, Antibiotika etc.)
  - O$_2$-Gabe (Cave: bei chronischer respiratorischer Azidose wie bei COPD nur wenig O$_2$)
    - pH >7,1, pCO$_2$ <60 mmHg, Patient wach und alert → weiter
    - pH <7,1, pCO$_2$ >60 mmHg, Patient komatös → Beatmung (NIV, Intubation)

> Bei rascher Korrektur einer länger bestehenden respiratorischer Azidose kommt es zu einer metabolischen Alkalose, da die renalen Kompensationsmechanismen (Bikarbonatresorption) nur langsam wieder angepasst werden (Post-Hyperkapnie-Alkalose, s. oben). Eine moderate und langsame Korrektur ist daher sinnvoll.

Respiratorische Alkalose

Ursachen

- Hyperventilationssyndrom, Schmerz, Stress, Entzug
- Bei Hypoxämie
  - Lungenerkrankung (Embolie, Pneumonie, Ödem, ARDS, Fibrose, Asthma)
  - Anämie
  - Rechts-Links-Shunt
- ZNS-Schädigung (Trauma, Enzephalitis, Tumor, Blutung, Infarkt)
- Infektion/Sepsis (häufig gram-negativ)/Fieber
- Leberzirrhose, Leberinsuffizienz
- Schwangerschaft
- Salicylat-Intoxikation
- Hitzeschock
- Maschinelle Beatmung

Therapie

- In der Regel sind resp. Alkalosen nicht bedrohlich. Sie können jedoch Ausdruck einer ernsthaften Erkrankung (z. B. Embolie bei Hypoxämie) sein.
- Das häufige Hyperventilationssyndrom ist selbstlimitierend (Muskelschwäche durch Alkalose), sollte aber durch Rückatmung oder leichte Benzodiazepingabe beendet werden. Bei Entzug ggf. zentrale Dämpfung mit Catapresan. Bei Schmerzen → ausreichende Analgesie
- Bei allen anderen Ursachen steht die kausale Therapie im Vordergrund.

Therapie der gemischten Säure-Basen-Störungen

- Die Diagnose gemischter Störungen erfolgt leicht durch den beschriebenen Algorithmus. Die Therapie richtet sich prinzipiell nach den Therapieempfehlungen für einfache Störungen. Allerdings sind hier einige Besonderheiten zu nennen.
- Kombinierte metabolische und respiratorische Azidose: bei bestehender Hyperkapnie ist zur Pufferung THAM zu erwägen, da es unter Natriumbikarbonat zu einer weiteren pCO_2-Erhöhung kommt, die nicht abgeatmet werden kann (Cave: NW und KI).
- Da es sich häufig um komplexe Situationen handelt, sollte zurückhaltend therapiert werden: die Entscheidung zur medikamentösen Pufferung sollte eher von Azidose-typischen Symptomen (Vasodilatation, Rhythmusstörungen, Hyperkaliämie, Anstieg des pulmonalarteriellen Drucks) als allein vom pH abhängig gemacht werden.
- Bei einer Reanimation als Sonderform dieser gemischten Störung sollte auf eine Pufferung mit Bikarbonat weitestgehend verzichtet werden, da der steigende pCO_2 zu einer Zunahme der intrazellulären Azidose und damit womöglich zu einer Verschlechterung der Situation führt.
- Im Rahmen der permissiven Hyperkapnie ist eine Pufferung selten nötig (in der Regel kommt es innerhalb von 3 h zu einer Wiederherstellung des intrazellulären pH), ansonsten kann THAM eingesetzt werden.

13.5 Glomeruläre Erkrankungen

> In der Regel sind genuin nephrologische Krankheitsbilder auf der ITS eher selten. Bei Verdacht sollte immer umgehend ein Nephrologe hinzugezogen werden (◘ Tab. 13.14).

Rapid progressive Glomerulonephritis (RPGN)

- Komplikationen, die zu einem Aufenthalt auf der ITS zwingen, finden sich v. a. bei der RPGN:
    - Rasche Verschlechterung der Nierenfunktion (bis hin zum ANV)
    - Nephritisches Syndrom
    - Oft **pulmorenales Syndrom** (bei Morbus Wegener, mikroskopischer Polyangiitis, Goodpasture) mit Gefahr einer vital bedrohlichen Lungenblutung (◘ Tab. 13.15)

◘ Tab. 13.14 Einteilung glomerulärer Erkrankungen

Symptomenkomplex	Mechanismus	Krankheitsentitäten
Asymptomatische Hämaturie, rezidivierende Makrohämaturien	Ruptur von glomerulären Kapillaren	Alport-Syndrom IgA-Nephritis
Akutes nephritisches Syndrom	Immunkomplex-vermittelte Entzündung	Lupus-Nephritis Postinfektiöse Glomerulonephritis MPGN Typ 1 und Typ 2 Fibrilläre Glomerulonephritis
Nephrotisches Syndrom und asymptomatische Proteinurie	Störung der Permeabilität des glomerulären Filters	Minimal change disease (Primäre) FSGS Membranöse Nephropathie Diabetische Nephropathie Amyloidose, LCDD
Rapid progressive Glomerulonephritis	Fokal-proliferative und nekrotisierende Glomerulonephritis Ruptur der Bowman-Kapsel mit Halbmondbildung	Small vessel vasculitis: ANCA-assoziiert (Wegener) Immunkomplex-GN (SLE) Anti-GBM (Goodpasture)
Chronische Niereninsuffizienz bei Glomerulonephritis	Obliteration von Glomeruli und Nephronverlust	Endstrecke (fast) aller glomerulärer Erkrankungen

13.5 · Glomeruläre Erkrankungen

Ätiologie (◻ Tab. 13.15)

◻ Tab. 13.15 Ätiologie der RPGN

RPGN Typ I	– Nachweis von Antikörpern gegen die glomeruläre Basalmembran GBM) – Anti-GBM-Syndrom bei rein renaler Manifestation – Goodpasture-Syndrom (pulmorenales Syndrom)
RPGN Typ II	– Nachweis von glomerulären Immunkomplexablagerungen – Unterschiedliche Formen der Glomerulonephritis (GN): Häufig systemischer Lupus erythematodes, Kryoglobulinämie (Hep C), postinfektiöse GN
RPGN Typ III	– Pauciimmun = keine immunhistologischen Befunde, Kleingefäßvaskulitiden mit Nachweis von antineutrophilen zytoplasmatischen Antikörpern (ANCA) im Serum – Morbus Wegener (meist cANCA) – Mikroskopische Polyangiitis (meist pANCA)

Diagnostisches Vorgehen

- Benötigt: Kreatinin, Harnstoff, Urinsediment, Proteinuriediagnostik, Gerinnung, ANCA, Anti-GBM-AK, ANA, ds-DNA-AK, Komplementfaktoren C3, C4, Kryoglobuline, Hepatitisserologie, Blutkultur
- Bei Verdacht sollte unverzüglich eine Nierenbiopsie zur Diagnosesicherung durchgeführt werden.

Therapie: bei ANV → Nierenersatzverfahren (◻ Tab. 13.16)

◻ Tab. 13.16 Therapie der RPGN

RPGN allgemein	Immunsuppressive Therapie mit Cyclophosphamid und Steroiden
RPGN I	Intensive Plasmapherese mit Austausch von 4 l Plasma täglich gegen Humanalbumin 5 %, bei Blutungen auch gegen FFP, früher Beginn entscheidend!
RPGN II	Kausale Therapie → z. B. antiviral, antibiotisch etc.
RPGN III	Ggf. muss auch hier eine Plasmapherese diskutiert werden

Nephrotisches Syndrom (NS)

Die Notwendigkeit zur intensivmedizinischen Betreuung ergibt sich meist aufgrund der mit einem NS assoziierten Komplikationen.

Definition

> Das nephrotische Syndrom ist gekennzeichnet durch:
> - Proteinurie >3,5 g/Tag
> - Ödeme
> - Hypalbuminämie
> - Hyperlipidämie

Ätiologie

- Systemische Erkrankungen:
  - Diabetes mellitus
  - Amyloidose
  - Multiples Myelom
  - Systemischer Lupus erythematodes
  - Tumor: Lunge, Mamma, Kolon, Lymphome u. a.
  - Medikamente (z. B. NSAIDs)
  - Infektionen (z. B. Virushepatitiden)
- Primäre Glomerulopathien:
  - Membranöse Glomerulonephritis
  - Fokal segmentale Nephrosklerose
  - Minimal-Change-Glomerulopathie
  - Andere Ursachen

Komplikationen

- **Thromboembolien** durch Verlust von Gerinnungsfaktoren (TVT, Nierenvenenthrombosen → Lungenembolie, auch arterielle Thrombosen)
- **ANV** (meist im Rahmen der diuretischen Therapie)
- **Infekte** durch Antikörpermangel (meist bakterielle Infekte der Haut und Pneumonien)

Diagnostisches Vorgehen

- Ausschluss einer systemischen Ursache
- In der Regel ist eine Nierenbiopsie zur Klärung notwendig.

Therapie

- Behandlung der Grunderkrankung → nephrologische Konsultation
- Behandlung des nephrotischen Syndroms selbst:
  - Reduktion der Proteinurie → ACE-Hemmer, AT_1-Blocker
  - Ödemausschwemmung: Diuretika
  - Statine
- Prophylaxe der Komplikationen: therapeutische Antikoagulation bei Albumin <20 g/l

- Therapie der Komplikationen:
  - Nierenersatz bei ANV
  - Therapie der thrombembolischen Ereignisse, antibiotische Therapie
- Sequentielle Nephronblockade

> **Indikationen für eine hilfreiche sequentielle Nephronblockade:**
> - **Nephrotisches Syndrom**
> - **Niereninsuffizienz**
> - **Herzinsuffizienz**
> - **Leberzirrhose**

- Bei der sequentiellen Nephronblockade führt die Kombination von Schleifendiuretika und distal wirkenden Diuretika in adäquater Dosierung zu einer Steigerung der Diurese, da die kompensatorische Natriumresorption als Folge der Monotherapie mit Schleifendiuretika unterbunden wird.
- Zusätzlich kann auch die am proximalen Tubulus stattfindende kompensatorische Natriumrückresorption durch Gabe eines Carboanhydrasehemmers (Azetazolamid) gehemmt werden (▶ Übersicht).

Stufenschema
- Furosemid bis max. 1 g/Tag (bis 2 g/Tag) p.o.
- Furosemid kontinuierlich i.v. → 40 mg/h
- Furosemid i.v. 40 mg/h + 2-mal 25 mg HCT/Tag p.o.
- Furosemid i.v. 40 mg/h + 2-mal 25 mg HCT/Tag p.o. + 2-mal 250 mg Azetazolamid/Tag

---

13.6 Tubulointerstitielle Erkrankungen

Tubulointerstitielle Nephritis

Ätiologie
- Pseudoallergisch: durch Medikamente (→ NSAIDs, Antibiotika, Allopurinol etc.)
- Infekte
  - Pyelonephritis (E.coli, Klebsiella, Pseudomonas, Proteus) → Cave: **Urosepsis**
  - Virusinfekte → Hantavirus, HIV
- Cast-Nephropathie bei Myelom
- Andere

Klinik
- Nierenfunktionsverschlechterung → ANV, Elektrolyt- und Säure-Basen-Störungen
- Pseudoallergisch: Exantheme (ca. 25 %)
- Hantavirusinfektion: abdominelle Schmerzen → akutes Abdomen, Thrombopenie
- Pyelonephritis: Flankenschmerzen, evtl. Aufstau

Diagnostisches Vorgehen
- Klinik, Anamnese
- Urindiagnostik: Proteinurie mit führender α_1-Mikroglobulinurie, Leukozyturie, Glukosurie, Eosinophile im Urin, Immunfixation, Urinkultur
- Blutbild: Eosinophilie?, Thrombopenie? (bei Hantavirus)
- Hantaserologie
- Sono: Aufstau, Abszesse
- Bei unklarer Ursache: Nierenbiopsie

Therapie
- Behandlung der Ursache: antibiotisch, Medikamentenkarenz
- Prednison 1 mg/kg/Tag für 1–2 Wochen

Rhabdomyolyse

Vasokonstriktion der Vasa afferentia, toxische Tubulusschädigung, tubuläre Obstruktion durch Myoglobin

Ätiologie
Muskelschädigung durch:
- Trauma → Crush-Niere
- Arterieller Verschluss → Extremitätenischämie
- Medikamentös/Toxisch → Statine, Heroin, Kokain, Schlangengift
- Polymyositis

Diagnostisches Vorgehen
- Richtungweisend ist immer ein ANV, einhergehend mit einem dramatischen CK-Anstieg >10.000 U/l.

Therapie
- Siehe ANV
- Immer ein Kompartmentsyndrom ausschließen (häufig) → ggf. Faszienspaltung

13.7 Kontrastmittelnephropathie

> Jodhaltige Röntgenkontrastmittel können zur medullären Ischämie und Tubulusschädigung führen und damit ein ANV auslösen.

Fakten

- Kreatininanstieg 2–3 Tage nach KM-Gabe
- Maximum um den 5. Tag
- Restitutio nach 8–10 Tagen
- Selten persistierende Dialysepflicht

Risikofaktoren für eine Kontrastmittelnephropathie

Erhöhtes Risiko bei:
- Niereninsuffizienz
- Diabetes mellitus
- Proteinurie
- Multiples Myelom
- Volumenmangel
- KM-Menge >200 ml
- Hochosmolare KM

Prävention

- Volumengabe: je 1 l NaCl 0,9 % über 6–12 h vor und nach KM-Gabe
- Pausieren von nephrotoxischen Medikamenten
- Verwendung niedrig- oder isoosmolarer KM sowie KM-Menge minimieren
- N-Acetylcystein je 2-mal 600–1200 mg am Tag vor und am Tag der KM-Applikation (nicht erwiesen)
- Keine Dialyse, keine Diuretika

Therapie

Keine spezifische Therapie

13.8 Erkrankungen der Nierengefäße

Thrombotische Mikroangiopathie

Durch Endothelschädigung kommt es zur intravasalen Gerinnung mit Thrombozytenaggregation und -verbrauch. Die Folgen sind eine Coombs-negative Hämolyse und Gefäßverschlüsse (Kapillaren).

Ätiologie

- Hämolytisch-urämisches Syndrom/thrombotisch-thrombozytopenische Purpura (s. dort)
- Maligne Hypertonie (RR diastolisch >120 mmHg, Fundus hypertonicus III°–IV°)
- Renale Krise bei Sklerodermie
- Medikamente: Cyclosporin A, Tacrolimus, Mitomycin C, Cisplatin, Clopidogrel, Chinin u. a.
- HELLP-Syndrom (Hämolyse, elevated liver enzymes, low platelets, im 3. Timenon)

Klinik

- ANV
- Neurologische Symptome (Agitiertheit, Krampfanfall, Koma) → v. a. TTP
- Weitere Organbeteiligung: Haut (Purpura), Herz, Leber, Pankreas, Darm etc.

Diagnostisches Vorgehen

- LDH hoch, Haptoglobin niedrig
- Coombs-Test negativ
- Blutbild: Thrombopenie, Fragmentozyten
- Kreatininanstieg → ANV

Therapie

- Siehe auch ANV
- HUS/TTP → Plasmapherese, Steroide, Rituximab, Cyclophosphamid, i.v.-Immunglobuline (► Kap. 15)
- Maligne Hypertonie, Sklerodermie → RR-Senkung mit hochdosiertem ACE-Hemmer → Verlaufsparameter: LDH
- HELLP-Syndrom → rasche Entbindung

Thrombembolische Ereignisse der Nierengefäße

- Nierenarterienembolie: → meist Vorhofflimmern, Klappenvegetationen, aortale Emboliequelle
- Nierenarterienthrombose: → meist auf dem Boden einer Nierenarterienstenose
- Cholesterinemboliesyndrom: → bei ausgeprägter Atherosklerose, oft nach Intervention flussaufwärts (Katheter, OP), hierbei handelt es sich um embolische Verschlüsse der Kapillaren durch Cholesterinkristalle aus atheromatösen Plaques
- Nierenvenenthrombose: → v. a. bei nephrotischem Syndrom (bis 40 %), auch beidseitig

Klinik

- **Nierenarterienembolie:**
  - Flankenschmerzen, LDH-Anstieg, später CRP, Hämaturie
  - Arterielle Hypertonie, Übelkeit, Erbrechen, ggf. weitere arterielle
  - Embolien? ANV wenn beidseitig
- **Nierenarterienthrombose:**
  - Wie Embolie, evtl. symptomarm
- **Cholesterinemboliesyndrom:**

- Disseminierte Kapillarembolien: Haut → Blue toes, Livedo reticularis, LDH erhöht
- Komplement erniedrigt
- Eosinophilie
- Rasch sich verschlechternde Nierenfunktion
- **Nierenvenenthrombose:**
  - Akut: Flankenschmerzen, chronisch: keine Symptome
  - Zeichen einer Lungenembolie
  - Proteinurie, Hämaturie, LDH-Anstieg, ANV wenn beidseitig

Diagnostisches Vorgehen
- Cholesterinembolien: Klinik, Eosinophilie, Biopsie
- Alle anderen: klinischer Verdacht → Sonographie, FKDS, Angiographie

Therapie
- Arterielle Embolie/Thrombose
  - Gefäßchirurgische Sanierung oder
  - Lyse (systemisch oder lokal) innerhalb max. 3(–6) h
  - Antikoagulation
- Nierenvenenthrombose
  - Antikoagulation
  - Lyse oder gefäßchirurgischer Eingriff nur bei beidseitiger Thrombose

- Cholesterinembolien
  - Keine spezifische Therapie möglich → NEV einleiten

13.9 Notfälle beim Dialysepatienten

Notfälle bei terminaler Niereninsuffizienz (Dialysepflicht)

> Bei Dialysepatienten oder absehbarer Dialysepflicht möglichst keine peripheren Zugänge oberhalb des Handrückens, keine Subclaviashaldonanlage (30 % Stenoserate) → Ziel: Erhaltung der Möglichkeit einer Shuntanlage (◘ Tab. 13.17).

Peritonealdialyse-assoziierte Peritonitis

- Klinik: abdominelle Schmerzen, Fieber, trübes Dialysat (>100 Leukos/μl)
- Diagnose: Zellzahl, Gramfärbung, Kultur
- Cefotaxim 2 g + Refobacin 0,6 mg/kg i.p./Tag
- Anpassung nach Antibiogramm
- 5 ml Mepivacain 2 % in jeden PD-Beutel
- Bei Therapieversagen: Divertikulitis?, Perforation?
- Katheterexplantation bei Pilzinfektion

◘ **Tab. 13.17** Notfälle bei dialysepflichtiger, terminaler Niereninsuffizienz

Elektrolytentgleisungen	Meist Hyperkaliämie → Dialyse
Metabolische Azidose	Natriumbikarbonat, Dialyse
Hypervolämie, Lungenödem	Diuretika, meist Dialyse notwendig
Urämie: – Hämorrhagische Gastritis – Enzephalopathie bis Koma (selten) – Perikarditis (Gefahr: Tamponade)	Dialyse, vorsichtige Antikoagulation
Kardiovaskuläre Ereignisse ↑	Großzügige Indikationsstellung zur Koronarangiographie, Hb 11–12 g/dl
Calciphylaxie (Mortalität ↑↑↑)	Intensivierte Dialyse
Therapierefraktärer Hypertonus	Sollgewicht senken, Salzrestriktion
Zugangsprobleme	Shuntverschluss → Gefäßchirurgie Shuntstenose → FKDS/Angiographie/Gefäßchirurgie Shuntnachblutung → meist Stenose → Gefäßchirurgie Steal-Phänomen → Gefäßchirurgie Aneurysmaruptur → Druckverband, Notfall-OP Shuntinfektion → Antibiose, bei Abszess → Gefäßchirurgie Kathetersepsis → antibiotische Therapie, Explantation

Notfälle an Dialyse

Dysäquilibriumssyndrom
- Bei Erstdialyse und hoher Harnstoffkonzentration kann es durch zu schnelle Entfernung von osmotischen Substanzen (Harnstoff und Na^+) zum Zellhydrops mit Hirnödem kommen.
- Klinik: Kopfschmerzen, Krampfanfälle, Koma ($\rightarrow$ Mortalität $\uparrow$)
- Prävention: kurze Dialyse (3 h), Na^+ im Dialysat $\uparrow$ und niedriger Dialysatfluss
- Hämodynamische Instabilität:
    - Hypotonie, Synkope, vorausgehend Muskelkrämpfe
    - Vagale Vorboten: Erbrechen, Gähnen, Kopfschmerzen
    - Maßnahmen:
        - Stopp der Ultrafiltration, Kopftieflage
        - 250 ml NaCl 0,9 % oder 20 ml NaCl 10 %
        - Ggf. kolloidaler Volumenersatz
        - Ggf. Katecholamine
- Prävention:
    - Langsamer Volumenentzug
    - Kontinuierliches NEV
    - Optimierung Sollgewicht (Vena-cava-Schall)
    - Salzrestriktion intradialytisch
    - Dialysattemperatur $\downarrow$
    - Anämiekorrektur (Ziel-Hb: 11–12 g/dl)

Thoraxschmerz
- Differenzialdiagnosen:
    - Akutes Koronarsyndrom
    - Hämodynamische Instabilität
    - Dysäquilibriumssyndrom
    - Lungenembolie
    - Hämolyse
- Vordringlich ACS-Diagnostik: Troponin T ist bei Dialysepatienten häufig erhöht, Troponin-I-spezifischer
- Therapie: Infarkt- bzw. Lungenembolietherapie, Dialysestopp, Nadel belassen

Vorhofflimmern
- O_2-Insufflation, EKG, Monitoring, Labor
- Zur Frequenzkontrolle geeignet:
- Metoprolol 5 mg i.v.,
- Amiodaron 300 mg als Kurzinfusion
- Bei Hypotonie: elektrische Kardioversion

Blutungen
- Antikoagulationsstopp
- Ggf. Antagonisierung (Protamin als Antidot des Heparins)
- Ggf. Transfusion von Blutkomponenten

Onkologie

M. Kochanek, O. Cornely, G. Michels

14.1 Tumorlysesyndrom – 374

14.2 Aplasieproblematik/Fieber bei Neutropenie – 377

14.3 Obere Einflussstauung oder Vena-cava-superior-Syndrom – 377

14.4 Spinalkompression – 379

14.1 Tumorlysesyndrom

M. Kochanek

Definition

Das Tumorlysesyndrom ist eine onkologische Notfallsituation und wird verursacht durch **massiven Zerfall von Tumorzellen** mit nachfolgend Organschäden und metabolischen Störungen.

Risikofaktoren (◘ Tab. 14.1)

- Hoher Zellproliferation des Tumors
- Chemosensitivität des Tumors
- Tumormasse (»bulky disease«: >10 cm Tumordurchmesser)
- Leukozytenzahl >50.000/µl
- LDH vor Therapiebeginn >2fach der Norm
- Hyperurikämie vor Therapie (>7,5 mg/dl; >446 µmol/l) oder
- Hyperphosphatämie
- Niereninsuffizienz (Kreatinin >1,5 mg/dl; >133 µmol/l)
- Oligoanurie
- Volumenmangel

Pathogenese

- Durch eine Therapieeinleitung mit Chemotherapeutika, Bestrahlung, Antikörper oder Kortison können Tumoren
  - mit einem hohen Proliferationsindex,
  - großer Tumormasse oder
  - hoher Sensibilität gegenüber einer Therapie
  rapide zerfallen.
- Es kommt zu einer systemischen Ausschwemmung von **intrazytoplasmatischen Bestandteilen** in die Zirkulation (z. B. vor allem Kalium, Phosphat, Nukleinsäuren).
- **Hyperurikämie**: Nukleinsäuren werden zu Hypoxanthin und Xanthin und dann zu Harnsäure enzymatisch umgebaut. Bei einem deutlichen Anstieg kommt es zu einer Ausfällung von Harnsäure in den renalen Tubuli und nachfolgend akutem Nierenversagen.
- **Hyperphosphatämie**: Tumorzellen beinhalten oft 4-mal so viel Phosphat wie normale Zellen. Wenn das Kalziumphosphatprodukt (Kalzium multipliziert mit dem Phosphatwert) >60 mg^2/dl^2 (ca. 5 mmol^2/l^2) besteht ein erhöhtes Risiko für Kalziumphosphat-Präzipitationen in den renalen Tubuli und akutem Nierenversagen. Kardiale

◘ **Tab. 14.1** Patientenrisikostratifikation für ein Tumorlysesyndrom

Art	Hohes Risiko (>5 %)	Mittleres Risiko (1–5 %)	Niedriges Risiko (<1 %)
NHL	Burkitt B-ALL	Diffuse large cell lymphoma	Indolente NHL
ALL	Leukocyten >100.000/µl	Leukocyten 50.000–100.000/µl	Leukocyten < 50.000/µl
AML	Leukocyten > 50.000/µl, Monoblasten	Leukos 10.000–50.000/µl	Leukocyten <10.000 µl
CLL	–	Leukocyten 10.000–100.000/µl, Behandlung mit Fludarabin	Leukocyten <10.000 µl
Andere hämatologische Erkrankungen (CML, MM)	–	Schnelle Proliferation und erwartetes gutes Ansprechen auf die Therapie	–
Solide Tumoren	–	– Kleinzelliges Bronchialkarzinom – Keimzelltumoren – Mammakarzinom – Neuroblastom, Medulloblastom	– Melanom, Merkel-Zell-Karzinom, Weichteilsarkome – Ovarialkarzinom, Vulvakarzinom – Nicht kleinzelliges Bronchialkarzinom – Kolorektales Karzinom, Magenkarzinom – Hepatozelluläres Karzinom, Hepatoblastom

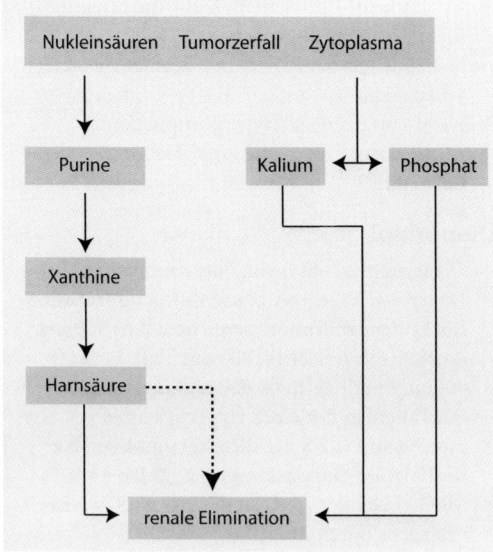

Abb. 14.1 Pathophysiologie des Tumorlysesyndroms

Präzipitationen führen zu Herzrhythmusstörungen (Abb. 14.1).

Diagnose

Laborchemisches Tumorlysesyndrom

- Das laborchemische Tumorlysesyndrom wird definiert, wenn mindestens zwei der aufgeführten Laborwerte pathologisch verändert sind (Tab. 14.2).
- Veränderungen müssen innerhalb 3 Tage vor oder 7 Tage nach Beginn der Chemotherapie trotz adäquater Wässerung und Harnalkalisierung aufgetreten sein.

Klinisches Tumorlysesyndrom (Tab. 14.3)

- Das klinische Tumorlysesyndrom wird definiert, wenn ein laborchemisches Tumorlysesyndrom vorliegt plus mindestens eines der folgenden pathologischen Veränderungen:
  - Serumkreatininanstieg (≥1,5 des Normalwertes)

Tab. 14.2 Laborchemisches Tumorlysesyndrom

Serum Harnsäure	≥8 mg/dl	476 µmol/l	Anstieg >25 % gegenüber Baseline
Serum Kalium	≥6,0 mmol/l	2,1 mmol/l	Anstieg >25 % gegenüber Baseline
Serum Phosphat	≥6,5 mg/dl	1,45 mmol/l	Anstieg >25 % gegenüber Baseline
Serum Kalzium	≤7 mg/dl	1,75 mmol/l	Anstieg >25 % gegenüber Baseline

Tab. 14.3 Cairo-Bishop-Klassifikation des klinischen Tumorlysesyndroms: Definition und Grading

Komplikation	Grad 0	1	2	3	4	5
Kreatininveränderung	≤1,5Faches des oberen Normwerts	1,5Faches des oberen Normwerts	>1,5- bis 3Faches des oberen Normwerts	>3- bis 6Faches des oberen Normwerts	>6Faches des oberen Normwerts	Tod
Herzrhythmusstörungen	Keine	Keine Interventionen notwendig	Keine notfallmäßige Intervention notwendig	Symptomatische oder medizinisch inkomplette Kontrolle (z. B. Kardioversion)	Reanimation	Tod
Epileptischer Anfall	Keine	Keine	Einmaliger, kurzer generalisierter Krampf; Krampf, der gut durch Antikonvulsiva kontrolliert werden kann, oder fokale Faszikulationen, die den normalen Tagesablauf nicht stören	Krämpfe mit Bewusstseinseinschränkung; schlecht zu kontrollierende Krämpfe; fokale Krämpfe, die sich trotz Medikation generalisieren	Status epilepticus	Tod

- Herzrhythmusstörungen mit lebensbedrohlichen Arrhythmien
- Neurologische Veränderungen bis hin zu epileptischen Anfällen

Klinik

Die Klinik der Patienten wird gekennzeichnet durch die metabolischen Störungen und Organschäden:
- Schwindel
- Übelkeit und Erbrechen
- Lethargie
- Hämaturie
- Herzrhythmusstörungen
- Muskelkrämpfe
- Neurologische Ausfälle
- Epileptische Anfälle

Therapie

> Wichtigste therapeutische Intervention ist die Vermeidung des Tumorlysesyndroms.

Therapeutisches Vorgehen
- **Klinische Untersuchung** und **Risikostratifikation** des Patienten (◘ Tab. 14.1)
- **Aggressive i.v.-Hydratation:** 2–3 l/qm; Ziel: Urinausscheidung 80–100 ml/qm/h
- Ggf. Einsatz von **Diuretika**
  - Cave: Überwässerung bei Niereninsuffizienz, Herzinsuffizienz
  - Zuvor Kontrolle von postrenalem Nierenversagen/Abflussstörungen

Harnalkalisierung
- Acetazolamid oder Natriumbikarbonat (Ziel-pH des Urins: >6,5–7)

- Es gibt keine Publikationen, die die Effektivität dieser Therapie beweisen.
- Nur indiziert bei Patienten mit einer metabolischen Azidose
- Nicht einsetzen bei Hyperphosphatämie
- Alkalisierung zusammen mit Rasburicase nicht notwendig

Allopurinol
- Dosierung: 24–48 h vor Therapiebeginn
- Dauer 3–7 Tage bzw. Normalisierung Harnsäure/Rückgang der Tumorlysezeichen: p.o.: 100 mg/qmKOF alle 8 h (max. 800 mg/Tag); i.v.: 200–400 mg/qm/Tag (max. 600 mg/Tag)
- Bei Patienten mit einer Hyperurikämie vor Therapiebeginn (>7,5 mg/dl; >450 μmol/l) sollte Rasburicase eingesetzt werden (◘ Tab. 14.4).
- Möglichkeit der Auslösung eines akuten Nierenversagens durch Xanthinkristalle
- Dosisreduktion von Purinmedikamenten (6-Mercaptopurin, Azathioprin)
- Medikamenteninteraktion (z. B. Cyclophosphamid, Mtx, Ampicillin, Thiaziddiuretika)

Rasburicase (Fasturtek) (Tab. 14.4)

Rasburicase ist ein rekombinantes Uratoxidaseenzym, welches die Harnsäure zu Allantoin metabolisiert. Allantoin wiederum besitzt eine deutlich höhere Wasserlöslichkeit als Harnsäure und wird dadurch rasch renal eliminiert.

> **Cave**
> Messung des Harnsäurespiegels: Laborprobe auf Eis lagern, da Aktivität des Enzyms bei Raumtemperatur weiter vorhanden ist. Kontraindiziert SS, G6PD. Nebenwirkungen: Meth-Häm-Bildung, Hämolyse. Therapiekontrolle engmaschig, um ggf. Dialyseindikation zu stellen.

◘ **Tab. 14.4** Rasburicase (empfohlene Dosierung/Dauer)

Risiko	Baseline Harnsäure		Dosierung [mg/kgKG]	Dauer der Behandlung
	mg/dl	mmol/l		
Hohes Risiko	>7,5	>450	0,2	Abhängig vom Harnsäurespiegel[a]
Intermediäres Risiko	<7,5	<450	0,15	Abhängig vom Harnsäurespiegel[a]
Niedriges Risiko	<7,5	<450	0,10	Abhängig vom Harnsäurespiegel[a]

[a] Die mittlere Behandlungsdauer betrug in den Studien 2 Tage, Variation von 1–7 Tagen. Beachte: Vials à 1,5 mg und 7,5 mg. 7,5 mg kosten ca. 380 €.

Dialysetherapie

- Über Dialyse nachdenken, wenn es unter Rasburicase zu keiner effektiven Senkung der Harnsäure kommt.
- Sonstige Dialyseindikation: ▶ Abschn. 13.2. Gute Erholung der Nierenfunktion mit frühzeitiger Dialyse

14.2 Aplasieproblematik/Fieber bei Neutropenie

M. Kochanek, O. Cornely

> Fieber bei Neutropenie: Neutrophile <500/μl und Temperatur ≥38,0 °C (◘ Tab. 14.5) Fieber bei Neutropenie bedarf einer notfallmäßigen Abklärung und sofortigen Therapie!

- Ursachen des Fiebers können Infektionen mit folgenden Erregern sein:
    - Gram-positive Erreger (z. B. koagulase-negative Staphylokokken, vergrünende Streptokokken, Staph. aureus)
    - Gram-negative Erreger (Enterobacteriaceae, selten Pseudomonas)
    - Pilze (Aspergillus, Candida, seltene)

> Mehrere randomisierte Studien zeigten keinen Vorteil einer empirischen Therapie mit Vancomycin. Teicoplanin ist in dieser Indikation nicht hinreichend untersucht worden. Am Klinikum der Universität zu Köln sind Pseudomonasinfektionen als Ursache des ersten Auffieberns in einer Neutropenieepisode selten. Daher fokussiert die Therapie der 1. Wahl nicht ab dem ersten Tag auf *Pseudomonas* spp.

14.3 Obere Einflussstauung oder Vena-cava-superior-Syndrom

G. Michels, M. Kochanek

Definition

- Die obere Einflussstauung oder das sog. Vena-cava-superior-Syndrom (VCSS) stellt die klinische

◘ Tab. 14.5 Fieber bei Neutropenie

Risikofaktoren/ Klinische Situation	Prophylaxe	Diagnostik	Therapie 1. Wahl	Allergie/Unverträglichkeit
Chemotherapie, hämatologische Systemerkrankung	Posaconazol 3-mal 200 mg/Tag p.o. (gilt für AML und MDS in Induktionschemotherapie) Trimethoprim-Sulfamethoxazol 160/800 mg 3-mal/Woche	Klinische Untersuchung Blutkulturen (2×2), Bildgebung nur bei V. a. Pneumonie und dann CT-Thorax	Ceftriaxon 1-mal 2 g/Tag i.v. + Gentamicin 1-mal 5 mg/kgKG/Tag i.v. (max. 360 mg/Tag) Beginn innerhalb von 1 h nach Auffiebern	Piperacillin/Tazobactam 3-mal 4,5 g/Tag i.v.
Persistierendes Fieber[a] ohne klinische Besserung, CRP ist nicht rückläufig	Mit Posaconazol-Prophylaxe	CT-Thorax, falls nicht bereits erfolgt	Antibiotika umsetzen auf Piperacillin/Tazobactam 3-mal 4,5 g/Tag i.v.	Imipenem 3-mal 1 g/Tag i.v.
Persistierendes Fieber[a] ohne klinische Besserung, CRP ist nicht rückläufig	Ohne Posaconazol-Prophylaxe		Zusätzlich Caspofungin Tag 1: 70 mg i.v., dann weiter mit 50 mg/Tag i.v.	Liposomales Amphotericin B 3 mg/kgKG/Tag i.v.
Nachweis eines Lungeninfiltrats		Obligat CT-Thorax, falls nicht bereits erfolgt	Zusätzlich Caspofungin Tag 1: 70 mg i.v., dann weiter mit 50 mg/Tag i.v.	Liposomales Amphotericin B 3 mg/kgKG/Tag i.v.

[a] Persistierendes Fieber unbekannter Ursache ist definiert als Fieber über >72 h trotz antibiotischer Therapie und Ausschluss eines Lungeninfiltrats. Entfieberung kann nur diagnostiziert werden, wenn >24 h fieberfrei.

Manifestation einer **Obstruktion der oberen Hohlvene** dar.
- Die Behinderung des venösen Abflusses im Bereich der Vena cava superior und seiner Äste durch einen Tumor bedeutet eine **akute bis subakute Bedrohung** für den betroffenen Patienten.
- Venöse Kollateralsysteme sind die Folge: Azygosvenen, Vena mammaria interna, laterale Thoraxvenen, paraspinale Venen, ösophagealer Venenplexus.

Ätiologie

- **Äußere Kompression** der V. cava superior durch eine tumoröse mediastinale Raumforderung
- **Tumorinfiltration** und/oder **Thrombose** der Vena cava superior
- Häufige **maligne Erkrankungen** (80–90 % d. F.): Bronchialkarzinom (über 70 % d. F.), Lymphome (meist Non-Hodgkin-Lymphome, 10–20 % d. F.), Metastasen
- Selten benigne Erkrankungen (10–20 % d. F.): Thymome, Teratome, Vena-cava-Thrombose durch ZVK-Anlage oder Schrittmacherelektrode, Sarkoidose, Aortenaneurysma, Struma

Klinik

- Dyspnoe bis respiratorische Insuffizienz
- Gesichtsschwellung oder Druckgefühl im Schädel
- Husten
- Armschwellung
- Thorakale Schmerzen
- Dysphagie
- Heiserkeit (Beteiligung von N. laryngeus recurrens)

Diagnostik

- Anamnese: Bronchialkarzinom oder Lymphom?
- Klinische Untersuchung:
  - Halsvenenstauung
  - Erweiterung der thorakalen Venen
  - Gesichtsödem
  - Schwellung der oberen Extremität
  - Zyanose
  - Polyämie im Gesicht
  - Armödem
- Bildgebende Verfahren:
  - Röntgen- oder Kontrastmittel-CT-Thorax im Notfall
  - Staging, d. h. komplettes CT inklusive CCT
- Histologiegewinnung zur genauen Diagnosestellung:
  - CT- oder sonographisch gesteuerte transthorakale Feinnadelbiopsie
  - Ggf. Bronchoskopie mit transbronchialer Biopsie
  - Ggf. Thorakotomie, Mediastinoskopie sowie Pleurapunktion

> Falls es die klinische Situation erlaubt, sollte eine histologische Diagnosesicherung erzwungen werden.

Therapie

> Die Therapie sollte interdisziplinär erfolgen, d. h. unter Mitwirkung von Onkologen, Radiologen und Strahlentherapeuten.
> Eine unverzügliche Therapieeinleitung ist nur bei lebensbedrohlichen Situationen wie akuter respiratorischer Insuffizienz oder schweren neurologischen Komplikationen indiziert.

- Stabilisierung der Vitalparameter und Begleittherapie
  - Bei akuter respiratorischer Insuffizienz: O_2-Therapie bis invasive Beatmung bei akuter respiratorischer Insuffizienz
  - Steroidtherapie: wenn möglich nach histologischer Diagnosesicherung, z. B. 3- bis 4- mal täglich 4–8 mg Dexamethason
  - Antikoagulationstherapie, insbesondere bei nachgewiesener Vena-cava-Thrombose
- Strahlentherapie
  - Notfallmäßige Radiotherapie bei unklarer Histologie und lebensbedrohlicher Symptomatik
  - Bei weniger chemotherapiesensiblen Tumoren (z. B. Metastasen des Nierenzellkarzinoms)
- Radiologisch interventionell
  - Implantation eines Stents in die V. cava superior, insbesondere bei lebensbedrohlicher Symptomatik!
- Polychemotherapie
  - Bei histologisch gesicherten bzw. bekannten kleinzelligen Bronchialkarzinomen, Non-Hodgkin-Lymphomen, Leukämien und Keimzelltumoren
  - Ggf. in Kombination mit Radiotherapie (kombinierte Chemoradiotherapie)

14.4 Spinalkompression

G. Michels, M. Kochanek

Ätiologie

Kompression des Spinalkanals meist durch **Metastasen** verschiedener Primärtumoren:
- Mammakarzinom
- Prostatakarzinom
- Malignes Melanom
- Bronchialkarzinome
- Hypernephrome

> **Ungefähr 70 % der Wirbelsäulenmetastasen betreffen die BWS, 20 % die LWS und 10 % die HWS.**

Klinik

- Schmerzsymptomatik
- Muskuläre Schwäche
- Claudicatio spinalis
- Parästhesien
- Störungen der Sphinkterfunktionen mit Defäkations- und Miktionsstörungen
- Paresen/Paraplegie (◘ Tab. 14.6)

Diagnostik

- Anamnese und klinische Untersuchung (neurologischer Status)
- Bildgebende Verfahren:
    - NMR (beste Methode) und CT (wenn kein CT verfügbar)
- Lokalisation: extradurale (meistens), intradural extramedulläre und intramedulläre Läsionen
- Diagnosesicherung: bei unbekanntem Primärtumor und unklarem aktuellem Status

Therapie

> **Interdisziplinäres Therapieregime (Onkologe, Radiologe, Neurochirurg, Strahlentherapeut) anstreben.**

- **Schmerztherapie**, optimal unter Zusammenarbeit mit Schmerztherapeuten
- **Strahlentherapie**, ggf. Notfallbestrahlung
- **Chirurgie** (Neurochirurgie): zur Dekompression des Myelons bei fortgeschrittenen neurologischen Ausfällen oder bei spinaler Instabilität
- **Polychemotherapie**: in Ausnahmefällen oder als Konsolidierung nach Strahlentherapie/Chirurgie

◘ **Tab. 14.6** Frankel-Klassifikation der neurologischen Symptomatik

Stadium	Symptomatik
Frankel A	Komplette Läsion (Paraplegie)
Frankel B	Erhaltene Sensibilität
Frankel C	Erhaltene motorische Funktionen ohne praktischen Nutzen
Frankel D	Erhaltene motorische Funktionen mit der Möglichkeit zum Gehen
Frankel E	Keine neurologischen Defizite

Hämostaseologisch-thrombozytäre Krankheitsbilder auf der Intensivstation

M. Kochanek

15.1 Thrombozytopenien – 382

15.2 Thrombozytopathien – 390

15.3 Plasmatische Gerinnungsstörungen – 392

15.4 Kombinierte plasmatische und thrombozytäre Störungen – 395

15.5 Heparininduzierte Thrombozytopenie (HIT) – 396

Literatur – 400

15.1 Thrombozytopenien

Thrombotisch-thrombozytopenische Purpura (TTP)

Definition

- Disseminierte Form der thrombotischen Mikroangiopathie
- Lebensbedrohliches Krankheitsbild geprägt durch Blutungen, Hämolyse und sehr häufig neurologische Störungen

> Die thrombotisch-thrombozytopenische Purpura (TTP) führt durch eine erworbene Mikroangiopathie zu Hämolyse, Thrombozytopenie und Thrombosen in der Mikrozirkulation und dadurch zur Ischämie der Endorgane. Unbehandelt führt die Erkrankung in den meisten Fällen rasch zum Tod.

Formen (Tab. 15.1)

Epidemiologie

- Altersgipfel 30–50 Jahre
- Frauen häufiger betroffen als Männer
- Letalität von 20 %; therapierefraktär bleiben 20 %; Rezidive 30 % der Patienten

Ätiologie

- Die aus dem Endothel freigesetzten ultragroßen Von-Willebrand-Faktor-Multimere werden normalerweise durch eine Metalloproteinase (»a disintegrin and metalloproteinase with TSP-1-like domains« = ADAMTS-13) gespalten und abgebaut.
- ADAMTS-13 wird in der Leber gebildet und hat eine HWZ von 2–3 Tagen.
- Liegt eine Verminderung von ADAMTS-13 vor, werden die ultragroßen Von-Willebrand-Faktor-Multimere nicht abgebaut. Sie aggregieren Thrombozyten und es kommt damit zu einem unphysiologischen Verbrauch von Thrombozyten mit nachfolgender Thrombozytopenie.
- Diese großen Von-Willebrand-Faktor-Multimere/Thrombozyten führen weiterhin zu Mikrothrombosierung (bevorzugt arterielles Gefäßsystem: ZNS, Herz, Niere) und aufgrund der hohen Scherkräfte zu mikroangiopathischen hämolytischen Anämien.
- Der pathophysiologische Mechanismus der Inhibitorbildung sowie die Endothelschädigung sind noch ungeklärt.

Mögliche Auslöser

- Bakterielle oder virale Infekte (gastrointestinale, grippale Infekte)
- Medikamente (Ticlopidin, Clopidogrel u. a.; Tab. 15.1)
- Schwangerschaft
- Im Rahmen von Knochenmarktransplantationen

Klinik

Trias der TTP:

- Blutungen aufgrund der Thrombozytopenie, Petechien
- Coombs-negative hämolytische Anämie
- Sehr häufig neurologische Veränderungen (Zephalgien, Kribbeln, Taubheit, Verwirrtheit, Sprachstörungen, Sehstörungen, Somnolenz bis Koma, Petechien)
- Allgemeine Symptome: Übelkeit, Erbrechen, Fieber, abdominelle Schmerzen

Diagnose

- Entscheidend ist die schnelle Diagnose der Erkrankung, gestellt aus der Kombination von Labor und Klinik (Abb. 15.2).
- Allgemeines Labor:
  - Thrombozytopenie
  - Anämie
  - Kreatininerhöhung

Tab. 15.1 Formen der TTP

Primäre TTP	Sekundäre TTP
– Hereditäre Form (autosomal rezessiv; Upshaw-Shulman-Syndrom: sehr selten) – Idiopathische Form (verursacht durch Autoantikörper)	– Kollagenosen, Vaskulitiden – Medikamentös induziert (z. B. Thienopyridine; Mitomycin C, Pentostatin und Gemcitabin, Cyclosporin A und Tacrolimus) – Schwangerschaft/Wochenbett – HIV-Infektion – Paraneoplastisch – Transplantationsassoziiert

15.1 · Thrombozytopenien

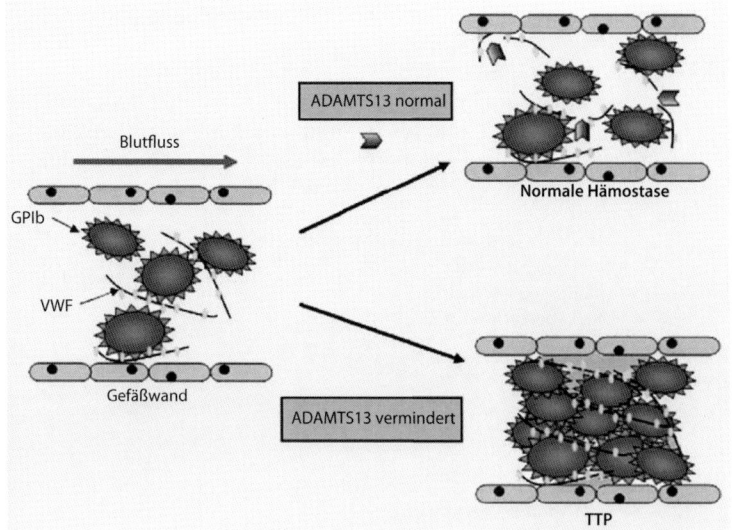

Abb. 15.1 Pathophysiologie der primären thrombotisch-thrombozytopenischen Purpura (TTP). VWF = Von-Willebrand-Faktor, GPIb = Glykoprotein. (Aus: Hellmann et al. 2010)

- LDH-Erhöhung
- Haptoglobinerniedrigung
- Nachweis von Fragmentozyten: >15 ‰ im Blutausstrich
- Spezielles Labor:
  - Verminderte oder fehlende ADAMTS-13-Aktivität (Normalbereich 65–150 %, schwerer Mangel bei <5–10 %)
  - Antikörper (Inhibitoren) gegen ADAMTS-13 mittels ELISA
  - Nachweis der »Ultra-large-Von-Willebrand-Multimere« in der SDS-Gelelektrophorese

> Der Nachweis dauert und ist nur in Spezialabors verfügbar. Daher ist er nur zur Diagnosebestätigung und nicht Diagnosestellung geeignet. TTP ist meist eine Ausschlussdiagnose.

Therapie

> Die Therapie sollte bereits bei Verdachtsdiagnose sofort eingeleitet werden.

- Intensivmedizinische Überwachung ist zwingend erforderlich.
  - Sofortige Plasmapherese (4 l) gegen FFP (~30 ml/kgKG)
  - Wenn keine Plasmapherese möglich, dann alleinige Gabe von FFP zur Überbrückung (je nach KG des Patienten mindestens 4–8 FFP) und sofortige Verlegung in ein Zentrum
- Dauer der Plasmapherese: 2 Tage nach Normalisierung der LDH-Werte und Thrombozyten

> Ziel der Therapie der TTP ist die Entfernung des Proteaseinhibitors durch Plasmapherese und Zuführung von Proteasen durch die FFP sowie Immunsuppression durch Steroide.

! **Cave**
- Möglichst keine Gabe von Thrombozyten, da sie den Prozess auslösen bzw. unterhalten können
- Gabe von Heparin möglichst wenig, da die Blutungsgefahr zu groß ist; nur bei vitaler lebensbedrohlicher Blutung

- Möglichkeiten bei therapierefraktären Verläufen (**Abb. 15.3**):
  - Vincristin 1–2 mg absolut i.v.
  - Intravenöse Immunglobuline (400 mg/kgKG/Tag für 5 Tage)
  - Rituximab (Anti-CD-20-Antikörper) (375 mg/qmKOF) 1-mal/Woche für 4 Wochen

Hämolytisch-urämisches Syndrom (HUS)

Definition
Das HUS (Synonym: Gasser-Syndrom) ist gekennzeichnet durch
- eine Coombs-negative mikroangiopathische Hämolyse,
- akutes Nierenversagen und
- Thrombozytopenie.

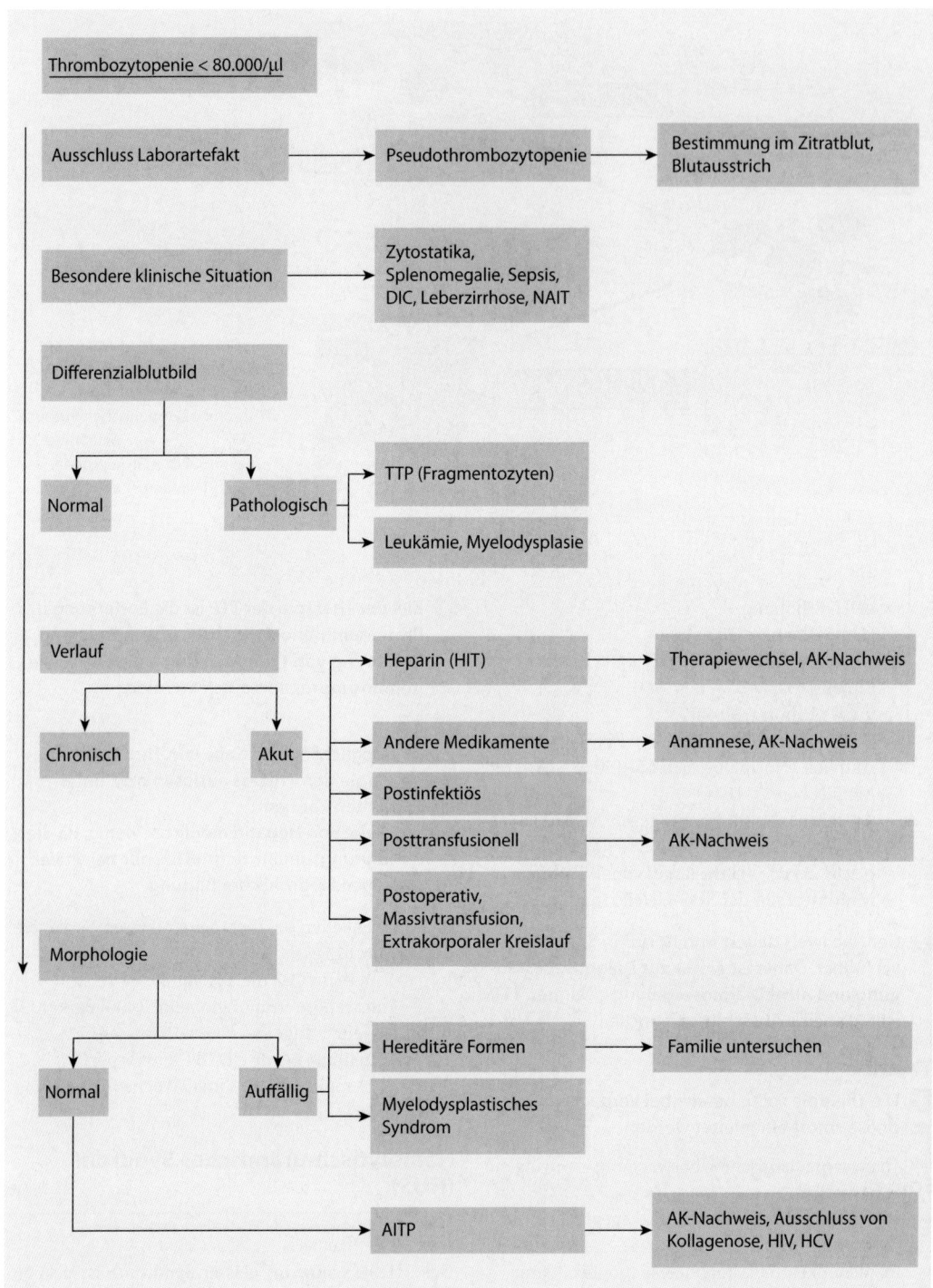

Abb. 15.2 Stufendiagnostik bei erniedrigten Thrombozytenwerten. DIC = disseminierte intravasale Koagulopathie, NAIT = neonatale Alloimmunthrombozytopenie, TTP = thrombotisch thrombozytopenische Purpura, HIT = heparininduzierte Thrombozytopenie, AK = Antikörper, AITP = Autoimmunthrombozytopenie, HIV = humanes Immundefizienzvirus, HCV = Hepatitis-C-Virus. (Aus: Greinacher et al. 2009)

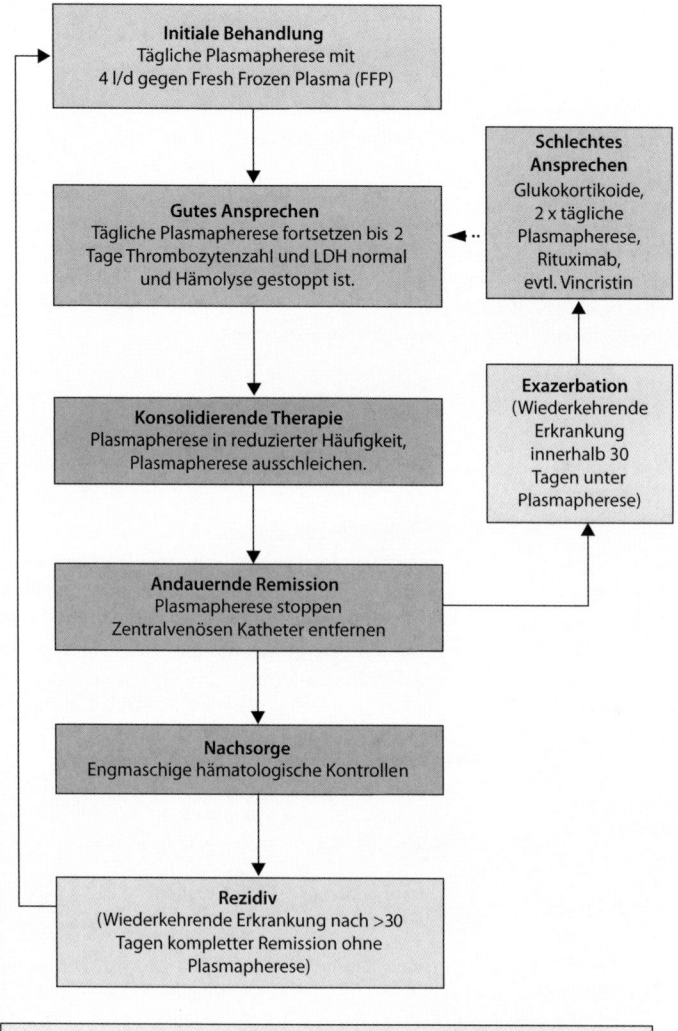

Abb. 15.3 Kölner Therapiealgorithmus TTP. (Aus: Hellmann et al. 2010)

Epidemiologie
- Das HUS tritt vorwiegend im Kindesalter auf (Altersgipfel 3. Lebensjahr).
- Inzidenz 1:100.000
- Zunehmend auch bei älteren Patienten (z. B. aus Altersheim)
- Etwa zwei Drittel der Erkrankten werden dialysepflichtig.
- Letalität 10 %

Ätiologie (Tab. 15.2)
Klinik
- EHEC-Nachweis:
  - Blutiger Durchfall
  - Es vergehen etwa 3 Tage (Bereich: 1–8 Tage) zwischen Infektion und Ausbruch der Diarrhö.
  - Nach Beginn der Diarrhö ist das Auftreten eines HUS im Mittel in 4 Tagen zu erwarten (Bereich: 1–12 Tage).

Tab. 15.2 HUS-Formen

Form	Ursache	Häufigkeit [%]
Hereditäre Form	Mutation im Faktor-H-Gen (Regulatorprotein für das Komplementsystem). Folge: ungebremste Komplementaktivierung	<10
Atypische Form (HUS D-)	Medikamente, paraneoplastisch, Post-Transplantation, postpartal	
Typische Form (HUS D+)	Bakterielle Infektion 1. Verotoxinbildende E.coli Serotyp 0157:H7 enterohemorrhagic Escherichia coli (EHEC)-Gruppe oder 2. Shigella dysenteriae (Shigatoxin) 3. Andere Bakterien (Salmonellen, Pneumokokken (Neuraminidase) 4. Viren	>90

Tab. 15.3 Diagnostik der HUS

Klinik	– Blutiger Durchfall (häufig Sommermonate) – Fieber >38,5 °C – Oligo- bis Anurie – Ggf. Neurologische Symptome
Labordiagnostik	– Differenzialblutbild: Anämie, Thrombozytopenie – Anstieg Nierenretentionsparameter – Hämolysezeichen: LDH: deutlich erhöht und Haptoglobin unter der Nachweisgrenze – Bilirubin: leicht bis deutlich erhöht – Gerinnungsparameter (Prothrombin- und Thrombinzeit, Fibrinogen, -spaltprodukte): häufig weitgehend normal – Coombs-Test: negativ – Faktor-H-Mutation – C3-Konzentration ist vermindert bei Patienten mit niedriger Faktor-H-Konzentration

— Fieber >38,5 °C
— Oligo- bis Anurie
— Neurologische Symptome
— Selten: Aszites, Perikarderguss, arterieller Hypertonus

Diagnose

> Entscheidend ist die schnelle Diagnose der HUS, gestellt aus der Kombination von Labor und Klinik (◘ Tab. 15.3, ◘ Tab. 15.4, ◘ Tab. 15.5).

— In Fallbeschreibungen bei Kindern konnte gezeigt werde, dass die Gabe von Eculizumab, einem Antikörper gegen den Komplementfaktor C5, einen positiven Effekt bei EHEC induzierten Verläufen gezeigt hat. Randomisierte Studien liegen derzeit nicht vor.

Therapie

Tab. 15.4 Allgemeine Therapie der HUS

Symptomatische Therapie	Bemerkung
Anämie/Transfusionen	Die Gabe von Erythrozytenkonzentraten sollte wegen der Gefahr einer Exazerbation eines HUS möglichst vermieden werden. Indikation: nur vitale Bedrohung
Anurie/Dialyse	Therapie der 1. Wahl bei Oligo-Anurie
Blutung/Thrombozytopenie	Thrombozyten sollten nur bei profunden massiven Blutungen gegeben werden
Arterieller Hypertonus	Bevorzugt Kalziumantagonisten, nach Beendigung HUS-ACE-Hemmertherapie
Heparin	In niedriger Dosis systemische Gabe, Therapieerfolg ist nicht gewiss. Hohe Blutungsgefahr. Keine Empfehlung

◘ Tab. 15.5 Spezifische Therapie der HUS

Spezifische Therapie	Bemerkung
Glukokortikoide	Therapieerfolg nicht gewiss. Keine Therapieempfehlung
Immunsuppressiva	In Einzelfällen wirksam, Therapieerfolg ist nicht gewiss. Keine Therapieempfehlung
Plasmaaustausch	Empfehlung hauptsächlich bei neurologischer Symptomatik

Idiopathische Thrombozytopenie (ITP)

Definition
Die ITP ist eine seltene erworbene Störung, die einhergeht mit:
- Thrombozytopenie ohne pathologische Veränderungen im restlichen Blutbild, Differenzialblutbild und im Blutausstrich.
- Kein Hinweis auf eine andere Grunderkrankung oder auslösende Medikamente, die eine Thrombozytopenie verursachen können

Es gibt eine
- Akute ITP: bevorzugt bei Kindern auftretend (<10 Jahre)
- Chronische ITP: jede akute ITP, die länger als 6 Monate dauert (meist Erwachsene)

Ätiologie
- Die ITP wird als Autoimmunerkrankung eingestuft. Die Ätiologie ist aber bislang unklar. Durch eine möglicherweise genetische Prädisposition als auch erworbene Veränderungen kommt es zu einer vermehrten Zerstörung der Thrombozyten durch spezifische Autoantikörper (70 % IgG-Klasse, 25 % IgM-Antikörper und in <5 % IgA) gegen Epitope auf den Glykoproteinrezeptoren Ib (Von-Willebrand-Faktor-Rezeptor, Thrombinrezeptor) und IIb/IIIa (Rezeptor für Fibrinogen, Von-Willebrand-Faktor u. a.), seltener gegen die Glykoproteinrezeptoren Ia/IIa (Kollagenrezeptor), IV (Kollagenrezeptor) und V (Teil des Glykoprotein-Ib-V-IX-Komplexes, Von-Willebrand-Faktor-Rezeptor).
- Es wurde gezeigt, dass Antikörper gegen Thrombozyten-Glykoproteine die Reifung der Thrombozyten aus Megakaryozyten inhibieren können. Sie haben somit zusätzlich zur Destruktion zirkulierender Thrombozyten eine hemmende Wirkung auf die Thrombopoese im Knochenmark.
- Eine ITP ist in ca. 5 % assoziiert mit nicht hämatologischen Erkrankungen (besonders Mammakarzinom). Die Assoziation ist möglicherweise zufällig.

Epidemiologie
- Inzidenz liegt geschätzt bei 2–3 Patienten (Erwachsene) bzw. 3–8 Patienten (Kinder)/100.000 Einwohner/Jahr.
- Mittleres Erkrankungsalter 56 Jahre
- Frauen sind häufiger betroffen als Männer (1,5–2,5:1), Kaukasier häufiger als Farbige.

Klinik
- Typischerweise kommt es erst bei Thrombozytopenien deutlich unter 10.000/µl zu einer Blutungsneigung. Die Patienten zeigen:
  - Petechiale Blutungen der abhängigen Körperpartien (◘ Abb. 15.4)
  - Schleimhautblutungen (Nase, Zahnfleisch, Magen-Darm-Trakt), Hämaturie
  - Blutungen bei geringen Verletzungen
  - Verstärkte Periodenblutungen
- Die Purpura hat keinen entzündlichen Charakter, d. h. sie ist nicht palpabel (Differenzialdiagnose: Schönlein-Henoch). Lungen- oder Netzhautblutungen sind selten, intrazerebrale Blutungen kommen aber immer wieder vor.

Diagnose
Es gibt keine ITP-spezifischen positiven Diagnosekriterien, der Ausschluss der Differenzialdiagnosen steht im Vordergrund:
- Bei Kindern und Erwachsenen mit Risikofaktoren ein Ausschluss einer HIV-Infektion
- Die Bestimmung von antinukleären Antikörpern: Lupus-Antikoagulans/Antiphospholipid-Antikörper (Autoimmunerkrankungen und das Antiphospholipid-Syndrom können mit einer Thrombozytopenie einhergehen)

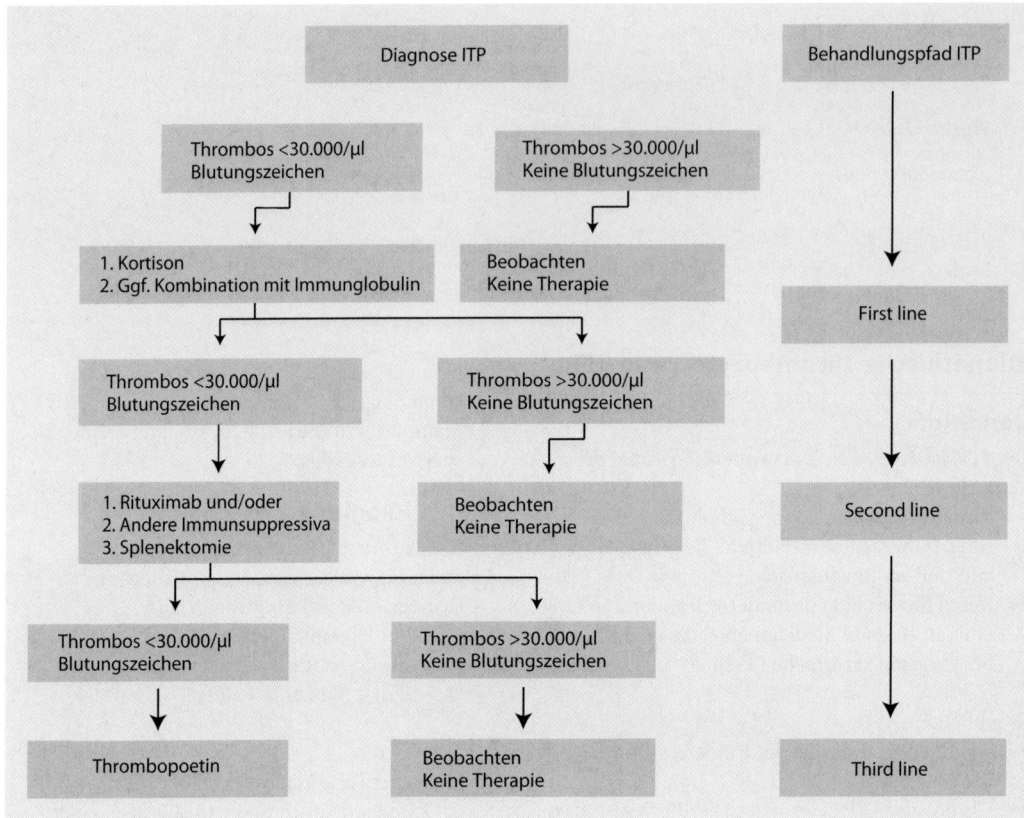

◘ Abb. 15.4 Vorgehen bei ITP

- Bestimmung von Schilddrüsenfunktionsparametern (Thyreotoxikose und Hashimoto-Thyreoiditis erzeugen manchmal eine Thrombozytopenie, Schilddrüsenveränderungen sind besonders in Mittel- und Süddeutschland nicht selten)
- Abdomensonographie (eine Milzvergrößerung wäre für eine chronische ITP untypisch)
- Ausschluss einer malignen Grunderkrankung (liegt in 5 % d. F. vor)
- Nachweis von Thrombozytenantikörpern. Cave: Ein positiver Antikörpernachweis kann die Diagnose ITP bestätigen, der negative Test schließt sie nicht aus (Speziallabors: Plättchenimmunfluoreszenztest (PFT)(Spezifität gering); MAIPA-Test; Durchflusszytometrie, Western blot u. a.).
- Knochenmarkpunktion ist nicht obligat, wenn typische Symptome vorliegen. (Durchführung empfohlen bei Therapieversagen, bei atypischen Befunden (z. B. Anämie, Milzvergrößerung), bei Patienten >60 Jahren oder vor Splenektomie)

Therapie

Die Entscheidung zur Therapieeinleitung sollte von folgenden Faktoren abhängig gemacht werden (◘ Tab. 15.6, ◘ Tab. 15.7):
- Lebensbedrohliche Blutung
- Risiko, eine Blutung zu bekommen (elektive OP, Alter, Beruf, Lifestyle)
- Begleiterkrankungen/Begleitmedikation, die das Risiko einer Blutung erhöhen

> **Notfallvorgehen bei lebensbedrohlichen Blutungen:**
> 1. Gabe von Thrombozyten (◘ Tab. 15.8)
> 2. Immunglobulingabe (Dosierung: ◘ Tab. 15.7)
> 3. Kortison (Dosierung: ◘ Tab. 15.7)
> 4. Rekombinanter Faktor VIIa (NovoSeven): 90 µg/kgKG i.v. alle 2 h bis Blutung steht, dann alle 3–6 h zur Stabilisierung (Ampullen zu NovoSeven RT: 1 mg, 2 mg, 5 mg)

15.1 · Thrombozytopenien

Tab. 15.6 Zusammengefasste Einteilung der ITP entsprechend den Leitlinien ASH (American Society of Hematology)

	Thrombozytenzahl (µl)		
	<20.000	20.000–30.000	30.000–50.000
Keine Blutungsneigung	Therapie notwendig	Therapie meist nicht notwendig	
Geringe Blutungsneigung (z. B. nur Petechien)	Therapie notwendig	Therapie meist nicht notwendig	
Schleimhautblutungen (Mund, Nase, vaginal)	Therapie notwendig		
Schwere, lebensbedrohliche Blutungen			

Tab. 15.7 Therapie der ITP

Therapie mit	Medikament	Bemerkung
Kortison	Prednison 1 mg/kgKG/Tag p.o.	1. Wahl oder
	Dexamethason 40 mg/Tag p.o.	1. Wahl ggf. in Kombination mit Immunglobulinen
Immunglobuline	1 g/kgKG/Tag i.v. für 2–4 Tage	Ggf. in Kombination mit Kortison
	Anti-D (WinRho SDF) 50–75 µg/kgKG/Tag i.v. für 1 Tag, ggf. Wiederholung bis max. 4 Gaben, da dann unwirksam	Nur bei Rh-(D+)Patienten Sehr teuer Nicht wirksam nach Splenektomie s.c.-Gabe verträglicher als i.v.
Antikörper	Rituximab 375 mg/m²KOF i.v. 1-mal/Woche für 4 Wochen	Auch für chronische Verläufe Ein Drittel der Patienten zeigen lang anhaltende Remission Zurzeit nicht zugelassen für ITP, daher vorher Kostenübernahme prüfen
Splenektomie		Zweit- bzw. Drittlinientherapie bei Therapieversagern Frühestens 6 Wochen nach Erstdiagnose, da häufig spontane Normalisierung der Thrombos Empfohlen vorher KMP Präoperative Thrombozytenzahl >50.000/µl Pneumokokkenimpfung
Cyclophosphamid	750 mg/m²KOF i.v. ggf. alle 4 Wochen	Cave: Neutropenie/Aplasie
Azathioprin	2 mg/kgKG/Tag	Für chronische Verläufe Cave: Neutropenie/Aplasie Mind. 4 Monate Therapie, um Ansprechen zu beurteilen
Vincristin	Vincristin 1–2 mg oder Vinblastin 5–10 mg 1-mal/Woche für 4–6 Wochen	Cave: Aplasie, PNP; da nur kurzes Ansprechen keine Therapieindikation mehr
Thrombopoetin-rezeptor-Agonisten	Romiplostim: initial: 1 µg/kgKG 1-mal/Woche	Neuer Therapieansatz, Drittlinientherapie (s. Abb. 15.4)
	Eltrombopag (Promacta) 30–75 mg/Tag p.o. für 6 Wochen	

60 % der ITP-Patienten haben eine Helicobacter-pylori-Infektion. Eine Therapie kann erwogen werden, aber es liegen keine einheitlichen Studienergebnisse bezüglich des Thrombozytenverlaufs vor.

Tab. 15.8 Anzustrebende Thrombozytenwerte vor operativen/invasiven Eingriffen

Eingriff	Thrombozytenzahl
Lumbalpunktion, Epiduralpunktion	>50.000/µl
Andere Organpunktion	>50.000/µl
Operation am Auge oder ZNS	>80.000/µl
Abdomen-OP	>50.000/µl

Tab. 15.9 HELLP-Syndrom

Symptome	Häufigkeit [%]
Proteinurie	86–100
Arterielle Hypertonie	82–88
Epigastrische Schmerzen	40–90
Übelkeit/Erbrechen	29–84
Zephalgien	33–61
Sehstörungen	10–20
Gelbsucht	5

HELLP-Syndrom

Definition
Das HELLP-Syndrom ist eine schwere, lebensbedrohliche Erkrankung vermutlich aus dem Formenkreis der Präeklampsie, welches neben anderen Symptomen (Neurologie, Proteinurie, Oligurie/Anurie, arterieller Hypertonus) eine erworbene Störung in der Blutgerinnung während der Schwangerschaft zeigt (Tab. 15.9). Es besteht aus dem Symptomkomplex:
- Hämolyse
- Erhöhte Leberwerte (GOT, GPT, GLDH, LDH, AP, γ-GT, Bilirubin)
- Thrombozytopenie (»low platelet count«)

Epidemiologie
- Inzidenz beträgt 1 zu 2 pro 1000 Schwangerschaften und in 10–20 % der Schwangerschaften mit einer Eklampsie.
- Auftreten meist zwischen 28.–36. Schwangerschaftswoche

Ätiologie
- Nicht eindeutig geklärt

Klinik (Tab. 15.9)
Diagnose
Klinik (s. oben) + Labordiagnostik:
- Hämolyseparameter: LDH ↑ (>600 I.E./l), Haptoglobin ↓, Bilirubin indirekt ↑ (≥1,2 mg/dl)
- Thrombopenie ≤100,000/µl
- GOT/GPT-Erhöhung

Therapie
Schwangerschaftswoche >34. Woche:
- Stabilisierung der Mutter, Kontrolle Kind mit Gynäkologen/Perinatalmediziner
- Geburtseinleitung, wenn keine Kontraindikation (Prüfung Sectio)

Schwangerschaftswoche <34. Woche:
- Stabilisierung der Mutter, Kontrolle Kind mit Gynäkologen/Perinatalmediziner
- wenn Indikation zur Entbindung, dann Gabe von Glukokortikoiden zur Lungenreifung des Kindes; dann Geburtseinleitung, wenn keine Kontraindikation (Prüfung Sectio)

Schwangerschaftswoche 30.–32. Woche:
- Stabilisierung der Mutter, Kontrolle Kind mit Gynäkologen/Perinatalmediziner
- Wenn Indikation gestellt eher Sectio

> Grundsätzlich wird die Gabe von Dexamethason zur Behandlung des HELLP nicht empfohlen.

15.2 Thrombozytopathien

Bernard-Soulier-Syndrom

Definition
Sehr seltene, autosomal-rezessiv vererbte Blutungskrankheit, die zu den Thrombozytopathien gerechnet wird.

Epidemiologie
- Prävalenz wird auf 0,1:100.000 geschätzt.

Ätiologie
- Die Blutungen werden durch eine Funktionsstörung der Thrombozyten verursacht, die ein Agglutinieren der Thrombozyten verhindert.
- Ursache der Funktionsstörung ist ein Mangel bzw. eine Dysfunktion des Glykoprotein-Ib-V-IX-Komplexes (GPIb-V-IX).
- Die Thrombozyten zeichnen sich gegenüber der Norm deutlich vergrößert dar.

15.2 · Thrombozytopathien

	Quick	aPTT	Thrombozyten-anzahl	Differenzialdiagnose (relevante Auswahl)		TZ Thrombin-Zeit
1.	✓	✓	✓	☐ Thrombozytenfunktionsstörung: ASS, Clopidogrel, Ticlopidin, GP IIb-IIIa-Rez.-Antagonisten, Bernard-Soulier-Syndrom, Glanzmann-Thrombasthermie, delta-Storage-Pool-Disease ☐ von-Willebrand-Syndrom (leichte Form) ☐ Hypothermie ☐ Azidose ☐ Hypokalzämie ☐ Faktor-XIII-Mangel ☐ Überdosierung mit niedermolekularem Heparin	☐ ☐ ☐ ☐ ☐ ☐ ☐	✓
2.	↓	✓	✓	☐ Marcumar (Phenprocoumon) ☐ Leberzellschaden ☐ Vitamin-K-Mangel ☐ Faktor-VII-Mangel (angeboren/erworben)	☐ ☐ ☐ ☐	✓
3.	✓	↑	✓	☐ Heparin-Therapie ☐ Hirudin-Therapie ☐ Überdosierung mit niedermolekularem Heparin ☐ Fibrinogen-Mangel ☐ Hämophille A oder B ☐ Hemmkörper-Hämophilie ☐ von-Willebrand-Syndrom	☐ ☐ ☐ ☐ ☐ ☐ ☐	} ↑ } ✓
4.	↓	↑	✓	☐ Heparin-Therapie (hochdosiert) ☐ Fibrinogen-Mangel ☐ Hyperfibrinolyse ☐ Fibrinolytische Therapie ☐ Leberfunktionsstörung	☐ ☐ ☐ ☐	} ↑
5.	✓	✓	↓	☐ HIT-II Heparin-Induzierte Thrombozytopenie Typ II ☐ HELLP-Syndrom ☐ Grey-Platelet-Syndrome ☐ von-Willebrand-Syndrom Typ 2b ☐ beginnende DIC (Verbrauchkoagulopathie) ☐ ITP Idiopathisch-Thrombozytoperische Purpura ☐ TTP Thrombotisch-Thrombozytopenische Purpura ☐ HUS Hämolytisch-Urämisches Syndrom ☐ Bernard-Soulier-Syndrom	☐ ☐ ☐ ☐ ☐ ☐ ☐ ☐	✓
6.	✓	↑	↓	☐ von-Willebrand-Syndrom Typ 2b ☐ DIC (Verbrauchkoagulopathie) ☐ Verdünnungskoagulopathie ☐ HIT-II unter Heparin- Therapie	☐ ☐ ☐ ☐	} ✓ ↑
7.	↓	↑	↓	☐ Verbrauchskoagulopathie ohne sekundäre Fibrinolyse ☐ Verdünnungskoagulopathie ☐ Schwere Leberfunktionsstörung ☐ Verbrauchskoagulopathie mit sekundärer Fibrinolyse ☐ HIT-II unter Heparin-Therapie	☐ ☐ ☐ ☐ ☐	} ✓ } ↑

Legende: ✓ = Normalwert   ↑ = Zeit verlängert   ↓ = Wert erniedrigt

Der kombinierten pathologischer Labor-Konstellationen (4./6./7.) kann auch eine Kombination der Einzelstörungen aus 2.3. und / oder 5. zugrunde liegen. Die Differenzieldiagnose von 1. kann sich zusätzlich hinter allen Störungen verbergen. Literaturhinweise auf der genannten Website.

◘ **Abb. 15.5** Plasmatische Gerinnungsstörungen. Mit freundlicher Genehmigung von Dr. C. Steuernagel, Elisabeth-Krankenhaus Essen (Bleeding card: www.card.haemostase.info)

Klinik
- Unklare Blutungen mit ggf. Thrombozytopenie

Diagnostik
- Labor (periphere Ausstriche mit Nachweis großer Thrombozyten; ggf. Thrombozytopenie)

Therapie
- Thrombozytengabe

Glanzmann-Thrombasthenie (Synonym: Glanzmann-Nägeli-Syndrom, Morbus Glanzmann-Nägeli)

Definition
Die Thrombasthenie Glanzmann ist eine seltene angeborene Thrombozytenfunktionsstörung mit unzureichender Fähigkeit der Thrombozyten sich aneinander zu heften.

Epidemiologie
- Häufigkeit ca. 1:1.000.000
- Kommt bei Frauen und Männern etwa gleich häufig vor

Ätiologie
Es liegt ein Defekt des sog. Fibrinogenrezeptors (Glykoprotein [GP] IIb/IIIa-Komplex) vor.

Klinik
- Es kann zu ungewöhnlich starken Blutungen kommen ohne Nachweis einer anderen Thrombozytären oder plasmatischen Gerinnngsstörung (Abb. 15.5).
- Oftmals Diagnose vor dem 5. Lebensjahr

Diagnose
- Klinik und Laborspezialuntersuchungen

Therapie
- Thrombozytengabe bei Bedarf

15.3 Plasmatische Gerinnungsstörungen

Spontan erworbene Hemmkörperhämophilie

- Seltenes Krankheitsbild mit einer Inzidenz von 1:1.000.000/Personen/Jahr
- Ursächlich liegt eine erworbene Antikörperbildung gegen den Gerinnungsfaktor FVIII oder FIX vor.
- Es kommt oft zu schweren, massiven und lebensbedrohlichen Blutungen mit einer Letalität von bis zu 30 %.
- Hinweisend für die Diagnose ist eine verlängerte aPTT ohne andere Ursache.
- Bewiesen wird die Diagnose durch die Bethesda-Methode (Spezialanforderung Gerinnungslabore; bitte entsprechend Rücksprache nehmen für Probenmaterial).
- Bei 50 % der Erkrankungen werden Begleiterkrankungen diagnostiziert (Autoimmunerkrankungen, solide Tumoren, lymphoproliferative Erkrankungen).

Therapie für den Notfall
- Therapie mit Feiba (Baxter): aktiviertes Prothrombinkomplexkonzentrat (Feiba steht für die Initialen »**f**actor **e**ight **i**nhibitor **b**ypassing **a**ctivity«), dann ggf.
- Therapie mit NovoSeven (NovoNordisk): rekombinanter Faktor VII. Dosierung: 90 µg/kgKG i.v. alle 2 h, bis Blutung steht, dann ggf. alle 3–6 h zur Stabilisierung. (Ampullen zu NovoSeven RT: 1 mg, 2 mg, 5 mg)
- Immunsuppression: Kortison (1 mg/kgKG/Tag für 4 Tage)
- Ggf. im Verlauf bei Therapieversager: Immunglobuline, Cyclophosphamid, Vincristin, Rituximab
- Vereinzelt Berichte über Immunabsorption/Plasmapherese

CAPS (»catastrophic antiphospholipid syndrome«)

- Die Klinik wird bestimmt durch ein Multiinfarktsyndrom mit gleichzeitig fulminanten venösen und arteriellen Thrombosen an mind. 3 Organen bei einem Antiphospholipidsyndrom.
- Letalität 50 %
- Therapie: sofortige Plasmapherese und Kortison

Hämophilie A und B

Definition
- Die Hämophilie ist gekennzeichnet durch einen hereditären Mangel der Gerinnungsfaktoren VIII (Hämophilie A) und IX (Hämophilie B) mit oftmals schweren Blutungsepisoden schon in der Kindheit.

Epidemiologie
- 85 % der Patienten leiden an Hämophilie A, lediglich 15 % an Hämophilie B.

- Die Häufigkeit einer Neuerkrankung bei Hämophilie A beträgt 1/5000–10.000, bei Hämophilie B 1/25.000–30.000 Geburten von Jungen.

Ätiologie (Tab. 15.10)
- X-chromosomal-rezessiv erblicher Gerinnungsdefekt der Gerinnungsfaktoren VIII (Hämophilie A) und IX (Hämophilie B)

Klinik
Oftmals schon als Baby schwere Blutungen (Muskel- und Gelenkeinblutungen), Hämatome

Diagnose
- Die Diagnose wird gestellt durch die Klinik und die quantitative Analyse der Gerinnungsfaktoren.
- Oftmals besteht schon ein V. a. aufgrund des erblichen Risikos der Eltern.

Therapie
- Je nach Schweregrad des Faktormangels und der Blutung resp. Größe des geplanten operativen Eingriffs sollte man den Faktor VIII/IX durch Faktorersatzpräparate anheben.
- Da die Präparate sehr teuer sind, sollte dies speziellen Kliniken/Praxen vorbehalten sein.
- Für den Notfall bitte daher sofortige Rücksprache mit dem zuständigen Zentrum des Patienten halten.
- **Faktor VIII Ersatztherapie:**
  - Individuelle Dosis muss dem Patienten angepasst werden. Die geschätzte benötigte Menge kann wie folgt ermittelt werden: Dosis Faktor VIII (i.E.)= Gewicht [kg] × gewünschter Anstieg [%] × 0,5
  - Beispiel: Patient (Körpergewicht: 50 kg) hat einen Rest-Faktor-VIII-Spiegel von 10 %, ein Anstieg um 30 % auf 40 % ist gewünscht, dann werden 750 i.E. Faktor VIII benötigt.
- **Faktor-IX-Ersatztherapie:**
  - Individuelle Dosis muss dem Patienten angepasst werden. Die geschätzte benötigte Menge kann wie folgt ermittelt werden: Dosis Faktor IX (i.E.)= Gewicht [kg] × gewünschter Anstieg [%] × F
    - F= 1,0 für Mononine
    - F= 1,2 für BeneFix bei Erwachsenen; 1,4 für BeneFix bei Kindern
  - Beispiel: Patient (Körpergewicht: 70 kg) hat einen Rest-Faktor-IX-Spiegel von 20%, ein Anstieg um 80 % auf 100 % ist gewünscht, dann werden bei einem Erwachsenen 6720 i.E. BeneFix benötigt.

Tab. 15.10 Schweregrad der Erkrankung richtet sich nach der Restaktivität

Hämophilie A/B	Faktor-VIII/IX-Aktivität [%]
Schwer	<1
Mittelschwer	1–5
Leicht	5–15
Unterschwellig	15–40

- Halbwertszeit der Faktoren ca. 8–12 h. Dies kann individuell deutlich schwanken.
- Zielwerte, blutungsvorbeugende Akutbehandlung:
  - Große Operationen: ICB-Anhebung der Faktorenaktivität auf 80–100 %
  - Kleine Operationen: Anhebung der Faktorenaktivität auf 50 %
  - Herzkatheteruntersuchung: Anhebung der Faktorenaktivität auf ca. 30 %

Von-Willebrand-Syndrom (VWS)

Definition
Häufigste angeborene hämorrhagische Diathese mit einem quantitativen oder qualitativen Defekt des Von-Willebrand-Faktors.

Unterscheidung (Tab. 15.11)
Epidemiologie
- Prävalenz 800/100.000 Menschen, wobei nur 12,5/100.000 Menschen signifikante Symptome zeigen.
- Das schwere VWS ist sehr selten, die Prävalenz wird mit 0,5–3,0 auf 1.000.000 angegeben.
- Der Erbgang ist in der Regel autosomal-dominant, die schweren Formen und einige Subtypen werden jedoch autosomal-rezessiv vererbt Tab. 15.11)
- Männer und Frauen sind etwa gleich häufig betroffen.

Ätiogie
- Durch den angeborenen quantitativen oder qualitativen Defekt des Von-Willebrand-Faktors kommt es zu einer Störung in der Gerinnungskaskade.
- Durch diesen Defekt wird unter anderem die Thrombozytenaggregation und deren Vernetzung beeinträchtigt und/oder (je nach Ausprägung der Erkrankung) der Abbau des Gerinnungsfaktors VIII (s. Hämostase) nur noch ungenügend gehemmt.

Tab. 15.11 Drei Subtypen des VWS

Typ	Häufigkeit [%]	Charakteristik	Genetik	Klinik	Therapie
1	70–80	Quantitative Verminderung des VWF	Autosomal dominant mit variabler Penetranz	Oft keine oder nur milde Blutungen; häufig erst bei OPs	DDAVP
2A	Ca. 10	Qualitative Verminderung des VWF	Autosomal dominant und rezessiv	Variabel; meist mittelschwere Blutungen	Konzentrate mit VWF und Faktor VIII; DDAVP kaum wirksam
2B	Ca. 3–5	Abnormer VWF	Autosomal rezessiv	Variabel; schwere Blutungen möglich	Konzentrate mit VWF und Faktor VIII; DDAVP kontraindiziert
2M	Ca. 3	Verminderter VWF Thrombozyten Interaktion	Autosomal dominant	Variabel; schwere Blutungen möglich	Konzentrate mit VWF und Faktor VIII; DDAVP kaum wirksam
2N	Ca. 3	Verminderte VWF-Affinität zu FVIII	Autosomal dominant	Klinik oft ähnlich wie Hämophilie A	Konzentrate mit VWF und Faktor VIII
3	Ca. 1	Fast komplettes Fehlen von VWF	Autosomal dominant	Schwere Blutungen mit Faktor-VIII-Erniedrigung	Konzentrate mit VWF und Faktor VIII

Klinik
- Hämatome
- Gelenkergüsse
- Epistaxis
- Verlängerte/starke Mennorhagien

Diagnose
- Die Diagnose wird gestellt durch Klinik und spezielle Laborteste (funktionelle oder qualitative Teste). Da diese sehr teuer sind, sollte dies Speziallabors vorbehalten sein.

Therapie
- **Tab. 15.11.** Für den Notfall bei V. a. Von-Willebrand-Syndrom bitte dringend Rücksprache mit Zentrum halten.

Dosierung
- DDAVP = Desmopressin (Minirin) 0,3 µg/kgKG über 30 min i.v.
- Faktor-VIII-VWF-Produkte (z. B. Haemate) 40–80 I.E./kgKG alle 8–12 h

Faktor-XIII-Mangel

Definition
Blutungen, die durch Mangel von Faktor XIII entstehen.

Epidemiologie
- Hereditäre Faktor-XIII-Mangelzustände sind extrem selten (1:5 Mio.)
- Häufiger tritt ein erworbener Mangel auf.

Ätiologie
- Der kongenitale Faktor-XIII-Mangel wird autosomal-rezessiv vererbt.
- Bei Homozygoten besteht eine lebenslange hämophilieähnliche Blutungsneigung, die bei Faktor-XIII-Aktivitäten von <7 % zu schweren spontanen Blutungen führen kann.
- Heterozygote bluten im Allgemeinen nicht spontan.

Klinik
- Oftmals schwerste Blutungen schon in der Kindheit bei homozygoter Form

Diagnose
- Nachweis der Faktor-XIII-Konzentration

> aPTT, Quick-Wert und Thrombinzeit sind bei Faktor-XIII-Mangel vollkommen normal.

Therapie
- Bei schweren Blutungen und Nachweis des Mangels (wenn zeitlich möglich) Gabe von Faktor XIII (Fibrogammin P: Dosis 1- bis 2-mal 1250 I.E. i.v.)

15.4 Kombinierte plasmatische und thrombozytäre Störungen

Verbrauchskoagulopathie/Disseminiert intravasale Gerinnung (DIC)

Definition
- Die Verbrauchskoagulopathie/Disseminiert intravasale Gerinnung (DIC) ist gekennzeichnet durch eine systemische pathologische Gerinnungsaktivierung und Mikrothrombenbildung mit Verbrauch bzw. nachfolgendem Mangel der Gerinnungsfaktoren und Abfall der Thrombozyten.

Epidemiologie
- Ist abhängig von der jeweiligen Grunderkrankung und Begleiterkrankung
- Mortalität 40–80 %

Ätiologie
- Durch unterschiedliche Triggermechanismen kommt es initial zu einer Hyperkoagulabilität mit Mikrothrombenbildung, im Folgenden zu einem erhöhten Verbrauch von Gerinnungsfaktoren und schließlich zu einer Hyperfibrinolyse mit massiven Blutungszeichen.
- Als DIC-auslösende Prozesse kommen insbesondere in Frage:
  - Sepsis (gramnegative oder grampositive Bakterien)
  - Komplizierte chirurgische Eingriffe (Leber, Lunge, Pankreas, Prostata)
  - Schwere Kopfverletzungen
  - Hämatoonkologische Erkrankungen
  - Schwangerschaft
  - Drogenabusus (Amphetamine)
  - Abdominelles Aortenaneurysma
  - Lebererkrankungen
  - Hitzeschock und Verbrennungen

Klinik
- Die Klinik wird hauptsächlich geprägt durch den septischen Schock mit Multiorganversagen.
- Es treten dabei folgende Symptome auf:
  - Blutungen
  - Akutes Nierenversagen
  - Hepatische Dysfunktion
  - Respiratorische Dysfunktion
  - Schock
  - Thrombosen
  - Septische Enzephalopathie
- ▶ Kap. 16.1

Diagnose
- Die Diagnose wird gestellt aus Anamnese, klinischer Untersuchung und Labordiagnostik.
- Labordiagnostik (◘ Tab. 15.12)

Tab. 15.12 Disseminiert intravasale Gerinnung (Aus: Deutsche Gesellschaft für Hämatologie und Onkologie)

	Parameter	Stadium I/II (kompensiert)	Stadium III (dekompensiert)	Stadium IV (Vollbild)
A	Quick-Wert	→	↓	↓↓
	Partielle Thromboplastinzeit (aPTT)	↓→	↑	↑↑
	Thrombinzeit (TZ)	→	↑	↓↓
	Thrombozytenzahl	→↓	↓↓	↓↓↓
	Antithrombin (AT)	→↓	↓↓	↓↓↓
B	Thrombin-Antithrombin-Komplex (TAT)	↑	↑↑	↑↑↑
	Prothrombinfragmente F_{1+2}	↑	↑↑	↑↑↑
	Fibrinmonomere	↑	↑↑	↑↑↑
	Fibrinogenspaltprodukte	→↑	↑↑	↑↑↑
	D-Dimere	→↑	↑↑	↑↑↑

Therapie

- Im Vordergrund steht die Therapie der Grunderkrankung.
- Eine direkte Therapie der DIC ist nicht vorhanden.
- Folgende supportive Maßnahmen können durchgeführt werden:
  - Gabe von Thrombozyten bei Blutungen
  - Ggf., wenn Indikation steht (▶ Abschn. 16.1), Gabe von aktiviertem Protein C (Xigris)
  - Bei Quickabfall und Blutungszeichen Gabe von FFP (auch Einzelfaktoren sind möglich, allerdings FFP vorteilhafter, da unterschiedliche Faktoren beinhaltend)
  - Heparingabe wird kontrovers diskutiert, da massive Blutungen unter Heparin beschrieben sind. Empfehlung: in der Anfangsphase möglich und aus pathophysiologischer Sicht sinnvoll, im Vollbild der DIC nicht sinnvoll, da Blutungsgefahr.

15.5 Heparininduzierte Thrombozytopenie (HIT)

Definition

- Die Heparininduzierte Thrombozytopenie (HIT) ist eine unerwünschte Nebenwirkung der Heparintherapie.
- HIT Typ I spielt klinisch nur eine unwesentliche Rolle und fällt auf durch einen moderaten Abfall der Thrombozyten.
- Der gefährlichere HIT Typ II ist ein immunologisch vermittelter Prozess und geht einher mit Abfall der Thrombozyten und paradoxerweise thrombembolischen Komplikationen im venösen und arteriellen Gefäßsystem (◘ Tab. 15.13).

Risikofaktoren

- Dauer der Heparintherapie (je länger, umso höher die Inzidenz)
- Gebrauch von unfraktioniertem Heparin
- Eher chirurgische Patienten, denn internistische
- Vorherige Exposition mit UFH/LMWH kann das Risiko einer HIT erhöhen

Ätiologie

- Spezifische Antikörper (meist IgG, selten IgM) richten sich gegen Heparin + Plättchenfaktor 4 (PF4).
- Die so entstandenen Immunkomplexe binden an den Fc-Rezeptor gamma IIa (FcγRIIa) auf den Thrombozyten mit nachfolgender Thrombozytenaktivierung und Aktivierung der plasmatischen Gerinnungskaskade und damit Ausbildung von Thrombosen.

Klinik

- Oftmals steht eine unklare Thrombose oder Lungenembolie trotz Antikoagulation mit Heparin im Vordergrund.

◘ Tab. 15.13 Übersicht HIT

	HIT Typ I	HIT Typ II
Ursache	Unklar/direkte Heparin-Thrombozyten-Interaktion	Antikörper-vermittelt
Auftreten	1–2 Tage nach Beginn Heparintherapie	5–14 Tage nach Beginn Heparintherapie; Reexposition ggf. früher
Thrombozytenzahl	Selten <100.000/µl	Meist >20.000/µl; Median 60.000/µl; oder Abfall um >50 % des Ausgangswertes
Komplikationen	Keine	30–80 % thrombembolische Ereignisse (TVT, LE)
Inzidenz		
Unfraktioniertes Heparin (UFH)	10–20 %	~0,4–3 % (je nach Patientenkollektiv/Studie)
Niedermolekulares Heparin (LMWH)		<0,2–0,4 % (je nach Patientenkollektiv/Studie)
Intensivstations-Patienten		~<1 %
Nachweis	Ausschlussdiagnose	ELISA/HIPA-Test (s. unten)
Mortalität	Keine	Wenn zu spät erkannt >20 %

15.5 · Plasmatische Gerinnungsstörungen

> Patienten versterben oft nicht an den Folgen der Thrombozytopenie, sondern an den Folgen der Thrombose/Lungenembolie. Zur Differenzialdiagnose kann der typische Verlauf der Thrombozytenzahl hilfreich sein.

- Grundsätzlich sollte über eine HIT II nachgedacht werden, wenn:
    - Thrombozytopenie
    - Bildung von Thrombosen unter Heparintherapie
    - Nekrosen an der Injektions-Infusionsstelle
    - Systemische Unverträglichkeitsreaktionen unter Heparin
- Scoringsysteme sind hilfreich, aber gerade auf der Intensivstation bestehen viele Gründe für eine Thrombozytopenie, sodass Scoringsysteme hier nicht viel weiterhelfen können (Abb. 15.6).
- In diesen Fällen muss man Labortests hinzuziehen (Labordiagnostik: Tab. 15.15).
- 4-T-Score unter: www.medizin.uni-greifswald.de/transfus/transfus.htm (Tab. 15.14)

Tab. 15.14 4-T-Score: Wahrscheinlichkeitskriterien für heparininduzierte Thrompozytopenie. (Mit freundlicher Genehmigung von Prof. Greinacher)

Kriterien	Score		
	2	1	0
Thrombozytopenie	Niedrigster Wert ≥20 GPT und >50 % Abfall	Niedrigster Wert 10–19 GPT oder 30–50 % Abfall	Niedrigster Wert <10 GPT und <30 % Abfall
Tag des Auftretens des Thrombozytenabfalls	Tag 5–10 oder ≤1 bei früherer Heparintherapie innerhalb der letzten 30 Tage	Unbekannt, aber könnte zur HIT passen bzw. >Tag 10 bzw. ≤ Tag 1 bei früherer Heparintherapie innerhalb der letzten 30–90 Tage	Tag <4 (keine frühere Herpaintherapie)
Thrombosen oder andere Kompliaktionen	Gesicherte neue Thrombose, Hautnekrosen, anaphylaktische Reaktion (nach Heparinbolus)	Fortschreitende oder rezidivierende Thrombose, V. a. Thrombose (noch nicht bestätigt) oder nicht nekrotisierende Hautläsionen	Keine Komplikationen
Andere Gründe für Thrombozytenabfall	Keine	Denkbar	Definitiv

Anleitung zur Anwendung des 4-T-Scores: www.medizin.uni-greifswald.de/transfus/index.php?id=389
Anmerkung: Bei einem Score <4 ist die HIT sehr unwahrscheinlich, eine Labordiagnostik sollte nur bei dringendem klinischem Verdacht erfolgen. 1 GPT ~ 1-mal 10^3 Thrombozyten pro μl

Tab. 15.15 Labordiagnostik bei HIT

Ablauf	Was	Wie	Bewertung
1.	»Suchtest«: Antigen-Test: Nachweis AK gegen PF4-Heparin	ELISA (meistens) Agglutinationsverfahren	Negativer Antigentest schließt HIT weitgehend aus. Uni Greifswald: 2,8 % der HIT-Patienten waren im Suchtest negativ. Positiver Ag-Test ist nicht beweisend für HIT Typ II
2.	»Bestätigungstest«: Funktioneller Test	Heparin induzierter Thrombozytenaktivierungs-Test (kurz: HIPA-Test) (meistens)	Bestätigungstest für HIT Typ II. Gute Sensitivität und Spezifität beider Bestätigungsteste
		Serotonin-Freisetzungstest	Goldstandard. Zeitaufwendig. Technisch schwierig mit Radioaktivität

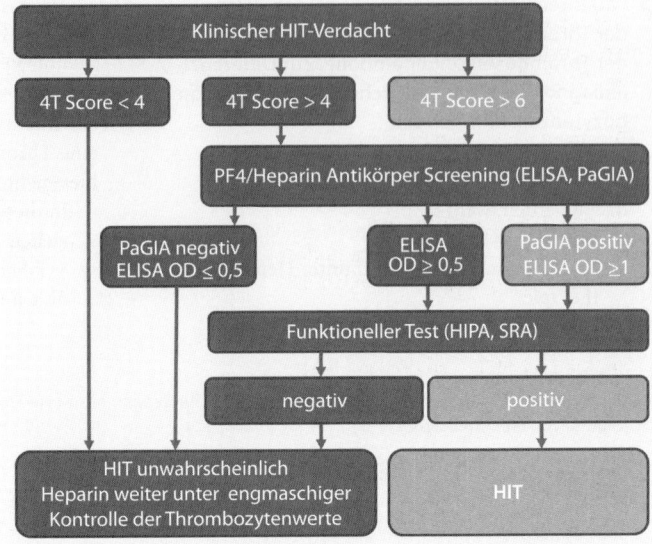

◘ Abb. 15.6 Algorithmus bei Verdacht auf heparininduzierte Thrombozytopenie (HIT). Hellgrau gefärbte Kästchen geben die Indikation zur Umstellung von Heparin auf eine alternative Antikoagulation an. PaGIA ~ Partikel-Gel-Immunoassay (Aus: Thiele et al. 2010)

Therapie

Allgemein
- Bei V. a. HIT sollte die weitere Gabe von UFH/LMWH sofort gestoppt werden.

Sofortiger Stopp der Heparintherapie
- Keine Umstellung von UFH auf LMWH
- Umstellung auf andere Antikoagulation (s. spezifische Therapie)
- Nach Möglichkeit keine Thrombozyten transfundieren (innerhalb der ersten 48 h)

Cave
Daran denken: Katheterspüllösungen, CVVH, ECLA/ECMO etc. Klare Kennbarmachung am Bett, dass bei dem Patient ein V. a. eine HIT Typ II besteht.

Spezifische Therapie
- Gerinnungssituation:
  - Patienten mit *möglicher* HIT ohne Thrombose: Gerade im intensivmedizinischen Bereich ist die Ursache einer Thrombozytopenie aufgrund der vielen Differenzialdiagnosen oftmals nur schlecht zu klären (z. B. Ergebnis Labordiagnostik zur HIT II liegt noch nicht vor, positiver Antigentest oder unklarer HIPA-Test):
  - Empfehlung: nur prophylaktische Thrombosedosierung (Dosierungsschemata s. unten)
- Patienten mit HIT-Antikörpernachweis Alleiniger Nachweis von HIT-AK ohne Thrombose, thrombembolischem Ereignis oder Thrombozytenabfall
- Empfehlung: keine Änderung der Heparintherapie
- Gesicherte HIT ohne Thrombose – Empfehlung: therapeutische Antikoagulation (Dosierungsschemata s. unten)
- Gesicherte HIT und Thrombose – Empfehlung: Therapeutische Antikoagulation (Dosierungsschemata s. unten)

Präparate und Dosierung der Antikoagulanzien bei HIT

Dosierung

1. Danaparoid (Orgaran)
Pharmakokinetik:
- HWZ 24 h
- Elimination 50 % renal
- Kontrolle über Anti-Faktor-Xa-Aktivität
- Kein Antagonist vorhanden
- Bei Therapiedauer >10 Tage entwickeln 44 % der Patienten IgG-Antikörper gegen Lepirudin
- Daher Dosisreduktion (bis zu 45 %) mit Kontrolle der aPTT (Ziel: 50–60 s)
▼

15.5 · Plasmatische Gerinnungsstörungen

Prophylaktische Antikoagulation:
- 3-mal 750 (55–90 kg)/Tag s.c.
- 3-mal 1250 (>90 kg)/Tag s.c.

Therapeutische Antikoagulation:
- Initial Bolus 2500 I.E. i.v., dann
- 400 I.E./h i.v. über 4 h, dann
- 300 I.E./h i.v. über 4 h, dann
- 150–200 I.E./h i.v. als Erhaltungsdosis
- Ziel Anti-Faktor-Xa-Aktivität 0,4–0,8

Besonderes:
- Kreuzreagibilität zu HIT-Antikörpern in ca. 10 % d. F.

Dosierung

2. Refludan
Pharmakokinetik:
- HWZ 1–2 h (bei normaler Nierenfunktion)
- Elimination 98 % renal
- Bei Nierenfunktionseinschränkung HWZ bis 200 h
- Hohe Gefahr der Akkumulation bei Niereninsuffizienz
- Kontrolle über aPTT bis ca. 70 s; darüber keine Dosis-Wirkungs-Beziehung
- Bei geplantem Zielspiegel über 70 s (z. B. HLM) evtl. Ecarin clotting time (ECT) verwenden; in Speziallabors bestimmbar
- Kein Antagonist vorhanden
- Ggf. Elimination über Hämofiltration (Polysulfon-high-flux-Filter)

Prophylaktische Antikoagulation bei HIT-Anamnese:
- 2-mal 15 mg s.c./Tag oder
- 0,1 mg/kgKG/h i.v. (Cave: Nierenadaptation)

Therapeutische Antikoagulation nach den ACCP-Leitlinien 2008:
- Startdosis nicht mehr als 0,1 mg/kgKG (bei normalem Kreatinin)
- Bolusgabe nur bei lebensbedrohlicher Thrombose/LE, sonst kein Bolus (Bolus 0,2 mg/kgKG)
- Das Blutungsrisiko korreliert eindeutig mit der Lepirudin-Dosis!
- Cave bei Niereninsuffizienz:
    - Kreatinin 1–1,6 mg/dl: Startdosis 0,05 mg/kgKG/h
    - Kreatinin 1,6–4,5 mg/dl: Startdosis 0,01 mg/kgKG/h
    - Kreatinin >4,5 mg/dl: Startdosis 0,005 mg/kgKG/h
- Alle 4 h aPTT-Kontrolle: Ziel 55–65 s

Die Dosierung entspricht nicht der Zulassungsdosierung (Beipackzettel). Aus eigenen Erfahrungen und auch Studien scheint die Dosierung dort zu hoch (◘ Tab. 15.16; s. auch unten stehende Internetadresse in ◘ Tab. 15.18).

Dosierung

3. Argatroban
Pharmakokinetik
- Direkte Thrombininhibition
- Plasma-HWZ ca. 25 min
- Elimination >90 % hepatisch
- Kontrolle über aPTT
- Kein Antagonist vorhanden
- Erhöht zusätzlich den INR-Spiegel (falsch-hohe Werte durch Argatroban)

Dosierung bei normaler Leber- und Nierenfunktion:
- 2 µg/kgKG/min i.v.-Anfangsdosis der Dauerinfusion
- Kontrolle der aPTT anfänglich alle 2 h
- Ziel-aPTT: 1,5- bis 3Faches der normalen aPTT, aber nicht mehr als 100 s

Dosierung bei Leberfunktionseinschränkung (Serum-Bilirubin >1,5 mg/dl):
- 0,5 µg/kgKG/min i.v.-Anfangsdosis der Dauerinfusion, ggf. weitere Reduktion bei zusätzlicher Niereninsuffizienz
- Kontrolle der aPTT anfänglich alle 2 h

Cave: Dosierung bei intensivpflichtigen Patienten:
- Laut Hersteller keine Dosisanpassung (z. B. bei Niereninsuffizienz) notwendig, aus eigenen Erfahrungen empfehlen wir folgende Dosierung (Link et al. 2009): Berechnung der Anfangsdosis der Dauerinfusion [µg/kgKG/min] = $2,15 - (0,06 \times \text{APACHE-II-Score des Patienten})$
- Falls eine APACHE-II-Score-Berechnung nicht möglich, empfehlen wir: 0,2 µg/kgKG/min als Anfangsdosis der Dauerinfusion, alle 2 h aPTT-Kontrolle und Anpassung in 0,2er-Schritten, bis Ziel-aPTT (1,5- bis 3Faches der Norm) erreicht ist

Argatroban-Rekonstitution:
- Herstellung einer gebrauchsfertigen Lösung (◘ Tab. 15.17 u. ◘ Tab. 15.18)

Tab. 15.16 Refludan-Dosierung (nierenadaptiert)

Kreatinin-Clearance [ml/min]	Serum-Kreatinin [mg/dl (µmol/l)]	Angepasste Infusionsrate [% der Originaldosis]
45–60	1,6–2,0 (141–177)	50
30–44	2,1–3,0 (178–265)	25
15–29	3,1–6,0 (266–530)	10
<15	> 6,0 (>530)	Startdosis 0,001–0,005 mg/kgKG/h

Tab. 15.17 Argatroban → Herstellung einer gebrauchsfertigen Lösung

(250 mg) Argatra →	250 ml Verdünnungslösung → (z. B. NaCl, G5 %)	1 min wenden →	Sofort verwenden

Tab. 15.18 Argatroban → Infusionsgeschwindigkeit [in ml/h] der gebrauchsfertigen Lösung (1 mg/ml)

Körpergewicht [kg]	Dosierung			
	0,2 µg/kgKG/min	0,5 µg/kgKG/min	1 µg/kgKG/min	2 µg/kgKG/min
50	0,6	1,5	3,0	6,0
60	0,72	1,8	3,6	7,2
70	0,84	2,1	4,2	8,4
80	0,96	2,4	4,8	9,6
90	1,08	2,7	5,4	10,8
100	1,2	3,0	6,0	12,0
110	1,32	3,3	6,6	13,2
120	1,44	3,6	7,2	14,4
130	1,56	3,9	7,8	15,6
140	1,68	4,2	8,4	16,8

Internetadresse zur HIT-Diagnostik/Therapie/Dosierung:
http://www.medizin.uni-greifswald.de/transfus
http://www.medizin.uni-greifswald.de/transfus/index.php?id=389

Literatur

Greinacher A et al. (2009) Autoimmune thrombocytopenia, neutropenia and hemolysis. Internist 50(3):276–290

Link A et al. (2009) Argatroban for anticoagulation in continuous renal replacement therapy. Crit Care Med 37

Hellmann M, Hallek M, Scharrer I (2010) Thrombotisch-thrombozytopenische Purpura. Internist 51(9):1136–1144

Thiele T, Althaus K, Greinacher A (2010) Heparininduzierte Thrompozytopenie. Internist 51(9):1127–1135

Infektiologie

M. Kochanek, G. Michels, G. Fätkenheuer, O. Cornely, U. Aurbach,
H. Seifert, Ch. Gutschow, D. Waldschmidt, J. Rybniker, E. Skouras,
M.J.G.T. Vehreschild, J. Vehreschild

16.1 SIRS/Sepsis – 402

16.2 Pneumonie – 406

16.3 Opportunistische Infektionserkrankungen – 409

16.4 Mikrobiologische Diagnostik – 411

16.5 Intraabdominelle Infektionen – 415

16.6 Harnwegsinfektionen – 419

16.7 Perioperative bzw. periinterventionelle Prophylaxe – 420

16.8 Malaria – 422

16.9 Weichgewebsinfektionen – 425

16.10 Pilzinfektionen (invasive Mykosen) – 426

16.11 Antibiotika – 427

16.12 Antimykotika – 432

Literatur – 436

16.1 SIRS/Sepsis

M. Kochanek, G. Michels

Definition

- Sepsis ist eine oftmals lebensbedrohliche systemische Entzündungsreaktion mit multiplen pathophysiologischen Veränderungen als Reaktion auf eine Infektion.
- Pathophysiologisch werden biologische Kaskadensysteme und spezielle Zellsysteme aktiviert und die Bildung und Freisetzung humoraler und zellulärer Mediatoren ausgelöst.
- Die Komplexität der pathophysiologischen Vorgänge macht eine Definition schwer.
- Zurzeit steht kein sicherer Parameter zur Verfügung, der allein zur Diagnose der Sepsis führen kann.
- Sepsis, schwere Sepsis und septischer Schock definieren ein Krankheitskontinuum, das über eine Kombination aus Vitalparametern, Laborwerten, hämodynamischen Daten und Organfunktionen definiert wird (◘ Tab. 16.1, ◘ Abb. 16.1).

Epidemiologie

- Inzidenz (Deutschland): ca. 150.000 Fälle/Jahr → Inzidenz weiter steigend (!)
- Inzidenz (USA): ca. 750.000 Fälle/Jahr
- Sepsis: dritthäufigste Todesursache (allgemein) und häufigste Todesursache auf internistischen Intensivstationen (!)
- Mortalität (28-Tage-Mortalität)
  - SIRS: ca. 10 %
  - Sepsis: ca. 20 %
  - Schwere Sepsis: ca. 20–40 %
  - Septischer Schock: ca. 40–80 %
- Behandlungskosten (schwere Sepsis, septischer Schock): ca. 18.000 €/Patient → 1–2 Mrd. €/Jahr

Ätiologie

- **Infektiöse Ursache (»klassische Sepsis«)**
  - Überwiegend gram(-)-Erreger: Escherichia coli, Klebsiella spp., Pseudomonas aeruginosa, Proteus mirabilis
  - Gram(+)-Erreger: Staphylococcus aureus, Staphylococcus epidermidis, Streptococcus spp., Enterokokken

◘ **Tab. 16.1** SIRS, Sepsis, schwere Sepsis und septischer Schock

SIRS	Sepsis	Schwere Sepsis	Septischer Schock
≥2 Kriterien:	SIRS plus:	Sepsis plus ≥1 Zeichen der Organdysfunktion	Schwere Sepsis plus:
Temperatur: Fieber (≥38 °C) oder Hypothermie (≤36 °C)		**Pulmonal:** arterielle Hypoxämie: p_aO_2 ≤75 mmHg unter Raumluft *oder* p_aO_2/F_iO_2 ≤250 mmHg unter O_2-Gabe (manifeste Herz- bzw. Lungenerkrankung als Ursache ausgeschlossen)	≥1 h systolischer Blutdruck ≤90 mmHg bzw. MAP ≤65 mmHg *oder* Katecholamineinsatz zur Aufrechterhaltung eines systolischen Blutdrucks ≥90 mmHg oder MAP ≥65 mmHg (trotz adäquater Volumengabe)
Tachykardie: Herzfrequenz ≥90/min	**Infektion:** mikrobiologisch *oder* klinisch nachgewiesene Infektion → Labor: PCT, CRP; Klinik: Abszess, positiver U-Stix etc., Fieber, Schüttelfrost, Nackensteifigkeit; Bildgebung: Infiltrate im Röntgen-Thorax, CT-Untersuchung mit Hinweis auf Infektfokus (Sinusitis, Abszess, etc.)	**Kardiozirkulatorisch:** systolischer Blutdruck ≤90 mmHg *oder* MAP ≤70 mmHg für >1 h trotz adäquater Volumenzufuhr	
Tachypnoe (Frequenz ≥20/min) *oder* Hyperventilation (p_aCO_2 ≤4,3 kPa/≤32 mmHg)		**Hämatologisch:** Thrombozytenabfall >30 %/24 h *oder* Thrombozytenzahl ≤100.000/mm³ (Thrombopenie anderer Ursache muss ausgeschlossen sein)	
Leukozytenzahlen: Leukozytose (>12.000//mm³) oder Leukopenie (<4000/mm³)		**Renal:** Diurese von ≤0,5 ml/kgKG/h (für wenigstens 2 h) trotz adäquater Volumensubstitution *und/oder* Kreatinin-Anstieg ≥2fache des Referenzbereichs	
		Mikrozirkulation: metabolische Azidose: Base Excess ≤-5 mmol/l *oder* Laktat ≥1,5fach über Referenzbereich	
		Neurologie: akute Enzephalopathie, eingeschränkte Vigilanz, Unruhe, Delirium	

Abkürzungen: MAP = mittlerer arterieller Blutdruck, SIRS = »systemic inflammatory response syndrome«

- Der Fokus für eine Sepsis ist nicht immer sofort identifizierbar. Von der Häufigkeit der Sepsisherde kann man folgende Reihenfolge aufstellen: Respirationstrakt > intraabdomineller Fokus > Harnwegsinfekt/Urogenitalinfekt > Fremdkörper (ZVK, Shaldon-, Demers-Katheter etc.) > Endokarditis > Meningitis > andere Herde (gynäkologischer Bereich etc.)
- Pneumonie → häufigste Ursache für eine Sepsis auf internistischen Intensivstationen
- Nicht infektiöse Ursache
  - Minderperfusion und Hypovolämie führen zur Abnahme des mesenterialen Blutflusses (Hypoxie) mit Verlust der Mukosabarriere
  - Translokation von Bakterien aus dem Gastrointestinaltrakt in die Zirkulation
  - Darm als »Starter« der Sepsis nicht infektiöser Genese und »Motor« sowohl der Sepsis nicht infektiöser als auch infektiöser Genese

Phasen des septischen Schocks
- Hyperdyname Frühphase
  - Abnahme des systemischen Gefäßwiderstands (SVR) → Toxin- und NO-vermittelte Vasodilatation
  - Abnahme der arteriovenösen O_2-Gehaltsdifferenz (a_vDO_2)
  - HZV-Zunahme durch Tachykardie und Öffnung von AV-Shunts
  - Warme Haut bei Hypotonie (warme Hypotension)
- Hypodyname Spätphase
  - Zunahme des systemischen Gefäßwiderstands (SVR)
  - Zunahme des a_vDO_2 (verstärkte periphere Ausschöpfung)
  - HZV-Abnahme durch myokardiale Depression und durch Steigerung der Gefäßpermeabilitätsstörung (»capillary leakage syndrome«)
  - Blasse, feuchte Haut

Stadieneinteilung der Sepsis (PIRO-System)
- P (»predisposition«): Vorerkrankungen (z. B. Diabetes mellitus, Zustand nach chirurgischem Eingriff), Alter, genetische Prädisposition
- I (»insult or infection«): Keimnachweis, Menge und Virulenz der Erreger, Art und Ausmaß der Infektion
- R (»response«): Zeichen der Sepsis (Klinik, Labor etc.)
- O (»organ dysfunction«)

Anmerkung: Die PIRO Klassifikation hat sich in den letzten Jahren nicht durchgesetzt, bietet aber möglicherweise für die Zukunft ein gutes Model für die Stadieneinteilung und Sepsisbeschreibung.

Management (Abb. 16.1)

Antibiotische Therapie

> Es handelt sich hier um eine empirische Initialtherapie, welche nach 48–72 h überprüft und unter Berücksichtigung der mikrobiologischen Ergebnisse angepasst werden muss (Tab. 16.2). Das gilt auch für negative Ergebnisse (z. B. wenn kein MRSA nachgewiesen wurde, sollte die Maximaltherapie mit Vancomycin beendet werden).

Tab. 16.2 Empirische Antibiotikatherapie bei Sepsis (jeweils Vorschläge aus der jeweiligen Substanzgruppe)

Risikofaktoren	Diagnostik	Erreger	Therapie	Allergie/Unverträglichkeit
Kein Anhalt für einen Fokus	Blutkulturen, Urinkultur, Röntgen-Thorax, (ggf. CCT, CT-Thorax und Abdomen)	–	Piperacillin + Tazobactam 3-mal (4+0,5) g i.v.	Carbapenem 3-mal 1 g i.v.
Atemwegsinfektion, ambulant erworben	Blutkulturen, Sputum, Trachealsekret Röntgen-Thorax, ggf. CT-Thorax,	S. pneumoniae, H. influenzae, »Atypische« Erreger (Mycoplasma pneumoniae, Chlamydia pneumoniae, Legionella spp., respiratorische Viren), Selten: S. aureus, P. aeruginosa, Enterobakterien (Klebsiella spp., E. coli)	Piperacillin + Tazobactam 3-mal (4+0,5) g i.v. + Erythromycin 3-mal 1 g i.v. oder Piperacillin + Tazobactam 3-mal (4+0,5) g i.v. + Clarithromycin 2-mal 500 mg i.v.	Imipenem oder Carbapenem 3-mal 1 g i.v. + Moxifloxacin 1-mal 400 mg i.v.

Tab. 16.2 Fortsetzung

Risikofaktoren	Diagnostik	Erreger	Therapie	Allergie/ Unverträglichkeit
Pneumonie unter Beatmung (Ventilatorassoziierte Pneumonie)	Blutkulturen, Trachealsekret, Röntgen-Thorax, ggf. CT-Thorax	S. aureus, P. aeruginosa, Enterobakterien, resistente Bakterien, z. B. Enterobacter spp., Acinetobacter baumannii, Stenotrophomonas maltophilia, Serratia	Piperacillin + Tazobactam 3-mal (4+0,5) g i.v. + Ciprofloxacin 3-mal 400 mg i.v.	Imipenem oder Carbapenem 3-mal 1 g i.v. + Moxifloxacin 1-mal 400 mg i.v.
Abdominelle Infektion	Blutkulturen, Sonographie, CT-Abdomen	E. coli, andere Enterobakterien, Enterokokken, Streptokokken, P. aeruginosa (selten), Bacteroides, Clostridien	Imipenem 3-mal 1 g i.v. Ggf. chirurgische Therapie	Ciprofloxacin 3-mal 400 mg i.v. + Metronidazol 3-mal 500 mg i.v. + Vancomycin 2-mal 1 g i.v. oder Tigecyclin i.v.: Initialdosis 1-mal 100 mg, dann 2-mal 50 mg (**Cave**: Tigecylin keine Wirksamkeit gegen P. aeruginosa)
Harnwegsinfektion	Blutkulturen, Urinkultur (vor Antibiotikagabe), Sonographie	E. coli, Klebsiella spp., weitere Enterobakterien, Enterokokken, P. aeruginosa	Piperacillin + Tazobactam 3-mal (4+0,5) g i.v.	Imipenem oder Carbapenem 3-mal 1 g i.v. oder Ciprofloxacin 2-mal 400 mg i.v. Cave: Chinolonresistenz bei E. coli 20–40 %
Katheterassoziierte Infektion	Mehrfach parallele Blutkulturen aus peripherer Vene und zentralem Katheter (»differential time to positivity« >2 h)	S. aureus, koagulasenegative Staphylokokken, seltener Enterobakterien Enterokokken, Pseudomonas und Enterobakterien zusammen stellen etwa 50 % der Erreger	Piperacillin + Tazobactam 3-mal (4+0,5) g i.v. + Vancomycin 2-mal 1 g i.v.	Ciprofloxacin 2-mal 400 mg i.v. + Daptomycin 1-mal 6 mg/kgKG i.v.
Vorbehandlung mit Carbapenemen (z. B. bei Fieber in Neutropenie)	Blutkulturen, Trachealsekret/BAL	Stenotrophomonas maltophilia, multiresistenter Pseudomonas aeruginosa, Acinetobacter baumannii, MRSA, Enterococcus faecium	Ciprofloxacin 3-mal 400 mg i.v. + Vancomycin 2-mal 1 g i.v. + Cotrimoxazol 2-mal 960 mg i.v. + ggf. bei Nachweis Pseudomonas Colistin 3-mal 2 Mio. U i.v.[a]	
Besiedlung mit MRSA, erhöhtes Risiko für MRSA-Infektion	Blutkulturen, Trachealsekret	MRSA	Piperacillin + Tazobactam 3-mal (4+0,5) g i.v. + Vancomycin 2-mal 1 g i.v.	

[a] Colistin ist nicht zur i.v-Therapie zugelassen, der Gebrauch ist *off-label*.

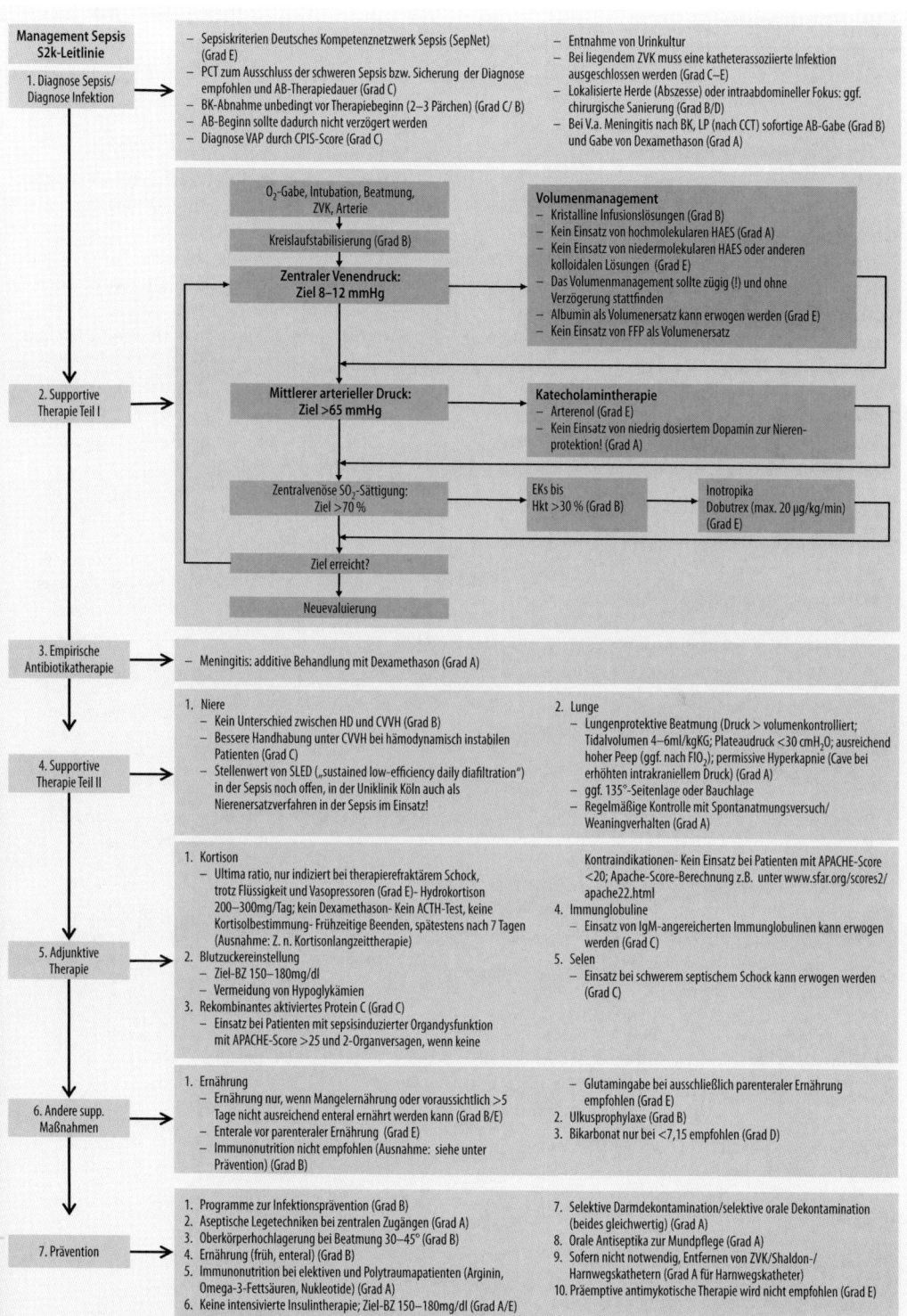

Abb. 16.1 Management bei Sepsis; s. auch Leitlinien der Deutschen Sepsisgesellschaft (www.sepsis-gesellschaft.de)

16.2 Pneumonie

M. Kochanek, G. Fätkenheuer

Ambulant erworbene Pneumonie (CAP, »community acquired pneumonia«)

Risikostratifizierung

— Entscheidung zur ambulanten Behandlung oder stationären Einweisung durch Schweregradbestimmung mittels **CRB-65-Index** (**c**onfusion, **r**espiratory rate, **b**lood pressure, Alter ≥**65** Jahre; ◘ Tab. 16.3 u. ◘ Tab. 16.4)

> Die Verwendung des Score-Systems ersetzt allerdings nicht das klinische Urteil des Arztes (Berücksichtigung z. B. von Komorbiditäten).

Stationäre Behandlung der CAP

— Sofortige Einleitung der antimikrobiellen Therapie in der Notfallambulanz (nach mikrobiologischer Diagnostik, ◘ Tab. 16.5)
— Stellenwert des Procalcitonins (PCT):
  — Hohe Sensitivität in der Differenzialdiagnostik der CAP, Abgrenzung bakterieller von viral ausgelöster CAP
  — Geeigneter Verlaufsparameter für die Dauer und das Ansprechen der antimikrobiellen Therapie
— Risikofaktoren für eine Infektion mit *Pseudomonas* aeruginosa:
  — Pulmonale Komorbidität (strukturelle chronische Erkrankungen wie COPD im GOLD-Stadium IV, Bronchiektasen, Mukoviszidose)

◘ **Tab. 16.3** CRB-65-Index

1 Punkt für jeden zutreffenden Parameter	Bewertung
Bewusstseinstrübung Atemfrequenz ≥30/min Diastolischer Blutdruck ≤60 mmHg/systolischer Blutdruck <90 mmHg Alter ≥65 Jahre	CRB-65-Index = 0: in der Regel ambulante Behandlung CRB-65-Index ≥1: stationäre Behandlung meistens erforderlich

◘ **Tab. 16.4** Ambulante Behandlung der CAP

Risiko	Diagnostik	Erreger	Therapie	Allergie/Unverträglichkeit
Patient ohne Risikofaktoren	Röntgen-Thorax in 2 Ebenen, Labor, Differenzialblutbild, CRP, Procalcitonin (PCT)	S. pneumoniae, H. influenzae, »atypische« Erreger (Mycoplasma pneumoniae, Chlamydia pneumoniae, Legionella spp., respiratorische Viren), selten: S. aureus	Amoxicillin p.o. ≥70 kg: 3-mal 1 g <70 kg: 3-mal 0,75 g[a]	Doxycyclin p.o. 1-mal 200 mg
Patient mit Risikofaktoren (Krankenhausvorbehandlung, Vortherapie mit Antibiotika, internistische oder neurologische Begleiterkrankungen, Alter >70 Jahre)			Amoxicillin + Clavulansäure p.o. >70 kg: 3-mal (875 mg+125 mg) <70 kg: 2-mal (875 mg+125 mg) oder Cefuroximaxetil p.o. 2-mal 750 mg [a]	Moxifloxacin p.o. 1-mal 400 mg

[a] Die Therapie ist nicht gegen »atypische« Erreger wirksam, eine Modifikation ist bei fehlendem Ansprechen notwendig.

- Stationärer Aufenthalt in den letzten 30 Tagen
- Glukokortikoidtherapie (mind. 10 mg Prednisonäquivalent über mind. 4 Wochen)
- Aspiration
- Breitspektrum-Antibiotikatherapie über mehr als 7 Tage innerhalb des letzten Monats
- Malnutrition (Fehlernährung)

Tab. 16.5 Stationäre Behandlung der CAP

Risiko	Diagnostik	Erreger	Therapie	Allergie/Unverträglichkeit
Normalstation, **ohne** Risiko für P. aeruginosa (s. oben)	Röntgen-Thorax in 2 Ebenen, Labor + Differenzialblutbild + CRP, PCT, arterielle BGA oder O$_2$-Sättigung, 2×2 Blutkulturen, Sputum (wenn putrider Auswurf vorhanden) Legionellen-Antigen im Urin	S. pneumoniae, H. influenzae, »atypische Erreger« (Mycoplasma pneumoniae, Chlamydia pneumoniae, Legionella spp., respiratorische Viren), selten: S. aureus	Ceftriaxon 1-mal 2 g i.v. *plus* Clarithromycin 2-mal 500 mg p.o. oder i.v.	Moxifloxacin 1-mal 400 mg i.v. oder p.o.
Normalstation, **mit** Risiko für P. aeruginosa (s. oben)		Siehe oben + P. aeruginosa, Enterobakterien (Klebsiella spp., E. coli), S. aureus	Piperacillin + Tazobactam 3-mal (4+0,5) g i.v. + Clarithromycin p.o. oder i.v. 2-mal 500 mg	Ciprofloxacin 2-mal 750 mg p.o. + Clindamycin 3-mal 600 mg p.o.
Schwere CAP mit Intensivpflichtigkeit	Siehe oben + Trachealsekret, Bronchoskopie mit BAL/ geschützter Bürste + Influenza-Schnelltest	Siehe oben	Piperacillin + Tazobactam 3-mal (4+0,5) g i.v. + Clarithromycin 2-mal 500 mg i.v. Falls Influenza-Schnelltest positiv: Oseltamivir 2-mal 750 mg p.o. für 5 Tage	Carbapenem 3-mal 1 g i.v. + Ciprofloxacin 3-mal 400 mg i.v. *oder* Aztreonam 3-mal 2 g i.v. + Moxifloxacin 1-mal 400 mg i.v.
Aspirationspneumonie	Röntgen-Thorax in 2 Ebenen, Labor + Differenzialblutbild + CRP, PCT, arterielle BGA oder O$_2$-Sättigung, 2×2 Blutkulturen, Trachealsekret, Bronchoskopie	S. pneumoniae, Bakterien der anaeroben Mundflora (Bacteroides, Fusobakterien, etc.), S. aureus, Enterobakterien, selten: P. aeruginosa	Ampicillin + Sulbactam 3-mal (2+1) g i.v.	Moxifloxacin 1-mal 400 mg p.o. oder i.v.
Abszedierende Pneumonie (ambulant erworben)/Pleuraempyem/ Lungenabszess	CT-Thorax, Bronchoskopie, Punktion + Drainage, 2×2 Blutkulturen, Tracheobronchialsekret und Punktat + Tbc-Diagnostik	Bakterien der anaeroben Mundflora (Bacteroides, Fusobakterien, etc.), S. aureus selten: Enterobakterien, Mycobacterium tuberculosis	Piperacillin + Tazobactam 3-mal (4+0,5) g i.v.	Ciprofloxacin 2-mal 400 mg i.v. + Clindamycin 3-mal 600 mg i.v.

Anmerkung: Als Gesamttherapiedauer der Pneumonie werden in der Regel 7–10 Tage empfohlen. Bei klinischer Stabilisierung und Normalisierung des Procalcitonins ist auch eine kürzere Therapie möglich. Unbegründete Therapien von 10–14 Tage sind nicht sinnvoll.
Pneumonien mit Acinetobacter oder P. aeruginosa sollten laut Chastre-Studie aber über 14 Tage behandelt werden.

Nosokomial erworbene Pneumonie

Definitionen
- **Nosokomiale Pneumonie**: Pneumonie mit Beginn ≥48 h nach Aufnahme, die bei Aufnahme im Krankenhaus weder vorhanden noch in Inkubation begriffen war (manchmal schwer von später ambulant erworbener Pneumonie abzugrenzen)
- **Beatmungs-assoziierte Pneumonie** (»ventilator associated pneumonia«, VAP): nosokomiale Pneumonie mit Beginn >48 h nach endotrachealer Intubation (bei zuvor pneumoniefreien Patienten; ◘ Tab. 16.6)

Risikofaktoren für das Auftreten einer Pneumonie durch »multiresistente« Erreger
- Aktueller Klinikaufenthalt >5 Tage
- Antibiotikatherapie in den letzten 90 Tagen
- Patient aus Pflegeeinrichtung

◘ **Tab. 16.6** Management der nosokomial erworbenen Pneumonie (Überprüfung und Anpassung der Therapie nach 48–72 h)

Risiko	Diagnostik	Erreger	Therapie (Tagesdosis)	Allergie/ Unverträglichkeit
Nosokomiale Pneumonie Früher Beginn (»early onset«), innerhalb der ersten 4 Tage nach Aufnahme ohne Risiko für eine Infektion durch multiresistente Erreger (s. oben)	Röntgen-Thorax, Labor + Differenzialblutbild+ CRP, PCT, O_2-Sättigung, 2×2 Blutkulturen, Sputum, ggf. Pleurapunktat, Legionellen-Antigen im Urin	S. pneumoniae, H. influenzae, Enterobakterien, S. aureus, Sehr selten: Legionella spp.	Ceftriaxon i.v. 1-mal 2 g + Clarithromycin p.o. oder i.v. 2-mal 500 mg	Moxifloxacin 1-mal 400 mg p.o. oder i.v.
Nosokomiale Pneumonie Später Beginn (»late onset«), ≥4 Tage nach Aufnahme *oder* mit anderem Risiko für eine Infektion durch multiresistente Erreger (s. oben)		S. aureus, Enterobakterien, resistente Bakterien, z. B. Enterobacter, Stenotrophomonas maltophilia, Acinetobacter baumannii, P. aeruginosa, Serratia spp. sehr selten: Legionella spp.	Piperacillin + Tazobactam 3-mal (4+0,5) g i.v.	Ciprofloxacin 3-mal 400 mg i.v. + Clindamycin 3-mal 600 mg i.v.
Beatmungs-assoziierte Pneumonie (VAP) Früher Beginn (»early onset«), innerhalb der ersten 4 Tage nach Aufnahme **Ohne** Risiko für eine Infektion durch multiresistente Erreger	Zusätzlich: Bronchoskopie	S. pneumoniae, H. influenzae, Enterobakterien, S. aureus, sehr selten: Legionella spp.	Ceftriaxon 1-mal 2 g i.v. + Clarithromycin 2-mal 500 mg p.o. oder i.v. [a]	Moxifloxacin 1-mal 400 mg p.o. oder i.v.
Beatmungs-assoziierte Pneumonie (VAP) Später Beginn (»late onset«), ≥5 Tage nach Aufnahme *oder* mit anderem Risiko für eine Infektion durch multiresistente Erreger		S. aureus, Enterobakterien, resistente Bakterien, z. B. Enterobacter spp., Acinetobacter spp., P. aeruginosa, Stenotrophomonas maltophilia, Serratia spp. sehr selten: Legionella spp.	Piperacillin + Tazobactam 3-mal (4+0,5) g i.v. + Ciprofloxacin 3-mal 400 mg i.v. [a]	Imipenem oder Carbapenem 3-mal 1 g i.v. + Ciprofloxacin 3-mal 400 mg i.v. *oder* Aztreonam 3-mal 2 g i.v. + Clindamycin 3-mal 600 mg i.v.

[a] Eine Deeskalation der Therapie sollte, wann immer möglich, erfolgen (z. B. bei gesichertem Erreger, Ausschluss einer Legionellose etc.).

- Stationärer Aufenthalt innerhalb der letzten 3 Monaten
- Infusionstherapie zu Hause
- Wundbetreuung zu Hause
- Chronische Dialyse im letzten Monat
- Immunsuppression (durch Erkrankung oder Medikation)
- Modifizierter klinischer pulmonaler Infektionsscore (CPIS): Dieser Score ist für das initiale Screening bei V. a. eine ventilatorassoziierte Pneumonie (VAP) zu verwenden (Grad-C-Empfehlung, SepNet) (◘ Tab. 16.7)

16.3 Opportunistische Infektionserkrankungen

M. Kochanek, O. Cornely, G. Fätkenheuer

Definition

- Erkrankungen immunsupprimierter Patienten meist durch Reaktivierung latenter Infektionen.
- Die häufigsten opportunistischen Infektionen sind Pneumocystis-jiroveci-Pneumonie (PCP), (zerebrale) Toxoplasmose, HSV-, VZV- und CMV-Erkrankung (◘ Tab. 16.8 bis ◘ Tab. 16.12).

◘ **Tab. 16.7** Modifizierter klinischer pulmonaler Infektionsscore (CPIS). (Mod. nach Schurink et al. 2004)

Parameter	0 Punkte	1 Punkt	2 Punkt
Temperatur [°C]	36,5–38,4	38,5–38,9	>39,0 oder <36,0
Leukozytenzahl [/mm^3]	4000–11.000	<4000 oder >11.000	<4000 oder >11.000 <50 % unreife Formen
Tracheasekret	Kein Sekret	Nicht purulentes Sekret	Purulentes Sekret
Oxygenation: p_aO_2/FiO_2 [mmHg]	>240 oder ARDSa	–	<240 und kein ARDSa
Röntgen-Thorax	Kein Infiltrat	Diffuse Infiltrate	Lokalisierte Infiltrate

Ein Score >6 deutet auf eine VAP hin. Eine Kombination von CPIS (Cutt off ≥ 6) und Procalcitonin (Cut off ≥2,99 ng/ml) kann die diagnostische Präzision weiter erhöhen.

◘ **Tab. 16.8** Pneumocystis-jiroveci-Pneumonie (PCP)

Risikofaktoren	Diagnostik[a]	Therapie	Unverträglichkeit/Allergie/ V. a. Therapieversager
HIV-Infektion mit CD4-Zellzahl <200/µl Chemotherapie bei hämatoonkologischer Erkrankung Allogene Stammzelltransplantation Organtransplantation Langzeiteinnahme von Glukokortikoiden Therapie mit Chemotherapeutika oder Biologika mit T- oder B-Zell-supprimierender Wirkung (z. B. Purinanaloga oder spezifische Antikörper wie Alemtuzumab)	Röntgen-Thorax, CT-Thorax[b] LDH ↑↑ Arterielle BGA (PaO_2 erniedrigt)[c] BAL (Immunfluoreszenz, evtl. PCR[d]) Histologie[e]	Trimethoprim 20 mg/ Sulfamethoxazol 100 mg/kgKG/Tag i.v. (entspricht in der Regel 3-mal 400 mg Trimethoprim/2400 mg Sulfamethoxazol; Cotrimoxazol) Bei p_aO_2 <70 mmHg zusätzlich: Prednison 2-mal 40–50 mg/Tag p.o. oder i.v. über 5 Tage	Clindamycin 3-mal 600 mg i.v. + Primaquin 1-mal 15 mg p.o.[e] oder Atovaquon 3-mal 750 mg/ Tag p.o. über 21 Tage[f]

Anmerkungen:
[a] Die PCP wird primär klinisch diagnostiziert. Eine mikrobiologische Sicherung der Diagnose sollte angestrebt werden.
[b] Das CT-Thorax ist ein sehr sensitives Verfahren, ein normales CT-Thorax schließt eine PCP aus.
[c] Eine arterielle BGA muss bei V. a. PCP immer erfolgen!
[d] Die Immunfluoreszenz (IFT) ist das Standardverfahren zur Diagnose einer PCP. Wegen der hohen Sensitivität der PCR und der Kolonisation auch bei Gesunden sind falsch positive PCR-Befunde häufig. Die positive PCR ohne Bestätigungstest (IFT) sichert nicht die Diagnose einer PCP!
[e] Die bislang geltende Empfehlung mit Pentamidin besteht nicht mehr. Es wurde ein erhöhtes Todesrisiko bei der Erst- und Zweitlinientherapie mit Pentamidin nachgewiesen. Das gilt nicht für die Prophylaxe mit Pentamidin.
[f] Atovaquon ist nicht indiziert bei schwerer PCP.

Tab. 16.9 Herpes-simplex-Viruserkrankung (HSV)

Risikofaktoren	Lokalisation	Diagnostik	Therapie	Unverträglichkeit/Allergie
HIV-Infektion Chemotherapie bei hämatoonkologischen Erkrankungen Allogene Stammzelltransplantation Organtransplantation Mangelernährung Ausgedehntes Ekzem Verbrennungen	Herpes simplex labialis Herpes simplex genitalis Herpes-simplex-Keratitis	Klinik HSV-PCR aus Abstrich	Aciclovir 3-mal 5 mg/kgKG/Tag i.v. über 7 Tage oder Aciclovir 5-mal 400 mg/Tag p.o.	Famciclovir 2-mal 500 mg/Tag p.o. über 7 Tage oder Valaciclovir 2-mal 500 mg/Tag p.o. über 5–10 Tage oder bei Aciclovir-Resistenz: Foscarnet 2-mal 90 mg/kgKG/Tag i.v. über 14–21 Tage
	Herpes-simplex-Enzephalitis	HSV-PCR aus Liquor	Aciclovir 3-mal 10 mg/kgKG i.v. über 14–21 Tage	

Tab. 16.10 Varizella-zoster-Viruserkrankung (VZV)

Risikofaktoren	Lokalisation	Diagnostik	Therapie	Unverträglichkeit/Allergie
Fehlende Impfung HIV-Infektion Chemotherapie bei hämatoonkologischen Erkrankungen Allogene Stammzelltransplantation Organtransplantation Steroide Mangelernährung Ausgedehntes Ekzem Verbrennungen Höheres Alter	Gürtelrose oder atypische, bisweilen generalisierte Verteilung der Läsionen	Klinik VZV-PCR aus Abstrich	Aciclovir 3-mal 10 mg/kgKG/Tag i.v. über 7 Tage oder Valaciclovir 3-mal 1 g/Tag p.o. über 7 Tage	bei Aciclovir-Resistenz: Foscarnet 2-mal 90 mg/kgKG/Tag i.v. über 10 Tage
	Lunge	VZV-PCR aus BAL	Aciclovir 3-mal 10 mg/kgKG i.v. über 14–21 Tage	
	VZV-Enzephalitis	VZV-PCR aus Liquor	Aciclovir 3-mal 10 mg/kgKG i.v. über 14–21 Tage	

Tab. 16.11 Cytomegalie-Viruserkrankung (CMV)

Risikofaktoren	Diagnostik	Therapie	Unverträglichkeit/Allergie
HIV-Infektion (CD4-Zellzahl <50/μl): Retinitis, Enterokolitis, Enzephalitis	CMV-PCR im Blut[a] CMV-pp65-Antigen im Blut[b] Ophthalmoskopie Endoskopie CMV-PCR im Liquor	Ganciclovir 2-mal 5 mg/kgKG/Tag i.v. über 14–21 Tage	Foscarnet 2-mal 90 mg/kgKG/Tag i.v. über 14–21 Tage oder Cidofovir 5 mg/kgKG Tag 1 und Tag 8, ggf. Fortführen an Tag 21 oder Valganciclovir 2-mal 900 mg/Tag für 21 Tage
Allogene Stammzelltransplantation, Organtransplantation: Pneumonitis, Enterokolitis	CMV PCR im Blut[c] CT-Thorax, BAL mit CMV-PCR, Endoskopie		

Anmerkungen:
[a] Bei CMV-Retinitis ist die CMV-PCR im Blut häufig negativ.
[b] PCR und pp65-Antigen sind in der Sensitivität und Spezifität etwa gleich.
[c] Das CMV-pp65-Antigen kann in der Neutropenie aus technischen Gründen nicht nachgewiesen werden.

Tab. 16.12 Zerebrale Toxoplasmose

Risikofaktoren	Diagnostik	Therapie	Unverträglichkeit/Allergie
HIV-Infektion CD4-Zellzahl <100/μl ohne effektive Prophylaxe Allogene Stammzelltransplantation Organtransplantation	MRT, CT mit KM[a] Liquor-PCR[b] Histologie	Pyrimethamin 200 mg Tag 1, danach 75 mg/Tag p.o. plus Sulfadiazin 4-mal 1–1,5 g/Tag p.o. plus Calciumfolinat (Leukovorin) 15 mg p.o.[c]	Pyrimethamin 200 mg Tag 1, danach 75 mg/Tag p.o. plus Clindamycin 2-mal 1200 mg/Tag i.v. oder p.o. plus Calciumfolinat (Leukovorin) 15 mg p.o.[c] oder Pyrimethamin 200 mg Tag 1, danach 75 mg/Tag p.o. plus Atovaquon 2-mal 1500 mg/Tag p.o. plus Calciumfolinat (Leukovorin) 15 mg p.o.[c]

Anmerkungen:
[a] Der Nachweis des Erregers aus dem Liquor ist bei eindeutiger Bildmorphologie nicht erforderlich. Wird Liquor aus anderer Indikation gewonnen, sollte eine PCR erfolgen.
[b] Die Toxoplasma-PCR im Liquor hat eine hohe Spezifität, aber eine mäßige Sensitivität, ist also häufig falsch negativ.
[c] Bei Gabe von Pyrimethamin immer zusätzlich Calciumfolinat 15 mg einsetzen zur Prävention einer Knochenmarktoxizität.

16.4 Mikrobiologische Diagnostik

U. Aurbach, M. Kochanek, H. Seifert

Materialgewinnung und Transportgefäße

- Die Aussagekraft mikrobiologischer Untersuchungen kann durch Fehler bei der Materialentnahme sowie durch Verzögerungen zwischen Materialgewinnung und -verarbeitung erheblich leiden.
- Ein Absterben von Mikroorganismen kann durch Austrocknung, Abkühlung oder zu lange Transportzeiten bedingt sein.
- Außerdem kann es zu einer Überwucherung durch Bakterien der normalen Körperflora kommen.
- Die Proben sollten daher möglichst vor Beginn einer antimikrobiellen Therapie unter Vermeidung einer Kontamination mit der körpereigenen Standortflora gewonnen und in geeignete, bereits vor der Materialentnahme bereitgelegte, etikettierte und beschriftete Transportgefäße überführt werden.

Behälter und Transportmedien

Es finden folgende Behälter und Transportmedien Verwendung (◘ Tab. 16.16):

Abstrichtupfer

- Für Abstriche zum **Nachweis aller kulturell anzüchtbaren Erreger** sollten immer steril verpackte Tupfer **mit Transportmedium** verwendet werden.
- Für Abstrichmaterial, welches für eine **molekularbiologische Untersuchung** vorgesehen ist, sollten sterile Tupfer **ohne Transportmedium** verwendet werden.
- Falls ein Transport ins Labor innerhalb von 2–4 h nicht möglich ist, sollte das Material bis zum Transport im Kühlschrank (2–8 °C) gelagert werden (◘ Tab. 16.13).

Kulturflaschen

- Es werden Kulturflaschen mit aerobem und anaerobem Milieu verwendet, in die Blut und auch andere Körperflüssigkeiten eingebracht werden können, z. B. Aszites, Dialysat, Liquor, Pleurapunktat oder andere Punktate.
- Falls ein Transport ins Labor innerhalb von 2–4 h nicht möglich ist, sollten Kulturflaschen bis zum Transport bei Raumtemperatur, nicht im Brutschrank und keinesfalls im Kühlschrank (2–8 °C) gelagert werden.

Serummonovetten

- Für serologische Untersuchungen dürfen die Monovetten keine Antikoagulanzien, wie Heparin, EDTA oder Citrat, enthalten.

Tab. 16.13 Materiallagerung

Kühlschrank (2–8 °C)	Raumtemperatur (RT)	Brutschrank (36 °C)
Abstriche Atemwegsmaterial Biopsien Ejakulate Katheterspitzen Serumproben Stuhl Uricult ohne Vorbebrütung Urin	Blutkulturflaschen Liquor nativ Punktate nativ Punktate in Kulturflaschen	Liquor in Kulturflaschen Uricult zum Vorbebrüten

- Zum Antigen- und Antikörpernachweis sollten Serummonovetten eingesendet werden.
- Falls ein Transport ins Labor innerhalb von 2–4 h nicht möglich ist, sollten Serummonovetten bis zum Transport im Kühlschrank (2–8 °C) gelagert werden.

Spritzen

- Eine zur Probenentnahme verwendete Spritze (z. B. zur Punktion eines Pleuraempyems) kann – ohne Kanüle – mit aufgesetztem Verschlusskonus direkt als Transportgefäß dienen.
- Falls ein Transport ins Labor innerhalb von 2–4 h nicht möglich ist, sollte das Material bis zum Transport im Kühlschrank (2–8 °C) gelagert werden.

Sterile leere Gefäße

- Unterschiedliche sterile Becher, Röhrchen und Spitzbodenröhrchen stehen für den Transport von BAL, Katheterspitzen, Liquor, Punktaten, Sekreten, Sputum, Urin zur Verfügung.
- Außerdem dienen diese Gefäße dem Transport von Biopsiematerial, das nur mit einer kleinen Menge (0,5 ml) steriler Flüssigkeit angefeuchtet werden soll und keinesfalls in Formalin oder eine andere Fixierungslösung gegeben werden darf.
- Auf sachgemäßen Verschluss der Gefäße ist zu achten.
- Falls ein Transport ins Labor innerhalb von 2–4 h nicht möglich ist, sollte das Material mit Ausnahme von Liquor bis zum Transport im Kühlschrank (2–8 °C) gelagert werden.
- Liquor sollte in diesem Fall bei Raumtemperatur aufbewahrt werden.

Stuhlröhrchen

- Das Röhrchen mit einem Löffel am Deckel für Stuhlproben sollte max. zur Hälfte gefüllt werden.
- Eine haselnussgroße Menge (entsprechend der Menge von 3 Löffelchen) ist minimal erforderlich.
- Falls neben dem Nachweis von Durchfallerregern auch Clostridium-difficile-Toxin oder Parasiten nachgewiesen oder eine molekularbiologische Untersuchung zum Nachweis enteropathogener E.-coli-Stämme erfolgen sollen, ist eine Mindestmenge von einem bis zur Hälfte gefüllten Stuhlröhrchen erforderlich.
- Falls ein Transport ins Labor innerhalb von 2–4 h nicht möglich ist, sollten die Stuhlröhrchen bis zum Transport im Kühlschrank (2–8 °C) gelagert werden.

Transportgefäße mit Spezialmedien

- Für besonders anspruchsvolle, empfindliche Erreger, z. B. Mykoplasmen, Ureaplasmen, Gonokokken, Chlamydien, Anaerobier u. a., müssen Spezialmedien benutzt werden. Ein Transport ins Labor sollte unverzüglich erfolgen. Zusätzlich sollte ggf. vorab telefonisch Rücksprache gehalten werden.

Urineintauchnährböden (z. B. Uricult)

- Bei der Verwendung von Eintauchnährböden, z. B. Uricult müssen die Nährmedien gleichmäßig und vollständig benetzt werden.
- Die Bebrütungsdauer von 24 h und die max. Transportdauer von 48 h sollte nicht überschritten werden.
- Dieses Transportmedium sollte nur dann verwendet werden, wenn mit Verzögerungen >24 h beim Transport zu rechnen ist.
- Eine zuverlässige Keimzahlbestimmung ist nicht möglich; häufig kommt es zu Zeitverlust in der Bearbeitung, da Subkultivierungen notwendig werden.
- Die Urinbeschaffenheit kann ebenfalls nicht beurteilt werden.
- Empfehlung: Einsendung von Nativurin als geeigneteres Material
- Falls ein Transport ins Labor innerhalb von 2–4 h nicht möglich ist, sollte das Material bis

zum Transport im Kühlschrank (2–8 °C) gelagert werden.

Besonderheiten bei der Probengewinnung

Intraoperativ/invasiv entnommene Materialien

- Um eine ausreichende Materialmenge für die mikrobiologische Untersuchung zu gewährleisten, ist die Entnahme von Punktaten oder Biopsien der Entnahme von Abstichmaterialien (z. B. Gelenkpunktat statt intraoperativer Wundabstrich bei Kniegelenkempyem) unbedingt zu bevorzugen.
- Die diagnostische Ausbeute bei der kulturellen Untersuchung von Abstrichmaterialien ist deutlich niedriger als bei der Verwendung von Biopsien oder Punktaten.

Dicker Tropfen

- Einen Tropfen Nativblut auf einen Objektträger geben, mit der Ecke eines zweiten Objektträgers oder einem Zahnstocher gut verrühren und sternförmig ausbreiten.
- Das Präparat nicht zu dick anfertigen; vielmehr sollte durch das Präparat Schrift lesbar sein.

Untersuchung auf Mykobakterien

- Heparinblut kann zum Nachweis von Mykobakterien bei V. a. Tuberkulose sowie bei V. a. atypische Mykobakterien verwendet werden.
- EDTA-Blut eignet sich nicht für den Nachweis von Mykobakterien und sollte nicht verwendet werden.

Blutkulturen

- Unter einer Blutkultur versteht man die mikrobiologisch-kulturelle Untersuchung eines durch Gefäßpunktion gewonnenen und in Kulturflaschen verimpften Blutvolumens.
- Eine Blutkultur – oft auch als Blutkulturpärchen oder Blutkulturset bezeichnet – umfasst beim Erwachsenen die aerobe und die anaerobe Blutkulturflasche.

Entnahme und Beimpfung der Kulturflaschen

> Es ist nicht sinnvoll, die Abnahme von Blutkulturen von einer bestimmten Fieberhöhe abhängig zu machen (Tab. 16.14).

- Die Entnahme sollte im Fieberanstieg oder möglichst früh nach Auftreten von Fieber und/oder Schüttelfrost erfolgen.
- Prinzipiell sollen Blutkulturen vor Beginn der antimikrobiellen Therapie abgenommen werden; bei bereits laufender Therapie am Ende des Dosierungsintervalls.
- Die Entnahme weiterer Blutkulturen unter laufender antibiotischer Therapie ist unter bestimmten Voraussetzungen sinnvoll und geboten, z. B. bei Nachweis von Staphylococcus aureus oder bei Candida-Sepsis, unabhängig vom klinischen Ansprechen auf die Antibiotikatherapie, da die Therapiedauer hiervon beeinflusst wird.
- Die Entnahme erfolgt beim Erwachsenen in der Regel durch Punktion einer peripheren Vene.
- Die Entnahme von arteriellem Blut bringt auch bei Endokarditis und Fungämie keine Vorteile.
- Bei Blutentnahme über einen liegenden intravaskulären Katheter oder ein Portsystem ist mit einer höheren Kontaminationsrate zu rechnen. Deshalb sollte sie nur ausnahmsweise vorgenommen werden, z. B. bei V. a. eine Katheter-assoziierte Infektion. In diesem Fall sollte parallel peri-

Tab. 16.14 Anzahl der Blutkulturen

Verdachtsdiagnose/Klinische Symptomatik	Anzahl der BK (aerob/ anaerob)
Akute Endokarditis	3 BK vor Beginn der antibiotischen Therapie
Fieber unklarer Genese und Neutropenie	2–3 BK vor Beginn der antibiotischen Therapie
Schwere Sepsis/septischer Schock	2–3 BK vor Beginn der antibiotischen Therapie
Subakute Endokarditis	3–4 BK in 24 h in mind. 1-stündigem Abstand
Osteomyelitis	2–4 BK in 24 h
Spondylodiszitis	2–4 BK in 24 h
Fieber unklarer Genese ohne Neutropenie	2–4 BK in 24 h

pher **und** zentral Blut entnommen werden. Diese Entnahmeart sollte auf dem Anforderungsschein vermerkt sein.

Blutvolumen und Beimpfung der Kulturflasche

- Aktuellen Empfehlungen entsprechend sollten beim Erwachsenen in der Regel insgesamt 20 ml Blut entnommen und gleichmäßig (je 10 ml) auf eine aerobe und eine anaerobe Blutkulturflasche verteilt werden.
- Vor der Beimpfung der Kulturflasche muss der Deckel entfernt und der Gummistopfen desinfiziert werden.
- Die Blutkulturflaschen sollen bei der Beimpfung Raumtemperatur haben.
- Die aerobe Flasche wird nicht belüftet.

»Differential time to positivity« (DTP)

> DTP = Positivitätszeit der peripheren Blutkultur *minus* Positivitätszeit der zentralen Blutkultur.

- Bei V. a. Katheterinfektion wird eine Blutkulturdiagnostik empfohlen. Hierbei sollten zur Bestimmung der »differential time to positivity« peripher und über den Katheter entnommene Kulturen eingesandt werden.
- Da die Keimlast in einer Blutkulturflasche mit der Zeit bis zur Positivität, d. h. bis zum Nachweis von Keimwachstum, korreliert, stellt diese Methode eine Weiterentwicklung der quantitativen Blutkultur dar.
- Nach Entnahme einer peripheren und zentralen Blutkultur zum gleichen Zeitpunkt wird in einem automatischen Blutkulturgerät die Zeit bis zur Positivität gemessen.
- Eine DTP ≥120 min zeigt eine ZVK-assoziierte Infektion an.

Liquordiagnostik

- Der Liquor wird ohne Zusätze in ein steriles Röhrchen gegeben.
- Bei Veracht auf eitrige Meningitis sollte der Liquor telefonisch im Labor angekündigt und sofort der Transport veranlasst werden (ggf. mit Taxi).
- Die Untersuchung von Nativliquor ermöglicht (im Unterschied zur Verimpfung des Liquors in eine Blutkulturflasche) eine schnelle Diagnostik durch Untersuchung eines mikroskopischen Präparates, Durchführung eines Antigennachweises und einer molekularbiologischen Diagnostik.

Tab. 16.15 Liquormaterial

Untersuchung	Benötigte Menge
Bakterien und Pilze (Präparat und Kultur)	1–2 ml
Mykobakterien	2–3 ml
Meningitis-PCR	300 µl
Tuberkulose-PCR	100 µl
Kryptokokkus-Antigen	100 µl
Geeignete Gesamtmenge mindestens	4–5 ml

- Bei Transportverzögerung muss der Liquor bei Raumtemperatur gelagert werden. Außerdem sollte in diesen Fällen die zusätzliche Beimpfung einer Kulturflasche erfolgen, die möglichst bei 37 °C gelagert werden sollte.
- Auf eine ausreichende Liquormenge (Tab. 16.15) ist zu achten, damit neben mikroskopischen Präparaten, Kulturanlage und Antigentestung auch die Möglichkeit einer molekularbiologischen Untersuchung genutzt werden kann.
- Bei V. a. eine eitrige Meningitis sollten zusätzlich Blutkulturen entnommen werden.
- Entnahme aus Ableitungssystemen: Bei V. a. eine Ventrikulitis bei liegendem Ableitungssystem kann Liquor aus dem Drainagesystem entnommen werden. Vorab muss die Entnahmestelle ausreichend desinfiziert werden. Die Entnahmestelle sollte unbedingt auf dem Anforderungsschein vermerkt werden.

Stuhl

- Eine sinnvolle Untersuchungsanforderung bei ambulant erworbener Diarrhö ist der Nachweis von bakteriellen Erregern, wie Salmonellen, Shigellen, Yersinien, Campylobacter.
- Bei antibiotischer Vorbehandlung oder nosokomial erworbener Diarrhö sollte primär eine Untersuchung auf Clostridium-difficile-Toxin erfolgen: Bei Auftreten von Durchfällen ab dem 4. Tag nach stationärer Aufnahme ist eine Untersuchung auf die üblichen Enteritiserreger (Salmonellen, Shigellen, Yersinien und Campylobacter) nicht sinnvoll, stattdessen wird entsprechend den aktuell gültigen mikrobiologischen Qualitätsstandards eine Untersuchung auf Clostridium difficile empfohlen.

Tab. 16.16 Tuberkulose-Untersuchungsmaterial

Material	Menge	Besonderheit	Transportmedium
Sputum (Morgensputum)	5–10 ml	3 Proben von verschiedenen Tagen	Steriles Röhrchen ohne Zusätze
Magensaft	30 ml	–	Steriles Röhrchen ohne Zusätze
Urin (erster Morgenurin)	50 ml	3 Proben von verschiedenen Tagen	Urinröhrchen
Stuhl	Haselnussgroße Menge	3 Proben von verschiedenen Tagen	Stuhlröhrchen
Gewebeproben	–	Kein Formalin oder andere Fixierungslösung verwenden	Steriles Röhrchen ohne Zusätze
Blut	2 ml	Für den kulturellen Nachweis von Mykobakterien kein EDTA-Röhrchen verwenden; nicht in Kulturflasche verimpfen	Heparinröhrchen
Liquor nativ	Mind. 3 ml	Nicht in Kulturflasche verimpfen	Steriles Röhrchen ohne Zusätze

Resistenztestung (Tab. 16.17)

Tab. 16.17 Resistenztestung

Empfindlichkeit	Interpretation
S, sensibel, empfindlich	Therapieerfolg bei geeigneter Indikation und üblicher Dosierung zu erwarten
I, intermediär, mäßig empfindlich	Therapieerfolg nur eingeschränkt zu erwarten; abhängig von Dosierung, Infektionslokalisation u. a.
R, resistent, unempfindlich	Therapieerfolg nicht zu erwarten

Anmerkung: Bitte beachten Sie die spezifische Resistenztestung Ihres Labors und halten Sie ggf. Rücksprache.

16.5 Intraabdominelle Infektionen

M. Kochanek, G. Michels, Ch. Gutschow, D. Waldschmidt, H. Seifert

Gallenwege und Leber (Tab. 16.18)

Tab. 16.18 Übersicht über intraabdominelle Infektionen

Erkrankung/ Risikofaktoren	Diagnostik	Erreger	Therapie	Allergie/ Unverträglichkeit
Cholezystitis/ Cholangitis Behandlung auf Normalstation ▼	Sonographie, ERCP, Blutkulturen, ggf. intraoperativer Abstrich, Biopsie	E. coli, Klebsiella, Enterokokken, hämolysierende Streptokokken seltener: Pseudomonas aeruginosa, Bacteroides, Clostridien	Ampicillin + Sulbactam 3-mal (2+1) i.v. Sequenztherapie: Moxifloxacin 1-mal 0,4 g p.o.	Ceftriaxon 1-mal 2 g i.v. + Metronidazol 3-mal 0,5 g i.v. *oder* Moxifloxacin 1-mal 0,4 g i.v./p.o.

Tab. 16.18 Fortsetzung

Erkrankung/ Risikofaktoren	Diagnostik	Erreger	Therapie	Allergie/ Unverträglichkeit
Cholezystitis/Cholangitis/chologene Sepsis[a] Intensivpflichtigkeit	Sonographie, ERCP, Blutkulturen, ggf. intraoperativer Abstrich, Biopsie	s. oben, ggf. zusätzlich resistente Enterobakterien (Enterobacter, Serratia etc.), P. aeruginosa	Piperacillin + Tazobactam 3-mal (4+0,5) g i.v.	Tigecyclin: Initialdosis 1-mal 100 mg i.v., dann 2-mal 50 mg i.v. (Cave: keine Wirksamkeit gegen P. aeruginosa)
Leberabszess[b] (bakteriell)	Blutkulturen, ggf. Punktat, ggf. Intraoperativer Abstrich, Serologie (Echinokokken, Amöben), Stuhluntersuchung auf Amöben	Enterobakterien, hämolysierende Streptokokken, Enterokokken, Anaerobier Bacteroides, Clostridien	Ampicillin + Sulbactam 3-mal (2+1) g i.v.	Moxifloxacin 1-mal 0,4 g i.v.
Amöbenleberabszess	Sonographie, CT, Serologie	Entamoeba histolytica	Metronidazol 3-mal 0,8 g i.v. oder 3-mal 10–15 mg/KG über 10 Tage anschließend: Paromomycin 15–25 mg/kgKG über 5 Tage	Rücksprache mit Mikrobiologie

Anmerkungen
[a] Frühzeitiges chirurgisches Konsil (innerhalb 24 h) erforderlich.
[b] Ursachen unbedingt abklären und gezielt behandeln, falls Echinokokken und Amöben-Serologie negativ, innere oder äußere Drainage (Radiologie/Gastroenterologie, Chirurgie).

Spontanbakterielle Peritonitis (Tab. 16.19)

Tab. 16.19 Spontanbakterielle Peritonitis (SBP)

Erkrankung/ Risikofaktoren	Diagnostik	Erreger	Therapie	Allergie/ Unverträglichkeit
Standardtherapie der spontanbakteriellen Peritonitis bei Leberzirrhose	**Obligat:** Diagnostische Punktion bei Aszites (Neutrophilie >250/µl oder Leukozyten >500/µl im Aszites spricht für SBP), Aszites- und Blutkultur **Obligat:** Leukozytenzahlkontrolle im Aszites 48 h nach Therapiebeginn Cave: Bei hoher Leukozytenzahl an Hohlorganperforation denken (→ CT-Abdomen dringend erforderlich)	E. coli, Pneumokokken seltener: Enterokokken, hämolysierende Streptokokken, Staphylococcus aureus, Anaerobier (Cave: Darmperforation), P. aeruginosa	Ampicillin + Sulbactam 3-mal (2+1) g i.v. **Humanalbumingabe:** 1,5 g Albumin/kgKG in den ersten 6 h und 1 g/kgKG an Tag 3	Moxifloxacin 1-mal 0,4 g i.v.
Therapieeskalation	Kein Abfall der Leukozytenzahl nach 48 h → erneute Aszites- und Blutkultur sowie bildgebende Verfahren		Ceftriaxon 1-mal 2 g i.v. + Metronidazol 3-mal 0,5 g i.v	Tigecyclin: Initialdosis 1-mal 100 mg i.v., dann 2-mal 50 mg i.v.
Rezidivprophylaxe: bei Gesamtprotein <10 g/l im Aszites	Keine		Dauertherapie: Norfloxacin 2-mal 0,4 g p.o. *oder* Ciprofloxacin 2-mal 0,25 g p.o.	Dauertherapie: Cefuroxim-Axetil 2-mal 0,5 g p.o.

Akute Pankreatitis (◘ Tab. 16.20)

◘ Tab. 16.20 Akute Pankreatitis

Erkrankung/ Risikofaktoren	Diagnostik	Erreger	Therapie	Allergie/ Unverträglichkeit
Akute Pankreatitis: **ohne** Nekrosen im CT und **ohne** Infektionszeichen	CT-Abdomen (frühestens 72 h nach Symptombeginn), evtl. NMR, Labor (Amylase, Lipase, Bilirubin, CRP, Leukozyten)	Keine (sterile Pankreatitis)	Keine Antibiotika	Keine Antibiotika
Akute Pankreatitis: **mit** Infektionszeichen und Nekrosen im CT, zusätzlich Nachweis einer bakteriellen Infektion (z. B. Pneumonie, Abszess, Cholezystitis/Cholangitis)	Blutkulturen, Endosonographie und ggf. transgastrale Ableitung, ERCP	E. coli, Enterokokken, Bacteroides, seltener andere: Enterobakterien, Salmonellen, P. aeruginosa, Clostridien	Imipenem 3-mal 1 g i.v. für 2–3 Wochen	Tigecyclin: Initialdosis 1-mal 100 mg i.v., dann 2-mal 50 mg i.v. (Cave: keine Wirksamkeit gegen P. aeruginosa)

Divertikulitis (◘ Tab. 16.21)

◘ Tab. 16.21 Akute Divertikulitis

Erkrankung/ Risikofaktoren	Diagnostik	Erreger	Therapie	Allergie/ Unverträglichkeit
Unkomplizierte Divertikulitis	Darmsonographie, CT mit rektaler Kontrastierung, ggf. Kolonkontrasteinlauf, keine Koloskopie!	E. coli, andere Enterobakterien, Enterokokken, Streptokokken, Bacteroides, Clostridien	Kurzfristig ballaststoffarme Kost. Moxifloxacin 1-mal 0,4 g p.o./i.v. für 7–10 Tage	Ampicillin + Sulbactam 3-mal (2+1) g i.v.
Divertikulitis mit Perforation	Darmsonographie, CT mit rektaler Kontrastierung, ggf. Kolonkontrasteinlauf, keine Koloskopie!		OP-Indikation prüfen. Piperacillin + Tazobactam 3-mal (4+0,5) g/Tag i.v.	Tigecyclin: Initialdosis 1-mal 100 mg i.v., dann 2-mal 50 mg i.v.

Anmerkung: Bei allen Patienten mit Divertikulitis ohne chirurgische Intervention nach 4–6 Wochen Koloskopie durchführen. Ernährung umstellen auf ballaststoffreiche Kost.

Akute Diarrhö oder Gastroenteritis (<2 Wochen klinische Symptomatik) (◘ Tab. 16.22)

◘ Tab. 16.22 Akute Diarrhö oder Gastroenteritis (<2 Wochen klinische Symptomatik)

Erkrankung/ Risikofaktoren	Diagnostik	Erreger	Therapie	Allergie/ Unverträglichkeit
Wässrige Diarrhö ohne Fieber	Keine Stuhlkultur	Toxine von S. aureus oder Clostridium perfringens; Salmonellen, Campylobacter, Yersinien, E. coli; bei Kindern häufig Rotaviren	Flüssigkeitssubstitution; in der Regel ambulante Therapie ausreichend	
Wässrige Diarrhö mit Fieber, stationäre Aufnahme	Stuhlkultur, Leukozyten im Stuhl (Direktpräparat), Blutkulturen	Salmonellen, Campylobacter, Yersinien, E. coli; bei Kindern häufig Rotaviren	Flüssigkeitssubstitution Bei Leukozyten im Stuhl oder Alter >65 Jahren: Ciprofloxacin 2-mal 0,5 g p.o.	
Diarrhö mit Fieber, Schleim und Blut	Stuhlkultur, Blutkultur, ggf. Koloskopie	Enterohämorrhagische E. coli (EHEC), Salmonellen, Shigellen, Campylobacter, Entamoeba histolytica	Flüssigkeitssubstitution Ciprofloxacin 2-mal 0,4 g i.v. oder/anschließend 2-mal 0,5 g p.o.	Cotrimoxazol 2-mal 160/800 mg i.v./p.o. Therapie der Amöbenruhr Kontroverse Diskussion: nach neuen Empfehlungen wird die Gabe eines Antibiotikums nicht empfohlen
Diarrhö bei Immunsuppression	Stuhlkultur, Blutkultur, baldige Koloskopie	Siehe oben, zusätzlich CMV, Clostridium difficile, Mycobacterium avium/intracellulare, Kryptosporidien, Mikrosporidien, Entamoeba histolytica, Strongyloides	Flüssigkeitssubstitution Ciprofloxacin 2-mal 0,4 g i.v. oder/anschließend 2-mal 0,5 g p.o.	Cotrimoxazol 2-mal 160/800 mg i.v./p.o.
Diarrhö nach Reise in die Tropen oder Entwicklungsland	Leukozyten im Stuhl, Stuhlkultur, Blutkultur, Malariaausschluss, baldige Sigmoidoskopie zum Nachweis von Amöben	E. coli (ETEC), Salmonellen, Shigellen, Campylobacter, Lamblien, Amöben, Cave: Durchfall kann auch Begleitsymptom einer Malaria sein	Flüssigkeitssubstitution Ciprofloxacin 2-mal 0,4 g i.v. oder/anschließend 2-mal 0,5 g p.o. Ggf. antiparasitäre Therapie	Cotrimoxazol 2-mal 160/800 mg i.v./p.o.
V. a. Pseudomembranöse Kolitis (nach antibiotischer Therapie auch nach längerer Latenz)	Toxinnachweis im Stuhl, Stuhlkultur, Sigmoidoskopie	Clostridium difficile (häufigster Erreger der nosokomialen Diarrhö)	Flüssigkeitssubstitution Metronidazol 4-mal 0,25 g/Tag p.o. für 7–10 Tage schwerere Fälle: Vancomycin 4-mal 0,125 g/Tag p.o. für 10 Tage	Vancomycin 4-mal 0,125 g/Tag p.o. für 10 Tage Ggf. Rifaximin 3-mal 200 mg p.o.

Anmerkung: In allen Fällen einer Diarrhö (insbesondere bei Clostridium-difficile-assoziierter Diarrhö) ist auf die strikte Befolgung der entsprechenden im Hygieneplan des jeweilgen Klinikums niedergelegten Hygiene- und Isolationsmaßnahmen zu achten.

16.6 Harnwegsinfektionen

M. Kochanek

Allgemeines

- Die **Standard-Diagnostik** bei Infektionen der Harnwege ist die Untersuchung von Mittelstrahlurin (MSU) auf Leukozyten (»Sediment«) und gleichzeitig eine **Urinkultur** (◘ Tab. 16.23). Eine Ausnahme gilt für die unkomplizierte Zystitis bei Frauen, wo eine empirische Therapie ohne Kultur gerechtfertigt sein kann.
- Signifikante Bakteriurie: Keimzahl >10^5 *und* Leukozytose >10/μl im Urin (gilt nur für die unkomplizierte Harnwegsinfektion [HWI]) (s. Anmerkungen a in ◘ Tab. 16.23)
- Bei Fieber sind wie bei allen anderen Infektionen zwei Blutkulturpaare (2-mal aerob/anaerob) unerlässlich.
- Mittelstrahlurin sollte sofort (<2 h) ins Labor transportiert oder bis zum Transport ins Labor gekühlt werden.
- Sterile Pyurie: insbesondere bei antibiotischer Vorbehandlung, allergisch interstitieller Nephritis, Urotheltumoren, DD: sexuell übertragbare Krankheiten
- Bei nosokomialer Infektion oder Antibiotikavortherapie besteht ein höheres Risiko für resistente Erreger
- Katheterassoziierte HWI (◘ Tab. 16.23, s. Anmerkung b): Wenn eine dauerhafte Katheterentfernung nicht möglich ist, sollte eine Urinkultur aus einem neu gelegten Blasenkatheter gewonnen werden.
- Bei Harnwegsinfektionen von nierentransplantierten Patienten sollte grundsätzlich ein urologisches Konsil erfolgen.

◘ **Tab. 16.23** Harnwegsinfektionen

Risiko	Diagnostik	Erreger	Therapie	Allergie/Unverträglichkeit
Unkomplizierte Zystitis[a] (bei Frauen)	Klassische Symptomatik und Anamnese, Urinteststreifen	E. coli, Staph. saprophyticus, Klebsiella spp., Proteus spp., Enterokokken	Cotrimoxazol 2-mal 160/800 mg/Tag p.o. für 3 Tage	Ciprofloxacin 2-mal 500 mg/Tag p.o. für 3 Tage
Komplizierte Harnwegsinfektion[a]	Standard (s. oben), rektale Untersuchung (Prostatitis?), bei Fieber Blutkulturen	E. coli, Klebsiella spp., Serratia spp., Pseudomonas aeruginosa, Enterokokken	Ceftriaxon 2 g/Tag i.v. für 10–14 Tage	Piperacillin + Tazobactam 3-mal (4+0,5) g i.v.
Pyelonephritis unkompliziert	Standard (s. oben), Nierensonographie zum Ausschluss Harnstau, Blutkulturen	E. coli, Klebsiella spp., Staph. saprophyticus, Enterokokken	Ceftriaxon 2 g/Tag i.v. für 10–14 Tage[c]	Ciprofloxacin 2-mal 500 mg p.o./i.v.[c]
Pyelonephritis kompliziert[d]	Standard (s. oben), Nierensonographie zum Ausschluss Harnstau, Blutkulturen	E. coli, Citrobacter spp., Enterobacter spp., Pseudomonas aeruginosa, Enterokokken, S. aureus	Piperacillin+ Tazobactam 3-mal (4+0,5) g/Tag i.v. für 10–14 Tage	Imipenem 3-mal 1 g i.v.
Urosepsis → Intensivpflichtig	Standard (s. oben), Blutkulturen, Nierensonographie zum Ausschluss Harnstau und Fokussuche, ggf. CT-Abdomen	E. coli, Klebsiella spp., weitere Enterobakterien, Enterokokken, P. aeruginosa	Piperacillin+ Tazobactam 3-mal (4+0,5) g/Tag i.v.	Imipenem 3-mal 1 g i.v.

Tab. 16.23 Fortsetzung

Risiko	Diagnostik	Erreger	Therapie	Allergie/Unverträglichkeit
Pyelonephritis in der Schwangerschaft	Standard (s. oben), Blutkulturen, gynäkologisches Konsil	E. coli, Klebsiella spp., Enterobacter, Proteus spp.	Ceftriaxon 2 g/Tag i.v. für 10–14 Tage	Meropenem 3-mal 1 g i.v.
Asymptomatische Bakteriurie bei Schwangeren	Standard (s. oben), ggf. gynäkologisches Konsil	E. coli, Klebsiella spp., Enterokokken, Staph. saprophyticus	Amoxicillin 3-mal 500 mg/Tag p.o. für 3–7 Tage	Cefuroxim 2-mal 500 mg/Tag p.o.
Akute Prostatitis[e]	Standard (s. oben), rektale Untersuchung ohne Massage, Blutkultur bei Fieber	E. coli, Enterokokken, Proteus spp., Chlamydien, Gonokokken	Ciprofloxacin 2-mal 500 mg p.o. für 2 Wochen	Cotrimoxazol 2-mal 960 mg plus Doxycyclin 2-mal 100 mg für 2 Wochen
Chronische Prostatitis[f]	Standard (s. oben), urologisches Konsil	Bakterielle Ätiologie unsicher	Ciprofloxacin 2-mal 500 mg p.o. für 4 Wochen[g]	Cotrimoxazol 2-mal 960 mg für 4 Wochen[g]

Anmerkungen:
[a] Definition Komplizierte Harnwegsinfektion: männliches Geschlecht, Fieber, verzögertes klinisches Ansprechen >48 h, Rekurrenz <1 Monat nach adäquater Therapie, Abflussbehinderung, kürzlich urologischer Eingriff (Schleimhautverletzung). Beim Mann häufig gleichzeitig Prostatitis (d. h. längere Therapie notwendig).
[b] Bakteriurie in Abhängigkeit von der Verweildauer des Katheters bis zu 90 % (Kolonisierung). Nur therapiebedürftig, falls gleichzeitig Infektionszeichen vorhanden sind. Katheterentfernung, wann immer möglich, empfohlen.
[c] Cephalosporine und Ciprofloxacin sind nicht wirksam bei Infektionen durch Enterokokken.
[d] Definition Komplizierte Pyelonephritis: emphysematös, intra- oder perirenaler Abszess, Papillennekrose, verzögertes klinisches Ansprechen >48 h. Positive Blutkultur ist kein komplizierender Faktor, wenn Symptome prompt ansprechen. RF: Diabetiker, Steine oder andere Abflussbehinderung, Fremdkörper, Schwangerschaft
[e] β-Lactam-Antibiotika penetrieren nicht in die Prostata. Cave: Ciprofloxacin-Resistenz von E. coli (derzeit ca. 30 %).
[f] Die chronische Prostatitis ist eine häufige Erkrankung und geht oft mit chronischen Schmerzen im kleinen Becken einher. Der Stellenwert der antimikrobiellen Therapie ist nicht gesichert.
[g] Die Dauer der Therapie ist nicht gut evaluiert, ggf. ist auch eine deutlich längere Behandlung als 4 Wochen notwendig.

16.7 Perioperative bzw. periinterventionelle Prophylaxe

M. Kochanek, H. Seifert

Prinzip

- Die perioperative Prophylaxe dient der Prophylaxe von postoperativen (Wund-)Infektionen im Operations-/Interventionsgebiet (**Tab. 16.24**).
- Die perioperative Prophylaxe richtet sich daher primär gegen Staphylococcus aureus.
- Entscheidend für die Wirksamkeit der perioperativen/periinterventionellen Prophylaxe ist es, einen ausreichenden Antibiotikagewebsspiegel während der gesamten Operation/Intervention zu gewährleisten.
- Die Antibiotikagabe sollte im Rahmen der perioperativen Prophylaxe während der Narkoseeinleitung (30 min vor »Schnitt«) veranlasst werden, entsprechend im Rahmen der periinterventionellen Prophylaxe 30–60 min vor Intervention.
- In der Regel handelt es sich um eine einmalige Applikation (»single shot«), die Antibiotikagabe wird bei einer länger andauernden Operation/Intervention (>3 h) nach der Erstgabe wiederholt.

> **Bei Patienten mit bekannter MRSA-Besiedlung sollte Vancomycin (1 g in einer Kurzinfusion über 60 min, Wiederholung erst bei >6 h Operationsdauer erforderlich) anstatt Cefazolin verwendet werden. Die Behandlung 2 h vor Operationsbeginn begonnen werden.**

16.7 · Perioperative bzw. periinterventionelle Prophylaxe

Tab. 16.24 Perioperative/-interventionelle Prophylaxe

Art des Eingriffs	Prophylaxe	β-Laktam-Allergie/Besonderheiten (B)
Allgemein- und Viszeralchirurgie		
Standard-Operation, z. B. Leistenhernie, Narbenhernie, Broviac-Katheter- oder Portimplantation	Cefazolin 2 g i.v.	Clindamycin 0,6 g i.v.
Kolonchirurgie	Cefazolin 2 g i.v. + Metronidazol 0,5 g i.v.	Moxifloxacin 400 mg i.v.
Andere abdominalchirurgische Eingriffe (Ösophagus, Magen, Dünndarm, Leber, Gallenwege, Pankreas, Milz)	Cefazolin 2 g i.v.	Clindamycin 0,6 g i.v.
Gefäßchirurgie		
Alle gefäßchirurgischen Eingriffe	Cefazolin 2 g i.v.	Clindamycin 0,6 g i.v.
Herz- und Thoraxchirurgie		
Schrittmacher- oder AICD-Implantation	Cefazolin 2 g i.v.	Clindamycin 0,6 g i.v.
Standard-Operation (z. B. Bypasschirurgie)	Cefuroxim 2-mal 1,5 g i.v.	Clindamycin 0,6 g i.v. **B:** 1. Gabe bei Narkoseeinleitung 2. Gabe in die Herzlungenmaschine ca. 2 h nach Operationsbeginn
Klappenersatz, Rekonstruktion, Aortenprothese	Cefuroxim 1,5 g i.v., anschließend 3-mal 1,5 g i.v. für 3 Tage	Clindamycin 0,6 g i.v., anschließend 3-mal 0,6 g i.v. i.v. für 3 Tage
Rethorakotomie, intraaortale Ballonpulsation (IABP), extrakorporale Membranoxygenerierung (ECMO)	Piperacillin + Tazobactam 5-mal (4+0,5) g i.v., anschließend: 3-mal 5 (4+0,5) g i.v. bis zur Explantation, mind. aber für 3 Tage	Clindamycin 0,6 g i.v. + Ciprofloxacin 400 mg i.v., anschließend: Clindamycin 3-mal 0,6 g i.v. + Ciprofloxacin 2-mal 400 mg i.v. bis zur Explantation, mind. aber für 3 Tage **B:** Es handelt sich nicht um eine perioperative Prophylaxe im engeren Sinne, sondern um eine präemptive Therapie
Lungenchirurgie	Cefazolin 2 g i.v.	Clindamycin 0,6 g i.v.
Radiologie (interventionell)		
Angiographie Perkutane transluminale Angioplastie (PTA) Stent/Endograft Chemoembolisation Uterusmyomembolisation Radiofrequenzablation (RFA)	Keine Antibiotikaprophylaxe	
Port-Anlage	Cephazolin 2 g i.v.	Clindamycin 0,6 g i.v.
Transjugulärer portosystemischer Shunt (TIPSS)	Ampicillin/Sulbactam 3-mal (2+1) g i.v. über 3 Tage	Moxifloxacin 400 mg i.v.
Gallenwegsdrainage/perkutane transhepatische Cholangiographie/Drainage (PTCD)/ Cholezystotomie	Ampicillin/Sulbactam 3-mal (2+1) g i.v. über 3 Tage	Moxifloxacin 400 mg i.v.

16.8 Malaria

M. Kochanek, J. Rybniker, G. Fätkenheuer

Komplizierte bzw. schwere Verlaufsform der Malaria tropica (◘ Tab. 16.25, ◘ Abb. 16.2)

1. **Lebensbedrohliche Form mit Intensivstation-Indikation**
   - Bewusstseinseintrübung bis Koma, zerebraler Krampfanfall
   - Lungenödem, respiratorische Insuffizienz bis ARDS
   - Hypoglykämie (Blutzucker <40 mg/dl)
   - Azidose (pH <7,3), Hyperkaliämie
   - Hypotension bis Schock
   - Spontanblutungen bis disseminierte intravasale Koagulopathie (DIC)

2. **Bedrohliche Form mit Indikation zur engmaschigen Überwachung**
   - Hämolytische Anämie (Hb <8 g/dl)
   - Makrohämaturie/Hämoglobinurie (Schwarzwasserfieber)
   - Niereninsuffizienz bis akutes Nierenversagen
   - Transaminasenerhöhung (3fach erhöht)
   - Ikterus/Bilirubinämie (Bilirubin >3 mg/dl)
   - Hyperparasitämie (>5 % der Erythrozyten zeigen Plasmodienbefall oder >100.000 Plasmodien/µl)

◘ **Tab. 16.25** Management der Malaria (www.dtg.org/malaria.html)

Erkrankung(Erreger)	Diagnostik	Besonderheiten	Therapie	Allergie/Unverträglichkeit
Malaria tertiana (P. vivax, P. ovale) **Malaria quartana** (P. malariae)	Blutausstrich[a] Antigen-Schnelltest Antikörperbestimmung hat keinen Stellenwert!	Häufig Chloroquinresistenz bei P. vivax in Indonesien/Pazifik; Empfehlung: Mefloquin (s. Malaria tropica)	Initial 600 mg **Chloroquin** bzw. Base (= 4 Tbl. Resochin), dann nach 6, 24 und 48 h jeweils 300 mg (2 Tbl.) Resochin) Nach Abschluss der Initialtherapie: Primaquin[b] 15 mg (1 Tbl.) pro Tag über 14 Tage (Import aus Ausland) zur Vermeidung von Rezidiven	Mefloquin (Lariam, 1 Tbl. enthält 250 mg Mefloquin) 3-2-1-Schema: Initial 750 mg, 6 h nach Therapiebeginn 500 mg, 12 h nach Therapiebeginn: 250 mg
Malaria tropica, unkompliziert (P. falciparum)	Blutausstrich[a] Antigen-Schnelltest Antikörperbestimmung hat keinen Stellenwert!	Cave: Mefloquin-Resistenz in Südostasien (Thailand, Kambodscha, Laos, Vietnam, Myanmar) Immer stationäre Behandlung!	**Mefloquin** (Lariam, 1 Tbl. enthält 250 mg Mefloquin) 3-2-1-Schema: Initial 750 mg, 6 h nach Therapiebeginn 500 mg, 12 h nach Therapiebeginn: 250 mg	Atovaquon/Proguanil (Malarone, 1 Tbl. enthält 250 mg Atovaquon und 100 mg Proguanil) Täglich 4 Tbl. als Einzeldosis über 3 Tage[c] *oder* Artemeter/Lumefantrin[c] (Riamet, 1 Tbl. enthält 20 mg Artemether und 120 mg Lumefantrin) Initial 4 Tbl., nach 8, 24, 36, 48 und 60 h jeweils 4 weitere Tbl.[c]

16.8 · Malaria

Tab. 16.25 Fortsetzung

Erkrankung(Erreger)	Diagnostik	Besonderheiten	Therapie	Allergie/Unverträglichkeit
Malaria tropica, kompliziert[d, e] (P. falciparum)	Blutausstrich Antigen-Schnelltest	Intensivmedizinische Behandlung erforderlich [c] Konsultation aktueller Leitlinien dringend empfohlen: www.uni-duesseldorf.de/awmf/ll/042–001.htm	**Chinin**[f] i.v.: initial 20 mg/kgKG über 4 h in 250–500 ml 5 %iger Glukose, dann 10 mg/kgKG alle 8 h bis orale Aufnahme möglich: 3-mal 0,5 g (2 Tbl.) p.o. plus Doxycyclin 2-mal 100 mg/Tag i.v. oder p.o. [c] Therapiedauer: 7–10 Tage	Artesunat: Initial 2,4 mg/kgKG i.v., erneut nach 12 h und nach 24 h, dann 1-mal täglich bis orale Therapie möglich, dann Artesunat oral mit 2 mg/kgKG/Tag bis insgesamt 1 Woche; zusätzlich Doxycyclin (2-mal 100 mg/Tag i.v. oder p.o.); Therapiedauer 7 Tage
Infektion mit P. knowlesi	In der Mikroskopie wie P. malariae, bei Verdacht molekularbiologische Diagnostik	Seltener Erreger, ausschließlich in Südostasien. Cave: komplizierte Verläufe möglich	Resochin (siehe M. tertiana), kompl. Verläufe siehe M. tropica	

Anmerkungen:
[a] Bei V. a. Malaria EDTA-Blut ins Labor für Blutausstriche. Bei negativem Befund und weiter bestehendem Verdacht Untersuchung nach 24 h wiederholen. Bei begründetem V. a. Malaria und entsprechender Klinik sollte der Patient in ein Krankenhaus mit Maximalversorgung/Spezialklinik verlegt werden.
[b] Nur bei Malaria tertiana. Cave: G6PD-Mangel (vorher ausschließen, Hämolysegefahr).
[c] Kriterien für Ansprechen: klinische Besserung, Normalisierungstendenz von Thrombozyten- und LDH-Werten, Reduktion der asexuellen Parasiten im Blutausstrich nach spätestens 48 h (ansonsten V. a. das Vorliegen einer Resistenz! Kurz nach Therapiebeginn Anstieg der Parasitenzahl aber möglich).
[d] Definition der komplizierten Malaria: Bewusstseinstrübung, Hb <5 g/dl, akutes Nierenversagen, Lungenödem/ARDS, Glukose <40 mg/dl, Schock, Spontanblutungen, DIC, Krampfanfälle, pH <7,25, Bikarbonat <15 mmol/l, Makrohämaturie.
[e] Von entscheidender Bedeutung bei komplizierter Malaria tropica sind die supportiven Maßnahmen, s. Leitlinien http://www.uni-duesseldorf.de/awmf/ll/042–001.htm. Engmaschige Überwachung des Therapieansprechens!
[f] Bei Nierenversagen (Clearance <10 ml/min) und bei Dialyse »loading dose« geben, dann Erhaltungsdosis um 30–50 % reduzieren; bei Multiorganversagen >3 Tage Dosis um 30–50 % reduzieren. Wichtige Nebenwirkungen von Chinin: hyperinsulinämische Hypoglykämie, Hör- und Sehstörungen, Herzrhythmusstörungen (Monitor!)

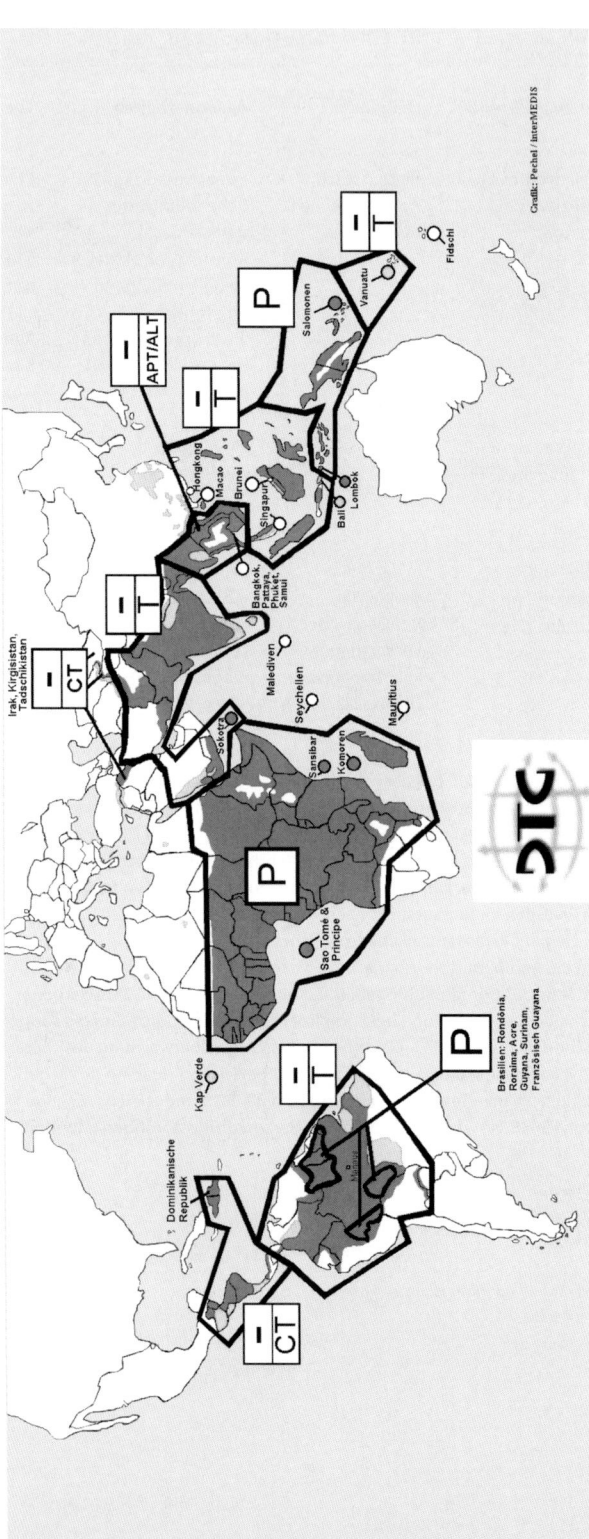

Abb. 16.2 Malariagebiete. Cave: Malariarisiko und Medikation können sich von Jahr zu Jahr ändern, jeweils aktuelle Karte beachten. (Mit freundlicher Genehmigung der Deutschen Gesellschaft für Tropenmedizin und Internationale Gesundheit e.V., www.dtg.org)

16.9 Weichgewebsinfektionen (◘ Tab. 16.26)

M. Kochanek, E. Skouras, G. Fätkenheuer

◘ Tab. 16.26 Management von Weichgewebsinfektionen

Diagnose/Risiko	Diagnostik	Erreger	Therapie	Allergie/Unverträglichkeit
Erysipel	Ggf. Abstrich Ggf. Blutkultur	Streptococcus pyogenes (gelegentlich auch S. aureus)	Ampicillin+Sulbactam 3-mal (2+1) g/Tag i.v. Kühlen und Ruhigstellen	Clindamycin 3-mal 0,6 g/Tag i.v./p.o., oder Moxifloxacin 0,4 g/Tag i.v./p.o.
Mittelschwere Infektionen: Abszess, Phlegmone, Bursitis etc.	Abstrich, Gewebeprobe, Blutkulturen	Streptococcus pyogenes, S. aureus oder CMRSA	Ampicillin+Sulbactam 3-mal (2+1) g/Tag i.v.	Clindamycin 3-mal 0,6 g/Tag i.v./p.o., oder Moxifloxacin 0,4 g/Tag i.v./p.o.
Schwere Infektion: Fasziitis, Gasbrand, Fournier-Gangrän	Abstrich, Gewebe für Mikrobiologie Histologie 2×2 Blutkulturen	Polymikrobielle Infektion mit Streptokokken, S. aureus, Anaerobiern, Pseudomonas	Piperacillin+Tazobactam 3-mal (4+0,5) g/Tag i.v. + Clindamycin 3-mal 0,6 g/Tag i.v. + Gentamycin 1-mal 5 mg/kgKG/Tag i.v. Primär chirurgische Therapie (radikales Débridement und Excision im Gesunden)	Imipenem 3-mal 1 g/Tag i.v. + Clindamycin 3-mal 0,6 g/Tag i.v.
Gasbrand	Abstrich, klinisches Bild	Clostridium perfringens[a]	Penicillin G 6-mal 5 Mio. E/Tag i.v. + Clindamycin 3-mal 0,6 g/Tag i.v. Primär chirurgische Therapie!	Ceftriaxon 2-mal 2 g i.v. + Clindamycin 3-mal 0,6 g/Tag i.v.
Postoperative Wundinfektion	Abstrich, Wundsekret	S. aureus, Streptokokken, Enterokokken, Enterobakterien, Anaerobier, ggf. Mischinfektion	Ampicillin+Sulbactam 3-mal (3+1) g/Tag i.v. später Sultamicillin p.o. 3-mal 0,75 g Chirurgische Revision	Clindamycin 3-mal 0,6 g/Tag i.v./p.o. oder Moxifloxacin 0,4 g/Tag i.v./p.o.
Diabetischer Fuß (Ulkus mit Weichgewebsinfektion)	Wundabstrich, Biopsie	Polymikrobielle Infektionen	Ampicillin+Sulbactam 3-mal (3+1) g/Tag i.v.	Moxifloxacin 0,4 g i.v./p.o.

[a] Viel häufiger sind gasbildene Infektionen mit E. coli. Therapieempfehlung hier nur für C. perfrigens!

16.10 Pilzinfektionen (invasive Mykosen)

M. Kochanek, M.J.G.T. Vehreschild, O.A. Cornely

Allgemeines

- Über 95 % aller invasiven Mykosen werden durch *Aspergillus* spp., *Candida* spp. und *Pneumocystis jirovecii* verursacht und treten fast ausschließlich als opportunistische Infektionen des immunsupprimierten Patienten auf.
- Die zeitnahe Diagnose und Behandlung einer invasiven Pilzinfektion üben einen entscheidenden Einfluss auf die Prognose immunsupprimierter Patienten aus, so dass der zügige Therapiebeginn nach Diagnosestellung stets im Vordergrund stehen sollte.
- Falls möglich, sollte vor Therapiebeginn (sonst nach der 1. Dosis) Rücksprache mit einem Infektiologen erfolgen (Tab. 16.27 bis Tab. 16.30).

Tab. 16.27 Invasive Aspergillose

Risikofaktoren	Diagnostik	Therapie	Unverträglichkeit/Allergie
Immunsuppression Akute Leukämie Myelodysplastisches Syndrom Exposition gegenüber *Aspergillus* spp. Chronisches Leberversagen u.v.a.	Histologie Schnittbildgebung der betroffenen Region Galactomannan-Nachweis im Serum[a] Glucan-Nachweis im Serum oder Plasma[b]	Voriconazol Tag 1: 2-mal 6 mg/kgKG i.v., dann weiter mit 2-mal 4 mg/kgKG i.v. oder Liposomales Amphotericin B 3 mg/kg/Tag i.v.	Caspofungin Tag 1: 70 mg i.v., dann weiter mit 50 mg/Tag i.v. oder Micafungin 1-mal 100 mg/Tag i.v.

Anmerkungen:
[a] Galactomannan stammt aus der Zellwand von *Aspergillus* spp. Der Nachweis aus dem Serum ist hochspezifisch. Sein Nachweis aus anderen Materialien, z. B. BAL, Sputum, Liquor, bedarf einer vorsichtigen Interpretation im klinischen Gesamtkontext.
[b] Der Nachweis von Glucan ist nicht erregerspezifisch.

Tab. 16.28 Invasive Candidiasis und Candidämie

Risikofaktoren/Klinische Situation	Diagnostik	Therapie	Unverträglichkeit/Allergie
(Abdominal-)Chirurgie Intensivaufenthalt Multifokale Kolonisation Total parenterale Ernährung Schwere Sepsis Nierenersatzverfahren Alter >65 Jahre u.v.a.	Blutkulturen (2×2), ggf. wiederholt Biopsie bei nachgewiesener Organbeteiligung Ophthalmoskopie zum Ausschluss einer Endophthalmitis	Caspofungin Tag 1: 70 mg i.v., dann weiter mit 50 mg/Tag i.v. oder Liposomales Amphotericin B 3 mg/kgKG/Tag i.v. **Keine Neutropenie:** Anidulafungin Tag 1: 200 mg/Tag i.v., dann weiter mit 100 mg/Tag i.v.[a] **Alternative bei *C. albicans*:** Fluconazol Tag 1 800 mg, dann weiter mit 400 mg/Tag[b]	Voriconazol Tag 1: 2-mal 6 mg/kgKG i.v., dann weiter mit 2-mal 3 mg/kgKG i.v. oder Micafungin 1-mal 100 mg i.v.
Wechsel auf orale Medikation	10 Tage i.v.-Therapie erfolgt plus *C. albicans* oder Nachweis von in der Sensitivitätstestung Fluconazol-sensiblen *Candida* spp. plus Patient klinisch stabil und entfiebert	Fluconazol Tag 1 800 mg, dann weiter mit 400 mg/Tag[c]	

Anmerkungen:
[a] Die Wahl des Antimykotikums sollte die *Candida* spp. berücksichtigen, die den Patienten kolonisieren.
[b] Nicht bei Patienten mit Neutropenie, da keine ausreichenden Erfahrungen vorliegen.
[c] Bei *Candida albicans* meist wirksam. Unwirksam bei *Candida krusei*. Häufig unwirksam bei *Candida glabrata*.

Tab. 16.29 Invasive Zygomykose

Risikofaktoren	Diagnostik	Therapie	Unverträglichkeit/Allergie
Myelodysplastisches Syndrom Unzureichend eingestellter Diabetes mellitus Typ II Eisenüberladung Allogene Stammzell- oder Organtransplantation i.v.-Drogenabusus	Biopsie	Liposomales Amphotericin B 5 mg/kgKG/Tag i.v.	Posaconazol 4-mal 200 mg/Tag p.o.

Ein chirurgisches Débridement sollte angestrebt werden.

Tab. 16.30 Kryptokokkose

Risikofaktoren	Diagnostik	Therapie	Unverträglichkeit/Allergie
Immunsuppression durch: »Acquired immunodeficiency syndrome« (Aids) Langzeitbehandlung mit Kortikosteroiden Organtransplantation Onkologische Erkrankung Sarkoidose u.v.a.	Kultureller oder Direktnachweis im Liquor oder Blut Antigennachweis im Liquor und Serum	Amphotericin B Desoxycholat 0,7 mg/kgKG i.v.[a] + 5-Flucytosin 3-mal 50 mg/kgKG	Liposomales Amphotericin B 3 mg/kgKG/Tag i.v. oder Fluconazol 400–800 mg/Tag i.v.

[a] Empfehlung von Amphotericin B Desoxycholat aufgrund der Studienlage. Liposomales Amphotericin B ist wahrscheinlich genauso gut wirksam.

16.11 Antibiotika (Tab. 16.31–16.44)

M. Kochanek, J. Vehreschild, G. Fätkenheuer

Tab. 16.31 Amoxicillin (Aminopenicillin)

Handelsname(n)	Amoxypen od. (Generikum)
Darreichungsform	p.o.; Tbl: 1 g; Trockensaft: 250 mg/5 ml
Standarddosis, Erwachsene	3-mal 1 g p.o.
Relevante Nebenwirkungen	Allergien, ansonsten wie Penicillin G
Schwangerschaft	FDA-Kategorie B
Kommentar	Dosisanpassung bei Niereninsuffizienz

Tab. 16.32 Amoxicillin plus Clavulansäure (Aminopenicillin mit β-Lactamase-Hemmstoff)

Handelsname(n)	Amoclav (Generikum)
Darreichungsform	p.o.; Tbl.: 500 mg, 125 mg; Trockensaft 400 mg/ml
Standarddosis, Erwachsene	3-mal 500–1000 mg tgl. p.o.
Relevante Nebenwirkungen	Hepatotoxizität, ansonsten s. Amoxicillin
Schwangerschaft	FDA-Kategorie B
Kommentar	Erweiterte Wirksamkeit bei β-Lactamase-bildenden Erregern; Dosisanpassung bei Niereninsuffizienz

Tab. 16.33 Ceftazidim (Cephalosporin der Generation 3b)

Handelsname(n)	Fortum, Ceftazidim (Generikum)
Darreichungsform	i.v.; Durchstechflasche: 0,5 g; 1,0 g; 2,0 g. Tr.-Subst. Z. Herst. v. Inj.- od. Inf.-Lsg.
Standarddosis, Erwachsene	3-mal 2 g Bei Mukoviszidose: 3-mal 4 g
Relevante Nebenwirkungen	Allergien, Blutungsneigung, Sludge-Bildung in der Gallenblase
Schwangerschaft	FDA-Kategorie B
Kommentar	Gute Pseudomonas-Wirksamkeit, schlechtere Wirksamkeit im grampositiven Bereich als Ceftriaxon/Cefotaxim; Dosisanpassung bei Niereninsuffizienz

Tab. 16.34 Ceftriaxon (Cephalosporin der 3. Generation)

Handelsname(n)	Rocephin, Ceftriaxon (Generikum)
Darreichungsform	i.v./i.m.: Trockensubstanz 500 mg, 1 g, 2 g
Standarddosis, Erwachsene	i.v.: 1-mal 1–2 g; Meningitis plus schwere Infektion: 2-mal 2 g i.m.: 1-mal 250 mg (einfache Urethritis)
Dosierung, Kinder	i.v. 50–150 mg/kgKG 1 ED
Dosisanpassung bei Niereninsuffizienz	Erwachsene: keine Kinder: GFR <10 ml/min 80 % 1 ED
Relevante Nebenwirkungen	Venenreizung, Blutungsneigung, Leberenzymanstieg, allergische Reaktionen
Schwangerschaft	FDA-Kategorie B
Kommentar	Cave: keine kalziumhaltigen Infusionslösungen, da Risiko der Ausfällung (Sludge-Bildung); unwirksam gegen P. aeruginosa

Tab. 16.35 Ciprofloxacin (Gyrasehemmer der Gruppe 2)

Handelsname(n)	Ciprobay und Generikum
Darreichungsform	i.v.; Inf.-Lsg.: 100 mg/50 ml, 200 mg/100 ml, 400 mg/200 ml p.o.; Tbl.: Ciprofloxacin 750 mg, 500 mg, 250 mg
Standarddosis, Erwachsene	In Abhängigkeit von der Indikation
Relevante Nebenwirkungen	(Photosensitivität), Neurotoxizität, gastrointestinale Störungen
Schwangerschaft	FDA-Kategorie C
Kommentar	Cave: Zunehmende Resistenzentwicklung gegenüber allen Chinolonen bei E. coli (20–40 %) und anderen Enterobakterien. Kein Standardmedikament bei ambulant erworbener Pneumonie (schlechte Wirksamkeit gegen Pneumokokken); Dosisanpassung bei Niereninsuffizienz

Tab. 16.36 Clarithromycin

Handelsname(n)	Klacid, Generikum
Darreichungsform	i.v.; Durchstechflasche: 500 mg Tr.-Subst. zur Herst. v. Inj.- od. Inf.-Lsg. p.o.; Tbl.: 250 mg
Standarddosis, Erwachsene	2-mal 250–500 mg Mycobacterium avium, Helicobacter pylori Eradikation: 2-mal 500 mg
Relevante Nebenwirkungen	Gastrointestinale Störungen, QT-Zeit-Verlängerung
Schwangerschaft	FDA-Kategorie C
Kommentar	Dosisanpassung bei Niereninsuffizienz

Tab. 16.37 Daptomycin (Lipopeptid)

Handelsname(n)	Cubicin				
Darreichungsform	i.v.: Trockensubstanz 350 mg, 500 mg				
Standarddosis, Erwachsene	Haut- und Weichgewebeinfektion: 1-mal 4 mg/kgKG Bakteriämie, Endokarditis: 1-mal 6 mg/kgKG (Infusion über mindestens 30 min)				
Dosierung, Kinder	Sicherheit bei Patienten <18 Jahre nicht evaluiert				
Dosisanpassung bei Niereninsuffizienz	GFR [ml/min]	>50	10–50	<10	Int. HD	Kon. HD
		1-mal 100 %		1-mal 100 %/2 Tage	1-mal 200 %/2 Tage
Relevante Nebenwirkungen	Pilzinfektionen, Kopfschmerzen, Leberenzymanstieg, Magen-Darm-Beschwerden, Exanthem, Reaktion an der Infusionsstelle				
Schwangerschaft	FDA-Kategorie B				
Kommentar	Wirksam nur gegen grampositive Erreger, Alternative zu Vancomycin, Mittel der Wahl bei Bakteriämie und Endokarditis durch MRSA				

Tab. 16.38 Meropenem (Carbapenem)

Handelsname(n)	Meronem
Darreichungsform	i.v.; Durchstechflasche: 500 mg, 1000 mg Tr.-Subst. z. Herst. v. Inj.- od. Inf.-Lsg.
Standarddosis, Erwachsene	3-mal 1 g i.v. Bei Mukoviszidose 80–120 mg/kgKG i.v. 3 ED (max. 3-mal 2 g)
Relevante Nebenwirkungen	Allergie, Blutungsneigung, Neurotoxizität, keine Krampfanfälle
Schwangerschaft	FDA-Kategorie B
Kommentar	Weitgehend identisches Wirkungs- und Nebenwirkungsprofil wie Imipenem; wegen besserer Wirksamkeit gegen Pseudomonas aeruginosa. Mittel der Wahl bei schweren Infektionen mit diesem Erreger (Mukoviszidose). Reserveantibiotikum für schwerste lebensbedrohliche Infektionen; Einsatz außerhalb von Intensivstationen nur in speziellen Situationen; cave: Selektion von *Stenotrophomonas maltophilia*; Dosisanpassung bei Niereninsuffizienz

Tab. 16.39 Metronidazol (Nitroimidazol)

Handelsname(n)	Clont, Metronidazol
Darreichungsform	i.v.; Infusionsflasche: 500 mg/100 ml p.o.; Tbl.: 400 mg
Standarddosis, Erwachsene	3-mal 400 mg p.o 3-mal 500 mg i.v.
Relevante Nebenwirkungen	Gastrointestinale Störungen, periphere Neuropathie
Schwangerschaft	FDA-Kategorie B
Kommentar	Dosisanpassung bei Niereninsuffizienz

Tab. 16.40 Moxifloxacin (Gyrasehemmer der Gruppe 4)

Handelsname(n)	Avalox
Darreichungsform	i.v.; Infusionsflasche: 400 mg/250 ml p.o.; Tbl.: 400 mg
Standarddosis, Erwachsene	1-mal 400 mg p.o. oder i.v.
Relevante Nebenwirkungen	Herzrhythmusstörungen (QTc-Verlängerung!), Exanthem, gastrointestinale Störungen, Hepatotoxizität, Neurotoxizität, Sehnenreizung.
Schwangerschaft	FDA-Kategorie C
Kommentar	Bei i.v.-Applikation: Infusion über mind. 60 min; Dosisanpassung bei Niereninsuffizienz

Tab. 16.41 Piperacillin/Tazobactam (Ureidopenicillin + β-Lactamase-Hemmstoff)

Handelsname(n)	Tazobac
Darreichungsform	i.v.; Durchstechflasche: 4,5 g Tr.-Subst. z. Herst. v. Inj.- od. Inf.-Lsg.
Standarddosis, Erwachsene	3-mal (4+0,5) g i.v.
Relevante Nebenwirkungen	Allergie, Krampfanfälle, Herxheimer-Reaktion
Schwangerschaft	FDA-Kategorie B

Tab. 16.42 Teicoplanin (Glykopeptid)

Handelsname(n)	Targocid
Darreichungsform	i.v.; Durchstechflasche: 100 mg, 200 mg, 400 mg Tr.-Subst. z. Herst. v. Inj.- od. Inf.-Lsg.
Standarddosis, Erwachsene	2-mal 400 mg am 1. Tag, dann 1-mal 400 mg
Relevante Nebenwirkungen	Allergie, Ototoxizität, Blutbildveränderungen
Schwangerschaft	Nicht empfohlen
Kommentar	Weitgehend identisches Wirkungsprofil wie Vancomycin, Vorteile gegenüber Vancomycin sind nicht belegt, teurer als Vancomycin; Dosisanpassung bei Niereninsuffizienz

Tab. 16.43 Tigecyclin (Glycylglycin)

Handelsname(n)	Tygacil
Darreichungsform	i.v.; Durchstechflasche: 50 mg Tr.-Subst. z. Herst. v. Inj.- od. Inf.-Lsg.
Standarddosis, Erwachsene	100 mg Erstgabe, dann 50 mg 2-mal/Tag
Relevante Nebenwirkungen	Gastrointestinale Störungen, Leukozytose, Thrombozytose, Nephrotoxizität, Hepatotoxizität, Pankreatitis
Schwangerschaft	FDA-Kategorie D
Kommentar	Reserveantibiotikum, Dosisanpassung bei Niereninsuffizienz

Tab. 16.44 Vancomycin (Glykopeptid)

Handelsname(n)	Vancomycin (Generikum)
Darreichungsform	i.v.; Durchstechflasche: 500 mg, 1000 mg Tr.-Subst. z. Herst. v. Inj.- od. Inf.-Lsg.
Standarddosis, Erwachsene	2-mal 1 g
Relevante Nebenwirkungen	Ototoxizität, Allergie; selten: Nephrotoxizität
Schwangerschaft	Kontraindiziert
Kommentar	Talspiegelbestimmung empfohlen bei gleichzeitiger Gabe von potenziell nephrotoxischen Substanzen; Ziel: 5–12 µg/ml (bei MRSA-Bakteriämie höher: 10–20 µg/ml); Dosisanpassung bei Niereninsuffizienz

16.12 Antimykotika (◘ Tab. 16.45 bis Tab. 16.53)

M. Kochanek, O.A. Cornely, M.J.G.T. Vehreschild

◘ **Tab. 16.45** Amphotericin B Desoxycholat

Markenname(n)	Amphotericin B Desoxycholat
Dosierung, Erwachsene	Wegen hoher Frequenz allergischer Reaktionen: Testgabe von 1 mg in 20 ml 5 % Glukose Lsg. i.v. über 20–30 min 1 mg/kgKG/Tag i.v. über 1–4 h
Relevante UEW	Niere, Leber, Schüttelfrost, Fieber, gastrointestinal
Wechselwirkungen mit	Keine bekannt
Schwangerschaft	Ausreichende Erfahrungen über die Anwendung beim Menschen liegen nicht vor
Stillzeit	Es ist nicht bekannt, ob die Substanz in die Milch übergeht
Indikationen	Kryptokokkose
Kommentar	Amphotericin B Desoxycholat ist erheblich toxischer als alle anderen Antimykotika. In Vergleichsstudien zu invasiver Candidiasis, invasiver Aspergillose und persistierendem Fieber in Neutropenie ist es in keiner Indikation effektiver als besser verträgliche Antimykotika

◘ **Tab. 16.46** Amphotericin B, liposomales

Markenname(n)	Ambisome
Dosierung, Erwachsene	Aspergillose, invasive Candidiasis, persistierendes Fieber in Neutropenie: 3 mg/kgKG/Tag i.v.Zygomykose: 5 mg/kgKG/Tag i.v.Viszerale Leishmaniose: Immunkompetente Pat. 1–1,5 mg/kgKG/Tag i.v. über 21 Tage *oder* 3 mg/kgKG/Tag i.v. über 10 Tage; Immunsupprimierte Pat. (z. B. HIV-positiv) 1,9 mg/kgKG/Tag i.v. über 21 Tage *oder* 4 mg/kgKG/Tag i.v. über 10 Tage
Relevante UEW	Niere
Wechselwirkungen mit	Keine bekannt
Schwangerschaft	Ausreichende Erfahrungen über die Anwendung beim Menschen liegen nicht vor
Stillzeit	Es ist nicht bekannt, ob die Substanz in die Milch übergeht
Indikationen	Erst- und Zweitlinientherapie der o. g. und auch seltener invasiver Mykosen, empirische Behandlung persistierenden Fiebers in Neutropenie, Zweitlinientherapie der viszeralen Leishmaniose (*Leishmania donovani*)
Kommentar	Liposomales Amphotericin B ist erheblich besser verträglich als Amphotericin B Desoxycholat. Bei 3 mg/kgKG treten in 13 % reversible Nierenschädigungen auf

16.12 · Antimykotika

Tab. 16.47 Anidulafungin

Markenname(n)	Ecalta
Dosierung, Erwachsene	Anidulafungin Tag 1: 200 mg/Tag i.v., dann weiter mit 100 mg/Tag i.v.
Relevante UEW	Hautrötung, Leber
Wechselwirkungen mit	Keine relevanten bekannt
Schwangerschaft	Nicht empfohlen
Stillzeit	Nutzen-Risiko-Abwägung
Indikationen	Invasive Candidiasis; Candidämie bei nicht neutropenischen Patienten
Kommentar	Enthält Ethanol. Sollte bei der seltenen hereditären Fruktoseintoleranz nicht angewendet werden. Keine hinreichenden Erfahrungen in der Neutropenie

Tab. 16.48 Caspofungin

Markenname(n)	Cancidas
Dosierung, Erwachsene	Tag 1: 70 mg i.v., dann weiter mit 50 mg/Tag i.v.Beachten: KG >80 kg: Erhaltungsdosis 70 mg/Tag; Child-Score 7–9: Erhaltung mit 35 mg/Tag; Child-Score >9: keine Erfahrungen; gleichzeitige Gabe von Stoffwechselinduktoren: Erhaltung 70 mg/kgKG
Relevante UEW	Hitzewallung, Leber
Wechselwirkungen mit	Caspofungin reduziert Tacrolimusspiegel. Induktoren von Stoffwechselenzymen wie Carbamazepin, Dexamethason, Efavirenz, Nevirapin, Phenytoin, Rifampicin reduzieren die Caspofungin AUC
Schwangerschaft	Ausreichende Erfahrungen über die Anwendung beim Menschen liegen nicht vor
Stillzeit	Kontraindikation
Indikationen	Invasive Candidiasis, Zweitlinientherapie der invasiven Aspergillose, empirische Behandlung bei persistierendem Fieber in der Neutropenie

Tab. 16.49 Fluconazol

Markenname(n)	Diflucan
Dosierung, Erwachsene	Invasive Candidiasis/Candidämie: Tag 1: 800 mg/Tag i.v., dann weiter mit 400 mg/Tag i.v. Candidosen oberflächl. Schleimhäute, z. B. oropharyngeale/ösophageale Candidose: 50–100 mg/Tag p.o. Kryptokokken-Meningitis: Therapie: 400 mg/Tag i.v., Rezidivprophylaxe 200 mg/Tag p.o. Prophylaxe invasiver Candidiasis nach allogener Stammzelltransplantation bis Ende der Neutropenie: 400 mg/Tag p.o.
Relevante UEW ▼	Leber, gastrointestinal

Tab. 16.49 Fortsetzung

Wechselwirkungen mit	Antikoagulanzien (CYP2C9-Substrat): Senkung des Quick-Wertes Midazolam (CYP3A4-Substrat): Anstieg der Plasmaspiegel Sulfonylharnstoffe (Glibenclamid, Glipizid, Tolbutamid), (CYP2C9-Substrat): Halbwertszeit verlängert Rifampicin (CYP450-Induktor): Senkung Plasmaspiegel von Fluconazol Rifabutin: Erhöhung des Rifabutinspiegels, Uveitis Tacrolimus (CYP3A4-Substrat): Erhöhung des Tacrolimusspiegels, Nephrotoxizität Sirolimus: Anstieg des Sirolimusspiegels durch Reduktion des Metabolismus Phenytoin: Erhöhung des Phenytoinspiegels Xanthin-Basen, weitere Antiepileptika, Isoniazid: Kontrolluntersuchungen durchführen Nach Absetzen von Fluconazol Zunahme des Abbaus von Prednison, Addison-Krise Statine: Myopathie, Rhabdomyolyse
Schwangerschaft	Ausreichende Erfahrungen über die Anwendung beim Menschen liegen nicht vor
Stillzeit	Kontraindiziert. Fluconazol erreicht in der Muttermilch die gleichen Konzentrationen wie im Plasma. Vor Anwendung abstillen
Indikationen	Hefepilzinfektionen, Candidämie, Candidurie, invasive Candidose, Candidosen oberflächlicher Schleimhäute, Kryptokokken-Meningitis
Kommentar	Fluconazol ist ein potenter CYP2C9-Inhibitor und mäßiger CYP3A4-Inhibitor: Risiko erhöhter Plasmaspiegel auch für andere Arzneimittel (z. B. Ergotalkaloide, Chinidin). Wegen der langen Halbwertszeit des Fluconazols kann der Effekt noch 4–5 Tage nach Absetzen andauern

Tab. 16.50 Flucytosin

Markenname(n)	Ancotil
Dosierung, Erwachsene	Kryptokokken-Meningitis: 100 mg/kgKG/Tag i.v. plus Amphotericin B (0,7–1,0 mg/kgKG/Tag)
Relevante UEW	Gastrointestinal, Anämie, Leukopenie, Thrombozytopenie, Leber, Niere
Wechselwirkungen mit	Phenytoinspiegelerhöhung, Brivudin erhöht 5-Fluorouracilspiegel
Schwangerschaft	Kontraindikation im 1. Trimenon, strenge Indikationsstellung im 2. und 3. Trimenon
Stillzeit	Es ist nicht bekannt, ob die Substanz in die Milch übergeht
Indikationen	Kryptokokken-Meningitis
Kommentar	Anwendung nur in Kombination mit Amphotericin B. Ancotil enthält Natrium und kann zu einer Hypernatriämie führen. 5-Flucytosin wird enteral ebenso wie bei unsachgemäß warmer Lagerung in 5-Fluorouracil umgewandelt

Tab. 16.51 Micafungin

Markenname(n)	Mycamine
Dosierung, Erwachsene	Invasive Candidiasis und Candidämie: 100 mg/Tag i.v. Candidosen oberflächlicher Schleimhäute, z. B. oropharyngeale/ösophageale Candidose: 150 mg/Tag i.v. Prophylaxe der invasiven Candidiasis nach allogener Stammzelltransplantation: 50 mg/d i.v.
Relevante UEW	Fieber, Kopfschmerzen
Wechselwirkungen mit	Substrate und Inhibitoren von CYP3A4 (v. a. Sirolimus, Nifedipin, Itraconazol)
Schwangerschaft	Teratogenität kann nicht ausgeschlossen werden
Stillzeit	Es ist nicht bekannt, ob die Substanz in die Milch übergeht
Indikationen	Therapie ösophagealer und systemischer Candidosen. Prophylaxe der invasiven Candidiasis nach allogener Stammzelltransplantation

Tab. 16.52 Posaconazol

Markenname(n)	Noxafil
Dosierung, Erwachsene	Prophylaxe: 3-mal 200 mg/Tag p.o. Therapie: 4-mal 200 mg/Tag p.o., nach Stabilisierung 2-mal 400 mg/Tag p.o.
Relevante UEW	Gastrointestinal, Leber
Wechselwirkungen mit	Posaconazol ist ein CYP-3A4-Inhibitor und erhöht die Plasmaspiegel von Tacrolimus, Sirolimus, Ciclosporin, Rifampicin, Rifabutin, Midazolam und anderen Benzodiazepinen, Phenytoin, Vinca-Alkaloiden, Kalziumantagonisten (z. B. Diltiazem, Verapamil, Nifedipin, Nisoldipin), Virustatika, Digoxin, Sulfonylharnstoffen etc. Induktoren von UDP-Glucuronidase und P-Glykoprotein-Effluxpumpen (z. B. Rifampicin, Rifabutin, Cimetidin, best. Antiepileptika etc.) vermindern den Posaconazolspiegel
Schwangerschaft	Ausreichende Erfahrungen über die Anwendung beim Menschen liegen nicht vor
Stillzeit	Es ist nicht bekannt, ob die Substanz in die Milch übergeht
Indikationen	Zweitlinientherapie der invasiven Aspergillose, Fusariose, Chromoblastomykose/Myzetom, Kokzidioidomykose, oropharyngeale Candidose. Prophylaxe invasiver Mykosen bei Remissionsinduktionschemotherapie bei akuter myeloischer Leukämie (AML) oder myelodysplastischem Syndrom und bei allogener Stammzelltransplantation mit Graft-versus-Host-Disease

Tab. 16.53 Voriconazol

Markenname(n)	Vfend
Dosierung, Erwachsene	Candidämie: Tag 1: 2-mal 6 mg/kgKG i.v., dann weiter mit 2-mal 3 mg/kgKG i.v. Aspergillose: Tag 1: 2-mal 6 mg/kgKG i.v., dann weiter mit 2-mal 4 mg/kgKG i.v.
Relevante UEW	Sehstörungen, gastrointestinal, Hautausschlag, Leber, Halluzinationen, QTc-Verlängerung
Wechselwirkungen mit	Cimetidin, Methadon, HIV-Proteasehemmer (z. B. Saquinavir, Amprenavir, Nelfinavir) erhöhen den Plasmaspiegel von Voriconazol Ciclosporin, Tacrolimus, Sirolimus, Statine, Warfarin, Phenprocoumon, Acenocoumarol, Sulfonylharnstoffe (z. B. Tolbutamid, Glipizid, Glyburid), Benzodiazepine, Phenytoin, Vinca-Alkaloide (z. B. Vincristin, Vinblastin), Rifabutin, Protonenpumpenhemmer, HIV-Proteasehemmer (z. B. Saquinavir, Amprenavir, Nelfinavir), Efavirenz: Spiegel dieser Wirkstoffe erhöht Phenytoin, Rifabutin, Nevirapin, Efavirenz, Johanniskraut verringern die Voriconazolspiegel
Schwangerschaft	Ausreichende Erfahrungen über die Anwendung beim Menschen liegen nicht vor. Der Tierversuch erbrachte Hinweise auf embryotoxische/teratogene Wirkungen
Stillzeit	Es ist nicht bekannt, ob die Substanz in die Milch übergeht. Abstillen!
Indikationen	Invasive Aspergillose, Candidämie bei nicht neutropenischen Patienten, Zweitlinientherapie der invasiven Candidiasis, Scedosporiose, Fusariose

Literatur

Schurink CAM, Van Nieuwenhoven CA, Jacobs JA et al. (2004) Clinical pulmonary infection score for ventilator-associated pneumonia: accuracy and inter-observer variability. Intensive Care Med (2004) 30:217–224

Endokrinologische Krankheitsbilder

G. Michels

17.1 Hypoglykämie – 438

17.2 Diabetisches Koma – 439

17.3 Urämisches Koma – 443

17.4 Akute Nebenniereninsuffizienz (adrenale oder Addison-Krise) – 446

17.5 Thyreotoxische Krise – 447

17.6 Myxödemkoma – 449

17.7 Hyperkalzämische Krise – 450

17.8 Diabetes insipidus – 451

17.9 Schwartz-Bartter-Syndrom – 453

Literatur – 454

17.1 Hypoglykämie

Definition

- Es existiert keine allgemeingültige Definition der Hypoglykämie.
- Modifizierte Definition (DCCT, »diabetes control and complications trial«): Die Hypoglykämie ist »nicht« nur durch einen isolierten Laborwert definiert, sondern durch die sog. Whipple-Trias:
  - Plasmaglukose <50 mg/dl (<2,7 mmol/l)
  - Hypoglykämische Symptome
  - Besserung der Klinik nach Glukosegabe
- Eine schwere Hypoglykämie kann definitionsgemäß nur durch Fremdhilfe überwunden werden.

Allgemeines

- Diabetes mellitus (allgemein): ca. 170 Mio. Menschen weltweit und über 5 Mio. in Deutschland leiden an Diabetes mellitus.
- Anteil an Diabetes mellitus Typ 1: ca. 5 % bzw. ca. 200.000 Erkrankte (Deutschland)
- Anteil an Diabetes mellitus Typ 2: ca. 95 %; Inzidenz (Deutschland): 9–11 % pro 100.000/Jahr, Prävalenz (Deutschland): bis 8 % (altersabhängig)
- Häufiges Auftreten von Hypoglykämien bei Diabetikern in der Nacht (1–3 Uhr, Phase der höchsten Insulinempfindlichkeit) und am späten Nachmittag.
- 2–4 % aller Patienten mit Diabetes mellitus Typ 1 versterben an einer akuten Hypoglykämie.
- Beim Typ 1 oder langjährigem Diabetes mellitus Typ 2 kann sowohl ein Defekt der Glukagonsynthese als auch eine verminderte Adrenalinantwort vorliegen (»hypoglycemia unawareness«).
- Beim Typ-2-Diabetiker mit Insulinresistenz und meist noch intakter Gegenregulation treten schwere Hypoglykämien deutlich niedrigfrequenter auf als beim Typ-1-Diabetiker.

Ätiologie

- Relativ zu geringe Nahrungsaufnahme nach Insulininjektion
- **Medikamentös:**
  - Zu hohe Insulin- oder orale Antidiabetika (OAD)-Dosis
  - Akzidentiell oder absichtlich (Hypoglycaemia factitia)
  - Unter Insulintherapie treten in 25 % d. F. asymptomatische Hypoglykämien auf.
  - Diabetiker unter Glukokortikoidbehandlung: häufig frühmorgendliche Hypoglykämien
  - Medikamenteninterferenz: ACE-Hemmer, Sulfonamide, nichtselektive β-Blocker, Fibrate
  - Verminderte renale Elimination von Insulin und OAD bei Vorliegen einer diabetischen Nephropathie oder chronischen Niereninsuffizienz
- **Späte Hypoglykämie:** Bei der Injektion großer Mengen Normalinsulin wirkt das Insulin nicht nur stärker, sondern auch länger. Insbesondere wenn rasch resorbierbare Kohlenhydrate gegessen werden, kann dies dazu führen, dass das Insulin noch wirkt, die Kohlenhydrate aber schon »verbraucht« sind. Folglich kommt es dann ca. 4–5 h nach der Insulininjektion zu einer sog. »späten« Hypoglykämie.
- **Ungeplante starke körperliche Aktivität:** Insulin-unabhängige Aufnahme von Glukose in Muskelzellen → Abfall des Blutzuckers
- **Gastroparese (autonome Neuropathie):** verzögerte Magenentleerung → verzögerte Aufnahme von Kohlenhydraten → verzögerter Blutzuckeranstieg → Hypoglykämie
- **Reaktive Hypoglykämie:** mahlzeitenabhängig bei nicht diabetischen Patienten, können Vorboten eines sich manifestierenden Diabetes sein
- **Alkoholkonsum:**
  - Zufuhr einer zu großen Alkoholmenge → Inhibierung der Glukoneogenese → Hypoglykämie. Die Gabe von Glukagon hilft in diesen Fällen nicht (!)
  - Alkoholabusus mit Nahrungskarenz oder im Entzug (Hemmung der hepatischen Glukoneogenese)

Klinik

> **Variable Hypoglykämieschwelle:** Die Wahrnehmung einer Hypoglykämie geschieht bei gut eingestellten Diabetikern verspätet bzw. sehr früh bei schlecht eingestellten Patienten (beginnende Symptomatik bereits bei Plasmaglukosewerten <8 mmol/l bzw. 144 mg/dl), z. B. schwere Hypoglykämie bei Patienten mit einem Blutzucker von <144 mg/dl bei über Jahren bestehenden »normalen« Glukosewerten zwischen 200–300 mg/dl.

- **Vegetative Symptomatik** (plötzlicher Beginn der Klinik) als Ausdruck der **neuroendokrinen Gegenregulation** (Glukagon, Adrenalin, GH, Cortisol)

- Parasympathikoton: initial Heißhunger, Nausea, Emesis
- Sympathikoton: innere Unruhe, ausgeprägtes Schwitzen (schwieriges Fixieren von periphervenösen Zugängen, Heranziehen von Mullbinden), Tachykardie, Tremor, Mydriasis
- **Neuroglukopenische** oder **zerebrale Symptomatik** durch ungenügende Glukoseversorgung des Gehirns
  - Automatismen, Grimassieren
  - Verwirrtheit, Verhaltensänderungen
  - Müdigkeit, Verlangsamung
  - Kopfschmerzen
  - Schwindel
  - Sehstörungen: verschwommenes Sehen, Doppelbilder
  - Sprachstörungen: Aphasie
  - Gedächtnisstörungen
  - Fokalneurologische Defizite: Hemiplegie
  - Somnolenz bis hypoglykämisches Koma
- **Schweregrade der Hypoglykämie:**
  - Grad I: Asymptomatische Hypoglykämie (nur biochemische Sicherung)
  - Grad II: Symptomatische Hypoglykämie (fremde Hilfe noch nicht nötig)
  - Grad III: Schwere Hypoglykämie (fremde Hilfe notwendig)
  - Grad IV: Koma

> Die Hypoglykämie kann die Symptome eines akuten Schlaganfalls nachahmen. Blutzuckerbestimmung bei jedem bewusstlosen Patienten.

Diagnostik

- Anamnese:
  - Eigen-/Fremdanamnese: Diabetes mellitus meist bekannt
  - Medikamentenanamnese, Arztbriefe
- Körperliche Untersuchung: Erhebung des Gesamtkörperstatus
- Labordiagnostik:
  - Blutzuckerbestimmung: wenn möglich Plasmaglukose (Blutreste aus dem Mandrin beim Legen der Venenverweilkanüle)
  - Notfalllabor inkl. BGA
  - Ggf. Asservierung von Serum aus forensischen Gründen (Rechtsmedizin, Toxikologie)
- Monitoring: EKG, Hämodynamik (Blutdruck, Puls), S_pO_2

- Ggf. neurologisches Konsil (Differenzialdiagnostik): Ausschluss von Epilepsie, Schlaganfall, Psychosen, Intoxikationen

Therapie

- **Bewusstseinsklarer Patient**
  - Prinzip: orale Glukoseapplikation → »erst essen, dann messen«
  - Maßnahmen: »eine schnelle und eine langsame BE zuführen«, z. B. ein Glas Limonade/Fruchtsaft oder 2–4 Plättchen Traubenzucker (= 10–20 g Kohlenhydrate), anschließend sollte z. B. eine Scheibe Brot zugeführt werden.
  - 1–2 BE oder 10–20 g Traubenzucker führen zum Anstieg des Blutzuckers um ca. 40–80 mg/dl (2,2–4,4 mmol/l)
- **Bewusstloser Patient**
  - Prinzip: parenterale Applikation von Glukose
  - 1 mg Glukagon (GlucaGen Hypokit) i.m. (»notfalls durch die Hose in den Oberschenkel«)
  - 40–60 ml Glukose 40 % i.v. über zentralen Zugang (>Glukose 10 % nur über zentralen Venenkatheter) oder verdünnt in NaCl 0,9 % (im Notfall; eine periphere Phlebitis muss man oft in Kauf nehmen)
  - Ziel-Blutzucker: >150 mg/dl (8 mmol/l)

> Hypoglykämien mit nur kurzer Dauer (<30 min) sind nach Glukosesubstitution mit sofortigem Ansprechen auf Glukose meist komplikationslos. Protrahierte hypoglykämische Komata können zerebrale Funktionsstörungen zur Folgen haben.

17.2 Diabetisches Koma

Definition

Beim diabetischen Koma handelt es sich um eine durch absoluten oder relativen Insulinmangel verursachte Bewusstseinsstörung.

Allgemeines

- Häufig ist ein Diabetes mellitus nicht bekannt.
- Ein »wirkliches« Koma kann nur in ca. 10 % d. F. beobachtet werden.
- Blutzuckerbestimmung bei jedem komatösen Patienten: Hämoglucotest (Messbereich: 20–800 mg/dl)
- Einteilung des Coma diabeticum:
  - Ketoazidotisches Koma
  - Hyperosmolares nicht ketoazidotisches Koma

Ätiologie

- **Erstmanifestation** eines Diabetes mellitus → sog. Manifestationskoma: in 25 % d. F. im Rahmen von Infektionen (gastrointestinal, Pneumonie, Harnwegsinfekt etc.)
- **Fehlende Insulinzufuhr**, z. B. Vergesslichkeit, Insulinpumpendefekt
- Inadäquate Dosierung von Antidiabetika oder Insulin, z. B. **erhöhter Insulinbedarf**
  - Begleiterkrankungen: Infektion, Hyperthyreose, Myokardinfarkt
  - Steroidtherapie
  - Katecholamintherapie
  - Diätfehler bei unzureichender Schulung
  - Operativer Stress

Klinisch pathophysiologischer Hintergrund

Ketoazidotisches Koma

- Absoluter Insulinmangel → intrazelluläre Hypoglykämie und extrazelluläre Hyperglykämie
- Kompensatorischer Anstieg kataboler Hormone: Glukagon, Katecholamine, Cortisol, GH
- **Glukoregulatorische Mechanismen:**
  - Glykogenolyse und Glukoneogenese
  - Proteolyse: Muskeleiweißabbau für Glukoneogenese
  - Lipolyse: Freisetzung freier Fettsäuren aus Adipozyten mit Ketogenese (durch den Abbau freier Fettsäuren mit vermehrter Entstehung von Acetyl-CoA: Anreicherung von Aceton, Acetoacetat, β-Hydroxybutyrat): Ketoazidose-Entwicklung und Verschlechterung der Glukosepermeabilität
- **Osmotische Diurese (Hyperosmolarität)**
  - Polyurie und Polydipsie: bedingt durch extrazelluläre Hyperglykämie
  - Elektrolytverarmung (Hyponatriämie und Hypokaliämie): Im Rahmen der metabolischen Azidose kommt es zum Austausch extrazellulärer Protonen gegen intrazelluläre K^+-Ionen (H^+-K^+-Antiporter), die zusammen mit Na^+-Ionen im Rahmen der Ketonurie (β-Hydroxybutyrat und Acetoacetat liegen als Anionen vor) als Natrium- und Kaliumsalze ausgeschieden werden.
  - Hypertone Dehydratation (durch Hyperglykämie und Hyperketonämie): Koma und prärenales Nierenversagen
- **Wasser- und Elektrolytverluste** (Faustregel)
  - Wasserverlust: ca. 5–15 % des Körpergewichts
  - Elektrolytverlust: 500 mmol Na^+, 500 mmol K^+, 100 mmol Phosphat

Hyperosmolares Koma

- Im Gegensatz zum ketoazidotischen Koma findet beim hyperosmolaren Zustand noch eine geringe Insulinrestsekretion statt (relativer Insulinmangel).
- Insulin führt normalerweise über die Inhibition der hormonsensitiven Lipase zur Hemmung der Lipolyse.
- Beim hyperglykämisch-hyperosmolaren Koma scheint diese minimale Insulinsekretion gerade genügend, um eine Lipolyse zu verhindern, so dass keine wesentliche Ketogenese stattfindet bzw. sich keine Ketoazidose manifestiert.
- Die Insulinrestmenge kann jedoch keinen ausreichenden Glukosetransport nach intrazellulär gewährleisten.
- Die gegenregulatorische Freisetzung von Glukagon, Katecholaminen und Cortisol führt zur gesteigerten Glukoneogenese und zur Glykogenolyse mit Hyperglykämie.
- Da die Hyperglykämie meist intensiver ausgeprägt ist als beim ketoazidotischen Koma kommt es infolge der verstärkten Hyperosmolarität mit osmotischer Diurese zu einer deutlichen Exsikkose.

Klinik

Ketoazidotisches Koma

- Mäßige Exsikkose-Zeichen: Durst, trockene Haut (◘ Tab. 17.1)
- Bauchschmerzen (Pseudoperitonitis diabetica) können bei jugendlichen Patienten und ausgeprägter Ketoazidose ganz im Vordergrund stehen (akutes Abdomen), u. a. erhöhte Serumamylase und erhöhte Entzündungsparameter
- Nausea, Emesis (zentralnervöse emetische Ketonwirkung)
- Hypotonie, Tachykardie
- Acetonfötor (da Aceton nicht metabolisiert werden kann, wird es abgeatmet und/oder renal ausgeschieden): Geruch nach süßlich faulem Obst, wird im Notfallgeschehen meist kaum wahrgenommen
- Kussmaul-Atmung

Hyperosmolares Koma

- Ausgeprägte Exsikkose-Zeichen: Durst, trockene Haut und Schleimhäute, stehende Hautfalten
- Hypotonie, Tachykardie

- Meist Fehlen von Nausea, Emesis und Pseudoperitonitis
- Meist normale Atmung

Diagnostik

- Anamnese/Fremdanamnese und körperliche Untersuchung
- Labordiagnostik:
  - Blutzuckerbestimmung
  - Notfalllabor: insbesondere Elektrolyte, Plasmaglukose, Blutbild, TSH, Entzündungsparameter
  - BGA: pH-Wert, pO_2, pCO_2, Elektrolyte, Laktat, BE, HCO_3
  - Urinstix: Ketonkörpernachweis (Acetoacetat und Aceton)
  - Berechnung der Anionenlücke (Na^+-Cl^--HCO_3^-): Normwert: 8–16 mmol/l, bei metabolischer Azidose >16 mmol/l
  - Berechnung der Serumosmolalität: S-Osmolalität = 1,89 [Na^+] + 1,38 [K^+] + 1,03 [Harnstoff] + 1,08 [Glukose] + 7,45; Normwert: 280–295 mosmol/kg
  - Bestimmung der Urinosmolalität (wird nicht berechnet), Normwert: 200–1400 mosmol/kg
- EKG
- Abdomensonographie
- Röntgen-Thorax
- Ggf. neurologisches Konsil
- Ggf. Abnahme von Blutkulturen bei Zeichen der Infektion (Infektion als Induktor?)

Differenzialdiagnostik (◘ Tab. 17.1)

Therapie

Therapiestadien des Coma diabeticums
- Stadium der Rehydratation
- Stadium der Insulintherapie
- Stadium der langsamen Adaptation an das normale Milieu

◘ Tab. 17.1 Coma diabeticum

	Ketoazidotisches Koma	Hyperosmolares Koma
Vorkommen	Diabetes mellitus Typ 1	Diabetes mellitus Typ 2
Inzidenz	Ca. 5–8/1000/Jahr	Ca. 1/1000/Jahr
Anamnesedauer	Stunden	Tage
Patientenkollektiv	<40. Lebensjahr	>40. Lebensjahr
Allgemeine Klinik	Mäßige Exsikkose-Zeichen: Durst, trockene Haut; Bauchschmerzen (Pseudoperitonitis → DD akutes Abdomen!); Nausea, Emesis (zentralnervöse emetische Ketonwirkung); Hypotonie, Tachykardie; Acetonfötor (Geruch nach süßlich faulem Obst)	Ausgeprägte Exsikkose-Zeichen: Durst, trockene Haut und Schleimhäute, stehende Hautfalten; Hypotonie, Tachykardie; meist Fehlen von Nausea, Emesis und Pseudoperitonitis
Atemmuster	Kussmaul-Atmung	Normal
Muskeltonus	Vermindert	Gesteigert
Blutzuckerspiegel [mg/dl]	>250 und <600	>600
pH-Wert	Metabolische Azidose (pH-Wert <7,3)	Normal, evtl. Laktatazidose (pH-Wert meist >7,3)
HCO_3 [mmol/l]	<15	>15
Anionenlücke [mmol/l]	>12	<12
Serumosmolalität	Variabel	Erhöht (>350 mosmol/kg)
Ketonkörper im Urin	Positiv	Negativ oder gering
Exsikkose	Unterschiedliche Ausprägung	Stark ausgeprägt
Mortalität [%]	2–5	20–25

Allgemeine Maßnahmen

- Sicherung und Aufrechterhaltung der Vitalfunktionen
- Oxygenierung: 2–6 l O_2/min über Nasensonde (F_iO_2 0,2–0,4) oder Maske (>6–15 l O_2/min: F_iO_2 0,4–0,7)
- Anlage eines zentralvenösen (ZVK) und arteriellen Zugangs (Arterie)
- Thromboseprophylaxe: 500 I.E. Heparin/h i.v. (Perfusor)
- Anlage einer Magensonde bei diabetischer Gastroparese
- Therapie der auslösenden Ursache: z. B. Antibiotikatherapie bei V. a. Infektion

Volumensubstitution

> Flüssigkeitszufuhr so viel wie nötig, aber so langsam wie möglich (Hirnödemgefahr)
> Die Volumensubstitution sollte unter Berücksichtigung von Hydratationsstatus, Serum-Na^+-Spiegel und Serumglukosespiegel erfolgen.

Dosierung

Volumensubstitution
1. Unter Berücksichtigung der aktuellen Hämodynamik (Schock) bzw. des Hydratationsstatus
   - Zu berücksichtigende Faktoren: kardiale (z. B. Herzinsuffizienz) und renale Erkrankungen (z. B. eingeschränkte Diurese bei chronischer Niereninsuffizienz)
   - Gesamtbedarf: 5–10 l oder 10–15 % des Körpergewichts
   - In der 1. Stunde: 1–2 l 0,9%ige NaCl-Lösung
   - Ab der 2. Stunde: abhängig von Diurese und ZVD
     - ZVD-Wert <0 mmHg: 1000 ml/h
     - ZVD-Wert 0–3 mmHg: 500 ml/h
     - ZVD-Wert 4–8 mmHg: 250 ml/h
     - ZVD-Wert 9–12 mmHg: 100 ml/h
     - ZVD-Wert >12 mmHg: 0 ml/h
2. Unter Berücksichtigung des Serum-Na^+-Spiegels
   - Allgemeine Dosierung: 0,5 l/h NaCl 0,9 % (1 l NaCl 0,9 % enthält 154 mmol Na^+)
   - Serum-Na^+_{high} >155–165 mmol/l: NaCl 0,45 % oder Glukose 5 % (Na^+-frei) i.v.
   - Serum-Na^+_{normal} 135–155 mmol/l: 250–500 ml NaCl 0,45 % pro Stunde i.v.
   - Serum-Na^+_{low} <135 mmol/l: 250–500 ml NaCl 0,9% pro Stunde i.v.
3. Unter Berücksichtigung des Blutzuckers
   - Blutzucker <300 mg/dl (<16 mmol/l): 150–250 ml Glukose 5 % mit NaCl 0,45 % pro Stunde i.v.
   - Blutzucker <120 mg/dl (<7 mmol/l): Gabe von Glukose 10 %, Insulinsubstitution ggf. reduzieren, aber *nicht* absetzen (!)

Beachte: Insulin führt zum Einstrom von Glukose und K^+ nach intrazellulär, was eine Abnahme der Serumosmolalität und eine Hypokaliämie unter Insulintherapie zur Folge hat. Mit sinkender Serumosmolalität kommt es zum Zellhydrops (Hirnödemgefahr) bzw. zur Abnahme des intravasalen Volumens mit Hypernatriämie. Hypernatriämie und Hypokaliämie sind oft Folge einer i.v.-Insulintherapie.

Kaliumsubstitution (Tab. 17.2)

> Die Flüssigkeitszufuhr alleine kann einen deutlichen Abfall des Serum-K^+-Spiegels zur Folge haben. Mit der Zugabe von Insulin und/oder $NaHCO_3$ kommt es zum weiteren Abfall des Serum-K^+-Spiegels.

Insulinsubstitution

- Voraussetzung: Serum-K^+ >3,3 mmol/l
- Dosierung:
- Bolus von ca. 0,1–0,2 I.E./kgKG Normalinsulin
- Danach kontinuierlich über Perfusor: 0,1 I.E./kgKG/h bei Blutzucker >1000 mg/dl (>55 mmol/l) und 0,02 I.E./kgKG/h bei Blutzucker um 200 mg/dl (11 mmol/)

Tab. 17.2 K^+-Zufuhr nach pH-Wert und Serum-K^+-Spiegel unter der Voraussetzung einer adäquaten Eigendiurese (stündliche BGA-Kontrollen!)

Serum-K^+ [mmol/l]	K^+-Zufuhr [mmol/h]	
	pH <7,2	pH >7,2
>5,5	0	0
5,0–5,5	0–20	0–10
4,0–5,0	25	15
3,0–4,0	35	25
2,0–3,0	45	35

Anmerkungen: Dosierung: max. 240 mmol/Tag; Ziel: Serum-K^+-Spiegel 4–5 mmol/l

- Langsame Blutzuckersenkung um 55–70 mg/dl (3–4 mmol/l) pro Stunde
- Ziel-Blutzucker: ca. 220–250 mg/dl (12–14 mmol/l)

> **Cave**
> Die Blutzuckersenkung sollte langsam erfolgen, da die Glukose schlecht schrankengängig ist und somit nur langsam aus dem Liquorraum diffundiert → Gefahr des latenten Hirnödems (Dysäquilibriumsyndrom). Als Faustregel gilt: Blutzucker maximal um 50 % des Ausgangswertes in den ersten 4–6 h senken, anschließend für 24–48 h bei ca. 220 mg/dl (12 mmol/l) stabil halten. Des Weiteren kann eine zu rasche Senkung der Glukosekonzentration zur Hypokaliämie führen (»insulin-induced activation of the Na^+-K^+-pump«).

Phosphatsubstitution
- Indikation: Serumphosphat <1,5 mg/dl (0,48 mmol/l)
- Beginn: 6–8 h nach Therapie
- Substitution: Natriumphosphat 4 mmol/h

Azidosekorrektur mit $NaHCO_3$
- Indikation: pH-Wert <7,0 oder Bikarbonat <5 mmol/l nach 1-stündiger Hydratation
- Bedarf an $NaHCO_3$ in mmol: 0,1 × BE (»base excess«) × kgKG, d. h. ein Drittel des errechneten Basendefizits (normalerweise: 0,3 × BE × kgKG) als 8,4 %-ige $NaHCO_3$-Lösung
- Infusionsdauer: 1–2 h
- Kontrollen: 1- bis 2-stündliche BGA und K^+-Kontrollen (wegen Hypokaliämiegefahr: [H^+] ↓→[K^+] ↓)
- Ziel-pH: ≥ 7,2

> **Cave**
> Bikarbonat ist schlecht und CO_2 gut ZNS- bzw. schrankengängig, so dass bei der Azidosekorrektur der pH-Wert nur langsam angehoben werden sollte, um eine paradoxe Liquorazidose zu vermeiden.

17.3 Urämisches Koma

Definition

- Urämie: Intoxikationszustand (Symptomenkomplex) aufgrund einer akuten oder chronisch-progredienten Niereninsuffizienz
- Definition des akuten Nierenversagens: rasche Abnahme der glomerulären Filtrationsrate (GFR) innerhalb von Stunden bis Wochen mit Anstieg der Retentionswerte, die prinzipiell reversibel sein können. Eine genaue Definition des akuten Nierenversagens existiert nicht.
- Definition der chronischen Niereninsuffizienz: irreversibler Verlust der Nierenfunktion unabhängig von der zugrunde liegenden Ursache mit entweder stabilem Verlauf oder Progress bis hin zur terminalen Niereninsuffizienz

Ätiologie

Ursachen des akuten Nierenversagens (◘ Tab. 17.3)
- Prärenales Nierenversagen (55–60 %)
  - Hauptursache: renale Hypoperfusion
  - Intravaskulärer Volumenmangel: z. B. Blutung
  - Vermindertes Herzzeitvolumen: z. B. Herzinsuffizienz
  - Systemische Vasodilatation: z. B. Sepsis, Anaphylaxie
  - Renale Vasokonstriktion: z. B. Katecholamintherapie
- Intrarenales Nierenversagen (35–40 %)
  - Hauptursache: parenchymatös → meist akute tubuläre Nekrose (ATN)

◘ **Tab. 17.3** Unterscheidung zwischen prärenalem und intrarenalem Nierenversagen

	Prärenal	Intrarenal
Urinosmolalität [mOsmol/l]	>400	<300
Urin-Natrium [mmol/l]	<20	>20
Fe_{Na} [%]	<1	>2
Harnstoff i.U./Harnstoff i.S.	>8	<4
Kreatinin i.U./Kreatinin i.S.	>40	<20
Fe_{HST} [%]	<35	>35
Harnstoff i.U./Kreatinin i.S.	>40	<40
Spezifisches Gewicht (Urin)	>1020	<1020
Urinsediment	Hyaline Zylinder	Tubulusepithelien, Pigmentzylinder (»muddy brown casts«)

Anmerkung: Beim prärenalen Nierenversagen ist die Urin-Natrium-Konzentration niedrig, weil bedingt durch die RAAS-Aktivierung viel Na^+ rückresorbiert wird.

- Akute Tubulusnekrose (ATN): ischämisch oder toxisch bedingt
- Entzündlich: Glomerulonephritiden, akute interstitielle Nephritis
- Makrovaskulär: Nierenarterienverschluss, Nierenvenenthrombose, Cholesterinembolien
- Mikrovaskulär: thrombotische Mikroangiopathien
- **Postrenales Nierenversagen (5 %)**: Harnabflussstörungen

Ursachen der chronischen Niereninsuffizienz

- **Diabetische Nephropathie (ca. 30–35 %)**
- Vaskuläre Nephropathien (ca. 20–25 %)
- Glomerulonephritiden/Glomerulopathien (ca. 10–15 %)
- Interstitielle Nephritiden (ca. 5–10 %)
- Unbekannte Ursachen (ca. 10 %)
- Kongenitale Nierenerkrankungen, z. B. polyzystische Nephropathien (ca. 5 %)
- Systemerkrankungen (ca. 5 %)

Klinik

Klinische Zeichen einer Urämie
- Foetor uraemicus: urinartiger Geruch von Atem und Haut
- Nausea und Emesis, Diarrhö, Singultus
- Pruritus sowie trockenes, blassgelbes bis gelbbraunes Hautkolorit
- Zeichen der Dehydratation mit Polyurie (>2000 ml Urin/Tag) oder der Hyperhydratation mit Anurie (<100 ml Urin/Tag) bzw. Oligurie (<500 ml Urin/Tag) und Ödembildung
- Zentralnervöse Auffälligkeiten: Konzentrationsschwäche, Adynamie, Bewusstlosigkeit bis Koma

- Pulmonal: Dyspnoe infolge eines interstitiellen oder alveolären Lungenödems (»fluid lung«), bedingt durch Wasserretention und gesteigerte Permeabilitätserhöhung (urämische Pneumonitis, Permeabilitätslungenödem), ggf. Kussmaul-Atemmuster bei ausgeprägter metabolischer Azidose, Pleuritis
- Kardial: hämorrhagische Perikarditis (Perikarderguss), hyperkaliämiebedingte Arrhythmien, Kardiomyopathie, arterielle Hypertonie (verstärkt durch die Wasserretention)
- Hämatologisch: renale Anämie (infolge Erythropoetinmangel, toxische Inhibition der Erythropoese durch z. B. Polyamine, toxische Hämolyse), hämorrhagische Diathese (aufgrund Inhibition des Plättchenfaktors III, Thrombozytopenie und Thrombozytopathien), erhöhte Infektneigung (Leukopenie, Lymphozytopenie, Hypokomplementämie), Splenomegalie/Hypersplenismus
- Endokrin: sekundärer Hyperparathyreoidismus, Erythropoetinmangel, Struma, erektile Dysfunktion, Amenorrhö, β_2-Mikroglobulin-Ablagerung, Amyloidose
- Metabolisch: verringerte Glukosetoleranz, Hyperlipidämie
- Dermal: Pruritus, Hyperpigmentierung, blassgelbbraunes Hautkolorit (*Café au lait*), Neigung zu Wundheilungsstörungen, Ekchymosen
- Skelettal: Knochen- und Gelenkschmerzen aufgrund von Osteomalazie, Osteoporose sowie sekundärer bzw. tertiärer Hyperparathyreoidismus
- Muskulär: Vitamin-D-Mangel bedingte Myopathie, Muskelkrämpfe
- Gastrointestinal: Nausea, Diarrhö, hämorrhagische Gastroenterokolitis, idiopathische Aszites, Peritonitis
- Neurologisch-psychisch: Müdigkeit, Apathie, urämisches Hirnödem mit Enzephalopathie bis hin zum Coma uraemicum, periphere Polyneuropathie, ggf. Epilepsie

Diagnostik

- Anamnese:
  - Vorerkrankungen: bekannte Niereninsuffizienz, Diabetes mellitus, arterielle Hypertonie, Herzinsuffizienz
  - Medikamentenanamnese nephrotoxischer Substanzen: Aminoglykoside, nichtsteroidale Antirheumatika, Kontrastmittel etc.
  - Trink- und Urinmenge in den letzten Tagen bzw. Wochen, Gewichtszunahme (da die chronische Niereninsuffizienz mit einer Malnutrition einhergeht, kann eine durch Wasserretention bedingte Gewichtszunahme aufgrund eines parallelen Verlustes an Körpersubstanz verschleiert sein)
- Körperliche Untersuchung: kardiopulmonaler Status (pulmonale Stauungszeichen), Hautkolorit/Hautturgor (periphere Ödeme), Nierenlager und Vigilanz
- Labordiagnostik:
  - Blutzuckerbestimmung: bei jedem bewusstseinseingetrübten Patienten
  - Retentionswerte, Elektrolyte, BGA, Gerinnungswerte, Differenzialblutbild (Anämie?),

- CRP, BSG, LDH, Bilirubin, Haptoglobin, CK (Rhabdomyolyse?), Lipase (Pankreatitis?)
- Urin (»Spot-Urin«): Osmolalität, Harnstoff, Natrium, Kreatinin, spezifisches Gewicht, Sediment
- Abschätzung der GFR:
    - Formeln: Cockcroft-Gault- oder MDRD-Formel → kaum aussagekräftig im ANV, gelten nur im »steady state«
- Berechnung der Urinindizes:
    - Fraktionelle Na$^+$-Exkretion, Fe_{Na} = (Urin $_{Na}$ × Serum $_{Krea}$)/(Serum $_{Na}$ × Urin $_{Krea}$) × 100
    - Problem, wenn bereits Furosemid appliziert wurde → dann: Fe_{HST}
- Sonographie: Nierengröße, Abflussstörung?
- Röntgen-Thorax: »fluid lung«?

Diagnostischer Handlungsablauf
- **Abdomensonographie:**
    - Volle Blase, Harnstauung: postrenales ANV → Urologen hinzuziehen
    - Nieren klein → chronische Niereninsuffizienz (Cave: Acute-on-chronic-NV möglich)
- **Urinindizes:**
    - Fe_{Na} <1 % (Cave: Diuretika → Fe_{HST} <35 %) plus klinische Zeichen des intravasalen Volumenmangels/der eingeschränkten Hämodynamik → prärenales ANV
- **Urinsediment:**
    - »Muddy brown casts« → akute Tubulusnekrose
    - Dysmorphe Erythrozyten, Akantozyten (>5 %), Erythrozytenzylinder → Glomerulonephritis → Nierenbiopsie
    - Leukozyturie, Urineosinophilie, Leukozytenzylinder → akute interstitielle Nephritis

Differenzialdiagnostik

- Funktionelle Oligurie ohne Vorliegen einer Niereninsuffizienz: z. B. nach langem Dursten, extremes Schwitzen bei Fieber
- Extrarenale Flüssigkeitsverluste bei chronischer Niereninsuffizienz: z. B. Emesis, Diarrhö; über eine Hypovolämie kommt es zu einer deutlichen Beeinträchtigung der Restnierenfunktion bis hin zur Urämie
- Andere Komaformen: primär zerebrales Koma, diabetisches Koma, hypoglykämisches Koma, thyreotoxisches Koma, hypothyreotes (Myxödem) Koma, hepatisches Koma, Addison-Krise, hypophysäres Koma (akuter Panhypopituitarismus)

Therapie

Postrenales ANV
- Urologen hinzuziehen, Harnabfluss gewährleisten, z. B. DK-Anlage bei Prostatahyperplasie

Prärenales ANV
- Volumensubstitution
- Optimierung des Herzzeitvolumens (z. B. nach Myokardinfarkt)
- Auslösende Ursache/Grunderkrankung behandeln (z. B. Pankreatitis, Sepsis)

> Diuretikatherapie beim prärenalen ANV: wenn überhaupt, dann erst nach Volumenrepletion → es bringt nichts »Gas zu geben« (hydrieren) und gleichzeitig zu »bremsen« (dehydrieren mittels Diuretika).

Intrarenales ANV
- **Akute Tubulusnekrose (ATN)**
    - Eine großzügige Volumengabe bei Oligurie/Anurie ist weniger sinnvoll.
    - Die Volumengabe muss balanciert erfolgen: eine Hypovolämie, die eine tubuläre Hypoperfusion unterhält, sollte vermieden werden.
    - Ist jedoch eine oligoanurisch verlaufende akute Tubulusnekrose erst einmal eingetreten, so droht eine Überwässerung mit den Folgen des Lungenödems oder einer schwer kontrollierbaren arteriellen Hypertonie.
    - Meist: **passagere Dialysebehandlung** notwendig

> Patienten mit oligurischer ATN nicht überwässern, sofern nach initialer Volumengabe keine hinreichende Ausscheidung stattfindet, sondern, falls ein adäquates Volumenmanagement, z. B. mit Hilfe einer hochdosierten Diuretikatherapie, nicht gelingt, den Patienten dialysieren.

- **Glomerulonephritiden (GN)**
    - Behandlung nur nach exakter Diagnosestellung mittels Nierenbiopsie
    - Ausnahme: bei klinisch-anamnestisch eindeutigem Vorliegen einer postinfektiösen GN kann evtl. zunächst von einer Biopsie abgesehen werden
- **Interstitielle Nephritis**: Absetzen des auslösenden Agens, Behandlung der Grunderkrankung
- **Rhabdomyolyse**

- Initial: Flüssigkeitssubstitution 1,5 l NaCl 0,9 %/h bis Diurese ca. 300 ml/h
- Dann: 0,45 % NaCl plus 10 g Mannitol in 40 mmol NaHCO$_3$ (Ziel: Alkalisierung → Steigerung der Löslichkeit von Myoglobin)

17.4 Akute Nebenniereninsuffizienz (adrenale oder Addison-Krise)

Definition

- Akuter Mangel an Glukokortikoiden (Hypocortisolismus) und Mineralokortikoiden bei akuter primärer Nebenniereninsuffizienz (häufig)
- Akuter Mangel nur an Glukokortikoiden bei akuter sekundärer Nebenniereninsuffizienz (selten)

Ätiologie

- Exazerbation (Stress, Trauma, Operation, Infektion/Sepsis) einer bekannten chronischen sowie einer bis dato unbekannten latenten Nebennierenrindeninsuffizienz
- Meist schleichend verlaufende Autoimmunadrenalitis, welche in ca. 40 % d. F. isoliert, in ca. 60 % d. F. im Rahmen eines autoimmunen polyendokrinen Syndroms auftritt
- Iatrogen:
  - Abrupter Abbruch einer Langzeit-Glukokortikoidtherapie
  - Z. n. bilateraler Adrenalektomie
  - Therapieeinleitung einer Hypothyreose mit L-Thyroxin bei bis dato unbekannten NNR-Insuffizienz (L-Thyroxin → Erhöhung des Grundumsatzes u. a. durch gesteigerte Cortisolclearance → bei Insuffizienz keine Steigerung möglich → adrenale Krise)
- Vaskulär:
  - Akuter Nebenniereninfarkt
  - Akute hämorrhagische Infarzierung bei Waterhouse-Friderichsen-Syndrom

Klinik

> **Leitsymptome der akuten Nebenniereninsuffizienz**
> - Abdominelle Schmerzen (Pseudoperitonitis) mit Nausea (akutes Abdomen)
> - Hypotonie bis Schock
> ▼

- Kaliumspiegel: normal bis erhöht
- Natriumspiegel: vermindert
- Na$^+$/K$^+$ <30
- Dehydratation (bis Koma)
- Hypoglykämie
- Fieber (Exsikkose-Fieber), ggf. initial Hypothermie

> Klinisch manifestiert sich eine Insuffizienz erst dann, wenn mehr als 90 % des funktionell aktiven Nebennierenrindengewebes zerstört sind. Eine Störung des Kaliumhaushaltes in Form einer Hyperkaliämie tritt meist nur bei Aldosteronmangel, d. h. bei primärer und nicht bei sekundärer NNR-Insuffizienz.
> Eine akute Nebenniereninsuffizienz kann ein akutes Abdomen vortäuschen.

Diagnostik

- Anamnese/Fremdanamnese (z. B. Adynamie, gesteigertes Schlafbedürfnis)
- Körperliche Untersuchung, insbesondere Hautkolorit:
  - Hyperpigmentierung der Haut als Ausdruck der Hochregulation aller POMC-Abkömmlinge (Proopiomelanocortin) bei primärer NNR-Insuffizienz
  - Hypopigmentierung der Haut (alabasterfarbene Blässe) als Hinweis für eine sekundäre NNR-Insuffizienz
- Labordiagnostik:
  - Elektrolyte: Serum-Na$^+$ ↓ (90 % d. F.), Serum-K$^+$ ↑ (65 % d. F.)
  - Basalwerte: Cortisol (Serum) und ACTH (EDTA-Blut, gekühlt)
  - Blutbild: Anämie, Lymphozytose und Eosinophilie
  - Nachweis von NNR-Autoantikörpern (Antikörper gegen 21-Hydroxylase) bei primärer NNR-Insuffizienz (fehlende Antikörper schließen einen Morbus Addison jedoch nicht aus)
- Ggf. ACTH-Test:
  - Injektion von 250 µg ACTH i.v. (Synacthen)
  - Bestimmung des Serumcortisols: vor, 30 min und 60 min nach ACTH-Gabe
  - Anstieg des Serumcortisols nach ACTH-Gabe schließt eine primäre Nebennierenrindeninsuffizienz aus
- Ggf. Bildgebung: CT-Nebennieren

Therapie

- Aufrechterhaltung und Stabilisierung der Vitalfunktionen
- Glukokortikoide

> **Dosierung**
>
> - Hydrokortison: initial 100 mg i.v., anschließend: 200 mg/Tag via Perfusor
> - Prednisolon (Solu-Decortin): initial 50 mg i.v. (nur wenn kein Hydrokortison verfügbar)

- Mineralokortikoide
  - Indikation: bei primärer NNR-Insuffizienz
  - Bei einer Hydrokortisonsubstitution von >50 mg/Tag ist eine Mineralokortikoidgabe nicht erforderlich, da die mineralokortikoide Eigenwirkung des Hydrokortisons völlig ausreicht.
  - Bei einer Hydrokortisonsubstitution von <50 mg/Tag ist eine Mineralokortikoidgabe erforderlich: Fludrokortison (Astonin H) 0,05–0,2 mg/Tag.
- Volumensubstitution
  - Initial: 2–4 l NaCl 0,9 %- oder 5–10 %-ige Glukoselösung
  - Danach: ZVD-gesteuert
  - Ggf. zusätzlich Katecholamintherapie bei ausgeprägter Hypotonie/Schocksymptomatik
  - Ggf. Start der Oralisierung der Steroide:
  - Gukokortikoide: Prednisolon (Decortin H) 10 mg: 2–1–0
  - Mineralokortikoide: Fludrokortison (Astonin H): 1-mal 0,1 mg/Tag

17.5 Thyreotoxische Krise

Definition

Dekompensierte Hyperthyreose mit hoher Mortalität (20–30 %)

Ätiologie

- Meist Exazerbation (z. B. Operation, Infektion, Trauma, Stress) einer vorbestehenden Schilddrüsenerkrankung wie Basedow-Hyperthyreose oder Autonomie
- Exzessive Jodaufnahme bei Schilddrüsenautonomie (jodhaltige Kontrastmittel, Amiodaron)
- Abruptes Weglassen von Thyreostatika

Klinik

- Leitsymptome (Tab. 17.4):
  - Fieber/Hyperthermie
  - Tachykardie (supraventrikulär)
  - Zentralnervöse Symptomatik (z. B. Unruhe, Verwirrtheit, Psychose, Koma)
  - Gastrointestinale Symptomatik (z. B. Diarrhö, Erbrechen, Begleithepatitis, akutes Abdomen)
- Weitere Schilddrüsensymptome: Hyperreflexie, Tremor, warme und feuchte Haut
  - Ggf. Zeichen der tachysystolischen Herzinsuffizienz
- Ggf. Zeichen der thyreotoxischen Myopathie (Adynamie)

Stadieneinteilung nach Hehrmann
(Tab. 17.4)

Tab. 17.4 Hehrmann-Stadieneinteilung der thyreotoxischen Krise

Stadium	Klinik
Stadium 1	– Psychomotorische Unruhe bis Adynamie – Tremor – Fieber, Dehydratation/Exsikkose (trockene, heiße, rote Haut) – Tachykardie (>150/min) bis Tachyarrhythmie – Tachysystolische Herzinsuffizienz (»high cardiac output failure«) – Nausea, Emesis, Diarrhö – Neu auftretende Psychose – Keine Bewusstseinsstörungen
Stadium 2	Stadium 1 plus Somnolenz und Halluzinationen
Stadium 3	Stadium 1 plus Koma

Diagnostik

- Anamnese/Fremdanamnese (Schilddrüsenerkrankungen, Medikamente)
- Körperliche Untersuchung: z. B. tastbare Struma
- Labordiagnostik:
  - Vor Therapiebeginn stets laborchemische Bestätigung der Arbeitsdiagnose
  - Erhöhte periphere freie Schilddrüsenhormone und supprimiertes TSH

- Cave: Klinik und Schwere der Erkrankung korrelieren **nicht** mit den Schilddrüsenwerten.
- Schilddrüsenautoantikörper: zum Nachweis/Ausschluss einer Autoimmunthyreopathie (TSH-Rezeptorantikörper: TRAK ↑; in <10 % d. F. sind keine TRAK nachweisbar)

> Ein normwertiges TSH schließt eine thyreotoxische Krise aus (Tab. 17.5).

- Schilddrüsensonographie:
  - Morbus Basedow: Volumenvermehrung bis normal, typisch ist eine echoarme, unruhige Binnenstruktur
  - Nachweis/Ausschluss von Knoten bei Adenomen oder Knotenstruma
- Schilddrüsenszintigraphie: im Verlauf
- Differenzialdiagnostischer Ausschluss von: Sepsis, Meningitiden, Enzephalitiden etc.

Therapie

Thyreostatika
- Substanz: Thiamazol (Favistan): initial 40–80 mg alle 8 h i.v. → langsame Reduktion auf eine Erhaltungsdosis von 20–40 mg/Tag
- Ziel: Hemmung der Schilddrüsenhormonsynthese

Volumensubstitution
- Substanzen: Kristalloide und Plasmaexpander
- Flüssigkeitssubstitution: 3–5 l/Tag
- Ziel: ausgeglichene Bilanz (da häufig ausgeprägte Diarrhö, Fieber, Schwitzen)

Glukokortikoide
- Substanz: Hydrokortison (z. B. 200 mg/Tag via i.v.-Perfusor)
- Ziel: Hemmung der T_4-zu-T_3-Konversion und Behandlung der häufig begleitenden relativen Nebennierenrindeninsuffizienz

β-Blocker
- Substanzen: Propranolol (Dociton), alternativ Metoprolol (Beloc)
- Ziel: Herzfrequenz 60–80/min (Titration)
- Propranolol: initial 0,05–0,1 mg/kgKG i.v., Wiederholung alle 5 min möglich, anschließend orale Umstellung auf 3- bis 4-mal 80 mg/Tag

Supportive Therapie
- Hochkalorische Ernährung: ca. 8000 kcal/Tag (enteral plus parenteral)
- Fiebersenkung: physikalische Kühlung und/oder Antipyretika (Paracetamol)
- Thromboseprophylaxe mit Heparin
- Ggf. Antibiotika: bei Infektion (möglicher auslösender Faktor der thyreotoxischen Krise)
- Ggf. Sedierung (Benzodiazepine)
- Ggf. frühzeitige Thyreoidektomie (Letalität: 10 %)
- Ggf. Plasmapherese (Elimination der proteingebundenen Schilddrüsenhormonfraktion), allerdings nur von temporärem Nutzen

Tab. 17.5 Punktescore-System nach Burch und Wartofsky

Parameter	Punkte
Thermoregulation (Temperatur in °C)	
37,2–37,7	5
37,8–38,2	10
38,3–38,8	15
38,9–39,2	20
39,3–39,9	25
>40	30
ZNS-Symptome	
Keine	0
Mild (Agitation)	10
Moderat (Delir, Lethargie)	20
Schwer (Psychose, Krämpfe, Koma)	30
Gastrointestinale Dysfunktion	
Keine	0
Moderat (Diarrhö, Übelkeit, Bauchschmerz)	10
Schwer (unerklärlicher Ikterus)	20
Tachykardie (Schläge/min)	
99–109	5
110–119	10
120–129	15
130–139	20
>140	25
Herzinsuffizienz	
Keine	0
Mild (Knöchelödeme)	5
Moderat (basale Rasselgeräusche)	10
Schwer (Lungenödem)	15
Vorhofflimmern	
Nein	0
Ja	10
Anamnese einer Schilddrüsenerkrankung	
Nein	0
Ja	10

Bewertung: ≥45 Punkte: thyreotoxische Krise wahrscheinlich; 25–44 Punkte: verdächtig; <25 Punkte: unwahrscheinlich.

17.6 Myxödemkoma

Definition

Dekompensierte Hypothyreose, welche typischerweise bei älteren Frauen aus einer schweren, schon lange vorbestehenden Hypothyreose hervorgeht (hohe Mortalität: 15–20 %).

Ätiologie

- Meist Exazerbation einer vorbestehenden Hypothyreose
- Auslösende Faktoren, die zur Exazerbation einer bestehenden Hypothyreose führen:
  - Infektionen
  - Medikamente (z. B. Amiodaron, Lithium)
  - Operationen
  - Pulmonale Erkrankungen
  - Schlaganfall
  - Herzinsuffizienz
  - Gastrointestinale Blutung
  - Trauma
  - Abrupter Abbruch einer Schilddrüsenhormonsubstitution
  - Chronisch atrophe Autoimmunthyreoiditis

Klinik

- Zeichen der Hypotonie bis Schock
- Myxödematöser Aspekt
- Neurologisch: Desorientiertheit, Verwirrtheit, Psychose

Diagnostik

- Anamnese (Schilddrüsenoperation oder Strahlentherapie, Medikamente, andere Autoimmunerkrankungen, Familienanamnese)
- Körperliche Untersuchung:
  - Kühle, trockene, schuppige Haut
  - Brüchige Nägel
  - Hypothermie (Rektaltemperatur oft nicht messbar)
  - Alveoläre Hypoventilation (Hyperkapnie: CO_2-Retention)
  - »Nicht eindrückbare« periorbitale und prätibiale Ödeme
  - Hypotonie
  - Bradykardie
  - Hypo- bis Areflexie
  - Ggf. Obstipation bis paralytischer Ileus
- Labordiagnostik:
  - Notfalllabor inklusive BGA
  - Elektrolyte: häufig Hyponatriämie mit erniedrigter Serumosmolalität
  - Erniedrigte periphere Schilddrüsenhormone bei erhöhtem TSH
  - Cave: Low-T_3-Syndrom mit leicht erniedrigtem TSH
  - Blutzuckerbestimmung: Hypoglykämie
  - Ggf. CK- und LDH-Erhöhung
  - Ggf. Bestimmung von Autoantikörpern
- Sonographie der Schilddrüse
- Echokardiographie: Nachweis/Ausschluss eines Perikardergusses
- Im Verlauf: Szintigraphie (z. B. mit ^{99m}Tc) nur in Ausnahmefällen notwendig (z. B. V. a. ektope Schilddrüse)

Therapie

Aufrechterhaltung und Stabilisierung der Vitalfunktionen

- Anlage eines zentralvenösen (ZVK) und arteriellen Zugangs (Arterie)
- Ggf. Intubation und Beatmung bei ausgeprägter Hyperkapnie und Hypoxie

Schilddrüsenhormonsubstitution

- Initial: 500 µg Levothyroxin (LT_4) i.v. über 24 h
- Anschließend 50–100 µg Levothyroxin i.v. pro Tag
- Später: Umstellung auf orale Medikation (Erhaltungsdosis 1,6 µg/kgKG/Tag p.o.)
- Ggf. LT_3 25 µg i.v. alle 8–12 h, falls nach 24–48 h unter LT_4 keine klinische Besserung

Kortikosteroide

- Kortikosteroidgabe, da man primär davon ausgehen muss, dass die Hypothyreose mit einer Nebenniereninsuffizienz vergesellschaftet sein könnte.
- Substanz: Hydrokortison 200 mg/Tag i.v.

Supportive Therapie

- Volumensubstitution und ggf. Katecholamintherapie
- Ausgleich von Glukose und Elektrolytveränderungen, wie z. B. Hypoglykämie oder Hyponatriämie
- Passives Erwärmen bei Hypothermie (z. B. vorgewärmte Infusionen)
- Kein aktives Erwärmen, sonst periphere Vasodilatation mit Verstärkung der Hypotonie

- Thromboseprophylaxe
- Ggf. Antibiotika: bei Infektion (möglicher auslösender Faktor des Myxödemkomas)

17.7 Hyperkalzämische Krise

Definition

- Unter einer **hyperkalzämischen Krise** versteht man eine dekompensierte Hyperkalzämie (≥3,5 mmol/l) mit hoher Mortalität (bis 50 %) bedingt durch eine Tumorhyperkalzämie oder durch einen exazerbierten primären Hyperparathyreoidismus.
- Von einer **Hyperkalzämie** spricht man bei Überschreitung des Serum-Gesamtkalziums über 2,6 mmol/l und des ionisierten Kalziums über 1,3 mmol/l.
- Von einer **Pseudohyperkalzämie** spricht man bei Überschreitung des Serum-Gesamtkalziums über 2,6 mmol/l bei erniedrigtem Spiegel (<1,3 mmol/l) für ionisiertes Kalzium (z. B. Hyperproteinämie bei Dehydratation).

Ätiologie

- **Tumorhyperkalzämie bzw. malignomassoziierte Hyperkalzämie (60–80 %):** Hyperkalzämie durch direkte osteolytische Metastasen, multiples Myelom oder durch eine paraneoplastische Bildung eines parathormonähnlichen Peptides (»parathormone related peptide«, PTH rp). Das intakte Parathormon ist jedoch supprimiert.
- **Primärer Hyperparathyreoidismus (20–30 %):** Eine Erhöhung des PTH ist wegweisend.

Klinik

- Gastrointestinal: Exsikkose, Nausea, Oberbauchbeschwerden, Pankreatitis
- Kardial: Arrhythmien
- Neurologisch-psychiatrisch: Psychose, Adynamie, Apathie bis Koma
- Renal: Polydipsie, Polyurie bis zum akuten Nierenversagen, Hyperkalziurie, Nephrokalzinose
- Myopathisch/skelettal: Muskelschwäche, Knochenschmerzen, Chondrokalzinose
- Metastatische Kalzifikationen: Stammganglien, Augen (Kornea), Herzklappen, Gefäße

Diagnostik

- Anamnese/Fremdanamnese

Differenzialdiagnose Hyperkalzämie »Vitamins-trap«
- **V**itamin-D- und/oder Vitamin-A-Überdosierung
- **I**nflammatorische Darmerkrankungen
- **T**hyreotoxische Krise
- **A**ddison-Krise (Nebenniereninsuffizienz)
- **M**ilch-Alkali-Syndrom
- **I**mmobilisation
- **N**eoplasien (Tumorhyperkalzämie)
- **S**arkoidose
- **T**hiazide (Benzothiadiazine)
- **R**habdomyolyse
- **A**ids
- Morbus **P**aget, parenterale Ernährung

Prinzipien
- Vermehrte enterale Ca^{2+}-Aufnahme: Ernährung, Vitamin D, Kalzitriol, Milch-Alkali-Syndrom
- Vermehrter Knochenabbau: Tumorhyperkalzämie, primärer Hyperparathyreoidismus, Morbus Paget, Vitamin-A-Überdosierung
- Verminderte renale Ca^{2+}-Ausscheidung: Thiaziddiuretika, Vitamin A, Lithium, Nebenniereninsuffizienz, Rhabdomyolyse

---

- Körperliche Untersuchung
- EKG: Short-QT-Syndrom
- Diagnose der Grunderkrankung:
    - Bestimmung von intaktem PTH (primärer Hyperparathyreoidismus), PTH rp (paraneoplastische Hyperkalzämie), Phosphat, Vitamin A, Vitamin D (Granulomatosen), AP, Albumin, Gesamteiweiß
    - Eiweißelektrophorese
    - Schild-/Nebenschilddrüsensonographie
    - Nachweis/Ausschluss eines Karzinoms: Röntgen-Thorax, Abdomensonographie etc.
- Spezielle Kalziumdiagnostik:
    - Differenzialdiagnose: echte Hyperkalzämie oder Pseudohyperkalzämie
    - Kalzium ist im Serum zu 40–50 % an Albumin gebunden (1 g Albumin bindet 0,2 mmol Ca^{2+}); nur das freie/ionisierte Kalzium ist jedoch biologisch aktiv.

- Bestimmung des freien/ionisierten Kalziums (BGA) und des Gesamtkalziums (Hauptlabor).
- Berechnung: Kalzium$_{korrigiert}$ [mmol/l]=Gesamtkalzium [mmol/l]−(0,025 × Albumin [g/l])+1,0

Therapie

Erhöhung der Kalziumausscheidung
- Prinzip: Verdünnung durch Hydratation bzw. Rehydratation
- Durchführung: 10 ml NaCl 0,9 %/kgKG i.v. über 1 h → anschließend 4–6 l NaCl 0,9 % i.v. über 24 h (NaCl 0,9 % wirkt kalziuretisch)
- Ggf. **forcierte Diurese** (Verminderung der Ca^{2+}-Rückresorption), d. h. Kombination aus Volumensubstitution und Diuretikatherapie (Furosemid: 20–40 mg i.v. alle 6 h) unter Elektrolytkontrolle (Cave: bei Herz- und Niereninsuffizienz)

Glukokortikoide
- Prinzip: **Glukokortikoide** hemmen die Makrophagen 1-α-Hydroxylase und damit den letzten Schritt der Vitamin-D-Synthese (1,25-Vitamin D$_3$)
- Anwendung: insbesondere bei Hyperkalzämien im Rahmen von granulomatösen Erkrankungen (z. B. Sarkoidose)
- Durchführung: Hydrokortison 200 mg/Tag i.v. oder Prednisolon 100–250 mg/Tag i.v.

Hemmung der Kalziumfreisetzung
> **Biphosphonate** gelten als Standardtherapeutika der Tumorhyperkalziämie bzw. malignomassoziierten Hyperkalziämie (MAH). Zur Behandlung der MAH sind in Deutschland folgende Substanzen zugelassen: Pamidronat (Aredia), Zoledronat (Zometa), Ibandronat (Bondronat) und Clodronat (Bonefos).

- Biphosphonate:
  - Prinzip: Osteoklastenhemmung
  - Cave: bei Niereninsuffizienz, außer bei Pamidronat
  - Anwendung: insbesondere bei Tumorhyperkalzämie
  - Z. B. Pamidronsäure (Aredia): langsam i.v., 30 mg Pamidronat bei Ca^{2+} <3,0 mmol/l, 60 mg Pamidronat bei Ca^{2+} 3–4 mmol/l, 90 mg Pamidronat bei Ca^{2+} >4 mmol/l (maximale Dosis: 90 mg pro Behandlungsgang)
- Ggf. Calcitonin-Infusion:
  - Prinzip: Osteoklastenhemmung und Anstieg der Kalziumausscheidung
  - Dosierung: 100 E. Calcitonin s.c. oder intranasal alle 4–6 h
  - Beachte: Tachyphylaxie mit Wirkungsverlust meist nach 48 h, daher immer Kombination mit Biphosphonaten oder Steroiden
  - Wichtige Nebenwirkungen: Flush-Symptomatik (ca. 20 min nach Calcitoningabe) sowie allergische/anaphylaktische Reaktion (Calcitoninherstellung aus Lachs)

Kalziumelimination
- Ggf. **Hämodialyse** mit kalziumarmer bzw. -freier Dialyseflüssigkeit
- Indikation: bei neurologischen Symptomen und/oder ionisiertem Ca^{2+} >2 mmol/l mit EKG-Veränderungen (QT-Zeit Verkürzung)
- Cave: Anlage eines ZVK bei V. a. primären Hyperparathyreoidismus nicht über die V. jugularis (Areal für eine evtl. Notfall-OP)

Behandlung der Grunderkrankung
- Multiples Myelom: Bortezomib, Thalidomid, Lenalidomid
- Primärer Hyperparathyreoidismus: z. B. Operation

17.8 Diabetes insipidus

Ätiologie

- Diabetes insipidus centralis
  - Ungenügende Bildung des hypothalamischen-neurohypophyären antidiuretischen Hormons (ADH): entzündliche oder tumoröse Prozesse (Hypophysitis, Sarkoidose, Histiozytose etc.)
  - Nach Operationen in der Region von Hypothalamus und Hypophyse, z. B. bei Kraniopharyngeomen, ggf. nur passager bei Hypophysenstil-Kompression
  - Genetisch (autosomal dominant, autosomal rezessiv oder x-chromosomal rezessiv), meist durch Mutationen im AVP-(*arginine vasopressin*)-Neurophysin-Gen
- Diabetes insipidus renalis (selten)
  - Ungenügende Wirkung von ADH
  - Angeboren (autosomal dominant, autosomal rezessiv oder x-chromosomal rezessiv), meist durch Mutationen im Vasopressin-Typ-2-Rezeptorgen oder im Aquaporin-2-Ionenkanalgen
  - Erworben: Tubulopathien unterschiedlicher Genese (z. B. Lithium)

Klinik

- **Klinische Trias:**
    - Polyurie (>30–50 ml/kgKG/Tag)
    - Polydipsie (gesteigerter Durst)
    - Asthenurie (fehlende Konzentrationsfähigkeit; Osmolalität im 24-h-Urin <300 mosmol/kgKG)
- Ggf. Diarrhö statt Polyurie (meist jedoch bei Kleinkindern)
- Hypertone Enzephalopathie bei längerem Dursten
- Symptome der Hypernatriämie:
    - Ruhelosigkeit
    - Muskelzuckungen/muskuläres Faszikulieren
    - Bewusstseinstrübung
- Beachte: Bei komatösen Patienten besteht die Gefahr der Dehydrierung und der Hypernatriämie.

Diagnostik

- Anamnese und körperliche Untersuchung
- Labordiagnostik:
    - Bestimmung der Elektrolyte: Hypernatriämie (Serum-Na$^+$ >145 mmol/l)
    - Serum-ADH-Spiegelbestimmung
    - Bestimmung der Urinosmolalität: <300 mosmol/kgKG
    - Berechnung der Serumosmolalität: >300 mosmol/kgKG
- Desmopressin-Gabe: Beim zentralen Diabetes insipidus steigt die Urinosmolalität auf die Gabe von 10 μg Desmopressin um etwa 50 % an, während beim renalen Diabetes insipidus die Urinosmolalität nach Gabe von Desmopression unbeeinflusst bleibt.
- Ggf. Durstversuch mit Desmopressin im Verlauf zur genauen Differenzierung
- Ggf. MRT: bei einigen Formen des zentralen Diabetes insipidus geht das typische hyperintense Signal in der T_1 gewichteten mit-sagittalen Sequenz (»bright spot«) verloren.

Differenzialdiagnosen der Polyurie

- Psychogene Polydipsie (◘ Tab. 17.6)
- Chronische Nephritis
- Diabetes mellitus
- Diuretikaabusus
- Hyperkalzämie (>2,6 mmol/l)
- Alkoholexzess (Alkohol hemmt die ADH-Sekretion und die Glukoneogenese)

Therapie

Allgemeine Therapie

- Korrektur der Hypernatriämie (Formel von Adrougé und Madias)
    - Veränderung des Serum-Na$^+$ = ([Na$^+_{Infusat}$ + K$^+_{Infusat}$]-Na$^+_{Serum}$)/(Körperwasser + 1)
    - Anmerkung zu Körperwasser (Prozentanteil des Körpergewichts): Männer 60 %, Frauen 50 %
- Beispiel: 83 kg schwere Patientin (Körperwasser ~ 41,5 kg), Serum-Na$^+$ 167 mmol/l, Ausgleich mit Glukose 5 % (d. h. ohne Natrium und Kalium)
    - Berechnung: (0–167)/(41,5+1) = 4 mmol/l
    - Natriumwerte: Na$^+_{Ist}$ 167 mmol/l, Na$^+_{Ausgleich(max)}$ 10 mmol/l pro Tag → 10/4 = 2,5
    - Ergebnis: bei einem Na$^+_{Ist}$ 167 mmol/l werden 2,5 l Glukose 5 %-Lösung benötigt, um das Serum-Na$^+$ um 10 mmol/l vorsichtig zu reduzieren.

◘ **Tab. 17.6** Differenzialdiagnostische Unterscheidung zwischen Diabetes insipidus und psychogener Polydipsie

	Zentraler Diabetes insipidus	Renaler Diabetes insipidus	Psychogene Polydipsie
Serumosmolalität beim Durstversuch	↑	↑	Normal bis ↓
Urinosmolalität beim Durstversuch	Bleibt niedrig	Bleibt niedrig	↑
Serum-ADH-Spiegel beim Durstversuch	↓	↑	↑
ADH-/Desmopressin Testdosis	Anstieg der Urinosmolarität	Keine Auswirkung auf die Urinosmolarität	Anstieg der Urinosmolarität

> Die therapeutische Hydrierung einer Hypernatriämie sollte langsam erfolgen, da bei zu schneller Korrektur die Gefahr der Entwicklung eines Hirnödems besteht.

Spezielle Therapie
- Zentraler Diabetes insipidus

> **Dosierung**
>
> **Desmopressin (Minirin)**
> - Intranasal: 2- bis 4-mal 10–20 µg/Tag
> - Parenteral (s.c., i.v., i.m.): 2-mal 2–4 µg/Tag
> - Per os: 3-mal 0,1 mg/Tag
> - Sublingual: 3-mal 60–120 µg/Tag
> - Wirkdauer: 5–20 h
> - Gegenüber dem natürlichen ADH zeigt dieses Analogon keinen vasokonstriktorischen Effekt und eine verlängerte Halbwertszeit.
> - Einsatz von Desmopressin u. a. auch bei Faktor-VIII-Mangel oder bei Thrombozytendysfunktion (z. B. im Rahmen einer Urämie)

- Ggf. Stimulation der Vasopressinsekretion mittels Chlorpropamid (Sulfonylharnstoff) oder Clofibrat (Lipidsenker)
- Renaler Diabetes insipidus:
  - Behandlung der Grunderkrankung (Tubulopathien)
  - Absetzen von tubulotoxischen Substanzen, wie z. B. Lithium
  - Ggf. Thiazide: z. B. Hydrochlorothiazid (Cave: Hyperkalzämie)

17.9 Schwartz-Bartter-Syndrom

Definition
Pathologische erhöhte ADH-Sekretion mit Wasserretention und Verdünnungshyponatriämie, sog. **Syndrom der inadäquaten ADH-Sekretion** (SIADH).

Ätiologie
- **Paraneoplastisch**: z. B. kleinzelliges Bronchialkarzinom
- **Entkopplung der endogenen, hypophysären ADH-Sekretion**: ZNS-Erkrankungen (Tumoren, Meningoenzephalitis), transitorisch (Schwangerschaft, postoperativ), medikamentös (Carbamazepin, NSAR, Antidepressiva, etc.), Hypothyreose, passager nach Infektionen z. B. der Atemwege, Aids, Alkoholentzug (Alkohol hemmt die ADH-Sekretion, beim Entzug resultiert eine Enthemmung)

Klinik
- Konzentrationsstörungen
- Bewusstseinsstörungen (Apathie bis Koma)
- Appetitlosigkeit
- Nausea
- Kopfschmerzen (Cave: Hirnödem)

Diagnostik
- Anamnese und körperliche Untersuchung:
  - Hypotone Hyperhydratation, meist ohne Ödeme
- Labordiagnostik:
  - Elektrolyte: Hyponatriämie (Serum-Na^+ <135 mmol/l), schwere Hyponatriämie (Serum-Na^+ <125 mmol/l)
  - Serumosmolalität: <300 mosmol/kg
  - Urinosmolalität: >300 mosmol/kg, spezifisches Gewicht ↑
  - Urin: relative Hypernatriämie (>40 mmol/l)
- Wichtige Differenzialdiagnosen einer »hypoosmolären Hyponatriämie«:
  - Hyponatriämie bei Herzinsuffizienz, nephrotisches Syndrom und Leberzirrhose, sog. »hypervoläme« Hyponatriämie
  - Hyponatriämie bei SIADH, sog. »euvoläme« Hyponatriämie
  - Hyponatriämie bei Plasmavolumenmangel, z. B. nach Diarrhö, Schwitzen, Verlust in den dritten Raum, Diuretika, Morbus Addison, interstitielle Nephritis, sog. »hypovoläme« Hyponatriämie

Therapie

Korrektur der Serumosmolalität bzw. des Natriumhaushaltes
- Grundregeln zur Korrektur der Serumosmolalität/Natriumhaushalts:
  - Keine zu rasche Normalisierung des Serum-Na^+
  - Gefahr der pontinen Myelinolyse
  - Max. Anstieg: 10 mmol Na^+/Tag
  - Gabe von hypertonen NaCl-Lösung bei Vorliegen zentralnervöser Symptome
- Hyper- und euvoläme Hyponatriämie:
  - Volumenrestriktion und/oder Gabe hypertoner NaCl-Lösungen

- Einschränkung der Flüssigkeitszufuhr, ggf. Dursten
- Hypertone NaCl-Lösung plus Furosemid: bei Wasserintoxikation
- Hypovoläme Hyponatriämie:
  - Gabe von NaCl 0,9 %-igen Lösungen
- Kaliumsubstitution:
  - Bei gleichzeitiger Hypokaliämie und Hyponatriämie
  - Hier sollte zunächst eine Kaliumsubstitution erfolgen.

Korrektur der Hyponatriämie (Formel von Adrougé und Madias)
- Siehe Nephrologie, ▶ Abschn. 13.3

Vasopressinrezeptor-Antagonisten
- Prinzip: medikamentöse Blockade der ADH-Wirkung
- Vaptane: z. B. 1-mal 7,5–15 mg Tolvaptan (Samsca)

Behandlung der Grunderkrankung
- Bronchialkarzinom: interdisziplinär Chirurgie, Pneumologie und Onkologie
- ZNS-Erkrankungen: neurochirurgische Mitbehandlung/Übernahme

Literatur

Auer RN (2004) Hypoglycemic brain damage. Metab Brain Dis 19:169–175

Balanescu S, Rutishauser J (2010) Diabetes insipidus: Differentialdiagnostik und Therapie. Schweiz Med Forum 10(7):123–128

Boure T, Vanholder R (2004) Biochemical and clinical evidence for uremic toxicity. Artif Organs 28:248–253

Bouzier-Sore AK, Voisin P, Canioni P et al. (2003) Lactate is a preferential oxidative energy substrate over glucose for neurons in culture. J Cereb Blood Flow Metab 23:1298–1306

Carroll MF, Burge MR, Schade DS (2003) Severe hypoglycemia in adults. Rev Endocr Metab Disord 4:149–157

Charfen MA, Fernandez-Frackelton M (2005) Diabetic ketoacidosis. Emerg Med Clin North Am 23:609–628

Chiasson JL, Aris-Jilwan N, Belanger R et al. (2003) Diagnosis and treatment of diabetic ketoacidosis and the hyperglycemic hyperosmolar state. Cmaj 168:859–866

Clausen T, Flatman JA (1987) Effects of insulin and epinephrine on Na+-K+ and glucose transport in soleus muscle. Am J Physiol 252:E492–499

Cooper DS (2003) Hyperthyreoidism. Lancet 362:459–468

Harrison TR (2004) Harrison's Principles of Internal Medicine. 16th ed.

Kitabchi AE, Umpierrez GE, Fisher JN, Murphy MB, Stentz FB (2008) Thirty years of personal experience in hyperglycemic crises: diabetic ketoacidosis and hyperglycemic hyperosmolar state. J Clin Endocrinol Metab 93(5):1541–1552

Kitabchi AE, Umpierrez GE, Murphy MB, Kreisberg RA (2006) Hyperglycemic crises in adult patients with diabetes: a consensus statement. Diabetes Care 29:2739–2748

Lam TK, Gutierrez-Juarez R, Pocai A et al. (2005) Regulation of blood glucose by hypothalamic pyruvate metabolism. Science 2005; 309: 943–947

Lobmann R, Lehnert H (2003) Hypoglycemia, classification, therapy and preventable errors. Internist (Berl) 44:1275–1281

Michels G, Hoppe UC (2007) Stoffwechselnotfälle. In: Brokmann J, Rossaint R (Hrsg) Repetitorium Notfallmedizin. Springer, Berlin Heidelberg New York

Michels G, Schneider T (2009) Klinikmanual Innere Medizin. Springer, Berlin Heidelberg New York

Milionis HJ, Elisaf MS (2005) Therapeutic management of hyperglycaemic hyperosmolar syndrome. Expert Opin Pharmacother 6(11):1841–1849

Minami K, Miki T, Kadowaki T et al. (2004) Roles of ATP-sensitive K+ channels as metabolic sensors: studies of Kir6.x null mice. Diabetes 53 Suppl 3:S176–180

Savage MW, Mah PM, Weetman AP, Newell-Price J (2004) Endocrine emergencies. Postgrad Med J 80:506–515

Service FJ (1995) Hypoglycemia. Med Clin North Am 79:1–8

Smith D, Amiel SA (2002) Hypoglycaemia unawareness and the brain. Diabetologia 45:949–958

Verbalis JG (2003) Diabetes insipidus. Rev Endocr Metab Disord 4(2):177–185

Yared Z, Chiasson JL (2003) Ketoacidosis and the hyperosmolar hyperglycemic state in adult diabetic patients. Diagnosis and treatment. Minerva Med 94:409–418

Yavuz A, Tetta C, Ersoy FF et al. (2005) Uremic toxins: a new focus an old subject. Semin Dial 18:203–211

Intoxikationen

G. Michels, S. Weilemann

18.1 Allgemeine Toxikologie – 456

18.2 Antidottherapie – 460

18.3 Alkoholintoxikation – 461

18.4 Alkylphosphate – 463

18.5 Blausäureintoxikation – 464

18.6 Drogen – 465

18.7 Kohlenmonoxidintoxikation – 469

18.8 Kohlendioxid – 469

18.9 Reizgase – 470

18.10 Lösemittel – 470

18.11 Schaumbildner – 471

18.12 Säuren- und Laugenverätzungen – 471

18.13 Medikamentenintoxikation – 472

18.14 Methämoglobinbildner – 476

18.15 Entzugssyndrome – 477

18.16 Telefonverzeichnisse/Adressen der Giftnotzentralen in Deutschland – 478

Literatur – 479

18.1 Allgemeine Toxikologie

Allgemeines

- »Alle Dinge sind Gift und nichts ist ohne Gift, allein die Dosis macht, dass ein Ding Gift ist.« (Paracelsus, 1493–1541)
- Inzidenz: 100.000–200.000 Intoxikationen/Jahr
- 5–10 % aller stationären Krankenhausaufnahmen sind Fehl- oder Überdosierung von Arzneistoffen.
- Letalität (gesamt): ca. 1 %
- Frauen sind häufiger betroffen als Männer.

Ätiologie

- Erwachsene (>80 %): meist mit suizidaler Absicht (meist Arzneimittel), Altersgruppe zwischen 20 und 50 Jahre

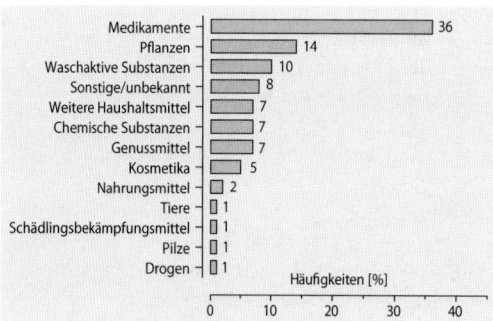

Abb. 18.1 Arten und Häufigkeiten von Ingestionen: modifiziert nach dem 42. Bericht (Jahresbericht 2009) über die Arbeit der Informationszentrale gegen Vergiftungen des Landes Nordrhein-Westfalen am Zentrum für Kinderheilkunde des Universitätsklinikums Bonn (Mit freundlicher Genehmigung von Herrn Prof. Dr. med. Michael J. Lentze und Frau Dr. med. Carola Seidel, Uniklinik Bonn)

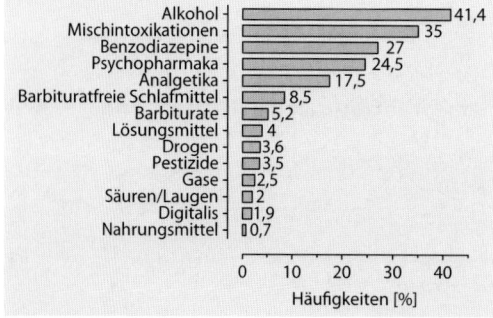

Abb. 18.2 Arten und Häufigkeiten von Intoxikationen auf Intensivstation (Mod. nach Fürst u. Habscheid 1993)

- Kinder (ca. 10–20 %): meist akzidentielle Ingestionen (Medikamente: 25 %, Pflanzen: 24 %, Waschmittel: 11 %, Kosmetika: 6 %), meist Kinder <4 Jahre (◘ Abb. 18.1, ◘ Abb. 18.2)
- Gewerblich (ca. 5 %): z. B. Arbeitsunfall

Aufnahmewege

- Peroral (80–90 %): über den Magen-Darm-Trakt (z. B. Alkohol, Medikamente)
- Inhalativ (5–10 %): über die Atemwege (z. B. CO-, CO_2-Intoxikationen)
- Transkutan bzw. transdermal (3–5 %): über die Haut (physikochemische Mittel)
- Parenteral (1–2 %): meist intravenös (z. B. Drogenunfälle)

Wegweisende Symptome bei Intoxikationen (◘ Tab. 18.1, ◘ Tab. 18.2)

◘ Tab. 18.1 Leitsymptome und Toxidrome (Symptomkomplex) bei Intoxikationen

Neurologische Auffälligkeiten
- Bewusstseinsstörungen: Apathie, Somnolenz, Sopor bis Koma
- Epilepsie: z. B. Alkoholentzug
- Miosis: z. B. Opioide, Cholinesterasehemmer/Alkylphosphate
- Mydriasis: z. B. Neuroleptika, Antidepressiva, Amphetamine, Kokain
- Nystagmus: z. B. Carbamazepin, Barbiturate, Ethylenglykol
- Hypersalivation: z. B. Cholinesterasehemmer/Alkylphosphate

Kardiopulmonale Auffälligkeiten:
- Toxisches Lungenödem: z. B. Heroin, Rauchgasinhalation
- Bradykardie: z. B. Digitalis, β-Blocker, Kalziumantagonisten, Lithium
- Tachykardie: z. B. Amphetamine, Kokain, Theophyllin
- Hypotonie: z. B. Antidepressiva
- Hypertensive Krise: z. B. Kokain

Renale Auffälligkeiten:
- Oligurie bis Nierenversagen: z. B. Ethylenglykol
- Polyurie (Diabetes insipidus): z. B. Lithium

Thermoregulation:
- Hypothermie: z. B. Barbiturate, Alkohol, Hypoglykämie
- Hyperthermie (Fieber, Schwitzen): z. B. Kokain, Opioidentzug

▼

18.1 · Allgemeine Toxikologie

Tab. 18.1 *Fortsetzung*

Gastrointestinale Auffälligkeiten:
- Diarrhö: z. B. Pilze, Alkylphosphate, Eisen, Lithium
- Obstipation: z. B. Antidepressiva, Opioide, Kalziumantagonisten

Foextor ex ore:
- Alkoholgeruch
- Acetongeruch: z. B. Aceton, ketoazidotisches Koma
- Bittermandelgeruch: z. B. Zyanide

Hautkolorit:
- Rosig: z. B. Kohlenmonoxid (CO)
- Grau: z. B. Methämoglobinbildner
- Blau: z. B. Benzodiazepinintoxikation mit resultierender Zyanose
- Gelb: z. b. toxische Hepatopathie

Toxidrome
- Narkotisches Syndrom: z. B. Ethanol, Opioide, Benzodiazepine
- Sympathomimetisches Syndrom: z. B. Amphetamine, Kokain
- Anticholinerges Syndrom: z. B. Atropin, Skopolamin, trizyklische Antidepressiva, Antihistaminika
- Cholinerges Syndrom: z. B. Cholinesterasehemmer/Alkylphosphate
- Halluzinogenes Syndrom: z. B. Cannabis, Halluzinogene (LSD, Mescalin etc.)

Diagnostik

> Anamnese (Fremdanamnese), körperliche Untersuchung und Kontaktaufnahme mit einem Giftinformationszentrum bilden die Grundlage einer effizienten Diagnostik bei Verdacht auf Intoxikation.

- Anamnese:
  - Was, wie viel, wie, wann und warum wurde es eingenommen?
  - Geruch aus dem Mund? Erbrechen? (Tab. 18.1)
  - Komorbidität/Vorerkrankungen: z. B. Herzinsuffizienz, hier Abklärung einer Digitalisintoxikation?
  - Fremdanamnese: soziales, berufliches und privates Umfeld, Abschiedsbrief, Arzneimittelpackungen?
- Körperliche Untersuchung (Tab. 18.2):
  - Inspektion: insbesondere der Haut (Farbe, Blasen), Einstichstellen (u. a. Fuß, Leistenregion), Thrombophlebitiden, Spritzenabszesse etc.
  - Kardiopulmonaler und neurologischer Status
- Beurteilung von Hämodynamik und Oxygenierung: EKG, Blutdruck, S_aO_2
- Asservierung von Urin, Blut in EDTA-Röhrchen und Nativblut zur Gewinnung von Serum

Tab. 18.2 Schweregradeinschätzung nach der Glasgow Coma Scale (GCS)

Kriterium	Untersuchung	Punkte
Augen öffnen	Spontan	4
	Auf Ansprechen	3
	Auf Schmerzreiz	2
	Kein Augenöffnen	1
Verbale Reaktion	Patient orientiert, beantwortet Fragen	5
	Patient desorientiert, beantwortet Fragen	4
	Inadäquate verbale Antwort, Wortsalat	3
	Unverständliche Laute, Stöhnen	2
	Keine Reaktion	1
Motorische Reaktion	Bewegung auf Aufforderung	6
	Gezielte Abwehr auf Schmerzreiz	5
	Ungezielte Abwehr auf Schmerzreiz	4
	Beugesynergismen	3
	Strecksynergismen	2
	Keine Reaktion	1

sowie ggf. von Erbrochenem oder Essensresten (gekühlte Aufbewahrung, Versendung zur Toxikologie und/oder Rechtsmedizin)
- Labordiagnostik:
  - Blutzuckerbestimmung (DD: Coma diabeticum)
  - Komplettes Notfalllabor
  - Drogenscreening (Cave: falsch positive Befunde)
  - Ausschluss metabolischer bzw. endokrinologisch bedingter Bewusstseinsstörungen: BGA, Laktat, Cholinesterase, etc.
  - Ggf. Ethanol-, Medikamentenspiegel
  - Blutentnahme vor Therapiebeginn (Hauptlabor, toxikologisches Labor und/oder Rechtsmedizin [ggf. Blutprobe einfrieren])
- Bildgebende Diagnostik, z. B. CCT zum Ausschluss eines neurologischen Geschehens

> Bewusstseinsstörung und Schwere der Intoxikation korrelieren nicht.

Therapie

Allgemeinmaßnahmen
- Selbstschutz (!)
- Monitoring: EKG, Pulsoxymetrie, Blutdruckmessung
- Blutzuckerkontrolle stets bei jeder Bewusstseinseintrübung
- Primäre Entgiftung einleiten und ggf. Antidote einsetzen
- Bei Vergiftungen über die Haut: Kleidung entfernen und Haut abspülen
- Kontakt mit einer Giftnotzentrale (s. unten; Tab. 18.10)
- Aufrechterhaltung und Stabilisierung der Vitalfunktionen
  - Freimachen und Freihalten der Atemwege, ggf. Intubation und Beatmung
  - Adäquate Oxygenierung: O_2-Gabe und ggf. Beatmung mit »Hilfsmitteln« (Beatmungsbeutel, Safar-Tubus, etc.)
  - Kardiopulmonale Reanimationsmaßnahmen bei Kreislaufstillstand
  - Anlage mehrerer periphervenöser Zugänge
  - Schocktherapie mit Kristalloiden (Ringer-Laktat) oder Kolloiden (HAES 6 %)
- Ggf. Applikation eines sog. Koma-Cocktails
  - Glukose (Glukose 40 %, 50 ml): Therapie einer Hypoglykämie und einer akuten Porphyrieattacke
  - Naloxon (Narcanti, 1–2 mg): reiner Opioidantagonist
  - Thiamin (Betabion, 100 mg): bei Wernicke-Enzephalopathie
  - Glukokortikoiden: bei unklaren endokrin-metabolischen Komata
  - Ggf. Flumazenil (Anexate): vorsichtige Gabe, da Flumazenil zur Induktion von epileptischen Anfällen führen kann

Primäre Giftelimination (Resorption vermeiden)

Aktivkohle (Carbo medicinalis)
- Primär Kohlegabe (Kohle vs. Magenspülung: gleiches Outcome)
- Carbo medicinalis gilt als Universaladsorbens und seine Applikation als wichtigste Maßnahme zu primären Giftelimination.

Dosierung

Aktivkohle (Kohle-Pulvis, Kohle-Compretten, Kohlegranulat)
- Adsorptionsfläche: 1000–2000 m²/g Aktivkohle
- Kinder (<1 Jahr): 0,5–1 g/kgKG peroral
- Kinder (>1 Jahr): 1 g/kgKG peroral
- Erwachsene: 1–2 g/kgKG peroral
- Eine anschließende routinemäßige Induktion von Diarrhö wird aktuell nicht mehr empfohlen.

Magenspülung

> Magen-, Darmspülung und provoziertes Erbrechen nur noch in Sonderfällen. Keine Magenspülung außerhalb der Klinik, bevorzugt Kohleapplikation.

- Voraussetzung:
  - Gifteinnahme (Ingestion) sollte nicht länger als 1–2 h zurückliegen
  - Giftelimination von hochtoxischen Substanzen, insbesondere Intoxikationen mit ausgeprägter Magen-Darm-Atonie (Psychopharmaka)
  - Nur unter vorheriger Intubation (Aspirationsschutz)
- Lagerung des Patienten: Linksseitenlagerung, leichte Kopftieflagerung
- Indikation: Einzelfall-Entscheidung unter Berücksichtigung der Voraussetzungen und Kontraindikationen
- Kontraindikationen:

- Schockzustand
- Krampfanfälle
- Fortgeschrittene Säuren- und Laugen-Verätzungen (Perforationsgefahr)
- Schaumbildner (Wasch-/Spülmittel)
- Flusssäure
— Vorgehen:
- Spülportionen: jeweils 200–400 ml
- Spüldauer: bis Spülflüssigkeit klar
- Nach Ablassen der letzten Spülportion: Instillation von Aktivkohle und Laktulose
— Nachteile nach Magenspülung:
- Aggravierung der Klinik durch weitere Auflösung von Substanzen mit zweitem Resorptionspeak
- Aspirationspneumonie
- Große Mengen verbleiben dennoch im Gastrointestinaltrakt

Darmspülung
— Indikation: Intoxikation mit Substanzen, welche verzögert freigesetzt werden, oder mit magensaftresistenten Substanzen, orale Eisenvergiftung, Body-Packer
— Durchführung: Darmspülung unter Anwendung von Polyethylenglykollösung

Provoziertes Erbrechen
— Methode der Wahl unter strenger Indikationsstellung:

> **Dosierung**
>
> **Ipecacuanha-Sirup (mit Wasser)**
> - 1. Lebensjahr: 10 ml
> - 2. Lebensjahr: 20 ml
> - Ab 3. Lebensjahr und Erwachsene: 30 ml
> - Bei persistierendem Erbrechen Antiemetikumgabe

— Kontraindikationen für provoziertes Erbrechen:
- Bewusstseinstrübung bzw. Substanzen, die rasch zu einer Bewusstseinseintrübung führen (z. B. trizyklische Antidepressiva)
- Lösemittel
- Schaumbildner
- Säuren und Laugen
— Die Ingestion soll keinesfalls länger als 1–2 h zurückliegen. Innerhalb der ersten 10 min lassen sich bis zu 50 % des Giftes eliminieren, nach 20 min nur noch 30 % und nach 1 h weniger als 10 %. Da die meisten Patienten in der Regel zu spät aufgefunden werden, sind weder Magenspülung noch provoziertes Erbrechen sinnvoll. Nach heutiger Auffassung scheint daher nur die Gabe von Aktivkohle für die primäre Giftelimination innerhalb der ersten 1–2 h nach Giftaufnahme sinnvoll.

> Die Induktion von Erbrechen ist zweitrangig. Die Neutralisation und die symptomatische Therapie stehen aus zeitlichen Gründen im Vordergrund.
> Keine Anwendung von Salzwasser oder Apomorphin.

Sekundäre Giftelimination (Beschleunigung der Elimination)
Forcierte Diurese
— Indikationen: Schwere Intoxikationen mit
- Salicylate (ASS)
- Barbital/Phenobarbital
- Thallium
- Lithium
— Durchführung: 0,5–0,8 l Volumen/Tag plus Schleifendiuretikum (zur Minderung der tubulären Rückresorption)
— Kontraindikationen: Schock, Herz-/Niereninsuffizienz, Krampfleiden
— Gefahr: Störungen des Wasser-Elektrolyt- sowie Säure-Basen-Haushalts

Alkalisierung des Urins
— Indikation: Salicylat- (>100 mg ASS/kgKG) oder Barbituratintoxikation
— Durchführung: Bikarbonat-Infusionslösung
— Kontrolle des Säure-Basen-Haushalts: Urin-pH 7–8, Blut-pH <7,55

Extrakorporale Verfahren
— Hämodialyse: z. B. Ethanol, Methanol, Ethylenglykol, Salicylate, Kalzium oder Lithium
— Hämoperfusion (Blut wird über Aktivkohle oder Kunstharz geleitet, d. h. Anwendung bei Intoxikationen mit adsorbierbaren Giften): z. B. Carbamazepin, Valproinsäure, Herbizide, Alkylphosphate, Theophyllin (◘ Tab. 18.3)

18.2 Antidottherapie

Tab. 18.3 Antidottherapie

Antidot	Indikation	Dosierung
Acetylcystein (ACC, Fluimucil)	Paracetamolintoxikation, bis max. 20 h nach Paracetamol-Einnahme (Prescott-Schema): Gesamtdosis von 300 mg/kgKG über 20 h i.v.	Initial: 150 mg/kgKG in 200 ml Glukose 5 % über 15 min Dann: 50 mg/kgKG in 500 ml Glukose 5 % über 4 h Abschließend: 100 mg/kgKG in 1 l Glukose 5 % über 16 h
Aktivkohle	Universalantidot	Initial: 1–2 g/kgKG oral Alle 2–4 h: 0,25–0,5 g/kgKG oral
Atropin (Atropinsulfat)	Alkylphosphatintoxikation	Initial: 1–50 mg i.v. Danach: Obidoxim
Beclometasondipropionat (Junik, Ventolair)	Reizgasintoxikation und gesichertes Inhalationstrauma	Gabe von 4 Hüben einmalig (1 Stoß = 100 µg), ggf. erneut 4 Hübe nach 2 h
Biperiden (Akineton)	Neuroleptikaintoxikation mit Extrapyramidalsymptomatik	0,04 mg/kgKG i.v.
Dantrolen (Dantrolen)	Maligne Hyperthermie	1–2,5 mg/kgKG i.v.
Deferoxamin (Desferal)	Eisen-III- oder Aluminiumintoxikation	6–12 g oral oder 15 mg/kgKG/h (max. 80 mg/kgKG/Tag)
4-Dimethylaminophenol (4-DMAP)	Schwere Zyanidintoxikation	3–4 mg/kgKG i.v.
Digitalisantidot (Digitalisantidot BM; 1 Amp. = 80 mg neutralisieren 1 mg Glykosid)	Lebensbedrohliche Digitalisintoxikation (Zuvor: Digitalisspiegel, Kaliumkontrolle, ggf. Phenytoin oder Lidocain)	*Unbekannte* Glykosiddosis: (1) Chronische Intoxikation: 160–240 mg über 20 min, dann 30 mg/h für 8 h (2) Akute Intoxikation: 400–480 mg über 20 min *Bekannter* Digitalisspiegel: (1) Fab-Dosis [mg]=Digoxinkonz. [ng/ml]×5,6 [l/kg] ×kgKG×0,066 (2) Fab-Dosis [mg]=Digitoxinkonz. [ng/ml] ×0,56 [l/kg]×kgKG×0,066
Ethanol (Alkoholkonzentrat 95 %)	Methanol-/Ethylenglykolintoxikation	Initial: 0,5–0,75 g/kgKG i.v. über 4 h in Glukose 5 %-Lsg. Dann: 0,1 g/kgKG/h (nach Spiegel)
Flumazenil (Anexate)	Benzodiazepinintoxikation	Initial: 0,25 mg i.v. Dann: 0,1–0,2 mg/min i.v.
Folinsäure (Leukovorin)	Intoxikationserscheinungen unter Methotrexattherapie	10–30 mg i.v., sonst nach MTX-Spiegel (Formel nach Sauer)
Fomepizol (Antizol)	Methanolintoxikation	Initial: 15 mg/kgKG i.v. Dann: 10 mg/kgKG alle 12 h i.v.
Glukagon (GlucaGen)	β-Blocker- und Kalziumantagonistenintoxikation	Initial: 50–200 µg/kgKG i.v. Dann: 70 µg/kgKG/h i.v. Zusätzlich Gabe von Antiemetika, da Induktion von Nausea
Haloperidol (Haldol)	Alkoholentzugsdelir	Titration bis zu 60 mg i.v.
Hydroxocobalamin (Cyanokit)	Rauchgasintoxikation, reine Blausäureintoxikation	Initial: 70 mg/kgKG i.v. Dann: Natriumthiosulfat (50–100 mg/kgKG i.v.)

☐ **Tab. 18.3** *Fortsetzung*

Antidot	Indikation	Dosierung
Kalzium (Kalziumchlorid 10 ml, 10 % enthält 6,8 mmol elementares Kalzium)	Flusssäureintoxikationen Intoxikation mit Kalziumantagonisten	Verätzungen der Extremitäten 1–2 g intraarteriell, ggf. lokale Infiltration Dosierung: 4–8 mmol i.v.
Methylenblau (Methylenblau Vitis)	Methämoglobinbildner Hepatopulmonales Syndrom	1–2 mg/kgKG i.v., ggf. Repetition nach 4–6 h
$NaHCO_3$ 8,4 %	Arrhythmien bei Intoxikationen mit Antidepressiva/Neuroleptika	0,5–1 mval/kgKG i.v.
Natriumthiosulfat (Natriumthiosulfat 10 %)	Zyanidintoxikation	50–100 mg/kgKG i.v.
Naloxon (Narcanti)	Opiatintoxikation	Initial: 0,4–2 mg i.v. Dann: 0,4–2 mg alle 2 min je nach Klinik
Physostigmin (Anticholium)	Anticholinerges Syndrom: Intoxikation mit Antidepressiva/Neuroleptika, Antihistaminika, Atropin, anticholinergen Halluzinogenen (z. B. Stechapfel)	2–3 mg i.v.
Sauerstoff (O_2)	Atemwegsgifte, Rauchgasintoxikation	Je nach Klinik, ca. 4–10 l/min
Silibinin (Legalon)	Amatoxin-/Knollenblätterpilzintoxikation	Initial: 5 mg/kgKG i.v. alle 4 h über 2 h (20 mg/kgKG/Tag) Dauer: über 4 Tage
Simethicon (Sab-Simplex)	Schaumbildner	1 ml/kgKG peroral
Toluidinblau (Toluidinblau)	Intoxikation mit Methämoglobinbildner	2–4 mg/kgKG i.v.
Obidoxim (Toxogonin)	Alkylphosphatintoxikation	Zuvor Atropin, danach 4–8 mg Obidoxim/kgKG i.v.
Vitamin B_6 (Pyridoxin)	Isoniazidintoxikation	1 g Vitamin B_6 pro g Isoniazid
Vitamin K_1 (Konakion)	Cumarinderivate	1–10 mg langsam i.v.

18.3 Alkoholintoxikation

Allgemeines

— Todesfälle in Zusammenhang mit Alkohol: ca. 42.000/Jahr
— Pro-Kopf-Konsum (Deutschland): ca. 11 l/Jahr, Altersgipfel: 43. Lebensjahr
— Alkohol stellt das häufigste Suchtmittel in Deutschland dar
— Alkoholismus gilt seit dem 18.06.1968 als anerkannte Krankheit
— Behandlungsbedürftige Alkoholiker (Deutschland): 1,6 Mio.
— Alkoholabhängige (Deutschland): 3,2 Mio.
— Pathologischer Rausch: Plötzliches Auftreten eines aggressiven Verhaltenszustandes nach dem Trinken einer »kleinen« Alkoholmenge, welche bei den meisten Menschen keine Intoxikation hervorruft

Wirkprofil von Alkohol

— Alkohol: Ethanol, C_2H_5OH oder häufig im klinischen Alltag mit C_2 abgekürzt
— Alkoholelimination: ca. 95 % über Biotransformation und ca. 5 % wird direkt renal ausgeschieden
— Alkoholabbauwege/Existenz dreier Enzymsysteme: Alkohol-/Acetaldehyddehydrogenase

- (80–90 %), mikrosomales Ethanol-oxidierendes Systems/MEOS (10–20 %) und Katalase (1–5 %)
- Alkoholabbaurate (nicht exponenziell, sondern linear): 0,09–0,13 g/kgKG/h (Kinder <7. Lebensjahr: 0,2–0,3 g/kgKG/h), Faustregel: 0,1–0,2‰/h (ungefähr ein kleines Glas Kölsch pro Stunde)
- Im Falle der Alkoholintoxikation kommt es zur enzymatischen Sättigung der Alkoholdehydrogenase, d. h. ab hier erfolgt die Metabolisierung konzentrationsunabhängig (Sättigungskinetik oder Kinetik 0. Ordnung).
- Alkoholabbau über den Alkohol-/Acetaldehyddehydrogenase-Pfad: Ethanol → Acetaldehyd (Ethanal) und $NADH+H^+$ → Acetat und $NADH+H^+$ → Acetyl-CoA → Citratzyklus (CO_2 und H_2O) oder Fettsäuren-Synthese
- Anhäufung des toxischen Acetaldehyds (Giftung) und von Reduktionsäquivalenten ($NADH+H^+$) bzw. Zunahme des $NADH+H^+/NAD^+$-Quotienten mit Beeinflussung anderer NADH-abhängiger Reaktionen (u. a. Hemmung des Citratzyklus)
- Zentralnervöser Effekt von Alkohol: Veränderungen des glutamatergen, dopaminergen, serotoninergen, opioidergen und GABAergen Systems. Alkohol interagiert mit verschiedenen Ionenkanälen bzw. Rezeptoren über sog. »pockets«: Beeinflussung von Kalziumkanälen (N- und P/Q-Typ), $5-HT_3$-Rezeptoren, n-Acetylcholin-Rezeptoren, NMDA-Rezeptoren (Inhibierung) sowie von $GABA_A$-Rezeptoren (Stimulierung, Benzodiazepin-ähnlicher Effekt); des Weiteren zeigt sich eine verstärkte Freisetzung von Endorphinen
- Metabolisch: Hypoglykämiegefahr durch Hemmung der hepatischen Glukoneogenese (kein Einfluss auf die Glykogenolyse)
- Wasserhaushalt: Hemmung der ADH-Sekretion mit verstärktem Wasserlassen, Dehydratation (Hypovolämie)
- Unterkühlung: Dämpfung des Temperaturzentrums im Hypothalamus sowie durch periphere Vasodilatation mit vermehrter Wärmeabgabe

Klinik

- Allgemein: Alkoholfötor, Gang-/Standunsicherheit, verwaschene (lallende) Sprache, Nystagmus, Bewusstseinsstörung, Desorientierung, Gesichtsrötung, konjunktivale Injektion, Areflexie (insbesondere der Schutzreflexe) mit Aspirationsgefahr (◘ Tab. 18.4)
- Begleitsymptome: Unterkühlung, Hypoglykämie, Nausea und Emesis (ggf. Mallory-Weiss-Syndrom)
- Differenzialdiagnosen (stets ausschließen): Mischintoxikation (parallele Einnahme von Medikamenten), Schlaganfall, Schädel-Hirn-Trauma oder Wirbelsäulenverletzungen (können auch Folge der Alkoholintoxikation sein)

Diagnostik

- Anamnese und körperliche Untersuchung
- Labordiagnostik: komplettes Notfalllabor, insbesondere Elektrolyte und Blutzucker
- Blutalkoholspiegel-Bestimmung: Dichte von Ethanol 0,79 kg/l, d. h. ein Glas Kölsch (0,2 l mit 4,8 Vol.- %, also 9,6 ml Ethanol) enthält 7,6 g Ethanol; 68 % beim Mann und 55 % bei der Frau stehen als relativer Verteilungsraum zur Verfügung (48 kg bzw. 39 kg bei einem Ausgangsgewicht von 70 kg), d. h. nach der vollständigen Resorption von einem Glas Kölsch (7,6 g Alkohol) errechnet sich ein Blutalkoholspiegel von 0,16‰ beim Mann bzw. 0,19‰ bei der Frau. Berechnung (vereinfacht): Blut-‰$_{Mann}$ = g Alkohol/(0,68 × kgKG); Blut-‰$_{Frau}$ = g Alkohol/(0,55 × kgKG)

◘ Tab. 18.4 Rauschstadien nach dem Blutalkoholspiegel

Stadium	Alkoholkonzentration [‰]	Klinik
Exzitation	0,5–1	Euphorie (oder Aggressivität), Logorrhö, verminderte Selbstkontrolle, Distanzlosigkeit, geringgradige Ataxie
Hypnose	1–1,5	Benommenheit, Gleichgewichts-/Koordinationsstörungen, Artikulationsstörungen, verminderte Schmerzempfindung (Hypalgesie)
Narkose	1,5–3,5	Somnolenz bis Koma, Koordinationsstörung, Analgesie
Asphyxie	>3,5	Koma, Areflexie, Atemdepression, evtl. Schock

18.4 · Alkylphosphate

- Drogenscreening (Schnelltest)
- CCT: bei unklarer Bewusstseinsstörung (sekundäres Schädel-Hirn-Trauma plus Gerinnungsstörung bei alkoholinduzierter Leberzirrhose)

Therapie/Maßnahmen

- Aufrechterhaltung und Stabilisierung der Vitalfunktionen
- Oxygenierung: 2–8 l O_2/min über Nasensonde
- **Glukosesubstitution**: bei Hypoglykämie
  - Bei chronischem Alkoholabusus: Thiamin-(Vitamin B_1)-Substitution vor Glukosegabe, da durch Fehlernährung oft ein Thiaminmangel vorliegt
  - Thiamin: Koenzym des Citratzyklus (Pyruvatdehydrogenase)
  - Da bei einem Thiaminmangel die Aktivität der Pyruvatdehydrogenase deutlich herabgesetzt ist, führt eine Glukosebelastung zu einem Anstieg der Laktatkonzentration mit Entwicklung einer Laktatazidose.
- **Volumensubstitution** (Vollelektrolytlösung): bei Hypotension
- **Benzodiazepine**: bei Krampfanfällen
- Weitere Substanzen bei Alkoholentzugsdelir: Haloperidol (Haldol), Clonidin (Catapresan), Thiamin (Wernicke-Enzephalopathie), ggf. Clomethiazol (Distraneurin)
- Ggf. Hämodialyse: bei schwerer Alkoholintoxikation

18.4 Alkylphosphate

Allgemeines

- Synonyme: Alkylphosphate, Organophosphate (z. B. E-605, Parathion)
- Resorption: oral, perkutan (Kontaktgift, daher Eigenschutz) oder inhalativ
- Giftaufnahme: meist in suizidaler Absicht, selten akzidentell
- Acetylcholin (ACh) führt über die Interaktion mit n-ACh-Rezeptoren (neuronal: präganglionär sympathisch und parasympathisch; muskulär: motorische Endplatte) und m-ACh-Rezeptoren (parasympathisch: postganglionär) zu entsprechenden nikotinergen bzw. muskarinen Folgeerscheinungen.
- Die Acetylcholinesterase wird für die sofortige Hydrolyse des Neurotransmitters Acetylcholin zu Acetat und Cholin im synaptischen Spalt hauptverantwortlich gemacht (enzymatischer Umsatz: ca. 600.000 ACh-Moleküle/min).
- Alkylphosphate führen zur Phosphorylierung der Aminosäure Serin im esteratischen Zentrum der Acetylcholinesterase.
- Diese Phosphorylierung hat eine nicht kompetitive und irreversible Inhibierung der Acetylcholinesterase und der Serumcholinesterase (Pseudocholinesterase) mit endogener Acetylcholinintoxikation zur Folge.
- Nach Aufnahme in den Organismus wird die –P=S-Gruppe einiger Alkylphosphate in die stärker toxische –P=O-Gruppe oxidiert (Giftung). Die –P=O-Gruppe besitzt eine höhere Affinität als die ursprüngliche –P=S-Gruppe.

Klinik (cholinerges Syndrom)

- Klassische Trias: Koma, Miosis und Bronchorrhö
- »*Alles läuft*«: Hypersalivation (blauer Schaum), nasse Haut, Tränenfluss, Rhinorrhö, Diarrhö
- Auge: meist *Miosis*, Akkommodationsstörung
- Kardiovaskulär: Tachy- oder Bradykardie, Hypotonie
- Pulmonal: Bronchospasmus, Bronchialsekretion, Lungenödem
- Muskel: initiale Muskelfaszikulationen/Krämpfe und Übergang in Lähmung (nikotinerg)
- Gastrointestinal: Nausea, Koliken, Diarrhö
- Zentral: *Bewusstseinsstörung*, Kopfschmerzen, Atemstörung
- Geruch: entsetzlicher Gestank (früher durch Zusatz knoblauchartiger Geruch)

Therapie

- **Allgemeinmaßnahmen:**
  - *Selbstschutz*: Handschuhe (mind. zwei übereinander), Schutzanzug, Zimmer mit Luftabzug (sonst Fenster offen lassen)
  - Aufrechterhaltung und Stabilisierung der Vitalfunktionen
  - Primäre Giftelimination: Magenspülung oder perorale Gabe von Aktivkohle
  - Oxygenierung: >6–10 l O_2/min über Maske, ggf. Intubation und Beatmung
  - Kontaminierte Kleidung entfernen
- **Atropin** (kompetitiver m-ACh-Rezeptorantagonist, wirkt nicht gegen nikotinerge Symptome):
  - Dosierung: 1–50 mg i.v., bei Asystolie sofort 50 mg i.v.
  - Therapeutische Richtparameter:

- Sistieren der Hypersekretion (M_3-ACh-Rezeptoreffekt)
- Herzfrequenz ~100/min (M_2-ACh-Rezeptoreffekt)
- Oxime:
  - Enzymreaktivatoren zur ACh-Esterase-Reaktivierung durch Dephosphorylierung
  - Substanzen: Obidoxim (Toxogonin), Pralidoxim (nicht mehr im Handel)
  - Dosierung: 4–8 mg Obidoxim/kgKG i.v., erst nach Atropin-Gabe

> Frühestmögliche Gabe von ACh-Esterasereaktivatoren, da die ACh-Esterase im phosphorylierten Zustand sehr schnell altert und Oxime nur nicht gealterte Phospho-ACh-Esterase-Komplexe dephosphorylieren können.

18.5 Blausäureintoxikation

Allgemeines

- Synonyme: Blausäure oder Zyanwasserstoff (HCN), Zyanide (Salze der Blausäure, CN^-)
- Vorkommen: Galvanisierbetriebe, Labor zu Analysezwecken, Faserherstellung, Bittermandel, »Rauchgas« (neben CO- und CO_2-Intoxikation), Schwelbrände bzw. Verbrennung von stickstoffhaltigen Materialien (Kunststoffe, wie Polyurethan), Nitroprussid-Natrium, Berliner-Blau-Lösung
- Aufnahmemöglichkeiten: inhalativ, peroral, transkutan, intravenös
- Blutspiegel >3 mg/l gelten als letal
- CN^--Ionen gehen eine reversible Komplexbildung mit dem dreiwertigen Eisen (Fe^{3+}) der oxidativen Cytochromoxidase der inneren Mitochondrienmembran ein und führen somit zur Hemmung der Atmungskette (»innere Erstickung«, Laktatazidose)
- Weitere Enzymgifte der Cytochromoxidase: Kohlenmonoxid (CO) und Schwefelwasserstoff (H_2S)
- Bei Verdacht auf eine Zyanidexposition hat der Eigenschutz oberste Priorität, da bereits Konzentrationen von 10 ppm als gefährlich einzustufen sind.

Klinik

- Zentralnervös: Kopfschmerzen, Nausea, Krampfanfälle, Bewusstlosigkeit
- Kardiopulmonal: Hypotonie, Bradykardie/Tachykardie, Tachypnoe
- Bittermandelgeruch (selten)
- Rosige Hautfarbe (entsprechend wie bei CO-Intoxikation)
- Laktatazidose: durch Inhibierung der oxidativen Dekarboxylierung (aerober Metabolismus)

Therapie

- Aufrechterhaltung und Stabilisierung der Vitalfunktionen
- Oxygenierung: 2–8 l O_2/min über Nasensonde, ggf. Intubation und Beatmung
- **Hydroxocobalamin** (Cyanokit)
  - Wirkung: irreversible Komplexbildung von Hydroxocobalamin (= Vitamin B_{12a}) mit Zyanid zu Zyanocobalamin, das renal eliminiert wird
  - Dosierung: 70 mg/kgKG i.v., (meist 5 g, max. 10 g) als i.v.-Infusion über 15 min; ggf. Wiederholung abhängig vom Schweregrad der Vergiftung
  - Ggf. anschließend Gabe von Natriumthiosulfat i.v.
  - Anwendung: Rauchgasintoxikation, Mischintoxikationen, reine Blausäureintoxikation
  - Nebenwirkungen: dunkelroter Urin, reversible Rotfärbung der Haut
  - Aufgrund seiner tiefroten Farbe kann Hydroxocobalamin die Bestimmung von Laborparametern beeinträchtigen (z. B. klinische Chemie, Hämatologie, Gerinnung und Urinparameter)
  - Kontraindikationen: keine
- **Dimethylaminophenol (4-DMAP)** bei *schweren* Monointoxikationen
  - Wirkung des Met-Hb-Bildners: 4-DMAP oxidiert einen Teil des (Fe^{2+})-Hb zu Met-(Fe^{3+})-Hb, welches nun mit dem dreiwertigen Eisen der Cytochromoxidase konkurriert und CN^--Ionen unter Bildung von Zyan-Met-Hb befreit
  - 4-DMAP-Reaktion: Hb(Fe^{2+}) → Met-(Fe^{3+})-Hb + CN^- → Cyan-Met-(Fe^{3+})-Hb
  - Dosierung: 3–4 mg/kgKG i.v.
  - Gefahr einer toxischen Methämoglobinämie (ab einer Met-Hb-Konzentration >50 %) mit Linksverschiebung der O_2-Dissoziationskurve mit erschwerter O_2-Abgabe ans Gewebe (erhöhte O_2-Affinität an Hämoglobin, sog. Bohr-Effekt) und Abnahme der O_2-Transportkapazität (Zunahme der Dyshämoglobine: Met-Hb, CO-Hb)
  - Patienten sehen nach der Injektion leicht bläulich aus.
  - Überdosierung: Methylenblau oder Toluidinblau, beschleunigen die Met-Hb-Reduktase

- **Natriumthiosulfat** (Natriumthiosulfat 10 %) bei *leichten* Monointoxikationen
    - Wirkung: Kopplung des CN^- an Schwefel → Thiozyanat bzw. Rhodanid
    - $Na_2S_2O_3$-Reaktion: Cyan-Met-(Fe^{3+})-Hb + S_2O_3 → SCN^- + SO_3
    - Entgiftung: Cyan-Met-(Fe^{3+})-Hb-Komplex wird durch Natriumthiosulfat zu Rhodanid umgewandelt und renal eliminiert.
    - Wirkeintritt: erst nach 30 min, jedoch große Entgiftungskapazität
- Ggf. Natriumbikarbonat bei Laktatazidose
- Ggf. Hämodialyse

18.6 Drogen

Allgemeines

- Der Schweregrad der Intoxikation ist substanzabhängig.
- Meistens handelt es sich um *Mischintoxikationen* (Polyvalenz, Polytoxikomanie), so dass eine exakte Diagnosestellung nur in Ausnahmefällen möglich ist.
- Tendenz vom Opiat zum Halluzinogen/Designerdrogen, vom Crack zum Ecstasy (hoch psychogen, Weckamine)
- Ursachen der Drogennotfälle: Abstinenz, akute Intoxikation oder Entzugssymptome

Einteilung nach Herkunft
- **Synthetische Drogen:** Ecstasy (Partydroge, Amphetamin, MDA, MDE, MDMA), Liquid-Ecstasy (γ-Hydroxybutyrat, ein GABA-Analogon), Herbal Speed (Partydroge, Amphetamin), Crack (Cocainbase), Schnüffeln (Toluol, Propan, Butan, halogenierte Kohlenwasserstoffe)
- **Biogene Drogen** (»soft-drugs«, Pflanzen): Fliegenpilz (Muscarin), Blätterpilz/Magic mushrooms (Psilocybe), Stechapfel (Datura, Scopolamin), Tuja (Tujarin), Bilsenkraut, Belladonna, Engelstrompete (Zierpflanze)

Einteilung nach Klinik
- **Uppers** (z. B. Kokain, Amphetamin/Metamphetamine): Tachykardie, Hypertonie, Tremor, Organinfarkte, Krampfanfälle
- **Downers** (z. B. Opiate, Oxybate, »soft-drugs«): Kreislauf- und Atemdepression, Koma
- **Halluzinogene:** Illusionen, Halluzinationen, Psychosen

Komplikationen

- *Psychiatrisch*: psychotische Syndrome (auch delirant), Hysterie, Massenhysterie, Depressionen, Suizid
- *Somatisch*: Atemdepression, Hyperthermie (»designer-drugs«), Exsikkose, anticholinerges Syndrom

Opiate

Allgemeines

- Substanzen (ca. 25 Alkaloide des Opiums): Morphin, Heroin (Ester des Morphins: Diacetylmorphin), Codein, Methadon/Levomethadon, Mohntee
- Heroinintoxikation gilt als die häufigste Drogenintoxikation.
- Opioide: synthetische Analoga mit morphinartiger Wirkung
- Opium: getrockneter Milchsaft aus den Kapseln des Schlafmohns (Papaver somniferum)
- Anwendung: parenteral, rauchen (Rauchopium) oder inhalieren
- Endogene Opioidpeptide als körpereigene Agonisten: Endorphine (α-Neoendorphin, β-Neoendorphin, β-Endorphin), Dynorphine (Dynorphin A, Dynorphin B) und Enkephaline (Methionin-, Leucin-Enkephalin)
- Supraspinale Opioid-Rezeptoren (limbisches System, Hirnstamm, Subkortex): Analgesie über μ_1-Rezeptoren, Atemdepression über μ_2-Rezeptoren, Hypothermie, Bradykardie, Euphorie, Miosis, Abhängigkeit; μ-Agonisten: Morphin und Derivate (Codein, Diamorphin oder Heroin), Dihydromorphin-Derivate (Dihydrocodein oder Paracodein, Hydrocodon), Pethidin, Piritramid, Methadon-Gruppe (Levomethadon, Methadon), Fentanyl-Gruppe oder Anilinopiperidin-Derivate; σ_{1-2}-Rezeptoren mit zentraler Stimulierung: Nausea, Tachykardie, Mydriasis, Tachypnoe, Halluzinationen, Exzitation, fehlende Analgesie (σ_{1-2}-Rezeptoren zählen im engeren Sinne nicht zu den eigentlichen Opioidrezeptoren, da u. a. auch andere Substanzen, z. B. Ketamin, mit ihnen interagieren)
- Spinale Opioidrezeptoren (Substantia gelatinosa als Sitz des Schmerzgedächtnisses, Magen-Darm-Trakt): κ_{1-3}-Rezeptoren (spinale Analgesie, Sedierung, Miosis); δ-Rezeptoren (spinale Analgesie, Dysphorie, Atemdepression); μ_2-Rezeptoren (spinale Analgesie, Atemdepression, Obstipation)

Klinik

> Leitsymptome der Heroinintoxikation: Bewusstseinstrübung, stecknadelkopfgroße Pupillen, Atemdepression und Bradykardie.

- Zentralnervös: Euphorie, Analgesie, Bewusstseinsstörungen bis Koma (Hirnödem), Areflexie bis Krampfanfälle
- Haut: blass-kalt und trocken, Hypothermie
- Kardiopulmonal: Bradykardie und Hypotonie (zentrale Sympatholyse), Atemdepression, toxisches Lungenödem bei Heroinintoxikation
- Augen: Miosis oder Mydriasis bei gleichzeitig bestehender Hypoxie/Anoxie
- Gastrointestinal: Nausea, Emesis
- DD: Clonidinintoxikation (besonders bei Kindern)

Therapie

- Aufrechterhaltung und Stabilisierung der Vitalfunktionen
- Oxygenierung: 2–8 l O_2/min über Nasensonde, ggf. Intubation und Beatmung
- **Volumensubstitution** und ggf. **Katecholamine**: bei Schocksymptomatik
- **Benzodiazepine**: bei Krampfanfällen oder Agitation
- **Naloxon** (Narcanti)
  - Fraktionierte Antagonisierung
  - Reiner Opioidantagonist, kompetitive und reversible Hemmung
  - Eliminationshalbwertszeit: 1 h
  - Wirkdauer: 0,4 mg Naloxon 15–30 min

> **Dosierung**
>
> **Naloxon (Narcanti)**
> - Applikationsmöglichkeiten: i.v., i.m. oder s.c.
> - Initial 0,4–2,0 mg i.v., dann 0,4–2,0 mg i.v. alle 2 min je nach Wirkung
> - Praxistipp: 1 Amp. bzw. 0,4 mg auf 10 ml NaCl 0,9 % verdünnen und individuell titrieren
> - Bei Opioidabhängigen können Entzugssymptome ausgelöst werden. Persistieren die typischen Symptome einer Opioidintoxikation trotz Naloxongabe, sollte an ein Bodypacker-Syndrom (Drogenschmuggel, gastrointestinale Freisetzung) gedacht werden.

- **Diuretika**: bei toxischem Lungenödem
- Komplikationen der Opiatintoxikation:
  - Kompartment-Syndrom (Lagerungsschäden, »trash leg or arm«)
  - Akutes Nierenversagen (Rhabdomyolyse)

Kokain

Allgemeines

- Substanz: Crack, Koks, Schnee, Lokalanästhetikum vom Estertyp
- Herkunft: Erythroxylon coca bzw. Blätter des Koka-Strauches
- Hauptmetabolit: Benzoylecgonin mit ausgeprägter Vasokonstriktion
- Wirkprofil: Stimulation der Freisetzung biogener Neurotransmitter und Katecholamin-Reuptake-Hemmung mit sympathomimetischem Wirkprofil sowie Blockade von Na^+-Ionenkanälen
- Anwendung: Schnupfen (koksen), oral (trinken) oder parenteral, Crack wird geraucht

Klinik

- Zentralnervös:
  - Initiale Euphorie, Halluzinationen (optisch [Schneelichter] oder taktil [Dermatozoenzwang, Kokainwanzen]), Agitiertheit (psychomotorische Unruhe und Aufgeregtheit), Unterdrückung von Schlafbedürfnis und Hunger
  - Später, d. h. mit abklingender Wirkung, zeigen sich Ängste, Panik, Illusionen und paranoide Symptome
  - Des Weiteren Kopfschmerzen, Koma, Schlaganfall oder zerebrale Krampfanfälle
- Kardiovaskulär:
  - Arrhythmien: supra- oder ventrikuläre Tachykardien
  - Hypertonie bis *hypertensive Krisen sowie akuter Myokardinfarkt*
- Pulmonal: Tachypnoe, Husten, Bronchospasmus, toxisches Lungenödem
- Gastrointestinal: Nausea, Mesenterialinfarkt
- Dermal: Blässe durch Vasokonstriktion, Hautnekrosen durch paravasale Injektion (»coke-burns«)
- Augen: *Mydriasis*
- Metabolisch: Rhabdomyolyse, Hyperthermie

Therapie/Maßnahmen

- Aufrechterhaltung und Stabilisierung der Vitalfunktionen
- Oxygenierung: 4–8 l O_2/min über Nasensonde, ggf. Intubation und Beatmung
- **Benzodiazepine**: bei Agitiertheit, Krämpfen oder Ängsten
- **Diuretika**: bei toxischem Lungenödem
- **Nitrate**: bei pektanginösen Beschwerden
- **Antihypertonika**: bei hypertensiver Krise

- Nitrate oder Nitroprussidnatrium i.v. als 1. Wahl
- Ggf. α-Blocker wie Urapidil (Ebrantil) i.v.
- **Cave zur β-Blocker-Gabe:** kann schwer beherrschbare Hypotonien mit progredienter Myokardschädigung (Inotropieabnahme) sowie Koronarspasmen durch überschießende α-adrenerge Wirkung induzieren
- Therapieprinzip wie beim Phäochromozytom: α-Blockade vor β-Blockade
- **Antiarrhythmika:** bei Tachyarrhythmien
    - Vermeidung von Klasse-I-Antiarrhythmika (Kokain wirkt selber als Na^+-Ionenkanalblocker) und β-Blockern (s. oben)
    - $NaHCO_3$ 8,4 % (Na^+-Loading mit antichinidinartiger Wirkung sowie verstärkte Bindung von Antidepressiva an Plasmaproteine durch Alkalisierung)
    - Ggf. Amiodaron (Cordarex)

Halluzinogene

Allgemeines
- Halluzinogene Substanzen:
    - **Synthetische Halluzinogene:** Lysergsäurediäthylamid (LSD aus Mutterkornpilz, Claviceps purpurea), Phencyclidin (PCP, sog. »angel dust«), Ketamin
    - **Natürliche Halluzinogene:** z. B. Mescalin (aus dem mexikanischen Kaktus Peyote: Lophophora williamsii)
    - **Halluzinogene Rauschpilze** (Psilocybe-Arten): Psilocybin (magic mushrooms) und Psilocin
- Wirkprofil: serotoninerg aufgrund der Strukturähnlichkeit mit Serotonin (Bindung an Serotoninrezeptoren: $5-HT_2$ und $5-HT_{1A}$); nach der Kortiko-Striato-Thalamo-Kortikal-Theorie kommt es zur Entkopplung des thalamischen Filters mit Reizüberflutung und ausgeprägten Sinnestäuschungen, sog. alternativer Bewusstseinszustand

Klinik
- Gefürchtet sind die sog. »*flashbacks*«, bei denen bis zu 1 Jahr nach LSD-Einnahme erneut Halluzinationen auftreten oder es zu einer dauerhaften Psychose kommt
- Sinnestäuschende Wirkung: ausgeprägte Illusionen (Verzerrungen) und/oder Halluzinationen, man spricht von sog. psychodelischen Zuständen (euphorisch-tranceartiger Zustand, »psychedelic trip«), ggf. »bad trip« mit Panikattacken, Psychosen und Depressionen
- Somatisch: Tachykardie, Hypertonie, Hypersalivation, Schwindel, Parästhesien, Tremor, Muskelschwäche, optische und auditive Wahrnehmungsstörungen

Maßnahmen
- Aufrechterhaltung und Stabilisierung der Vitalfunktionen
- Oxygenierung: 4–8 l O_2/min über Nasensonde
- Bei Angstzuständen (»bad trips«):
- Versuch der verbalen Beruhigung (»talking down«)
- Benzodiazepine (z. B. Midazolam) oder Neuroleptika (z. B. Haloperidol)

Designerdrogen

Allgemeines
- **β-Phenylalkylamine** (früher: Weckamine, chemische Verwandtschaft mit Noradrenalin) mit sympathomimetischer Wirkung
    - Amphetamine: Speed, Ice, Cristal, Shabu
    - Metamphetamine: Ecstasy, MDMA, Adam, Eve, Eden
- **Oxybate:** γ-Hydroxybuttersäure (GHB) und Analoga wie γ-Butyrolacton (GBL) und 1,4-Butandiol (1,4-BD):
    - Liquid-Ecstasy, Liquid X, K.o.-Tropfen, Soap, Scoop, Easy Lay, Salty Water
- Designerdrogen: chemische Abkömmlinge eines »illegalen« Muttermoleküls
- Wirkprofile:
    - Amphetamine: Wiederaufnahmehemmung biogener Amine (Noradrenalin, Dopamin) im synaptischen Spalt; Inhibition der für die Serotoninsynthese notwendige Tryptophanhydroxylase
    - GHB: Neuromodulation im GABA-System, Beeinflussung des cholinergen und serotoninergen Systems
- Anwendung:
    - Amphetamine: perorale Aufnahme (Tabletten, Kapseln, Pulver)
    - Oxybate: perorale Aufnahme (Pulver, Tropfen)

Klinik
- Symptomatik bei Amphetaminintoxikation:
    - Zentralnervös: entaktogen (Verstärkung der inneren Empfindung und Wahrnehmung), Euphorie, Enthemmung, empathogen (mit-

fühlen, d. h. gemeinsam mit anderen eine emotionale Einheit bilden), Psychosen (Halluzinationen), Epilepsie, Koma
— Kardiovaskulär: Tachykardie/Arrhythmien, Hypertonie, pektanginöse Beschwerden bis Myokardinfarkt (sympathikomimetisches Syndrom)
— Pulmonal: Hyperventilation
— Wasser-/Elektrolythaushalt: *Hyperthermie* (Hyperpyrexie), Schwitzen, fehlendes Durstgefühl, Exsikkose, Hyponatriämie durch ADH-Mangel und Wasserverlust, Muskelkrämpfe, intravasale Koagulopathie (DIC), Rhabdomyolyse mit Gefahr des akuten Nierenversagens
— Augen: Mydriasis, Nystagmus
- **Symptomatik bei Oxybatintoxikation:**
  — Allgemeinsymptome: Kopfschmerzen, Nausea, Sprachstörungen
  — Kardial: Bradykardie, AV-Blockierungen, Hypotonie
  — Zentralnervös: entaktogen, Euphorie, Anxiolyse, Krämpfe, Atemdepression, Myoklonien, Somnolenz bis Koma

Therapie

Allgemeinmaßnahmen:
— Aufrechterhaltung und Stabilisierung der Vitalfunktionen
— Oxygenierung: 4–8 l O_2/min über Nasensonde, ggf. Intubation und Beatmung
— Primäre Detoxikation: perorale Gabe von Aktivkohle in der Frühphase

Spezifische Maßnahmen bei Amphetaminintoxikation:
— **Benzodiazepine**: zur Beruhigung, ggf. Talking down
— **Nitrate**: bei pektanginösen Beschwerden und hypertonen Kreislaufverhältnissen

— α-Blocker (Urapidil) und/oder β-Blocker (Metoprolol): bei ausgeprägter Hypertonie:
— Maßnahmen bei maligner Hyperthermie:
  — Volumensubstitution (Vollelektrolytlösungen)
  — Kühlung
  — Ggf. Dantrolen (Dantrolen) i.v.

Spezifische Maßnahmen bei GHB-Intoxikation:
— Atropin/ggf. Schrittmacher: bei bradykarder Herz-Kreislauf-Situation
— Benzodiazepine: bei Krampfanfällen
— Kein Effekt auf Flumazenil oder Naloxon

Soft-drugs

Allgemeines
— Substanzen: Haschisch (Dope), Marihuana (Gras) und Cannabis (Cannabis sativa, indischer Hanf, Hauptwirkstoff: δ-9-Tetrahydrocannabinol inhibiert die Adenylatzyklase)
— Anwendung: rauchen (kiffen, blowen), essen (»space-cake«), kauen oder schnupfen

Klinik (◘ Tab. 18.5)
— Anticholinerge und delirante Syndrome: Tachykardie, Reizhusten, abdominelle Krämpfe, vermehrter Tränenfluss, evtl. Nachrausch (»flash back«)
— Psychisch: Psychosen/Halluzinationen (optisch, akustisch), Stimmungsaufhellung, Fresskick
— Auge: *rotes Auge* (intensivierte Konjunktivaldurchblutung)

Therapie
— Aufrechterhaltung und Stabilisierung der Vitalfunktionen
— Oxygenierung: 2–8 l O_2/min über Nasensonde
— Ggf. Benzodiazepine oder Neuroleptika i.v.

◘ Tab. 18.5 Klinik der CO-Intoxikation nach dem CO-Hb-Gehalt

CO-Hb-Anteil [%]	Klinik
0–5 (Raucher: bis max. 15)	Normbereich (beim Abbau von Hämgruppen)
15–20	Kopfschmerzen, Unruhe, Schwindel, rosige bis hellkirschrote Haut, Desorientierung, Ohrensausen, Nausea
21–40	Apathie, Nausea, Tachykardie, Tachypnoe, Visusverschlechterung (Augenflimmern)
41–60	Somnolenz bis Koma, Krämpfe, Schock
>60	Letale CO-Intoxikation

18.7 Kohlenmonoxidintoxikation

Allgemeines

- Kohlenmonoxid (CO): farb-, geruch-, geschmackloses und explosives Gas geringer Dichte
- Entstehung: bei unvollständiger Verbrennung organischer Materialien, insbesondere bei Bränden in geschlossenen Räumen (Schwelbrände und Explosionen), oder Suizidversuch mit Auspuffgasen
- CO zeigt im Gegensatz zu O_2 eine ca. 200- bis 300fach höhere Affinität zu Hämoglobin.
- Bedingt durch diese hohe Bindungsaffinität von CO zum Hämoglobin können bereits geringe Atemluftkonzentrationen von weniger als 0,5 Vol.-% CO letal enden.
- Die Zunahme der CO-Hb(Carboxyhämoglobin)-Konzentration am Gesamthämoglobingehalt führt zu einer Abnahme der O_2-Transportkapazität (DO_2).
- Folgen: Linksverschiebung der O_2-Dissoziationskurve mit erschwerter O_2-Abgabe ans Gewebe (erhöhte O_2-Affinität an Hämoglobin, sog. Bohr-Effekt), Zunahme der zerebralen Perfusion mit Gefahr des Hirnödems (CO als Vasodilatator) und Hemmung der inneren Atmung (CO führt zur Blockade der oxidativen Phosphorylierung)

Klinik/Diagnostik

Bestimmung des **CO-Hb-Spiegels** (Carboxyhämoglobin-Konzentration, venös)
- Zwischen CO-Hb-Spiegel und der Abschätzung des klinischen Verlaufs und der Prognose gibt es keine verlässliche Beziehung.
- Erhöhte CO-Hb-Spiegel vergrößern jedoch das Risiko neurologischer Spätschäden (»delayed neurological sequelae«).

Bestimmung der fraktionellen O_2-Sättigung
- Cave: Falsch hohe SO_2-Werte ($SO_{2(part)}$) in der Pulsoxymetrie (Messung mit 2 Wellenlängen).
- Besser: Bestimmung der $SO_{2(frak)}$ mittels BGA (Messung mit mind. 5 Wellenlängen) unter Berücksichtigung der anderen Hb-Anteile.
- O_2-Sättigung
  - Fraktionelle SO_2: $SO_{2(frak)} = Hb_{O2}/(Hb_d + Hb_{O2} + Met\text{-}Hb + CO\text{-}Hb + Sulf\text{-}Hb)$
  - Partielle (funktionelle) SO_2: $SO_{2(part)} = Hb_{O2}/(Hb_d + Hb_{O2})$
  - Abkürzungen: Hb_{O2} oder oxygeniertes Hb, Hb_d oder deoxygeniertes Hb, Met-Hb oder Methämoglobin, CO-Hb oder Carboxyhämoglobin, Sulf-Hb oder Sulfhämoglobin

Therapie

- Aufrechterhaltung und Stabilisierung der Vitalfunktionen
- O_2 als Antidot:
  - O_2-Maske: >6 l O_2/min (F_iO_2 ohne Reservoir bis 0,7 und mit Reservoir bis 0,9)
  - Ggf. Intubation und Beatmung mit F_iO_2 von 1,0
  - Dauer der O_2-/Beatmungstherapie: bis CO-Hb-Anteil <15 %

> Die Anhebung des p_aO_2 durch 100 %-ige O_2-Gabe führt nach dem Massenwirkungsgesetz zur Abnahme der Halbwertszeit von Carboxyhämoglobin von 4,5 h auf 1 h.

- Evtl. HBO (hyperbare Oxygenierung, Überdruckkammer)
  - Verkürzung der Halbwertszeit von CO-Hb von 4,5 h auf 20–30 min
  - Gesicherte CO-Exposition
  - Neurologische Symptomatik
  - Indikationsstellung unabhängig vom CO-Hb-Spiegel

18.8 Kohlendioxid

Allgemeines

- Kohlendioxid (CO_2): farb-, geruch- und geschmacklos, schwerer als Luft
- Entstehung: im Rahmen von vollständigen Verbrennungen und Gärungsprozessen (Weinkeller, Futtersilo, Sickergruben)
- Vermehrte Anreicherung von CO_2 → »CO_2-See« (CO_2-Narkose)
- Respiratorische Insuffizienz: Hypoxie mit Hyperkapnie
- Ausbildung einer initialen respiratorischen und späteren metabolischen Azidose
- Bewusstlosigkeit (Hirnödem) bis Apnoe

Klinik

- Zentral: Agitiertheit, Kopfschmerzen, Krämpfe, Ohrensausen, Bewusstseinsstörungen
- Gastrointestinal: Nausea
- Augen: Mydriasis, Sehstörungen

- Kardiopulmonal: Tachykardie, Hyper- bis Hypotonie, Cheyne-Stoke-Atmung
- CO_2-Konzentrationen >20 % wirken letal

Therapie

- Aufrechterhaltung und Stabilisierung der Vitalfunktionen
- Oxygenierung: O_2 als Antidot (!)
- Bei Krampfneigung: Sedierung mittels Benzodiazepinen

18.9 Reizgase

Allgemeines

- Vorkommen: chemische Industrie, Galvanisierungsbetriebe, Brand-/Autoabgase, Reinigungsmittel (z. B. Chlorgas in Toilettenreiniger)
- Unterscheidung der Reizgase nach dem Hydrophilie-Grad:
  - Soforttyp (hydrophile Reizstoffe): Ammoniak, Formaldehyd, Chlorgas
  - Intermediärer Typ (Reizstoffe mit mittlerer Wasserlöslichkeit): Chlor, Brom, Schwefeldioxid
  - Latenz- bzw. Spättyp (lipophile Reizstoffe): NO_2, Phosgen, Ozon
- Direkte Schädigung des respiratorischen Epithels (Schleimhautirritation bis toxische Pneumopathie) und von Lungenkapillaren (Permeabilitätserhöhung, Entstehung eines Lungenödems, hämorrhagische Exsudation)
- Auslösung eines bronchokonstriktorischen Reflexes durch Stimulierung von Irritantrezeptoren des respiratorischen Epithels
- Exsudative Inflammationsreaktion im Bereich der oberen Atemwege (hydrophile Reizstoffe), der Bronchien und Bronchiolen (Reizstoffe mit mittlerer Wasserlöslichkeit) oder der Bronchioli terminales plus Alveolen (lipophile Reizstoffe) führen zu ödematösen Veränderungen
- Einige Reizgase verbinden sich mit Wasser zu Säuren oder Basen, z. B. aus Chlor und Wasser entsteht die ätzende Salzsäure
- Bildung von Met-Hämoglobin (Met-Hb) und/oder Carboxyhämoglobin (CO-Hb)

Klinik

- Phase 1: Reizhusten, Rachenreizung, Nausea, Kopfschmerzen, retrosternale Schmerzen, Bronchospasmus
- Phase 2: Latenzphase, als »symptomfreies Intervall« bis zu 36 h
- Phase 3: Schock, Dyspnoe, Fieber, toxisches Lungenödem (blutig-schaumig), Larynxödem

Therapie

- Aufrechterhaltung und Stabilisierung der Vitalfunktionen
- Lagerung: Oberkörperhochlagerung
- Oxygenierung: 6–10 l O_2/min über Maske, ggf. Intubation und Beatmung
- Glukokortikoide:
  - Inhalativ, wie z. B. Beclometason-dipropionat (Junik oder Ventolair)
  - Ggf. Methylprednisolon (Urbason) i.v.

> **Cave**
> Keine Gabe von Glukokortikoiden bei gleichzeitig ausgedehnten Verbrennungen (Sepsisgefahr).
> Inhalative Glukokortikoide sind *nur* zur Prophylaxe und *nicht* als Therapeutikum eines reizgasinduzierten Lungenödems wirksam.

- Bei Bronchospasmus: inhalative β_2-Sympathomimetika, wie Fenoterol (Berotec), oder parenteral Reproterol (Bronchospasmin)

18.10 Lösemittel

Allgemeines

- Lösemittel sind überwiegend Haushaltsgifte: Fußboden- oder Teppichreiniger (z. B. Alkohole), Möbelpolituren (z. B. Hexan, Benzin, Xylol, Toluol), Fettlöser, Fleckenwasser, aliphatische Kohlenwasserstoffe (z. B. Benzin, Heizöl), aromatische Kohlenwasserstoffe (z. B. Benzol), halogenierte Kohlenwasserstoffe, Farbverdünner, Einatmen von Dämpfen an Tankstellen
- Aufnahme: peroral, transkutan oder inhalativ
- Zentralnervös: Schädigung zentraler und peripherer Neurone
- Atemwege: Schleimhautschädigung bis hämorrhagische Pneumonitis
- Nephro-/hepatotoxisch: toxische Hepatitis und Nierenschädigung (Urämie)
- Kardial: Sensibilisierung des Myokards gegenüber Katecholaminen (Arrhythmien)

Klinik

- Zentralnervös: Kopfschmerzen, *Rauschzustände*, Schock, Bewusstseinsstörungen
- Kardiopulmonal: Palpitationen, Dyspnoe, Husten, Aspiration

Therapie

- Aufrechterhaltung und Stabilisierung der Vitalfunktionen
- Oxygenierung: 2–8 l O_2/min über Nasensonde
- Kein Erbrechen auslösen
- Keine Magenspülung

Besonderheiten: Methanolintoxikation

- Toxische Methylalkohol-Metabolit: Formaldehyd und Ameisensäure
- Gefahr der metabolischen Azidose mit großer Anionenlücke (Ameisensäure) und der Erblindung (Retinaödem)
- Latenzzeit der Symptome: 6–24 h
- Maßnahmen: Unterdrückung der Biotransformation von Methanol durch kompetitive Hemmung der Alkoholdehydrogenase durch Ethanol (Alkoholkonzentrat 95 %) oder durch Fomepizol (Antizol), ggf. Magenspülung oder Hämodialyse

> Differenzialdiagnose: metabolische Azidose mit großer Anionenlücke »KUSMAAL«
> - Ketoazidose
> - Urämie
> - Salicylatintoxikation
> - Methanolintoxikation
> - Aethylenglykolintoxikation
> - Alkohol (Methanol)
> - Laktatazidose

18.11 Schaumbildner

Allgemeines

- Detergenzien: Wasch-, Spül- und Pflegemittel
- Tenside werden nicht absorbiert, sondern führen zur Schaumbildung
- Gefahr der Schaumaspiration
- Gastrointestinale Symptomatik durch ätzende Bestandteile

Klinik

- Gastrointestinal: Nausea, Emesis, abdominelle Krampfneigung, Diarrhö
- Pulmonal: Atelektasenentwicklung bei Aspiration, toxisches Lungenödem

Therapie

- Aufrechterhaltung und Stabilisierung der Vitalfunktionen
- Oxygenierung: 2–8 l O_2/min über Nasensonde
- »Entschäumer« (Simethicon, Sab-Simplex, 20–30 ml), d. h. Gase werden gebunden und somit nicht resorbiert. Kein Auslösen von Erbrechen

18.12 Säuren- und Laugenverätzungen

Allgemeines

- Häufig im Kindesalter, bei Erwachsenen selten (versehentlich oder suizidal)
- **Säuren:**
  - Ameisensäure (Methansäure, HCOOH), Essigsäure (Ethansäure, CH_3COOH), Schwefelsäure (H_2SO_4), Salzsäure (HCl)
  - Koagulationsnekrose (Proteindenaturierung), oberflächliche Verätzungen, Ätzschorf mit Schutz vor Tiefenwirkung, meist keine Perforation
- **Laugen:**
  - Salmiakgeist (NH_3Cl), Kalilauge (KOH), Natronlauge (NaOH)
  - Kolliquationsnekrose unter Bildung von Alkalialbuminaten, Tiefenwirkung mit Perforationsgefahr
- Potentiell ätzende Substanzen: Rohr- oder Abflussreiniger

Klinik

- Schmerzen im Oropharyngeal- bis Abdominalbereich
- Pharyngolaryngeal: sichtbare Ätzspuren, Larynx-/Glottisödem, Heiserkeit, Stridor, Dysphagie
- Kardiopulmonal: Schock, Arrhythmien bis Asystolie, Hypersalivation, Lungenödem bis ARDS
- Gastrointestinal: akutes Abdomen, Nausea, Emesis, Hämatemesis
- Akutes Leber- und Nierenversagen

- Metabolisch: metabolische Azidose bei Säuren und metabolische Alkalose bei Laugen, Hämolyse, Gerinnungsstörungen
- Bei Perforation: Mediastinitis, Pleuritis, Peritonitis

Therapie

- Aufrechterhaltung und Stabilisierung der Vitalfunktionen
- Oxygenierung: 2–8 l O_2/min über Nasensonde, ggf. Intubation und Beatmung
- Analgosedierung
- »Wasser«-Spüleffekt → innere »Abspültherapie«:
  - Erwachsene: max. 300 ml Wasser trinken lassen
  - Kinder: 10 ml/kgKG Wasser trinken lassen
- »Wasser«-Spüleffekt → äußere »Abspültherapie«:
  - Kontaminierte Kleidung entfernen (Eigenschutz beachten) und anschließend Hautspülung
  - Spülwasser nicht über die gesunde Haut abfließen lassen
  - Ggf. Wundabdeckung (Metalline)

> 100 %-ige Schwefelsäure hat keine Ätzwirkung, solange kein Wasser in der Nähe ist, daher zuerst abtupfen und dann spülen (Säurewirkung entsteht erst durch Dissoziation in Wasser). Die Gabe von Glukokortikoiden zur Prophylaxe von narbigen Strikturen ist umstritten. Keine Neutralisationsversuche, keine Induktion von Erbrechen, keine Aktivkohle, keine Magensonde und Magenspülung (Perforationsgefahr) bei Säuren- und Laugenverätzungen.

- Ggf. Endoskopie und/oder operative Intervention

Besonderheit: Flusssäureverätzung (Fluorwasserstoffsäure)

- Vorkommen: zum Ätzen von Glas und Metallen, chemische Reinigung, Schädlingsbekämpfung, Lösemittel
- Wirkung:
  - Rasche Hautpenetration
  - Inhalation von Dämpfen und Nekrosenbildung
  - Ausbreiten »fressen« (»die Säure sucht nach Kalzium«, bis sie schließlich eine Sättigung erfährt, mit Kalzium im Gewebe entsteht die unlösliche, ätzende Kalziumfluoridsäure)
  - Systemische Effekte (Schock, hepato-, nephro-, kardiotoxisch)
- Klinik: Verätzungen von Weichteilen und/oder Atemwegen (toxisches Lungenödem), Elektrolytentgleisungen (Hypokalzämie, Hypomagnesiämie und Hyperkaliämie mit metabolischer Azidose) mit der Gefahr maligner Arrhythmien
- Maßnahmen:
  - Eigenschutz
  - Kontaminierte Kleidung entfernen
  - Extremitäten mit Ca^{2+}-haltiger Flüssigkeit waschen
  - Anwendung von Kalziumglukonat-Kompressen oder Kalziumglukonat-Gel
  - Kalziumglukonat-Lösung: lokale Injektion oder intraarteriell
  - Frühzeitige Nekrosenabtragung und engmaschige Elektrolytkontrollen

> $CaCl_2$ enthält im Vergleich zu Ca-Glukonat die 3fache Menge an elementarem Kalzium:
> - $CaCl_2$ 10 ml, 10 %: enthält 6,8 mmol Ca^{2+}
> - Ca-Glukonat 10 ml, 10 %: enthält 2,22 mmol Ca^{2+}

18.13 Medikamentenintoxikation

Grenzdosen von Arzneimittel (Tab. 18.6)

Benzodiazepine

Allgemeines

- Große therapeutische Breite und relativ geringe Toxizität (Ceiling-Phänomen) bei Monointoxikation (Tab. 18.6; Kupferschmidt 2005), jedoch häufig *Mischintoxikation* (z. B. Tabletteneinnahme mit Alkohol)
- Benzodiazepine: kurzwirkend (1–5 h): Midazolam (Dormicum); mittellangwirkend (5–12 h): Oxazepam (Adumbran), Flunitrazepam (Rohypnol); langwirkend (>12 h): Clonazepam (Rivotril), Dikalium-Clorazepat (Tranxilium), Lorazepam (Tavor), Tetrazepam (Musaril), Diazepam (Valium)
- Kumulationsgefahr durch die Entstehung aktiver Metabolite, z. B. Oxazepam als aktiver Metabolit von Diazepam
- Ceiling-Phänomen: Sättigungseffekt, d. h. eine Dosissteigerung führt nicht zur Wirkungszunahme; bei Barbituraten dagegen gibt es kein Ceiling-Phänomen (lineare Dosis-Wirkungs-Beziehung)
- Grenzdosis bei Monointoxikation: 100 Diazepam
- Häufigste Intoxikation nach den Benzodiazepinen (in suizidaler Absicht)

18.13 · Medikamentenintoxikation

Tab. 18.6 Grenzdosen ausgewählter Arzneimittel

Substanzen (Bspl. Handelsname)	Grenzdosen bei Monointoxikation
Acetylsalicylsäure (ASS)	>300 mg/kgKG (Plasmaspiegel: >750µg/ml)
Carbamazepin (Tegretal)	3,0 g
Citalopram (Citalon)	0,56 g
Clozapin (Clozapin)	0,6 g
Codein (in Mischanalgetika)	200 mg
Dextromethorphan (NeoTussan)	10 mg/kgKG
Diazepam (Valium)	200 mg
Digoxin (Lanicor)	2,5 mg
Dimenhydrinat (VomexA)	3,0 g
Eisen	60 mg/kgKG
Flunitrazepam (Rohypnol)	20 mg
Fluoxetin (Prozac)	240 mg
Ibuprofen (Ibuhexal)	20 g
Levomepromazin (Neurocil)	2,5 g
Lorazepam (Tavor)	20 mg
Midazolam (Dormicum)	250 mg
Paracetamol	>150 mg/kgKG
Promethazin (Atosil)	15 mg/kgKG
Valproat (Valproat)	25 g
Verapamil (Isoptin)	0,8 g
Zolpidem (Stilnox)	300 mg
Zopiclon (Zop)	450 mg

Klinik
- Zentralnervös: Bewusstseinsstörungen bis Koma, Hypo-/Areflexie, Ataxie, Nystagmus, Muskelschwäche
- Kardiopulmonal: Tachykardie, Hypotonie, respiratorische Insuffizienz (Atemdepression)
- Gastrointestinal: Nausea, Emesis

Therapie
- Aufrechterhaltung und Stabilisierung der Vitalfunktionen
- Oxygenierung: 2–8 l O_2/min über Nasensonde
- Primäre Giftelimination: Aktivkohle und ggf. Magenspülung
- Titrationsantagonisierung: Flumazenil (Anexate)
  - Spezifischer, kompetitiver Benzodiazepinantagonist, 1,4-Imidazobenzodiazepin
- Verdrängung von Benzodiazepinen aus der Rezeptorbindung
- Besitzt keine intrinsische Aktivität (agonistisch), hohe Affinität
- Hauptmetabolit: Fumazenilsäure
- Plasmahalbwertszeit: 1–2 h
- Kurze Wirkungsdauer: 3 mg ~45 min
- Bei Mischintoxikationen, z. B. mit Antidepressiva oder Neuroleptika, keine Benzodiazepin-Antagonisierung wegen der Gefahr einer Induktion von zerebralen Krampfanfällen

Dosierung

Flumazenil (Anexate)
- Erwachsene: initial 0,2 mg i.v., dann Repetition 0,1 mg i.v. alle 60 s
- Gesamtdosis: 1–3 mg i.v.

Tri- und tetrazyklische Antidepressiva/ Neuroleptika

Allgemeines
- Häufig zusammen mit Benzodiazepinen und Alkohol als Mischintoxikation im Rahmen suizidaler Absichten (zweithäufigste Intoxikation nach den Benzodiazepinen)
- Wirkprofil: Monoamin-Reuptake-Hemmung, anticholinerger (kompetitive Hemmung von m-Acetylcholin-Rezeptoren) sowie membranstabilisierender Effekt (chinidinartig)
- Geringe therapeutische Breite

Klinik
- Tri- und tetrazyklische Antidepressiva
  - Anticholinerges Syndrom (heiß, rot und trocken): Mundtrockenheit, Mydriasis, Harnverhalt, Darmatonie/Obstipation, Hyperthermie, Tachykardie, gerötete und trockene Haut, Halluzinationen, Desorientiertheit, Delir, Koma
  - Zentralnervös: Enthemmung, Vigilanzminderung und Atemstörung, Krampfanfälle, ggf. extrapyramidales Syndrom (Dyskinesien, Zungen-/Schlundkrämpfe, Torticollis, Schmatzen)
  - Kardiovaskulär: erworbenes Long-QT-Syndrom bis Kammerflimmern, Hypotension
  - Pulmonal: ggf. ARDS
- Neuroleptika
  - Extrapyramidales Syndrom: Dyskinesien, Krämpfe der Zungen-, Schlund- Gesichtsmuskulatur, Athetose (wurmartige Bewegungen), Torticollis, Schmatzen

- Bewusstseinsstörungen: Apathie bis Koma
- Zentralnervös: Krampfanfälle, ggf. malignes neuroleptisches Syndrom (hohes Fieber, Rigor, Stupor)
- Kardiovaskulär: Tachykardie, Hypotonie, erworbenes Long-QT-Syndrom

Therapie

Allgemeinmaßnahmen:
- Aufrechterhaltung und Stabilisierung der Vitalfunktionen
- Oxygenierung: 2–8 l O_2/min über Nasensonde, ggf. Intubation und Beatmung
- Primäre Detoxikation: Gabe von Aktivkohle, ggf. Magenspülung (da verzögerte Magenentleerung unter Antidepressiva/Neuroleptika)

Spezifische Maßnahmen:
- **Benzodiazepine** (z. B. Diazepam, Midazolam i.v.): bei Krampfanfällen
- **NaHCO3 8,4 %** (1 mmol/kgKG i.v.): bei Arrhythmien (Mechanismus: Na^+-Loading mit antichinidinartiger Wirkung sowie verstärkte Bindung von Antidepressiva an Plasmaproteine durch Alkalisierung)
- **Volumensubstitution** und ggf. **Katecholamine**: bei Hypotonie

❗ **Cave**
Katecholamine mit $β_2$-mimetischer Wirkung, wie Adrenalin, können im Rahmen der Neuroleptikaintoxikation mit α-Adrenorezeptorblockade zum Überwiegen des $β_2$-mimetischen Effektes führen, sog. Adrenalinumkehr.

- **Physostigmin** (Anticholium, 2 mg langsam i.v.) als zentraler Cholinesterasehemmer unter EKG-Monitoring (Bradykardie bis Asystolie): bei ausgeprägtem anticholinergem Syndrom
- **Biperiden** (Akineton, 0,04 mg/kgKG i.v.): bei extrapyramidalem Syndrom bzw. hyperkinetisch-dyskinetisches Syndrom
- **Dantrolen** (Dantrolen, 2,5 mg/kgKG i.v.): bei malignem neuroleptischem Syndrom

Paracetamol/Acetaminophen

Allgemeines
- Die aufgenommene Menge an Paracetamol korreliert mit der Mortalität.
- Nach Aufnahme von Paracetamol wird die Substanz zu 5 % renal eliminiert und zu 95 % hepatisch metabolisiert (>90 % Konjugation über direkte bzw. primäre Sulfatierung oder Glukuronidierung).
- NAPQI-Bildung: Paracetamol wird durch das zentrolobulär lokalisierte Cytochrom-P-450-Enzymsystem (CYP2E1, CYP1A2, CYP3A4) zu dem hochreaktiven N-Acetyl-p-Benzochinonimin (NAPQI) oxidiert und anschließend in einer zweiten Reaktion an Glutathion gebunden bzw. konjugiert, welches nun renal ausgeschieden werden kann.
- Im Falle der Intoxikation kommt es zur Überlastung der Abbauwege, so dass die Bindungskapazität des Glutathions überschritten wird.
- Hepato- und Nephrotoxizität: Die Bindung des toxischen Paracetamol-Metaboliten NAPQI an Leberzellproteine kann zu Leberzellnekrosen mit Folgen des akuten Leberversagens und ggf. zum Nierenversagen durch Tubulusnekrosen führen.
- Normalerweise werden die Paracetamol-Metabolite durch Glutathion unter Bindung ungiftiger Cystein-/Merkaptat-Konjugate ausreichend abgefangen.
- Glutathion, ein biologisches Antioxidanz und Tripeptid aus Glutamat, Glycin und Cystein, schützt in seiner reduzierten Form die SH- bzw. Thiol-Gruppen von Proteinen vor Oxidation bzw. reaktiven O_2-Spezies (ROS).
- Therapeutisch kann durch die Gabe von SH-Donatoren (Thiole), welche die Bildung von Glutathion fördern (N-Acetylcystein), der erschöpfte Glutathionspeicher wieder aufgefüllt werden.

Klinik
- Initialphase (0–24 h): ggf. Nausea
- Latenzphase (1–3 Tage)
- Manifestationsphase (nach 3 Tagen)
  - Gastrointestinal: Oberbauchbeschwerden (Koliken), Nausea, Emesis
  - Renal: Oligurie (Zeichen der Nierenschädigung, tubuläre Nekrose)
  - Kardiovaskulär: Arrhythmien
  - Dermal: Erythem, Schweißausbrüche
  - Hepatisch: Ikterus, Blutung (DIC), Coma hepaticum

Diagnostik
- Anamnese/Fremdanamnese
- Labordiagnostik:
  - Kontrolle von Gerinnungsparameter, Transaminasen, Bilirubin, Blutzucker, Elektrolyte, Kreatinin, Amylase
  - BGA: metabolische Azidose

▶ **Quick-Wert als wichtigster »Leitparameter« bei Paracetamolintoxikation.**

- Paracetamolspiegel-Bestimmung (Serum): 4–8 h nach Ingestion
  - Prognoseabschätzung/Therapieentscheidung: **Rumack-Matthew** oder **Done-Nomogramm** (Abb. 18.3)
  - Paracetamolspiegel: <120 µg/ml nach 4 h → Hepatotoxizität unwahrscheinlich
  - Paracetamolspiegel: >150–200 µg/ml nach 4 h → Therapieeinleitung
  - Paracetamolspiegel: aussagekräftig bei akuter, einmaliger Paracetamoleinnahme
- Notfalllabor: inklusive Transaminasen, Bilirubin, Kreatinin, Gerinnungsfaktoren
- BGA: pH-Wert, Laktat

Therapie

Allgemeinmaßnahmen:
- Aufrechterhaltung und Stabilisierung der Vitalfunktionen
- Oxygenierung: 2–8 l O_2/min über Nasensonde
- Primäre Detoxikation: Aktivkohle und ggf. Magenspülung

Spezifische Maßnahmen:
- N-Acetylcystein (ACC, Fluimucil)
- Praxistipp: »in dubio pro N-Acetylcystein«
- Therapiebedürftigkeit: Paracetamol-Dosen >150 mg/kgKG
- Ausnahme (Therapieeinleitung trotz Paracetamol-Dosen <150 mg/kgKG):
  - Risikopatienten mit chronischem Alkoholabusus oder vorbestehender Leberschädigung (z. B. Leberzirrhose, Hepatitis, HIV-Infektion). Vorbehandlung mit Arzneimitteln, die das arzneimittelabbauende Enzymsystem (Cytochrom P450) in der Leber induzieren (z. B. Rifampicin, Phenobarbital, Glukokortikoide, Antiepileptika). Früh-/Neugeborene, Fieber, Malnutrition, Z.n. Halothan-Narkose, protrahierte Überdosierung >24 h.
  - Unklarer Einnahmezeitpunkt
  - Mehrzeitige Einnahme

> **Paracetamol und Leberschädigung**
> - <150 mg/kgKG (keine Leberschädigung zu erwarten): keine Therapie
> - >150 mg/kgKG (Leberschädigung möglich): ACC-Therapieeinleitung
> - >250 mg/kgKG (wahrscheinlich lebertoxisch): ACC-Therapieeinleitung
> - >350 mg/kgKG (ohne Therapie zu >90 % lebertoxisch): ACC-Therapieeinleitung

Dosierung

Behandlungsschemata mit N-Acetylcystein
- Therapiebeginn *innerhalb* von 10–12 h, **Prescott**-Schema:
  - Initial 150 mg/kgKG in 200 ml G5 % (über 15 min) i.v.
  - Dann: 50 mg/kgKG in 500 ml G5 % (über 4 h) i.v.
  - Dann: 100 mg/kgKG in G5 % (über 16 h) i.v.
  - Gesamtdosis 300 mg/kgKG über eine Gesamtdauer von 20 h
- Therapiebeginn *nach* 10–12 h, **Smilkstein**-Schema:
  - Initial 140 mg/kgKG in 200 ml G5 % (über 15 min) i.v.
  - Dann: 70 mg/kgKG in 100 ml G5 % alle 4 h (über 15 min, Repetition: 12-mal) i.v.
  - Gesamtdosis 980 mg/kgKG über eine Gesamtdauer von 48 h
- Therapiebeginn *nach* 20 h, **Rumack**-Schema:
  - Initial 140 mg/kgKG in Fruchtsaft, p.o.
  - Dann: 70 mg/kgKG in Fruchtsaft alle 4 h (Repetition: 17-mal) p.o.
  - Gesamtdosis 1330 mg/kgKG über eine Gesamtdauer von 68 h

- Ggf. extrakorporale Leberunterstützungsverfahren (*Bridging*-Therapie)
  - Bioartifizielle Systeme: z. B. ELAD (»extracorporeal liver assist device«)
  - Zellfreie Systeme: z. B. Prometheus oder MARS (»molecular adsorbens recirculation system«)

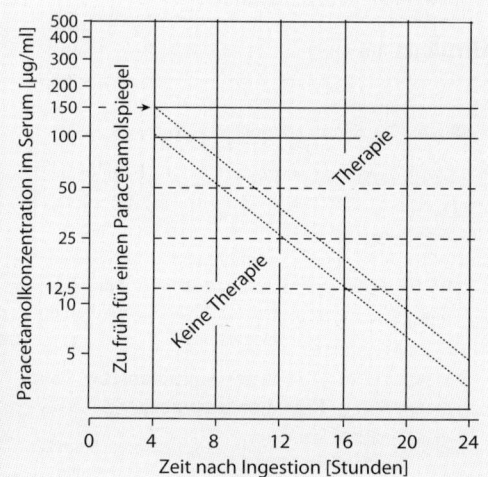

Abb. 18.3 Done-Nomogramm bei akuter Paracetamol-Ingestion

- Ggf. **Lebertransplantation**: Abschätzung einer erforderlichen Lebertransplantation nach den *King's-College-Kriterien*
    - Paracetamolintoxikation und pH<7,3 *oder* Laktat (arteriell) >3,5 mmol/l *oder* alle folgenden Kriterien: Prothrombinzeit >100 s (INR >6,5), Kreatinin >3,4 mg/dl, Enzephalopathie Grad III oder IV
    - Andere Ursachen und Prothrombinzeit >100 s (INR>6,5) *oder* 3 der 5 folgenden Kriterien: Alter <10 oder >40 Jahre, Non-A-non-B-Hepatitis oder durch Medikamente induziert, Auftreten des Ikterus >7 Tage vor der Enzephalopathie, Bilirubin >17,4 mg/dl, Prothrombinzeit >50s

Betablocker

Allgemeines

- Bei schweren Intoxikationen steht der negativ inotrope Effekt meist im Vordergrund.
- Blockade des β-Adrenorezeptors: kompetitive Hemmung von β1-Rezeptoren (negativ ino-, chrono-, und dromotroper Effekt) und β2-Rezeptoren (Kontraktion glatter Muskelzellen, Inhibition der pankreatischen Insulinfreisetzung und der muskulären Glykogenolyse)
- Klinische Auswirkungen der $β_1$-Blockade: Inotropie-Abnahme (kardiogener Schock), Bradykardie, Überleitungsstörungen; $β_2$-Blockade: Bronchospasmus, Vasokonstriktion, Hypoglykämie

Klinik

- Symptomatik oft erst nach einer Latenzzeit von 8–10 h auftretend
- Kardiovaskulär: Bradykardie, Arrhythmien, Hypotonie, *kardiogener Schock*
- Pulmonal: Bronchospasmus
- Zentralnervös: Krampfanfälle, Atemlähmung, Bewusstseinstrübung bis Koma
- Metabolisch: evtl. Hypoglykämie, Hyperkaliämie, metabolische Azidose
- Gastrointestinal: Nausea

Therapie

- Aufrechterhaltung und Stabilisierung der Vitalfunktionen
- Oxygenierung: 2–8 l O_2/min über Nasensonde
- Primäre Detoxikation: Gabe von Aktivkohle mit Glaubersalz
- **Katecholamine** oder **Glukagon**: bei Hypotonie
    - Katecholamine: Dopamin, Adrenalin, Noradrenalin
- Glukagon (GlucaGen): nach Bindung am Glukagonrezeptor kommt es zu einer β-adrenerg-unabhängigen cAMP-Bildung mit Zunahme von Ino- und Chronotropie
- **Atropin**, ggf. passagerer Schrittmacher: bei hämodynamisch relevanter Bradykardie
- **Benzodiazepine**: bei zerebralen Krampfanfällen
- Einsatz von **$β_2$-Mimetika**: bei Bronchospasmus
- **Glukosesubstitution**: bei Hypoglykämie

18.14 Methämoglobinbildner

Allgemeines

- Intoxikation mit Folge der »inneren Erstickung«.
- Oxidative Umwandlung des zweiwertigen (Fe^{2+}) in dreiwertiges (Fe^{3+}) Eisen im Hämoglobinmolekül durch Chlorate, Perchlorate, Nitrate, Nitrite, Stickoxide, Anilinderivate, Sulfonamide, Primaquin, Phenacetin oder Dapson
- Aromatische Amino- und Nitroverbindungen reagieren indirekt über ihre Metabolite mit dem Hämoglobinmolekül und wandeln dieses in braunes Ferrihämoglobin (Methämoglobin, Met-Hb, Hämiglobin) um, welches zur O_2-Bindung nicht mehr in der Lage ist (◘ Tab. 18.7).
- Störungen der O_2-Bindung und des Transports resultieren in einer Linksverschiebung der O_2-Dissoziationskurve.
- Bei Chloraten, die direkt mit dem Hämoglobin reagieren, besteht aufgrund einer Hämolyse und Nierenschädigung die Gefahr der Hyperkaliämie bzw. maligner Arrhythmien.

Klinik (◘ Tab. 18.7)

◘ **Tab. 18.7** Klinik nach dem Met-Hb-Gehalt

Met-Hb-Anteil [%]	Klinik
<10	Asymptomatisch
10–20	Kopfschmerzen, Tachykardie, Dyspnoe, schiefergraue Hautfarbe bis Zyanose (Methämoglobinzyanose)
20–35	Bewusstseinsstörungen, Zyanose, Paresen
35–60	Somnolenz bis Koma, Bradykardie, Ateminsuffizienz, Epilepsie, Azidose
>60	Letale Folgen

Therapie

- Aufrechterhaltung und Stabilisierung der Vitalfunktionen
- Oxygenierung: 2–8 l O_2/min über Nasensonde
- **Toluidinblau 4 %** (Toluidinblau):
- Beschleunigung der Reduktion von Met-(Fe^{3+})-Hb zu (Fe^{2+})-Hb
- Dosierung: 2–4 mg/kgKG i.v.
- Alternativ: Methylenblau (Methylenblau Vitis) i.v.
- Ggf. **Hämodialyse** bei höheren Dosen

18.15 Entzugssyndrome

> Das Problem auf Intensivstation besteht darin, dass zum einen eine vorbestehende Abhängigkeitsproblematik oft nicht bekannt ist (keine Anamnese, schwierige Fremdanamnese, etc.) und zum anderen eine Polytoxikomanie das klinische Bild oft erschweren kann (Tab. 18.8, Tab. 18.9).

Tab. 18.8 Diagnostik/Differenzialdiagnostik bei V.a. Entzugssyndrom/Delir

Störung	Diagnostik
Infektion	Differenzialblutbild, Entzündungsparameter (CRP, BSB, Procalcitonin), Blutkulturen, Fokussuche: z. B. Sonographie des Abdomens, Röntgen-Thorax
Metabolische Störungen	Elektrolytwerte, Blutzuckerwert, Retentionswerte (ggf. Nierenbiopsie), Leberwerte (ggf. Leberbiopsie), Nachweis von Porphyrinen (24-h-Urin), Schilddrüsenwerte
Hämatologische Störungen	Differenzialblutbild, Blutausstriche, Vitaminstatus (Vitamin B_{12}, Folsäure)
Kardiovaskuläre Störungen	EKG, Blutdruck, Echokardiographie, Röntgen-Thorax
Zentrale Störungen	CCT, Funktionsuntersuchungen (EEG, EPs), Liquordiagnostik, neurologisches Konsil
Intoxikation	Medikamentenspiegel, Fremd-/Berufsanamnese, Urindiagnostik (Drogenscreening), Blutentnahme (Aufbewahrung in Kühlschrank, ggf. Versendung in Rechtsmedizin und/oder pharmakologisches Labor)

Tab. 18.9 Ausgewählte Entzugssyndrome

Substanz	Klinik	Maßnahmen
Alkohol	Unruhe, Desorientierung, Halluzinationen, Tremor, Schlaflosigkeit, Hyperkinesie, Fieber, Schwitzen, Tachykardie, Hypotonie bis Hypertonie (Delirium tremens), gastrointestinal (Nausea, Diarrhö), Mydriasis, ggf. Krampfanfall, Pankreatitis, Leberversagen	Prophylaxe (Prädelir): – Benzodiazepine – Ggf. Ethanolsubstitution (15–150 mg/kgKG/h) – Vitamin B_1 (100 mg/Tag) – Psychiatriekonsil Therapie des Delir: – Ausgleich des Wasser- und Elektrolythaushalts – Benzodiazepine (z. B. Lorazepam auf Schiene) – Clonidin (Dämpfung der vegetativen Symptomatik): Perfusor mit 8 Amp. je 150 µg auf 50 ml NaCl 0,9 %, 24 µg/ml – Haloperidol (Cave: Senkung der Krampfschwelle und Long-QT-Syndrom): 3- bis 4-mal 5 mg/Tag – Carbamazepin (zur Anfallsprophylaxe): 200–400 mg/Tag – Clomethiazol (Cave: Hypersekretion, starkes Suchtpotenzial und Atemdepression): 6 Kpsl. in ersten 2 h, dann 2 Kpsl. alle 4 h (max. 24 Kpsl. pro Tag, Dauer: max. 14 Tage)

◘ Tab. 18.9 Fortsetzung

Substanz	Klinik	Maßnahmen
		– Vitamin B_1 (Prophylaxe der Wernicke-Enzephalopathie): 100 mg/Tag – Ggf. Physiostigmin bei Koma – Ggf. Acamprosat und/oder Disulfiram – Kontraindiziert: Ethanol und GHB (Somsanit)
Opioide	Opioidhunger (»craving«), Ängstlichkeit, Schlaflosigkeit, Fieber, Schwitzen, Tränenfluss, Rhinorrhö, Glieder-/Muskelschmerzen, Tachykardie, Hypertonie, gastrointestinal (Nausea, Diarrhö), Psychosen, ggf. Koma	– Clonidin – Benzodiazepine – Doxepin (bis 600 mg/Tag) – Ggf. Methadon (psychiatrisches Konsil)
Benzodiazepine	Unruhe, Schwitzen, Tremor, Glieder-/Muskelschmerzen, ggf. Psychosen	– Benzodiazepine (nicht abrupt absetzen, da sonst zerebrale Krampfanfälle provoziert werden können, sondern stufenweise)Psychiatrisches Konsil
Stimulanzien: Kokain, Amphetamine, Ecstasy	Kokain: kein typisches Entzugssyndrom, evtl. schwere Depression (Suizidgefahr) bis Myokardinfarkt Amphetamine: Müdigkeit bis Schlaflosigkeit, Heißhunger, Schmerzen, Depression (Suizidgefahr) Ecstasy: Unruhe, Ängste, Schlaflosigkeit, Tremor, Tachykardie, Hypertonie, Nausea, Schwitzen, ggf. Halluzinationen	– Benzodiazepine – Ggf. zusätzlich Neuroleptikum – Psychiatrisches Konsil

18.16 Telefonverzeichnisse/Adressen der Giftnotzentralen in Deutschland

◘ Tab. 18.10 Giftnotzentralen Deutschland

Stadt	Telefon-/Faxnummern	Adresse
Berlin	Tel.: 030-450-653555 (Erwachsene) Tel: 030-19240 (Kinder) Fax: 030-45053909	Klinikum Charité, Virchow-Klinikum, Innere Intensivmedizin Augustenburger Platz 1 13353 Berlin
Berlin	Notruf: 030-30686-711 Dr. M Monzel 0176-7678-7931 Prof. Dr. K. Römer 0152-0233-9096 Prof. Dr. C.E. Dempfle 0172-63638 Dr. M. Mahyar-Römer 0152-02339096 Fax: 030-30686-799	Serum-Depot Berlin e. V. im Giftnotruf Berlin – Institut für Toxikologie
Bonn	Tel: 0228-19240 oder 0228-287-33211 Fax: 0228-287-33278 oder -33314	Informationszentrale gegen Vergiftungen Zentrum für Kinderheilkunde der Rheinischen Friedrich-Wilhelm-Universität Bonn, Adenauerallee 119 53113 Bonn
Erfurt ▼	Tel.: 0361-73073-0 Fax: 0361-73073-17	Gemeinsames Giftinformationszentrum von Mecklenburg-Vorpommern, Sachsen, Sachsen-Anhalt und Thüringen Nordhäuser Straße 74 99089 Erfurt

◘ **Tab. 18.10** *Fortsetzung*

Stadt	Telefon-/Faxnummern	Adresse
Freiburg	Tel.: 0761-19240 Fax: 0761-2704457	**Informationszentrale für Vergiftungen, Universitäts-Kinderklinik** Mathildenstraße 1 79106 Freiburg
Göttingen	Tel: 0551-19240 oder 0551-383180 Fax: 0551-3831881	**Giftinformationszentrum Nord (GIZ-Nord) der Länder Bremen, Hamburg, Niedersachsen und Schleswig-Holstein** Zentrum Pharmakologie und Toxikologie, Universität Göttingen Robert-Koch-Straße 40 37075 Göttingen
Hamburg (Toxikologie)	Tel: 040-7410-52134 oder 040-7410-52127	**Institut für Rechtsmedizin des Universitätsklinikums Hamburg-Eppendorf** Martinistraße 52 20246 Hamburg
Hamburg (Tropenmedizinisches Institut)	Tel. 040-428-18-0 Fax: 040-42818-400	**Bernhard-Nocht-Institut für Tropenmedizin** – Stiftung öffentlichen Rechts – Bernhard-Nocht-Straße 74 20359 Hamburg
Homburg/Saar	Tel: 06841-19240 Fax: 06841-1628438	**Universitätskliniken, Klink für Kinder- und Jugendmedizin Informations- und Beratungszentrum für Vergiftungsunfälle** Robert-Koch-Straße 66421 Homburg/Saar
Mainz	Tel: 06131-19240 Fax: 06131-232469 oder 232468	**Giftinformationszentrum der Länder Rheinland-Pfalz und Hessen, Klinische Toxikologie** II. Medizinische Klinik und Poliklinik der Universität Mainz Langenbeckstr. 1 55131 Mainz
München	Tel.: 089-19240 oder 089-41402466 Fax: 089-41402467	**Toxikologische Abteilung II. Medizinische Klinik der Technischen Universität München** Ismaninger Str. 22 81675 München
Nürnberg	Tel: 0911-3982451 Fax: 0911-3982205 oder 0911-3982999	**II. Medizinische Klinik des Klinikums Nürnberg Toxikologische Intensivstation** Flurstraße 17 90419 Nürnberg

Literatur

Fürst S, Habscheid W (1993) Acute poisoning in patients of a medical intensive care unit. Dtsch Med Wochenschr 11;118(23):849–853

Kupferschmidt H, Meier-Abt PJ, Scholer A, Rentsch KM (2005) Intoxikationen mit Arzneimitteln. In: Grundlagen der Arzneimitteltherapie, 16. Auflage (Hrsg) Schweiz. Gesellschaft für Klinische Pharmakologie und Toxikologie, Documed AG, Basel, 164–176

Michels G, Brokmann J (2007) Intoxikationen. In: Brokmann J, Rossaint R (Hrsg) Repetitorium Notfallmedizin. Springer, Berlin Heidelberg New York

Neurologie

G. Michels, W.F. Haupt, Ch. Dohmen, W. Liu, L. Burghaus

19.1 Unklare Bewusstlosigkeit/Koma – 482

19.2 Intrazerebrale Blutung (ICB) – 487

19.3 Bakterielle Meningitis/Meningoenzephalitis – 490

19.4 Akute virale Meningoenzephalitis – 496

19.5 Guillain-Barré Syndrom (GBS), akute Polyneuritis – 497

19.6 Epilepsie und Status epilepticus – 500

19.7 Ischämischer Schlaganfall – 507

19.8 Critical-illness-Neuropathie und Myopathie (CIP/CIM) – 512

19.9 Anoxischer Hirnschaden – 514

19.10 Hirntod/Hirntoddiagnostik – 515

19.1 Unklare Bewusstlosigkeit/Koma

G. Michels, W.F. Haupt

Definition

- Unweckbare Bewusstlosigkeit, Unerweckbarkeit bzw. Verlust aller kognitiven Leistungen (◘ Tab. 19.1)

> Die Begriffe Koma und Bewusstlosigkeit werden synonym benutzt.

Ätiologie

- Intoxikationen: ca. 40 %
- Zerebrovaskulärer Insult: ca. 30 %
- Meningoenzephalitis: ca. 10 %
- Metabolisch bedingt: ca. 15 %
- Epilepsie: ca. 2,5 %
- Sonstige: ca. 2,5 %

Zerebrale Ursachen

- **Supratentorielle Prozesse:**
    - Intrazerebrale Blutung
    - Sub-/epidurales Hämatom
    - Großhirninfarkt
    - Hirntumor
    - Hirnabszess
    - Thalamus-, Hypophyseninfarkt
- **Infratentorielle Prozesse:**
    - Hirnstamminfarkt
    - Ponsblutung
    - Kleinhirnprozess (Hämorrhagie, Infarkt, Tumor, Abszess)
    - Basilaristhrombose
- **Traumatisch:**
    - Schädel-Hirn-Trauma (offenes oder geschlossenes Schädel-Hirn-Trauma, SHT)
    - Commotio cerebri (Gehirnerschütterung, SHT-Grad I)
    - Contusio cerebri (Gehirnprellung, SHT-Grad II)
    - Compressio cerebri oder schwere Contusio (Gehirnquetschung, SHT-Grad III)
- **Blutung:**
    - Subarachnoidalblutung
    - Intrazerebrale Blutung
    - Subduralblutung
    - Epiduralhämatom
- **Entzündungen:**
    - Primär zentral: Meningitis, Enzephalitis, Meningoenzephalitis
    - Differenzialdiagnostisch → primär systemisch: septisches Geschehen
- **Neoplasien:** Hirntumor oder Hirnmetastasen mit erhöhtem Hirndruck
- **Zirkulatorisch:**
    - Herz-Kreislauf-Stillstand
    - Schock: kardiovaskulär (akutes Koronarsyndrom, Aortendissektion, Lungenembolie etc.)
    - Postischämisch-anoxischer Hirnschaden nach kardiopulmonaler Reanimation
    - Synkopen
- **Zerebrovaskulär**
    - Ischämischer/hämorrhagischer Insult
    - Hirn-/Sinusvenenthrombose
    - Basilaristhrombose
- **Status epilepticus**

Metabolische bzw. endogen-toxische Ursachen

- **Glukosestoffwechsel:** Hypoglykämie, Coma diabeticum
- **Leberversagen:** hepatisches Koma
- **Nierenversagen:** urämisches Koma
- **Laktatazidotisches Koma:** Hypoxie-Zustände, Biguanidtherapie

◘ **Tab. 19.1** Koma-Einteilung zur schnellen Orientierung

Komaform	Ursachen
Koma ohne neurologische Herdsymptome	– Metabolisch – Intoxikationen – Hypoxie ohne neurologisches Defizit – Internistisches Koma
Koma mit das Gesicht einschließender Hemiparese	– Apoplexie – Schädel-Hirn-Trauma – Enzephalitis/Meningoenzephalitis
Koma mit Hirnstammbeteiligung	– Trauma – Blutung – Basilaristhrombose – Hirnstammenzephalitis
Koma mit multiplen Fokalzeichen	– Mehrere Apoplexe (Multiinfarktgeschehen) – Endokarditis mit septischer Herdenzephalitis – Sinusvenenthrombose
Koma mit meningitischem Reizsyndrom	– Meningitis/Meningoenzephalitis – Subarachnoidalblutung – Ausdruck der kritischen Hirndrucksteigerung

- **Endokrines Koma**: thyreotoxische Krise, hypothyreotes Myxödemkoma, Addison-Krise, Hypophyseninsuffizienz/Panhypopituitarismus, inadäquate ADH-Sekretion (Schwartz-Bartter-Syndrom, Wasserintoxikation)
- **Andere Ursachen**: Hyperkalzämie, akute intermittierende Porphyrie etc.

Intoxikationen bzw. exogen-toxische Ursachen (▶ Kap. 18)

- **Laktatazidose**: z. B. unter Biguaniden
- **Alkoholabusus**: Hypoglykämie, Wernicke-Enzephalopathie, alkoholische Ketoazidose
- **Drogen**: Opioide, Designerdrogen etc.
- **Medikamente**: Suizidversuch z. B. mit Benzodiazepinen
- **Zentrales anticholinerges Syndrom**
- **Inhalative Noxen**: z. B. Kohlenmonoxid
- **Ingestive Noxen**: z. B. Pilze

> Die Abklärung eines Komas bzw. einer Bewusstlosigkeit unklarer Genese sollte stets interdisziplinär erfolgen (Internist, Neurologe, Psychiater, Giftzentrale).

Pathophysiologie

- Bilaterale Läsionen bzw. Dysfunktion des aszendierenden retikulären aktivierenden Systems (ARAS) durch Trauma, Tumor oder Blutung
- Metabolische Ursachen, wie z. B. eine Hypoglykämie, welche über einen abrupten Energiemangel zur Minderversorgung neuronaler Strukturen mit massiver Ausschüttung exzitatorischer Neurotransmitter und zur Ca^{2+}-Ionenfreisetzung mit Aktivierung verschiedener Signalkaskaden führen
- Intoxikation durch endogene (z. B. Urämietoxine) oder exogene Substanzen (z. B. Alkohol) mit den Folgen einer toxischen Enzephalopathie
- Synkope oder Kreislaufstillstand mit zerebraler Minderperfusion bis Stillstand (globale zerebrale Ischämie) mit hypoxischem bzw. anoxischem Hirnschaden

Klinik

Mögliche neurologische Symptomatik

- Meningismus
- Hirnnervenausfälle
- Epileptische Anfälle, Status epilepticus
- Zeichen des erhöhten Hirndrucks (Kopfschmerzen, Nausea, Emesis, Nackensteifigkeit)
- Zeichen der Einklemmung
- **Zwischenhirnsyndrom**: Sopor, gezielte Reaktion auf Schmerzreiz, Streckhaltung der unteren Extremität mit oder ohne Beugehaltung der Arme (Beugesynergismen), Miosis, normaler okulozephaler Reflex, normale bis Cheyne-Stokes-Atmung
- **Mittelhirnsyndrom**: Sopor bis Koma, ungezielte Reaktion auf Schmerzreiz, generalisierte Streckkrämpfe der Extremitäten und des Rumpfes (Strecksynergismen), mittelweite wenig reaktive bis lichtstarre Pupillen, normaler bis fehlender okulozephaler Reflex, ggf. Cushing-Trias (arterielle Hypertonie, Bradykardie und Maschinenatmung)
- **Bulbärhirnsyndrom**: tiefes Koma, schlaffer Muskeltonus, Mydriasis (maximal weite, lichtstarre Pupillen), fehlender okulozephaler Reflex, arterielle Hypotonie, Bradykardie und Schnappatmung bis Apnoe

Mögliche kardiorespiratorische Symptomatik

- **Hypo-/Hypertonie**: z. B. Mittelhirnsyndrom (Cushing-Reflex), Bulbärhirnsyndrom (Hypotonie und Bradykardie)
- **Brady-/Tachykardie**: tachysystolischer Kreislaufstillstand (80 % d. F.: Kammerflimmern/-flattern, pulslose ventrikuläre Tachykardie) oder asystolischer Kreislaufstillstand (20 % d. F.: Asystolie, elektromechanische Dissoziation)
- **Dys-/Orthopnoe**: z. B. massives alveoläres Lungenödem

Zeichen der metabolischen Entgleisung vor Eintreten des Komas

- **Urämie**: Foetor uraemicus, Nausea, Emesis, Diarrhö, Singultus, Pruritus, blassgelbes bis gelbbraunes Hautkolorit, Zeichen der Dehydratation oder der Hyperhydratation, Adynamie, Kussmaul-Atmung, zunehmende Bewusstseinstrübung
- **Leberkoma**: Foetor hepaticus, Zeichen der Leberzirrhose (Spider naevi, Palmar-/Plantarerythem, Lacklippen/-zunge, Prurigo, Hautatrophie, Ikterus, hämorrhagische Diathesen), Zeichen der portalen Hypertension (Aszites, Ödeme, Varizenblutung), hepatische Enzephalopathie (Tremor, Apathie bis Koma)
- **Hypoglykämie**: Heißhunger, ausgeprägtes Schwitzen, blass-feuchte und kühle Haut, innere Unruhe, Angst, Tremor, Krampfneigung, Mydriasis, Tachykardie

- Ketoazidotisches Koma: Acetonfötor, Durst, Polydipsie, Polyurie, trocken-warme Haut, Inappetenz, Nausea, Hypotonie, Tachykardie, Pseudoperitonitis, abgeschwächte Reflexe, Kussmaul-Atmung
- Hyperosmolares Koma: Exsikkose-Zeichen (Durst, trockene Haut, stehende Hautfalten), Polydipsie, Polyurie, Adynamie, Hypotonie, Tachykardie, abgeschwächte Reflexe
- Hypophysäres Koma: Zeichen der Hypopheninsuffizienz (Fehlen der Sekundärbehaarung), Hypothermie, Hypotonie, Bradykardie, Hypoglykämie
- Addison-Krise: Dehydratation, Schwäche/Adynamie, Hyperpigmentierung, Pseudoperitonitis (Nausea, Emesis), Hypoglykämie, Hypotonie bis Schock, initiale Hypothermie bis Exsikkose-Fieber
- Myxödemkoma: Hypotonie, Bradykardie, Hypoglykämie, Hypothermie, Myxödem (teigig, nicht eindrückbare, kühle Haut)
- Thyreotoxische Krise: psychomotorische Unruhe, Tremor, Fieber, Dehydratation, trocken-heiße und rote Haut, Adynamie, Tachykardie/Tachyarrhythmie, tachysystolische Herzinsuffizienz, Nausea, Emesis, Diarrhö, neu auftretende Psychose, Apathie bis Koma
- Hyperkalzämische Krise: Exsikkose, Nausea, Oberbauchbeschwerden, Arrhythmien, Polyurie, Polydipsie, Niereninsuffizienz, Psychose, Adynamie, Apathie bis Koma
- Akute intermittierende Porphyrie: abdominelle Beschwerden (Bauchschmerzen, Nausea, Diarrhö oder Obstipation) stehen im Vordergrund, Tachykardie, Hypertonie, Epilepsie, Adynamie, Atemlähmung

Diagnostik

> Das Koma stellt immer eine vitale Bedrohung dar. Deshalb ist rasches Handeln erforderlich.

Kontaktaufnahme mit dem Patienten

- **Bewusstseinskontrolle** (◘ Tab. 19.2, ◘ Tab. 19.3, ◘ Tab. 19.4):
    - Patienten laut und deutlich ansprechen
    - Patienten berühren und ggf. in Axillarfalte kneifen
    - Schmerzreiz setzen
    - Kontrolle von Atmung (Sehen, Fühlen, Hören, S_aO_2), Hämodynamik (Puls, Blutdruck) und Pupillen, d. h. initiale Überprüfung der Vitalparameter bzw. Zeichen des Herz-Kreislauf-Stillstandes, bei Vorliegen eines Kreislaufstillstandes sofortiger Beginn der kardiopulmonalen Reanimation
- **Überprüfung eines hypoxischen Zustands** (nach Ausschluss eines Herz-Kreislauf-Stillstandes)
    - Atmung: Dyspnoe, Orthopnoe
    - Haut: Zyanose, Schweißausbruch
    - Hämodynamik: Tachykardie oder Bradykardie
    - Neurologie: Unruhe, progrediente Bewusstseinsstörung

Anamnese: Eigen- bzw. Fremdanamnese

- **Vorerkrankungen**: arterielle Hypertonie, Niereninsuffizienz, Leberzirrhose, Alkoholabusus, Drogen, Diabetes mellitus, epileptisches Anfallsleiden
- **Medikamentenanamnese** (evtl. liegt ein Arztbrief vor), Asservierung von Erbrochenem, Angehörige oder Nachbarn befragen, Hausarzt anrufen etc.

Körperliche Untersuchung

- **Inspektion**: äußere Verletzungen und Hautbefund
    - Einstichstellen
    - Sichtbare Verletzungen, insbesondere Schädelinspektion
    - Barbituratblasen
    - Schwitzen bei Hypoglykämie und Hyperthyreose
    - Heiße und trockene Haut beim thyreotoxischen Koma
    - Ikterus und andere Leberhautzeichen beim Coma hepaticum
    - Schmutzig-braunes Hautkolorit beim Coma uraemicum
    - Gesichtsröte bei arterieller Hypertonie, Coma diabeticum, Sepsis
- **Mundgeruch/Foetor exore**:
    - C_2-Abusus mit »Alkoholfahne«
    - Aceton-/Obstgeruch: Coma diabeticum
    - Lebergeruch: Coma hepaticum
    - Harngeruch: Coma uraemicum
    - Aromatischer Geruch bei Intoxikationen mit zyklischen Kohlenwasserstoffen und Drogen
    - Unerträglicher Geruch bei Alkylphosphaten
- **Atemmuster:**
    - Hypoventilation: Myxödem, zentraldämpfende Pharmaka
    - Hyperventilation: Mittelhirnschädigung (Maschinenatmung), Thyreotoxikose

Tab. 19.2 Bewusstseinsstörungen

Quantitative Bewusstseinsstörungen	Qualitative Bewusstseinsstörungen
Apathie/Benommenheit: Patient ist wach, verlangsamte Reaktion	**Delir**: Bewusstseinstrübung, Desorientierung, Gedächtnisschwäche, verminderte psychomotorische Aktivität, Halluzinationen (meist optische), ursächlich kommen Infektionen, Fieberzustände, Intoxikationen (Alkohol, Hyperthyreose) in Betracht
Somnolenz: Patient ist spontan schläfrig, Augenöffnen auf Ansprache	**Verwirrtheitszustand**: Bewusstseinstrübung mit Denkstörung, Desorientierung, Erinnerungsverfälschung (z. B. Deja-vu-Erlebnis)
Sopor: Augenöffnen auf Schmerzreize, d. h. der Patient ist nur durch starke, repetitive Schmerzreize vorübergehend und nur unvollständig weckbar	**Dämmerzustand**: Bewusstseinstörung mit Desorientierung und Amnesie
Koma: kein Augenöffnen auf stärkste Schmerzreize, jedoch ungezielte Abwehrbewegungen möglich	**Amentielles Syndrom**: Bewusstseinstrübung mit Denkstörung, Desorientierung, Ratlosigkeit, Ängstlichkeit, motorische Unruhe, Vorkommen bei zerebralen Perfusionsstörungen

Tab. 19.3 Koma

Komastadien	Klinik	Pupillenbefund
Grad 1	Gezielte Reaktion auf Schmerzreiz	Pupillen isokor und normale Lichtreaktion
Grad 2	Ungezielte Reaktion auf Schmerzreiz	Evtl. Anisokorie
Grad 3	Ungezielte Reaktion auf Schmerzreiz bis keine Schmerzabwehr, Beuge-/Strecksynergismen	Anisokorie
Grad 4	Keine Reaktion auf jegliche Art von Schmerzen, Muskelhypotonie	Weite und reaktionslose Pupillen

Tab. 19.4 Beurteilung von Bewusstseinsstörungen anhand der Glasgow Coma Scale (GCS)

Kriterium	Untersuchung	Punkte
Augen öffnen	Spontan	4
	Auf Ansprechen	3
	Auf Schmerzreiz	2
	Kein Augenöffnen	1
Verbale Reaktion	Patient orientiert, beantwortet Fragen	5
	Patient desorientiert, beantwortet Fragen	4
	Inadäquate verbale Antwort, Wortsalat	3
	Unverständliche Laute, Stöhnen	2
	Keine Reaktion	1
Motorische Reaktion	Bewegung auf Aufforderung	6
	Gezielte Abwehr auf Schmerzreiz	5
	Ungezielte Abwehr auf Schmerzreiz	4
	Beugesynergismen	3
	Strecksynergismen	2
	Keine Reaktion	1

- Biotatmung: Hirndrucksteigerung
- Kussmaul-Atmung: Ketoazidose, Urämie
- Cheyne-Stokes-Atmung: Hirndrucksteigerung oder Läsion von Großhirn bis Dienzephalon, CO-/Morphin-Intoxikation, Urämie
- Clusteratmung: Schnappatmung, Schädigung von unterer Pons bis oberer Medulla oblongata
- Singultus: Medikamente, Läsionen der Medulla oblongata
- **Motorik:**
  - Beurteilung spontaner motorischer Reaktionen: Hyperkinesien (metabolische oder toxische Genese), Muskelfibrillieren (Alkylphosphat-Intoxikation) oder Tonuserschlaffung (Barbiturate, Tranquilizer)
  - Beurteilung motorischer Reaktionen auf Schmerzreize: gezielte oder ungezielte Abwehrbewegungen
  - Reflexstatus: Überprüfung von Reflexsteigerungen und Pyramidenbahnzeichen; Pyramidenbahnzeichen als Ausdruck der Schädigung des Tractus corticospinalis: z. B. Babinski-Reflex (Bestreichen des lateralen Fußsohlenrandes mit Dorsalflexion der Großzehe), Oppenheim-Zeichen (Reiben der Tibiavorderkante mit Dorsalflexion der Großzehe)
- **Zeichen der Meningitis:**
  - Fieber
  - Kopfschmerzen (kann von komatösen Patienten natürlich nicht geäußert werden)
  - Meningismus
    - Eine Untersuchung auf Nackensteifigkeit ist nur nach Ausschluss einer HWS-Instabilität statthaft.
    - Meningismus fehlt bei komatösen Patienten, da die reflektorische Innervation der Nackenmuskulatur eine Wahrnehmung der meningealen Reizung voraussetzt.
- **Augendiagnostik:**
  - Pupillenbeurteilung (Tab. 19.5): Weite, Form, direkte und indirekte Lichtreaktion, Seitendifferenzen (Anisokorie)
  - Pupillomotorik beim Schädel-Hirn-Trauma oder raumfordernden Prozessen: mit erhöhtem Hirndruck zeigen sich weite, lichtstarre und entrundete Pupillen, dadurch dass vegetative Fasern des N. oculomotorius über der Clivuskante komprimiert werden
  - **Okulozephaler Reflex** (Puppenkopfphänomen »doll`s head manoeuver«):
    - Durch schnelles Kopfdrehen kommt es normalerweise zu einer langsamen Gegenbewegung der Augen.
    - Bei Patienten mit einem Mittelhirnsyndrom oder beim Hirntod bleibt dieser Reflex aus (Puppenkopf-Phänomen).
  - **Kornealreflex:**
    - Eine Berührung der Hornhaut des Auges mit einem Wattestäbchen führt normalerweise zu einem reflektorischen Augenschließen.
    - Bei Patienten mit einem Mittelhirnsyndrom oder beim Hirntod bleibt dieser Reflex aus.

> Blutzuckerkontrolle stets bei jedem bewusstseinseingetrübten Patienten durchführen!

Labordiagnostik

- Glukose, Elektrolyte, Leberwerte, Nierenretentionswerte, Herzenzyme, Troponin, CRP, BGA inkl. Laktat, Osmolalität, Blutbild, Schilddrüsenwerte, Gerinnung, Cortisol
- Asservierung von Blut, Urin etc. und Aufbewahrung im Kühlschrank für ggf. weitere abklärende Untersuchungen (Toxikologie, Mikrobiologie, Pathologie etc.)

Tab. 19.5 Pupillenbeurteilung

Pupillenbefund	Mögliche Ursachen
Miosis	Medikamentös (Opioide), Ponsblutung, Horner-Syndrom
Mydriasis	Medikamentös (Atropin), Alkohol, Kokain, schwere Mittelhirnschädigung, Bulbärsyndrom
Anisokorie *mit* eingeschränkter Pupillenreaktion	Okulomotoriusläsion durch Zug, Druck (z. B. Hirnblutung) oder Torsion
Anisokorie *ohne* eingeschränkte Pupillenreaktion	Angeborene Variante, Intoxikationen
Schwimmende Bulbi	Diffuse Hirnschädigung (toxisch-metabolisch) mit intaktem Hirnstamm

Kardiovaskulärer Check

- 12-Kanal-EKG
- Hämodynamik (Puls, Blutdruck)
- Doppler-/Duplexsonographie der hirnversorgenden Gefäße (insbesondere Karotiden)
- Echokardiographie (Pumpfunktion?, Perikarderguss?)

Bildgebende Verfahren

- CCT mit/ohne Kontrastmittel
- Röntgen-Thorax

Erweiterte Diagnostik

- Lumbalpunktion
  - Bei klinischem V. a. eine Meningitis/Meningoenzephalitis
  - Zuvor Ausschluss einer kritischen Hirndrucksteigerung im CCT
  - Bei klinischem V. a. eine Subarachnoidalblutung und »negativer« CCT ist die Lumbalpunktion zum sicheren Blutungsausschluss zwingend erforderlich.
- Rücksprache mit der Giftzentrale
- Neurophysiologische Untersuchungen: EEG, evozierte Potenziale

---

Differenzialdiagnostik »komaähnlicher Zustände« (Pseudokoma)

- Apallisches Syndrom oder Wachkoma
- Locked-in-Syndrom
- Akinetischer Mutismus
- Prolongierte Hypersomnie
- Psychogenes Koma

Therapie

Handlungsablauf

- Ausschluss eines Herz-Kreislauf-Versagens, einer Hypoxie und einer Hypoglykämie
- Einstufung der Bewusstseinsstörung:
  - Glasgow Coma Scale (Tab. 19.4)
  - Pupillenstatus (zerebrale Geschehen zeigen im Ggs. zu den metabolischen Komaformen meist einen pathologischen Pupillenbefund)
- Abgrenzung:
  - Traumatische Ätiologie (Inspektion des Schädels, CCT)
  - Nicht traumatische Ätiologie (Tab. 19.6)
- Weitere Differenzierung anhand von Klinik (Fötor, Dehydratation oder Hyperhydratation, Hautzeichen) und Geschwindigkeit der Komaentwicklung (schnell bei intrazerebraler Blutung und langsam bei den meisten metabolischen Entgleisungen)

Allgemeine Maßnahmen

- Erste Priorität: Aufrechterhaltung und Stabilisierung der Vitalfunktionen
- Adäquate Oxygenierung: 2–6 l O_2/min über Nasensonde, ggf. Intubation und Beatmung
- Anlage eines periphervenösen Zugangs

Kausale oder symptomatische Therapie nach Arbeitsdiagnose

- Volumensubstitution beim Coma diabeticum etc.
- *Coma cocktail*, d. h. empirische i.v.-Gabe von **Glukose** (Glukose 40 %: Therapie der Hypoglykämie und einer akuten Porphyrieattacke), **Naloxon** (Narcanti: reiner Opioidantagonist), **Thiamin** (Betabion: bei Wernicke-Enzephalopathie) und/oder **Glukokortikoiden** (bei unklaren endokrin-metabolischen Komata)
- Keine Gabe von Flumazenil (Anexate), da Flumazenil zur Induktion von epileptischen Anfällen führen kann; Flumazenil nur bei sicherer Benzodiazepin-Monointoxikation

---

Tab. 19.6 Differenzialdiagnostik des nicht traumatischen Komas

Primär intrakranielle Erkrankung	Grunderkrankung mit sekundärer Beeinträchtigung der Hirnfunktionen
Ischämisch	Metabolisch
Hämorrhagisch	Toxisch
Entzündlich	Kardiozirkulatorisch
Epileptisch	Hypoxisch
Druckaktive Liquorzirkulationsstörung	Septisch
Degenerativ (selten)	

19.2 Intrazerebrale Blutung (ICB)

Ch. Dohmen

Definition

- Eine intrazerebrale Blutung ist ein lebensbedrohlicher hämorrhagischer Schlaganfall (Apoplex), bei dem es zu einer Einblutung in das Gehirnparenchym kommt.

- ICB werden nach anatomischen und ätiologischen Gesichtspunkten unterteilt.
    - Anatomisch unterscheidet man eine **ICB loco typico** (im Bereich der Basalganglien) von einer **ICB non loco typico** (nicht im Bereich der Basalganglien gelegen).
    - Ätiologisch unterscheidet man **primäre ICB** von **sekundären ICB**.
- Von der ICB abgegrenzt werden Blutungen außerhalb des Hirnparenchyms wie Subarachnoidalblutung, sub- oder epidurale Blutungen.

Epidemiologie

ICB verursachen 10–15 % aller Schlaganfälle.
- Inzidenz (Deutschland): ca. 20.000 Fälle/Jahr
- Inzidenz (EU): ca. 90000 Fälle/Jahr
- Inzidenz (USA): ca. 67000 Fälle/Jahr

Mortalität (1 Monat)
- Große (>30 ml) und in der Tiefe des Gehirn gelegene ICB: sowie im Alter >80 Jahre: >60 %
- Kleine (<30 ml) und oberflächlich gelegene ICB: <10 %
- ICB im Hirnstamm/Kleinhirn, ICB mit Einbruch in das Ventrikelsystem sowie ICB im Alter >80 Jahre (>60 %).
- Insgesamt versterben zwischen einem Drittel und der Hälfte aller Patienten mit ICB innerhalb des ersten Monats.
- Nur 20 % der Patienten sind nach 6 Monaten funktionell unabhängig.

> **Trotz der teils hohen Mortalität ist die funktionelle Prognose bei den überlebenden Patienten oft besser als bei zerebralen Ischämien. Deshalb besteht kein Grund für therapeutischen Nihilismus. Die Einstellung lebenserhaltender Maßnahmen ist die häufigste Todesursache und ein unabhängiger Prädiktor für Letalität bei ICB.**

Ätiologie

- **Primäre ICB (80 % aller ICB)**
    - Meist chronisch-hypertensive Angiopathie, klassischerweise loco typico
    - Seltener zerebrale Amyloidangiopathie, hohes Lebensalter, meist non loco typico oder multilokulär
    - Raucher haben ein deutlich erhöhtes Risiko für ICB.
- **Sekundäre ICB (20 %)** können überall lokalisiert sein und sind häufig non loco typico.
- Pharmaka (Antikoagulation, ASS/Clopidogrel, sympathomimetische Drogen wie Kokain, Amphetamine)
- Gerinnungsstörungen (chronischer Alkoholismus)
- Vaskulitis
- Vaskuläre Malformationen
- Sinusvenenthrombose
- Tumoren (Glioblastom, Metastasen)
- Schädel-Hirn-Trauma

Klinik und Diagnose

Klinische Symptomatik

Die Symptomatik hängt von der Lokalisation und Größe der Blutung ab. Jedes plötzlich aufgetretene fokal-neurologische Defizit ist verdächtig auf einen Apoplex, d. h. ischämischen oder hämorrhagischen Insult.
Häufig bei ICB:
- Kontralaterale Hemiparese, Aphasie oder Dysarthrie
- Hirndrucksymptomatik: Kopfschmerzen, Bewusstseinsminderung bis hin zum Koma, Singultus, Erbrechen, Anisokorie
- Epileptische Anfälle

Komplikationen

- Nachblutung: in ca. 40 % Größenzunahme der ICB innerhalb der ersten 24 h mit Raumforderung, Hirndruck, drohender Einklemmung und hoher Letalität. Prognostisch ungünstige Faktoren für Nachblutung: Zeit zwischen Symptombeginn und initialem CT (Diagnosestellung), hoher RR, Hypokoagulabilität
- Hirndruck durch perifokales Hirnödem und/oder Nachblutung
- Hydrozephalus (meist obstruktiv), v. a. bei Ventrikeleinbruch. Klinik: Hirndrucksymptomatik wie zunehmende Kopfschmerzen, v. a. im Liegen, Erbrechen, Vigilanzminderung

Diagnose

> **Anhand der klinischen Symptomatik kann nicht eindeutig unterschieden werden zwischen ICB und Ischämie, d. h. die Diagnose der ICB setzt zwingend eine zerebrale Bildgebung mittels CT oder MRT voraus.**

Akutdiagnostik

- CT (akute ICB hyperdens, Hounsfield-Einheiten 40–60), auch im MRT mit T2*-Sequenz kann eine ICB sicher nachgewiesen werden.

19.2 · Intrazerebrale Blutung (ICB)

- Eigen- und Fremdanamnese: arterielle Hypertonie? Alkoholismus? Nikotin? Drogen? Lebererkrankung? Blutverdünnende Medikamente? Trauma?
- Neurologische Untersuchung: Bewusstseinsstörung? Paresen? Pupillenstatus? Glasgow-Coma-Scale (GCS), National Institute of Health Stroke Scale (NIHSS)
- Labor mit Gerinnungs-, Leber-, Nierenwerten, ggf. Drogenscreening, ggf. immunologischer Status
- Möglichst immer, bei Hirndrucksymptomatik zwingend: neurochirurgisches/neurologisches Konsil
- Wenn ICB operationspflichtig und non loco typico: CT-Angiographie vor OP zur Darstellung einer evtl. Gefäßmalformation

Diagnostik im Verlauf
- Wenn primäre ICB loco typico (älterer Patient, bekannte arterielle Hypertonie): Verlaufs-CT nach 24 h oder bei klinischer Verschlechterung. Wenn Patient stabil, danach keine weitere Bildgebung notwendig
- Sonst je nach vermuteter Blutungsursache: MR-Angiographie nach mind. 4 Wochen (nach Rückgang der Raumforderung), ggf. DSA

Therapie

> Die Behandlung von Patienten mit ICB auf einer Stroke Unit reduziert nachweislich die Mortalität und erhöht die Chance auf ein gutes funktionelles Ergebnis.
> Wenn die internistischen Begleiterkrankungen es erlauben, sollte die Möglichkeit einer Verlegung auf Stroke Unit oder Neuro-ITS geprüft werden.

Basistherapie
Apparative Überwachung der Herz-Kreislauf-Parameter für 48–72 h
- Blutdruckmonitoring: Hypertensive Krisen erhöhen das Risiko einer Nachblutung.
  - Wenn Hypertonie vorbekannt: Blutdruck senken auf <170/100 mmHg mit Urapidil i.v.,
  - Wenn keine Hypertonie vorbekannt: Blutdruck senken auf <150/90 mmHg.
- Engmaschiger neurologischer Status
  - In den ersten 24 h stdl. Bewusstsein, Okulo- und Pupillomotorik
  - Täglich mind. 1-mal GCS o. NIHSS
- Pulsoxymetrie, 2 l O_2/min per Nasensonde, Ziel p_aO_2 ≥100 mmHg, Intubation bei drohender respiratorischer Insuffizienz oder Bewusstseinstrübung mit Sopor (initial meist relevante Dysphagie und damit abgeschwächte Schutzreflexe mit Aspirationsgefahr). Richtwerte für Intubation: GCS ≤8, pO_2 <60 mmHg, pCO_2 >50 mmHg
- Blutzucker: 100–150 mg/dl, Insulinperfusor ab 200 mg/dl
- ZVD: 8–10 cmH_2O
- Strenge Normothermie unter 37,5 °C, ansonsten Paracetamol, ggf. externe o. intravasale Kühlung
- Enterale Ernährung über Nasensonde, frühes Schlucktraining, PEG nach 3 Wochen bei fortbestehender Dysphagie
- Thrombose- und Lungenembolieprophylaxe mit LMWH (z. B. Monoembolex 3000 I.E., Enoxaparin 0,4 ml s.c.) ab 1. Tag nach ICB sowie nach Ausschluss eines Hämatomwachstums nach Kontroll-CT (v. a. bei Beinparese), sonst Kompressionsstrümpfe
- Bei epileptischem Anfall:
  - Gabe von Lorazepam 2–4 mg i.v., unmittelbar anschließend antikonvulsive Einstellung (z. B. Levetiracetam p.o. oder i.v.) für 1 Monat
  - Bei Anfallsfreiheit Indikation kritisch prüfen
  - Bei erneutem Anfall dauerhafte antikonvulsive Einstellung. Keine antikonvulsive Prophylaxe ohne stattgehabten Anfall
- Frühe Tracheotomie bei ICB mit intraventrikulärer Blutung und Hydrozephalus

Hirndrucktherapie
Indikationen
- Bei Verschlechterung der Vigilanz u./o. Raumforderungszeichen in der Bildgebung
- Bei beatmeten Patienten: möglichst Anlage einer ICP-Sonde
- Ziel: zerebraler Perfusionsdruck (CPP) >70 mmHg (CPP = MAP-ICP)

Stufentherapie:
- Analgesie, Anxiolyse, Antiemese, RR-Kontrolle (s. oben), 30°-Oberkörperhochlagerung
- Gabe von Mannitol z. B. 15 % 250 ml 4-mal/Tag als i.v. Bolus (300–320 mOsm oder nach osmolarer Lücke). Keine Steroide
- OP-Indikation (erneut) prüfen: Hämatomevakuation? Hemikraniektomie?
- Hyperthermie (35 °C)

- Muskelrelaxation
- Barbituratkoma (Bolus: 5–10 mg/kgKG, danach 2–3 mg/kgKG/h als Perfusor, Ziel: Burst-Suppression im EEG)
- Kurzzeitige (<12 h) Hyperventilation ($paCO_2$ 30–35 mmHg)

Ausgleich von Gerinnungsstörungen

Hypokoagulabilität erhöht das Risiko einer Nachblutung mit hoher Letalität. Antikoagulation deshalb rasch normalisieren.

- Antikoagulation unter Phenprocoumon: PPSB (+ Konakion 10 mg i.v. als Kurzinfusion). Gleiches gilt für Gerinnungsstörung bei chronischem Leberschaden.
- Antikoagulation Heparin: Protaminsulfat (1 mg für 100 I.E. Heparin, Menge der letzten 4 h)
- Tranexamsäure bei Fibrinolyseblutungen (10 mg/kg)

Operative Therapie

Die Indikation zur operativen Entlastung hängt ab von:
- Lokalisation (supra- oder infratentoriell)
- Größe und Alter des Patienten
- Vermuteter Ursache (Gefäßmalformation?) der ICB

> Die Indikation zur operativen Entlastung einer ICB muss neurochirurgisch immer für den individuellen Fall geprüft werden. Bisher ist keine klare Indikation zur OP nach ICB aus Studien abzuleiten.

- Operative Entlastung in Erwägung ziehen bei:
    - Zunehmender Vigilanzminderung/Raumforderung (GCS ≥9 zu ≤8)
    - Bei Kleinhirn-ICB oder bei oberflächennaher ICB (≤1 cm unter Kortex)
    - Beseitigung der Blutungsquelle bei Aneurysma oder Angiom
- Operative Entlastung (meist) nicht indiziert:
    - Patienten mit ICB <10 ml
    - Wenig klinische Symptomatik
    - Hirnstammblutungen
    - Beidseitige ICB
- Hydrozephalus in ca. 25 % d. F.:
    - Anlage einer externen Ventrikeldrainage
    - Gefahr der Ventrikulitis mit zunehmender Liegedauer, spätestens nach 2 Wochen Indikation zur dauerhaften Shuntanlage prüfen
    - Bei intraventrikulärer Blutung Hydrozephalus häufig, deshalb ist hier eine externe Ventrikeldrainage meist indiziert

19.3 Bakterielle Meningitis/Meningoenzephalitis

Ch. Dohmen

Definition und Epidemiologie

- Nur selten handelt es sich allein um ein Reizsyndrom der Hirnhäute im Sinne einer Meningitis.
- In den meisten Fällen ist das Gehirn selbst auch von der Entzündung betroffen (▶ Abschn. 19.3.3), weswegen man terminologisch korrekter von einer **Meningoenzephalitis** spricht.
- Weltweit erkranken mindestens 1,2 Mio. Menschen jährlich an bakterieller Meningitis (WHO).
- Trotz verbesserter diagnostischer Verfahren, neuer Antibiotika und Fortschritten in der Intensivmedizin hat sich in den Industrieländern die Sterblichkeit in den letzten vier Jahrzehnten nicht entscheidend verbessert hat. Sie liegt bei Erwachsenen bei etwa 25 %.
- Ungünstige klinische Verläufe sind meist Folge intrakranieller Komplikationen, wie z. B. Hirnödem, Hydrozephalus oder sekundäre Infarkte durch Arteriitis/Vasospasmus.
- Die Häufigkeit des Auftretens ist altersabhängig.
- 70 % aller Erkrankungen entfallen auf die ersten 40 Lebensjahre.

Ätiologie

- **Erregerspektrum Erwachsene:**
    - Häufig: Pneumokokken, Meningokokken
    - Selten: Listerien, Staphylokokken, Haemophilus influenzae, Mycobacterium
    - Häufig bei Immunsuppression: Tuberkulosis
    - Bei Patienten mit Z. n. Hirnverletzung (Schädel-Hirn-Trauma, Hirn- oder Myelon-OP, Shuntanlage): häufig Staphylokokken, Enterobakterien inklusive Pseudomonas aeruginosa, Anaerobier (v. a. bei Hirnabszess)
- **Erregerspektrum Kleinkinder/Kinder:**
    - Häufig Pneumokokken, Meningokokken, selten Haemophilus influenzae
- **Erregerspektrum Neugeborene/Säuglinge:**
    - Streptokokken der Serogruppe B, Listerien, Enterobakterien

Klinik

> **Klinische Leitsymptome der bakteriellen Meningitis/Meningoenzephalitis**
> - Starke Kopfschmerzen (> 5 auf der visuellen Analogskala)
> - Septisches Fieber (>38,5 °C)
> - Meningismus
> - Schweres Krankheitsgefühl
> - Lichtscheu (Photophobie)
> - Qualitative (Verwirrtheit) oder quantitative Bewusstseinsstörung (Somnolenz bis Koma)
> - Übelkeit/Erbrechen
> - Epileptische Anfälle
>
> Zwei von den vier Symptomen Kopfschmerzen, Fieber, Meningismus und Bewusstseinsstörung treten bei Erwachsenen regelhaft auf. Meningismus ist v. a. in der Frühphase ein unsicheres klinisches Zeichen.
> Ein fehlender Meningismus schließt eine bakterielle Meningitis nicht aus!

- Etwa 50 % der Meningokokkenerkrankungen verlaufen als Meningitis, in 25 % als Mischform aus Sepsis und Meningitis.
- Deshalb muss bei jedem klinischen V. a. Meningitis nach Zeichen der Sepsis gesucht werden (Patienten entkleiden!).
  - Bei Meningokokkensepsis häufig Hautveränderungen bereits bei Krankenhausaufnahme: von vereinzelten Petechien (Frühphase) über makulopapulöse oder petechiale Exantheme bis zur ausgedehnten Purpura fulminans mit Hautnekrosen im Sinne eines Waterhouse-Friedrichsen-Syndroms.
  - In der Folge kann es es zu einer Verbrauchskoagulopathie und zu Nebennierenversagen kommen.
- Häufig Hörstörungen, meist Folge einer eitrigen Labyrinthitis, bei einer Pneumokokkenmeningitis bei bis zu 30 %
- Bei Kindern häufiger atypische Symptomatik
- Das Risiko für Kinder, tatsächlich an einer bakteriellen Meningitis erkrankt zu sein, ist sehr niedrig (0,1 %), wenn folgende Kriterien vorliegen:
  - Negativer Befund in der Liquor-Gram-Färbung,
  - Absolute Liquorgranulozytenzahl <1000 Zellen/µl
  - Liquor-Gesamteiweiß <80 mg/dl
  - Leukozytenzahl im Blut <10000 Zellen/µl
  - Kein epileptischer Anfall vor oder zum Zeitpunkt der Aufnahme

> **Cave**
> Patienten mit schwerer bakterieller Meningoenzephalitis können rasch (innerhalb 1 h nach Aufnahme in die Klinik) ein massives Hirnödem entwickeln und daran versterben!

Diagnostik (Tab. 19.7)

> **Maßnahmen bei klinischem Verdacht auf eine bakterielle Menigitis**
> - Umgehender Beginn einer Antibiotikatherapie innerhalb von 30 min nach Eintreffen in der Klinik, da die Prognose entscheidend von der frühen Antibiotikagabe abhängt! Deshalb diagnostisches Vorgehen organisieren (Abb. 19.1).
> - Isolierung und Infektionsschutz, bis Meningokokken als Erreger ausgeschlossen sind, Maske tragen!

- Bei Erwachsenen mit Verdacht auf eine bakterielle Meningitis *ohne Bewusstseinsstörung* oder *ohne fokal-neurologisches Defizit* sollen unmittelbar nach der klinischen Untersuchung **Blutkulturen** und **Liquor** entnommen und anschließend **Dexamethason** und **Antibiotika i.v.** verabreicht werden.
- Liegen eine deutliche *Bewusstseinsstörung* oder ein *fokal-neurologisches Defizit* vor, sollen bereits unmittelbar nach der Blutabnahme Dexamethason 10 mg und Antibiotika i.v. verabreicht werden. Die Liquorentnahme soll dann erst erfolgen, wenn ein CCT keine Zeichen erhöhten Hirndrucks aufweist.
  - Der Liquor ist meist eitrig trüb mit Zellzahlerhöhung von >1000 Zellen/µl sowie deutlicher Eiweißerhöhung, Glukoseerniedrigung (meist <30 mg/dl; Liquor-Serum-Quotient <0,3) und Laktaterhöhung (>3,5 mmol/l).
  - Eine Liquorzellzahl <1000 Zellen/µl kann im sehr frühen Krankheitsverlauf, bei antibiotisch anbehandelten Patienten, bei fulminanten Krankheitsverläufen und abwehrgeschwächten Patienten beobachtet werden.
  - Der Erregernachweis erfolgt mikroskopisch (Gram-Färbung) und bakteriologisch (Kultur).
  - Der Nachweis von Bakterien im Liquor gelingt in 70–90 %, in der Blutkultur in ca. 50 % d. F.

Tab. 19.7 Virale versus bakterielle Meningitis – Liquorbefund

	Viral	Bakteriell
Aussehen	Transparent	Trübe
Zellzahl	Bis mehrere Hundert/µl	Mehrere Tausend/µl
Zelldifferenzierung	Überwiegend mononukleär	Fast ausschließlich Neutrophile
Albuminquotient	Bis 20×10^{-3}	$>20\times10^{-3}$
Gesamteiweiß	<2 g/l	>2 g/l
Laktat	<2,1 mmol/l	>2,5 mmol/l

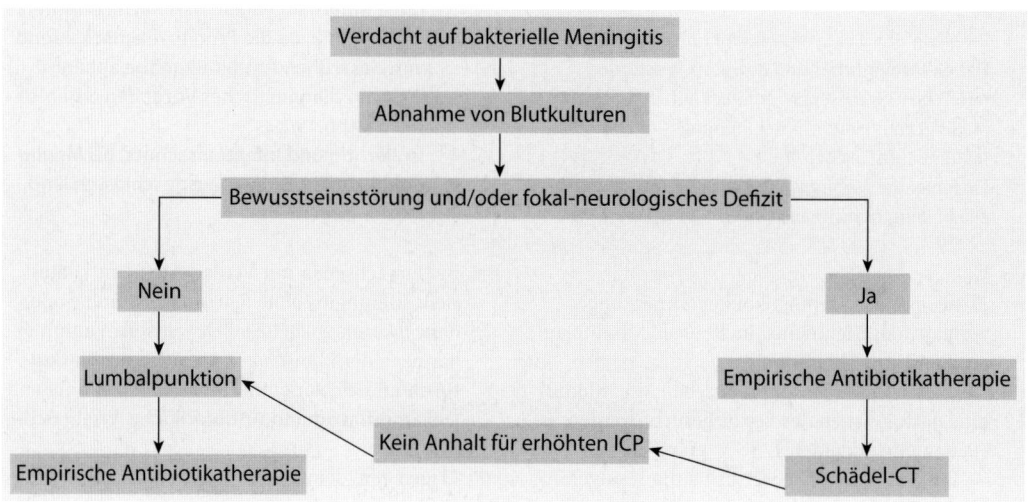

Abb. 19.1 Vorgehen bei V. a. bakterielle Meningitis

- **Meningokokkenschnelltest** anfordern (Antigennachweis im Liquor, Sensitivität 50–70 %). Das Ergebnis des Schnelltests liegt normalerweise wenig später vor und kann wichtig sein für den Rettungsdienst (Reinigung), stationäre Isolationsmaßnahmen und Prophylaxe von Angehörigen/Erstversorgern
- Ansonsten gilt der Nachweis bakterieller Antigene im Liquor mittels Latexagglutinationstest als Ergänzungs- oder Bestätigungsverfahren.
- Eine PCR zum Nachweis von Meningokokken in Blut und Liquor ist sinnvoll bei negativem mikroskopischem und kulturellem Befund.
- Im Serum Zeichen der bakteriellen Sepsis mit deutlicher CRP-Erhöhung, Procalcitonin >0,5 ng/ml und Leukozytose >10.000/µl.

> Bereits der begründete Krankheitsverdacht, Erkrankung und Tod an Meningokokkenmeningitis oder -sepsis sind umgehend namentlich an das zuständige Gesundheitsamt zu melden. Personen mit V.a. oder Erkrankung an Meningokokken dürfen nicht in Gemeinschaftseinrichtungen tätig sein, bis nach ärztlichem Urteil eine Weiterverbreitung durch sie nicht mehr zu befürchten ist.

- **Bildgebung:** Bei jedem Patienten mit V. a. bakterielle Meningitis muss sobald als möglich nach Aufnahme (immer am Aufnahmetag!) ein CT oder MRT des Kraniums durchgeführt werden; meist ein CT nativ inklusive Knochenausspielung zur Darstellung des Mastoids beidseits und der Nasennebenhöhlen.

Tab. 19.8 Kranielle Komplikationen

Häufige Komplikationen (bis 20 %)	Seltene Komplikationen (bis 10 %)
Generalisiertes Hirnödem mit Gefahr der Einklemmung Hydrozephalus Arteriitis/Vasospasmus mit sekundären Infarkten Vestibulocochleäre Beteiligung mit Hörstörung	Septische Sinus-/Venenthrombose Hirnnervenparesen Zerebritis (Hirnphlegmone) Hirnabszess, subdurales Empyem (als Folge der Meningitis) Ventrikulitis (v. a. nach Anlage einer externen Ventrikeldrainage) Intrazerebrale Blutung (v. a. bei septischer DIC)

Tab. 19.9 Extrakranielle Komplikationen

Häufige Komplikationen	Seltene Komplikationen
Septischer Schock Verbrauchskoagulopathie »Acute respiratory distress syndrome« (ARDS) Syndrom der inadäquaten ADH-Sekretion (SIADH)/zerebrales Salzverlustsyndrom (Hyponatriämie!) Zentraler Diabetes insipidus	Arthritis (septisch und reaktiv) Rhabdomyolyse Pankreatitis Okuläre Entzündungen mit der Gefahr der Erblindung Spinale Komplikationen (z. B. Myelitis oder spinale Vaskulitis)

— **Fokussuche:** Rasche parameningeale Fokussuche durch Anamnese (Trauma? OP? Entzündung im Schädel-/Gesichtsbereich?), HNO-Konsil und CT (Sinusitis? Mastoiditis?)
— **Ggf. EEG:** Bei epileptischem Anfall und qualitativer oder quantitativer Bewusstseinsstörung stets ein EEG zum Ausschluss eines Status epilepticus veranlassen.

Verlauf

— Wegen der Gefahr **sekundärer Infarkte** durch Arteriitis/Vasospasmen sollte jeden 2. Tag eine **transkranielle Dopplersonographie** durchgeführt werden.
— Bei Patienten, die initial bereits **komatös** sind, die 24 h nach Beginn der Antibiotikatherapie noch komatös sind oder bei denen sich im CT bereits ein generalisiertes Hirnödem zeigt, sollte eine **Hirndruckmessung** erfolgen, idealerweise über eine externe Ventrikeldrainage
— Etwa die Hälfte aller erwachsenen Patienten entwickelt in der Akutphase der Erkrankung Komplikationen unterschiedlichen Schweregrades (Tab. 19.8, Tab. 19.9).
  — Die ersten Stunden bis ca. 1 Woche sind als kritisch anzusehen. Deshalb Behandlung auf der Intensivstation während der Initialphase der Erkrankung.
— Wenn sich der Patient über 2 Tage wach und stabil hält, kann eine Verlegung auf eine Normalstation in Betracht gezogen werden.
— Die höchste Letalität findet sich bei Pneumokokken- und Listerienmeningitiden mit 20–40 %.
— Neurologische Residuen treten ebenfalls in 20–40 % d. F. auf. Hier handelt es sich v. a. um Hörstörungen, neuropsychologische Auffälligkeiten, epileptische Anfälle und Sehstörungen.

Therapie

> Innerhalb von 30 min nach Eintreffen in der Klinik sollte eine intravenöse Antibiotikatherapie eingeleitet werden! Blutkulturen müssen, Liquor sollte vorher asserviert werden (Abb. 19.1).

Kortikosteroide

— Mit der ersten Antibiotikagabe zusammen (möglichst unmittelbar davor) erfolgt die Gabe von 10 mg Dexamethason i.v.

Dexamethason

— In mehreren Studien zeigte sich ein positiver Effekt von Dexamethason auf Letalität, Häufigkeit ungünstiger Verläufe und Häufigkeit sowie Schwere neurologischer Residuen.

- Dieser günstige Effekt von Dexamethason konnte auf eine Beeinflussung systemischer Komplikationen zurückgeführt werden. Eine Subgruppenanalyse zeigte allerdings auch, dass Dexamethason nur bei Patienten mit Pneumokokkenmeningitis wirksam war, nicht bei Meningitiden anderer Ätiologie.
- Es wird eine zusätzliche Behandlung mit Magenschutz und Low-dose-Heparinisierung zur Thromboseprophylaxe empfohlen.
- Bei Patienten mit einer Meningitis als Folge einer bakteriellen Endokarditis wird der Einsatz von Kortison nicht empfohlen.
- Dosierung:
    - 10 mg unmittelbar vor Gabe des Antibiotikums
    - Fortsetzung mit Dexamethason 10 mg alle 6 h über 4 Tage

Empirische Antibiotikatherapie (◘ Tab. 19.10)
- Erwachsene mit **ambulant erworbener bakterieller Meningitis**:
    - Ampicillin (4-mal 4 g/Tag) + Ceftriaxon (1. Tag 1-mal 4 g, danach 1-mal 2 g/Tag)
    - Bei Penicillinallergie: Vancomycin 2-mal 1 g/Tag + Moxifloxacin 1-mal 400 mg/Tag + Cotrimoxazol 160/800 mg 2-mal täglich
- Erwachsene mit **bakterieller Meningoenzephalitis bei Endokarditis**:
    - Ampicillin 4-mal 4 g/Tag + Gentamicin 3-mal 1 mg/kgKG/Tag + Flucloxacillin 3-mal 4 g/Tag + Rifampicin 1-mal 600 mg/Tag
    - Bei Penicillinallergie: Vancomycin 2-mal 1 g/Tag + Gentamicin 3-mal 1 mg/kgKG/Tag + Fosfomycin 3-mal 5 g/Tag
- Erwachsene mit **bakterieller Meningitis und parameningealem Fokus** (Otitis, Sinusitis, Mastoiditis, Z. n. Schädel-Hirn-Trauma):
    - Flucloxacillin 3-mal 4 g/Tag + Meropenem 3-mal 2 g
    - Bei Penicillinallergie: Vancomycin 2-mal 1 g/Tag + Aztreonam 3-mal 2 g/Tag + Fosfomycin 3-mal 5 g/Tag
- Besteht der dringende Verdacht auf eine Meningokokkenerkrankung bei entsprechender Exposition und/oder bereits aufgetretenen Hauterscheinungen, ist Penicillin G ausreichend (6-mal 5 Mio. I.E./Tag).
- Eine Antibiotikatherapie sollte 10–14 Tage durchgeführt werden, bei Listerien mindestens 3 Wochen.

- Ein parameningealer Fokus als Ursache der bakteriellen Menigitis sollte unverzüglich operativ ausgeräumt werden, eine Antibiotikatherapie allein ist hier meist unzureichend.
- Bei fehlender klinischer Besserung innerhalb von 48 h nach Beginn der Antibiotikatherapie in Betracht ziehen: inadäquate Antibiotikatherapie, persistierender infektiöser Fokus oder intrakranielle Komplikationen wie Hirnödem oder zerebrovaskuläre Beteiligung (CT!).
- Bei erhöhtem intrakraniellem Druck sollte v. a. die Anlage einer externen Ventrikeldrainage in Betracht gezogen werden mit der Möglichkeit 1. den Hirndruck zu überwachen und 2. Liquor zur Reduktion eines erhöhten Hirndrucks abzulassen. Weiterer Hirndrucktherapie ▶ Abschn. 19.2.
- Für die Therapie von Arteriitis/Vasospasmus mit der Gefahr sekundärer Infarkte gibt es keine gesicherten Therapieoptionen. Bei drohenden oder bereits eingetretenen sekundären Infarkten: Nimodipin 6-mal 60 mg/Tag oral, ggf. plus Triple-H-Therapie (Hypertonie: MAD >100 mmHg, Hämodilution: Hkt <35 %, Hypervolämie: Bilanz plus 1 l/Tag)
- Bei septischer Sinus-/Venenthrombose: Antikoagulation mit Heparin (2- bis 2,5Faches des Ausgangs-PTT?) oder LMWH
- Patienten mit deutlicher Bewusstseinsminderung (soporös oder komatös, GCS ≤8) sollten analgosediert und intubiert werden. Dies dient einerseits dem Aspirationsschutz und ist andererseits Bestandteil der Hirndrucktherapie. Bei Intubation immer Maske tragen (Menigokokkenverdacht, Infektionsgefahr!).
- Epileptische Anfälle akut antikonvulsiv behandeln (z. B. Lorazepam 2–4 mg i.v. oder s.l.);. Dauerhafte antikonvulsive Einstellung für mindestens 3 Monate (z. B. Levetiracetam 0,5–1 g 2-mal/Tag)

Speziell zu Meningokokken
- Meningokokken werden entweder durch Kontakt oder durch Tröpfchenaerosole übertragen.
- Die Inkubationszeit liegt bei 2–4 (–10) Tagen.
- Isolierung:
    - Patienten mit V. a. Meningokokkenmeningitis (d. h. vor Erregernachweis die meisten Patienten mit V. a. bakterielle Meningitis!) müssen bis 24 h nach Beginn einer adäquaten Antibiotikatherapie isoliert werden. Danach ist mit einer Ansteckungsgefahr nicht mehr zu rechnen.

Tab. 19.10 Bakterielle Meningitiden

Risikofaktoren	Diagnostik	Erreger	Therapie der 1. Wahl	Allergie/Unverträglichkeiten
Ohne Grunderkrankung, Alter 18–50 Jahre	2×2 Blutkulturen, kranielles CT mit Knochenfenster, Liquorkultur, Liquor nativ (mögl. sofortiges Gram-Präparat) Bei antibiotischer Vorbehandlung: PCR-Diagnostik aus Liquor anfordern, EEG	S. pneumoniae, N. meningitidis Seltener: H. influenzae, Listerien, Streptokokken, Enterobakterien	Ceftriaxon 2-mal 2 g i.v. + Ampicillin 4-mal 5 g i.v.	Vancomycin 2-mal 1 g i.v. + Moxifloxacin 1-mal 400 mg i.v. + Cotrimoxazol 2-mal 160/800 mg i.v.
Bei Vorliegen von Risikofaktoren: Alter >50, COLD, Alkoholismus, dekomp. Herzinsuffizienz, dekomp. Niereninsuffizienz, entgleister Diabetes, Immunsuppression	S. o.	S.o., häufiger Listerien Selten: Enterobakterien (Klebsiella, E. coli), S. aureus, M. tuberkulosis, Kryptokokken	Ceftriaxon 2-mal 2 g i.v. + Ampicillin 4-mal 5 g i.v.	Vancomycin 2-mal 1 g i.v. + Moxifloxacin 1-mal 400 mg i.v. + Cotrimoxazol 2-mal 160/800 mg i.v.
Bei Endokarditis	S. o.	Vergrünende Streptokokken, S. aureus, Enterokokken	Ampicillin 4-mal 5 g i.v. + Gentamicin 3-mal 1 mg/kgKG i.v. + Flucloxacillin 3-mal 4 g i.v. + Rifampicin 1-mal 600 mg iv.	Vancomycin 2-mal 1 g i.v. + Gentamicin 3-mal 1mg/kgKG i.v. + Fosfomycin 3-mal 5 g i.v.
Bei Otitis, Mastoiditis, Sinusitis, SHT mit Liquorrhö	S. o. HNO- und MKG-Konsil	S. pneumoniae, S. aureus, H. influenzae Seltener: Enterobakterien, P. aeruginosa	Flucloxacillin 3-mal 4 g i.v. + Meropenem 3-mal 1 g i.v.	Vancomycin 2-mal 1 g i.v. + Aztreonam 3-mal 2 g i.v. + Fosfomycin 3-mal 5 g i.v.

- Unterdessen müssen pflegerisches und ärztliches Personal sowie Besucher erforderliche Hygienemaßnahmen anwenden (Schutzkittel, Nasen-Mund-Schutz, Handschuhe, Händedesinfektion).
- Bereits bei begründetem Verdacht auf sowie bei Erkrankung an und Tod durch eine Meningokokkenmeningitis oder -sepsis muss eine Meldung an das Gesundheitsamt erfolgen.

Chemoprophylaxe
- Enge Kontaktpersonen sollten ausfindig gemacht und über das Krankheitsbild informiert werden, ebenso über die Möglichkeit/Notwendigkeit einer Chemoprophylaxe,
- Nur Personen mit direktem Kontakt sollten eine Chemoprophyklaxe erhalten. Man spricht in diesem Fall von »Kissing-mouth«-Kontakt. Das bedeutet, dass eine Person mit dem Indexfall

mindestens 4 h pro Tag in demselben Raum verbracht oder direkten engen körperlichen Kontakt gehabt haben muss (Anhusten, Anniesen, Küssen). Die Prophylaxe ist sinnvoll bis maximal 10 Tage nach dem letzten Kontakt (bis 10 Tage maximale Inkubationszeit).
- **Chemoprophylaxe Erwachsene:** Ciprofloxacin 500 mg oral einmalig oder Rifampicin 2-mal 600 mg/Tag oral für 2 Tage
- **Chemoprophylaxe Kinder:** Rifampicin 2-mal 10 mg/kgKG/Tag für 2 Tage (Neugeborene 5 mg/kgKG)

Impfungen
- Verfügbar sind Impfstoffe gegen Meningokokken der Serogruppe A und C. Bisher kein Impfstoff gegen Erreger der Serogruppe B, die in Deutschland die Mehrzahl der Meningokokkenerkrankungen verursachen.
- Die Meningokokkenimpfung ist eine Indikationsimpfung und gilt hauptsächlich als Reiseimpfung oder für exponierte Berufsgruppen.

19.4 Akute virale Meningoenzephalitis

Ch. Dohmen

Ätiologie

Allgemeines
- Eine durch Viren ausgelöste reine Meningitis ist harmlos, solange es sich allein um ein Reizsyndrom der Hirnhäute handelt, und ist nicht intensivpflichtig. Deshalb soll hier auf das Krankheitsbild der viralen Enzephalitis, insbesondere auf die **Herpes-simplex-Enzephalitis** eingegangen werden.
    - Patienten mit viraler Enzephalitis sind auf der Intensivstation zu betreuen.
    - Die Herpes-simplex-Enzephalitis ist meist durch **HSV 1** verursacht und hat ohne Behandlung eine Letalität von 70 %.
    - Die Therapiemöglichkeiten sind gut, vorausgesetzt, sie werden frühzeitig eingesetzt. Bei verzögerter Diagnostik und Therapie bleiben meist schwere neurologische oder neuropsychologische Behinderungen zurück.
- Virale Meningoenzephalitiden kommen gehäuft bei immunsupprimierten Patienten vor.
- Bei Immunsupprimierten Patienten mit Bewusstseinsstörung plus Herdsymptome oder Anfälle immer an eine Enzephalitis denken!

Erregerspektrum
- **Virale Menigitis:** Enteroviren, HSV 2, EBV, HHV-6, Parvovirus B19, Röteln, Masern, HIV, Dengue
- **Virale Enzephalitis:** HSV 1, VZV, CMV, HIV (selten: Frühsommer-Meningoenzephalitis-Virus (FSME), Enterovirus 71, Hantavirus, Lassavirus, Japanische-Enzephalitis-Virus, West-Nil-Virus)

Klinik

- Die virale Meninigitis zeigt ähnliche Symptome wie die bakterielle Meningitis, nur meist in leichterer Form: Kopfschmerzen, Übelkeit, Meningismus, Licht- und Lärmscheu, subfebrile Temperatur bis leichtes Fieber (<38,5 °C).
- Klinisch sind viraler oder bakterieller Ursprung der Meningitis initial oft nicht eindeutig zu unterscheiden.
- Typisch für eine Enzephalitis sind qualitative (Verhaltensauffälligkeiten, Verwirrtheit) und quantitative Bewusstseinsstörungen (Somnolenz, Sopor, Koma). Hinzu kommen oft neurologische Herdsymptome wie fokale oder generalisierte Anfälle, Paresen oder aphasische Störungen.
- Bewusstseinsstörungen und neurologische Herdsymptome kommen bei der reinen Meningitis nicht vor!
- Typischer initialer Verlauf der viralen Enzephalitis: häufig grippales Vorstadium mit leichtem Fieber, nach ca. 3 Tagen enzephalitische Symptome wie Wernicke-Aphasie, Hemiparese, Bewusstseinsstörung, Epilepsie

Herpes-simplex-Virus-Enzephalitis – klinisches Bild
- Grippale Vorstufe
- Temperaturentwicklung
- Fokale Ausfälle (v. a. Wernicke-Enzephalopathie, Hemiparese, epileptische Anfälle)
- Quantitative Bewusstseinsstörung bis hin zum Koma

Diagnostik

- Bei V. a. einfache Virusmeningitis (d. h. ohne Bewusstseinstrübung und ohne Herdsymptomatik) CCT und Lumbalpunktion (LP) durchführen.
- Bei V. a. virale Enzephalitis sollte vor LP eine Bildgebung (meist CT) zum Ausschluss von Hirndruck erfolgen.

- Bei V. a. virale Enzephalitis sollte umgehend ein MRT durchgeführt werden (CT bei HSV-Enzephalitis in den ersten Tagen unauffällig!).
- Bei V. a. virale Enzephalitis darf der rasche Therapiebeginn nicht durch die Diagnostik verzögert werden (s. u.).
- Bildgebung und LP sollten innerhalb von 30 min abgeschlossen und unmittelbar danach die antivirale Therpie eingeleitet werden.
- Typischer Liquorbefund: Darüber hinaus sind PCR und Antikörperspezifitätsindices auf neurotrope Viren, insbesondere HSV 1, anzufordern.
- Bei der HSV-Enzephalitis kann der Liquor in den ersten 2 Tagen unauffällig sein, deshalb ist die MRT wichtig.
- Der Erregernachweis im Liquor gelingt in weniger als 50 % d. F.
- MRT: Typisch sind ein- oder beidseitige temporale Entzündungsherde, im Verlauf häufig hämmorrhagisch.
- EEG: typischerweise temporaler Herdbefund mit Zeichen erhöhter zerebraler Erregbarkeit

Therapie

Spezielle Therapie

- i.v.-Gabe von **Aciclovir** (10 mg/kgKG 3-mal/Tag) bereits bei V. a. virale Enzephalitis unverzüglich einleiten. So können Exitus und Defektheilung vermieden werden. Durch rechtzeitigen Therapiebeginn lässt sich die Letalität auf 20 % senken. Cave: Niereninsuffizienz oder Anstieg der Retentionswerte (Dosisanpassung).
- Ist eine bakterielle ZNS-Erkrankung initial differenzialdiagnostisch nicht sicher auszuschließen, wird zunächst zusätzlich ein Antibiotikum (z. B. Ampicillin) gegeben.
- HSV 1 und 2, VZV, EBV: Aciclovir, alternativ Foscarnet oder Famciclovir
- CMV: Ganciclovir, alternativ Foscarnet
- Bei anderen Viren keine Evidenz, individueller Heilversuch
- Bei Hirnödem: Glukokortikoide (keine Evidenz!) und Anlage einer externer Ventrikeldrainage in Betracht ziehen, ansonsten vgl. Hirndrucktherapie ▶ Abschn. 19.2
- Epileptische Anfälle sind häufig und sollten akut antikonvulsiv behandelt werden (z. B. Lorazepam 2–4 mg i.v. oder s.l.), dauerhafte antikonvulsive Einstellung für mindestens 3 Monaten (z. B. Levetiracetam 0,5–1g 2-mal/Tag)
- Bei psychomotorischer Unruhe/Delir Sedierung mit Lorazepam in Kombination mit Melperon, möglichst keine hochpotenten Neuroleptika (erhöhen das Risiko für Anfälle)
- Bei Bewusstseinsminderung Indikation zur Analgosedierung und Intubation großzügig stellen (Aspirationsgefahr, Hirndrucktherapie)

19.5 Guillain-Barré Syndrom (GBS), akute Polyneuritis

W. Liu

Definition

Das GBS bezeichnet eine autoimmunreaktive generalisierte Entzündung peripherer Nerven und Nervenwurzeln, die innerhalb weniger Tage bis max. 4 Wochen ihr Krankheitsmaximum erreicht. Nicht selten benötigen die Patienten eine rasche intensivmedizinische Behandlung, da es als Komplikation dieser Erkrankung neben Paresen der Atemhilfsmuskulatur (mit daraus resultierender respiratorischer Insuffizienz und Aspirationsgefahr) auch zu ausgeprägten autonomen Störungen mit Auftreten von Herzrhythmusstörungen bis hin zur Asystolie kommen kann. Generell sollte daher initial immer ein kontinuierliches Monitoring der Patienten erfolgen, bis der weitere Krankheitsverlauf absehbar ist.

Epidemiologie

- Inzidenz: 1–2 Fälle/100.000
- Letalität: <10 %
- Beteiligung der Atemmuskulatur bei 20–25 % der Patienten
- Bleibende neurologische Defizite 1 Jahr nach Krankheitsbeginn: keine (46 %), leicht (42 %), mäßig (4 %), schwer (6 %)
- Akute Behandlungskosten: 35.000 bis zu 350.000 €/Patient

Ätiologie

- Autoimmunreaktion wird angenommen, meist auf eine vorangegangene Infektion, die zu einer Antikörperreaktion gegen die körpereigenen Myelinscheiden/Axonmembran des peripheren Nervensystems durch molukulare Verwechslung infolge ähnlicher antigener Strukturen (»molecular mimicry«) führt.
- Bei den 1–3 Wochen vorausgegangenen Infekten handelt es sich häufig um Gastroenteritiden (Campylobacter jejuni), Atemwegsinfekten

(Mycoplasma pneumoniae), CMV, VZV- oder EBV-Virusinfektionen. Andere mögliche Triggerfaktoren sind jedoch auch möglich: Traumata, Impfungen, Schwangerschaft, Operationen, schwere Allgemeinerkrankungen.

Klinik und Diagnose

Guillain-Barré-Syndrom
- Häufig Beginn mit sensiblen Reizsymptomen wie Missempfindungen (Kribbelparästhesien) und Schmerzen – meist erst die unteren, später auch die oberen Extremitäten betreffend
- Aufsteigende, oft symmetrische Paresen bei nur geringen sensiblen Ausfällen
- Reflexabschwächung und -verlust
- Hirnnervenausfälle: z. B. beidseitige Fazialisparesen möglich
- Autonome Störungen: Sympathikusaktivierung (Schwitzen, Blutdruckerhöhung, Tachykardie, Agitiertheit), Parasympathikusaktivierung (Bradykardie, Asystolie), Sympathikussuppression (orthostatische Hypotonie), Parasympathikussuppression (Tachykardie, Sphinkterstörung), gesteigerte oder verminderte ADH-Freisetzung (SIADH/Diabetes insipidus)
- Oneiroide: szenische oft angstbesetzte Wachträume, vor allem bei tetraplegischen Patienten, die lange beatmet werden

Diagnostik

- Liquorpunktion: Deutliche Eiweißerhöhung (100–1000 mg/dl) bei normaler oder nur geringfügig erhöhter Zellzahl (Pleozytose <50/μl) = zytoalbuminäre Dissoziation, Ausschluss Neuroborreliose
- Neurographie: Herabgesetzte Nervenleitgeschwindigkeiten, verlängerte distal motorischen Latenzen, komplette oder inkomplette Leitungsblöcke, pathologische F-Wellen
- Elektromyographie: In einigen Fällen Nachweis von pathologischer Spontanaktivität als Zeichen der sekundären axonalen Schädigung
- Labor: Gangliosid-Antikörper, Campylobacter-Serologie
- MRT-Myelon: Zum Ausschluss anderer Erkrankungen wie Myelitis, zervikalen/thorakalen Bandscheibenvorfällen, raumfordernden Prozessen, Blutungen oder Ischämien im Myelon als Ursache einer plötzlich aufgetretenen Tetra- oder Paraparese
- EKG: Nachweis von Herzrhythmusstörungen, AV-Blockierungen

> Unauffällige Ergebnisse des Liquors und der Elektroneurographie in der *ersten* Krankheitswoche schließen ein GBS nicht aus. Die Diagnose wird in diesen Fällen klinisch gestellt. Bei unauffälligen Zusatzbefunden sollte im weiteren Verlauf aber eine Kontrolle dieser Untersuchungen erfolgen.

Therapie

Monitoring
- EKG- und Herzfrequenz sowie Blutdruck
- Vitalkapazitätsbestimmung: mind. 2-mal pro Tag
- Tägliche Erhebung des neurologischen Status mit Bestimmung der Gehstrecke

> Obwohl es sich beim GBS fast immer um eine monophasische und selbstlimitierende Autoimmunerkrankung handelt, ist in den meisten Fällen eine kausale Therapie notwendig, um Komplikationen und Spätfolgen zu vermeiden oder zu minimieren. Zu den Mitteln der Wahl gehören die Immunglobulintherapie und die Plasmaaustauschbehandlung. Beide Therapien sind gleichwertig und können die (intensivmedizinische) Behandlung deutlich verkürzen. In Einzelfällen kann auch eine kombinierte Therapie mit Plasmaaustausch und im Anschluss Immunglobulingabe (nicht in umgekehrter Reihenfolge!) Erfolg bringen.

Immunglobulintherapie

Dosierung

Immunglobulingabe (IgG)
- Dosierung: 0,4 g/kgKG/Tag für 3–5 Tage je nach klinischer Symptomatik
- Ggf. Wiederholung des Behandlungszyklus bei nicht ausreichender klinischer Besserung

- Kontraindikationen: IgA-Mangel, Kryoglobulinämie, Überempfindlichkeit gegen homologe Immunglobuline, dekompensierte Herzinsuffizienz
- Eingeschränkte Kontraindikationen: Niereninsuffizienz, Diabetes mellitus, Z.n. Myokardinfarkt

Hämapherese

- **Plasmaaustausch (PA):**
  - Austauschmenge: 2–4 l über 4–5 Tage (zwischenzeitliche Pausierungen von 2–3 Tagen bei niedrigem Fibrinogen)
    - Kontrolle der Gerinnungsparameter (einschließlich Fibrinogen!)
    - Eiweißsubstitution notwendig
    - Kontraindikation: gleichzeitige oder kürzlich eingenommene ACE-Hemmer, multimorbide Patienten mit schweren Herz-Kreislauf-Erkrankungen, Gerinnungsstörungen, schwere Infektionen wie Pneumonie
    - Eingeschränkte Kontraindikationen: vorausgegangene Immunglobulingabe
- **Immunadsorption (IA):**
  - Gezielte Antikörperentfernung durch hydrophobe Bindung an eine extrakorporale (Tryptophan-)Säule
  - Kein Eiweißersatz nötig als Vorteil gegenüber konventioneller PA
  - Wirksamkeit in einzelnen Studien gleich gut, jedoch teureres Verfahren

Symptomatische Therapie (◘ Abb. 19.2)

- **Beatmung:** bei Abfall der Vitalkapazität <30 % des Normwertes
- **Arterielle Hypertonie:** Clonidin oder Nifedipin
- **Tachykardie:** Propranolol
- **Herzrhythmusstörungen** (Sinusbradykardie, Bradyarrhythmia absoluta, AV-Block II°-III°, bifaszikulärem Block): ggf. passagere Schrittmacherversorgung
- **Schmerzen:** NSAR, z. B. Diclofenac, Ibuprofen
- **Neuropathische Schmerzen:** Antiepileptika wie Gabapentin, Pregabalin, Carbamazepin, Antidepressiva, Opiate

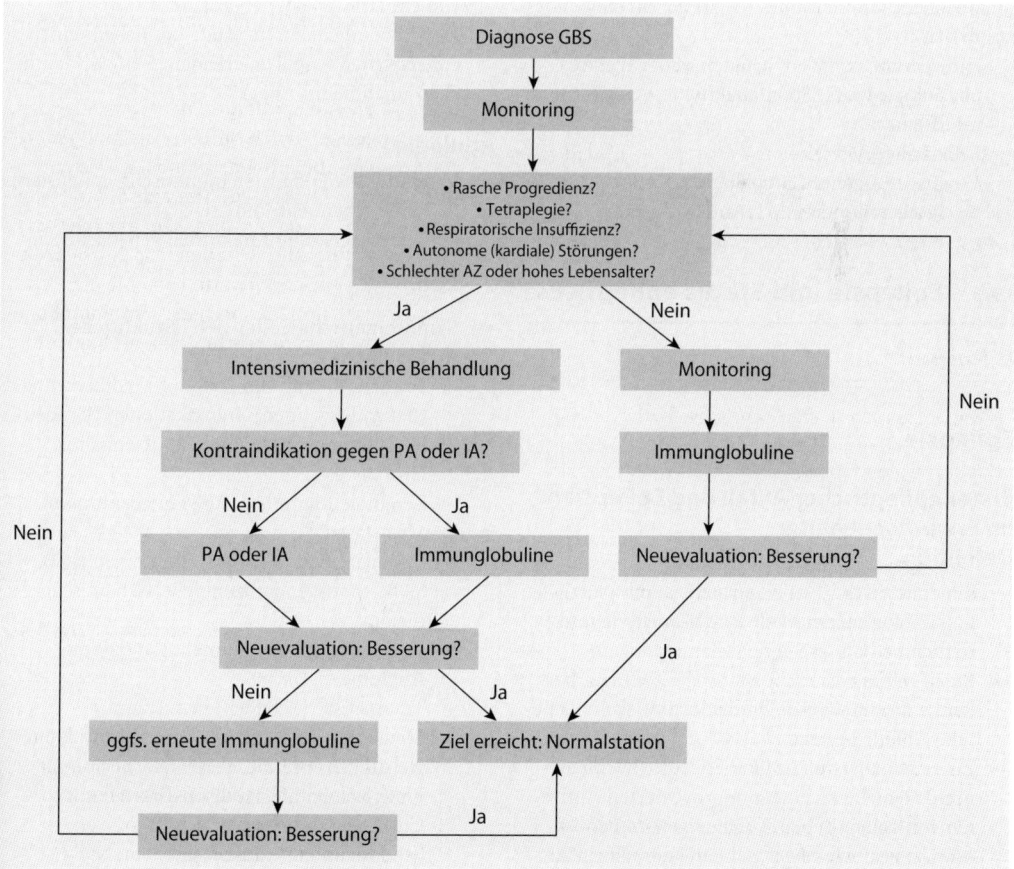

◘ Abb. 19.2 Therapeutisches Vorgehen bei Guillain-Barré-Syndrom mit typischem Verlauf

- **Oneiroide:** Lorazepam, z. B. 3-mal 0,5 mg/Tag bis 3-mal 1 mg/Tag
- **Thromboseprophylaxe:** bei leichten bis mittelschweren Verläufen wird die prophylaktische Antikoagulation mit Low-dose-Heparin (3-mal 5000 I.E. unfraktioniertes Heparin oder 1-mal/Tag niedermolekulares Heparin s.c.) zur Vermeidung von tiefen Beinvenenthrombosen empfohlen. Bei schweren Verläufen (schlaffe Tetraplegie und/oder Langzeit-beatmeten Patienten) empfiehlt sich eine PTT-wirksame i.v.-Vollheparinisierung mit einem Ziel-PTT ca. 1,5- bis 2facher Ausgangswert (50–60 s) oder die Gabe von niedermolekularem Heparin in gewichtsadaptierter Dosis 2-mal täglich s.c.
- **Stressulkusprophylaxe** mit H_2-Blockern *oder* Protonen-Pumpeninhibitoren (PPI)
- **Frühzeitige Krankengymnastik**

Prognose

Ungünstige Faktoren (hohes Risiko für ein bleibendes Restdefizit):
- Hinweis auf axonalen Schaden in der Elektrophysiologie (path. Spontanaktivität, Amplitudenminderung)
- Lebensalter >65 Jahre
- Vorausgegangener Campylobacter-Infekt
- Nachweis erhöhter GM1-Antikörpertiter

19.6 Epilepsie und Status epilepticus

L. Burghaus

Epilepsie

Erster epileptischer Anfall und Epilepsien im Erwachsenenalter
Definition
- Ein epileptischer Anfall entsteht durch plötzliche, in pathologischem Maße synchronisierte und zeitlich begrenzte Nervenzellentladungen.
- Eine Epilepsie ist ein Zustand des Gehirns, bei dem eine andauernde Prädisposition für epileptische Anfälle besteht.
- Zu diagnostizieren ist eine Epilepsie, wenn es mind. 2-malig zu einem unprovozierten Auftreten von epileptischen Anfällen gekommen ist oder sofern bereits nach einem erstmaligen Anfall aufgrund der Untersuchungsergebnisse eine erhöhte Epileptogenität als wahrscheinlich angenommen werden kann (z. B. 3/s Spike-Waves im EEG oder Hippokampussklerose im MRT).
- Das klinische Erscheinungsbild spiegelt die betroffene Hirnregion wider und ist sehr variabel.
- Die iktale Phase dauert in der Regel nicht länger als 2 min.
- Es können einfache fokale Störungen bei erhaltenem Bewusstsein, komplexe Bewegungs- und Bewusstseinsphänomene und generalisierte tonisch-klonische Anfälle mit vollständigem Bewusstseinsverlust auftreten.
- Die postiktale Phase nach generalisierten Anfällen ist von einer Reorientierungsphase geprägt, die meist 10–15 min anhält und vor allem in höherem Alter deutlich länger andauern kann. Bewusstseinsstörungen und fokale Symptome können dann über Stunden persistieren.

Epidemiologie
- Prävalenz 0,5–1 %
- Ca. 50/100.000 Neuerkrankungen pro Jahr, davon ein Drittel >60. Lebensjahr
- Wahrscheinlichkeit, im Laufe des Lebens einen epileptischen Anfall zu erleiden: 5–10 % (deutliche Zunahme im Alter)

Ätiologie
- **Idiopathische Epilepsien (genetische Epilepsien)**
  - Ohne erkennbare äußere Ursache
  - Überwiegend multifaktoriell genetische Änderungen an Ionenkanälen und Transmitterrezeptoren
- **Symptomatische Epilepsien (strukturelle/metabolische Epilepsien)**
  - Toxisch: Entzug von Alkohol/Medikamenten (Benzodiazepinen), Intoxikationen (Drogen)
  - Entzündungen: Meningitis, Enzephalitis, Hirnabszess
  - Zerebrale Raumforderungen: Hirntumore, Metastasen
  - Vaskuläre Erkrankungen: Blutungen (ICB, SAB), Sinusvenenthrombose, ischämischer Insult
  - Vaskuläre Malformationen: Kavernome, Angiome
  - Traumatisch: Schädel-Hirn-Trauma
  - Metabolisch: z. B. Blutzucker-, Elektrolytentgleisungen, Urämie, Porphyrie, hepatische Enzephalopathie, Addison-Erkrankung, Cushing-Syndrom, Phäochromozytom, Schilddrüsenerkrankungen
  - Degenerativ: Morbus Alzheimer
  - Eklampsie

Klassifikation epileptischer Anfälle
Fokale und komplex fokale Anfälle (80 % d. F.)
- Einfach-fokale Anfälle (ohne Bewusstseinsstörung)
  - Motorische, sensible, sensorische, vegetative, psychische Phänomene
  - Aura: ausschließlich subjektiv wahrgenommen, z. B. epigastrische Aura (aufsteigendes Gefühl aus der Magenregion) oder psychische Aura (z. B. Déjà-vu-Erlebnisse, Angstgefühle)
  - Auren können ohne weitere objektivierbare Phänomene als isolierte Aura auftreten.
- Komplex-fokale Anfälle (mit Bewusstseinsstörung)
  - Bewusstseinsstörung als führendes Symptom, oft zusätzlich Automatismen (unkontrollierte, repetitive und stereotype Bewegungsabläufe/Handlungen, z. B. orale Automatismen [Kauen, Schmatzen], manuelle Automatismen [Nesteln, Reiben])
  - Häufig bei Temporallappen-Epilepsien
- Fokale Anfälle mit Übergang in komplex-fokale und/oder generalisierte Anfälle (sekundäre Generalisierung)

Generalisierte Anfälle (20 % d. F.)
- Häufigste Form: generalisierter tonisch-klonischer Anfall
  - Plötzliche Bewusstlosigkeit
  - Tonische Phase (Muskeltonuserhöhung am gesamten Körper, Dauer ca. 30 s)
  - Klonische Phase (rhythmische Zuckungen des Körpers, Dauer 30–60 s)
  - Postiktale Reorientierungsphase (Minuten bis Stunden)
  - Bei fokaler Einleitung: sekundär generalisierter tonisch-klonischer Anfall
  - Ohne fokale Einleitung: primär generalisierter tonisch-klonischer Anfall (z. B. bei idiopathischen generalisierten Epilepsien)
- Myoklonische Anfälle: blitzartige Muskelzuckungen, meist bilateral symmetrisch, mit oder ohne Bewusstseinsverlust, häufigste Form: juvenile myoklonische Epilepsie mit frühmorgendlichen Zuckungen der Arme und Schultern (EEG: generalisierte Poly-Spike-Wave-Aktivität)
- Absencen: kurzer Bewusstseinsverlust ohne relevante motorische Symptome (EEG: generalisierte 3/s-Spike-Wave-Aktivität)

Gelegenheitsanfälle, provozierte Anfälle

Definition
- Umstände, die auch bei Gesunden die Wahrscheinlichkeit eines epileptischen Anfalls erhöhen, gelten als Auslöser von Gelegenheitsanfällen (Tab. 19.11).
- Manche Auslöser, z. B. ein Schädel-Hirn-Trauma, können in der Akutphase zu einem Gelegenheitsanfall führen, aber auch auf Dauer eine symptomatische Epilepsie bedingen.

Klinik und Diagnose
- **Anamnese**
  - Ausführliche Anfallsbeschreibung: Aura, iktale und postiktale fokale Symptome, psychische und neuropsychologische Symptome, Bewusstsein, Anfallsdauer, postiktale Reorientierungsphase
  - Bei bekannter Epilepsie: frühere Anfälle, letzter Anfall, Beginn der Anfälle, tageszeitliche Bindung, Anfallsformen, Familienanamnese, Vorbefunde (EEG, MRT), bisherige und aktuelle antikonvulsive Medikation
  - Zur Ätiologie: angeborene Missbildung, perinatale Schädigung, frühkindliche Entwicklungsstörung, Fieberkrämpfe, Schädel-Hirn-Trauma, Tumor, vaskuläre Schädigung, Provokationsfaktoren
- **Neurologische Untersuchung**
  - Eine ausführliche neurologische Untersuchung ist obligat.
  - Herdsymptome: weisen auf eine lokalisationsbezogene Genese der Anfälle hin
  - Augenstellung während des Anfalls (direkte Anfallsbeobachtung oder Fremdanamnese; Tab. 19.12)
- **Labordiagnostik**
  - Routinelabor inklusive Entzündungs- und Stoffwechselparameter, ggf. Ethanolspiegel und Drogenscreening
  - Kreatinkinase kann auf ein Mehrfaches des Normbereiches innerhalb von 24–48 h nach einem generalisierten tonisch-klonischen Anfall ansteigen, gilt bei differenzialdiagnostischer Unsicherheit als Hinweis auf einen epileptischen Anfall (z. B. zur Abgrenzung gegenüber Synkopen und psychogenen Anfällen)
  - Prolaktinanstieg (in etwa 50–70 % bei generalisierten Anfällen): Bestimmung innerhalb von 15 min nach Anfall notwendig

Tab. 19.11 Gelegenheitsanfälle, provozierte Anfälle

Auslöser	Erklärung
Schlafentzug	Völlig oder zu einem relevanten Anteil durchwachte Nacht; chronische Schlafstörung bei psychischer oder körperlicher Belastung
Alkoholentzug	Plötzlicher Wegfall der antikonvulsiven Wirkung des Alkohols, daher bei sinkender Alkoholkonzentration auftretend
Akute Erkrankungen mit direkter Beteiligung des Gehirns	Vaskuläre Erkrankungen, Meningitis, Enzephalitis, Schädel-Hirn-Trauma, neurochirurgische Eingriffe
Akute Erkrankungen mit indirekter Beteiligung des Gehirns	Fieberhafte Infekte (überwiegend bei Kindern), Stoffwechselstörungen, Elektrolytstörungen
Lichtreize (Diskothek, Videospiele etc.)	Nur bei manchen, dafür besonders empfindlichen Menschen, nicht beweisend für eine idiopathische Epilepsie
Medikamente Drogen Intoxikation	Barbiturat- und Benzodiazepinentzug u. a. Theophyllin, Thyroxin, Prednison u. a. Psychopharmaka (Clozapin u. a.) Antibiotika (Penicillin u. a.) Medikamentös induzierte Hypoglykämie Kokain, Amphetamine
Eklampsie	Anfälle, Hypertonie und Proteinurie in der Spätschwangerschaft

Tab. 19.12 Augenstellung bei verschiedenen Anfällen

Lidstellung	Augenstellung	Verdachtsdiagnose
Augen auf	Blick starr geradeaus	Temporaler Anfall
Augen auf	Seitliche Blickdeviation	Extratemporaler Anfall
Augen auf	Blickdeviation nach oben	Synkopaler Anfall
Augen zu	Nicht beurteilbar	Psychogener Anfall

- **Elektroenzephalographie (EEG)**
- **Eine unauffällige EEG-Untersuchung schließt eine Epilepsie nicht aus.**
  - Nachweis von pathologischen Entladungen von Nervenzellverbänden
  - Gesunde Probanden: Nachweis von epileptiform konfigurierten Potenzialen in 0,5–2 % d. F.
  - Epilepsie-Patienten: epilepsiespezifische Auffälligkeiten im interiktalen EEG in 50 % d. F.
  - Durch Wiederholungsmessungen oder durch spezielle Ableitungen (Schlaf-EEG, Schlafentzugs-EEG, Langzeit-EEG, Video-EEG-Doppelbildaufzeichnung) kann die Sensitivität auf etwa 90 % erhöht werden.
- **Bildgebung (CCT, MRT)**
  - Indikation: Suche nach strukturellen Läsionen (Blutungen, Trauma etc.)
  - CCT allenfalls im Notfall, immer MRT im Verlauf (u. a. mit koronar-temporal angulierter Darstellung des Hippocampus)
- **Liquordiagnostik**
  - Indikation: Hinweis auf eine entzündliche Genese (Fieber, Kopfschmerz, Meningismus, erhöhte Entzündungsparameter)
  - Zu bedenken ist auch eine »limbische Enzephalitis«, die häufig paraneoplastisch generiert ist und sich bereits vor der Grunderkrankung manifestieren kann.

Differenzialdiagnosen
- (Konvulsive) Synkope
  - Kurze Dauer, rasche Reorientierung (<1 min), Augen meist offen, nach oben verdreht
  - Präsynkopale Symptome (Schwindel, »Schwarzwerden« vor den Augen)

Tab. 19.13 Antikonvulsiva

Wirkstoff (Abkürzung)	Zieldosis [mg/Tag]	Maximaldosis [mg/Tag]	Interaktionspotenzial	Fokale Epilepsien	Idiopathische generalisierte Epilepsien	Gabe (i.v.)
Carbamazepin	400–800	1600	+, Enzyminduktor	Monotherapie	–	
Gabapentin	900–1800	3600	–	Monotherapie	–	
Lacosamid	400	400	–	Add-On	–	+
Lamotrigin	100–200	600	(–)	Monotherapie	Monotherapie	
Levetiracetam	1000–3000	4000	–	Monotherapie	Add-On	+
Oxcarbazepin OXC	900–1500	2400	(+)	Monotherapie	–	
Phenobarbital	100–200	300	+, Enzyminduktor	Monotherapie	Monotherapie	+
Phenytoin	200–300	400	+, Enzyminduktor	Monotherapie	–	+
Pregabalin	150–300	600	–	Add-On	–	
Topiramat	100–200	400	–	Monotherapie	Monotherapie	
Valproat	600–1200	3600	+, Enzymhemmer	Monotherapie	Monotherapie	+
Zonisamid	300–500	600	–	Add-On	–	

- Motorische Symptome in >50 %, meist Zuckungen der Extremitäten für wenige Sekunden
- Psychogener nicht epileptischer Anfall
  - Dauer oft >2 min, Augen meist geschlossen, individuell hohe Variabilität
- Transiente globale Amnesie: akute Störung des Kurzzeitgedächtnisses mit daraus resultierender Orientierungsstörung
- Migräne mit Aura (komplizierte Migräne): fokale neurologische Symptome vor Beginn der Kopfschmerzen
- Sturzanfälle (»drop-attacks«): überwiegend ältere Patienten, plötzliche Stürze ohne Bewusstseinsverlust, teils kardial oder zerebrovaskulär ausgelöst
- Kataplexie (affektiv ausgelöster Muskeltonusverlust mit Stürzen ohne Bewusstseinsverlust) bei Narkolepsie (Schlafstörung mit imperativem Schlafdrang)

Therapie

- Da epileptische Anfälle in der Regel selbstlimitierend sind, beschränkt sich die Akutversorgung auf die Sicherung des Patienten und die Vermeidung von Verletzungen. Beißkeile sollten nicht angewendet werden. Eine medikamentöse Therapie ist normalerweise nicht notwendig.
- Nach dem ersten epileptischen Anfall kann, nach dem zweiten sollte eine Therapie begonnen werden. Die Auswahl des Medikamentes richtet sich dabei nach dem zugrunde liegenden Epilepsiesyndrom und den individuellen Begleitfaktoren (sonstige Medikation, potenzielle Nebenwirkungen, geplante Schwangerschaft etc.).
- Versagt eine Ersttherapie, kann eine zweite Monotherapie probiert oder auf eine Kombinationstherapien umgestellt werden.
- Eine Übersicht über die gebräuchlichen Antikonvulsiva findet sich in ◘ Tab. 19.13.

Benzodiazepine

- **Lorazepam**: lange Verweildauer im ZNS, in der Akutphase intravenös (1–2 mg) oder bukkal (bis 2,5 mg), ggf. wiederholt bis max. 8–10 mg (s. Status epilepticus).
- **Clobazam** (Zieldosis 15 mg/Tag, max. 30 mg/Tag) und **Clonazepam** (Zieldosis 2 mg/Tag, max. 6 mg/Tag): beide Substanzen werden auch in der Dauertherapie eingesetzt und sind für fokale und idiopathisch-generalisierte Epilepsien zugelassen.

Sonstige Antikonvulsiva

- Weitere Antikonvulsiva (Acetazolamid, Bromid, Ethosuximid, Felbamat, Mesuximid, Primidon, Rufinamid, Sultiam, Tiagabin, Vigabatrin) sind entweder nur für bestimmte Epilepsiesyndrome zugelassen oder sind aufgrund des ungünstigen Nebenwirkungsprofil nur als Therapien 2. Wahl anzusehen.

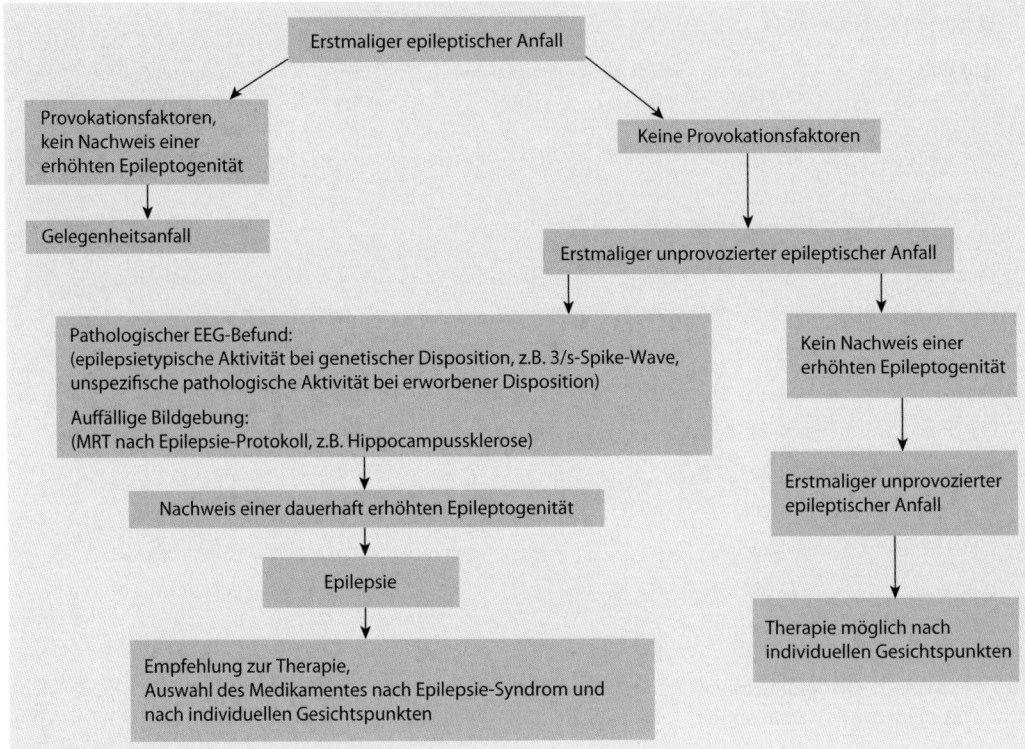

◘ Abb. 19.3 Vorgehen bei einem erstmaligen epileptischen Anfall

Prognose
- Etwa 30–50 % der Patienten erleiden nach einem ersten unprovozierten Anfall ein Rezidiv in den nächsten 5 Jahren (◘ Abb. 19.3).
- Nach einem zweiten Anfall steigt das Risiko für ein Rezidiv auf über 70 % an.
- Etwa 50 % bleiben unter dem ersten Medikament anfallsfrei.
- Bei erneuten Anfällen können weitere 20 % durch eine Umstellung der Medikation anfallsfrei werden.
- Etwa ein Drittel bleibt therapierefraktär.
- 50 % erleiden nach Absetzen der Medikation erneute Anfälle, wobei eine große Variabilität je nach Epilepsie-Syndrom besteht.

Status epilepticus

Definition
- Im Gegensatz zur Anfallsserie fehlt beim Status epilepticus zwischen den Anfällen die Erholungsphase, das Bewusstsein wird nicht wiedererlangt (◘ Tab. 19.14).
- Bei generalisierten tonisch-klonischen Anfällen liegt per definitionem ab 5 min ein Status epilepticus vor, bei fokalen Anfällen und Absencen ab 20–30 min.

Klinik und Diagnostik
Differenzierung verschiedener Statussyndrome
- **Status generalisierter tonisch-klonischer Anfälle**
  - Häufigste und schwerwiegendste Form, Letalität ca. 20 % (abhängig von der Grunderkrankung)
  - Häufigste Ursachen: Absinken von Antikonvulsiva-Spiegeln, zerebrale Hypoxie, zerebrovaskuläre Erkrankungen, Enzephalitis, Schädel-Hirn-Trauma
  - Klinische Diagnosestellung, Notfallindikation zur intensivmedizinischen Behandlung
- **Fokaler Status epilepticus**
  - Anhaltender fokaler Anfall ohne Bewusstseinsstörung

Tab. 19.14 Anfallsserie und Status epilepticus

Anfallsserie	Kurz hintereinander auftretende epileptische Anfälle Bewusstsein wird zwischenzeitlich wiedererlangt
Konvulsiver Status (mit motorischen Symptomen)	Status generalisierter tonisch-klonischer Anfälle mit Bewusstseinsverlust Status einfach fokal motorischer Anfälle bei erhaltenem Bewusstsein
Nicht konvulsiver Status (ohne motorische Symptome)	Absence-Status Status einfach fokaler Anfälle (sensibel, sensorisch, vegetativ, psychisch) Status komplex-fokaler Anfälle

— Symptomatik je nach epileptischen Areal, z. B. fokal-motorisch
- **Komplex-fokaler Status epilepticus**
  — Anhaltender komplex-fokaler Anfall
  — Führendes Symptom: Bewusstseinsstörung, ggf. Automatismen
  — Diagnosestellung schwierig, oft nur mittels EEG möglich
- **Absence-Status**
  — Nicht konvulsiver generalisierter Status epilepticus
  — Führendes Symptom: Bewusstseinsstörung, kaum motorische Symptome
  — Diagnose nur mit EEG möglich
- **Subtiler Status epilepticus**
  — Generalisierter Status epilepticus, meist bei schweren Hirnschädigungen
  — Fortlaufende iktale Aktivität bei weitgehend erschöpften Konvulsionen
  — Ungünstige Prognose

Intensivmedizinisches Monitoring
- EEG-Monitoring:
  — Mindestens eine bipolare Ableitung (2 Kanäle) pro Hemisphäre
  — Beurteilung der epileptiformen Aktivität
  — Steuerung der Narkosetiefe, Ziel: Burst-Suppression-Muster (kurze Ausbrüche hirneigener Aktivität im Wechsel mit Episoden flacher, nahezu isoelektrischer Aktivität)
- Cave bei Phenytoin-Gabe:
  — Paravenös → Purple-Glove-Syndrom, daher wenn möglich über ZVK
  — Kardiale Nebenwirkungen

Differenzialdiagnosen
- **Postanoxische Myoklonien**
  — Meist wenige Stunden nach zerebraler Hypoxie z. B. nach Reanimation
  — Generalisierte Myoklonien, spontan oder reizinduziert
  — Ungünstige Prognose, teils Übergang in Lance-Adams-Syndrom
- **Prolongierte psychogene Anfälle**

Therapie des Status generalisierter tonisch-klonischer Anfälle

> Der Status generalisierter tonisch-klonischer Anfälle ist ein intensivmedizinischer Notfall und muss umgehend behandelt werden. Therapie der 1. Wahl sind Benzodiazepine. Als zweites ist Phenytoin einzusetzen. Bei Kontraindikationen können alternativ Valproat, Phenobarbital oder Levetiracetam angewandt werden. Die max. Eskalation stellt eine Narkose mit Thiopental dar.

Dosierung

Stufentherapie des Status epilepticus
1. Akuttherapie mit Benzodiazepinen:
   — Lorazepam 2 mg i.v., alle 2 min wiederholen, bis 8(–10) mg **oder**
   — Diazepam 5–10 mg i.v., alle 2 min wiederholen, bis 40(–50) mg
   — Ggf. initial Diazepam 10–20 mg rektal
2. i.v.-Aufsättigung mit Phenytoin:
   — Nur unter Monitoring, streng i.v.
   — 15–20 mg/kg, max. 30 mg/kg
   — 50 mg/min über 5 min, Rest über 20–30 min
3. Alternativen zur i.v.-Aufsättigung oder zur Kombinationstherapie:
   — Valproat, 20–30 mg/kg als Bolus, dann 10 mg/kg
   — Phenobarbital, 10–20 mg/kg, max. 100 mg/min, bis 600–800 mg; nur in Intubationsbereitschaft
4. Narkose mit Thiopental:
   — 4–7 mg/kg als Bolus, dann 500 mg/h
   — EEG-Monitoring, Burst-Suppression-Muster über 12–24 h
   — Alternativ: Propofol, Midazolam

Alternativen (positive klinische Erfahrungen, bisher keine kontrollierten Studien)
- Levetiracetam: 1000 mg i.v. in ca. 15 min, 3- bis 4-mal/Tag, keine relevanten Nebenwirkungen oder Interaktionen, wird daher zunehmend bereits in der Frühphase nach der Gabe von Benzodiazepinen eingesetzt und mit den Standardtherapeutika kombiniert.
- Topiramat: nur orale Gabe, initial 100 mg, gut kombinierbar, Zieldosis: 400–600 mg/Tag
- Lacosamid: 200–400 mg i.v. in ca. 15 min, Zieldosis: 2-mal 200–400 mg/Tag

Therapie sonstiger Statusformen
- Fokaler Status, komplex-fokaler Status und Absence-Status sind primär nicht lebensbedrohlich.
- Benzodiazepine: Therapie der 1. Wahl
- Phenytoin, Valproat, Phenobarbital oder Levetiracetam bei Therapieversagen, aufgrund des günstigeren Nebenwirkungsprofils sollten zunächst Valproat und ggf. Levetiracetam oder Lacosamid versucht werden.
- Dosierungen: entsprechend der Therapie beim Status generalisierter tonisch-klonischer Anfälle (◘ Abb. 19.4)

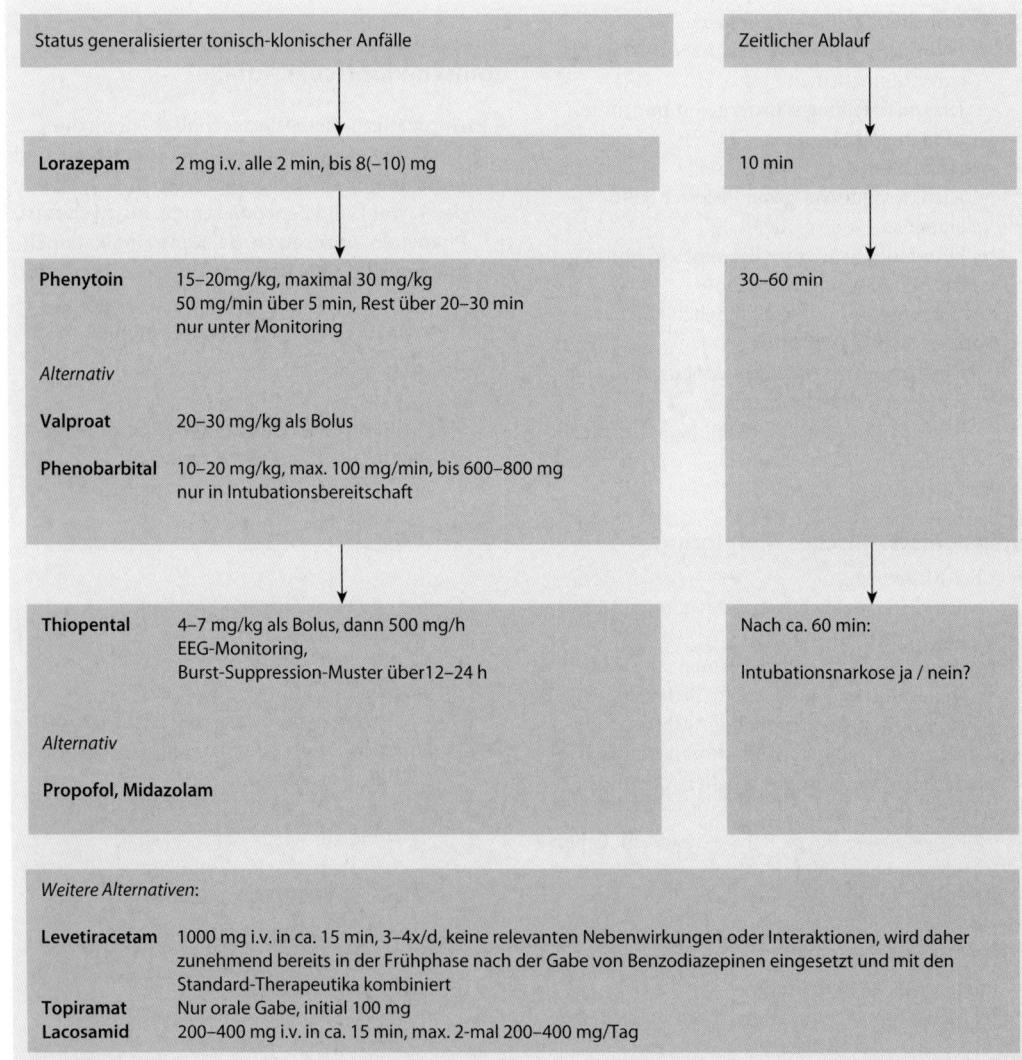

◘ Abb. 19.4 Vorgehen bei einem Status generalisierter tonisch-klonischer Anfälle

Zusatzdiagnostik

- Indikation: ätiologische Klärung zur Optimierung der weiteren Therapie (z. B. Wiederherstellung eines abgesunkenen Antikonvulsivaspiegels) und Prognoseeinschätzung (z. B. Letalität >50 % bei zerebraler Hypoxie/Anoxie als Ursache des Status epilepticus)

19.7 Ischämischer Schlaganfall

Ch. Dohmen

Definition

- Ein ischämischer Schlaganfall (Synonym: Hirninsult, Hirninfarkt) ist ein akutes fokales neurologisches Defizit aufgrund einer umschriebenen Durchblutungsstörung des Gehirns.
- Die Symptome können nur Minuten oder Stunden andauern (transitorisch ischämische Attacke, TIA) oder dauerhaft sein.
- Die klassische Unterscheidung von TIA und vollendeten ischämischen Schlaganfällen gilt als überholt.
- Unabhängig von der Dauer der Symptome sind alle Formen des ischämischen Schlaganfalls als medizinischer Notfall anzusehen und zu behandeln.

Epidemiologie

- Inzidenz (Deutschland): ca. 250/100.000/Jahr
- Inzidenz steigt mit zunehmendem Lebensalter: 50 % aller Patienten sind >70 Jahre.
- Männer > Frauen (Alter >85 Jahre: Frauen > Männer)
- Zweithäufigste Todesursache
- Gesamtmortalität nach 1 Jahr: ca. 25 %
- Zwei Drittel der überlebenden Patienten bleiben behindert.
- Häufigste Ursache für Behinderung im Erwachsenenalter
- Der Schlaganfall ist volkswirtschaftlich die teuerste Krankheit überhaupt; 50 % der Kosten entstehen durch Produktivitätsausfall der Betroffenen.

Ätiologie

> Ischämien verursachen 85 % aller Schlaganfälle (◘ Tab. 19.15).

Klinik und Diagnose

Klinische Symptomatik

> Anhand der klinischen Symptomatik kann nicht eindeutig unterschieden werden zwischen ischämischem und hämorrhagischem Schlaganfall, d. h. die Diagnose des ischämischen Schlaganfalls setzt zwingend eine zerebrale Bildgebung mittels CT oder MRT voraus, die notfallmäßig (<30 min) nach Eintreffen in die Klinik durchgeführt werden sollte.
> Die Symptomatik hängt von der Lokalisation und Größe der Ischämie ab (◘ Tab. 19.16).
> Jedes plötzlich aufgetretene fokal-neurologische Defizit ist verdächtig auf einen Schlaganfall.

◘ **Tab. 19.15** Ursachen für einen ischämischen Schlaganfall

Makroangiopathie (ca. 25 %)	Arteriosklerose mit Gefäßstenose, arterielle Thrombose und/oder arterio-arterielle Embolie Ausgangspunkt: meist Plaques der A. carotis interna (ACI), seltener intrakranielle Arterien Meist Territorialinfarkte, selten hämodynamische Grenzzoneninfarkte
Mikroangiopathie (ca. 20 %)	Verschluss intrakranieller Gefäße durch Arteriolosklerose (v. a. durch Diabetes und/oder arterielle Hypertonie) Meist kleine subkortikale lakunäre Infarkte
Kardiale Embolien (ca. 25 %)	Ausgangspunkt: meist linker Vorhof/Vorhofohr bei Vorhofflimmern, seltener linker Ventrikel (z. B. Zustand nach Myokardinfarkt oder Kardiomyopathie), Aortenbogen Meist Territorialinfarkte (oft große Infarkte durch Verschluss proximaler intrakranieller Gefäße)
Andere Ursachen (ca. 10 %)	Paradoxe Embolien bei ASD oder PFO, Gefäßdissektionen, Gerinnungsstrg. (z. B. Antiphospholipid-Syndrom, APC-Resistenz), Vaskulitiden
Kryptogen (ca. 20 %)	Keine nachweisbare Ursache

Tab. 19.16 Klinik des ischämischen Schlaganfalls

Leitsymptome A. carotis interna/A. cerebri media/ A. cerebri anterior	Leitsymptome vertebro-basiläres Stromgebiet (Aa. vertebrales/A. basilaris/A. cerebri posterior)
Kontralaterale (Hemi-)Parese, Hemihypästhesie, Aphasie Wenn Symptome verbunden sind mit Bewusstseinsstörung und/oder Kopf-Blick-Wendung zur Seite des Infarktes: Aufnahme auf Intensivstation (V. a. Raumforderung durch Hirnödem oder Einblutung) Amaurosis fugax (A. carotis interna)	Plötzlicher starker Schwindel, Dysarthrie, Doppelbilder, Paresen, Hemianopsie Wenn Symptome fluktuieren oder verbunden sind mit Bewusstseinsstörung/Anisokorie: Aufnahme auf Intensivstation (V. a. Basilaristhrombose/raumfordernden Kleinhirninfarkt)

Komplikationen

> Jede progrediente Bewusstseinsstörung muss unverzüglich mit CT abgeklärt werden.

- **Bewusstseinsstörungen:** häufig bei großen Mediainfarkten, Anteriorinfarkten oder infratentoriellen Infarkten. Wegen inital meist abgeschwächter Schutzreflexe (Dysphagie!) Gefahr der respiratorischen Insuffizienz u./o. Aspirationspneumonie.
- **Dysphagie:** initial ca. 50 % aller Patienten. Insbesondere in Verbindung mit Bewusstseinsstörungen, Gefahr der (stummen) Aspiration mit respiratorischer Insuffizienz und/oder Pneumonie.
- **Hirnödem:** häufig bei Mediainfarkten >2/3 des Mediastromgebiets (= drohend maligner Mediainfarkt, Maximum des Ödems 2–4 Tage nach Schlaganfall) und bei Kleinhirninfarkten (Gefahr der Hirnstammkompression und/oder Verschlusshydrozephalus, Ödementwicklung bis 1 Woche nach Schlaganfall möglich). Selten Hirndrucksteigerung durch sekundäre Einblutung in das Infarktareal.
- **Epileptischer Anfall:** in der Akutphase bei bis 5 % aller Schlaganfälle.

Diagnose

> Schlaganfall ist ein Notfall, auch wenn die Symptomatik nur mild ausgeprägt ist. Diagnostik und Therapie dürfen
> - weder durch den Patienten (sofort 112 rufen)
> - noch durch Rettungsdienst (Einweisung des Patienten in Klinik mit CT/MRT, möglichst Stroke Unit)
> - noch innerhalb der Klinik (Untersuchung des Patienten innerhalb 10 min, CT innerhalb 30 min)
> - verzögert werden.

Akutdiagnostik

- **CT nativ:**
  - Ausschluss Blutung
  - Infarktfrühzeichen: Hypodensität im Parenchym, verminderte Abgrenzbarkeit der Basalganglien oder der Mark-Rinden-Grenze, hyperdenses Mediazeichen
- **CT-Angiographie:**
  - Bei V. a. Basilaristhrombose (Basilarisverschluss?)
  - Bei hyperdensem Mediazeichen (Mediaverschluss? ggf. i.a.-Lyse, s. unten)
- **Stroke-MRT:**
  - Wenn Symptomatik zwischen 4,5 und 6 h besteht
  - Stroke-MRT zum Nachweis von noch rettbarem Gewebe (Diffusions- und Perfusionswichtung, MR-Angiographie, T2*-Wichtung zum Blutungsausschluss).
  - Bei Nachweis von rettbarem Gewebe: ggf. Lyse (s. unten)
- **Eigen- und Fremdanamnese:**
  - Zeitfenster seit Symptombeginn?
  - Wann zuletzt sicher asymptomatisch gewesen/gesehen worden?
  - Ausschluss Lyse-Kontraindikationen: Vorerkrankungen (Malignom? relevante Gerinnungstrg.? Gastrointestinale Blutung/Ulzera? Z.n. intrakranieller Blutung? OP/Trauma in den letzten Wochen? Medikamente: Antikoagulation? Vaskuläre Risikofaktoren? Drogen? Schwangerschaft?)
- **Neurologische Untersuchung:**
  - Bewusstseinsstörung?
  - Nackensteifigkeit?
  - Hemiparese (Arm- und Beinvorhalteversuch?)
  - Faziale Parese (Grimassieren)?
  - Extremitätenbewegung auf Schmerzreiz?
  - Aphasie/Dysarthrie (Nachsprechen, Gegenstand benennen)?

19.7 · Ischämischer Schlaganfall

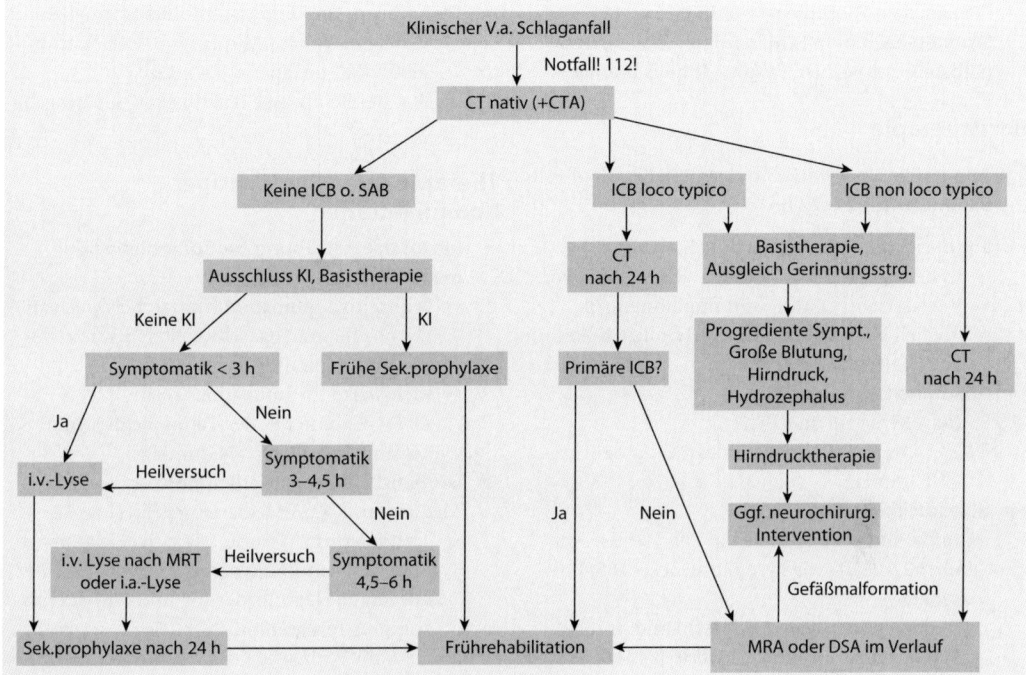

Abb. 19.5 Vorgehen bei einem »Schlaganfall«

- Pupillenstatus?
- Kopf-Blick-Wendung?
- Hemianopsie (Fingerperimetrie)?
- National Institute of Health Stroke Scale (NIHSS): http://www.ninds.nih.gov/doctors/NIH_Stroke_Scale_Booklet.pdf
- **Labordiagnostik**: einschließlich Gerinnung, kleines Blutbild, Blutzucker (s. auch Notarztprotokoll), Elektrolyte, Leber-, Nierenwerten, TSH, Troponin T, β-HCG, ggf. Drogenscreening
- **Apparative Überwachung**: Blutdruckmessung, EKG und Pulsoxymetrie

Diagnostik im Verlauf (◘ Abb. 19.5)

- Nach ca. 24 h und immer bei klinischer Verschlechterung: erneutes CT!
- Duplex- und Dopplersonographie der extra- und intrakraniellen Gefäße innerhalb 24 h
- TEE (möglichst innerhalb 24 h) zum Ausschluss kardialer Emboliequellen
- Langzeit-EKG und -Blutdruck (wenn Patient nicht kontinuierlich am Monitor)
- Bei drohendem malignen Mediainfarkt (hochgradige kontralaterale Hemiparese, ipsilaterale Kopf-/Blickwendung): Stroke-MRT innerhalb von 12 h nach Schlaganfall zur frühen Abschätzung der Infarktgröße (Indikation zur Hemikraniektomie?)
- Dysphagiediagnostik (möglichst durch Logopäden/Schlucktherapeuten): Schlucktest: zunächst 5 ml Wasser, dann 10 ml. Wenn Patient sich verschluckt, räuspert oder danach belegte Stimme hat: deoralisieren.
- Ggf. DSA, z. B. bei intrakraniellen Stenosen (Stenteinlage?)
- Bei jüngeren Patienten oder unklarer Ätiologie:
  - Spezielle Hämostaseologie z.A. Gerinnungsstrg. (APC-Resistenz, Antiphospholipid-Syndrom)
  - Vaskulitisdiagnostik inkl. Liquordiagnostik

Therapie

> Die Behandlung auf einer Stroke Unit senkt die Letalität und die abhängige Behinderung um ca. 30 %, unabhängig von Lebensalter oder Typ des Schlaganfalls.
> Wenn die internistischen Begleiterkrankungen es erlauben, sollte die Möglichkeit einer sofortigen Verlegung auf Stroke Unit oder neurologische ITS geprüft werden.

Eine kausale Therapie ist nur in den ersten Stunden nach dem Schlaganfall möglich, deshalb kein Zeitverlust. Es gilt: »Time is brain«.

Basistherapie

> **Apparative Überwachung der Herz-Kreislauf-Parameter für 24–72 h.**

- **Engmaschiger neurologischer Status**
  - In den ersten 24 h stündlich: Beurteilung von Bewusstsein, Okulo- und Pupillomotorik
  - Täglich National Institute of Health Stroke Scale (NIHSS)
- **Adäquate Oxygenierung**
  - Pulsoxymetrie und BGA
  - 2 l O_2/min per Nasensonde, p_aO_2 möglichst ≥100 mmHg
- **Blutdruckkontrolle**
  - Initial Blutdruck nur senken ab Werten von über 220/120 (vor Lyse Blutdruck <185/110 senken)
  - In den ersten Tagen nach Ischämie sind bei Hypertonikern Blutdruckwerte bis 180/105 akzeptabel.
  - Bei Normotonikern sind Werte bis 160–180/90–100, MAP >100 mmHg (cave: kein arterieller Zugang vor Lyse!) akzeptabel.
  - Bei persistierender Hypertonie sollte nach 3 Tagen eine konsequente antihypertensive Behandlung eingeleitet werden (parenteral: z. B. Urapidil, Clonidin; enteral: z. B. ACE-Hemmer plus Diuretikum).
- **Blutzuckerkontrolle**
  - Ziel-Blutzucker: 100–150 mg Glukose/dl
  - Insulinperfusor ab Blutzuckerwerten von über 200 mg/dl (K^+-Kontrolle)
- **ZVD-Kontrolle**
  - Ziel-ZVD: 8–10 cmH_2O (cave: kein ZVK vor Lyse!)
- **Strenge Normothermie**
  - Zieltemperatur: unter 37,5 °C
  - Ansonsten Paracetamol, ggf. externe oder intravasale Kühlung
  - Bis Ausschluss Dysphagie: Deoralisation
- **Enterale Ernährung**
  - Zugangsweg: nasogastrale (selber) oder nasoduodenale Sonde (über Gastroenterologie)
  - Start der enteralen Ernährung: bereits ab Tag des Schlaganfalls
  - Einleitung: frühes Schlucktraining
  - PEG-Anlage nach 3 Wochen bei fortbestehender Dysphagie
- **Thrombose- und Lungenembolieprophylaxe**
  - Mittel der Wahl: LMWH (z. B. Certoparin 3000 I.E., Enoxaparin 0,4 ml s.c.)
  - V. a. bei Beinparese (cave: keine Heparingabe vor Lyse)

Therapie intensivpflichtiger Komplikationen

- **Bewusstseinstrübung bis Somnolenz oder respiratorische Insuffizienz**
  - Frühzeitige Intubation (initial meist relevante Dysphagie mit abgeschwächten Schutzreflexen und Aspirationsgefahr)
  - Richtwerte für Intubation (relativ): GCS ≤8 (»GCS unter 8, der Tubus lacht«), p_aO_2 <60 mmHg, p_aCO_2 >50 mmHg
- **Drohend maligner Mediainfarkt** (= großer Mediainfarkt >2/3 Mediastromgebiet)
  - Therapieprinzip ist die operative dekompressive Hemikraniektomie *bevor* es zu einer relevanten Raumforderung und Hirnstammkompression kommt.
  - Deshalb Vorhersage des raumfordernden Hirnödems anhand Symptomatik und Infarktgröße (DWI-MRT).
  - Bei jedem Patienten mit hochgradiger Hemiparese, Bewusstseinstrübung und ipsilateraler Kopf-/Blickwendung: DWI-MRT innerhalb von 12 h nach Schlaganfall.
  - Wenn Infarkt ≥2/3 Mediastromgebiet oder MRT nicht verfügbar: konservative Hirndrucktherapie und Verlegung in Klinik mit Neurochirurgie.
  - Hemikraniektomie senkt Letalität und Morbidität signifikant bei Patienten <60 Jahre; bei Patienten >60 Jahre individuelle Entscheidung.
  - Letalität ohne Hemikraniektomie ca. 80 %!
- **Raumfordernder Kleinhirninfarkt**
  - Kleinhirninfarkt mit Hirndruckzeichen (Schluckauf, Erbrechen progrediente Kopfschmerzen, progrediente Bewusstseinsstörung)
  - Sofortiges neurochirurgisches Konsil, da Patienten rasch komatös werden können.
  - Konservative Hirndrucktherapie
  - Intubation bei Bewusstseinsstörung bis Somnolenz
  - Indikation zur operativen Dekompression sollte frühzeitig und großzügig gestellt werden, die Prognose bei einem überlebten raumfordernden Kleinhirninfarkt ist meist gut.
  - Bei Hydrocephalus occlusus: Indikation zur externen Ventrikeldrainage prüfen (Neurochirurgie).

- Hirndrucktherapie (▶ Abschn. 19.2)
- Maßnahmen bei **initialem epileptischer Anfall:**
  - Gabe von 2(–4) mg Lorazepam i.v.
  - Nur nach erneutem Anfall dauerhafte antikonvulsive Einstellung (z. B. mit Levetiracetam).

Rekanalisierende Therapie

> Eine Lysetherapie beim ischämischen Schlaganfall darf nach Zulassungskriterien nur von einem in neurologischer Intensivmedizin ausgebildeten und erfahrenen Arzt durchgeführt werden. Generell gilt: je häufiger ein Zentrum Lysetherapien beim Schlaganfall durchführt, desto besser das Outcome. Diese Einschränkung und relative Kontraindikationen sind abzuwägen gegen die Wahrscheinlichkeit einer dauerhaften schweren Behinderung bei ausbleibender rekanalisierender Therapie.

Intravenöse (systemische) Lyse
- Innerhalb der ersten 3 h nach ischämischem Schlaganfall und Vorliegen eines relevanten neurologischen Defizits (NIHSS ≥2).
- Kontraindikationen (s. unten) und zerebrale Blutung müssen ausgeschlossen sein.
- Blutdruck muss vor Lyse <185/110 mmHg sein, ggf. senken.
- Altersgrenze von 80 Jahre ist nur relativ, ausschlaggebend ist das biologische Alter!
- Eine Antikoagulation mit Phenprocoumon ist nur eine relative Kontraindikation, eine Lyse ist möglich bei INR ≤1,5.
- Magensonde und Blasendauerkatheter möglichst vor Lyse legen, wenn ohne Zeitverlust möglich (post-Lyse erhöhte Blutungsneigung).
- Dosierung:
  - 0,9 mg rt-PA/kgKG i.v.
  - 10 % als initialen Bolus
  - Rest über 1 h
- Kontraindikationen:
  - Thrombozyten <100.000/μl
  - Hämorrhagische Diathese
  - Blutungsgefahr durch floride gastrointestinale Ulzera oder Ösophagusvarizen
  - Antikoagulation mit Phenprocoumon (INR ≥1,5), LMWH oder Heparin
  - Manifeste oder kurz zurückliegende lebensgefährliche Blutung
  - Bestehende oder anamnestisch bekannte intrakranielle Blutung oder Subarachnoidalblutung
  - Unkontrollierbare schwere arterielle Hypertonie (Blutdruck nicht unter 185/110 mmHg senkbar)
  - Nicht kurativ behandeltes Malignom
  - Größere OP oder ischämischer Insult in den vergangenen 3 Monate
  - Blutzucker <50 oder >400 mg/dl

Lyse jenseits des 3-Stunden-Zeitfensters:
- Die i.v.-Lyse ist nachweislich wirksam auch bis 4,5 h nach Schlaganfall (Hacke W et al. NEJM 2008, Evidenzgrad A).

> Da aktuell (Stand: Oktober 2009) noch keine Lyse-Zulassung für das Zeitfenster 3–4,5 h vorliegt, sollte die i.v.-Lyse zwischen 3 und 4,5 h (noch) im Rahmen eines individuellen Heilversuchs durchgeführt werden.

- Eine **intravenöse-(i.v.)-Lyse** kann auch jenseits des 3-Stunden-Zeitfensters bis 6 h durchgeführt werden, wenn im Stroke-MRT noch rettbares Gewebe (PWI/DWI-mismatch>20 %) nachgewiesen wird. Eine Mismatch-basierte i.v.-Lyse bis 6 h nach Schlaganfall kann im Rahmen eines individuellen Heilversuchs durchgeführt werden.
- Die **intraarterielle-(i.a.)-Lyse** proximaler Verschlüsse der A. cerebri media kann bis zu 6 h nach Schlaganfall als individueller Heilversuch durchgeführt werden.
- Eine **akute Basilaristhrombose** mit Basilarisverschluss sollte in spezialisierten Zentren mit intraarterieller Lyse oder mechanischer Rekanalisation behandelt werden. Bei Abwesenheit von Lyse-Kontraindikationen und einer Komadauer <4 h sollte eine i.v.-Lyse begonnen werden und der Patient notfallmäßig zur oben genannten Therapie in ein neurologisches Zentrum verlegt werden (»bridging therapy«). Das Zeitfenster für eine i.a.-Lyse beträgt beim Basilarisverschluss bis zu 12 h (Letalität ohne Rekanalisation: fast 100 %).

Frühe Sekundärprophylaxe

- Frühe Sekundärprophylaxe mit ASS 100 mg p.o. und LMWH (Enoxaparin 0,4 ml oder Certoparin 3000 I.E. s.c.), bei Lyse erst nach 24 h
- Bei hohem Rezidivrisiko (Alter>70 Jahre, mehrere vaskuläre Risikofaktoren oder KHK/pAVK): ASS 25 mg + Dipyridamol 200 mg 2-mal/Tag oder Clopidogrel 75 m 1-mal/Tag
- Antikoagulation nur indiziert bei kardialer Emboliequelle, Dissektionen, Sinusvenenthrombose, fluktuierender vertebrobasilärer Symptomatik (Kontraindikationen: kompletter Territorialinfarkt, hämorrhagische Infarkttransformation)
- Karotisdesobliteration bei hochgradigen ACI-Stenosen (>70 %) innerhalb von 2 Wochen nach

Schlaganfall (unter einfacher Thrombozytenaggregation). Bei Kontraindikationen gegen Karotisdesobliteration: Stenteinlage (unter ASS 100 mg + Clopidogrel 75 mg)
- Reduktion arteriosklerotischer Risikofaktoren: optimale Blutdruckeinstellung, HbA1c <7 %, LDL-Senkung <100 mg/dl, Gewichtsreduktion, mediterrane Diät

Frühe Rehabilitation

- Frührehabilitation im Akutkrankenhaus mit Mobilisation, Logo- und Ergotherapie (möglichst ab Tag 1 nach Schlaganfall).
- Danach Anschlussheilbehandlung in Rehaeinrichtung (Rehaplatz frühzeitig organisieren, um Anschlussheilbehandlung nicht unnötig zu verzögern).

19.8 Critical-illness-Neuropathie und Myopathie (CIP/CIM)

G. Michels, W.F. Haupt

Definition

- Synonyme: Intensivpolyneuropathie (IP), Koma-Polyneuropathie
- Neuromuskuläre Störung bzw. potenziell reversible Erkrankung des **peripheren Nervensystems** mit vorwiegend **axonaler Polyneuropathie** (CIP) und **Myopathie** (CIM) meist bei Langzeit-Intensivpatienten.
- Es handelt sich am ehesten um ein generalisiertes Versagen des gesamten neuromuskulären Systems.
- Häufig sind Patienten mit Multiorganversagen oder mit Sepsis und unter Langzeitbeatmungstherapie betroffen.
- Häufig geht der CIP eine septische Enzephalopathie voraus.
- Meist liegt neben der **Critical-illness-Polyneuropathie (CIP)** auch eine sog. **Critical-illness-Myopathie (CIM)** vor (◘ Tab. 19.17).

Epidemiologie

- Prävalenz: 40–80 % aller ICU-Patienten mit Sepsis und/oder Multiorganversagen
- Auftreten in über 90 % d. F. bei Intensiv-Patienten mit einem Aufenthalt von über 3 Wochen

Ätiologie

- Noch weitgehend unklar: multifaktorielle Pathogenese
- Prädisponierende Faktoren: Sepsis, Multiorganversagen, Langzeitbeatmung, Zustand nach extrakorporalem Kreislauf (z. B. ECMO, Nierenersatzverfahren)

◘ Tab. 19.17 Critical-illness-Polyneuropathie (CIP) und Criticall-illness-Myopathie (CIM)

	Critical-illness-Polyneuropathie (CIP)	Critical-illness-Myopathie (CIM)
Prädisponierende Faktoren	Sepsis Multiorganversagen Langzeitintensivpatient	Nicht depolarisierende Muskelrelaxanzien Steroide Asthma bronchiale Leber-/Niereninsuffizienz Nach Organtransplantationen
Neurologisches Defizite	Motorisch und ggf. sensibel	Rein motorisch
Serum-Kreatinkinase (CK)	Normal	Normal bis erhöht
Klinischer Verlauf	Langsamer Verlauf	Meist rasche Rückbildung
Nervenbiopsie	Axonale Degeneration	Normalbefund
Muskelbiopsie	Neurogene Muskelatrophie (Denervierungsatrophie)	Verlust des intermyofibrillären Netzwerks, selektiver Verlust von Myosin (»thick filament myopathy«)
Elektromyographie (EMG)	Denvierungszeichen (Spontanaktivität) und neurogene Veränderungen	Myopathische Veränderungen

19.8 · Critical-illness-Neuropathie und Myopathie (CIP/CIM)

- Metabolische Faktoren: z. B. erhöhter Blutzuckerspiegel, erniedrigtes Albumin, Hypoxie
- Hypotone Kreislaufverhältnisse
- Proinflammation (vermehrte Zytokinfreisetzung, Bildung freier Radikale, Komplementaktivierung) → endoneurales Ödem → Kapillarverschlüsse der Vasa nervorum → neuronale Minderperfusion mit endoneuraler Hypoxie → Untergang von Axonen (periphere Motoneurone) → neurogene Muskelatrophie

Klinik

- Auftreten von Symptomen mit einer Latenz von Tagen bis Wochen
- Symmetrische distal betonte schlaffe Paresen, ggf. Tetraparese bis Tetraplegie
- Muskuläre Atemschwäche mit erschwertem bzw. verzögertem Weaning vom Respirator (da N. phrenicus ebenfalls betroffen ist)
- Ggf. Muskelatrophien
- Ggf. vegetative Störungen
- Ggf. Fazialisparesen (meist bleibt die Gesichtsmuskulatur jedoch ausgespart)

Diagnostik

- **Anamnese** (Langzeit-Intensivpatient, Sepsis, Multiorganversagen)
- **Neurologische Untersuchung:**
  - Motorik: abgeschwächte bis fehlende Muskeleigenreflexe
  - Auf Schmerzreize an den Beinen reagieren die Patienten nicht mit einem Flexorreflex (»shortening reaction«), sondern äußern sich lediglich über ein Grimassieren.
  - Sensibilität: meist normal
- **Neuro-/Elektrophysiologische Untersuchung als Methode der Wahl**
  - Elektromyographie (EMG)
  - Nervenleitgeschwindigkeit (NLG)
  - Somatosensibel evozierte Potenziale (SEP)
- **Evtl. Biopsien**
  - Muskelbiopsie: neurogene Muskelatrophie (Denervierungsatrophie), ggf. kombiniert mit sekundärer Myopathie (nekrotisierende Myopathie)
- **Evtl. Liquordiagnostik**
  - Unauffällig bis unspezifische Veränderungen
  - Lediglich zur Abgrenzung anderer Differenzialdiagnosen, wie z. B. Guillain-Barré-Syndrom

Differenzialdiagnosen

- Guillain-Barré-Syndrom
- Spinale Muskelatrophie
- Myasthenia gravis
- Lambert-Eaton-Syndrom
- Motoneuronerkrankungen infektiöser oder vaskulärer Genese
- Paraneoplastische und toxische Polyneuropathien
- Medikamentös oder toxisch bedingte neuromuskuläre Übertragungsstörungen
- Andere Myopathien, z. B. Steroidmyopathie
- Maligne Hyperthermie
- Myositiden

Therapie

- Eine spezifische Therapie existiert nicht!
- Behandlung der Grunderkrankung, z. B. Sepsis
- Präventivmaßnahmen:
  - Körpertemperatur sollte unter 40 °C gehalten werden.
  - Vermeidung von nicht depolarisierenden Muskelrelaxanzien oder Aminoglykosiden in Kombination mit Steroiden
  - Adäquate metabolische Einstellung (z. B. Blutzuckereinstellung, adäquate Oxygenierung)
  - Adäquate Lagerung des Patienten (gute Intensivpflege!)
- Frühzeitige Physiotherapie veranlassen
- Thromboseprophylaxe
- Frühzeitige Einleitung einer Frührehabilitation

Prognose

- Die Prognose der CIP/CIM ist prinzipiell als gut einzustufen.
- erhöhtes Risiko für Sekundärkomplikationen: wie z. B. Pneumonie, tiefe Beinvenenthrombose oder Lungenembolie
- Je nach Schweregrad der CIP/CIM kann eine Restitution Wochen bis Monate (Jahre) dauern.
- Komplette Rückbildung der Symptome: in ca. 50 % d. F.
- Inkomplette Rückbildung der Symptome: in ca. 35 % d. F. (bei ausgeprägter CIP/CIM)
- Keine Rückbildung der Symptome: in ca. 15 % d. F. (bei max. CIP/CIM)

19.9 Anoxischer Hirnschaden

W.F. Haupt

Definition

Die anoxische Hirnschädigung stellt die **globale kritische Minderung der Hirnfunktion** durch Unterbrechung der O_2-Versorgung dar. Sie kann bedingt sein durch die Unterbrechung der Hirndurchblutung oder durch das Fehlen von O_2 im zirkulierenden Blut, etwa bei CO-Vergiftung. Die weitaus häufigste Ursache der anoxischen Hirnschädigung ist der **Herzstillstand** mit nachfolgender Reanimation. Als weitere Ursachen kommen Strangulationen, Ertrinken, Status asthmaticus oder Kreislaufschock in Betracht.

Ätiologie

Das Gehirn kann keine Energie speichern, außerdem ist eine anaerobe Energiegewinnung nicht möglich. Das Gehirn insgesamt ist für O_2-Mangelzustände äußerst empfindlich.

> Über 70 % der Patienten nach kardiopulmonaler Reanimation versterben, verbleiben in einem apallischen Syndrom oder behalten schwere neurologische Ausfälle zurück, aus denen bleibende Pflegebedürftigkeit resultiert.

Zeitlicher Ablauf:
- Etwa 10 s nach vollständiger Unterbrechung der Blutzufuhr zum Gehirn tritt Bewusstlosigkeit ein.
- Nach 30 s erlöschen EEG und evozierte Potenziale.
- Nach 12 min schließlich geht das Gehirn in Nekrose über.

Der untere Hirnstamm ist noch verhältnismäßig resistent gegen O_2-Mangel, deshalb fallen die Atmungs- und Herz-Kreislauf-Funktionen relativ selten aus.

Diagnostik

Klinik und neurologische Untersuchung
- Nach erlittener Anoxie tritt sofort ein Koma auf.
- Die Hirnnervenfunktionen sind meist erhalten, ein primär ausgefallener Pupillenreflex spricht für eine ungünstige Prognose.
- Neurologische Herd- oder Halbseitenzeichen sind in der Regel nicht nachweisbar.
- Es finden sich häufig Strecksynergismen, die Zeichen einer ungünstigen Prognose sind.
- Oft werden Myoklonien beobachtet, die bei frühem Auftreten ebenfalls für eine schlechte Prognose sprechen.

> Die apparative Diagnostik nach anoxischer Hirnschädigung dient in erster Linie der Differenzialdiagnose und der Prognosestellung.

Bildgebende Verfahren → CCT/MRT
- Für die Akutdiagnostik ist ein CT oder MRT des Kopfes erforderlich.
- Hier kann bereits nach wenigen Stunden eine schwere Funktionsstörung der Hirnrinde anhand einer verstrichenen Mark-Rinden-Grenze des Gehirns belegt werden.
- Nach etwa 24 h kann ein massives Hirnödem nachgewiesen werden, welches nach etwa 72 h seinen Höhepunkt erreicht.
- Im weiteren Verlauf beobachtet man vielfach eine rasch zunehmende Hirnatrophie als Folge der Nekrose der Hirnrinde.

Elektroenzephalographie (EEG)
- Das EEG leitet die spontan entstehende elektrische Aktivität der Hirnrinde und der subkortikalen Strukturen ab.
- Bei anoxischen Hirnschäden ist meist generalisierte pathologische EEG-Aktivität zu beobachten.
- Oft ist epilepsietypische Aktivität nachweisbar.

> EEG-Muster mit schlechter Prognose:
> - Fehlende Reagibilität des EEG auf Außenreize
> - Burst-suppression-EEG
> - Flaches EEG
> - Isoelektrisches EEG

Evozierte Potenziale (EP)
- Die vom N. medianus evozierten somatosensiblen Potenziale (Medianus SEP oder SEP) stellen zerebrale Reizantworten der somatosensiblen Hirnrinde auf Reize in der Peripherie dar.
- Die Reizantwortpotenziale sind praktisch nicht durch Medikamente zu modifizieren, sie sind auch bei tiefer Sedierung erhalten.
- Die SEP sind für die Prognosestellung besonders wertvoll.
- Die Untersuchung kann bereits 24 h nach Reanimation erfolgen und liefert sichere Ergebnisse hinsichtlich einer infausten Prognose.

- Erhaltene SEP-Antworten dagegen sind nicht sicher prognostisch verwertbar.
- ▶ Bilateral erloschene kortikale Medianus-SEP zeigen zuverlässig eine infauste Prognose an.

Neuronenspezifische Enolase im Serum (NSE)
- Die NSE ist ein zuverlässiger Marker für die Zerstörung von Hirngewebe.
- Erhöhte NSE-Werte oberhalb von 30 ng/ml sprechen für eine dubiöse Prognose.
- ▶ NSE-Werte über 120 ng/ml sind Indikatoren einer sicheren infausten Prognose.

Therapie
- Die möglichst rasche **kardiopulmonale Reanimation** ist der sicherste Schutz gegen eine Anoxie.
- Wenn die Reanimation erfolgreich war, ist zunächst eine stabile Kreislaufsituation anzustreben.
- Es sollte eine **moderate Hypothermiebehandlung** (32 °C über 24 h) durchgeführt werden.
- Bei epileptischen Anfällen ist eine Therapie mit **Valproinsäure** (Na-Valproat) meist am besten wirksam. Auch anoxische Myoklonien können am besten mit Valproat behandelt werden.
- Anstelle von Valproinsäure kann auch **Levetiracetam** in Erwägung gezogen werden. Bei ungünstigen Verläufen ist allerdings die Unterbrechung der epileptischen Aktivität nicht möglich.
- Wenn die Anfälle nicht anders zu beherrschen sind, ist ein tiefes **Barbituratkoma** als letztes Mittel zu wählen.
- ▶ Zum anoxischen Hirnschaden:
  Die Prognose der anoxischen Hirnschädigung ist generell schlecht.
  Zeichen einer infausten Prognose:
  1. Komadauer von mehr als 24 h unter Berücksichtigung von Sedativa und anoxischem Nierenversagen
  2. Nachweis von Burst-suppression-Aktivität im EEG, isoelektrisches EEG oder fehlende Reagibilität auf exterozeptive Reize
  3. Nachweis von bilateral erloschenen kortikalen Medianus-SEPs
  4. Plasma-NSE-Werte über 120 ng/ml

19.10 Hirntod/Hirntoddiagnostik

W.F. Haupt

Definition

Der Hirntod ist der vollständige, durch Behandlungsmaßnahmen nicht umkehrbare endgültige Ausfall **aller Gehirnanteile** bei gleichzeitig **künstlich aufrechterhaltener Atmungs- und Kreislauffunktion**.

Es müssen also sowohl **Großhirn, Kleinhirn** als auch **Hirnstamm** ausgefallen sein. Eine behandelbare Ursache dieses Funktionsausfalls muss ausgeschlossen sein. Schließlich kann dieses Syndrom nur bei maschineller Beatmung in einer Intensivstation eintreten.

Diagnostischer Ablauf

Die Diagnose des Hirntodes gliedert sich in drei Schritten (▶ Übersicht).

> **Diagnose des Hirntodes**
> 1. Klärung der Voraussetzungen zum Eintritt in die Hirntoddiagnostik
> 2. Feststellung der klinischen Zeichen des Hirntodes
> 3. Wartezeit und klinische Bestätigung der klinischen Zeichen oder Anwendung eines technischen Bestätigungsverfahrens

Klärung der Voraussetzungen zum Eintritt in die Hirntoddiagnostik

> **Voraussetzungen für die Hirntoddiagnostik**
> - Klärung der primären Krankheitsursache und Lokalisation
> - Ausschluss von:
>   - Intoxikation
>   - Medikamenteneinwirkung
>   - Neuromuskulärer Blockade
>   - Hypothermie
>   - Kreislaufschock
>   - Endokrines, metabolisches oder entzündliches Koma

- Zunächst muss geklärt werden, welche **primäre Krankheit** zum vermuteten Hirntodsyndrom geführt hat. In der Regel lässt sich die Diagnose mit

klinischer Untersuchung und zerebraler Bildgebung (CCT) sichern. Gegebenenfalls müssen andere Untersuchungen zur Klärung der Diagnose nach ärztlicher Maßgabe angeschlossen werden.
- Weiter muss eine **Intoxikation** mit Medikamenten oder anderen Substanzen ausgeschlossen werden.
- Auch die Frage einer **Medikamentenüberdosierung** etwa bei Niereninsuffizienz muss geklärt werden.
- Eine **neuromuskuläre Blockade** durch Muskelrelaxanzien oder durch primär neuromuskuläre Erkrankung (GBS; Myasthenie) muss ausgeschlossen werden. Eine **Hypothermie** kann ein Hirntodsyndrom vortäuschen.
- **Kreislaufschock** oder **metabolische Komata** dürfen nicht vorliegen.
- Wenn die Voraussetzungen zum Eintritt in die Hirntoddiagnostik erfüllt sind, darf mit der klinischen Untersuchung begonnen werden.

> Sedierende Medikamente in therapeutischer Dosierung sind kein Hinderungsgrund für die Hirntoddiagnostik!

Feststellung der klinischen Zeichen des Hirntodes

- Für die klinische Untersuchung ist der Nachweis einer **apnoischen Hirnstammareflexie** erforderlich. Es müssen **alle Hirnnervenfunktionen** ausgefallen sein.
- Klinische Zeichen des Hirntodes:
  - Lichtstarre Pupillen
  - Fehlender Kornealreflex
  - Pathologischer okulozephaler Reflex (Puppenaugen Phänomen)
  - Fehlende Reaktion auf Schmerzreize im Gesicht
  - Fehlender Würgereflex
  - Apnoe

Apnoetest
- Der Test dient dem Nachweis eines Ausfalls der Atemfunktion, die in der Medulla oblongata repräsentiert ist und somit eine Funktion des untersten Teiles des Hirnstamms darstellt. Der Test selbst gliedert sich in **3 Schritte**:
  - Hyperoxygenierte Hypoventilation
  - Diskonnektionsphase
  - Beobachtungsphase
- In der ersten Phase wird der Patient mit einer hohen O_2-Konzentration (100 %) mit niedriger Frequenz (6/min) beatmet. Damit wird eine hohe O_2-Konzentration und gleichzeitig eine hohe CO_2-Konzentration von etwa 60 mmHg erreicht.
- In der **zweiten Phase** wird der Patient vom Respirator getrennt und erhält über eine tief eingelegte Sonde 100 % O_2. Dies hält die O_2-Konzentration hoch und gleichzeitig steigt der pCO_2 auf etwa 60 mmHg. Dieses stellt den max. Atemreiz dar. Über 5 min wird wiederholt mit Blutgasbestimmungen im Minutenabstand kontrolliert, bis dass der pO_2 >100 mmHg bleibt und gleichzeitig der pCO_2 weiter ansteigt bis etwa 65 mmHg.
- Schließlich wird beobachtet, ob der Patient spontane Atemzüge zeigt. Bei weiterhin kontrolliertem PO_2 sollte etwa 2 min beobachtet werden. Danach ist die Respiratorbehandlung fortzusetzen.

Wartezeit und klinische Bestätigung der klinischen Zeichen oder Anwendung eines technischen Bestätigungsverfahrens

Die Bestätigung der klinischen Zeichen des Hirntodes erfolgt entweder über eine **Wartezeit von 12 h** und **Wiederholung der klinischen Untersuchung** oder durch **Anwendung einer technischen Bestätigungsmethode**. Die technischen Untersuchungen dienen also nur der Verkürzung der Wartezeit. Sie ersetzen in keinem Fall die klinischen Befunde.

Als technische Bestätigungsmethoden sind möglich:
- **Messung der unterbrochenen Hirndurchblutung**
  - Transkranielle Dopplersonographie
  - Angiographie aller hirnversorgenden Arterien
- **Nachweis des Funktionsausfalls des Gehirns**
  - EEG
  - Evozierte Potenziale: SEP (somatosensorische evozierte Potenziale), FAEP (frühakustisch evozierte Potenziale)
  - Szintigraphie des Gehirns

Für alle Verfahren gibt es detaillierte Verfahrensanweisungen der entsprechenden Fachgesellschaften (DGKN, DEGUM), die exakt einzuhalten sind.

Nach Durchführung der klinischen Untersuchung und ihrer Wiederholung oder nach Durchführung eines der technischen Bestätigungsmethoden wird der Hirntod und damit der Tod des Menschen festgestellt. Die Feststellung muss von **zwei Ärzten** mit mehrjähriger Erfahrung in der Versorgung von Patienten

19.10 · Hirntod/Hirntoddiagnostik

mit schweren Hirnfunktionsstörungen und an **zwei Untersuchungszeitpunkten** getroffen werden (→ 4 Protokolle). Für die Dokumentation gibt es von der Bundesärztekammer vorgegebene Protokollbögen.

> **Der Zeitpunkt des Todes gilt als Zeitpunkt der Feststellung des Hirntodes (d. h. mit der Unterschrift des 4. Protokolls steht der Todeszeitpunkt fest).**

Sonderfälle (Abb. 19.6, Abb. 19.7, Abb. 19.8)

- Für die Diagnose des Hirntodes bei **primär infratentorieller Läsion** muss in jedem Fall ein EEG als Bestätigungsmethode durchgeführt werden.
- Bei **sekundärer Hirnschädigung**, insbesondere bei anoxischen Hirnschäden nach Herzstillstand

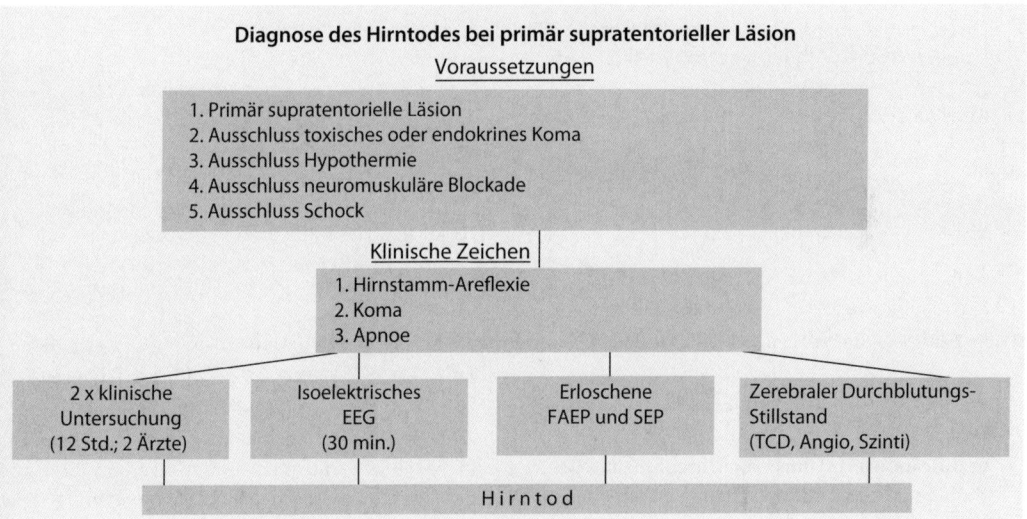

Abb. 19.6 Diagnose des Hirntodes bei primär supratentorieller Läsion

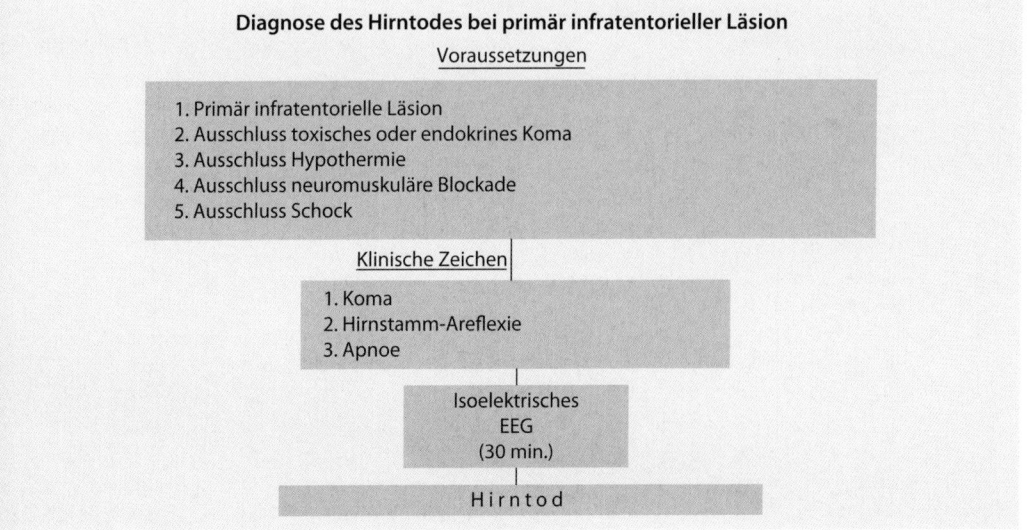

Abb. 19.7 Diagnose des Hirntodes bei primär infratentorieller Läsion

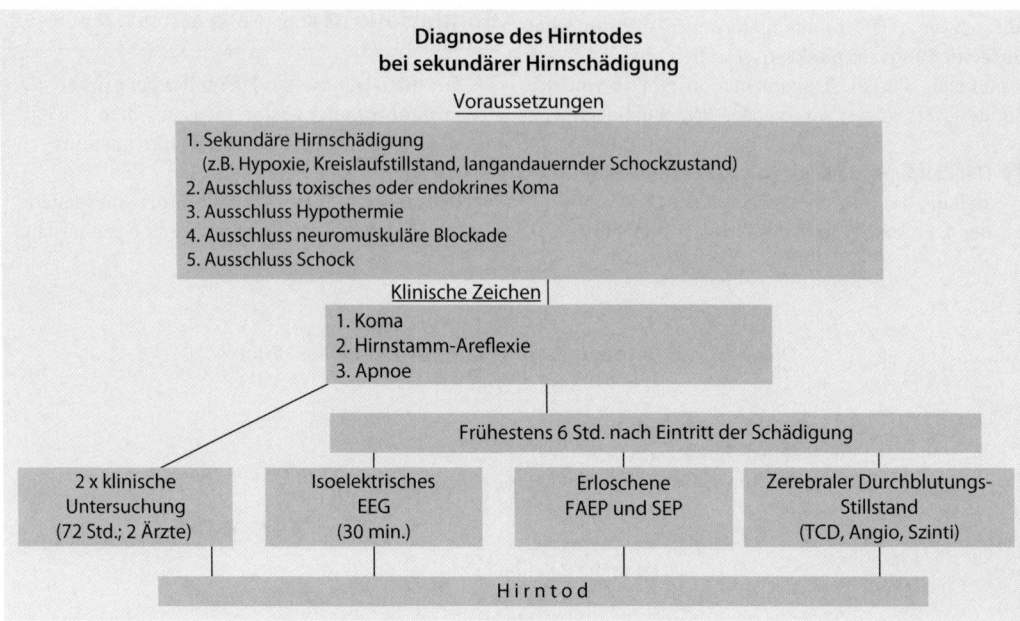

Abb. 19.8 Diagnose des Hirntodes bei sekundärer Hirnschädigung

und Reanimation, muss vor Durchführung des Bestätigungstests eine Wartezeit von 6 h eingehalten werden.
- Bei **Kindern <2 Jahren** gelten längere Beobachtungszeiten.

Logopädie und Intensivmedizin

G. Michels, M. Bruckner

20.1 Allgemeines – 520

20.2 Dysphagien – 521

20.3 Dysarthrien und Dysarthrophonien – 524

20.4 Aphasien – 525

20.5 Trachealkanülenmanagement – 525

Literatur – 527

20.1 Allgemeines

- Die frühzeitige Diagnostik, das gezielte Management und der frühe Beginn einer individuellen logopädischen Therapie haben sich auch in der Intensivmedizin als wirksam erwiesen.
- Eine adäquate Betreuung von Patienten mit Dysphagie erfordert eine interdisziplinäre Zusammenarbeit zwischen Ärzten, Logopäden, Pflegekräften, Physio-/Ergotherapeuten, Diätassistenten und Bekannten/Angehörigen (sog. Co-Therapeuten).
- Um eine interdisziplinäre Zusammenarbeit zu ermöglichen, ist es unabdingbar, dass der behandelnde Intensivmediziner auch mit den Grundkenntnissen der Logopädie vertraut ist.
- Intensivmedizinische Maßnahmen wie Analgosedierung und Beatmung beeinflussen neben der Vigilanz die Schluckfähigkeit, die Schutzreaktionen und die Kommunikationsmöglichkeiten erheblich.

Logopädie auf Intensivstation Indikationen und Einsatzgebiete
- Dysphagien bei Patienten mit oder ohne Trachealkanülen
- Dysarthrophonien nach Extubation oder Tracheostomie
- Aphasien
- Trachealkanülenmanagement, Begleitung beim Weaning-Prozess

Ziele
- Feststellen des Aspirationsrisikos und Festlegen einer Kostform bzw. Entscheidung zur Deoralisierung des Patienten
- Wiederherstellen eines sicheren automatisierten Schluckaktes → Verhinderung/Vermeidung von (stillen) Aspirationen, Penetrationen und somit Aspirationspneumonien
- Begleitung des oralen Kostaufbaus
- Trainieren von Sprechen/Sprache → frühzeitige Wiederherstellung einer normalen Artikulation/Phonation
- Optimierung der Rehabilitation

Befunderhebung

- Allgemeine Anamnese und Krankheitsverlauf
- Eigen-/Fremdanamnese:
    - Häufiges Verschlucken? Wenn ja, bei welchen Konsistenzen?
    - Kauschwäche?
    - Veränderte Haltung beim Schlucken (z. B. Anteflexion des Kopfes), Erstickungsanfälle/Husten nach dem Schlucken?
- Erstkontakt mit Patienten → Kennenlernen der Sprach-/Schluckstörung:
    - Ruhebeobachtung des Patienten
    - Gesichtskontrolle: Mimik/in Ruhe
    - Larynx: Tonus/Elevation
    - Regio oralis/buccalis: visuelle und taktile Untersuchung oraler/bukkaler Strukturen

Tab. 20.1 Schluckphasen

Phase	Beschreibung
Stimulusphase	Hunger/Durst, Geruch, Aussehen der Nahrung
Präorale Vorbereitungsphase	Vorbereitung auf die Nahrungsaufnahme, z. B. aufrechte Sitzposition, vermehrte Speichelproduktion
Orale Vorbereitungsphase (willentlich beeinflussbar)	Aufnahme der Nahrung und Kauvorgang (Nahrungszerkleinerung)
Orale Transportphase (willentlich ausgelöster reflektorischer Ablauf)	Transport der Nahrung über die Hinterzunge in den Oropharynx bis zur Auslösung des Schutzreflexes
Pharyngeale Phase (reflektorischer Ablauf)	Pharyngealer Nahrungstransport mit velopharyngealem Abschluss, Stimmbandadduktion, kranioventrale Larynxbewegung (Schluss der Epiglottis)
Ösophageale Phase (reflektorischer Ablauf)	Transport durch den Ösophagus
Nachbereitungsphase	Reinigen der Mundhöhle, evtl. Nachschlucken

(Wange, Zunge, Gaumen, Gebiss) auf Aussehen, Sensorik und Motorik
  - Überprüfung der oralen Schutzreflexe
- Evaluation der Sprechebenen:
  - Atmung
  - Phonation (Stimmtonerzeugung)
  - Artikulation (Sprechvorgang)
  - Modulation der Sprache
- Evaluation der Sprachebenen:
  - Produktive Lautsprache
  - Produktive Schriftsprache
  - Sprachverständnis
  - Lesesinnverständnis
- Evaluation der Schluckphasen (Schlucken als ein semireflektorischer sensomotorischer Prozess):
  ◘ Tab. 20.1
- Schluckaktbeurteilung:
  - Funktionelle Untersuchung der am Schluckakt beteiligten Strukturen → Prüfung der Muskelfunktionen, der Sensibilität und der Atemwegsprotektion
  - Speichelkontrolle, Schlucken auf Stimulation → Aspirationszeichen?
- Ggf. apparative Abklärung zur Lokalisation der Dysphagieproblematik:
  - Videofluoroskopie (VFSS) → Evaluation aller Phasen des Schluckakts (unter Anwendung der isoosmolaren Kontrastmittel Iotrolan oder Iodixanol) zur Überprüfung einer prä-, intra- oder postdeglutitiven Penetration/Aspiration
  - Fiberoptische Endoskopie (FEES) → Evaluation von Pharynx /Larynx und Beobachtung der prä- und postdeglutitiven Vorgänge
- Medizinisch/logopädische Diagnosestellung → Erstellung eines individuellen Therapieplans

20.2 Dysphagien

Allgemeines (◘ Tab. 20.2, ◘ Tab. 20.3)

> **Intensivpflichtige und insbesondere (Langzeit-)Beatmungspatienten zeigen in über 50 % d. F. Dysphagien.**

- Störungen des Schlucksaktes → Dysphagie:
  - Neurogene Dysphagien: z. B. Schlaganfall, Schädel-Hirn-Trauma, Critical-Illness-Polyneuropathie/-Myopathie (CIP, CIM) oder Langzeitbeatmung/-intensivstationärer Aufenthalt mit Beeinträchtigung der zentralen Schluckzentren der Formatio reticularis (Pons, Medulla oblongata) sowie der für den Schluckakt beteiligten Hirnnervenkerne (Ncl. motorius n. trigemini, Ncl. motorius n. facialis, Ncl. ambiguus, Ncl. tractus solitarii, Ncl. dorsalis n. vagi) sowie kortikale/subkortikale Regionen
  - Neuromuskuläre Erkrankungen: z. B. Achalasie
  - Tumoren des Pharynx oder des Larynx
  - Dysphagie nach Operationen: z. B. Tumoren in Mund- und Halsregion
  - Erkrankungen des oberen Gastrointestinaltrakts

> **Patienten mit Dysphagien weisen ein hohes Risiko für Aspirationen und somit Aspirationspneumonien auf.**
> - **Aspirationspneumonien werden jedoch in der Akutphase nach Schlaganfall durch Sondenernährung nicht verhindert.**
> - **Schlaganfallpatienten mit gestörtem Husten- und/oder Schluckreflex, die oral ernährt werden, haben gegenüber denen die über eine nasogastrale Sonde ernährt werden, ein signifikant höheres Risiko bezüglich Pneumonien.**

Befunderhebung

- Anamnese → Eigen-, Fremd- und Familienanamnese:
  - Grunderkrankung/Erkrankungsbeginn
  - Fehlender/verminderter Würgereflex?
  - Liegt eine Kaustörung vor?
  - Probleme beim Essen oder Trinken?
  - Beeinträchtigung der oropharyngealen Sensibilität?
  - Dysphonie (Phonation): Beeinträchtigung der Stimmgebung (laryngeal)?
  - Dysarthrie (Dysarthrophonie): Beeinträchtigung des Sprechens?
  - Husten oder Änderung der Stimmqualität nach dem Schlucken?
  - Sialorrhö: Hypersalivation vorhanden?
  - Probleme bei der Speichelkontrolle?
  - Arzneimittelanamnese: z. B. Kortison, Statine, Benzodiazepine, Neuroleptika sind mit Dysphagien assoziiert
- Symptome der Aspiration:
  - Direkte Zeichen: gurgelndes Atemgeräusch, veränderte Stimmqualität (»wet voice«), Husten, Zynose, Tachykardie
  - Indirekte Zeichen: Hypersekretion, Temperaturerhöhungen, brodelndes Atemgeräusch,

Tab. 20.2 Leitsymptome von Dysphagien

Leitsymptom	Beschreibung	Ätiologie
Drooling (orale Phase)	Unkontrolliertes Entweichen von Nahrung/Flüssigkeiten *nach vorn* (aus dem Mund heraus), verminderte orofaziale Kontrolle, orofaziale Sensibilitätsstörungen, verspätete Schluckreflextriggerung etc.	Verminderte orofaziale Kontrolle (Lippen-/Wangenkraft, Mundverschluss) Orofaziale Sensibilitätsstörungen Verspätete Schluckreflextriggerung Linguale Hyperkinesien
Leaking (pharyngeale Phase)	Unkontrolliertes vorzeitiges (vor Triggerung des Schluckaktes) Entweichen von Nahrungs-/Bolusanteilen *nach hinten* in den Rachenraum → Gefahr von Penetration/Aspiration	
Residuen (orale/pharyngeale Phase)	Nach dem Schlucken stattfindendes Verbleiben von Nahrungsresten in folgenden Regionen: Wangentaschen, Valleculae (epiglotticae), Sinus piriformes, Postkrikoid-/Interarytenoidregion, hintere Kommissur oder Pharynxwand	Reduzierte Muskelspannung in Wangen, Pharynx Eingeschränkte Zungenmotilität Dysfunktion des oberen Ösophagussphinkters Verminderte hyolaryngeale Exkursion Beeinträchtigungen der Zungenschubkraft bzw. der Pharynxperistaltik
Penetration (orale/pharyngeale Phase)	Das Aspirat berührt zwar die supraglottischen Strukturen bzw. tritt in den Aditus laryngis ein, ohne jedoch die Rima glottidis zu passieren	Beeinträchtigung der Schlussmechanismen des Aditus laryngis Einschränkung der anteriosuperioren hyolaryngeale Exkursion Dysfunktion des Taschenfaltenschlusses Dysfunktion des oberen Ösophagussphinkters
Aspiration (pharyngeale Phase)	Transglottische Eindringen von Fremdmaterial in das Tracheobronchialsystem	Posteriores Leaking Orale oder pharyngeale Residuen Laryngeale Penetrationen Einschränkung der oralen, pharyngealen, laryngealen Sensibilität und Motorik Verzögerte/fehlende Schluckreflexauslösung Verzögerter/fehlender Hustenreflex

Tab. 20.3 Formen der Penetration/Aspiration

Form	Beschreibung
Prädeglutitiv	*Vor* der Schluckreflexauslösung
Intradeglutitiv	*Während* der Schluckreflexauslösung
Postdeglutitiv	*Nach* der Schluckreflexauslösung

Besonderheit → stille Aspiration (»silent aspiration«): bei Einschränkung der laryngealen und/oder trachealen Sensibilität mit Ausbleiben des Hustenreflexes

Stimmveränderungen, Dyspnoe, Pneumonieentwicklung
— Klinische Untersuchung:
— Beurteilung faziooraler motorischer Funktionen (Hirnnerven V, VII, XII)
— Beurteilung faziooraler sensibler Funktionen (Hirnnerv V)
— Inspektion der Mundhöhle
— Beurteilung sensomotorischer pharyngolaryngealer Funktionen (Hirnnerven IX und X)
— Beobachtung der Schluckfrequenz in Ruhe
— Schluckversuche mit unterschiedlich großen Mengen Wasser (5–10 ml) und ggf. verschiedener Testkonsistenzen
  – Wasser
  – Nektar (angedicktes Wasser, angedickter Tee)
  – Breiig → kaltes Apfelmus
  – Weich → Banane
  – Weich-fest → Mischbrot ohne Rinde
  – Fest → Apfel ohne Schale
— Screeninginstrument → 50-ml-Wasser-Test:

- Methode 1: 50-ml-Wasser-Test kombiniert mit der Untersuchung der Sensibilität im Pharynxbereich (beidseits mit Wattestäbchen) → sukzessives Wasserschlucken in 5-ml-Portionen (Aspirationshinweise: Verschlucken/Erstickungsanfälle, Husten oder Änderung der Stimmqualität)
- Methode 2: 50-ml-Wasser-Test in Kombination mit der Pulsoximetrie (pathologisch: Abfall der SO_2 >2 % nach Schlucken von 10 ml Wasser)
- Anmerkung: Ein routinemäßiges Dysphagiescreening hat sich bisher noch nicht etabliert.
- Bogenhauser Dysphagiescore (BODS) zur Schweregraduierung der Dysphagie:
  - BODS-1: Beeinträchtigung des Speichelschluckens (1–8 Punkte)
  - BODS-2: Beeinträchtigung der Nahrungsaufnahme (1–8 Punkte)
  - Der Summenscore aus BODS-1 und BODS-2 bestimmt den Schweregrad der Dysphagie.
- Apparative Diagnoseverfahren:
  - Videofluoroskopie (VFSS)
  - Fexible transnasale Schluckendoskopie (FEES)
- Ggf. weiterführende Diagnostik: MRT-Schädel, EMG, laborchemische Untersuchungen (z. B. Antikörperdiagnostik)

Maßnahmen

Allgemeine Maßnahmen

- Gründliche Mundhygiene und Händedesinfektion der Kontaktpersonen senken wahrscheinlich das Pneumonierisiko von Dysphagiepatienten. Die Mundhygiene (3-mal täglich) ist eine wichtige Maßnahme zur Prophylaxe von Aspirationspneumonien.
- Bei Patienten, die wegen Aspiration auch nach etwa einer Woche nicht oral ernährt werden können, sollte die enterale Ernährung angestrebt werden.
- In der Akutphase des Schlaganfalls ist bei Indikation zur Sondenernährung die nasogastrale Sonde – sofern sie toleriert wird – der PEG vorzuziehen (FOOD-Studie).
- Bei absehbarer längerfristiger enteraler Ernährung sollte eine PEG-Anlage frühestens nach 1–2 Wochen erfolgen.
- Vor der Entscheidung zur oralen Nahrungs- bzw. Flüssigkeitszufuhr sollte mittels Videofluoroskopie oder Endoskopie überprüft werden, bei welcher Konsistenz (z. B. dünn, dick, ultradick) bzw. Applikationsart (z. B. Tasse, Löffel) aspirationsfreies Schlucken möglich ist; bei diesem Vorgehen lässt sich in über 90 % eine geeignete Konsistenz bzw. Applikationsart finden.
- Es existieren verschiedene Therapiekonzepte, deren Wirksamkeit für Intensivpatienten jedoch bisher noch nicht belegt wurde.
  - Funktionelle Dysphagietherapie: 1- bis 2-mal täglich 45 min
  - Therapie des faziooralen Trakts: 24-h-Betreuung erforderlich
- In der täglichen Praxis werden meist Methoden aus beiden Therapiekonzepten – in Abhängigkeit von der Wachheit des Patienten – miteinander kombiniert.

Funktionelle Dysphagietherapie bzw. funktionell orientierte Schlucktherapie (nach Gudrun Bartolome)

- Restituierende Verfahren:
  - Ziel: Verbesserung der motorischen und sensorischen Kontrolle des Schluckakts durch Schaffung der neuromuskulären Voraussetzungen für ein physiologisches Schlucken
  - Haltungsaufbau, physiologische Sitzposition
  - Optimale Kopfposition (z. B. nach vorne gebeugter Kopf oder leichte Kopfdrehung)
  - Abbau pathologischer Reflexe
  - Verbesserung der Zungenmotorik
  - Optimierung des velopharyngealen Abschlusses
  - Förderung der extra- und intraoralen Wahrnehmung/Erhöhung der Sensibilität
  - Optimierung der pharyngealen Kontraktion
  - Förderung der laryngealen Adduktion
  - Optimierung der Schluckreflextriggerung
  - Optimierung der Larynxelevation
- Kompensatorische Verfahren:
  - Ziel: Erleichterung der Schluckvorgänge, aspirationsfreies Schlucken
  - Erlernen von Verhaltensänderungen beim Essen und Trinken
  - Veränderung der Kopfhaltung (Kopfdrehung nicht über 45 °, da sonst eine Verminderung des Blutflusses der A. vertebralis resultieren kann)
  - Verbesserung der Schluckreflexauslösung durch thermal-taktile Stimulation der vorderen Gaumenbögen, ggf. zusätzlich Stimulation der Geschmacksrezeptoren, z. B. eisgekühlte Zitronenstäbchen
  - Erlernen spezieller Schlucktechniken (supraglottisches und supersupraglottisches Schlu-

cken) → funktionsorientierte Schlucktherapie, d. h. Wiedereinüben des Schluckreflexes durch verschiedene Schluckmanöver
  - Intensive Schlucktherapie bereits in der Akutphase des Schlaganfalls
  - Stimulation des Rachens mit einem Eisstäbchen zur Reflexinduktion
- **Adaptierende Verfahren:**
  - Ziel: Erleichterung der Nahrungszuführung durch externe Hilfen
  - Diätetische Maßnahmen: Andicken von Getränken mit Verdickungsmitteln, sorgfältige Nahrungszubereitung → individuell optimale Konsistenz der Nahrung
  - Platzierung der Nahrung: auf die Zungenmitte, auf die gesunde Zungenseite, auf die Hinterzunge
  - Trink- und Esshilfen: Flasche nach Ramsey, Schnabelbecher, Schiebelöffel
  - Hilfestellungen während der Essenseingabe
- **Weitere Maßnahmen:**
  - Medikamentöse Therapieoptionen: Amantadin (100 mg/Tag, kann bei dysphagischen Schlaganfallpatienten zur Prophylaxe von Aspirationspneumonien empfohlen werden); Mitbehandlung von dysphagienassoziierten Störungen (z. B. Singultus → Domperidon, Baclofen und PPI, evtl. Gabapentin); PPI bei Refluxerkrankung bzw. H_2-Blocker zur Prophylaxe
  - Tracheotomie bei relevanter Aspiration (optimal: Druckausgleichs-Cuff, sog. Lanz-Ventil; Cuff-Druck alle 6–8 h kontrollieren, 1-mal täglich den Cuff entblocken)
  - Eine intensive Schlucktherapie (5 Einheiten/Woche) in der akuten Schlaganfallphase scheint von Nutzen.
  - Widersprüchliche Studienergebnisse liegen vor bezüglich der neuromuskulären Elektrostimulation bei Dysphagie.

F.O.T.T.-Konzept – Therapie des faziooralen Trakts nach Kay Coombes

- Hintergrund: Das Fehlen der physiologischen Selbststimulation kann zur sensorischen Deprivation im faziooralen Trakt mit Versiegen der Bewegungsinitiierung oder zur sekundären Hypersensibilität (evtl. mit stereotypen Überreaktionen, Beißreaktionen) führen.
- Therapeutische Hilfen: taktile Stimulation auch bei nicht wachen/bewusstlosen Patienten → regelmäßige Anwendung von »taktil-kinästhetischen Reizen«, z. B. durch Mundstimulation mittels Wattestäbchen (Mundhygiene) oder Behandlung des Gesichts
- Voraussetzung des Therapiekonzepts: interdisziplinäres Team → 24-h-Konzept, d. h. Rund-um-die Uhr-Betreuung
- Strukturierter Ansatz zur Befunderhebung und Behandlung neurogener Störungen des mimischen Ausdrucks, oraler Bewegungen, des Schluckens und der Atmung, der Stimmgebung und des Sprechens
- Individuelles Befunden, behandeln und evaluieren nach dem Motto »Befundung ist Behandlung und Behandlung ist Befundung«.

20.3 Dysarthrien und Dysarthrophonien

Allgemeines

- Frühe Stimmübungen sind auch auf Intensivstation möglich (Optimierung der Rehabilitation).

Befunderhebung

- Eine genaue Befunderhebung ist auf Intensivstation nicht möglich.
- Überprüfung der Artikulationsorgane: Lippen, Zunge, Zähne, Gaumen, Uvula, Pharynx, Larynx
- Apparative Untersuchungen: z. B. Lupen-/Mikrolaryngoskopie
- Ätiologische Abklärung:
  - Intubationsschäden: Stimmlippenhämatom, Stimmlippenparese, Aryknorpelluxation/-subluxation, Luxation der Krikothyroidgelenke (Kehlkopftrauma von außen)
  - Spätfolgen nach endotrachealer Intubation: Intubationsgranulome, Stimmlippenödem, Aryknorpelläsionen, Schleimhautulzera über dem Ringknorpel, Knorpelarrosionen im Krikoidbereich, unvollständiger Stimmlippenschluss, Larynx-/Tracheaslenosen
  - Spätfolgen nach Tracheostomaanlage: Larynx-/Tracheaslenosen, Trachealgranulation, Tracheomalazie
- HNO-ärztliche Methoden (European Laryngological Society)
  - Perzeption
  - Videostroboskopie
  - Aerodynamische Messungen und Beurteilung der Leistungsfähigkeit der Stimme
  - Akustische Analysen
  - Subjektive Bewertung durch den Patienten

Maßnahmen

- Behandlung der primären Ursache, z. B. Abtragung von Stimmbandgranulomen
- Fazioorale Kräftigungsübungen/Artikulationsübungen
- Atemtherapie/Übungen zur Stärkung der kostoabdominalen Atmung und zur Steigerung des Anblasedrucks bei der Stimmgebung
- Einübung stimmloser Sprechübungen (Pseudoflüstern)
- Kommunikation über Mimik, Gestik oder Schriftsprache
- Training des Glottisschlusses
- Tracheostomaträger: falls eine unproblematische Entblockung möglich ist, ist auch eine Phonation möglich (durch Passage der Ausatemluft seitlich der Kanüle in Richtung Glottis; Verschluss der Kanüle von außen mittels Sprechventil); Einübung stimmloser Sprechübungen (Pseudoflüstern)

20.4 Aphasien

Allgemeines

- Aphasien sind erworbene sprachsystematische Störungen, die bei Läsionen der dominanten Hirnhemisphäre auftreten.
- Ätiologie: z. B. Schlaganfall, Hirntumor, Schädelhirntrauma, Enzephalopathien
- Aphasien können Störungen in allen 4 sprachlichen Modalitäten verursachen:
  - Produktive Sprache
  - Sprachverständnis
  - Schreiben
  - Lesen
- In der Akutphase sind die Symptome stark fluktuierend, daher wird nur in **flüssige** und **nicht flüssige Aphasien** unterschieden.
- Gerade bei flüssigen Aphasien kann durch die logopädische Diagnostik eine Differenzierung zu Symptomen bei organischem Psychosyndrom geleistet werden.

Befunderhebung

- Erhebung der allgemeinen Kommunikationsfähigkeit
- Einschätzung der Symptomatik in der Spontansprache
- Untersuchung einzelner sprachlicher Modalitäten durch geeignete Tests:
  - Aachener Aphasie Bedside Test (AABT)
  - Aphasie Check Liste (ACL)
  - Bielefelder Aphasiescreening

Maßnahmen

- Eine sofortige hochfrequente Therapie (mindestens 5-mal/Woche) ist in der Akutphase sinnvoll.
- Zum Einsatz kommen folgende sprachstimulierende Verfahren:
  - Multimodales Stimulieren/deblockierende Maßnahmen
  - MODAK (Modalitätenaktivierung nach Lutz)
  - Melodische Intonationstherapie (MIT)
- Erarbeitung alternativer Kommunikationsmöglichkeiten für den Einsatz auf Intensivstation, z. B. Kommunikationsbilder mit Grundbedürfnissen, Kommunikationsbuch

20.5 Trachealkanülenmanagement

Allgemeines

- Patienten mit Trachealkanülen nehmen zumeist eine Schonhaltung ein (verkürzter, fixierter Nacken mit Bewegungseinschränkung des Kopfes).
- Die Anlage eines Tracheostomas bzw. einer Trachealkanüle sowie eine Sondenernährung erschweren den Fortgang der Rehabilitation.
- Die Atmung über die Trachealkanüle ist meist flacher und schneller.
- Herabsetzung normaler Schutzmechanismen dadurch, dass keine Luft mehr in den pharyngolaryngealen Bereich gelangt (Voraussetzung für die normale Sensibilität).

Funktionseinschränkungen durch geblockte Trachealkanülen

- Befeuchtung, Erwärmung und Reinigung der Atemluft – durch Ausfall der oberen Atemwege – sind nicht mehr gewährleistet.
- Beeinträchtigung der Larynxmotorik/-sensorik: Phonationsstörung und Beeinträchtigung des Hustenreflexes (gestörter Stimmbandadduktorreflex und Aktivitätsabnahme des Posticus [einziger Stimmbandöffner])
- Beeinträchtigung der Schluckfunktion → Dysfunktion der Atem-Schluck-Koordination (transstomataler vs. translaryngealer Atemstrom)
▼

- Deutlich reduzierte Schluckfrequenz im Gegensatz zum dekanülierten Zustand
- Erschwerte ösophageale Schluckphase: Kompression des Ösophagus durch Kanülen-Cuff
- Reduktion des intraabdominellen Drucks (Luft entweicht durch/neben der Kanüle)
- Beeinflussung der olfaktorischen/gustatorischen Reizwahrnehmung (da transstomatale Atmung)

Befunderhebung

- Ernährungsstatus (enteral/parenteral, Ernährungssonde)
- Typus der Trachealkanüle (geblockt/ungeblockt)
  → speziell bei geblockten Kanülen:
  - Spontaner Schluckvorgang möglich?
  - Ausschluss von Erbrechen
  - Entblocken der Trachealkanüle mit Beurteilung von Atemumleitung und Schluckfähigkeit
- Vigilanzstatus
- Kommunikations-/Interaktionsfähigkeit mit der Umwelt
- Atmung/Stimme
- Haltetonus/Bewegungsmöglichkeiten (selbstständig/mit Hilfe)

Maßnahmen

- Bei Patienten mit geblockter Trachealkanüle und ausgeprägtem Speichelaufstau ist eine Absaugvorrichtung oberhalb der Manschette zu empfehlen.
- Das sich oberhalb des Cuffs ansammelnde Material führt zum sog. »nassen Tracheostoma« und kann bei starker bakterieller Sekretbesiedelung entzündliche Veränderungen der Trachealschleimhaut verursachen und am Cuff entlang in die tiefen Luftwege gelangen (subglottisches Absaugen).
- Kanülen mit Druckausgleich-Cuffs (Lanz-Ventil) sind zu bevorzugen, da sie besonders trachealwandschonend sind.
- Kanülenwechsel: alle 3–8 Tage (nicht täglich!)
- Entblockung von Kanülen: Durch kurzzeitiges Entblocken und Verschließen der Kanülenöffnung sollte frühzeitig die Mund-Nasen-Atmung beübt werden (unter pulsoximetrischem Monitoring).
- Patienten mit einem Dilatationstracheostoma sollten nicht in weiterführende Rehabilitationseinrichtungen ohne entsprechend geschultes Personal, in häusliche Pflege oder in Pflegeeinrichtungen entlassen werden.
- Abwägen, ob die Trachealkanüle entblockt oder in der Therapie sogar entfernt werden kann, um durch eine physiologische Lenkung des Ausatemstroms die pharyngeale Sensibilität zu ermöglichen bzw. zu optimieren.
- Sobald der Patient aktiver am therapeutischen Geschehen teilnimmt, können zunehmend höhere Ausgangsstellungen wie Sitzen, Stehen, Alltagshandlungen und Bewegungselemente in die Therapie mit aufgenommen werden.
- Einübung stimmloser Sprechübungen (Pseudoflüstern)
- Schluckversuch mit Trachealkanüle → zu berücksichtigende Aspekte:
  - Vorliegen einer ausreichenden Vigilanz
  - Haltungsoptimierung (aufrechte Oberkörperlage)
  - Sondennahrung mindestens 1 h zuvor stoppen
  - Schluckversuch bei entblockter Trachealkanüle
  - Schluckversuch unter Absaugbereitschaft
  - Schluckversuch mit kleinen Mengen geeigneter Konsistenzen beginnen (⅓ Teelöffel), ggf. Anfärbung der Konsistenzen
  - Geschmackliche Vorlieben berücksichtigen
  - Phonationsprobe nach dem Schluckversuch
- Ein oraler Kostaufbau sollte erst erfolgen, wenn die Trachealkanüle zumindest für die Dauer der Nahrungsaufnahme entblockt werden kann.
- Maßnahmen zur Entwöhnung von der Trachealkanüle:
  - Vor dem ersten Entblocken sollte eine logopädische Dysphagiediagnostik zur Einschätzung der Schluckfunktionen erfolgen.
  - Individuelle Steigerung der Entblockungszeiten unter pulsoximetrischem Monitoring und Blaufärbung der Konsistenzen (Modified Evan's Blue Dye Test)
  - Wird die Entblockung über 48 h ohne tracheales Absaugen bzw. ohne pulmonale Komplikationen toleriert und liegt eine sichere Mund-Nasen-Atmung vor, kann unter pulsoximetrischem Monitoring (besonders nachts) in der Regel die Dekanülierung erfolgen.
  - Entblockungsversuche immer unter Absaugbereitschaft und vorherigem HNO-Konsil (Erfüllung anatomischer Voraussetzungen)
  - Ggf. Videoendoskopie vor, während und nach Entblockung

- Beginn mittels kurzzeitigem Entblocken und Verschließen der Kanülenöffnung → dadurch beüben der Mund-Nasen-Atmung
- Plastisch angelegtes Tracheostoma: Abklebung für ca. 10–14 Tage und Abwarten einer spontanen Verkleinerung
- Nicht plastisch angelegtes Tracheostoma: häufig spontanes Zugranulieren, ggf. operativer Verschluss

Literatur

Bundesverband Medizintechnologie (BVMed) (2009) Versorgung von tracheotomierten und laryngektomierten Patienten. www.bvmed.de

Deutschen Bundesverband für Logopädie e.V. (2010) Diagnostikstandards neurogener Dysphagien inkl. Trachealkanülenmanagement vom Deutschen Bundesverband für Logopädie e.V. www.dbl-ev.de

Kalbe E, Reinhold N, Ender U, Kessler J (2002) Aphasie-Check-Liste (ACL). Köln: ProLog

Deutschen Gesellschaft für Neurologie (2008) Neurogene Dysphagien (Leitlinie). www.awmf.de

Prosiegel M (2008) Leitlinien für Diagnostik und Therapie in der Neurologie, 4. Aufl. Thieme, Stuttgart, S. 654 ff

Physiotherapie in der Intensivmedizin

M. Th. Geier, G. Michels, S. Wilke, S. R. Schwarzkopf

21.1 Allgemeines – 530

21.2 Physiotherapeutische Modulation → Wahrnehmung/Bewusstsein – 531

21.3 Physiotherapeutische Modulation → Atmung/Beatmungssituation – 532

21.4 Physiotherapeutische Modulation → Herz-Kreislauf-Situation – 533

21.5 Physiotherapeutische Modulation → Motorik/Sensomotorik – 534

Literatur – 535

21.1 Allgemeines

- Physiotherapie beinhaltet den Erhalt oder die Wiederherstellung der Bewegungs- und Funktionsfähigkeit des Körpers zur Verbesserung der individuellen Aktivitäten und der Partizipation (Teilhabe).
- Physiotherapie ist in weitgehend allen medizinischen Fachbereichen und speziell in der Intensivmedizin einsetzbar.
- Die Physiotherapie orientiert sich primär an den physiologischen und funktionellen Defiziten.
- Die intensivmedizinisch basierte Physiotherapie behandelt die individuellen Beeinträchtigungen der Funktionsfähigkeit (Funktionsveränderungen, Funktionseinschränkungen, Funktionsverlust) und nicht die Krankheiten (Diagnosen).
- Erfahrungsgemäß können verschiedene Patienten mit vergleichbarer Beeinträchtigung der Funktionsfähigkeit selten mit dem gleichen Interventionskonzept, mit der gleichen Intensität und dem gleichen Zeitaufwand mit vergleichbarem Ergebnis therapiert werden.

Ziele der Physiotherapie auf Intensivstation (◘ Tab. 21.1, ◘ Tab. 21.2)

- Hochqualitative Intensivmedizin erfordert den konsequenten frühzeitigen Einsatz der Physiotherapie, deren Ziel es ist, **Sekundär- und Tertiärschäden zu vermeiden** bzw. so gering wie möglich zu halten.
- Erhaltung/Optimierung der Funktionsfähigkeit in der **akuten und im Übergang zur frührehabilitativen Phase** mit baldmöglicher multidisziplinärer Therapiekonzeption (z. B. Logopädie, Ergotherapie)
- Erhaltung/Optimierung von Körperfunktion/-struktur und dadurch Förderung/Optimierung der Aktivitäten und der Partizipation (Bio-psycho-soziales ICF-Modell, International Classification of Functioning, Disability and Health)
- Aufbau/Erhaltung/Optimierung von Rehabilitationspotenzial, um eine frühzeitige Rehabilitation zu ermöglichen und damit eine Verbesserung der Rehabilitationsprognose zu unterstützen
- Abhängig von der medizinischen und der psychischen Situation des Patienten sowie seiner generellen Belastbarkeit **Miteinbezug und Anleitung von Angehörigen**

◘ **Tab. 21.1** Auswirkung und Einfluss der Physiotherapie

Worauf kann die Physiotherapie Einfluss nehmen?	Womit nimmt die Physiotherapie Einfluss?	Reizvermittlung
Wahrnehmung/Bewusstsein Atmung/Beatmung Neurogener Regelkreis (Reiz-Reaktions-Prinzip) Herz-Kreislauf-Situation, Lymphsystem Motorik/Sensomotorik Stoffwechselsystem, Verdauungstrakt	Akustische Reize Propriozeptive Reize Sensomotorische Reize Taktile Reize (direkt oder reflektorisch wirksam) Thermische Reize Vestibuläre Reize Visuelle Reize	Barorezeptoren Chemorezeptoren Dehnungsrezeptoren Druckrezeptoren Hormone Körpertemperatur Mechanorezeptoren Thermorezeptoren

◘ **Tab. 21.2** Prinzipien der Physiotherapie

Aktive Maßnahmen	Assistive Maßnahmen	Passive Maßnahmen
Der Patient kann entsprechend seiner Belastungs- und Leistungsfähigkeit an der jeweiligen Maßnahme aktiv teilnehmen. Ein individuelles Trainingsprogramm kann aufgebaut werden.	Der Patient kann nur eingeschränkt an der entsprechenden Maßnahme teilnehmen.	Der Patient kann nicht aktiv/assistiv an der entsprechenden Maßnahme teilnehmen.
Entspricht in der Regel den *funktionsoptimierenden* Maßnahmen (funktionserhaltend, funktionsfördernd); Kraft, Ausdauer, Kraftausdauer, Koordination und Beweglichkeit werden aufgebaut und trainiert	Entspricht in der Regel den funktionsunterstützenden, funktionserhaltenden und beginnend funktionsfördernden Maßnahmen (strukturerhaltend)	Entspricht in der Regel den *strukturerhaltenden* Maßnahmen

Indikationen/Einsatzgebiete

- **Prophylaxe:** Pneumonie-, Thrombose-, Atrophie-, Dekubitus-, Kontrakturprophylaxe
- Physiotherapeutische **Atemtherapie:**
  - Bei Spontanatmung mit und ohne Geräteunterstützung
  - Begleitung im Weaning-Prozess
  - Bei beatmeten Patienten
- Erhalten, fördern und fordern des **Bewusstseins** bzw. der **Wahrnehmung**
- Erhalten, fördern und fordern der **kardiopulmonalen** Belastbarkeit/Ausdauer
- Erhalten, fördern und fordern **sensomotorischer Funktionen**
- Erhalten, fördern und fordern **neuropsychologischer Funktionen**
- Beratung und Einsatz von **Hilfsmitteln** für Atmung, Motorik, Kommunikation und Kontrakturprophylaxe

Allgemeine therapeutische Befunderhebung

- Hauptdiagnose(n) (u. a. organgestützte Gerätemedizin [z. B. ECMO oder IABP])
- Vorerkrankungen/Nebendiagnosen (z. B. COPD)
- Vigilanz und Compliance des Patienten (z. B. unter Analgosedierung)
- Aktuell vorliegende Komplikationen
- Aktuelles Patientenverhalten → bei ärztlichen/pflegerischen Interventionen
- Allgemeine kardiopulmonale Situation (z. B. Katecholaminpflichtigkeit)
- Aktuelle Medikation (z. B. Sedativa, Steroide)
- Wie aktiv war der Patient vor dem akuten Ereignis? (Fremdanamnese)

21.2 Physiotherapeutische Modulation → Wahrnehmung/Bewusstsein

Befunderhebung/Einflussfaktoren

- Analgosedierung/Sedierungstiefe (Scoresysteme: GCS = Glasgow-Coma-Score, RASS = Richmond Agitation Sedation Scale, SAS = Sedation-Agitation Scale)
- Verzögertes Aufwachen, Überhang von Medikamenten
- Wahrnehmung des eigenen Körpers in Ruhe und Aktivität
- Wahrnehmung der aktuellen Umwelt und der Situation
- Wahrnehmung der umgebenden Personen und deren Aktionen

Physiotherapeutische Maßnahmen

- Optimieren des **Geräuschpegels**
- Optimieren von **Tag- und Nachtrhythmus**
- Optimieren der Tagesstruktur (z. B. Stundenplan, nur eine Person am Patientenbett, Essenszeiten einhalten etc.)
- **Unimodale/multimodale Stimulation** (visuell, akustisch, taktil, propriozeptiv und/oder vestibulär)
- Sensomotorische Interaktionserfahrung, z. B. nach Affolter (geführte Interaktionstherapie)

Wirkmechanismus

- Die Stimulation eines oder mehrerer Sinnesorgane soll die natürlichen Lebensbedingungen/-reize im Rahmen einer Behandlung auf Intensivstation beinhalten.
- Schaffung von Bedingungen, die eine Reorganisierung der Reizleitung, Reizverarbeitung und Reizantwort optimieren und fördern
- Die Praxis spricht dafür, dass durch (wiederholte) **bekannte** und **neue Reize** ein vertrautes und sicheres Umfeld geschaffen wird (→ Förderung von Wahrnehmung und Bewusstsein).

Multimodale Stimulation

Die multimodale Stimulation (vestibulär, propriozeptiv, taktil, visuell, akustisch, olfaktorisch/gustatorisch) führt wahrscheinlich zu einer Verbesserung der Wahrnehmung und somit zur Optimierung der Kontaktfähigkeit des Patienten. Die Studienlage dazu hat eine geringe Evidenz. Die erste Publikation stammt von Brunner (1964) mit dem Thema »Sensorische Deprivation und Hospitalismus bei schwerbehinderten Kindern auf der Intensivstation«. Jüngste Studien befürworten, dass die multimodale Stimulation früh eingesetzt werden sollte. Vertraute Reize sollten dabei den unbekannten Reizen vorgezogen werden (Elliot et al. 2005).

21.3 Physiotherapeutische Modulation → Atmung/Beatmungssituation

- Unter **Langzeitbeatmung** kommt es zur Entwicklung einer Insuffizienz der Atemmuskulatur. Durch die Anwendung von physiotherapeutischen Atemtherapiemaßnahmen können die Folgen einer Langzeitbeatmung, insbesondere der Elastizitätsverlust der Strukturen und die Atrophie der Atemmuskulatur, minimiert werden.

Befunderhebung/Einflussfaktoren

- **Beatmete Patienten:** Auch bei diesen Patienten nimmt die **physiotherapeutische Atemtherapie** nicht nur Einfluss auf das Erfolgsorgan, sondern auch auf:
    - Lunge (Ventilation, Distribution, Perfusion, Sekretsituation)
    - Muskuloskelettaler Apparat
    - Gewebestrukturen von Thorax und Rumpf
    - Zentraler Atemantrieb und neurogene Kopplung
    - Herz-Kreislauf-System
- Medikamente, welche das pulmonale System beeinflussen
- Beatmungssituation: nichtinvasiv/invasiv, Art des Atemwegszugangs (Trachealtubus oder Tracheostoma), Beatmungsmodus, aktuelle Oxygenierung (basierend auf BGA-Wert)
- **Sekretmobilisation:**
    - Häufig werden manuelle Techniken wie Klatschungen, Perkussionen und Vibrationen zur Sekretmobilisation beschrieben und empfohlen. Diese Maßnahmen sind jedoch sehr kritisch zu sehen. Bereits King (1983) empfiehlt eine optimale Frequenz von 12–17 (–20) Hz.
    - Manuell können im Durchschnitt Frequenzen von max. 3–7 Hz erreicht werden, mit einem Gerät – je nach Typ – ca. 40 Hz. Die Geräte funktionieren nach einer Art Scherkraftwirkung, die somit eher muskeldetonisierend wirken – eine Tiefenzentrierung wird nicht erreicht.
    - Über Vibrationsmassage und deren Wirkung auf die motorische Muskulatur beschrieb Drexel schon sehr früh die »detonisierende Wirkung« bei sehr hohen und extrem niedrigen Frequenzen. Chevallier gab als zeitliche Dauer, um Auswirkungen auf das Sekret, dessen Viskosität und die Transportbereitschaft zu optimieren, bis zu 60 min an.

- **Anstehende Lungentransplantation:**
    - Patienten vor einer Lungentransplantation sollten unbedingt an ein möglichst physiologisches Atemmuster herangeführt werden, da die Gefahr besteht, dass sie nach der Transplantation analog zur präoperativen Situation (Erfordernisatmung) weiterhin vorwiegend ihre Atemhilfsmuskulatur einsetzen.
    - Durch frühzeitiges Training der physiologischen dreidimensionalen Atembewegung wird eine eindimensionale Atembewegung (nur Heben und Senken des Thorax) verhindert und somit das Risiko eines sog. »äußeren ARDS« (kontrakter muskuloskeletaler Thorax) herabgesetzt.
- **Atemhilfsgeräte** (◘ Tab. 21.3):
    - Je nach assistierter Beatmungsform sowie der Höhe des PEEP können schon frühzeitig Atemhilfsgeräte mit speziellen Adaptern über den künstlichen Atemweg angewandt werden.
    - Zu beachten sind die Größe des Totraums sowie die Gefahr der Atemmuskelermüdung.

Physiotherapeutische Maßnahmen

- Allgemeine Maßnahmen:
    - **Mobilisation** von Skapula, Schultergürtel und der oberen Extremität mit fortlaufender Bewegung (offene Kette) bzw. Thoraxmobilisation
    - **Lagerung/Umlagerung:** Das Umlagern stellt eine wichtige Maßnahme bei beatmeten und analgosedierten Patienten dar (beim Umlagern können insbesondere bei kreislaufinstabilen Patienten erhebliche Blutdruckschwankungen und weitere Einflüsse auf das kardiopulmonale System auftreten).
    - **Thermische/taktile Reize**
- Additive Maßnahmen bei Beatmung/Weaning:
    - Assistives, beginnend aktives Einnehmen von atemerleichternden Ausgangsstellungen
    - Frühestmögliche Transfers und Mobilisation aus dem Bett
    - Kontaktatmung zur Atemlenkung (Auflegen der Hände an unterschiedlichen Stellen der Thoraxapertur mit Lenkung der einströmenden Luft, insbesondere nach kostoabdominal)
    - Entspannungstechniken
    - Abbau von Ängsten (verbale Kommunikation)
    - Detonisieren und entspannen der Atemhilfsmuskulatur
    - Physiologische Atemmuskulatur aktivieren und optimieren

21.4 · Herz-Kreislauf-Situation

Tab. 21.3 Nutzen und Einsatz von Atemhilfsgeräten

Atemhilfsgerät	Vigilanz	Ventilationssteigerung	Sekretmobilisation	Atemmuskulatur
IPPB	Nicht nötig	+++	+++	Geringe Aktivität nötig
EzPAP®		+++	+++	
Perkussionsgeräte		Sekundärwirkung nach Sekretelimination	+++	
PEP-Geräte	Nötig	Sekundärwirkung nach Sekretelimination	+++	Mittlere Aktivität nötig Cave: Atemmuskelermüdung
SMI-Geräte (Flow- oder volumenorientiert)		+++	++	

Abkürzungen: IPPB = »intermittent positive pressure breathing«, EzPAP = »positive airway pressure system«, gleichwertige Ersatztherapie zu CPAP, PEP = »positive expiratory pressure«, SMI = »sustained maximal inspiration method«
Anmerkungen: Das Giebelrohr wird nur noch sehr selten eingesetzt → Gefahr der Hyperkapnie. Es ist das einzige Atemhilfsgerät, das über die Chemoregulation wirkt.

- Vertiefte, langsame Inspirationstechniken mit taktiler Hilfe
- Tonisieren bzw. langsame Exspiration je nach Höhe des PEEP
- Hustenhilfe, -techniken, -disziplin
- Atemhilfsgeräte mit entsprechenden Adaptern zum Anschluss über den künstlichen Atemwegszugang
- Alle diese Maßnahmen werden in der Regel immer mit **taktiler Unterstützung** durchgeführt.

Wirkmechanismus

- Die Regulationszentren von **Atmung** und **Motorik** stehen in enger Verbindung.
- Durch die Änderung des Körperschwerpunkts können sowohl der thorakale Druck als auch der abdominale Druck positiv beeinflusst (Entlastung des Diaphragmas) und somit die Atemwegswiderstände reduziert bzw. das Sekret mobilisiert und transportiert werden.
- Gewichtsabnahme des Schultergürtels, dessen Mobilisation und die Thoraxmobilisation bewirken jeweils Erleichterung der Thoraxbeweglichkeit und optimieren somit Ventilation, Atemgasverteilung, Sekretolyse und Sekrettransport.
- Taktile Reize wirken nervös-reflektorisch, optimieren die Gewebewiderstände und fördern die Durchblutung.
- Über die Konzentration auf die Atmung und deren einzelnen Phasen soll eine allgemeine Entspannung erreicht werden (→ Optimierung der Atemarbeit).

- Ausatemtechniken transportieren das Sekret, das beim künstlichen Atemwegszugang in der Regel abgesaugt werden muss
- Hustentechniken müssen immer in Oberkörperhochlage durchgeführt werden.
- Hustenhilfen über Thoraxfixation unterstützen die insuffiziente Hustenmuskulatur.
- Wirkmechanismus der Atemhilfsgeräte bei Sekretolyse: Verstärkung/Optimierung der Bronchialkaliberschwankungen. Ein dosierter Exspirationsflow verhindert den bronchioalveolären Kollaps.

> Bei jeder physiotherapeutischen Atemtherapie sollte die Hämodynamik nicht verschlechtert werden. Dies ist vor allem bei Patienten mit massiver kardialer Problematik und insbesondere bei Maßnahmen zur Sekretmobilisation zu berücksichtigen.

21.4 Physiotherapeutische Modulation → Herz-Kreislauf-Situation

Befunderhebung/Einflussfaktoren

- Kardiovaskuläre Medikation (Katecholamine)
- Aktuelle hämodynamische Situation
- Kreislaufunterstützende-Geräte (z. B. ECMO oder IABP)
- Vorerkrankungen (z. B. COPD)
- Gefäßsituation (z. B. pAVK)

Physiotherapeutische Maßnahmen

- Lagerungstechniken zur Entlastung des Herz-Kreislauf-Systems
- **Rückstromförderung:**
  - Lagerung und Ausstreichen vor allem der Beine
  - Passives, assistives, aktives Bewegen, isometrische Spannungsübungen, Atemtherapie (tiefe, langsame Atemzüge, Bauchatmung)
- **Gefäßtraining:** Umlagerung und schnelle Lagerung
- Einsatz von Hilfsmitteln: Kompressionsstrümpfe, Theraband, Bettfahrrad, Stehbrett
- **Frühmobilisation:** Transfertraining, Rumpfstabilisation, Kopfkontrolle, ADL (»activities of daily living«)
- **Lymphdrainage:** manuelle Lymphdrainage mit anschließendem Kompressionsverband/-strumpf zur Erhaltung des Therapieerfolgs; bei generalisierten Ödemen soll pro Behandlung nur eine Extremität therapiert werden; zudem ist bei katecholaminpflichtigen Patienten auf die periphere Durchblutung zu achten (Anpassung des Behandlungsdrucks); ebenso kann eine Herzinsuffizienz eine partielle Kontraindikation darstellen

Wirkmechanismus

- Die Beinerhöhung um optimalerweise 20 ° führt über ein hydrostatisches Gefälle zum Herzen zur Erhöhung der Strömungsgeschwindigkeit um bis zu 100 %.
- Das Ausstreichen der Beine bis zur Leiste kann die Strömungsgeschwindigkeit um bis zu 130 % steigern.
- Die Bewegungen sollten immer peripher begonnen werden (z. B. angeleitetes Bewegen gegen ein peripheres Widerlager).

> **Effekte auf die Herz-Kreislauf-Situation**
> Aus klinischer Erfahrung ist es unumstritten, dass passives, assistives oder aktives Bewegen das **Thromboembolierisiko** vermindert. Es gibt Untersuchungen, die einen positiven Effekt von passiven Bewegungen auf die **Ventilation** und den **pulmonalen Gasaustausch** haben. Der Wirkmechanismus auf die Hämodynamik wurde jedoch nicht genau untersucht (Chang et al. 2002). Norrenberg et al. (1995) hingegen beschrieben,

dass sowohl das passive als auch das aktive Bewegen den Sauerstoffverbrauch um bis zu 15 % ansteigen lässt. Koch (1996) schilderte, dass isometrische Spannungsübungen den ICP und den CCP ansteigen lassen. Mobilisation – vor allem wenn diese aktiv durchgeführt werden kann – verbessert den Sauerstofftransport und das Ventilations-/Perfusions-Verhältnis sowie die Flüssigkeitsverteilung (Dean u. Ross 1992).

21.5 Physiotherapeutische Modulation → Motorik/Sensomotorik

Befunderhebung/Einflussfaktoren

- Medikamente, welche das motorische System beeinflussen (z. B. Sedativa, Relaxanzien)
- Reagiert der Patient auf akustische oder taktile Reize?
- Kann die Position im Bett selbstständig verändert werden (auf akustische, taktile Reize)?
- Gewebebeschaffenheit (optisch, taktil)
- Muskelbeschaffenheit (optisch, taktil)
- Gelenkbeschaffenheit (optisch, taktil)
- Kardiopulmonale Belastbarkeit
- Je nach Muskelaktivität können unterschiedliche Messinstrumente eingesetzt werden: z. B. Muskelfunktionstest (MUFU nach Janda), »range of motion« (ROM), Löwenstein-Communications-Scale und Frührehabilitations-Index nach Barthel (FRB).

Physiotherapeutische Maßnahmen

- Jede Immobilität führt zur Muskelatrophie, die vermieden werden sollte.
- Funktionelles Lagern mit unterschiedlichen Ober- und Auflageflächen
- Passives, assistives, aktives Bewegen durch den Therapeuten mit /ohne Hilfsgerät
- Manuelle Mobilisation von Geweben und Gelenken
- Passives Vertikalisieren mit Gerät
- Eigenaktivitäten optimal einsetzen
- Anbahnen/Üben von Transfers assistiv oder aktiv
- Optimales Umsetzen der Eigenaktivitäten für ADL
- Ausdauer und Kraftverbesserung durch den Therapeuten mit/ohne Gerät

- Anleitung zum selbstständigen Üben und Training von Ausdauer und Kraft entsprechend der erlaubten kardiopulmonalen Belastbarkeit

Wirkmechanismus

- Durch funktionelles Lagern wird versucht, die Elastizität zu erhalten.
- Dosierter Auflagedruck zur Initiierung der Spontanmotorik
- Passives, assistives Bewegen zur Verhinderung/Minimierung von Kontrakturen (→ Optimierung der Elastizität)
- Während mit der Zunahme der Muskellänge die Länge der Muskelfilamente gleich bleibt, nimmt die Anzahl der Sarkomere zu → Immobilisation in verkürzter Stellung führt zum Sarkomerabbau
- Zur Ergänzung der therapeutischen Interventionen sind Geräte, wie z. B. Bettfahrrad/Armfahrrad, sehr hilfreich. Zur Aktivierung des Patienten ist der Einsatz von Lagerungsschienen, Stehbrett, Rehabilitationsstuhl und diversen Kleingeräten (Igelbälle, Theraband) häufig unverzichtbar.
- Wichtig sind gezielte Pausen (sog. aktive Pausen) während der Therapie und zwischen den einzelnen Therapieeinheiten, vor allem wenn mehrere Berufsgruppen multidisziplinär den Patienten behandeln.

Im Rahmen der **sensomotorischen physiotherapeutischen Behandlung** spielt die Interaktion zwischen den einzelnen therapeutischen Berufsgruppen eine bedeutende Rolle. Das Therapieprogramm kann nach den Prinzipien der **Trainingslehre** aufgebaut werden. Kardiopulmonale oder muskuloskelettale Überforderungen müssen vermieden werden. Durch tägliche Befunderhebung (Austesten des Patienten) sollten Überforderungen gerade bei Intensivpatienten mit langer Liegedauer (mit z. B. Critical-illness-Neuropathie/-Myopathie) frühzeitig erkannt werden.

Literatur

Chang A et al. (2004) Ventilatory effects of neurophysiological facilitation and passive movement in patients with neurological injury. Aust J Physiother 48(4):305–310

Chang et al. (2004) Standing with the assistance of a tilt table improves minute ventilation in chronic critical ill patients. Arch Phys Med Rehabil 85 (12):1972–1976

Dean E, Ross J (1992) Discordance between cardiopulmonary physiology and physical therapy: towards a rational basis for practice. Chest 101:1694–1698

Deutsche Atemwegsliga, Deutsche Gesellschaft für Pneumologie und Beatmungsmedizin (2007) Leitlinie zur Diagnostik und Therapie von Patienten mit chronisch obstruktiver Bronchitis und Lungenemphysem, Sonderdruck. Thieme, Stuttgart

Deutsche Gesellschaft für Anästhesiologie und Intensivmedizin (DGAI) (2008) Lagerungstherapie zur Prophylaxe oder Therapie von pulmonalen Funktionsstörungen – S2e Leitlinie. Anästh Intensivmed 49:1–24

Drexel H, Hildebrandt G, Schlegel KF, Weimann G (1988) Physikalische Medizin. Hippokrates, Stuttgart

Ehrenberg H (2001) Atemtherapie in der Physiotherapie/Krankengymnastik, 2. Aufl. Pflaum, München

Elliot L et al. (2005) Effect of posture on levels of arousal and awareness in vegetative and minimally conscious state patients: a preliminary investigation. J Neurol Neurosurg Psych 76:298–299

Freiling M (2004) Ist-Zustand der Physiotherapie auf deutschen Intensivstationen. Intensivmed 41:54–63

Friedrich O, Hund E (2006) Critical illness myopathie bei IST-Patienten. Anaesthesist 55:1271–1280

Gärtner U, Roth G (2000) Physiotherapie in der Intensivmedizin. Pflaum, München

Göhring H (2001) Atemtherapie – Therapie mit dem Atem. Thieme, Stuttgart

Gosselik R, Schrever K, Cops P, Witvrouwen H, de Ley P, Troosters T, Lerut A, Deneffe G (2000) Incentive spirometry does not enhance recovery after thoracic surgery. Critical Care Medicine Mar 28(3):679–683

Gutenbrunner C, Weimann G (2003) Krankengymnastische Methoden und Konzepte. Springer, Berlin, Heidelberg, New York

King M, Phillips DM, Gross D et al. (1983) Enhanced tracheal mucus clearance with high frequency chest wall compression. Am Rev Respir Dis 128:511–515

Koch SM et al. (1996) Effect of passive range of motion on intracranial pressure in neurosurgical patients. J Crit Care 11:176–179

Kress JP (2009) Clinical trials of early mobilization of critically ill patients. Crit Care Med 37:442–447

Lippert-Grüner M (2002) Frühstimulation. Ein multimodaler Therapieansatz in der Behandlung mit Komapatienten. Pflaum, München

Lombardi F, Taricco M, De Tanti A, Telaro E, Liberati A (2002) Sensory stimulation for brain injured individuals in coma or vegetative state: results of ac Cochrane systematic review. Clin Rehabil 16:464–72

Needham DM (2008) Mobilizing patients in the intensive care unit: improving neuromuscular weakness and physical funktion. JAMA 300:1685–1690

Norrenberg M et al. (1995) Oxygen consumption can increase during passive leg mobilization. Intensiv Care Med 21:177

Norrenberg M, Vincent JL (2000) A profile of European intensiv Care units physiotherapists. Intensiv Care Med 26(7):841–844

Oczenski W, Andel H, Werba A (2006) Atem – Atemhilfen, 7. Aufl. Thieme, Stuttgart

Pfausler B (2003) Neuromuskuläre Symptome bei ITS-Patienten. Intensiv-News, Ausgabe 6

Pfeifer K, Sudeck G, Brüggemann S, Huber G (2010) Bewegungstherapie in der medizinischen Rehabilitation – Wirkungen, Qualität, Perspektiven. Rehabilitation 4:224–236

Schenker A (2000) Analytische Atemtherapie Untersuchung, Analyse und Behandlung in der Atemtherapie. Edition Phi

Schweickert WD, Pohlman MC, Pohlman AS et al. (2009) Early physical and occupational therapy in mechanically ventilated, critically ill patients: a randomised controlled trial. Lancet 373:1874–1882

Intensivtransport

G. Michels, R. Blomeyer

22.1 Allgemeines – 538

22.2 Intrahospitaltransport – 538

22.3 Interhospitaltransport – 539

Literatur – 541

22.1 Allgemeines

> Unter einem Intensivtransport (Synonym: Sekundärtransport) versteht man einen inner- bzw. außerklinischen Transport von Intensivpatienten zur weiteren Diagnostik oder Therapie.

— Während der innerklinische Patiententransport in der Regel durch die Klinik sichergestellt wird, unterliegt der außerklinische Transport den Bestimmungen des jeweiligen Rettungsdienstgesetzes. Für die Durchführung ist hier der Träger des Rettungsdienstes verantwortlich.
— Empfehlungen zum Intensivtransport von der Deutschen Interdisziplinären Vereinigung für Intensiv- und Notfallmedizin (DIVI) unter www.divi-org.de/Intensivmedizin oder bei Warren et al. 2004

Risikofaktoren beim Intensivtransport

— Wechsel vom Intensivbeatmungsgerät auf ein Transportbeatmungsgerät, dabei zusätzliches Risiko des PEEP-Verlusts bei Diskonnektion des Systems
— Diskontinuierliche Katecholamintherapie
— Atemwegsverlegung, Tubusdislokation, akzidentelle Extubation
— Keine Kontinuität bezüglich der Aufrechterhaltung der Intensivtherapie (z. B. Pausieren der Dialysetherapie)
— Temporärer Mehrbedarf an Analgosedierung
— Folgen der Lagerungsänderung (pulmonal und kardial)
— Hypothermie
— Transporttrauma (Summe aller auf einen Patienten einwirkenden schädigenden Faktoren)

22.2 Intrahospitaltransport

Allgemeines

— Transporte kritisch kranker Patienten stellen eine erhebliche zusätzliche Gefährdung dar → Nutzen-Risiko-Abwägung (rechtfertigt die geplante Diagnostik oder Therapie die Gefährdung?)
— Aufrechterhaltung der Intensivbehandlung auch während des Transports
— Begleitpersonal: mindestens ein intensivmedizinisch erfahrener Arzt und eine erfahrene Intensivpflegekraft
— Die apparative und medikamentöse Ausstattung während des Transports muss geeignet sein, alle möglichen Komplikationen zu behandeln.

Indikationen

— Diagnostische Gründe: meist CT-Thorax/-Abdomen (häufig Verlaufskontrollen)
— Therapeutische Gründe: z. B. im Rahmen der interventionellen Radiologie → Embolisation von Viszeralgefäßen bei unterer Gastrointestinalblutung oder CT-gesteuerte Punktionen oder Notfallherzkatheteruntersuchung
— Organisatorische Gründe: z. B. Verlegung auf eine andere hausinterne Intensivstation

Strukturierung des Intensivtransports

Strukturierung des Intrahospitaltransports
Planungsphase
— Überprüfung der Indikationsstellung → Risiko-Nutzen-Analyse
— Hinterfragen/Evaluation einer alternativen bettseitigen Diagnose- oder Therapieoption

Vorbereitungsphase
— Organisatorische Maßnahmen: räumliche und zeitliche Terminierung; Information und Absprache mit dem Pflegepersonal; Kalkulation des zeitlichen Vorlaufs (Vorlaufzeit); Bereitstellung einer Transporteinheit (Monitor, Beatmungsgerät, Notfallkoffer); Überprüfung auf Funktionalität der Gerätschaften; Sicherstellung eines anderen Intensivarztes während des Transports (ggf. Telefonrufumleitung)
— Medizinische Maßnahmen: Entscheidung über die Fortführung medikamentöser Therapien (z. B. vasoaktive Medikation); Sicherung des Endotrachealtubus bzw. der Trachealkanüle; Sicherung der i.v.-Zugänge bzw. Arterienkatheter; Sicherung von Thoraxdrainagen bzw. anderen Drainagen; Aussetzten von Organersatzverfahren einplanen (z. B. Dialyse); Anpassung oder Pausierung der Ernährungstherapie; rechtzeitige Applikation des Kontrastmittels über die Magensonde; Vorbereitung einer ausreichenden Analgosedierung

Transportphase
— Überprüfung und Sicherung des Intensivtransportsystems (Geräte, Medikamentenreservoir,
▼

i.v.-Zugänge, Drainagen, Beatmung/O_2-Versorgung etc.)
- Zwingend Auskultation nach jeder Umlagerung des Patienten
- Lückenloses Monitoring/Überwachung der Vitalfunktionen während des Transports: nicht apparatives Monitoring (Patientenbeobachtung); apparatives Monitoring (Pulsoxymetrie, EKG, Blutdruck etc.); chemisches Monitoring (z. B. BGA vor/nach dem Transport)

Transporttrauma beim Intrahospitaltransport
Fehleinschätzung hinsichtlich der Beatmung
- Unzureichende Beatmungssituation: z. B. bei Patienten mit ARDS kommt es häufig beim Wechsel vom Intensivrespirator zum Transportrespirator zu Oxygenierungsproblemen, sodass für solche Fälle – wenn innerklinisch möglich – ein Intensivrespirator genutzt werden sollte
- Zur Vermeidung einer nosokomialen Pneumonie sollte auch während des Transports die Oberkörperhochlagerung beibehalten werden
- Unzureichende Analgosedierung
- Akzidentielle Extubation, z. B. beim Lagern des Patienten

Fehleinschätzung hinsichtlich Beatmung und Kreislauf
- Durch intrathorakale Druckerhöhung sind Beatmungstherapie und Kreislauftherapie stets miteinander verbunden
- Erhöhung des intrathorakalen Drucks → rechtsventrikuläre Nachlasterhöhung und Vorlastsenkung
- Kardiale Dekompensation bei Wechsel von Intensivrespirator auf Transportrespirator bei hohen PEEP-Werten (Diskonnektion bei hohen PEEP-Werten → Atelektasen → Perfusion ohne Ventilation → Shuntentstehung)
- Arrhythmien während des Transports → tachysystolische Herzinsuffizienz

Transportstress
- Postaggressionsstoffwechsel mit Hypermetabolismus
- Hyperkortisolismus und Hyperkatecholaminämie

22.3 Interhospitaltransport

Allgemeines

- Verlegung von intensivpflichtigen Patienten von einer Institution der Grund- oder Regelversorgung zur weiteren diagnostischen und therapeutischen Versorgung in eine Institution der Schwerpunkt- und/oder Maximalversorgung bzw. in eine anderweitig spezialisierte Institution unter Aufrechterhaltung der bereits begonnenen intensivmedizinischen Therapie
- Der Transport nach Beendigung einer diagnostischen oder intensivtherapeutischen Maßnahme zurück in ein heimatnahes Krankenhaus oder zur Rehabilitation ist ebenfalls Bestandteil des Interhospitaltransports.
- Die Vorteile einer optimalen Versorgung in der Zielklinik sind stets gegen die Transportrisiken (unerwünschte Ereignisse in 6–71 % aller Interhospitaltransporte) abzuwägen.

Organisationsformen des Interhospitaltansfers

- **Spezialisiertes System:** Ein spezielles Intensivtransportsystem des Rettungsdiensts (ITH [Intensivhubschrauber], ITW [Intensivtransportwagen]) übernimmt die komplette Aufgabe des Intensivtransports.
- **Bringprinzip:** Der Patiententransport wird vom Intensivarzt des verlegenden Krankenhauses begleitet.
- **Holprinzip:** Der Patiententransport wird vom Intensivarzt des aufnehmenden Krankenhauses begleitet.

Indikationen zum Intensivtransport

- Verlegung von der Grund- oder Regelversorgung zum Krankenhaus der Maximalversorgung (z. B. zum Notfallherzkatheter oder zur ECMO-Behandlung) oder Rückverlegung von der Maximalversorgung zur Grund-/Regelversorgung (z. B. nach erfolgreicher Herzkatheteruntersuchung)
- Transport von Intensivpatienten von einer Intensivstation einer Institution zu einer Intensivstation (z. B. intensivmedizinische Problemfälle) einer anderen Institution oder in ein Zentrum für Frührehabilitation.

> Der alleinige Verlegungsgrund »mangelnde Intensivbettenkapazität« eines instabilen Patien-

ten von einem Krankenhaus der Maximalversorgung in ein Krankenhaus mit Regelversorgung sollte stets kritisch hinterfragt werden.

Anforderungen an das Intensivtransportsystem

- 24-h-Einsatzbereitschaft
- Hochqualifiziertes Personal bestehend aus erfahrenen Intensivmedizinern und speziell geschultem Assistenzpersonal
- Geeignete intensivmedizinische und technische Ausstattung → Beatmungsgerät, invasives Monitoring etc.
- Moderne Kommunikationstechnik (Mobiltelefon etc.)
- Dokumentation und Qualitätsmanagement

Anforderungen an das Transportteam

- **Qualifikation des Arzts** (Empfehlungen der DIVI, Stand 2004):
    - Qualifikation für den Einsatz als Notarzt im Rettungsdienst nach landesrechtlichen Vorschriften/Bestimmungen der zuständigen Ärztekammer (Fachkundenachweis Rettungsdienst bzw. Zusatzbezeichnung Notfallmedizin)
    - Aktiver, regelmäßig tätiger Notarzt mit mindestens einjähriger Einsatzerfahrung
    - 3 Jahre klinische Weiterbildung in einem Fachgebiet mit intensivmedizinischen Versorgungsaufgaben
    - Mindestens 6-monatige Vollzeittätigkeit auf einer Intensivstation
    - Besuch des 20-stündigen Kurses »Intensivtransport« nach Empfehlungen der DIVI
- **Qualifikation des Rettungsdienstpersonals** (Empfehlungen der Bundesvereinigung der Arbeitsgemeinschaften der Notärzte Deutschlands BAND e.V.):
    - Berufsqualifikation Rettungsassistent
    - Mindestens 3-jährige Vollzeittätigkeit als Rettungsassistent (bzw. eine zeitlich vergleichbare Berufserfahrung)
    - Mindestens 14-tägige Hospitation auf einer Intensivstation
    - Besuch des 20-stündigen Kurses »Intensivtransport für Rettungsdienstfachpersonal«
    - Alternative: Fachpflegekraft für Anästhesie, Intensivmedizin/pädiatrische Intensivmedizin mit mindestens 14-tägiger Einarbeitung im Rettungsdienst und Besuch des 20-stündigen Kurses »Intensivtransport für Rettungsdienstfachpersonal«

Strukturierung des Intensivtransportes

- **Planungsphase:**
    - Kontaktaufnahme mit der Klinik bzw. mit dem intensivmedizinisch behandelnden Arzt (Arzt-Arzt-Gespräch)
    - Einholung transportrelevanter Informationen
- **Vorbereitungsphase:**
    - Detaillierte Abklärung des Patientenzustands und der Transportbedingungen in Form einer Checkliste → Arzt-Arzt-Gespräch
      - Diagnose des Patienten und Verlegungsgrund (Dringlichkeit)
      - Medizinischer Zustand und Krankheitsverlauf
      - Aktuelle Therapie
      - Aktuelle Analgosedierung
      - Informationen der anfordernden Klinik und der Zielklinik (Ansprechpartner mit Telefon)
      - Pathologische Parameter (Labor, Hämodynamik etc.)
      - Vorbereitende Maßnahmen: Infektionstransport (MRSA, VRE)?
      - Zugänge (ZVK, Arterienkatheter?) und Drainagen
      - Neurologie: Bewusstseinsstörung? (Glasgow-Coma-Scale)
      - Beatmungssituation: Beatmungsmodus, Beatmungsparameter, aktuelle Blutgasanalyse
      - Kreislaufstatus: Katecholamine/Dosis?
      - Nierenfunktion: Dialyseverfahren?
    - Optimale Patientenvorbereitung:
      - Überprüfung der Indikationsstellung
      - Patientenauswahl
      - Risikostratifizierung
      - Stabilisierung vor Transport notwendig?
      - Auswahl des geeigneten Transportmittels (ITW oder ITH)
    - Interaktiver Informationsaustausch mit Rettungsdienstpersonal und Arzt
      - Information über Krankheitsbild
      - Benötigte Geräte: Perfusoren, Infusomat etc.
      - Beatmungssituation
      - Katecholaminpflichtigkeit
      - Analgosedierung
- **Übernahmephase:**
    - Eine gewissenhafte Übergabe vor der Verlegung ist obligat für einen sicheren Intensivtransport.

- Die Übernahme hat stets am Intensivbett stattzufinden (und nicht im Arztzimmer oder im Flur).
- An der Übernahme nehmen Ärzte und medizinisches Assistenzpersonal gemeinsam teil.
- Die medizinische Übergabe hat vor der eigentlichen Umlagerung und Übernahme des Patienten auf das Transportsystem stattzufinden, d. h. bei Unklarheiten weitere Informationen oder Untersuchungen einholen.
- Übergabe zwischen Intensivarzt und transportierendem Arzt (→ Überprüfung des Transportrisikos)
- Entgegennahme von Verlegungsbrief, Röntgen-/CT-Aufnahmen, Laborparametern, Pflegebericht etc.
- Nach Erhalt aller notwendigen Informationen und Unterlagen hat der transportierende Arzt den Patienten zu untersuchen (v. a. Zugänge, Monitoring, Tubuslage).
- Bei respiratorischer Stabilität des Patienten sollte das klinisch eingesetzte Beatmungsverfahren auch während des Transports fortgesetzt werden.
- Bei auftretenden Unklarheiten kann der transportierende Arzt u. a. weitere diagnostische Untersuchungen anfordern (z. B. BGA vor Transport), um dadurch die Transportsicherheit zu erhöhen.
- Sicherstellung einer ausreichenden Mitnahme der notwendigen Medikamente (v. a. Analgetika, Sedativa, Katecholamine)
- Das Monitoring sollte vor der Umlagerung angelegt werden (vermeiden von Kabelsalat!).
- Rechtsgrundlagen: Der abgebende Arzt kann eine Verlegung nicht erzwingen. Der transportierende Arzt kann eine Verlegung unter der Voraussetzung, dass er die Verantwortung für den Patienten nicht übernehmen kann, ablehnen (Garantenstellung).

> »Proper pretransport planning prevents poor performance.«
> Im Mittelpunkt steht immer der Patient! Der Begriff Transportfähigkeit ist immer relativ zum Nutzen der Verlegung zu sehen.

- Transportphase:
  - Überprüfung und Sicherung des Intensivtransportsystems (Geräte, Medikamentenreservoir, i.v.-Zugänge, Drainagen, Beatmung/O$_2$-Versorgung, Monitoring etc.) und Erhebung des aktuellen Patientenstatus vor der Abfahrt von der Klinik sind obligat.
  - Lückenlose Fortführung der Überwachung und der Therapie sowie der genauen Dokumentation des Transportverlaufs während des Transports.
  - Kurz vor Ankunft in der Zielklinik (15–30 min) hat eine telefonische Voranmeldung über die zentrale Notaufnahme oder Intensivstation zu erfolgen.
- Übergabephase:
  - Bevor eine ausführliche Übergabe stattfinden kann, sollte primär der Patient versorgt werden (Beatmung → Monitoring → Medikamente/Perfusoren).
  - Hier gelten die gleichen Regeln wie bei der Übernahme, d. h. die Übergabe hat auch hier im Intensivzimmer direkt am Patienten stattzufinden.
  - Übergabe aller Unterlagen an das Intensivpersonal
  - Fertigstellung des Einsatzprotokolls

> Eine genaue Dokumentation der Intensivtransporte ist von enormer Wichtigkeit und somit eine absolute Voraussetzung für ein gutes Qualitätsmanagement.

Transporttrauma beim Interhospitaltransport

- Missgeschicke und Zwischenfälle (z. B. Extubation beim Lagern)
- Transportstress (psychisch [z. B. Angst], physisch [z. B. Schmerz], physikalisch [z. B. Lärm])
- Inadäquate Transportbedingungen (z. B. organisatorische Fehler)
- Progression der Grunderkrankung

Literatur

Ellinger K, Denz C, Genzwürker H et al. (2005) Intensivtransport. Deutscher Ärzte-Verlag, Köln

Fanara B, Manzon C, Barbot O, Desmettre T, Capellier G (2010) Recommendations for the intra-hospital transport of critically ill patients. Crit Care 14(3):R87

Löw M, Jaschinski U (2009) Intrahospital transport of critically ill patients. Anaesthesist 58(1):95–105

Poloczek S, Madler C (2000) Transport des Intensivpatienten. Anästhesist 49:480–491

Warren J, Fromm RE Jr, Orr RA, Rotello LC, Horst HM (2004) American College of Critical Care Medicine. Guidelines for the inter- and intrahospital transport of critically ill patients. Crit Care Med 32(1):256–62

Rehabilitation und Intensivmedizin

G. Michels, J. Szodrak

23.1 Medizinische Rehabilitation – 544

23.2 Anschlussheilbehandlung (AHB) – 545

23.3 Geriatrische Rehabilitation – 545

23.4 Neurologische Frührehabilitation – 546

Literatur – 546

23.1 Medizinische Rehabilitation

Allgemeines

- Medizinische Rehabilitation als ein Teilbereich der Rehabilitation.
- Ziel der medizinischen Rehabilitation:
  - **Erhaltung, Besserung, Wiederherstellung des Gesundheitszustandes bzw. der Erwerbsfähigkeit** und damit Erreichen eines größtmöglichen Ausmaßes an physischer und psychosozialer Unabhängigkeit nach einer erworbenen Läsion
  - Sonderregelungen bestehen für Kinder- und Jugendliche sowie für Patienten mit onkologischen Erkrankungen.
- Dauer: ca. 3 Wochen (eine Verlängerung ist möglich)
- Durchführung der medizinischen Rehabilitation:
  - Ambulant (§ 15 Abs. 1 SGB VI i.V.m. § 26 Abs. 2 SGB IX)
  - Stationär (§ 15 Abs. 2 SGB VI)
- Kostenträger: Rentenversicherung, gesetzliche/private Krankenversicherung, Beihilfe sowie Berufsgenossenschaft
- Rehabilitationsteam: Ärzte, Psychologen, Gesundheitspfleger, Physio-/Ergotherapeuten, Logopäden, Sozialarbeiter/-pädagogen etc.
- Teilbereiche der medizinischen Rehabilitation: z. B. Anschlussheilbehandlung (AHB), Anschlussgesundheitsmaßnahme (AGM), geriatrische Rehabilitation, neurologische Frührehabilitation oder stufenweise Wiedereingliederung (»Hamburger Modell«)

Voraussetzungen zur Inanspruchnahme einer medizinischen Rehabilitation

Allgemeine Kriterien

- **Rehabilitationsbedürftigkeit:** Die Erwerbsfähigkeit ist durch eine Krankheit oder deren Krankheitsfolgen erheblich gefährdet oder beeinträchtigt, sodass ein vorzeitiges Ausscheiden aus dem Erwerbsleben droht.
- **Positive Rehabilitationsprognose:** Das Ziel der Rückkehr des Patienten in das Erwerbsleben bzw. den Beruf kann durch die medizinische Rehabilitation mit überwiegender Wahrscheinlichkeit erreicht werden.
- **Rehabilitationsfähigkeit:** Der Patient ist in der Lage, aktiv an der Rehabilitation teilzunehmen.

Versicherungsrechtliche Aspekte

- Mindestversicherungszeit (15 Jahre) *oder*
- Mindestens 6 Kalendermonate mit Pflichtbeiträgen in den letzten 2 Jahren zur gesetzlichen Rentenversicherung *oder*
- Bezug einer Rente wegen verminderter Erwerbsfähigkeit *oder*
- Wartezeit von 5 Jahren bei verminderter oder in absehbarer Zeit gefährdeter Erwerbsfähigkeit *oder*
- Anspruch auf große Witwen- bzw. Witwerrente wegen verminderter Erwerbsfähigkeit

Persönliche und medizinische Aspekte

- Indikationsliste bzw. Indikationsgruppen: Krankheiten des Herzens und des Kreislaufs, Krankheiten der Gefäße, entzündlich-rheumatische Erkrankungen, degenerativ-rheumatische Erkrankungen und Z. n. Operationen und Unfallfolgen an den Bewegungsorganen, gastroenterologische Erkrankungen und Z. n. Operationen an den Verdauungsorganen, endokrine Krankheiten, Krankheiten und Z. n. Operationen an den Atmungsorganen, Krankheiten der Niere und Z. n. Operationen an Nieren, ableitenden Harnwegen und Prostata, neurologische Krankheiten und Z. n. Operationen an Gehirn, Rückenmark und peripheren Nerven, onkologische Krankheiten, gynäkologische Krankheiten und Z. n. Operationen am weiblichen Genital
- Die Akutphase der Erkrankung muss abgeschlossen sein.
- Der Patient muss frühmobilisiert sein.
- Der Patient muss selbsthilfefähig sein (ohne Fremdhilfe zur Toilette gehen, selbstständig essen, sich allein waschen und ankleiden können), der Patient sollte reisefähig sein (bei der neurologischen Frührehabilitation und geriatrischen Rehabilitation nicht unbedingt nötig).
- Zustimmung der Maßnahme durch den Patienten
- Zwischen 2 medizinischen Rehabilitationsmaßnahmen liegen in der Regel 4 Jahre Wartezeit, Ausnahmen sind je nach Erkrankung bzw. aus gesundheitlichen Gründen möglich

Phasenmodell der Rehabilitation

- Einteilung der Behandlung und Rehabilitation von erwachsenen Patienten, insbesondere solchen mit Erkrankungen des Nervensystems (z. B. Schlaganfall)
  - Intensiv- und akutmedizinische Behandlungsphasen A und B

Tab. 23.1 Phasenmodell der Rehabilitation

Phase	Beschreibung
A	Akutbehandlungsphase (Intensivstation)
B	Neurologische Frührehabilitation (Barthel-Index <30)
C	Weiterführende Rehabilitation (weitgehend pflegebedürftig, Barthel-Index 30–75)
D	Anschlussheilbehandlung (weitgehend selbstständig, Barthel-Index >75)
E	Nachsorge und berufliche Rehabilitation
F	Aktivierende (Langzeit-)Behandlungspflege

— Phasen der medizinischen Rehabilitation B, C und D
— Die Phasen werden häufig nicht alle hintereinander durchlaufen, sondern sind abhängig vom individuellen Verlauf bzw. Ist-Zustand.
— Phasenbeschreibung: ◘ Tab. 23.1

23.2 Anschlussheilbehandlung (AHB)

Definition

— Unter einer AHB versteht man eine ganztägig ambulante, stationäre oder teilstationäre Leistung zur medizinischen Rehabilitation im unmittelbaren Anschluss bzw. in engem zeitlichem Zusammenhang an eine Krankenhausbehandlung.

Allgemeines

— Ziel: Wiederherstellung der Erwerbsfähigkeit bzw. Eingliederung des Patienten an die Belastungen des Alltags- und Berufslebens
— Dauer: 3–4 Wochen (eine Verlängerung ist möglich)
— Beginn: zwischen dem Ende des Krankenhausaufenthalts und dem Beginn der AHB dürfen nicht mehr als 14 Tage liegen (Sonderregelungen je nach Therapieform bei onkologischen Erkrankungen, auch Fristen von 4–8 oder 10 Wochen)
— Antragstellung: rechtzeitig vor Entlassung durch den Sozialdienst des Krankenhauses
— Kostenträger: in der Regel Rentenversicherung (zur Wiederherstellung der Arbeitsfähigkeit) oder gesetzliche Krankenkasse (zur Wiedererlangung der Gesundheit und Vermeidung einer Pflegestufe)
— Klinikauswahl: Bestimmung in der Regel durch den Kostenträger
— Begleitpersonen können abhängig von den Gegebenheiten der Einrichtung auf eigene Kosten in der Rehabilitationsklinik untergebracht werden.

Anspruchsvoraussetzungen

— Indikationen zur AHB (Rehabilitationsbedürftigkeit): alle Krankheiten oder Krankheitsfolgen, welche die Erwerbsfähigkeit erheblich gefährden oder vermindern, sodass die Gefahr eines vorzeitigen Ausscheidens aus dem Erwerbsleben droht
— Rehabilitationsfähigkeit: Der Patient sollte in der Lage sein, aktiv an der Rehabilitation mitzuwirken (Barthel-Index >75).
— Abklärung der Kostenübernahme und des Rehabilitationspotenzials

23.3 Geriatrische Rehabilitation

Definition

— Unter einer geriatrischen Rehabilitation versteht man eine spezialisierte ambulante oder stationäre Rehabilitation für ältere, multimorbide Patienten.

Allgemeines

— Ziel: Wiederherstellung der individuellen Selbstständigkeit und Vermeidung einer Pflegebedürftigkeit
— Dauer: 3 Wochen (eine Verlängerung ist möglich)
— Beginn: meist im Anschluss an den Krankenhausaufenthalt
— Kostenträger: gesetzliche Krankenversicherung

- Antragstellung: rechtzeitig durch den Sozialdienst
- Prüfung des Antrags: Gutachter des Medizinischen Dienstes der Krankenversicherung (MDK)
- Klinikauswahl: in der Regel zugelassene und zertifizierte Rehabilitationskliniken
- Anmerkung: Falls die medizinische Behandlung noch im Vordergrund steht oder noch eine deutliche Immobilität vorliegt, kommt als Alternative eine Direktverlegung in die Akutgeriatrie in Betracht.

Anspruchsvoraussetzungen

- Indikation: meist für ältere Menschen (nur in Ausnahmefällen für jüngere Patienten)
- Rehabilitationsfähigkeit: Der Patienten ist rehafähig (Barthel-Index >50).
- Vorliegen einer positiven Rehabilitationsprognose
- Voraussetzungen: höheres Lebensalter (>70 Jahre) und geriatrietypische Multimorbidität (≥2 behandlungsbedürftige Krankheiten)
- Abklärung der Kostenübernahme und des Rehabilitationspotenzials

23.4 Neurologische Frührehabilitation

Definition

- Unter einer neurologischen Frührehabilitation versteht man eine integrierte, interdisziplinäre, stationäre Rehabilitation noch während der initialen Behandlungsphase im Akutkrankenhaus.

Allgemeines

- Ziele:
  - Unterstützung und Förderung der Genesung unter Nutzung der Regenerationsfähigkeit des Nervensystems, um Früh- und Spätkomplikationen und somit Sekundärschäden zu verhindern oder zumindest in ihren Auswirkungen so zu mindern, dass Behinderungen und Beeinträchtigungen möglichst gering bleiben (www.wfnr.co.uk).
  - Wiederherstellung der physischen und psychischen Leistungsfähigkeit sowie der individuellen Selbstständigkeit
- Dauer: 4–8 Wochen (eine Verlängerung ist möglich)

- Beginn: direkt im Anschluss an die Akutbehandlungsphase bzw. zeitgleich mit der Akutbehandlung
- Kostenträger: Krankenversicherung (Ausnahme: Fälle der Berufsgenossenschaft)
- Antragstellung: durch den krankenhausinternen Sozialdienst
- Klinikauswahl: in der Regel neurologische Rehabilitationskliniken
- Begleitpersonen können abhängig von den Gegebenheiten der Einrichtung auf eigene Kosten in der Rehabilitationsklinik untergebracht werden.

Anspruchsvoraussetzungen

- Indikationen: neurotraumatologische Erkrankungen (z. B. schweres Schädel-Hirn-Trauma, epidurale/subdurale Hämatome) und neurologische atraumatische Krankheitsbilder (insbesondere Z. n. ischämischem Insult und Z. n. hypoxischem Hirnschaden)
- Rehabilitationsfähigkeit: Barthel-Index <30
- Abklärung der Kostenübernahme und des Rehabilitationspotenzials

Literatur

Mahoney FI, Barthel D (1965) Functional evaluation: the Barthel Index. Maryland State Medical Journal 14:56–61

Needham DM, Korupolu R (2010) Rehabilitation quality improvement in an intensive care unit setting: implementation of a quality improvement model. Top Stroke Rehabil 17:271–81

Putman K, De Wit L (2009) European comparison of stroke rehabilitation. Top Stroke Rehabil 16:20–26

Transplantationsmedizin in der Intensivmedizin

G. Michels, A. Ruhparwar, T. Welte, J. Gottlieb, S. Teschner, V. Burst, J. Mertens, D. Stippel, G. Herter-Sprie, M. von Bergwelt-Baildon, S. Theurich, J. Vehreschild, Ch. Scheid, J. Chemnitz, M. Kochanek

24.1 Herztransplantation – 548

24.2 Lungentransplantation – 553

24.3 Nierentransplantation – 557

24.4 Lebertransplantation – 561

24.5 Stammzelltransplantation – 571

Literatur – 583

24.1 Herztransplantation

G. Michels, A. Ruhparwar

Allgemeines

> Die postoperative intensivmedizinische Behandlung von Patienten nach Herztransplantation basiert häufig auf Erfahrung und deren Weitergabe zwischen den Transplantationszentren (hohe Variabilität).

- Die **5-Jahres-Überlebensrate** nach Herztransplantation beträgt ca. **70–80 %** (1-Jahres-Überlebensrate: ca. 80–90 %).
- Im Jahr 2009 wurden in Deutschland 363 Herztransplantationen in 25 Kliniken durchgeführt. 2009 wurden 773 Patienten zur Transplantation angemeldet.
- 1967 wurde in Kapstadt die weltweit erste Herztransplantation vorgenommen (Prof. Christiaan Barnard).
- Faktoren, welche den frühen postoperativen Verlauf nach Herztransplantation beeinflussen: präoperativer Zustand (Begleiterkrankungen), chronische Medikation und Funktion des Transplantates
- Patienten mit terminaler Herzinsuffizienz (meist ischämische Herzerkrankung und Kardiomyopathien) unter maximaler konservativer Therapie und nach Ausschöpfung invasiver Therapieoptionen (z. B. CRT, ICD)
- Berechnung der Überlebenswahrscheinlichkeit → Score-Systeme:
  - Seattle Heart Failure Model (www.seattleheartfailuremodel.org)
  - Heart Failure Survival Score (HFSS)
- Diagnostik (im Vorfeld):
  - Nichtinvasive Diagnostik: EKG, laborchemische Untersuchungen, Immunologie (HLA-Typisierung, PRA [»panel-reactive antibody«]), Mikrobiologie (Serologie, Virologie, Mykologie, Bakteriologie), Echokardiographie, Spiroergometrie, Sonographie des Abdomens, Karotis-Doppler-Sonographie, Konsile (HNO, Zahnarzt, Psychiatrie, Gynäkologie/Urologie), ggf. CT-Bildgebung oder weitere Konsile
  - Invasive Diagnostik: Links- und Rechtsherzkatheter (mit Ilomedin/Iloprost)
- Möglichkeiten des Organersatzes:
  - Orthotope Herztransplantation (biatrial nach Lower und Shumway, bikaval oder totalorthotop)
- Ggf. Bridging-Therapie → mechanische Kreislaufunterstützung
  - Hämodynamische Grenzwerte: Herzindex <2 l/min/m^2, MAP <60 mmHg, mPAP >20 mmHg, Diurese <20 ml/h
  - Parakorporale Systeme: mono- oder biventrikuläre Unterstützung mit dem Excor-System (pneumatische [pulsatile] Systeme, d. h. mit Druckluft)
  - Axial- oder Zentrifugalpumpen (z. B. Heartware HVAD, Heartmate II, Incor, Jarvik 2000): kontinuierlicher Fluss ohne Pulsation (kein Puls tastbar)
  - Kunstherz (»total artificial heart«): Implantation eines biventrikulären Systems nach Exzision des erkrankten Herzens
- Richtlinien zur Organtransplantation: § 16 Abs. 1 S. 1 Nr. 2, 4 und 5 Transplantationsgesetz (letzte Änderungen 2011)

Indikationen und Kontraindikationen
(Tab. 24.1, Tab. 24.2, Tab. 24.3)

Intensivmedizinische Nachsorge

Besonderheiten nach Herztransplantation
- Monitoring von Arrhythmien und Hämodynamik
- Monitoring von Abstoßungen (EKG, Echokardiographie, Myokardbiopsie)
- Monitoring der Immunsuppression (Spiegelbestimmungen, Blutbild)
- Einhaltung von strengen Hygienemaßnahmen
- Beachtung der kardialen Denervierung (erhöhte Ruhefrequenz)
- Transplantatischämie

Hämodynamisches Monitoring
- Bestimmung von Widerständen, Drücken und Herzzeitvolumen
- Insbesondere Messung des pulmonalen Gefäßwiderstands über den Pulmonaliskatheter zum frühzeitigen Erkennen eines Rechtsherzversagens
- Echokardiographie

Immunsuppression

Intra- und frühpostoperative Immunsuppression (Induktionstherapie)

- **Steroide:** 500–1000 mg Methylprednisolon i.v. zu Beginn oder während der Operation

24.1 · Herztransplantation

Tab. 24.1 Indikationen zur Herztransplantation

Absolute Indikationen	Relative Indikationen
VO_2 max <10 ml/kgKG/min (mit Erreichen der anaeroben Schwelle) Therapierefraktäre ventrikuläre Arrhythmien Refraktärer kardiogener Schock Einschränkende Ischämie, die eine normale Aktivität unmöglich macht und nicht durch eine Bypassoperation oder Angioplastie therapierbar ist NYHA-Stadium IV trotz optimaler Therapie	VO_2 max 11–14 ml/kgKG/min und starke Einschränkung der Alltagsbelastbarkeit Rezidivierende kardiale Dekompensation

Anmerkung: s. auch Francis et al. 2010 sowie www.ishlt.org/

Tab. 24.2 Kontraindikationen zur Herztransplantation

Absolute Kontraindikationen	Relative Kontraindikationen
Fixierte pulmonale Hypertonie (PVR >4–6 WE in Ruhe ohne Abnahme auf <3–4 WE durch Vasodilatanzien; transpulmonaler Gradient [mPAP-PCWP] >15 mmHg), da erhöhte Gefahr des intra-/postoperativen Rechtsherzversagens Akute und chronische Infektion Akutes Magen- und Duodenalulkus Maligne Tumorerkrankungen (abhängig von der Tumorart, Rezidivfreiheit innerhalb der letzten 5 Jahre) Systemerkrankungen mit schlechter Prognose (z. B. extrakardiale Manifestation einer Amyloidose) Ausgeprägte Lungenparenchymerkrankung Leberinsuffizienz (Bilirubin >5 mg/dl) Divertikulitis Fehlende Patienten-Compliance Aktives Suchtproblem (Nikotin, Drogen oder Alkohol)	Akute Lungenembolie (≤1 Monat) Pulmonal-arterieller Gefäßwiderstand (PVR >3–4 WE) Schwer einstellbarer insulinpflichtiger Diabetes mellitus Schwere Niereninsuffizienz Ausgeprägte Osteoporose Ausgeprägtes Übergewicht Biologisches Alter >65 Jahre (»Old for old«-Programm) Instabile psychosoziale Situation

Tab. 24.3 Dringlichkeitsstufen der Herztransplantation

Dringlichkeit	Kriterien der Listung
Hohe Dringlichkeit: HU (»high urgent«) (>80 % der tatsächlichen Organempfänger)	Intensivstationsbehandlungsbedürftigkeit (ITS, IMC) CI <2,2 l/min/m² und S_VO_2 <55 % Inotrope Therapie: Katecholaminpflichtigkeit (Dobutamin >7,5 μg/kgKG/min oder Milrinon >0,5 μg/kgKG/min) Zeichen eines Organversagen: Serum-Natrium <136 mmol/l, Kreatininanstieg, Transaminasenanstieg, Zeichen eines neurologischen Defizits Reevaluierung aktuell noch alle 7 Tage bzw. demnächst alle 8 Wochen (inklusive Rechtsherzkatheter)
Elektiv: T (»transplantable«)	Diese Patientengruppe erfüllt die Kriterien zur Aufnahme auf die Warteliste zur Herz- bzw. Herz-Lungen-Transplantation, jedoch nicht die HU-Kriterien. Die Tage der Wartezeit im T-Status werden berücksichtigt (1 Tag = 1 Pkt.).
Nicht transplantabel: NT (»not transplantable«)	Progredientes Multiorganversagen Vorliegen von absoluten Kontraindikationen bzgl. einer HTX Die Tage der Wartezeit im NT-Status werden bei der Berechnung der Wartezeit im HU-Status nicht berücksichtigt.

Anmerkung: Der ehemalige U-Status (»urgent«) wurde im April 2011 von der Eurotransplant International Foundation in Leiden abgeschafft. Weitere Informationen unter www.eurotransplant.org.

- Ggf. additiv **ATG** (Antithymozytenglobulin) *je nach Zentrum*:
  - Unmittelbar postoperativ: intrakutane Injektion von ATG zum Ausschluss/Nachweis einer möglichen allergischen Reaktion
  - 4 h postoperativ: Beginn der Induktionstherapie mit ATG (1,5 mg/kgKG) i.v. über 6 h (Cave: Nierenversagen)
  - Die Erfolgskontrolle findet täglich durch Bestimmung der absoluten T-Lymphozyten-Zahl (Normwert: 1300–2300 Zellen/µl) bis zum Erreichen therapeutischer Spiegel von Calcineurininhibitoren statt.
  - Ziel: T-Zell-Depletion auf <100 Zellen/µl; in der Regel ist dadurch eine einmalige Applikation von ATG ausreichend; postoperatives Nierenversagen und Überimmunsuppression (erhöhte Gefahr von Infektionen, Wundheilungsstörungen und Inzidenz maligner Tumoren) können somit vermieden werden.
- Die Induktionstherapie kann auch mit IL-2-Rezeptorantagonisten (z. B. 20 mg Basiliximab als Kurzinfusion) durchgeführt werden.

Basisimmunsuppression (initial Dreierkombination):

- Beginn der Basisimmunsuppression: ab dem 1. postoperativen Tag
- **Tripelimmunsuppression:** Tacrolimus plus MMF (Mycophenolatmofetil) plus Steroide (nach 6–12 Monaten kann die Steroidtherapie ausgeschlichen werden)
- **Erhaltungstherapie (Zweierkombination):** Tacrolimus plus MMF (alternative Regimes: Tacrolimus plus Sirolimus, Ciclosporin plus MMF, Sirolimus/Everolimus plus MMF)

Komplikationen nach Herztransplantation (◘ Tab. 24.4)

Pumpversagen (»Low-cardiac-output«-Syndrom)

- Hintergrund: immunologische (hyperakute Abstoßung, jedoch eher selten) oder nicht immunologische Ursachen (z. B. hämodynamische Instabilität durch myokardiale Kontraktilitätsstörungen)
- Monitoring:
  - Hämodynamisches Monitoring (insbesondere Rechtsherzkatheter und Echokardiographie)
  - Rhythmologisches Monitoring (kontinuierliches EKG-Monitoring, täglich 12-Kanal-EKG)
- Maßnahmen:
  - Hämodynamische Optimierung → medikamentös (Katecholamine, Levosimendan)
  - Schrittmacherstimulation
  - IABP und ECMO (ggf. belassen der Systeme über die 48-h-Grenze)
  - Ggf. Plasmapherese bei V. a. hyperakute Abstoßung

Rechtsherzversagen

- Hintergrund: Das Transplantat ist nicht auf eine erhöhte rechtsventrikuläre Nachlast (pulmonale Hypertonie) eingestellt, sodass die Gefahr des akuten Rechtsherzversagens besteht (Abfall des CI, Anstieg des PVR und des ZVD).
- Monitoring:
  - Messung des pulmonalen Widerstands mittels Pulmonaliskatheter, u. a. Bestimmung des rechtsventrikulären Cardiac Power-Index (CPI): rvCPI = CI × mPAP × 0,0022 (W/m^2)
  - Tägliche echokardiographische Kontrollen (Fragestellungen: Dilatation von RA und RV, paradoxe Septumbewegung, hochgradige Trikuspidalklappeninsuffizienz, dilatierte V. cava

◘ Tab. 24.4 Komplikationen nach Herztransplantation

Frühkomplikationen	Spätkomplikationen
Pumpversagen	Akute und chronische Abstoßung
Rechtsherzversagen	Transplantatvaskulopathie
Trikuspidalklappeninsuffizienz	Auswirkungen der Immunsuppression: Arzneimittelnebenwirkungen (Niereninsuffizienz, Osteoporose, arterielle Hypertonie), neu auftretende Tumoren/Zweittumorerkrankungen (Spinaliom, Basaliom, lymphoproliferative Erkrankung), Infektionen
Frühinfektionen (bakteriell, fungal)	
Hyperakute und akute Abstoßung	
Arrhythmien (langsame Sinusknoten- oder AV-Überleitungsstörungen)	Psychosoziale Probleme
Multiorganversagen (Leber-, Nierenversagen)	Spätinfektionen (CMV)

Tab. 24.5 Echokardiographische Abschätzung des RA-Drucks über Weite und Kollaps der V. cava inferior

Weite [cm]	Inspiratorischer Kollaps	Geschätzter RA-Druck (ZVD) [mmHg]
<1,7	Vollständig	0
1,7–2,	>40 %	<5 (Normalbefund)
>2,1 cm	>40 %	5–10
>2,1 cm	<40 %	10–15
>2,1 cm	Fehlt	>15

Abkürzung: RA-Druck = rechter Vorhofhofdruck

Tab. 24.6 Korrelation der TAPSE mit der rechtsventrikulären Ejektionsfraktion (RV-EF)

TAPSE [mm]	RV-EF [%]
5	20
10	30
15	40
20	50
>20	>50 (Normalbefund)

Abkürzung: TAPSE = »tricuspid annular plane systolic excursion«, systolische Bewegung der Trikuspidalklappenebene

inferior, TAPSE [»tricuspid annular plane systolic excursion«]; ◘ Tab. 24.5, ◘ Tab. 24.6)
— Maßnahmen:
  — Allgemeines: ausreichende F_iO_2 → Sauerstoff vermindert die hypoxische pulmonale Vasokonstriktion, senkt den PAP und verbessert das HZV
  — Steigerung der rechtsventrikulären Inotropie: Dobutamin (ggf. Adrenalin), Milrinon und Levosimendan
  — Optimierung der Vorlast: kontrolliertes Volumenmanagement; bei dilatiertem RV und eingeschränkter Pumpfunktion sollte versucht werden, den RV durch vorsichtige Gabe von Nitraten und/oder Diuretika zu entlasten (im Gegensatz dazu wird eine Volumengabe bei fehlender pulmonaler Hypertonie gut toleriert)
  — Senkung der Nachlast: z. B. NO-Beatmung, Prostaglandinderivate (Epoprostenol, Alprostadil)
  — Weitere Optionen: Implantation eines rechtsventrikulären Unterstützungssystems (z. B. rechtsventrikuläre Impella-Pumpe) oder atriale Septostomie (trotz maximaler Therapie und schwerer pulmonaler Hypertonie)
  — Anmerkung: Levosimendan wirkt auch auf den rechten Ventrikel im Falle einer Rechtsherzinsuffizienz

Trikuspidalklappeninsuffizienz

— Hintergrund: Verziehung des Trikuspidalklappenannulus bei der biatrialen Implantationstechnik (nach Lower und Shumway) sowie Potenzierung durch Erweiterung des Annulus im Rahmen einer Rechtsherzinsuffizienz/Gefügedilatation
— Monitoring: tägliche echokardiographische Kontrollen
— Maßnahmen: primär bikavale bzw. total-orthotope Implantationstechnik, kausaler Therapieansatz (chirurgische Korrektur), supportive Therapie mit NO oder Ilomedin sowie Dobutamin (ggf. Adrenalin), Milrinon und Levosimendan zur Steigerung der rechtsventrikulären Kontraktilität

Infektionen

— **Akute postoperative Phase** (1. Monat): meist bakterielle Infektionen (meist als nosokomiale Pneumonie, Katheter- oder Wundinfektionen, intrathorakale Infektionen)
— **Intermediäre postoperative Phase** (2.–6. Monat): bakterielle, virale oder fungale Infektionen (CMV, Pneumocystis jirovecii, Toxoplasma gondii, Schimmelpilze)
— **Späte Posttransplantationsphase** (>6 Monate): häufig CMV-Reaktivierung, ansonsten unter Berücksichtigung der Immunsuppression kein wesentlich erhöhtes Infektionsrisiko im Vergleich zur gesunden Population
— Monitoring:
  — Procalcitoninbestimmung (Anstieg bei Infektionen und nicht bei Abstoßungen, dagegen CRP-Anstieg bei Abstoßungen und Infektionen)

- Bestimmung des CMV-pp65-Proteins bzw. CMV-DNS-Nachweis (PCR)
- Maßnahmen (Infektprophylaxe):
  - Patienteneinzelbox
  - Perioperative Antibiotika-/Antimykotikaprophylaxe
  - Einhaltung hygienischer Maßnahmen
  - Regelmäßige mikrobiologische Diagnostik

Abstoßung (◘ Tab. 24.7)

- Abstoßungen sind innerhalb der ersten 2 Jahre nach Herztransplantation für ca. 20 % der Todesfälle verantwortlich.
- Formen der Abstoßung: **zelluläre** und **humorale/vaskuläre** Abstoßung
- Monitoring:
  - Endomyokardbiopsie (transjuguläre/-femorale Technik; Cave: in 10–15 % falsch-negative Ergebnisse, sog. »sampling error«)
  - Intramyokardiales EKG (Ableitung über epikardial angelegte Schrittmacherdrähte)
  - Zytoimmunologie (Differenzierung von T-Lymphozyten- und Monozytensubpopulationen mittels FACS [»fluoreszenz activated cell sorting«, FACS-Durchflusszytometrie])
  - Bildgebung: Echokardiographie und/oder MRT
  - Biomarker (Troponine, BNP [B-Typ-natriuretische-Peptid])
- Maßnahmen: je nach Abstoßungsart und klinisch-pathologischem Schweregrad

Akute Abstoßung (◘ Tab. 24.8, ◘ Tab. 24.9, ◘ Tab. 24.10)

> Die akute Abstoßung ist die Hauptursache für den frühen Transplantatverlust bei der Herztransplantation.

◘ Tab. 24.7 Klinische Einteilung der Abstoßungsreaktionen

Hyperakute Abstoßung (Stunden)	Akute Abstoßung (Tage bis Wochen)	Chronische Abstoßung (Monate bis Jahre)
Humorale Abstoßung, präformierte Antikörper (Anti-HLA-Ak, Anti-AB0-Ak) mit Aktivierung von Komplement- und Gerinnungssystem → Endothelschädigung, Thrombozytenaggregation, intravasale Gerinnung → thrombotischer Verschluss der Gefäße im Transplantat → akutes Transplantatversagen	Meist zelluläre, aber auch antikörpervermittelte Alloimmunprozesse (APC = antigenpräsentierende Zellen) → Aktivierung von T-Lymphozyten)	Humorale und zelluläre Prozesse (CD4-T-Effektorzellen vom TH_1-Typ) mit chronisch entzündlichen vaskulären und interstitiellen Veränderungen (die chronische Abstoßung ist die häufigste Indikation zur Retransplantation)

Anmerkung: weitere Informationen unter www.ishlt.org

◘ Tab. 24.8 Histopathologische Einteilung der akuten Abstoßung

Histopathologische Einteilung der humoralen Abstoßung	Histopathologische Einteilung der zellulären Abstoßung nach Billingham (ISHLT-Klassifikation)	
Immunfärbungen: IgG, IgM, IgA, Komplementablagerungen, CD68-Färbung der Makrophagen	Grad 1a (1R)	Fokales Infiltrat ohne Nekrosen
	Grad 1b (1R)	Diffuses Infiltrat ohne Nekrosen
	Grad 2	Fokale Myozytennekrose
	Grad 3a (2R)	Multifokales Infiltrat und/oder myozytäre Zerstörung
	Grad 3b (3R)	Diffuser inflammatorischer Prozess mit Nekrosen
	Grad 4 (3R)	Nekrose, Ödem, Hämorrhagie, Vaskulitis

Anmerkung: Da es sich bei der akuten Abstoßung meist um eine führende zelluläre Abstoßung handelt, wird die Klassifikation der ISHLT (International Society for Heart and Lung Transplantation) angewandt.

Ambulante Nachsorge

- Ziel: Wiedereingliederung des HTX-Patienten ins Alltagsleben und frühzeitige Aufdeckung von Komplikationen
- Patientenbezogene Maßnahmen: Führen eines Tagebuchs (Blutdruck, Puls, Temperatur, Körpergewicht, Allgemeinbefinden)
- Strukturierte Kontrollen: (emotionale) Betreuung, körperliche Untersuchung, Laborchemie (inklusive Spiegelbestimmung der Immunsuppressiva), EKG, CMV-Diagnostik (CMV-Ak, CMV-pp65-Protein, CMV-DNS-Nachweis [PCR]), Echokardiographie, Myokardbiopsie (initial monatlich); jährliches Screening nach Malignomen

24.2 Lungentransplantation

G. Michels, T. Welte, J. Gottlieb

Allgemeines

- Die Lungentransplantation ist ein Therapieverfahren für Patienten im Endstadium von Lungenerkrankungen mit nur noch begrenzter Prognose.

Tab. 24.9 Abstoßungstherapie bei akuter Abstoßung

Abstoßungstherapie bei zellulärer Abstoßung		Abstoßungstherapie bei humoraler Abstoßung
Grad 1	Ggf. Umstellung der Basisimmunsuppression	Beeinflussung der B-Lymphozyten: z. B. Cyclophosphamid, Methotrexat
Grad 2	Ggf. Kortisonstoßtherapie (500–1000 mg Methylprednisolon i.v. über 3 Tage) und Umstellung/Erhöhung der Basisimmunsuppression	
Grad 3 und 4	Kortisonstoß plus Antithymozytenglobulin; alternativ z. B. Orthoclone OKT3 oder Muromonab-CD3, d.h. monoklonale Antikörper gegen das CD3-Oberflächenantigen auf T-Lymphozyten	

Tab. 24.10 Übersicht über die Immunsuppressiva

Gruppe	Substanzen und Dosierung[a]
Kortikosteroide	Prä- oder intraoperativ: 500–1000 mg Methylprednisolon i.v. Tag 0: 2-mal 125 mg Tag 1: 1-mal 125 mg Tag 2: 1-mal 100 mg Erhaltungsdosis (für 6 Monate): 1-mal 5 mg/Tag
Calcineurininhibitoren	Ciclosporin A: 1 mg/kgKG i.v. bzw. 3–6 mg/kgKG p.o. (Spiegel: 200–300 ng/ml [1. Jahr], 100–200 ng/ml [ab 2. Jahr]) Tacrolimus: 2–10 mg/Tag p.o. (Spiegel: 10–15 ng/ml [1. Jahr]; 9–14 ng/ml [ab 2. Jahr])
mTOR-Inhibitoren	Everolimus: 1,5–3 mg/Tag (Spiegel: 3–8 µg/l) Sirolimus: 2–6 mg/Tag (Spiegel: 5–14 µg/l)
Purinsyntheseinhibitoren	MMF (Mycophenolatmofetil): 2–3 g/Tag (Spiegel: 1,5–4 µg/ml)
Purinantimetabolit	Azathioprin: 1–2 mg/kgKG; bei MMF-Unverträglichkeit
Antikörper	ATG (Antithymozytenglobulin): Tag 0, 4 h postoperativ, 1,5 mg/kgKG ALG (Antilymphozytenglobulin): 10–15 mg/kg Monoklonale Antikörper (OKT3): 5 mg/kgKG IL2-Rezeptorantagonisten – Basiliximab: 20 mg; Daclizumab: 1 mg/kgKG

[a] Zielspiegel: je nach Schema, nüchtern 12 h nach letzter Einnahme
Anmerkungen: Nebenwirkungsprofil wichtiger Immunsuppressiva: Tab. 24.22

- Die **5-Jahres-Überlebensrate** nach Lungentransplantation beträgt ca. **50–60 %** (1-Jahres-Überlebensrate: ca. 70–80 %).
- Die Doppellungentransplantation ist hinsichtlich des Langzeitergebnisses der Einzellungentransplantation überlegen.
- Im Jahre 1981 gelang zum ersten Mal eine erfolgreiche Herz-Lungen-Transplantation (Reitz, Standford) und erst 1983 die erste einseitige sowie 1986 die erste beidseitige Lungentransplantation.
- Respiratorisches Management des Lungenspenders (im Fall von Hirntod):
  - Vermeidung der Lungenminderperfusion (MAP ≥60 mmHg)
  - Steroidgabe zur Verbesserung des Gasaustausches (Methylprednisolon 15 mg/kgKG/Tag)
  - Bronchoskopie zur Beurteilung der anatomischen Verhältnisse sowie Beseitigung von Atelektasen oder Fremdkörpern
  - Recruitment
- Überbrückungsmaßnahmen bis zur Lungentransplantation (»bridge to tansplant«):
  - Nichtinvasive oder invasive Beatmung
  - Extrakorporale Verfahren als Ultima ratio: z. B. ECMO
- Voraussetzungen zur Lungentransplantation:
  - Klinisch und funktionell fortgeschrittene Lungenerkrankung mit reduzierter Lebenserwartung (5-Jahres-Überlebensrate <50 %)
  - Ausschöpfung aller therapeutischer Alternativen
  - Psychische und soziale Stabilität
  - Lebensalter unter 60–65 Jahre
  - Blutgruppenkompatibilität
  - Eingeschränkte Lebensqualität (<5/10 auf der visuellen Analogskala) und hohe Motivation
- Möglichkeiten der Lungentransplantation
  - Einseitige Lungentransplantation (SLTX), d. h. lediglich ein Lungenflügel wird transplantiert
  - Doppelseitige bzw. bilaterale Lungentransplantation (DLTX)
  - Herz-Lungen-Transplantation (HLTX), d. h. hier werden Herz plus Lunge en bloc transplantiert

Indikationen

> Das Lungenemphysem (finale COPD) stellt weltweit die häufigste Indikation zur Lungentransplantation dar. Etwa ein Drittel der Indikationen sind rauchassoziiert (!). In den letzten 5 Jahren fand ein eindeutiger Shift zur Lungenfibrose als häufigste Indikation statt.

- Lungenemphysem (GOLD-Stadium IV)
- Idiopathische Lungenfibrose
- Idiopathische pulmonale Hypertonie
- Mukoviszidose (zystische Fibrose)
- Sarkoidose
- Bronchiektasen
- Lymphangioleiomyomatose
- Bronchiolitis-obliterans-Syndrom

Kontraindikationen (Tab. 24.11)

Intensivmedizinische Nachsorge

Postoperative Nachsorge
- **Hämodynamik** (Kontrolle und Optimierung): insbesondere des rechten Herzens (Rechtsherzversagen, Pulmonaliskatheter), Cave: arterielle Hypertonie (<140/90 mmHg) bei vorbestehender pulmonaler Hypertonie

Tab. 24.11 Kontraindikationen zur Lungentransplantation

Absolute Kontraindikationen	Relative Kontraindikationen
Maligne Tumorerkrankungen (Rezidivfreiheit in den letzten 2–5 Jahren)	Alter >60–65 Jahre
Extrapulmonales Organversagen von Leber/Niere	Kontrollierte Beatmung mit Analgosedierung (ausgenommen intermittierende NIV-Beatmung)
Koronare Mehrgefäßerkrankung oder eingeschränkte Pumpfunktion	Schwere muskuläre Dekonditionierung
Unkontrollierte extrapulmonale Infektionen	Besiedelung der Atemwege mit panresistenten Erregern ohne effektive Antibiotikatherapie
Adipositas (BMI >30 kg/m^2)	Ausgedehnte Divertikulose/Divertikulitis
Nikotin-, Drogen-, Alkoholabhängigkeit (während der letzten 6 Monate)	Systemerkrankungen
Schwere psychiatrische Erkrankungen	Übergewicht (BMI >27 kg/m^2)
Non-Compliance	Untergewicht (BMI <17 kg/m^2)
	Schwere, symptomatische Osteoporose
	Eingeschränkte Compliance, z. B. Sprachbarriere
	Mangelnde soziale Unterstützung

- Vermeidung einer **primären Transplantatfunktion:** falls hämodynamisch vertretbar, dann in den ersten 48 h eher eine negative Bilanz anstreben sowie ggf. NO-Behandlung
- **EKG-Kontrollen:** atriale Arrhythmien sind in den ersten 4 Wochen nach Lungentransplantation häufig (Vorhofflimmern/-flattern)
- **Beatmung:** Anwendung einer druckkontrollierten Beatmung
- **ECMO:** auch elektiv bei Patienten mit schwerer pulmonaler Hypertonie (dann erst Extubation und Wach-ECMO für 5–7 Tage)
- **Echokardiographie:** Nachweis/Kontrolle der Rechts- und Linksherzfunktion (v. a. bei pulmonaler Hypertonie)
- **Medikamentenmonitoring** (Immunsuppressiva): Beachtung von Neben- und Wechselwirkungen der Immunsuppression (Tab. 24.22, Tab. 24.23)
- **Bronchoskopische Kontrollen:** tägliche Kontrolle der Anastomosen, Fibrinabtragung
- **Infektionsmonitoring:**
  - Bronchoalveoläre Lavage (BAL) bzw. Bronchiallavage (BL) (Bronchialsekret)
  - Antibiotikaprophylaxe für 3–14 Tage (bei Mukoviszidose)
  - Antimykotische Prophylaxe (z. B. inhalatives Amphotericin B, später Triazolpräparate)
  - Aggressive Therapie von interkurrenten Infekten
- Darmmotilität (oraler Kostaufbau erst nachdem der Patient abgeführt hat)
- Drainagenmanagement (Förderrate: < oder >200–400 ml/Tag, Luftleck, Blut?)
- Nierenfunktion (Diurese, Retentionsparameter)

Intra- und frühpostoperative Immunsuppression (Induktionstherapie)
- Nicht einheitlich praktiziert (etwa 60 % der Zentren weltweit)
- **Steroide:** 500–1000 mg Methylprednisolon i.v.
- Am gebräuchlichsten **ATG** (Antithymozytenglobulin) oder **IL-2-Rezeptorantagonisten**

Basisimmunsuppression
- **Tripeltherapie:** Calcineurininhibitor (Ciclosporin A oder Tacrolimus), Zellzyklusinhibitoren (Mycofenolatmofetil, Azathioprin oder mTOR-Inhibitoren) und Steroide (Prednisolon)
- Nebenwirkungsprofil wichtiger Immunsuppressiva: Tab. 24.22

> Calcineurininhibitoren sollten, wenn möglich, oral oder enteral über Magensonde appliziert werden.

Prophylaktische Maßnahmen
- **Pneumocystis-jiroveci-Pneumonie:** lebenslange Prophylaxe mit Cotrimoxazol
- **Cytomegalievirusinfektion** (CMV):
  - Prophylaxe mit Valganciclovir über 3 Monate
  - bei CMV-seronegativem Spender und Empfänger wird statt Valganciclovir von Beginn an Aciclovir angewandt
- **Pilzprophylaxe:** Azolpräparate (zentrumspezifisch, zum Teil lebenslang)

Komplikationen nach Lungentransplantation (Tab. 24.12)

Primäre Transplantatdysfunktion (»primary graft dysfunction«)
- Schwere Form des sog. Ischämiereperfusionsschadens
- Auftreten in den ersten 3 Tagen nach Transplantation
- Hohe Mortalität (40 % nach 30 Tagen) → häufigste Todesursache in den ersten 30 Tagen nach Lungentransplantation
- Klinik und Therapie ähneln dem ARDS (supportiv, Beatmung, NO, ECMO)

Thoraxchirurgische Komplikationen
- Nervale Komplikationen: Läsionen des N. phrenicus mit Zwerchfellparese oder Läsionen des N. vagus mit Magenentleerungsstörung, N. recurrens (Stimmbandparese)
- Verletzungen des Thorax: Pneumo-/Hämatothorax, Chylothorax (Verletzungen des Ductus thoracicus) oder bronchopleurale Fisteln

Infektionen
- Infektionen stellen mit 27 % die Haupttodesursache nach Lungentransplantation dar
- Auftreten: insbesondere in den ersten 6 Monaten nach Transplantation
- Ursachen: Immunsuppression, verminderter Hustenreflex, reduzierte mukoziliäre Clearance
- Bakterielle Infektionen: nosokomial, v. a. Staphylococcus aureus, gramnegative Erreger
- Pilzinfektionen: Aspergillus spp., Scedosporium, Zygomyzeten
- Virusinfektionen: meist CMV-Infektion, ambulant erworbene respiratorische Virusinfektionen (»community acquired respiratory virus«, CARV)

Tab. 24.12 Komplikationen nach Lungentransplantation

Frühkomplikationen	Spätkomplikationen
Hyperakute/akute Abstoßung Infektionen Primäre Graft-Dysfunktion (»primary graft dysfunction«, PGD) Probleme der Gefäß- und Bronchusanastomosen: z. B. Nachblutungen/endobronchiale Blutungen (Gefäßarrosion, Nahtinsuffizienz) oder obstruktives Granulationsgewebe Fibrinöse Bronchitis (basierend auf einer Schleimhautischämie) Akutes Nierenversagen Phrenikusläsionen Pleurakomplikationen (Pneumothorax, Hämatothorax, Pleuraerguss, Chylothorax, Empyem) Posteriore Leukenzephalopathie Gastrointestinale Komplikationen (Gastroparese, Ileus, Darmperforationen, Divertikulitis)	Chronisches Transplantatversagen (Bronchiolitis-obliterans-Syndrom) Infektionen (bakteriell, viral, Pilze) Thrombotische Mikroangiopathien (atypisches HUS) Bronchusstenosen Chronische Nierenineffizienz Arterielle Hypertonie Hyperlipidämie Diabetes mellitus Neoplasien (z. B. Plattenepithelkarzinome der Haut, Lymphome) Neurologische Spätkomplikationen (z. B. Polyneuropathien)

Abstoßung

Diagnostische Kriterien der Lungenabstoßung (Working Formulation 2006)
Akute Abstoßung → Blutgefäße

- **A0**: *keine akute zelluläre Abstoßung*; unauffälliges Lungenparenchym ohne mononukleäre Infiltrate, Hämorrhagien oder Nekrosen
- **A1**: *minimale akute zelluläre Abstoßung*; fokale schüttere mononukleäre perivaskuläre Infiltrate durch aktivierte Lymphozyten in alveolarisiertem Lungenparenchym
- **A2**: *geringgradige akute zelluläre Abstoßung*; perivaskuläre Infiltrate um Venolen und Arteriolen durch aktivierte Lymphozyten und eosinophile Granulozyten sowie Makrophagen in alveolisiertem Lungenparenchym (in Übersichtsvergrößerung erkennbar); Endothelialitis möglich; keine mononukleäre Infiltration der Septen; lymphozytäre Bronchiolitis möglich
- **A3**: *mittelgradige akute zelluläre Abstoßung*; dichte lymphozytäre Infiltrate um Venolen und Arteriolen mit Endothelialitis, eosinophilen und neutrophilen Granulozyten; entzündliche Infiltration der Septen und Alveolen; evtl. Hyperplasie der Pneumozyten Typ II
- **A4**: *schwergradige akute zelluläre Abstoßung*; diffuse perivaskuläre, interstitielle und alveoläre Infiltration durch mononukleäre Zellen, Pneumozytenschädigung, Nekrose und Hämorrhagien

Akute Abstoßung → Atemwege (lymphozytäre Bronchiolitis)

- **B0**: *keine Entzündung der Atemwege*; keine mononukleären Infiltrate
- **B1R**: *geringgradige Entzündung der Atemwege (»low grade«)*; Nachweis schütter verteilter oder zirkumferenzieller mononukleärer Zellen in der Submukosa von Bronchiolen, evtl. eosinophile Granulozyten; kein Nachweis von intraepithelialen Lymphozyten oder Epithelschädigung
- **B2R**: *schwergradige Entzündung der Atemwege (»high grade«)*; dichte Infiltrate durch aktivierte mononukleäre Zellen mit eosinophilen Granulozyten. Nachweis intraepithelialer Lymphozyten mit Epithelschädigung, evtl. Nekrosen, Ulzera, mukopurulentes Exsudat mit neutrophilen Granulozyten
- **Grad BX**: *nicht graduierbare Entzündung der Atemwege*; z. B. »sampling error«

Chronische Abstoßung → Atemwege (Bronchiolitis-obliterans-Syndrom)

- **C0**: keine Bronchiolitis obliterans
- **C1**: Nachweis einer Bronchiolitis obliterans mit oder ohne begleitende mononukleäre Infiltrate

Chronische Abstoßung → Blutgefäße

- **D0**: keine chronische Transplantatvaskulopathie.
- **D1**: Nachweis bindegewebiger konzentrischer Verbreiterung der Intima von Arterien oder Venen.
- Anmerkung: Die D-Kategorie sollte nur an offenen Lungenkeilbiopsien beurteilt werden.

- **Hyperakute Abstoßung:**
  - Seltene Form der Lungentransplantatabstoßung
  - Meist antikörpervermittelt
- **Akute Abstoßung:**
  - Lymphozytäre Infiltration von Arteriolen und Bronchiolen (Kategorie A und B)
  - Klassifikation nach transbronchialer Biopsie (nicht immer zuverlässig)
  - Steroidgabe als therapeutische Maßnahme: Methylprednisolon 15 mg/kgKG/Tag für 3 Tage
- **Chronisches Transplantatversagen (Bronchiolitis-obliterans-Syndrom, BOS):**
  - Meist obstruktive Ventilationsstörung
  - Histologie: Obliteration von Bronchiolen
  - Auftreten: durchschnittlich 2–3 Jahre nach Transplantation, 50 % sind nach 5 Jahren betroffen, Haupttodesursache (respiratorisches Versagen) nach dem 1. Jahr
  - Therapie: Makrolide, Photopherese, Montelukast, Retransplantation in ausgewählten Fällen

24.3 Nierentransplantation

S. Teschner, V. Burst

Allgemeines

Formen der Nierentransplantation
Postmortale Organspende

- Niere eines hirntoten Organspenders
- Sonderformen
  - Eurotransplant Senior Programm (ESP): auch »old for old« genannt: Niere eines hirntoten Organspenders >65 Jahre für Empfänger >65 Jahre
  - Acceptabel-Mismatch-Programm (AM-Program): hochimmunisierte Patienten, die risikoadaptiert bevorzugt transplantiert werden
  - High-urgent-Programm: Notfalltransplantation bei fehlendem Dialysezugang und/oder Suizidgefahr

Lebendspende

- Blutgruppenkompatibel oder -inkompatibel
- Cross-over: zwischen 2 Paaren werden blutgruppenkompatibel Lebendspenden realisiert

Indikationen

- Dialysepflichtige, chronische Nierenerkrankung
- Bei zeitnah bevorstehender Dialyseeinleitung bei chronischer Nierenerkrankung auch primäre (präemptive) Nierentransplantation durch Lebendspende möglich

Kontraindikationen (Tab. 24.13)

Betreuung eines nierentransplantierten Patienten auf Intensivstation

- Kreatininanstieg → mögliche Ursachen:
  - Exsikkose
  - Harnwegsinfekt
  - CMV- und BK-Polyomavirus-Infektion
  - Nephrotoxizität bei Überdosierung der Immunsuppressiva, speziell Ciclosporin/Tacrolimus
  - Interstitiell-allergische Nephritis, z. B. durch neue Medikation

Tab. 24.13 Kontraindikationen zur Nierentransplantation

Absolute Kontraindikationen	Relative Kontraindikationen
Positiver Cross-match	Schwere pAVK mit drohender Beinischämie
Blutgruppeninkompatibilität ohne entsprechende Vorbereitung	Spender mit bekanntem Malignom
Aktive Tumorerkrankung	Spender mit bekannter Virusinfektion, wenn Empfänger diese nicht hat (z. B. HCV, HBV, HIV)
Aktive Infektion	Nicht gesicherte Nachsorge
pAVK-Stadium IV	Aktiver Drogenkonsum
Psychiatrische Erkrankung, die eine Nachsorge und Compliance verhindert	Schwere Komorbidität
Primäre Oxalose	
Aktives Suchtproblem (Drogen oder Alkohol)	

- Durchblutungsstörung → Embolie, Thrombose, Anastomosenstenose
- Rekurrenz der Grunderkrankung oder De-novo-Erkrankung
- Abstoßung
- Harnaufstau → postrenales Nierenversagen (z. B. Ureterstenosen, v. a. frühpostoperativ)
- **Klassische** (z. B. CMV) und **opportunistische Infektionen** (z. B. Aspergillose, Nocardiose, Pneumocystis jiroveci) unter Immunsuppression
- **Weitere Nebenwirkungen der Immunsuppressiva**, z. B. Zytopenien

Diagnostik bei nierentransplantierten Patienten

Anamnese
- Zeitpunkt der Transplantation? Bisherige Abstoßungen? CMV-Status? Letzter Kreatinin-Wert?
- Veränderungen der Medikation, speziell der Immunsuppression oder neue Antibiotika?
- Wann war die letzte Spiegelkontrolle der Immunsuppressiva, Ergebnis?
- Gewichtsverlauf, Diuresemenge, Diureseauffälligkeiten?
- Fieber, Schmerzen, Durchfall oder Erbrechen?

Untersuchung
- Dialyseshunt vorhanden, perfundiert, Infektzeichen?
- Transplantat in der Fossa iliaca, meist rechts → Druckschmerz? Verhärtetes Organ?
- Gründliche Untersuchung auf Infektzeichen
- Tremor? (Hinweis auf eventuelle Tacrolimus-Überdosierung, selten auch bei Ciclosporin)

Labor
- (Differenzial-)Blutbild, CRP, Retentionswerte (Kreatinin, Harnstoff), Blutzucker
- Spiegelbestimmung bei Ciclosporin, Tacrolimus, Everolimus, Sirolimus

> **Spiegelbestimmungen immer als 12-h-Talspiegel vor der morgendlichen Einnahme der Immunsuppression!**
> Nach Blutabnahme immer Medikationseinnahme, Anpassung der Abenddosis und folgenden Tagesdosis nach Spiegelerhalt.

- **Urinuntersuchung:** Urin-Stix oder Urinsediment, ggf. Spontanurin und Bestimmung von Eiweiß und Kreatinin (Quotient ergibt Proteinurie/Tag)
- **Virologie:** bei Transplantatfunktionsverschlechterung PCR mit Viruslastbestimmung von CMV und BK-Polyomavirus im Blut
- **Sonographie:** Beurteilung des Transplantates (Größe? Harnstau? Akute Schädigungszeichen wie verwaschenes und echoreiches Parenchym? Lymphozele?)
- **Farbkodierte Duplexsonographie** bei Verdacht auf Durchblutungsstörung oder Abstoßung (Anstieg des Resistance-Index?)
- **Kontrastmittelprophylaxe:**
  - Vor Untersuchungen mit Kontrastmittel → strenge Indikationsstellung
  - Prophylaxe: Hydrierung, ACC 600 mg 1-0-1 am Tag vor und am Tag der Untersuchung
  - Pausierung von Diuretika und potenziell nephrotoxischen Substanzen (keine NSAR!)

Intensivmedizinische Nachsorge

Intra- und frühpostoperative Immunsuppression
- **Steroide:** prä- oder intraoperativ hohe intravenöse Dosis gemäß Protokoll, dann Reduktion über 4 Monate auf 5 mg/Tag
- **Induktionstherapie:** ATG (*Antithymozytenglobulin*) oder IL2-Rezeptorantagonist Basilimab gemäß Protokoll

Basisimmunsuppression (initial Dreierkombination)
- Beispiele für gängige Kombinationstherapie: CsA-MMF bzw. MPA-Pred oder Tac-MMF bzw. MPA-Pred (Tab. 24.14)
- **Lebenslange Einnahme** immunsuppressiver Medikamente (!)
- Umgang mit Immunsuppressiva: Rücksprache mit einem in der Transplantation erfahrenen Arzt bzw. Nephrologen und dem Transplantationszentrum
- Neben den gemeinsamen Nebenwirkungen der Immunsuppression mit **erhöhter Infektanfälligkeit** und **erhöhtem Risiko für Neoplasien** besitzen die Substanzen spezifische Nebenwirkungsprofile.
- Vorsicht beim Austausch von Immunsuppressive mit Generika
- Vorsicht bei Komedikation von Azathioprin mit Allopurinol:
  - Bei Addition von Allopurinol: potenzierte Azathioprinwirkung mit Aplasiegefahr!
  - Beim Absetzen von Allopurinol: Wirkverlust von Azathioprin → Dosissteigerung
- Austausch p.o.- gegen i.v.-Applikation:

24.3 · Nierentransplantation

Tab. 24.14 Aktuell eingesetzte Immunsuppressiva

Substanzklasse	Wirksubstanz	Dosierung (Spiegel)
Calcineurininhibitoren	Ciclosporin A	Zielspiegel und initiale Dosierung gemäß immunsuppressivem Protokoll des Zentrums
	Tacrolimus (FK-506)	
mTOR-Inhibitoren	Rapamycin/Sirolimus	
	Everolimus	
Purinantimetabolit	Azathioprin	Ziel: MCV <102 µl, Lymphozyten 900–1100/µl
Purinsyntheseinhibitor	Mycophenolat(mofetil)	I.d.R. 2-mal 1000 mg/Tag
	Mycophenolat(natrium)	I.d.R. 2-mal 760 mg/Tag
Steroide	Prednison u. a.	Erhaltungstherapie mit 5 mg/Tag
Antikörper	IL2-Rezeptorantagonist: Basiliximab	20 mg i.v. im OP und am Tag 4 nach OP
	T-Zell-depletierende Anitkörper: ATG, ALG, OKT3	Beginn im OP, Fortführung gemäß immunsuppressivem Protokoll

Abkürzungen: mTOR = »mammalian target of rapamycin«; IL2 = Interleukin 2; ATG/ALG = Antithymocyten-/Antilymphozytenglobulin; Nebenwirkungsprofil wichtiger Immunsuppressiva ◘ Tab. 24.22

Tab. 24.15 Komplikationen nach Nierentransplantation

Frühkomplikationen	Spätkomplikationen
Abstoßung Harnwegsinfekt Lymphozele Urinleckage Wundinfektion Transplantatarterienstenose Nachblutung Verzögerte Funktionsaufnahme (»delayed graft function«)	CMV- oder Polyomaviruserkrankung Pneumocystis-jirovecii-Pneumonie Malignome (Haut, solide Tumoren, PTLD [»posttransplantation lymphoproliferative disease«, EBV-assoziiert]) Steroid- oder Tacrolimus-induzierter Diabetes mellitus Abstoßung Infektiologische Komplikationen durch Überimmunsuppression Osteoporose, arterielle Hypertonie durch Immunsuppressiva

— MMF: Dosis identisch, Applikation in 5%iger Glukoselösung über jeweils 2 h
— Ciclosporin/Tacrolimus: Applikation in Glasflaschen in 5%iger Glukoselösung (Substanzen werden an Plastik adsorbiert), Dosis 50 % der oralen Dosis, Infusion über 4 h, 12-h-Intervall einhalten, unbedingt Spiegelkontrollen und ggf. Dosisanpassung

> Speziell Immunsuppressiva weisen eine Vielzahl von Arzneimittelinteraktionen auf. Vor der Erweiterung der Medikation müssen unbedingt die Fachinformationen beachtet werden, um gefährliche Spiegelschwankungen zu vermeiden! Beispiele: Clarithromycin, Rifampicin, Fluconazol etc.

Komplikationen nach Nierentransplantation (◘ Tab. 24.15)

Abstoßung (◘ Tab. 24.16)

— Es gibt **2 Hauptformen** der Abstoßung, die auch parallel vorkommen können.
— Im **ersten Jahr** und speziell in den **ersten 3–6 Monaten** nach der Transplantation, besteht ein hohes Risiko für eine Abstoßung, daher ist in dieser Zeit die Immunsuppression am intensivsten.
— Eine Abstoßung muss rasch und sicher, d. h. in der Regel durch eine Nierenbiopsie, erkannt und behandelt werden, da das Organ sonst teilweise oder komplett irreversibel geschädigt werden kann.

Tab. 24.16 Abstoßungen und Therapieoptionen

Typ	Hauptmechanismus	Therapie
Zellulär	Schädigung des Organs nach T-Lymphozyten-Aktivierung	i.v.-Steroidstoß für 3 Tage *und* T-Zell-Depletion mit speziellen Antikörpern (z. B. ATG, OKT3)
Humoral *oder* antikörper-vermittelt	Schädigung des Organs durch Antikörper und Komplement	i.v.-Steroidstoß für 3 Tage *und* Entfernung der Antikörper durch Plasmaaustausch *oder* Immunadsorption, evtl. B-Zell-Depletion mit speziellen Antikörpern (z. B. Rituximab)
Gemischt akut		
Chronisch	Subakute T-Zell- oder antikörpervermittelte Abstoßung	Erhöhung der Immunsuppression und Verzicht auf nephrotoxische Immunsuppressiva

- Vor einer empirischen Abstoßungsbehandlung müssen die anderen Ursachen für einen Kreatininanstieg ausgeschlossen sein.

> Jeder Patient mit Verdacht auf eine Abstoßung sollte zusammen mit einem Nephrologen betreut werden.
> Veränderungen der Immunsuppression oder eine Therapie der Abstoßung *müssen* vorher mit einem in der Transplantation erfahrenen Arzt bzw. Nephrologen und dem Transplantationszentrum abgestimmt sein!

Sonderform AB0-inkompatible Nierentransplantation (Tab. 24.17)

- Die Sonderform der Lebendspende, die sog. *blutgruppeninkompatible Nierentransplantation*, wird seit einigen Jahren vermehrt durchgeführt.
    - Ziel: Anzahl der Lebendspenden zu erhöhen und die Wartezeiten zu verkürzen
    - Anmerkung: Besonders Patienten mit der seltenen Blutgruppe B und der Blutgruppe 0 profitieren von diesem Verfahren.
- Prinzip: Elimination der CD20-positiven B-Zellen mittels Rituximab (MabThera®) und die Adsorption der Isoagglutinine
- Postoperativ bleiben die CD20-positiven B-Zellen für mehr als ein halbes Jahr eliminiert → danach kommt es zu einer Erholung dieser Zellpopulation
- Obwohl die Blutgruppenantikörper im postoperativen Verlauf erneut ansteigen, kommt es nicht zu einer antikörpervermittelten Abstoßung.

> **Cave**
> Abweichende Transfusionsregeln!

Tab. 24.17 Transfusionsregime bei AB0-inkompatibler Nierentransplantation

Empfänger-blutgruppe	Blutgruppe des empfangenen Organs	Transfusion mit Blutgruppe
0	A	EK 0 Plasma AB TK 0
0	B	EK 0 Plasma AB TK 0
0	AB	EK 0 Plasma AB TK 0
A	AB	EK A oder O Plasma AB TK A
A	B	EK A oder 0 Plasma AB TK A
B	AB	EK B oder 0 Plasma AB TK B
B	A	EK B oder 0 Plasma AB TK B

Abkürzungen: EK = Erythrozytenkonzentrat, Plasma = FFP (»fresh frozen plasma«), TK = Thrombozytenkonzentrat

24.4 Lebertransplantation

J. Mertens, D. Stippel, G. Michels

Allgemeines

- Die 5-Jahres-Funktionsrate nach einer Lebertransplantation liegt bei der Übertragung von postmortal gespendeten Organen bei 55 %. Dieses Ergebnis für Deutschland ist um 15 % schlechter als die Ergebnisse in international publizierten Studien. Als Ursache ist die deutlich höhere Sterblichkeit im ersten Jahr nach Transplantation zu nennen.
- Im Jahr 2009 wurden in Deutschland 1119 Lebertransplantationen nach postmortaler Organspende und 60 nach einer Lebendspende durchgeführt. 2009 wurden 1853 Patienten zur Lebertransplantation angemeldet.
- Die erste Lebertransplantation erfolgte 1967 in Pittsburgh, Pennsylvania (Thomas E. Starzl); in Deutschland nahmen Alfred Gütgemann und T.S. Lie 1969 die erste Lebertransplantation an der Universitätsklinik Bonn vor.
- Die Mehrzahl der Lebertransplantationen wird in orthotoper Position (OLT) nach Hepatektomie unter Verwendung von Leichenorganen durchgeführt, ggf. Split- oder Lebendspende-Lebertransplantation.
- Die überwiegende Mehrzahl der Transplantationen wird in der sog. »Piggy-back«-Technik durchgeführt, d. h. die intrahepatische V. cava des Empfängers wird erhalten. Hierdurch kann ein extrakorporaler Bypass während der Operation vermieden werden.
- Die intensivmedizinische Betreuung und Nachsorge im Rahmen der Lebertransplantation ist häufig zentrumspezifisch.

Indikationen (◘ Tab. 24.18, ◘ Tab. 24.19)

Zeitpunkt der Indikationsstellung zur Lebertransplantation

- Abwägen zwischen dem natürlichen Verlauf der Erkrankung und der Überlebenswahrscheinlichkeit nach Transplantation
- Es existieren spezifische Prognoseindizes für cholestatische Lebererkrankungen (PSC, PBC).
- Des Weiteren stehen allgemeine Indizes zur Verfügung, wie z. B. die prognostische Child-Pugh-Klassifikation: 1-Jahres-Überlebenswahrscheinlichkeit im Child-A-Stadium (5–6 Punkte) 90–100%, im Child-B-Stadium (7–9 Punkte) ca. 80 % und im Child-C-Stadium (10–15 Punkte) ca. 50 %
- Therapierefraktärer Aszites oder das Auftreten einer spontan bakteriellen Peritonitis sind Indikatoren für eine schlechtere Prognose (1-Jahres-Überlebenswahrscheinlichkeit <50 %).
- Bessere prognostische Vorhersagewerte durch den im Jahre 2002 – vom U.S.-amerikanische United Network for Organ Sharing (UNOS) eingeführten – MELD-Score (»model of endstage liver disease«):
  - Basiert auf dem Kreatininwert, der Gerinnung (INR) und dem Serumbilirubinwert – daher **lab-MELD**, beschreibt die 3-Monats-Mortalität eines Leberkranken (www.labor-limbach.de/MELD-Score.351.0.html oder www.mayoclinic.org/meld/mayomodel6.html)
  - Beispiele für 3-Monats-Mortalität: Score <9: 1,9 %, Score 40: 71,3 %
  - Siehe auch »MELD-exception rules« (die »standard exceptions« präzisieren für einzelne Indikationen die Allokationspriorität, indem ein sog. **match-MELD**-Punktwert vergeben wird)
- Für Patienten mit einem MELD-Score >17 ist ein Überlebensvorteil durch die Transplantation nachgewiesen, der mit steigendem MELD-Score dramatisch steigt.
- Dem gegenüberzustellen ist die 5-Jahres-Überlebenswahrscheinlichkeit nach Transplantation von etwa 60–70 % bei im Allgemeinen guter Lebensqualität.

Akute Indikationen (»high urgency«, HU) zur Lebertransplantation

(ELAS Eurotransplant Manual Version, 27. August 2010)
- Transplantatversagen, z. B. hyperakute Abstoßung (<15 Tage nach Transplantation)
- Akute Krise eines Morbus Wilson
- Akutes Budd-Chiari-Syndrom
- Lebensbedrohliches Lebertrauma
- Anhepatischer Status bei akutem Leberversagen mit toxischem Lebersyndrom
- Akutes Leberversagen ohne vorbestehende chronische Lebererkrankung, dabei müssen die Kings-College- oder die Clichy-Kriterien erfüllt sein
- **Kings-College-Kriterien:**
  - *Patienten mit Paracetamolintoxikation*: pH-Wert <7,3 *oder* Erfüllung folgender Trias:

▼

Quick-Wert <7 % (INR >6,5, PTT >100 s), Serumkreatinin >3,4 mg/dl und Enzephalopathie Grad III oder IV
— Patienten ohne Paracetamolintoxikation
– *allgemeine Gruppe:* Quick-Wert <7 % (INR >6,5, PTT >100 s) oder Erfüllung von mindestens 3 der folgenden 5 Kriterien: ungünstige Ätiologie (kryptogene Hepatitis, Non-A-Non-B-Hepatitis, Halothanreaktion, idiosynkratische Medikamentenreaktion), Ikterus >7 Tage vor Enzephalopathie, Alter <10 oder >40 Jahre, Quick-Wert <15 % (INR

▼

>3,5 bzw. PTT >50 s), Serumbilirubin >17,5 mg/dl
— **Clichy-Kriterien:**
— Hepatische Enzephalopathie Grad III/IV und
— Faktor V <20 % bei Patienten <30 Jahren oder
— Faktor V <30 % bei Patienten ≥30 Jahren

> **Die drei häufigsten Indikationen zur Lebertransplantation stellen die alkoholtoxische Leberzirrhose, das hepatozelluläre Karzinom und die Zirrhose nach Virushepatitis dar.**

Tab. 24.18 Allgemeine Indikationen für eine Lebertransplantation

Hauptindikation	Erkrankungen
Akutes Leberversagen	Verschiedene Ursachen (▶ Abschn. 12.7, fulminante Hepatitis und akutes Leberversagen)
Chronische nicht cholestatische Lebererkrankungen	Chronische Virushepatitiden B,C,D Autoimmunhepatitis (AIH) Alkoholische Leberzirrhose
Chronische cholestatische Lebererkrankungen	Primär biliäre Zirrhose (PBC) Primär sklerosierende Cholangitis (PSC) Biliäre Atresie Alagille-Syndrom (Fehlbildungen mit Gallenganghypoplasie, Pulmonalstenose, Wirbelkörperanomalien und Augenveränderungen) Zystische Fibrose (Mukoviszidose)
Metabolisch bedingte Lebererkrankungen	α1-Antitrypsinmangel Morbus Wilson Hereditäre Hämochromatose Nichtalkoholische Steatohepatitis (NASH) Kryptogene Leberzirrhose Tyrosinämie Glykogenspeicherkrankheiten
Metabolische Erkrankungen extrahepatischer Morbidität	Amyloidose Hyperoxalurie
(Primäre) Lebermalignome	Hepatozelluläres Karzinom (HCC) Hepatoblastom Fibrolamelläres Karzinom Hämangioendotheliom Cholangiozelluläres Karzinom Metastatische neuroendokrine Tumoren
Diverses	Budd-Chiari-Syndrom »Venookklusive disease« (VOD) Polyzystische Lebererkrankungen Echinokkokose

Kontraindikationen (◘ Tab. 24.19)

Intensivmedizinische Nachsorge

Postoperative Nachsorge
- Optimierung und Kontrolle der **Hämodynamik**, um eine optimale Leberperfusion zu gewährleisten und eine Leberstauung zu vermeiden, wie z. B. Volumenmanagement mit einem Ziel-ZVD von ca. 10 cmH_2O
- Tägliche **Doppler-sonographische Kontrollen**: Beurteilung der Flussverhältnisse von V. portae und A. hepatica (frühzeitige Detektion einer Pfortaderthrombose oder eines A.-hepatica-Verschlusses)
- Regelmäßige **laborchemische Kontrollen** zur kontinuierlichen Kontrolle der Transplantatfunktion: Leberenzyme (GOT, GPT), Bilirubin, Gerinnungsparameter
- **Drugmonitoring**: Spiegelbestimmungen der Immunsupressiva
- Regelmäßige mikrobiologische Diagnostik zur frühzeitigen Detektion von Infektionen: CMV-PCR, Aspergillen- und Candida-Serologie, bakteriologische/mykologische Abstriche Mundhöhle, Leiste, Urin-Stix/Sediment/Blutkulturen, BAL oder Bronchialsekret
- **Beatmungstherapie**: frühe Extubation anstreben; bei weiterem Beatmungsbedarf sollte ein PEEP <6 mmHg gewählt werden, um den venösen Abfluss aus dem Transplantat nicht zu behindern
- **Ernährungstherapie**: frühzeitige enterale Ernährung; ansonsten gängige parenterale Infusionstherapie (laktatfreie Infusionslösungen)
- Kontrolle der **Nierenfunktion**: adaptierte Diuretikatherapie oder ggf. CVVH (kontinuierliche venovenöse Hämofiltration)
- Substitution von **Gerinnungsfaktoren**: Gabe von FFP bei unzureichender Synthese von Faktor V im Rahmen einer initialen Transplantatdysfunktion, Kontrolle des Fibrinogens und ggf. Substitution
- **Thrombozytensubstitution**: bei Thrombozytenzahlen <20.000/µl ohne Blutungszeichen oder 20.000–50.000/µl mit Blutungszeichen
- **Thromboseprophylaxe**: Heparin über i.v.-Perfusor oder niedermolekulare Heparine s.c.

Immunsuppression

> Zur Immunsuppression nach Lebertransplantation stehen verschiedene Protokolle zur Verfügung.

- **Induktionstherapie**:
  - Steroide und ggf. Mycofenolatmofetil (MMF) in Kombination mit Basiliximab oder ATG
  - Die Induktion mit Antikörpern und MMF wird gewählt, um bei kritischer Nierenfunktion ein Nierenversagen durch Tacrolimus zu vermeiden.
- **Erhaltungstherapie bzw. Basisimmunsuppression** (ab dem 1. postoperativen Tag):
  - Tripeltherapie bestehend aus Calcineurininhibitoren (Tacrolimus, Ciclosporin A), Mycofenolatmofetil (MMF) oder mTOR-Inhibitoren (Sirolimus/Everolimus) und Steroiden
  - Häufige Dreifachkombination: Tacrolimus, Prednisolon und Mycophenolat

◘ **Tab. 24.19** Kontraindikationen für eine Lebertransplantation

Absolute Kontraindikationen	Relative Kontraindikationen
Manifeste Infektionserkrankungen, v. a. HIV-Infektion	Extrahepatisches hepatozelluläres Karzinom
Sepsis mit Multiorganversagen	Fortgeschrittenes cholangiozelluläres Karzinom
Extrahepatische Malignome (Rezidivfreiheit, je nach Tumor, mindestens 2 Jahre nach kurativer Therapie)	Multiorganversagen ohne akuten Leberausfall als Grunderkrankung
Akute Psychose	Hepatopulmonales Syndrom mit hohem Shuntanteil
Non-Compliance	Ausgeprägte Malnutrition
Fortgesetzter Alkoholabusus (6 Monate Karenz ist erforderlich)	Schwere Osteopenie
Portalvenen- und Mesenterialvenenthrombose	Alter: keine strikte Altersgrenze; im Allgemeinen wird jedoch ein Alterslimit von 65 Jahren angegeben (evtl. ältere Patienten, wenn sie »biologisch« jünger sind)
Schwere kardiopulmonale Erkrankungen, z. B. (porto-)pulmonale Hypertonie: rechter Vorhofdruck >60 mmHg stellt eine absolute Kontraindikation für Lebertransplantation dar	Nikotinabusus
Pulmonale Hypertonie (PAPsys >60 mmHg)	Psychosoziale Probleme
	Eingeschränkte Compliance

- Ausschleichen der Steroide innerhalb von 14 Tagen (Ausnahme: Autoimmunhepatitis)
- Stabilisierung der Nierenfunktion durch Reduktion der Tacrolimus-Dosierung und Kombination mit MMF oder Sirolimus/Everolimus
- Tacrolimus-Talspiegel: ca. 8 ng/ml
- Sirolimus/Everolimus-Talspiegel: 3–6 ng/ml

Komplikationen nach Lebertransplantation (◘ Tab. 24.20)

Primäre Non-Funktion (PNF)
- Inzidenz: 1–8 % d. F.
- Auftreten: Tag 1–2 nach orthotoper Lebertranplantation (OLT)
- Ursachen: lange Ischämiezeit (>12 h), Organspenderalter >65 Jahre sowie Ischämievorschädigung des Transplantats (z. B. A.-hepatica-Verschluss)
- Zeichen der PNF: initial schlechte Leberfunktion, starker Anstieg der Leberenzyme, kein oder geringer Gallefluss, Enzephalopathie und/oder Koagulopathie bis hin zum hepatischen Koma
- Therapie: Retransplantation

Nachblutungen
- Inzidenz: 10–15 % d. F.
- Ursachen:
  - Verletzungen bei der Spenderoperation (rechter Leberlappen, Gallenblasenbett, A. cystica, kleine Veneneinmündungen im Bereich der V. cava)
  - Verletzungen bei der Empfängeroperation (rechte Nebenniere, Gefäßanastomosen)
  - Meistens unzureichende Transplantatfunktion – Sistieren der Blutung nach Substitution mit Gerinnungsfaktoren (FFP/PPSB/Fibrinogen) und Aufnahme der Transplantatfunktion
- Ausgeprägte Thrombozytopenien oder Thrombozytenfunktionsstörungen
- Selten heparinassoziierte Blutungen
- Im späteren Verlauf sind Nachblutungen bedingt durch Interventionen (z. B. Leberpunktion) oder Ruptur eines mykotischen Aneurysmas (meist A. hepatica).
- Maßnahmen: Hämatomausräumung nach Konsolidierung der Gerinnungssituation beschleunigt den Heilungsprozess und vermindert das Risiko von intraabdominellen Infektionen/Abszessentwicklung.

Abstoßung (◘ Tab. 24.21)
Vaskuläre Komplikationen
A.-hepatica-Thrombose
- Inzidenz: 2,5–10 %
- Erhöhtes Risiko: bei Verwendung eines A.-iliaca-Interponats zur Rekonstruktion oder falls Interponat auf die infrarenale Aorta und nicht auf die suprazöliakale Aorta anastomosiert wurde
- Weitere Risikofaktoren: Anatomie von Spender und Empfänger (abberierende Arterien), initiale Transplantatfunktion (Ödem) sowie immunologische Faktoren (akute oder chronische Abstoßung)
- **Frühpostoperative A.-hepatica-Thrombose:** sofortige Thrombektomie in 50–88 % erfolgreich, andernfalls führt sie zum akuten Transplantatversagen mit erforderlicher akuter Retransplantation. Symptome: deutlicher Anstieg der Transaminasen und Funktionsverlust des Transplantats (Cholinesterase, Quick-Erniedrigung, Bilirubinanstieg)

◘ **Tab. 24.20** Komplikationen der Lebertransplantation

Frühkomplikationen	Spätkomplikationen
Primäres Transplantatversagen (»primary nonfunction«)	Nephrotoxizität: insbesondere bedingt durch Immunsuppressiva wie z. B. Tacrolimus oder postoperatives hepatorenales Syndrom
Nachblutungen: allgemeine chirurgische Nachblutungen bis hin zu Hirnblutungen	
Galleleckage/Gallengangstenose	Neurologische Spätkomplikationen bzw. Neurotoxizität, z. B. unter Tacrolimus
Thrombose der Leberarterie	
Pfortaderthrombose	Metabolische Komplikationen: Störungen des Glukosestoffwechsels unter immunsuppressiver Therapie (»post transplant« Diabetes mellitus)
Hyperakute/akute Abstoßung	
Neurologische Frühkomplikationen: meist Durchgangssyndrom	Rezidiv der Grunderkrankung
	»Ischemic type biliary lesion« (ITBL)
Frühinfektionen: CMV-, EBV- sowie weitere Infektionen, u. a. atypische Pneumonien (Pneumozystis) oder Mykosen (Candida, Aspergillen)	Spätinfektionen: opportunistische Infektionen durch Aspergillen, CMV u. a. Viren, z. B. VZV, EBV, HHV-6

- **Späte A.-hepatica-Thrombose:** kompromittieren die Transplantatfunktion geringer, hier ist das führende klinische Zeichen die progrediente Schädigung des Gallenwegesystems
  - Symptome: Erhöhung der Cholestaseparameter, Cholangitiden, Ausbildung von intrahepatischen Abszessen, Sepsis
  - Therapie: endoskopische retrograde Cholangiopankreatikographie (ERCP) + Dilatation + Stentimplantation (s. unter Gallenwegskomplikationen), perkutane transhepatische Cholangio-Drainage (PTCD)
  - Mit der Zeit (Wochen, Monate, Jahre) kommt es jedoch zur kompletten Destruktion des Gallenwegesystems mit der Notwendigkeit zur elektiven Retransplantation. Indikation frühzeitig stellen, bevor (septische) Komplikationen eine Retransplantation unmöglich machen.

A.-hepatica-Stenose oder Spender-Truncus-coeliacus-Stenose

- Führen ebenfalls zu Veränderungen des Gallenwegesystems
- Bei frühem Auftreten: ggf. chirurgische Revision, ansonsten Versuch der Ballondilatation.

Portalvenenthrombose

- Inzidenz: 0,3–3,0 %
- Risikofaktoren: zuvor angelegter portokavaler Shunt, vorangegangene Pfortaderthrombose, hypoplastische Empfänger- oder Spenderpfortader
- **Frühpostoperativ** kann es zu einer deutlichen Transplantatdysfunktion mit hämodynamischer Instabilität, Aszitesbildung und Varizenblutung kommen. Bei guter Transplantatfunktion kann eine Thrombektomie mit gutem Erfolg durchgeführt werden. Bei ausgeprägter Transplantatdysfunktion/Leberversagen Retransplantation
- **Späte Thrombose:** meist asymptomatisch, gelegentlich Aszites- und Varizenbildung. Therapie: evtl. rt-PA-Lysetherapie, chirurgische Thrombektomie meist nicht erfolgreich. Bei Miteinbeziehung der V. mesenterica superior ist in der Regel dann auch eine Retransplantation nicht mehr möglich. Ggf. Anlage eines Warren-Shunts (splenorenaler Shunt).

Pfortaderstenose

- Symptomatische Stenosen
- Überwiegend im Anastomosenbereich lokalisiert
- Diagnostik: Doppler-Sonographie, ggf. weiterführende Diagnostik (Angio-CT, Angiographie)

Tab. 24.21 Einteilung der Abstoßungsreaktionen

Hyperakute Abstoßung	Akute Abstoßung	Chronische Abstoßung
Inzidenz: sehr selten Zeitraum: innerhalb von Minuten bis Stunden nach der Reperfusion Antikörpervermittelte Reaktion gegen das Gefäßsystem des Transplantates Therapie: ggf. Retransplantation	Inzidenz: 10–20 % Zeitraum: zwischen dem 5. und 15. postoperativen Tag Oftmals mit einem verkürzten Transplantatüberleben assoziiert, schwerer zu therapieren, führt oft zu einer chronischen Abstoßung Diagnose: Klinik (Fieber, Malaise, Bauchschmerzen, Hepatosplenomegalie, gelegentlich Aszites), Laborchemie (Erhöhung von Transaminasen, GGT, AP und Bilirubin), Histologie Differenzialdiagnosen: Gefäßkomplikationen, Gallenwegskomplikationen, CMV-Infektion, Reinfektion des Transplantats mit Hepatitis B oder C, Toxizität von Cyclosporin (Überdosierung) Therapie: Kortikoidtherapie: 500–1000 mg Methylprednisolon an 3 (oder mehr) aufeinanderfolgenden Tagen oder Gabe von 1000 mg als Bolus und schrittweise Reduktion über 6 Tage von 200 mg/Tag auf 20 mg/Tag (weniger Infektionen, effektivere Therapie). In 70–80 % ist ein Therapiezyklus erfolgreich, selten ist ein zweiter o.g. Zyklus notwendig. Andere Therapieoptionen bei steroidresistenter Abstoßung (10 % der Fälle): OKT3 oder Muromonab-CD3 (meiste Erfahrung), ATG, Mycophenolatmofetil, Anti-Leukin-Ak, Sirolimus oder Tacrolimus Beachte: Abstoßungstherapie bei Patienten mit Hepatitis C Beschleunigung der Fibroseprogression und erhöhte Mortalität unter Kortikoidtherapie oder T-Zell-Depletion	Inzidenz: ca. 4 % entwickeln eine chronische Abstoßung Klinik: schleichende, kontinuierliche Verschlechterung (Wochen, Monate, Jahre) der Transplantatfunktion, Laborchemie (Anstieg des Bilirubins und der Cholestaseparameter, geringer Anstieg der Transaminasen) Histologische Unterscheidung: »vanishing bile duct syndrome« (schwere progredient verlaufende cholestatische Hepatopathie mit Rarifizierung der intrahepatischen Gallengänge) und arteriosklerotische Abstoßung Chronische Abstoßung: ab einem Verlust von 50 % der Gallengänge Die Lebersynthese bleibt lange erhalten! Therapie: elektive Retransplantation

- Dilatation transhepatisch mittels Ballondilatation möglich
- Evtl. chirurgische Neuanlage der Anastomose

V.-cava-Stenose (infra- oder suprahepatisch)
- Inzidenz: selten 1–2 %
- Hohe Mortalität: 50–75 %
- **Suprahepatische V.-cava-Stenose:**
    - Besonders gefährlich, da hier der lebervenöse Abfluss kompromittiert ist: fulminantes Leberversagen/Verschlechterung der Transplantatfunktion, Aszitesbildung, akutes Nierenversagen, hämodynamische Instabilität (gleiche Symptomatik wie Budd-Chiari-Rezidiv)
    - Diagnose: Doppler-Sonographie kann Hinweise liefern, Methode der Wahl ist die Cavographie
    - Therapie bei geringgradigen Stenosen: Ballondilatation und Stentimplantation, oftmals jedoch operative Revision der Anastomose (oftmals technisch schwierig), Retransplantation
- **Infrahepatische V.-cava-Stenose:**
    - Weniger gefährlich, da sie in der Regel nicht zur Transplantatdysfunktion führt, leichter Anstieg der Transaminasen
    - Jedoch therapierefraktärer Aszites, akutes Nierenversagen/Niereninsuffizienz, Einflussstauung der Extremitäten
    - Diagnostik: s. unter suprahepatische V.-cava-Stenose
    - Therapie: falls symptomatisch, dann Cavographie plus Dilatation plus Stentimplantation oder Rekonstruktion

Gallenwegskomplikationen

> Gallenwegskomplikationen bilden die häufigsten Komplikationen nach Lebertransplantation (10–25 %).

- Inzidenz: eine Abhängigkeit des Auftretens konnte in randomisierten Studien nicht einer spezifischen Technik zugeordnet werden (Seit-zu-Seit versus End-zu-End, mit/ohne T-Drainage oder biliodigestiv), 6 randomisierte Studie zeigen widersprüchliche Ergebnisse
- Weitere Risikofaktoren: akute A.-hepatica-Thrombose oder späte Thrombose/Stenose (Minderperfusion der Gallenwege s. oben), verlängerte Ischämiezeit des Transplantats bzw. Reperfusionsschaden (»ischemic type biliary lesions«), Infektionen (CMV), AB0-Mismatch (chronische Abstoßung), »Non-heart-beating«-Spender, primär sklerosierende Cholangitis
- Zu den Komplikationen gehören: Insuffizienzen (T-Drainage, Anastomose [zusammen 1,3–10 %], Zystikusstumpf, Biliome), Strikturen und Stenosen (Anastomosenstrikturen [2,5–20 %], Nicht-Anastomosen- und diffuse intrahepatische Strikturen), Gallensteine/Casts

> Patienten mit Gallenwegskomplikationen müssen auch nach zunächst erfolgreicher Therapie regelmäßig überwacht werden. Die Indikation zur chirurgischen Intervention/Retransplantation sollte immer wieder neu überdacht werden, da die Letalität durch septische Gallenwegskomplikationen hoch ist.

- Diagnostik:
    - **Laborchemie:** Transaminasen, GGT, AP, Bilirubin
    - **Sonographie und Doppler-Sonographie der Lebergefäße:**
        - Thrombosenangiographie, Angio-CT: bei V. a. A. hepatica-Stenose
        - Abdomensonographie: bei V. a. Gallenwegsobstruktion, ggf. MRCP (Magnetresonanz-Cholangiopankreatikographie), ERCP (endoskopische retrograde Cholangiopankreatikographie), PTC (perkutane transhepatische Cholangiographie)
    - **Leberbiopsie:** ggf. um Abstoßung oder Rekurrenz der Grunderkrankung auszuschließen
- Therapie:
    - **Insuffizienzen/Leckage:** ERC (endoskopische retrograde Cholangiographie) mit Stentanlage (Verbleiben des Stents für 2–3 Monate), falls kein Erfolg chirurgisches Vorgehen
    - **Biliome:** große Biliome, die nicht mit dem Gallenwegesystem kommunizieren und so mittels ERC und Stenting nicht versorgt werden können, sollten perkutan drainiert werden, zusätzlich Antibiotikagabe
    - **Anastomosenstenose (AS):** wiederholte ERC mit Ballondilatation (6–8 mm) und Platzieren von mehreren Plastikstents (7–11,5 Fr) mit geplantem Stentwechsel alle 2–3 Monate und Steigerung der Anzahl und Größe der platzierten Stents; meist 3–5 oder mehr Sitzungen notwendig
    - **Nicht-Anastomosenstenosen (NAS), diffuse intrahepatische Strikturen:** schwieriger zu behandeln als AS. ERC plus Ballondilatation (4–6 mm) plus Stentanlage plus programmierter Stentwechsel; ca. 30–50 % dieser Patienten müssen im weiteren Verlauf jedoch erneut transplantiert werden

- **Gallensteine, Sludge, Casts:** ERC plus Papillotomie plus Extraktion
- **Papillenstenose, Sphincter-oddi-Dysfunktion:** endoskopische Papillotomie
- **Sonstiges:** Pleuraerguss, subkapsuläre Nekrosen

Infektionen

> Aufgrund der Immunsuppressiva können Zeichen und Symptome einer Infektion oftmals fehlen oder abgeschwächt auftreten.

- Antiinfektiöse Medikamente können Wechselwirkungen mit Immunsuppressiva haben.
- Infektionen können schwerer und rascher verlaufen als bei Immunkompetenten.
- Kolonisationen vor Transplantation mit MRSA (Methicillin-resistenter Staph. ausreus) und VRE (Vancomycin-resistenter Enterokokkus) können nach Transplantation zu Infektionen führen, stellen jedoch keine Kontraindikation für eine Transplantation dar.

Identifikation von Risikofaktoren für eine Infektion vor einer Transplantation

- Serologie: CMV (Status von Empfänger und Spender), HSV, VZV, EBV, HIV, Hepatitis B,D und C, Treponema pallidum
- Urinuntersuchungen inklusive Urinkultur
- Tuberkulosetest
- Röntgen-Thorax
- Sputumkulturen
- Spezielle Tests, je nach Patient/Endemiegebiet → Serologie: Strongyloides stercoralis, Leishmaniose, Histoplasma capsulatum, Trypanosoma cruzi etc.

Prävention von Infektionen/Impfungen

- Patienten auf der Warteliste sollten geimpft werden, da das Ansprechen auf eine Impfung nach Transplantation aufgrund der Immunsuppression nicht optimal sein kann.
- Aber auch nach Transplantation sollten Patienten regelmäßig geimpft werden.
- In der Regel sollten Lebendimpfstoffe nach Transplantation vermieden werden.
- Impfungen: Tetanus, Diphtherie, Polio, Hepatitis A und B, Pneumokokken, Neisseria meningitidis, Influenza

Prophylaktische antibiotische Therapie

- Indikation: Patienten mit einem erhöhten Risiko für Infektionen
- Posttransplant werden Antibiotika verabreicht, um die mit der Operation assoziierten Infektionen (Wundinfektionen, intraabdominelle Infektionen) zu minimieren.
- In einigen Zentren wird **Trimethoprim-Sulfamethoxazol** für 3–12 Monate prophylaktisch gegeben (Dosis: 1 Tablette/Tag oder 2 Tabletten 3-mal/Woche) um Pneumocystis-jirovecii-Pneumonien zu verhindern. Diese Therapie hilft auch gegen: Listeria monocytogenes, Nocardia asteroides, Toxoplasma gondii und viele der gewöhnlichen Erreger von Harnwegs-, Bronchial- und Magen-Darm-Infektionen.
- Alternativen: Dapsone, Pentamidin, jedoch weniger breites Spektrum
- **CMV:** Prophylaktische Therapie bedeutet, dass Anti-CMV-Medikamente den Patienten mit einem deutlich erhöhten Risiko für eine Reaktivierung/Infektion bereits prophylaktisch verabreicht werden. Ein besonders hohes Risiko für eine Reaktivierung/Infektion mit CMV haben CMV-negative Empfänger mit einem CMV-positiven Spenderorgan (CMV R-/D+), sodass hier eine prophylaktische Therapie empfohlen wird. Alle übrigen Konstellationen erhalten eine präemptive Therapie (Valganciclovir oder Ganciclovir).
- Patienten, die keine prophylaktische Therapie gegen CMV erhalten, erhalten speziell in amerikanischen Zentren eine Therapie gegen HSV und VZV für die ersten 3–6 Monate (Aciclovir, Valaciclovir etc.)

Prophylaktische antimykotische Therapie/Pilzinfektionen

- Pilzinfektionen stellen einen wesentlichen Grund für die hohe Mortalität im ersten Jahr nach Transplantation dar.
- Folgende Risikofaktoren indizieren nach einem Konsensuspapier die prophylaktische Therapie: Nierenversagen, Retransplantation oder 2 der folgenden Kriterien: Kreatinin >2 mg/dl, >40 Erythrozytenkonzentrate, biliodigestive Anastomose, >11 h Operationsdauer, präoperative Pilzkolonisation
- Randomisierte Studien zeigen einen positiven Effekt für liposomales Amphotericin B.
- Prospektive Beobachtungsstudien in Hochrisikogruppen liegen für Echinocandine vor.
- Konazole werden wegen resistenter Candida-Stämme und Aspergillus-Infektion als ungeeignet beurteilt.
- Die meisten Zentren setzen Echinocandine ein.

Tuberkulose

- Isoniazid und Rifampicin sind sicher und sollten Patienten mit einer latenten Tuberkulose und einem Risiko für eine Reaktivierung nach der Transplantation bereits vor der Transplantation gegeben werden.

Präemptive CMV-Therapie

- Die (R-/D+)-Situation macht eine prophylaktische Therapie mit Ganciclovir/Valciclovir erforderlich (TTS-Leitlinie Level II/III).
- Anti-CMV-Medikamente werden nur präemptiv gegeben, wenn es Anhalt für eine Replikation (CMV-pp65 oder PCR positiv) gibt.
- Auch diese Strategie reduziert das Risiko von CMV-Reaktivierung und Infektion.

Infektionen bis 1 Monat nach Lebertransplantation

- Es treten im Wesentlichen die gleichen Infektionen auf wie bei immunkompetenten Patienten nach Operationen: v. a. bakterielle Infektionen, meist nosokomial aufgrund von Kathetern, Stents, zentralen Venenkathetern, Drainagen, anderen Fremdkörpern, Nekrosen oder längerer endotrachealer Beatmungsdauer.
- 2 Prädilektionsstellen: Lungen und Bauchraum
- **Lunge:** v. a. bei verlängerter Beatmungsdauer: Pseudomonas aeroginosa, Enterobacter spp., Staph. aureus, Klebsiella pneumoniae, Stenotrophomonas maltophila, Citerobacter freundii
- **Abdomen:** intraabdominelle Abszesse, Peritonitis aufgrund von Operationskomplikationen, v. a. Darmkeime; intrahepatische Abszesse: möglicherweise assoziiert mit A.-hepatica-Thrombose, Cholangitis: möglicherweise T-Drain-Okklusion, Wundinfektionen
- Therapie: Bei V. a. eine Infektion sollte mit einem Breitspektrumantibiotikum begonnen werden, bevor die Identifikation des Keims und das Resistogramm vorliegen.
- Auch **Candida-Infektionen** treten gehäuft innerhalb des ersten Monats nach Transplantation auf. Eine Fungämie geht mit einer hohen Mortalität einher (s. unter prophylaktische Therapie).
- Außer HSV sind **virale Infektionen** in dieser Zeit selten. Patienten die vor orthotoper Lebertranplantation HSV-positiv sind und keine Prophylaxe erhalten, bekommen in 50 % d. F. eine Reaktivierung.

Infektionen 1–6 Monate nach Lebertransplantation

- Aufgrund der hohen kumulativen Dosis an Immunsuppressiva treten in dieser Zeit v. a. opportunistische Infektionen auf.

- **CMV-Infektion:**
  - Auftreten einer CMV-Infektion ohne Prophylaxe: bei 50–60 % kommt es zur Reaktivierung.
  - 20–30 % von diesen Patienten entwickeln eine CMV-assoziierte Erkrankung (Pneumonitis, Enteritis, Hepatitis).
  - Mit Prophylaxe: Oftmals wird die CMV-Reaktivierung durch die Prophylaxe nur verschoben und nicht verhindert, sodass diese nach Absetzen der Prophylaxe auftritt.
  - Symptome: Fieber, Leukopenie, Thrombopenie, Malaise, Arthralgien, Pneumonie, Gastroenteritis, Hepatitis
  - Differenzialdiagnostik: Abstoßung, Retinitis
  - Diagnostik: CMV-pp65, CMV-DNA, ggf. Leberbiopsie etc.
- **Andere Virusinfektionen:** EBV, VZV, RSV, HHV-6, Influenza, Adenovirus
  - **EBV:** wichtigste Virusinfektion, verschiedene klinische Symptome bis hin zum »mononucleose-like syndrome« oder »posttransplantation lymphoproliferative disease« (PTLD)
  - **Aspergillus-Infektionen:** Möglicherweise führt die CMV-Prophylaxe zu einem späteren Auftreten von Aspergillus-Infektionen, da die CMV-Reaktivierung der größte Risikofaktor für eine Aspergillus-Infektion ist (meist Lunge, andere Manifestationen: ZNS).

Infektionen über 6 Monate nach Lebertransplantation

- Das Auftreten von opportunistischen Infektionen in diesem Zeitraum ist selten bei Patienten mit guter Transplantatfunktion, da die immunsuppressive Therapie deutlich reduziert ist.
- Patienten nach OLT entwickeln in dieser Zeit die gleichen Infektionen wie die Allgemeinbevölkerung, jedoch häufiger. Infektionen wie Streptococcus pneumoniae oder Haemophilus influenza können sehr rasch und schwer verlaufen (s. auch unter Impfung).
- Bei schlechter Transplantatfunktion oder hoher Immunsuppression treten die gleichen Infektionen wie in der Zeit von 1–6 Monate nach OLT auf.

Infektionen nach Transplantation <1 Monat nach OLT

- Infektionen mit resistenten Keimen:
  - MRSA
  - VRE
  - Candida spp. (non-albicans)

- Aspiration
- Katheterinfektionen
- Wundinfektionen
- Anastomoseninsuffizienzen/Ischämie
- Clostridium-difficile-Kolitis
- Vom Spender übertragene Infektionen (selten, ungewöhnlich): HSV, Rhabdovirus, HIV, Trypanosoma cruzi etc.
- Empfängerassoziierte Infektionen/Kolonisation: Aspergillus, Pseudomonas

1–6 Monate nach OLT

- Mit PCP und Antiviralprophylaxe (CMV, HBV):
  - BK-Polyomavirus
  - Clostridium-difficile-Kolitis
  - HCV-(Re-)Infektion
  - Adenovirus
  - Influenza
  - Cryptococus neoformans
  - Mycobacterium tuberculosis
- Ohne Prophylaxe:
  - Pneumocystis jirovecii
  - HSV, VZV, CMV, EBV
  - HBV
  - Listeria, Nocardia, Toxoplasmose, Strongyloides, Leishmania, T. cruzi
- Anastomosenkomplikationen

>6 Monate nach OLT

- Ambulant erworbene Pneumonie, Harnwegsinfekt
- Aspergillus
- Nocardia, Rhodococcus
- Späte Virusinfektionen:
  - CMV
  - Hepatitis B, C
  - HSV-Enzephalitis
- Hautkrebs
- Lymphome

Nebenwirkungen und Wechselwirkungen von Medikamenten
(◘ Tab. 24.22, ◘ Tab. 24.23)

- Die primäre Immunsuppression kann von Zentrum zu Zentrum variieren.
- In der Regel erhalten Patienten nach einer Lebertransplantation in den ersten Monaten eine **Dreifachkombination** mit Tacrolimus (oder Cyclosporin), Prednisolon und Mycophenolat.
- Die einzelnen Immunsuppressiva werden nach entsprechenden Spiegelkontrollen, Wirksamkeit, Zeit nach Transplantation und Verträglichkeit individuell angepasst.

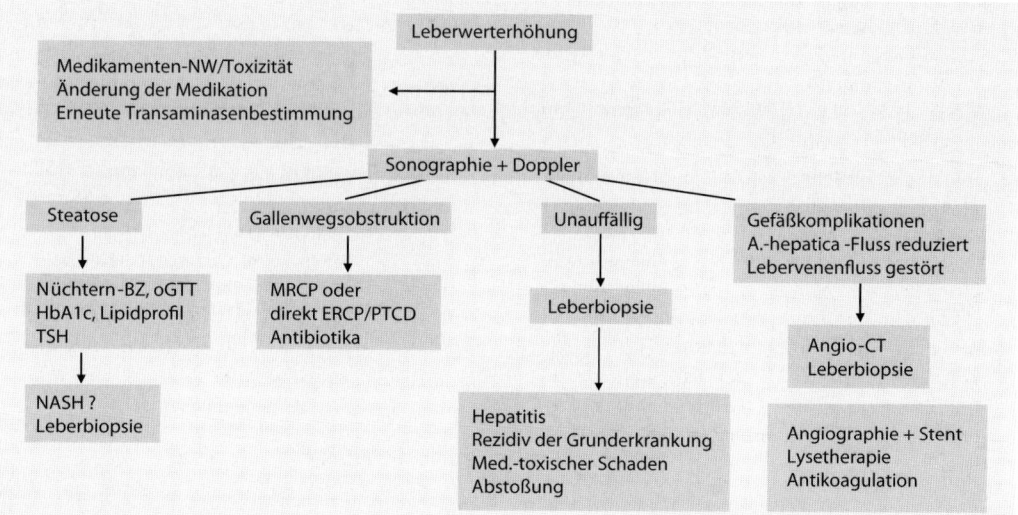

◘ Abb. 24.1 Vorgehen bei Patienten nach orthotoper Lebertransplantation (OLT) und erhöhten Leberwerten. BZ = Blutzucker, oGTT = oraler Glukosetoleranztest, HbA = Hämoglobin-A, TSH = thyroideastimulierendes Hormon, NASH = nicht alkoholische Steatohepatitis, MRCP = Magnetresonanz-Cholangiopankreatikographie, ERCP = endoskopische retrograde Cholangiopankreatikographie, PTCD = perkutane transhepatische Cholangiodrainage

◘ Tab. 24.22 Nebenwirkungsprofil wichtiger Immunsuppressiva

Nebenwirkungen	Ciclosporin A	Tacrolimus (mTOR-I)	Kortison	MMF	Sirolimus (mTOR-I)	Azathioprin
Nephrotoxizität	+++	+++	–	–	+ (Proteinurie)	–
Neurotoxizität[a]	++	++	+ (pschiatrisch)	+ (Kopfschmerz)	–	–
Diabetogen	–(?)	+	+++	–	–	–
Gastrointestinale Nw.	+	+	+	+++	++	+ (Pankreatitis)
Arterielle Hypertonie	+++	++	+++	–	+	–
Hyperlipidämie	++	+	++	–	+++	–
Hirsutismus/ Hypertrichose	+	–	–	–	–	–
Gingivahyperplasie	+	–	–	–	–	–
Alopezie	–	+	–	+	–	+
Osteoporose	+	+	+++	–	–	–
Adipositas	–	–	++	–	–	–
Knochenmarksschaden (Leukopenie)	+	+	–	+++	++	+++
Pneumonie	–	–	–	–	+	–
Myalgie/Arthralgie	–	–	+	–	++	+
Lymphome/Malignome	++	++	–	?	–	?
Wundheilungsstörung	–	–	+	+	++	+
Dermatitis	–	+	–	–	++ (orale Ulzera, Akne)	–

Abkürzungen: MMF = Mycophenolatmofetil, mTOR-I = mTOR-Inhibitoren, ? = Inzidenz unbekannt, – nicht, + selten, ++ häufig, +++ sehr häufig berichtet
[a] Hauptsächlich periphere Neuropathie, Kopfschmerzen, Tremor, Schlaflosigkeit, Krampfanfälle,

◘ Tab. 24.23 Häufig verabreichte Medikamente mit Wechselwirkungen mit Calcineurininhibitoren (CNI: Ciclosporin A, Tacrolimus)

Erniedrigen den Spiegel von CNI	WW mit erhöhter Nephrotoxizität	Erhöhen den Spiegel von CNI
Carbamazepin Phenobarbital Phenytoin Caspofungin Rifampicin	Aciclovir Allopurinol Aminoglycoside Amiodaron Amphotericin B ACE-Hemmer Azole (Antimykotika) Cephalosporine Cimetidin Ciprofloxacin Diuretika Erythromycin Firate NSAR Ranitidin/H_2-Rezeptorblocker Vancomycin Sulfonamide/Trimethoprim	Kalziumkanalblocker (Diltiazem, Nifedipin, Verapamil) Antimykotika (Clotrimazol, Fluconazol, Itraconazol, Ketokonazol, Voriconazol) Antibiotika (Clarithromycin, Erythromycin, Azithromycin) Cisaprid Metoclopramid Statine (Atorvastatin, andere) Amiodaron Cimetidin Ethinylestradiol Lansoprazol Methylprednisolon Omeprazol Proteaseinhibitoren Grapefruchtsaft

Abkürzungen: CNI = Calcineurininhibitoren, WW = Wechselwirkungen

24.5 Stammzelltransplantation

*G. Herter-Sprie, M. von Bergwelt-Baildon,
S. Theurich, J. Vehreschild, Ch. Scheid, J. Chemnitz,
G. Michels, M. Kochanek*

Allgemeines

- **Autologe Transplantation:**
  - Bei der autologen Transplantation werden patienteneigene, zuvor mittels Leukapherese gesammelte und kryokonservierte Stammzellen nach einer sequenziellen Hochdosistherapie transplantiert.
  - Ziel ist eine schnellere Rekonstitution nach Chemotherapie.
- **Allogene Transplantation:**
  - Hierbei werden nach einer Chemotherapie – ggf. kombiniert mit einer Ganzkörperbestrahlung – Stammzellen eines gesunden Spenders transplantiert. Alternativ kann auch eine reduzierte Konditionierung durchgeführt werden (»reduced intensity conditioning«, RIC-Transplantation).
  - Der therapeutische Effekt der Stammzelltransplantation (SZT) entsteht durch die Immunantwort der Stammzellen gegen Tumorzellen.
  - Es kommen bevorzugt Stammzellen eines verwandten Spenders zum Einsatz, die mittels einer Leukapherese aus dem peripheren Blut gesammelt werden.
  - Steht kein geeigneter verwandter Stammzellspender zur Verfügung, wird in weltweiten Stammzellregistern nach einem passenden, nicht verwandten Spender gesucht.
  - Voraussetzung für eine Stammzellspende ist die HLA-Typisierung, für die eine einfache Blutentnahme ausreicht.

Indikationen

- **Autologe SZT:** Hodgkin- und Non-Hodgkin-Lymphome, multiples Myelom
- **Allogene SZT:** akute myeloische Leukämie, akute lymphatische Leukämie, chronische lymphatische Leukämie, chronische myeloische Leukämie, Hodgkin- und Non-Hodgkin-Lymphome, multiples Myelom, myelodysplastische Syndrome, aplastische Anämie, Fanconi-Anämie, angeborene Immundefekte

Komplikationen nach Stammzelltransplantation

Komplikationen nach Stammzelltransplantation
- Infektiöse Komplikationen (häufigster ICU-Aufnahmegrund)
- Graft-versus-Host-Erkrankung (GvHD); allogen Stammzelltransplantierte)
- Neurologische Komplikationen (meist medikamentös-immunologisch vermittelt, z. B. Mikroangiopathie)
- Andere Komplikationen: gastrointestinale Blutungen, Arrhythmien, Thrombosen, transplantationsassoziierte Mikroangiopathie (TAM), »veno-occlusiv disease« (VOD) bzw. sinusoidales Obstruktionssyndrom (SOS)

Infektiöse Komplikationen (◘ Abb. 24.2)

- Sowohl der Infektionserreger als auch der Zeitpunkt ist individuell sehr unterschiedlich.
- In der Regel kommt es zu einer intensivmedizinischen Aufnahme aufgrund einer bakteriellen Infektion, die häufig mit einer Sepsis bzw. septischem Multiorganversagen einhergeht.
- SZT-Patienten sind häufig Patienten mit komplexen Krankheitsbildern. Es ist daher dringend erforderlich, dass nach Aufnahme auf eine Intensivstation sofort Kontakt mit dem Transplantationszentrum aufgenommen und die Therapie eng abgestimmt wird.
- SZT-Patienten benötigen häufig eine zum Teil sehr lange **Infektionsprophylaxe**.

> **Dosierung**
>
> **Infektionsprophylaxe nach autologer SZT**
> - Nur Valaciclovir: 500 mg 1-1-1 bis Tag 100[a]
> - ZVK-Infektionsprophylaxe: mittels lokalem Chlorhexidin
>
> **Infektionsprophylaxe nach allogener SZT**
> - Valaciclovir:
>   - Dosierung: 500 mg 1-1-1 (Niereninsuffizienz!)
>   - Gabe bis Tag 100
>   - Schutz vor HSV und VZV, aber nicht vor CMV und EBV, daher PCR-Monitoring und präemptive Therapie für CMV und EBV
> - Trimethoprim/Sulfamethoxazol:
>   - Dosierung: 1-0-0 montags, mittwochs und freitags
> ▼

- Ab sicherer Erholung des Knochenmarks (»Engraftment«) aufgrund potenzieller Stammzelltoxizität bis Tag 365
- Bei Unverträglichkeit oder anhaltender Knochenmarktoxizität alternativ Pentamidin-Inhalation alle 4 Wochen
- Posaconazol-Saft:
  - Dosierung: 5 ml (= 200 mg) 1-1-1
  - Gabe bis Tag 100
- ZVK-Infektionsprophylaxe: mittels lokalem Chlorhexidin
- Das Tragen von Mundschutz (ggf. Atemmaske) und Schutzkittel ist nur bei besonderen Infektionserregern notwendig.

[a] Die Tage der Hochdosis- bzw. Konditionierungstherapie werden rückwärts gezählt (z. B. Tag –12 bis Tag –1. Der Tag der Stammzelltransplantation ist Tag 0. Anschließend wird wieder aufwärts gezählt.

Diagnostik bei Verdacht auf eine Infektion nach SZT (Differenzialdiagnostik Infektion/GvHD)

- Bei **Mukositis**: 1-mal Abstrich → Hygiene (Erregeranzucht inklusive Pilze und Resistenzbestimmung) und 1-mal Virologie (PCR für: HSV, VZV, CMV)
- Bei **Diarrhö**: Stuhl → Mikrobiologie (Clostridium-difficile-Toxin) und 1-mal Virologie (PCR für: HSV, VZV, CMV, Adenovirus)
- Bei **Fieber** (>38 °C): Blutkulturen (BK) zentral und peripher
- Bei **persistierendem Fieber** >96 h:
  - BK zentral und peripher wiederholen
  - Bestimmung von Procalcitonin
  - Aspergillus-Antigen (Galaktomannan) täglich für 5 Tage
  - CT-Thorax nativ
  - Ggf. BAL-Material zur mikrobiologischen Abklärung auf pathogene Erreger, inkl. Mykobakterien, Mykoplasmen, Pneumocystis carinii bzw. Pneumocystis jirovecii, Toxoplasma

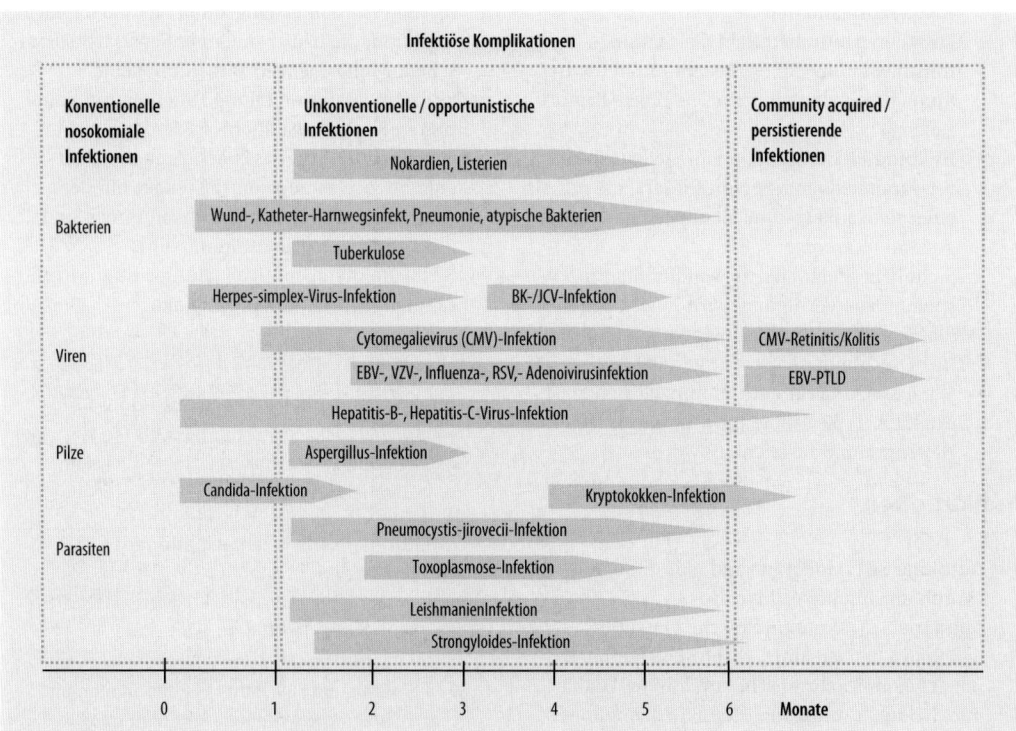

Abb. 24.2 Übersicht über mögliche infektiöse Komplikationen und ihr zeitliches Auftreten. Die Abbildung stellt eine grobe Übersicht dar. Sowohl die Dauer der Infektion als auch das Auftreten der Infektion kann individuell deutlich variieren. (Mod. nach Fishman u. Rubin 1998)

gondii, Aspergillen (Galaktomannan aus BAL-Material), Candida; Virologie-PCR für: CMV, HSV, VZV, HHV-6, RSV, Influenza-, Parainfluenza; Urin: Legionella-Antigen
- Zusätzlich bei allogener SZT:
  - Bei **Diarrhö**: Stuhl → Virologie (PCR für: HSV, VZV, CMV, Adenovirus, Norovirus, Rotaviren)
  - Bei **hämorrhagischer Zystitis**:
    - Urin → Hygiene (Erreganzucht und Resistenzbestimmung)
    - Urin → Virologie (PCR für: BK-Virus, Adenovirus, CMV)
    - Blut → Virologie (PCR für: BK-Virus)
  - Bei **persistierendem Fieber** nach Eskalation: Toxoplasmoseserologie
  - Unklarer **Transaminasenanstieg**: PCR für HBV, HCV, HSV, VZV, EBV, CMV, Adenovirus
- **Maßnahmen generell bei Fieber unter autologer/allogener SZT:**
  - Stationäre Aufnahme und i.v.-Antibiotikatherapie nach Materialgewinnung (mindestens 2 BK-Paare, Urin, ggf. Stuhl, Schleimhaut oder Hautabstriche)
  - Gründliche körperliche Untersuchung zum Ausschluss von Abszessbildung
  - Monitoring nach allogener SZT:
    - Montags + donnerstags: CMV- und EBV-PCR aus Blut
    - Montags: BK-Virus-PCR aus Blut und Urin, Adenovirus-PCR aus Blut

Therapie einer Infektion nach SZT
Fieber bei autologer Stammzelltransplantation
- Piperacillin/Tazobactam 3-mal 4,5 g i.v.
  - Bei ESBL-Kolonisation: Meropenem 3-mal 1 g
  - Bei VRE-Kolonisation: zusätzlich Linezolid 2-mal 600 mg
  - Bei MRSA-Kolonisation: zusätzlich Vancomycin 2-mal 1000 mg
- Bei Fieberpersistenz >96 h:
  - Eine automatische Eskalation auf ein Glykopeptid ist nicht notwendig. Bei Soor: Fluconazol 200 mg 1-0-0 (Tag 1), gefolgt von Fluconazol 100 mg 1-0-0 (Folgetage) (falls noch kein anderes Antimykotikum!)
  - Bei unklarem, nicht pilzverdächtigem Lungeninfiltrat und erwarteter weiterer Neutropeniedauer >2 Tage: Caspofungin 70 mg 1-0-0 (Tag 1), gefolgt von Caspofungin 50 mg 1-0-0 (Folgetage), Patienten über 80 kg bekommen weiter 70 mg täglich

Fieber bei allogener Stammzelltransplantation
- Piperacillin/Tazobactam 3-mal 4,5 g i.v. (Prophylaxe absetzen!)
- Bei Fieberpersistenz >96 h: zusätzlich Vancomycin 1000 mg 1-0-1
- Bei unklarem, nicht pilzverdächtigem Lungeninfiltrat im CT:
  - Beibehalten von Posaconazol bei guten Plasmaspiegeln
  - Alternativ nach Rücksprache mit der Infektiologie liposomales Amphotericin B (Ambisome) 3 mg/kgKG i.v., Absetzen von Posaconazol
- Bei weiterer Fieberpersistenz: Meropenem 1 g 1-1-1 statt Piperacillin/Tazobactam

CMV-Reaktivierung
- Nach Erstnachweis von Virusgenomen engmaschiges Monitoring (quantitative PCR montags, mittwochs und freitags)
- Bei **wiederholtem** Nachweis von >1000 Kopien/ml oder **einmalig** >5000 Kopien/ml Therapiebeginn mit:
  - **Pre-Engraftment**: Foscarnet 60 mg/kgKG 1-0-1 für 14 Tage (Cave: Nierentoxizität, Dosisanpassung bei Niereninsuffizienz [s. Fachinformation], genitale Ulzera). Alternativen: Ganciclovir oder Cidofovir bei ausbleibendem therapeutischem Erfolg
  - **Post-Engraftment**: Ganciclovir i.v. 5 mg/kgKG 1-0-1 für mindestens 14 Tage, dann Ganciclovir 5 mg/kgKG 1-0-0, bis CMV-PCR 14 Tage negativ ist. Alternativ: Valganciclovir 450 mg 2-0-2 für 21 Tage, dann Erhaltungstherapie mit Valganciclovir 450 mg p.o. 2-0-0. Die Therapie mit Ganciclovir und Valganciclovir muss von engmaschigen Blutbildkontrollen begleitet und die Dosis evtl. angepasst werden. Dosisanpassung bei Niereninsuffizienz erforderlich. Cave: Ganciclovir/Valganciclovir in Kombination mit Mycophenolatmofetil (Cellcept) mit deutlich erhöhter Myelotoxizität!
- Bei Nichtansprechen sollte eine Resistenztestung angestrebt werden.

- Flankierend, wenn möglich, Reduktion der Immunsuppression.

> **Cave**
> Response-Beurteilung normalerweise erst nach 7–10 Tagen

EBV-Reaktivierung
- Nach Erstnachweis von Virusgenomen engmaschiges Monitoring (quantitative PCR montags, mittwochs und freitags)
- Bei positiver EBV-PCR (2-mal >5000 Kopien/ml): Rituximab 375 mg/m² i.v., Wiederholung wöchentlich für bis zu 4 Gaben bei EBV-Persistenz
- Flankierend, wenn möglich, Reduktion der Immunsuppression

Hämorrhagische Zystitis (HC)
- Diagnostik:
  - Urin → Hygiene (Erregeranzucht und Resistenzbestimmung)
  - Urin → Virologie (PCR für BK-Virus, Adenovirus, CMV)
  - Blut → Virologie (PCR für BK-Virus)
- Auftreten bis Tag 7 meist als Folge einer Cyclophosphamid-Exposition, nach Tag 14 meist als BK-Virus-Cystitis
- Grad 1: Makrohämaturie
- Grad 2: Makrohämaturie plus Koagel
- Grad 3: Makrohämaturie plus Koagel plus Kreatininanstieg und Blasentamponade
- Patienten, die länger als 2 Wochen einen positiven BK-Virus-Nachweis im Urin haben, entwickeln zu 50 % eine HC
- Ein Anstieg der BK-Virus-Last im Blut auf über 10.000 Kopien/ml hat eine Sensitivität von 63 % und eine Spezifität von 95 % für die Entwicklung einer HC
- Anlage eines Blasenspülkatheters durch die Urologie; Spülmenge sollte ausreichend sein, so dass keine Koagel mehr auftreten (mind. 1 Beutel [3 l] pro Tag)
- Bei BK-Virus-Nachweis und HC: Cidofovir intravesikal über Spülkatheter, 5 mg/kgKG auf 50 ml, 1 h belassen; ggf. auch lokale analgetische Begleittherapie notwendig (Lidocainzusatz o. ä.). In Einzelfällen kann eine systemische Therapie mit Cidofovir oder Leflunomid (Loading-Dosierung: 100 mg über 3 Tage, dann 20 mg; *Cave*: zahlreiche Nebenwirkungen, inklusive Knochenmarksuppression) erwogen werden.

Enterokolitis
- Diagnostik: Stuhl in Mikrobiologie und Virologie, Koloskopie anstreben (Biopsien in Virologie [CMV, Adenovirus, Rotavirus, HSV, VZV, EBV] und Mikrobiologie)
- Bei allogenen Stammzelltransplantationen möglichst Stuhlvisite durch SZT-erfahrenen Arzt, da sich GvHD-Stuhl häufig sicher identifizieren lässt (stark übelriechend, »grünlich gehackt« oder wässrig mit Schleimhautfetzen)
- Bei starken Schmerzen regelmäßig Sonographie der Blase auf Restharn
- Therapie entsprechend Ursache:
  - **Clostridium difficile:** Vancomycin 125 mg p.o. 1-1-1-1, Alternative bei Unverträglichkeit: Metronidazol 400 mg p.o. 1-1-1; falls keine orale Zufuhr möglich, Metronidazol 400 mg i.v. 1-1-1 (schwache Datenlage)
  - **CMV:** siehe CMV-Reaktivierung. Eine negative CMV-Last im Blut schließt eine CMV-Kolitis nicht aus!
  - **Adenoviren:** Therapie der ersten Wahl ist die Reduktion der Immunsuppression. Im Einzelfall kann die Gabe von Cidofovir 5 mg/kgKG 1-mal wöchentlich mit flankierender Probenezid-Gabe erwogen werden.
- **Wichtige Differenzialdiagnose: GvHD** (andere Manifestationen? Zeitpunkt nach Engraftment? Histologische Sicherung anstreben [s. oben]!).

> **Cave**
> Eine zu spät behandelte GvHD, insbesondere des Darms, hat eine äußerst schlechte Prognose. (s. auch: akute GvHD des Darms).

> **Cave**
> Weitere Eskalation nur nach Rücksprache mit Zentrum!

Therapie einer Infektion bei autologer SZT:
- Bei Patienten nach autologer Transplantation und vollständigem Engraftment ist von einem bis zu 12 Monate dauernden leichten Immundefekt auszugehen.
- Ohne Vorliegen von Aplasie sind sie jedoch wie immunkompetente Tumorpatienten zu behandeln (gezielte Fokussuche, Asservation von Urin, Blut, Stuhl, Abstriche bei Mukositis etc.), dann gerichtete Antibiotikatherapie.
- Anders als bei Fieber in Aplasie oder immunsupprimierten, allogen transplantierten Patienten ist eine empirische, an-

tiinfektive Soforttherapie nicht prinzipiell indiziert.
— Daher auch hier unbedingt Rücksprache mit dem Transplantationszentrum halten.

Graft-versus-Host-Disease (GvHD)

— Die GvHD ist eine lebensbedrohliche Komplikation für den Transplantatemfänger nach einer allogenen SZT.
— Bei der GvHD reagieren die im Transplantat enthaltenen T-Lymphozyten des Spenders gegen den Empfängerorganismus.
— Ein erhöhtes Risiko einer GvHD besteht bei einem nicht verwandten Spender, bei unterschiedlichem Geschlecht von Spender und Empfänger und in Abhängigkeit von der Art des Transplantats (periphere Blutstammzellen > Knochenmark).
— Die verwendeten Chemotherapeutika zur Konditionierung sowie die Immunsuppression können ebenso eine entscheidende Rolle spielen.
— Man unterscheidet eine **akute GvHD**, die meist innerhalb der ersten 3 Monate auftritt, von einer **chronischen GvHD**, die nach Tag 100 nach SZT auftritt.
— Im Allgemeinen verläuft eine chronische GvHD blander, erfordert dafür aber eine mitunter dauerhafte Immunsuppression.
— Prinzipiell können alle Organsysteme befallen sein, am häufigsten aber äußern sich die Symptome an Haut, Leber und Gastrointestinaltrakt.
— Um einer GvHD vorzubeugen, benötigen Patienten einer allogenen SZT eine optimale immunsuppressive Therapie (◘ Tab. 24.24, ◘ Tab. 24.25)

> Speziell Ciclosporin A, aber auch die anderen Medikamente weisen eine Vielzahl von Arzneimittelinteraktionen auf. Vor der Erweiterung der Medikation müssen unbedingt die Fachinformationen beachtet werden, um gefährliche Spiegelschwankungen zu vermeiden!

◘ **Tab. 24.24** 4 Stadien des Organbefalls (Arora et al. 2009)

Stadium	Haut	Leber: Bilirubin [mg/dl]	Darm: Diarrhö
I	Exanthem bis 25 % der KÖF	2–3	0,5–1 l
II	Exanthem 25–50 % der KÖF	3–6	1–1,5 l
III	Generalisiertes Exanthem	6–15	>1,5 l
IV	Hautablösung und Blasenbildung	>15	>1,5 l plus Koliken, Blutungen, Ileus

Abkürzung: KÖF = Körperoberfläche

◘ **Tab. 24.25** Aktuell eingesetzte Immunsuppressiva

Substanzklasse	Wirksubstanz	Dosierung (Spiegel)
Calcineurininhibitoren	Ciclosporin A (CsA)	2 mg/kgKG 1-0-1 (250–350 µg/ml) i.v. oder p.o.
	Tacrolimus (FK-506)	2-mal 0,03 mg/kgKG/Tag (8–12 ng/ml)
mTOR-Inhibitoren	Rapamycin/Sirolimus	1–2 mg p.o. (8–12 ng/ml)
	Everolimus	2-mal 0,75 mg p.o. (Ziel: 8–12 ng/ml)
Purinsynthese-Inhibitor	Mycophenolat(mofetil) (MMF)	4-mal 500 mg/Tag i.v. oder p.o. (keine Spiegelbestimmung)
Zytostatikum/ Folsäureantagonist	Methotrexat (MTX)	10 mg/m^2 als i.v.-Bolus
Steroide	Prednison	1 mg/kgKG (Dosis muss individuell angepasst werden)

Anmerkung: Dosierungsempfehlung (stets Rücksprache mit einem Transplantationszentrum). Die Immunsuppressivumspiegelmessung sollte während des gesamten Intensivaufenthalts täglich erfolgen!

- **Praktische Anwendungen:**
  - Generell erfolgt die GvHD-Prophylaxe bei allogener Stammzelltransplantation ab Tag –1 i.v.
  - Je nach Protokoll besteht die GvHD-Prophylaxe aus einer 2er-Kombination: Ciclosporin A + Mycophenolat(mofetil) oder Ciclosporin A + Methotrexat.
  - Nach stabilem Engraftment und suffizienten Vollblutspiegeln kann eine sukzessive Umstellung auf eine orale Applikation erfolgen.
  - Bei mangelnder Resorptionsfähigkeit des Darms (Enteritis mit Diarrhö oder Darm-GvHD) wird die i.v.-Gabe belassen.
  - Bei i.v.-Gabe von spiegelgesteuerten Immunsuppressiva ist zu beachten:
    - Calcineurin- und mTOR-Inhibitoren sind lipophil und sollten daher mit der parenteralen Ernährung über einen Schenkel laufen.
    - Die Gabe des Calcineurininhibitors/mTOR-Inhibitors sollte streng alle 12 h erfolgen, jeweils über 4 h.
    - Der Medikamentenspiegel wird als Talbestimmung gemessen. Es ist auf die Blutentnahme vor Medikamentengabe aus einem anderen Schenkel zu achten!
  - Nebenwirkungen von Ciclosporin A:
    - Akute (exazerbierte) Niereninsuffizienz
    - Unkontrollierbare Hyperbilirubinämie/Leberinsuffizienz
    - Neurotoxizität (starker Tremor, ausgeprägte akrale Parästhesien/Schmerzen, Verwirrtheit, Somnolenz, epileptiforme Störungen)
    - Arterielle Hypertonie
    - Mikroangiopathie, Fragmentozytose
  - Umstellung des Calcineurin-/mTOR-Inhibitors von i.v. auf p.o.:
    - Erfahrungsgemäß kann die Dosis 1:1 übernommen werden (z. B. bei CSA Sandimmun Optoral Lösung 1 ml = 100 mg; Sandimmun Optoral Kapseln à 25 mg oder 100 mg).
    - Es sollten nie beide Immunsuppressiva gleichzeitig umgestellt werden.
  - Posaconazol (häufig zur antimykotischen Prophylaxe gegeben) erhöht den Ciclosporin-A-Spiegel.
  - Ciclosporin A führt zu renalen Mg^{2+}-Verlusten. Daher empfiehlt sich ein tägliches Monitoring von Mg^{2+} und Ciclosporin A. Eine Substitution kann i.v. oder p.o. erfolgen.

> Aufgrund der Nebenwirkungen von Immunsuppressiva ist eine tägliche laborchemische Kontrolle des Differenzialblutbilds, der Retentionswerte, der Elektrolyte, der Leberwerte und des verabreichten Immunsuppressivums (Ciclosporin-A-/Tacrolimus-Intoxikation: s. Übersicht) essenziell. Die Kontrolle der Gerinnungsparameter kann 2-mal pro Woche erfolgen. Einmal wöchentlich empfiehlt sich die Bestimmung von Fragmentozyten und des Haptoglobins.
> Bei V. a. immunsuppressivuminduzierte Toxizität unbedingt Rücksprache mit Transplantationszentrum halten, *bevor* eine Änderung der Medikation erfolgt. Ein unzureichender Immunsuppressivumspiegel kann zu einer GvHD Grad III–IV führen, die dann evtl. nur noch sehr schwierig zu behandeln ist.

Vorgehen bei immunsuppressivuminduzierten Nebenwirkungen

V. a. Ciclosporin-A-induzierte Nebenwirkungen/Intoxikation
- Ciclosporin-A-Spiegel in den unteren Zielbereich senken; ggf. Pausieren der Gabe bis zum Erreichen des Zielspiegels, ansonsten Reduktion um $1/3$ der zuletzt gegebenen Dosis; Gabe von Opiaten bei starken Schmerzen
- Umstellen von Ciclosporin A auf Tacrolimus (nicht zum Zeitpunkt des Engraftments); Beginn mit Tacrolimus 1 mg 1-0-1 (Zielspiegel: 8–12 ng/ml), sobald Ciclosporin-A-Spiegel unter 100 µg/ml gefallen ist
- Wenn Umstellung zum Zeitpunkt des Engraftments notwendig, dann zusätzliche Gabe von Prednisolon über 3 Tage (1 mg/kgKG)
- Umstellen von Ciclosporin A auf MMF (CellCept) 500 mg 1-1-1-1, falls noch nicht appliziert
- Umstellen von Ciclosporin A auf Sirolimus: Loading-Dosis 4–6 mg 1 0-0, dann Erhaltungsdosis 2 mg 1-0-0 (Zielspiegel: 8–12 ng/ml)

V. a. Tacrolimus-induzierte Nebenwirkungen/Intoxikation
- Ähnliche Nebenwirkungen wie unter Ciclosporin A, aber weniger Neuro-/Hepatotoxizität
- Dosisreduktion in unteren Zielbereich
- Umstellung auf Alternativpräparate, falls noch nicht gegeben: Sirolimus (Loading-Dosis 4–6 mg 1-0-0, dann Erhaltungsdosis 2 mg 1-0-0, Zielspiegel 8–12 ng/ml)

- Diagnostik und Primärtherapie der akuten GvHD:
  - Die sichere Differenzialdiagnose zwischen infektiöser – insbesondere viraler – und einer anderen akuten Organschädigung (GvHD) kann nur bioptisch erfolgen.
  - Der Therapiebeginn darf bei klinisch begründetem Verdacht auf eine akute GvHD jedoch nicht durch eine verzögerte Biopsieentnahme aufgeschoben werden!
  - Geringfügige oder nur grenzwertig positive Virusnachweise gehen oft mit einer GvHD einher (als Trigger).
- Allgemeingültige Prinzipien der Primärtherapie einer akuten GvHD:
  - Zusätzlich zur GvHD-Prophylaxe wird Prednisolon 2 mg/kgKG als tägliche Einmaldosis verabreicht
  - Steroide hoch dosiert beginnen und dann zügig wieder reduzieren (bei milder/gut kontrollierter GvHD rasche Prednisolon-Reduktion: alle 3 Tage Tagesdosis halbieren, bei GvHD Stadium III plus GvHD eines weiteren Organs langsameres Ausschleichen: alle 5 Tage um –10 % der Tagesdosis)
  - Ciclosporin-A-Spiegel im hohen Zielspiegelbereich halten
- Steroidbegleitmedikation bei Langzeittherapie (>14 Tage):
  - Regelmäßige Blutzuckerkontrollen, ggf. Acarbose 50–100 mg 1-1-1 oder Insulin s.c.; bei Blutzuckerentgleisungen oder anderen Unverträglichkeiten (Unruhe) auch auf 2 Tagesdosen aufteilbar
  - Bei hohem CMV-Risiko (CMV-negativer Spender und CMV-positiver Empfänger): Prophylaxe mit Valganciclovir (Valcyte) 450 mg 1-0-1 oder 1-0-0 (bei Knochenmarkinsuffizienz)
  - Osteoporoseprophylaxe mit Vitamin D_3 (Vigantoletten 1000 I.E. 1-1-1) und Kalzium (z. B. Calcium-D_3-Ratiopharm BT 1-0-1)
  - Infektionsprophylaxe mit Chinolonen erwägen in Abhängigkeit von der begleitenden Immunsuppression und der Infektionsrate
- Beurteilung des Therapieansprechens: Die akute GvHD gilt als **steroidrefraktär**:
  - Progress innerhalb der ersten 3 Tage nach Therapiebeginn
  - Keine Besserung nach 7 Tagen
  - Keine komplette Remission nach 14 Tagen

Neurologische Komplikationen

- Folgende neurologische Komplikationen können auftreten:
  - Epilepsie (fokal, generalisiert)
  - Fokal neurologische Paresen (motorisch, sensorisch)
  - Intrazerebrale Blutungen
  - Meningitis/Enzephalitis
  - Posteriores reversibles enzephalopathisches Syndrom (PRES)
- Alle neurologischen Komplikationen können Ausdruck derselben Ursache bzw. Erkrankung sein und müssen daher diagnostisch entsprechend abgeklärt werde, da unterschiedliche Therapieoptionen bestehen.
- Empfohlenes diagnostisches Workup:
  - Neurologische Untersuchung
  - CT-Schädel mit KM, wenn möglich
  - Liquorpunktion, wenn möglich (Cave: Gerinnung und Thrombozytenzahl): Zellzahl, Zucker, Eiweiß, LDH, Virologie, Bakteriologie, FACS-Untersuchung (»fluorescence activated cell sorting« = Durchflusszytometrie), Zytospin
  - EEG
  - NMR (»nuclear magnetic resonance«)
- In der Regel kann man mit diesem Untersuchungsgang die Hauptdifferenzialdiagnosen abklären und dann eine entsprechende Therapie einleiten.
- Bei Nachweis einer intrakraniellen Blutung ist die Durchführung eines NMR nicht mehr zwingend erforderlich.

Transplantationsassoziierte Mikroangiopathie (TAM)

- Mikroangiopathie mit Hämolyse und Thrombozytopenie, die grundsätzlich zu jedem Zeitpunkt nach Transplantation auftreten kann
- Diagnosekriterien (International Working Group Definition 2007):
  - Fragmentozyten im peripheren Blut >4 % (Cave: übliche Angabe in Promille)
  - De novo, prolongierte oder progressive Thrombozytopenie <50.000/μl oder Abfall um >50 %
  - Abrupter und anhaltender Anstieg der LDH
  - Hämoglobinabfall oder Anstieg des Transfusionsbedarfs
  - Abfall des Haptoglobins:
    - Wenn alle Kriterien erfüllt sind, Sensitivität und Spezifität >80 %!
    - Unter Ciclosporin A findet sich häufig eine diskrete Vermehrung von Fragmentozyten auf wenige Promille, jedoch ohne Hb-relevante Hämolyse und ohne renale

☐ **Tab. 24.26** Vorgehen bei GvHD-Formen

GvHD-Form	Klinik	Diagnostik	Therapie
Haut-GvHD	Kleinfleckiges makulopapulöses Exanthem an den Prädilektionsstellen (Dorsum/Schultergürtel, Bauchhaut, Dekolleté, Oberschenkelinnenseiten, Unterarminnenseiten); häufig Pruritus	2-mal Hautbiopsie mittels 5-mm-Stanze aus betroffenem Areal, keine Vergleichshistologie notwendig; wichtig: Lokalanästhesie nicht intraepidermal sondern subepidermal injizieren (mechanische Gewebsalteration) Ein Biopsat in NaCl (Virologie: PCR für CMV, EBV, HSV, ParvoB19, HHV-6, VZV), zweite Biopsie in Formalin für Pathologie	Stadium I tolerieren und abwarten; hochnormale CsA-Spiegel anstreben; tägliche Kontrolle! Ggf. zusätzliche lokale Behandlung mit steroidhaltiger Salbe (z. B. Dermoxin-Salbe) bei starkem Pruritus Stadium >I (>25 % KOF) und/oder rascher Progress: Prednisolon 2 mg/kgKG/Tag
Leber-GvHD	Generell nicht spezifisch; Hyperbilirubinämie, ggfs. Ikterus und Cholestase der kleinen intrahepatischen Gallengänge (deutliche Erhöhung der γ-GT), ggf. Leberdruckschmerz, später Zeichen der akuten Leberinsuffizienz	1. Ausschluss einer akuten viralen Genese im peripheren Blut (PCR für: HBV, HCV, EBV, CMV, HSV, VZV, Cocksackie-, Adenovirus)	1. Nach Möglichkeit Absetzen bzw. Dosisreduktion aller hepatotoxischer Medikamente, Ausnahme CsA (ggfs. Umstellung)
		2. Aufgrund der deutlich erhöhten Komplikationsrate einer Leberbiopsie sollte diese nur bei persistierenden und nicht anderweitig erklärbaren *isolierten* Leberschädigungen (d. h. ohne weitere GvHD-Zeichen anderer Organsysteme oder ohne Hinweis auf Medikamententoxizität oder fehlendem Nachweis einer Virusreaktivierung im peripheren Blut) durchgeführt werden. Insbesondere betrifft dies den V. a. eine isolierte *chronische* GvHD der Leber.	2. Bei Bilirubin ges. >3 mg/dl Gabe von Prednisolon 2 mg/kgKG/Tag über 7–14 Tage, anschließend Dosisreduktion alle 5 Tage um –10 % der Tagesdosis
		3. Falls Biopsie erforderlich: Gerinnungsoptimierung Thrombozyten >50.000/μl und normale plasmatische Gerinnung Proben für Virologie in NaCl (PCR für: CMV, EBV, HSV, VZV, HBV, HCV, Adenovirus) Proben für Histologie in Formalin	3. Supportiv: Gerinnungssubstitution, parenterale Ernährung unter Kontrolle der Blutfettwerte und Lipase
Darm-GvHD	Diarrhö (Stadium >II, d. h. >1000 ml/Tag), »grünlicher, gehackter« Aspekt, zunehmend wässrig, Blut oder Schleimhautbeimengungen, Krämpfe	1. Bei langsam progredienter Diarrhö: zunächst Stuhlproben für Mikrobiologie (Durchfallerreger inkl. C.-difficile-Toxin) und Virologie (PCR für CMV, EBV, HSV, HHV-6, Adenoviren; Antigen für Noro-, Rota-, Astroviren); Dringlichkeitsvermerk für Virologie auf dem Anforderungsschein (Ergebnis nach 24 h!)	1. Optimierung der CsA-Dosis (hohe Zielspiegel)

▼

◘ **Tab. 24.26** *Fortsetzung*

GvHD-Form	Klinik	Diagnostik	Therapie
		2. Bei rasch progredienter Diarrhö: Sigmoidoskopie am selben Tag! Wenn unsicher, dann Koloskopie am Folgetag anstreben; bei schwer durchführbaren Abführmaßnahmen aufgrund des klinischen Zustands u. U. Rektoproktoskopie zunächst ausreichend, Untersuchung des ileozökalen Übergangs jedoch sensitiver zur Sicherung der Diagnose GvHD! Proben für Virologie in NaCl (PCR für: CMV, EBV, HSV, Adenovirus, VZV, ParvoB19) Proben für Histologie in Formalin: ggf. Verschickung in spezialisiertes Zentrum (z. B.	2. Beginn mit Prednisolon 2 mg/kgKG/Tag *unmittelbar nach der Sigmoidoskopie*; bei Bestätigung der GvHD durch Histologie oder klinischem Ansprechen Fortführung der Therapie mit Prednisolon und Dosisreduktion alle 5 Tage um –10 % der Tagesdosis
		3. Vorher Substitution von Gerinnungsfaktoren (Ziel: Quick >70) und Thrombozyten (>30.000/µl)	3. Lokale Therapie mit Budesonid (Entocort) 3 mg 1-1-1 p.o.
			4. Bei Virusnachweis (insbesondere CMV) durch Virologie oder Pathologie (Eulenaugen!) oder bakteriellen Erregern entsprechende systemische Therapie
			5. Supportiv: Gerinnungssubstitution, parenterale Ernährung unter Kontrolle der Blutfettwerte und Lipase Cave: nicht selten Koexistenz von viraler Kolitis und Darm-GvHD, daher meist Behandlung beider Entitäten nötig Generell bei Darm-GvHD keine langfristige Nahrungskarenz anstreben!

oder neurologische Symptome. Dies ist eine dosisabhängige Nebenwirkung von Ciclosporin A und in der Regel allein durch ein Absenken der Plasmaspiegel von Ciclosporin A zu beherrschen. **Dies ist keine TAM!**
- Therapie der TAM (nach Batts et al. 2007):
  - Absetzen von Ciclosporin A und Tacrolimus (auch Sirolimus, wenn in Kombination verabreicht)
  - Ersetzen durch MMF oder Steroide
  - Evtl. Plasmainfusionen; Plasmaaustausch nur im Einzelfall (Rücksprache mit Transplantationszentrum)

Sinusoidales Obstruktionssyndrom (SOS) bzw. »vena occlusiv disease« (VOD)
- Schädigung des sinusoidalen Endothels durch toxische Metabolite der Chemotherapeutika, besonders bei hepatischer Vorschädigung
- Diagnosekriterien (Baltimore-Kriterien):
  - Tag 0–21 nach allogener SZT
  - Bilirubin >2 mg/dl
  - Hepatomegalie mit Leberdruckschmerz
  - Aszites (Verifizierung durch Sonographie)
  - Gewichtszunahme >5 %
  - SOS besteht, wenn Bedingungen 1 und 2 sowie mindestens 2 der Bedingungen 3–5 erfüllt sind.

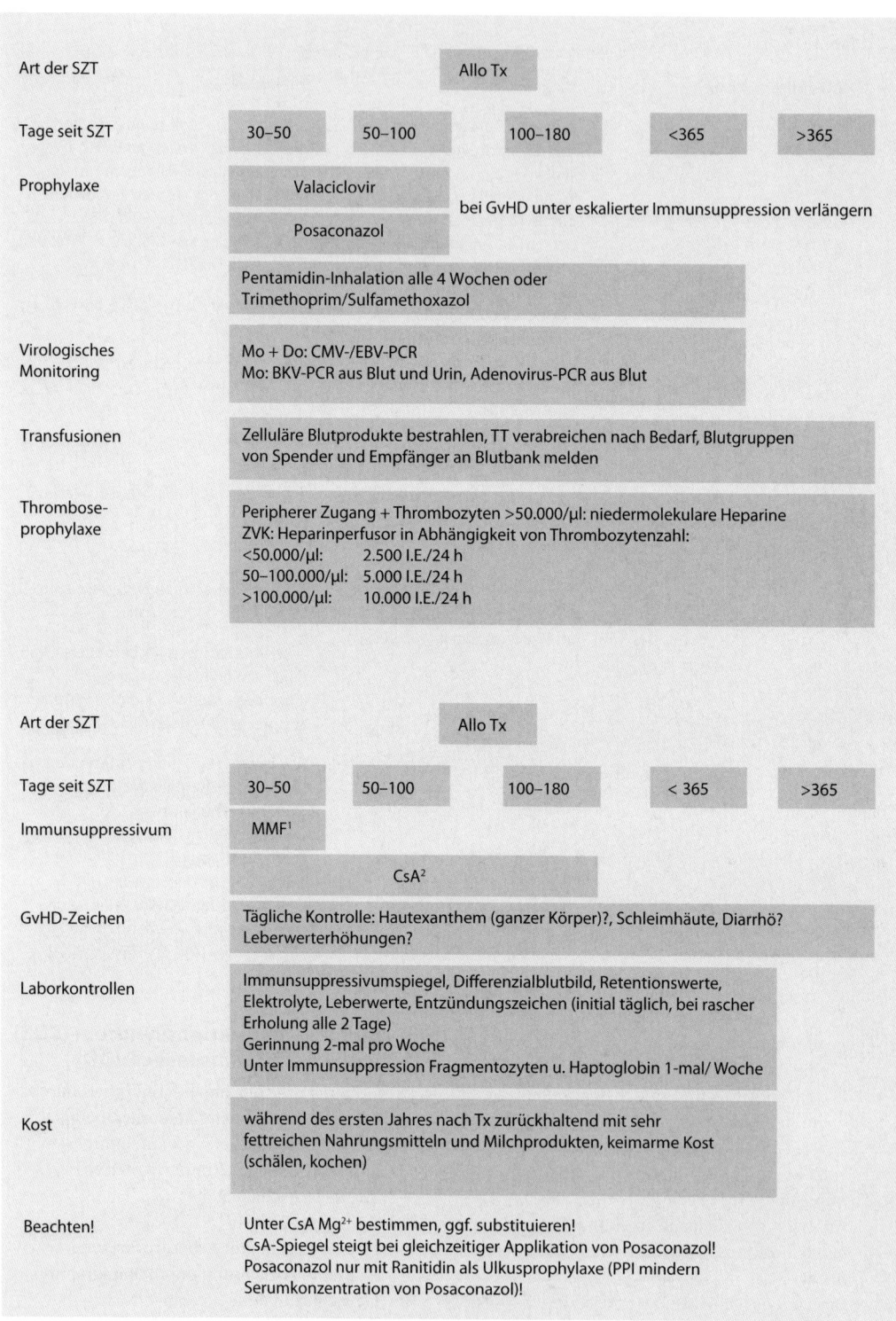

◘ Abb. 24.3 Management der allogenen SZT. [1] I.d.R. reduzieren ab Tag 30, ausschleichen bis Tag 50, [2] i.d.R. reduzieren ab Tag 100, ausschleichen bis Tag 180. TT = Thrombozytenkonzentrate, BKV = BK-Virus, MMF = Mycophenolatmofetil, CsA = Ciclosporin A

24.5 · Stammzelltransplantation

- Prophylaxe:
  - Unfraktioniertes Heparin: 100 U/kgKG/Tag als kontinuierliche Infusion ab Konditionierung bis Tag 30; Beachte: Perfusor an Thrombozytenzahl anpassen (Thrombozytenzahl >100.000/µl → 10.000 I.E. Heparin pro 24 h, Thrombozytenzahl <100.000/µl und >50.000/µl → 5.000 I.E. Heparin pro 24 h, Thrombozytenzahl <50.000/µl → 2.500 I.E. Heparin pro 24 h
  - Ursodesoxycholsäure (Ursofalk) 600–900 mg/Tag p.o. ab Konditionierung bis Oralisierung von Ciclosporin A (kann sonst Resorption von Ciclosporin A aus Darm erhöhen) bei Patienten mit erhöhtem SOS-Risiko wie Zweittransplantation (auch Auto-allo-Konzept), Lebererkrankung, Konditionierung mit Busulfan oder Cyclophosphamid
- Monitoring:
  - Plasminogenaktivatorinhibitor-1 (PAI-1) im Serum (Sonderanforderung, ggf. nicht in jedem Haus zu bestimmen), höchste Spezifität und Sensitivität, ggf. Testergebnis erst nach mehreren Tagen
  - Täglich: Fibrinogen, Quick, PTT
- Therapie (supportiv, spezifische Therapie → Defibrotide [geringe Evidenz, in Deutschland nur über internationale Apotheke zu erhalten]):
  - Flüssigkeits- und Natriumrestriktion, Gabe von Diuretika (Schleifendiuretika und Spironolacton)
  - Erhalt des intravaskulären Volumens und der Nierenperfusion mit Albumin und Transfusionen (Hämatokrit >30 %)

Differenzialdiagnose Hyperbilirubinämie bei allogener SZT

- Ciclosporin-A-Intoxikation: isolierte Bilirubinerhöhung, Kreatininanstieg, ggf. Kopfschmerzen, Hand-Fuß-Syndrom, Mikroangiopathie (Fragmentozyten ↑, LDH ↑, Haptoglobin ↓), neurologisch auffällig
- SOS: siehe oben, positive Baltimore-Kriterien, selten bei RIC (»reduced intensity conditioning«), häufig bei Lebervorschädigung
- Akute GvHD: Anstieg häufig kurz nach beginnendem Engraftment, parallel meist Haut-GvHD, Transaminasen relativ niedrig, γ-GT

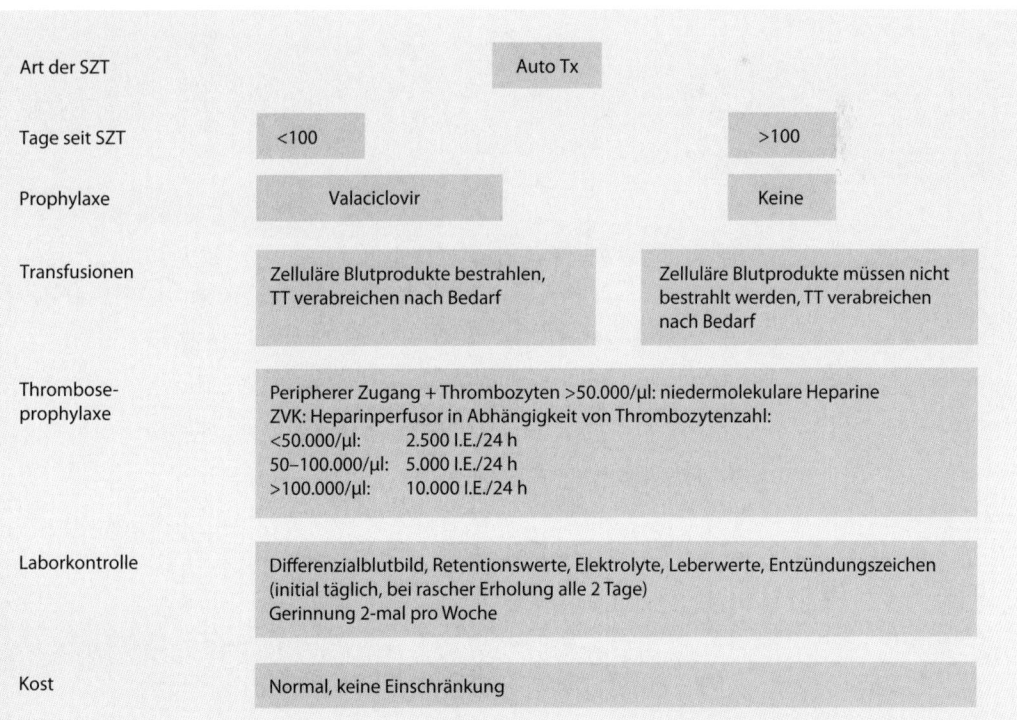

◘ Abb. 24.4 Management der autologen SZT

erhöht, ggf. Steroide als diagnostischer Test/Therapie
- TAM: Fragmentozyten plus Hämolysezeichen
- Intoxikation: häufig, nicht immer auch Transaminasen erhöht, meist nur Leber betroffen, diagnostischer Test: Kandidatenmedikamente (besonders Antimykotika) pausieren, danach rasch Abfall

> Alle intensivpflichtigen Komplikationen eines Nicht-SZT-Patienten können auftreten. Man sollte bei der Komplexität gerade der allogenen SZT »allgemeine« Komplikationen nicht übersehen, wie z. B. Myokardinfarkt, Lungenembolie, Harnstau etc.

Transfusion von Blutprodukten bei SZT

Transfusionen von Erythrozyten, Thrombozyten und Plasma können jederzeit unmittelbar vor und nach einer Stammzelltransplantation notwendig werden. Folgende Besonderheiten sind bei SZT-Patienten zu beachten:
- Aufgrund der heutigen Standards zur Aufbereitung von Blutprodukten sind alle Produkte leukozytendepletiert, sodass das Risiko einer transfusionsassoziierten GvHD und einer CMV-Übertragung reduziert wird.
- Es sollten keine gepoolten Thrombozytenkonzentrate transfundiert werden, weil diese von mehreren Spendern stammen und das Risiko einer transfusionsassoziierten GvHD erhöhen. Nur Thrombozytenapheresate eines Spenders verwenden.
- Zusätzlich müssen alle zellulären Blutprodukte (nicht FFP) – außer dem Stammzellpräparat und den Donorlymphozyten – für folgende Zeiträume bestrahlt werden (mindestens 25 Gy – bewirkt eine Inaktivierung noch vorhandener Leukozyten):
- Autolog: 14 Tage vor Leukapherese bis Tag 100
- Allogen: ab Konditionierung auf Dauer

Tab. 24.27 Transfusionstabelle für Blutprodukte ab Tag 0

Blutgruppe Spender	Blutgruppe Empfänger	EK/TT	Plasma
A	A	A/0	A/AB
A	0	0	A/AB
A	B	0	AB
A	AB	A/0	AB
0	0	0	AB/A/B/0
0	B	0	B/AB
0	AB	0	AB
B	B	B/0	B/AB
B	AB	B/0	AB
AB	AB	AB/A/B/0	AB

Abkürzungen: EK = Erythrozytenkonzentrate, TT = Thrombozytenkonzentrate

Tab. 24.28 Rh-D-Tabelle

Empfänger	Spender	Erythrozyten	Thrombozyten	Plasma
+	+	+/–	+/–	+/–
+	–	–	+/–	+/–
–	+	–	+/–	+/–

- Bei allogenen Transplantationen mit CMV-negativem Spender und Empfänger: CMV-negative Blutprodukte anfordern! Wenn nicht möglich, kann auch CMV-unbekannt transfundiert werden, da bereits leukozytendepletiert.
- Bei AB0-Inkompatibilität zwischen Spender und Empfänger gilt die Transfusionstabelle (◘ Tab. 24.27) für Blutprodukte ab Tag 0 (Blutbank über SZT informieren!).
- Bezüglich Rhesus-Faktor vgl. ◘ Tab. 24.28

Literatur

Arora M, Nagaraj S, Witte J et al. (2009) New classification of chronic GVHD: added clarity from the consensus diagnoses. Bone Marrow Transplantation 43:149–153

Batts ED, Lazarus HM (2007) Diagnosis and treatment of transplantation-associated thrombotic microangiopathy: real progress or are we still waiting? Bone Marrow Transplant 40(8):709–719

Costanzo MR, Dipchand A, Starling R et al. (2010) The International Society of Heart and Lung Transplantation Guidelines for the care of heart transplant recipients. J Heart Lung Transplant 29(8):914–956

de Wall C, Fuehner T, Wehmeier P et al. (2011) Therapeutic drug monitoring of mycophenolic acid after lung transplantation—is it clinically relevant? Transplantation 91(6): e33–34

Eschenauer GA, Lam SW, Carver PL (2009) Antifungal prophylaxis in liver transplant recipients. Liver Transpl 15(8):842–58

Fishman JA, Rubin RH (1998) Infection in organ-transplant recipients. N Engl J Med 338(24):1741–1751

Francis GS, Greenberg BH, Hsu DT et al. (2010) ACCF/AHA/ACP/HFSA/ISHLT 2010 clinical competence statement on management of patients with advanced heart failure and cardiac transplant: a report of the ACCF/AHA/ACP Task Force on Clinical Competence and Training. Circulation 122(6):644–672

Golling M, Becker T, Broelsch C et al. (2004) Consensus-recommendations for sirolimus in liver transplantation. Z Gastroenterol 42(11):1333–1340

Gottlieb J (2008) Update on lung transplantation. Ther Adv Respir Dis 2(4):237–247

Haddad H, Isaac D, Legare JF et al. (2009) Canadian Cardiovascular Society Consensus Conference update on cardiac transplantation 2008: Executive Summary. Can J Cardiol 25(4):197–205

Hunt SA, Abraham WT, Chin MH et al. (2009) 2009 focused update incorporated into the ACC/AHA 2005 Guidelines for the Diagnosis and Management of Heart Failure in Adults: a report of the American College of Cardiology Foundation/American Heart Association Task Force on Practice Guidelines: developed in collaboration with the International Society for Heart and Lung Transplantation. Circulation 119(14):e391–e479

Kotton CN, Kumar D, Caliendo AM et al. (2010) International consensus guidelines on the management of cytomegalovirus in solid organ transplantation.Transplantation 89(7):779–795

Lee SO, Razonable RR (2010) Current concepts on cytomegalovirus infection after liver transplantation. World J Hepatol 2(9):325–336

Merion RM, Schaubel DE, Dykstra DM et al. (2005) The survival benefit of liver transplantation. Am J Transplant 5(2):307–313

Smits JM, Nossent GD, de Vries E et al. (2011) Evaluation of the lung allocation score in highly urgent and urgent lung transplant candidates in Eurotransplant. J Heart Lung Transplant 30(1):22–28

Strüber M, Lange R, Gummert JF et al. (2007) Alternatives to heart transplantation. Symposium of the »Treatment of End-stage Heart and Lung Failure« working group on October 22, 2005 in Munich. Thorac Cardiovasc Surg 55 Suppl 2:S147–S167

Anhang

A   **Antibiotika und Perfusordosierung** – 587
M. Kochanek, G. Michels

B   **Normwerte Hämodynamik** – 593
G. Michels

C   **Scoresysteme in der Intensivmedizin** – 597
G. Michels

      Stichwortverzeichnis – 603

Antibiotika und Perfusordosierung

M. Kochanek, G. Michels

Tab. A.1 Antibiotika

Handelsname	Wirkstoff	Normal	Krea<1,5; CrCl.>50–90	Krea 1,5–3; CrCl 10–50	Krea >3; CrCl <10	HD	CVVH (15 L/Tag)	Sonstiges
AmBisome	Amphotericin B	1-mal 3 mg/kg ü. 6 h/Tag	=	=	=	= nHD	=	
AmphoB	Amphotericin	1 mg/kg ü.24 h	=	⊘	1,5 mg/kg/Tag	1,5 mg/kg/Tag n.HD	1,5 mg/kg/Tag	
Biklin	Amikacin	15 mg/kg/Tag	12 mg/kg/Tag	5 mg/kg/Tag	3 mg/kg/Tag	6 mg/kg/Tag nHD	6 mg/kg/Tag	
Caspofungin	Caspofungin	Tag 1 70 mg/Tag, ab Tag 2 50 mg/Tag	=	=	=	=	=	
Ciprobay	Ciprofloxacin	2-mal 400 mg/Tag	2-mal 400 mg/Tag	3-mal 200 mg/Tag	1-mal 400 mg/Tag	400 mg nHD	3-mal 200 mg/Tag	
Clont	Metronidazol	3-mal 500 mg/Tag	=	=	750 mg/Tag	1000 mg/Tag n. HD	3-mal 500 mg/Tag	
Cotrimoxazol	TMP/SMZ	4-mal 20 mg/100 mg/kg/Tag	3-mal 20 mg/100 mg/kg/Tag	160 mg/800 mg/Tag	⊘	160 mg/800 mg/Tag nHD	160 mg/800 mg/Tag	Nur bei PcP
Cymeven	Ganciclovir	2-mal 5 mg/kg/Tag	2-mal 5 mg/kg/Tag	2-mal 3 mg/kg/Tag	1 mg/kg/Tag	1,25 mg/kg/Tag nHD	2,5 mg/kg/Tag	
Diflucan	Fluconazol	Tag 1 800 mg/Tag, dann 400 mg/Tag	Tag 1 400 mg/Tag, dann 200 mg/Tag	Tag 1 200 mg/Tag, dann 100 mg/Tag	Tag 1 100 mg/Tag, dann 50 mg/Tag	Tag 1 400 mg/Tag, dann 200 mg/Tag nHD	Tag 1 10–15 mg/kg KG/Tag	Nur bei BK+
Erythrocin	Erythromycin	4-mal 1 g/Tag	3-mal 1 g/Tag	2-mal 1 g/Tag	2-mal 1 g/Tag	2-mal 1 g/Tag nHD	2-mal 1 g/Tag	
Fortum	Ceftazidim	3-mal 2 g/Tag	3-mal 2 g/Tag	2-mal 2 g/Tag	1-mal 1 g/Tag	1,5 g/Tag n.HD	3-mal 1 g/Tag	
Foscavir	Foscarnet	2-mal 90 mg/kg/Tag	2-mal 60 mg/kg/Tag	1-mal 70 mg/kg/Tag	1-mal 50 mg/kg/Tag	?	?	
Klacid	Clarithromycin	2-mal 500 mg/Tag	=	2-mal 500 mg/Tag	Tag 1 2-mal 500 mg/Tag, 2-mal 250 mg/Tag			

▶

Anhang A · Antibiotika und Perfusordosierung

Tab. A.1 *Fortsetzung*

Handelsname	Wirkstoff	Normal	Krea<1,5; CrCl.>50–90	Krea 1,5–3; CrCl 10–50	Krea >3; CrCl <10	HD	CVVH (15 L/Tag)	Sonstiges
Linezolid	Zyvoxid	2-mal 600 mg/Tag	2-mal 600 mg/Tag	2-mal 600 mg/Tag	2-mal 600 mg/Tag	2-mal 600 mg/Tag	2-mal 600 mg/Tag	
Meronem	Meropenem	3-mal 1 g/Tag	3-mal 1 g/Tag	2-mal 1 g/Tag	1-mal 1 g/Tag	1 g/Tag nHD	3-mal 1 g/Tag	
Pen G	PenicillinG	6-mal 5 Mio/Tag	4-mal 5 Mio/Tag	4-mal 5 Mio/Tag	5 Mio (Mega)/Tag	10 Mio (Mega)/Tag nHD	3-mal 5 Mio (Mega)/Tag	
Pentacarinat	Pentamidin	4 mg/kg/Tag	4 mg/kg/Tag	4 mg/kg/36 h	4 mg/kg/48 h	?	?	
Refobacin	Gentamicin	5 mg/kg/Tag	4 mg/kg/Tag	1,7 mg/kg/Tag	1,5 mg/kg/Tag	1,5 mg/kg/Tag nHD	1,5 mg/kg/Tag	
Rifa	Rifampicin	600 mg/Tag	=	=	=	=	=	
Rocephin	Ceftriaxon	1-mal 2 g/Tag	1-mal 2 g/Tag	1-mal 2 g/Tag	1-mal 2 g/Tag	1-mal 2 g/Tag	1-mal 3 g/Tag	Meningitis 4 g
Sempera	Itraconazol	Tag 1+2 2-mal 200 mg/Tag, ab Tag 3 1-mal 200 mg/Tag	=	=	=	=	=	
Sobelin	Clindamycin	3-mal 600 mg/Tag	=	=	=	=	=	
Staphylex	Flucloxacillin	4-mal 2 g/Tag	3-mal 2 g/Tag	3-mal 2 g/Tag	2-mal 2 g/Tag	3 g/Tag nHD	3-mal 2 g/Tag	
Targocid	Teicoplanin	2-mal 400 mg/Tag1 dann 1-mal 400 mg/Tag	1-mal 400 mg/Tag	1-mal 200 mg/Tag	1-mal 100 mg/48 h	1-mal 400 mg/5 Tage	1-mal 400 mg/3 Tage	
Tavanic	Levofloxacin	1-mal 500 mg/Tag p.o./i.v.	1-mal 250 mg/Tag p.o./i.v.	1-mal 250 mg/ Tag p.o./i.v.	1-mal 125 mg/Tag p.o./i.v.	50 mg/Tag p.o./i.v. nHD	250 mg/Tag p.o./i.v.	
Tazobac	Piperacillin/ Tazobactam	3-mal 4 g Piprit+ 0,5 g Tazobactam/Tag	3-mal 5 g/Tag	2-mal 5 g/Tag	2-mal 5/Tag	2-mal 5 g/Tag	2-mal 5 g/Tag	
Unacid	Ampicillin/Sulbactam	3-mal 3 g/Tag	3-mal 3 g/Tag	2-mal 1 g/Tag	2-mal 0,5 g/Tag	2-mal 1 g/Tag	3-mal 1 g/Tag	

Tab. A.1 *Fortsetzung*

Handelsname	Wirkstoff	Normal	Krea<1,5; CrCl.>50–90	Krea 1,5–3; CrCl 10–50	Krea >3; CrCl <10	HD	CVVH (15 L/Tag)	Sonstiges
Valtrex	Valaciclovir	3-mal 1 g/Tag p.o.	3-mal 1 g/Tag p.o.	2-mal 1 g/Tag p.o.	1 g/24 h p.o.	1 g/24 nHD p.o.	2-mal 1 g/Tag p.o.	
Vancomycin	Vancomycin	2-mal 1 g/Tag; Colitis 4-mal 250 mg p.o.	n. Spiegel	n. Spiegel	n. Spiegel	1-mal 500 mg/Woche	1-mal /Woche	
VFend	Voriconazol	Tag 1 2-mal 6 mg/kg/Tag, ab Tag 2 2-mal 4 mg/kg/Tag (Candida 2-mal 3 mg)	?	?	?	?	?	
Vibramycin	Doxycyclin	2-mal 100 mg/Tag	=	=	=	=	=	
Vistide	Cidofovir	5 mg/kg 1-mal /Woche Probenecid 2 g 3 h vor/1 g 2 h + 8 h nach Inf.	5 mg/kg 1-mal /Woche	∅	∅	∅	∅	
Zienam	Imipenem	3-mal 1 g/Tag	3-mal 1 g/Tag	2-mal 1 g/Tag	1-mal 1 g/Tag	1,5 g nHD/Tag	2-mal 1 g/Tag	
Zovirax	Aciclovir	3-mal 15–30 mg/kg/Tag	2-mal 5–10 mg/kg/Tag	1-mal 5–10 mg/kg/Tag	5 mg/kg/Tag	5 mg/kg/Tag nHD	5 mg/kg/Tag	
Zyvoxid	Linezolid	2-mal 600 mg/Tag	2-mal 600 mg/Tag	2-mal 600 mg/Tag	2-mal 600 mg/Tag	2-mal 600 mg/Tag	2-mal 600 mg/Tag	

Tab. A.2 Perfusordosierung

Handelsname (Wirkstoff)	Herstellung	Endkonzentration
Arterenol (Noradrenalin)	5 Amp. (à 1 mg) = 5 mg/50 ml NaCl 0,9 %	0,1 mg/ml
Bronchospasmin (Reproterol)	5 Amp. (à 0,09 mg) = 0,45 mg/50 ml NaCl 0,9 %	9 µg/ml
Cordarex (Amiodaron)	6 Amp. (à 150 mg) = 900 mg/50 ml G5 %	18 mg/ml
Catapresan (Clonidin)	8 Amp. (à 150 µg) = 1200 µg/48 ml NaCl 0,9 %	25 µg/ml
Disoprivan 2 % (Propofol)	50 ml pur	20 mg/ml
Dobutrex (Dobutamin)	250 mg/50 ml	5 mg/ml
Dopamin (Dopamin)	250 mg/50 ml	5 mg/ml
Dormicum (Midazolam)	100 mg/50 ml	2 mg/ml
Ebrantil (Urapidil)	5 Amp. (à 50 mg) = 250 mg/50 ml	5 mg/ml
Euphyllin (Theophyllin)	2 Amp. (à 200 mg) = 400 mg/50 ml	8 mg/ml
Fentanyl (Fentanil)	5 Amp. (à 0,5 mg) = 2,5 mg/50 ml	0,05 mg/ml
Heparin (Heparin)	25.000 I.E./50 ml	500 I.E./ml
Insulin (Insulin)	100 I.E./50 ml	2 I.E./ml
KCl (Kaliumchlorid)	50 ml pur (KCl 7,45 %)	1 mM/ml = 1ml/ml
Ketanest S (Ketamin)	1250 mg pur/50 ml	25 mg/ml
Lasix (Furosemid)	2 Amp. (à 250 mg) = 500 mg/50 ml	10 mg/ml
MSI (Morphin)	5 Amp. (à 10 mg) = 50 mg/50 ml	1 mg/ml
Nitro (Nitrat)	50 mg/50 ml	1 mg/ml
Phenhydan (Phenytoin)	1 Amp. (750 mg)/50 ml	15 mg/ml
Refludan (Lepirudin)	5 mg (= 1 ml)/50 ml NaCl 0,9 %	0,1 mg/ml
Sufenta (Sufentanil)	2 Amp. (à 0,25 mg) = 0,5 mg/50 ml	0,01 mg/ml
Suprarenin (Adrenalin)	5 Amp.(à 1 mg) = 5 mg/50 ml	0,1 mg/ml
TNP (Tramadol + Metamizol + Metoclopramid)	100 mg Tramal+1 g Novalgin+10 mg Paspertin/ 50 ml NaCl 0,9 %	2 mg/ml Tramal, 20 mg/ml Novalgin, 0,2 mg/ml Paspertin
Double P (Metoclopramid, Neostigmin)	Je 3 Amp. Paspertin-Prostigmin/50 ml	
»Würzburger Schmerztropf«	300–600 mg Tramal, 3–6 g Novalgin, 30–60 mg Paspertin/500 ml über 24 h	

Tab. A.3 Epileptischer Anfall (entweder Tavor oder Rivotril oder Valium), ▶ Kap. 19

Tavor	Lorazepam	1–2 mg i.v.		Bis zu 8–10 mg ü.10–15 min
Rivotril	Clonazepam	1–2 mg i.v.		
Valium	Diazepam	10–20 mg i.v.		
Wenn damit keine Durchbrechung des Anfalls:				
Status epilepticus				Erhaltung
Phenhydan	Phenytoin	15–20 mg/kg	750 mg ü. 1 h, evt. n. 1 h erneut 750 mg ü. 2 h	3-mal 100 mg/Tag i.v. n.Spiegel
Dann zusätzlich				
Luminal	Phenobarbital	20 mg/kg	1500–1800 mg/24 h	2-mal 100 mg/Tag i.v. n.Spiegel
Dann zusätzlich:				
Trapanal	Thiopental	4–7 mg/kg	200–400 mg Bolus, dann 100–200 mg/h/24 h	
Alternativ				
Diso 2 %	Propofol			Siehe Perfusorliste (◘ Tab. A2)
Dormicum	Midazolam			200 mg/50 ml
Valproat	Valproat		1000–2000 mg Bolus	n.Spiegel
Keppra	Levetiracetam		1000–2000 mg i.v.	n.Spiegel

HIV-Postexpositionsprophylaxe:
Innerhalb 24 h; Risikoreduktion >95 %; Therapie für 4 Wochen mit: Combivir 2-mal 1 Tbl. (300 AZT/150 Epivir) Kaletra 2-mal 3 Kps. (400/100)
HIV-Test: sofort, nach 6 Wochen, 3 und 6 Monaten

Tbc (IREP):
I. Isoniazid (Isozid comp, Tebesium) 5 mg/kg → p.o.: 1-mal 300 mg (enthält noch 10 μg Vit B6) i.v.: 5 mg/kg
II. Rifampicin (Rifa) 10 mg/kg → p.o.: 1-mal 600 mg (2-mal 1 Tbl. à 300 mg; sonst 1-mal 600 mg); i.v.: 10 mg/kg
III. Ethambutol (Myambutol) p.o.: 25 mg/kg → 1-mal 1200–1600 mg; i.v.: dito
IV. Pyrazinamid (Pyrafat): p.o.: 30 mg/kg; nicht i.v.; ggf. Streptomycin 1 g
2 Monate I–IV weitere 4 Monate I+II

Hepatitis:
HBV: Hepatitisimpfung passiv innerhalb 24 h; Test wie HIV
HCV: bei Serokonversion Ribaverin+PEG Intron

rtPA (Actilyse):
Bei Infarkt: 15 mg Bolus, dann 50 mg über 30 min, dann 35 mg über 1 h; Heparin: Bolus 60 U/kg, max. 4000 U, dann 12 U/kg/h, max. 1000 U/h
Bei Lungenembolie: 50 mg Bolus, dann 50 mg über 1 h dazu Heparin hochdosiert Ziel PTT 50–70

Somatostatin Perfusor:
1 Amp./36 ml NaCl auf 3 ml/h

Schilddrüse: bei V. a. Hyperthyreose:
Perchlorat (Irenat) 3-mal 20° über 4–5 Tage p.o.
Thiamazol (Carbimazol) 2- bis 3-mal 5 mg über 14 Tage

Normwerte Hämodynamik

G. Michels

◘ Tab. B.1 Hämodynamische Parameter

Parameter	Normbereich	Einheit
AD_{dia} (diastolischer arterieller Druck)	60–90	mmHg
AD_{sys} (systolischer arterieller Druck)	90–130	mmHg
a_vDO_2 (arterio-gemischtvenöse Sauerstoffgehaltsdifferenz)	6	mlO_2/100 ml Blut
C_aO_2 (»arterial oxygen content«)	18–21	mlO_2/100 ml Blut
CFI (kardialer Funktionsindex)	4,5–6,5	/min
CI (»cardiac index«)	2,5–4,5	$l/min/m^2$
CO (»cardiac output«)	4–8	l/min
CPO (»cardiac power index«: CI×MAP×0,0022)	>0,5–0,7	W/m^2 (kardiogener Schock: 0,1–0,4)
DO_2 (O_2-Transportkapazität bzw. O_2-Angebot)	600±50	$ml/min/m^2$
dP_{max} (maximale Druckanstiegsgeschwindigkeit)	1200–2000	mmHg/s
ELWI (extravasaler Lungenwasser Index)	3,0–7,0	ml/kgKG
EVLW (extravasales Lungenwasser)	5–8	ml/kgKG
GEDI (global enddiastolischer Volumenindex)	680–800	ml/m^2
GEDV (globales enddiastolisches Volumen, diastolische Volumina aller vier Herzhöhlen)	600–700	ml/m^2
GEF (globale Auwurffraktion)	25–35	%
HR (»heart rate«)	60–90	/min
HZV (Herzzeitvolumen)	4–8	l/min
ITBI (intrathorakaler Blutvolumenindex)	850–1000	ml/m^2
ITBV (intrathorakales Blutvolumen, d. h. in Lunge und Herz)	800–950	ml/m^2
Koronarer Durchflussdruck (AD_{dia}-PCWP)	60–70	mmHg
LVSWI (linksventrikulärer Schlagarbeitsindex)	45–55	gm/m^2
MAP (mittlerer arterieller Druck)	70–105	mmHg
mPAP (»mean pulmonary artery pressure«)	10–25	mmHg
mPCWP (»mean pulmonary capillary wedge pressure«)	6–12	mmHg
PBV (pulmonales Blutvolumen)	150–200	ml/m^2
PDP (»pulmonary diastolic pressure«)	5–12	mmHg
PP (»pulse pressure«, AD_{sys}–AD_{dia})	30–50	mmHg
PPV (»pulse pressure variation«)	<10	%
PSP (»pulmonary systolic pressure«)	16–24	mmHg

▼

Anhang B · Normwerte Hämodynamik

Tab. B.1 Hämodynamische Parameter

Parameter	Normbereich	Einheit
PVPI (pulmonalvaskulärer Permeabilitätsindex)	1–3	<3: kardiales Lungenödem, >3: nicht-kardiales Lungenödem (z. B. ARDS)
PVR (»pulmonary vascular resistance«)	150–250	dyn×s×cm^{-5}
Q_s/Q_t (»shunt fraction«)	<0,3	
RAP (»right atrial pressure«)	2–8 (Mittelwert: 4–5)	mmHg
RPP (»rate pressure product«, HF×AD$_{sys}$)	<12.000	
RVP (rechtsventrikulärer Druck)	15–30/2–8 (Mittelwert: 20)	mmHg
RVSWI (rechtsventrikulärer Schlagarbeitsindex)	7–10	gm/m^2
SV (Schlagvolumen)	60–90	ml/Schlag
SVI (Schlagvolumenindex)	35–55	ml/Schlag/m^2
S_vO_2 (gemischtvenöse O_2-Sättigung hinter dem rechten Herzen)	65–75	%
SVR (»systemic vascular resistance«)	800–1200	dyn×s×cm^{-5}
SVRI (systemvaskulärer Widerstandsindex)	1200–2000	dyn×s×cm^{-5} × m^2
SVV (Schlagvolumenvariation)	≤10	%
TBV (totales Blutvolumen)	2500–3200	ml/m^2
TI (»triple index«, HF×AD$_{sys}$×PCWP)	<150.000	
VO$_2$ (O_2-Aufnahme)	3–4	ml/kgKG/min
ZVD (zentraler Venendruck)	4–10	cmH$_2$0

Scoresysteme in der Intensivmedizin

G. Michels

Allgemeines

- Mathematische Basis von Scoresystemen: Regressionsanalyse
- Vorhersagevariablen der Scores: Wahrscheinlichkeit des Überlebens bei Krankenhausentlassung, funktioneller Status, Lebensqualität
- Verlässlichkeit der Datenerhebung oft schwierig aufgrund Inter- und Intra-Untersucher Variabilität, z. B. SAPS-II-Scoremodell zeigt Korrelationskoeffizienten zwischen 0,81 und 0,95

Ziele der Scores

- Quantifizierung des Schweregrades eines Krankheitsbildes
- Bestimmung der Krankenhausletalität
- Verlaufsbeurteilung
- Qualitätsmanagement
- Patientenstratifikation für klinische Studien
- osten-Nutzen-Analysen (Einschätzung von Personalbedarf, Bettenkapazitäten etc.)
- Entscheidungshilfe bei der Therapieplanung

Scoresysteme (◘ Tab. C1)

- **Prognostische Scoresysteme** (◘ Tab. C2 u. C3)
  - APACHE-II bzw. APACHE-III (Acute Physiology And Chronic Health Evaluation)
  - SAPS-II (Simplified Acute Physiology Score)
  - MPM-II (Mortality Predicting Model)
- **Descriptive Scoresysteme** (◘ Tab. C4 u. C5)
  - SOFA (Sequential Organ Failure Assessment)
  - MODS (Multiple Organ Dysfunction Syndrome)
  - GCS (Glasgow Coma Scale)
  - ODIN (Organ Dysfunction and Infection)
  - LOD (Logistic Organ Dysfunction)
- **Therapeutisch interventionelle Scoresysteme**
  - TISS (Therapeutic Intervention Scoring System) und HIS (Hannover Intensiv Score)
  - TISS-28
  - NEMS (Nine Equivalents of nursing Manpower use Score)

◘ Tab. C.1 Gegenüberstellung von Scoresystemen

Scoresystem	Variablen	Erhebung der Parameter
APACHE-III	17 Variablen einschließlich des Glasgow Coma Scores (APACHE-II: 12, APACHE: 34)	24 h nach Aufnahme
SAPS-II	12	24 h nach Aufnahme
MPM-II	MPM_0 (bei Aufnahme): 15 MPM_{24} (nach 24 h): 13	Direkt bei Aufnahme und 24 h nach Aufnahme

Anhang C · Scoresysteme in der Intensivmedizin

Tab. C.2 APACHE-II-Score

	Abweichung nach oben				0	Abweichung nach unten			
	+4	+3	+2	+1		+1	+2	+3	+4
Temperatur [°C]	≥41	39–40,9		38,5–38,9	36–38,4	34–35,9	32–33,9	30–31,9	≤29,9
MAP [mmHg]	≥160	130–159	110–129		70–109		50–69		≤49
HF/min	≥180	140–179	110–139		70–109		55–69	40–54	≤39
AF/min	≥50	35–49		25–34	12–24	10–11	6–9		≤5
Oxygenierung	Oxygenierung bei F_iO_2 ≥0,5 (AaDO$_2$-Werte)					Oxygenierung bei F_iO_2 <0,5 (paO$_2$-Werte)			
Oxygenierung	≥500	350–499	200–349		<200 | >70	61–70		55–60	<55
pH	≥7,7	7,6–7,69		7,5–7,59	7,33–7,49		7,25–7,32	7,15–7,24	<7,15
Na$^+$ [mmol/l]	≥180	160–179	155–159	150–154	130–149		120–129	111–119	≤110
K$^+$ [mmol/l]	≥7	6,6–6,69		5,5–5,59	3,5–5,4	3,0–3,4	2,5–2,9		<2,5
Kreatinin [mg/dl]	≥3,5	2,0–3,4	1,5–1,9		0,6–1,4		<0,6		
Hämatokrit [%]	≥60		50–59,9	46–49,9	30–45,9		20–29,9		<20
Leukozyten [1000/µl]	≥40		20–39,9	15–19,9	3–14,9		1–2,9		<1
GCS	Punkte = 15 – aktueller GCS								
Alter	≤44 Jahre: 0 Punkte; 45–54 Jahre: 2 Punkte; 55–64 Jahre: 3 Punkte; 65–74 Jahre: 5 Punkte; ≥75 Jahre: 6 Punkte								
Vorgeschichte	Nicht-operierter Patient: – In der Vorgeschichte finden sich Organinsuffizienz *oder* Immunschwäche: +5 – Immunkompetent *und* ohne schwere Organinsuffizienz in der Vorgeschichte: 0 Operierter Patient → Notfall-OP: – In der Vorgeschichte finden sich Organinsuffizienz *oder* Immunschwäche: +5 – Immunkompetent *und* ohne schwere Organinsuffizienz in der Vorgeschichte: 0 Operierter Patient → elektive OP: – In der Vorgeschichte finden sich Organinsuffizienz *oder* Immunschwäche: +2 – Immunkompetent *und* ohne schwere Organinsuffizienz in der Vorgeschichte: 0								
Punkte	0–4	5–9	10–14	15–19	20–24	25–29	30–34	>34	
Todesrate [%]	1–4	3–6	6–12	11–22	29–40	37–51	75	85	

HF = Herzfrequenz, AF = Atemfrequenz (Beatmung oder Spontanatmung), Kreatinin: hier müssen die Punkte bei akutem Nierenversagen verdoppelt werden, GCS = Glasgow Coma Scale

Tab. C.3 SAPS-II-Score

Parameter	Punkte												
	0	1	2	3	4	5	6	7	9	10	11	12	13
HF [1/min]	70–119		40–69		120–159			≥160			<40		
AD_{sys} [mmHg]	100–199		≥200				70–99						<70
Temp. [°C]	<39				≥39								
p_aO2/F_iO2 [mmHg]								≥200		100–<200	<100		
Urin [l/d]	≥1,0				0,5–<1,0						<0,5		
S-Harnstoff [mg/dl]	<60						60–<180			≥180			
Leukozyten [1000/μl]	1,0–<20			≥20								<1,0	
K^+ [mmol/l]	3,0–<5,0			≥5,0 <3,0									
Na^+ [mmol/l]	125–<145		≥145				<125						
HCO_3 [mmol/l]	≥20			15–<20			<15						
S-Bilirubin [mg/dl]	<4				4–5,9				≥6				

	Punkte					
Punkte	0	6	8	9	10	17
Chronische Leiden				Metastasierende Neoplasie	Hämatologische Neoplasie	Aids
Aufnahmegrund	Geplant chirurgisch	Medizinisch		Nicht geplant chirurgisch		
Alter	<40 Jahre: 0; 45–59 Jahre: 7 Punkte; 60–69 Jahre: 12 Punkte; 70–74 Jahre: 15 Punkte; 75–79 Jahre: 16 Punkte, ≥80 Jahre: 18 Punkte					
GCS	<6: 26 Punkte, 6–8: 13 Punkte, 9–10: 7 Punkte, 11–13: 5 Punkte, 14–15: 0 Punkte					

Anhang C · Scoresysteme in der Intensivmedizin

Tab. C.4 SOFA-Score

Parameter	Punkte			
	1	2	3	4
Atmung p_aO_2/F_iO_2 [mmHg]	<400	<300	<200 (unter Beatmung)	<100 (unter Beatmung)
Gerinnung Thrombozyten/µl	<150	<100	<50	<20
Leber Bilirubin [mg/dl]	1,2–1,9	2,0–5,9	6,0–11,9	>12,0
Herz/Kreislauf Hypotension	MAP <70 mmHg	Dopamin ≤5 oder DobutaminIn jeglicher Dosierung[a]	Dopamin >5 oder Epinephrin ≤0,1 oder Norepinephrin ≤0,1	Dopamin >15 oder Epinephrin >0,1 oder Norepinephrin >0,1
ZNS Glasgow Coma Scale	13–14	10–12	6–9	<6
Niere Kreatinin [mg/dl] oder renale Ausscheidung	1,2–1,9	2,0–3,4	3,5–4,9 oder <500 ml/Tag	>5,0 oder <200 ml/Tag

Tab. C.5 MODS-Score nach Marshall

Parameter	Punkte				
	0	1	2	3	4
p_aO_2/F_iO_2	>300	226–300	151–225	76–150	≤75
S-Kreatinin [µmol/l]	≤100	101–200	201–350	351–500	>500
S-Bilirubin [µmol/l]	≤20	21–60	61–120	121–240	>240
Puls-Druck-Produkt	≤10	10,1–15	15,1–20	20,1–30	>30
Thrombozyten [1000/µl]	>120	81–120	51–80	21–50	≤20
Glasgow-Coma Scale	15	13–14	10–12	7–9	≤6

Puls-Druck-Produkt = HF × (MAP/ZVD)
Beurteilung:
1–4 Punkte: Mortalität von 1 %
5–8 Punkte: Mortalität von 3 %
9–12 Punkte: Mortalität von 25 %
13–16 Punkte: Mortalität von 50 %
17–20 Punkte: Mortalität von 75 %
Über 20 Punkte: Mortalität von 100 %

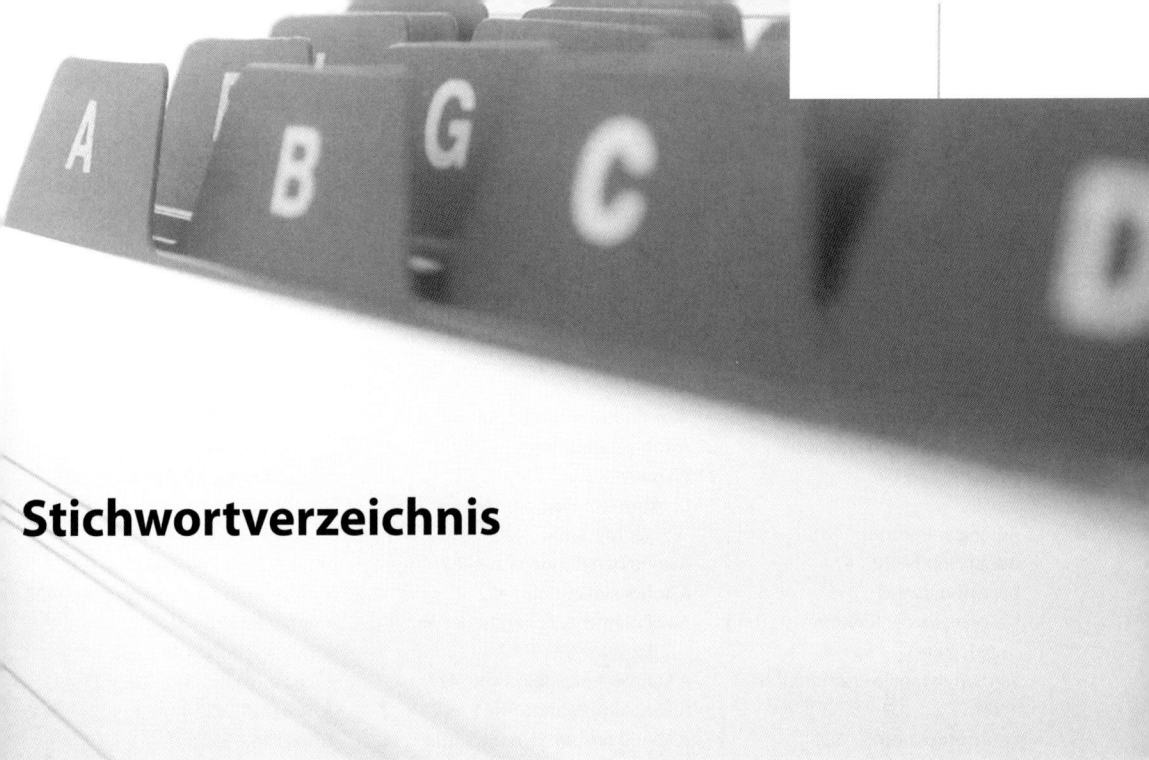

Stichwortverzeichnis

A

AAI-Schrittmachermodus 204
Abdomen
- akutes 220, 222, 227, 290–297, 325, 440, 446, 471
- aufgetriebenes 293
- Herzhinterwandischämie 125
Abdomenoperation, Thrombozytenzahl 390
Abdomensonographie 166, 253, 324
- Aortendissektion 228
- bei akutem Abdomen 294
- Indikation 324
- Interkostalschnitt 328
- Lebererkrankung 317
- Nachweis der neutropenen Kolitis 307
- Oberbauchlängsschnitt, paramedianer 328
- Oberbauchquerschnitt 328, 331
- Pfortaderthrombose 222
- Schulter-Nabel-Schnitt 329
- urämisches Koma 445
Absaugung nach Aspiration 256
Absence 501
Absence-Status 505
Abspültherapie bei Verätzung 472

Abstand
- mentothyreoidaler 14
- sternomentaler 14
Abstoßung
- Herz 552
- Leber 564
- Lunge 556
- Niere 559
Abstrichmaterial 411
Abstrichtupfer 411
Abszess 425
- perityphlitischer 337
Abwehrspannung, abdominale 293, 309
ACC (Acetylcystein) 460
Acceptabel-Mismatch-Programm 557
ACE-Hemmer 139, 141, 158, 161, 369
- absolute Kontraindikation 158
- Escape-Phänomen 210
Acetaminophen s. Paracetamol
Acetazolamid 346, 364
Acetonfötor 440, 484
- Intoxikation 457
Acetylcholin 463
Acetylcholinesterase 463
Acetylcholinesterase-Reaktivatoren 464
Acetylcystein 460
Acetylsalicylsäure 139, 141

- Grenzdosis 473
- Schlaganfall-Sekundärprophylaxe 511
Aciclovir 410, 590
- bei viraler Enzephalitis 497
- Resistenz 410
ACLS (advanced cardiovascular life support) 95
ACTH-Test 446
Actilyse 246, 592
acute asphyxic asthma 261
acute exacerbation of chronic obstructive pulmonary disease s. AE-COPD
acute kidney injury s. Nierenversagen, akutes
acute lung injury 275
acute respiratory distress syndrome s. ARDS
acute severe asthma 261
Adams-Stokes-Anfall 180, 202
ADAMTS-13 382
Addel N 80
Addison-Krise 434, 484
Additionsazidose 361
- Delta-Delta-Bestimmung 362
Adenom
- der Gallenblase 329
- der Leber, Sonographie 326
Adenosin 181

– bei AV-Knoten-Reentrytachykardie 192
– bei AV-Reentrytachykardie 193
– Kontraindikation 192
ADH (antidiuretisches Hormon) 349
ADH-Mangel 451
ADH-Sekretion 350
– Entkopplung 453
– Hemmung, alkoholbedingte 462
ADH-Wirkung, medikamentöse Blockade 454
Adrenalin
– Adrenalin-Perfusor 181
– Adrenalinumkehr 474
– bei Asthmaanfall 265
– bei bradykarder Rhythmusstörung 181, 203
– kardiopulmonale Reanimation 99
– Perfusordosierung 591
– Wirkung 99
Adrougé-Madias-Formel 352
advanced cardiovascular life support 95
AE-COPD (acute exacerbation of chronic obstructive pulmonary disease) 252, 263, 268
– Beatmung 274
– Behandlung 270
– Differenzialdiagnose 270
– infektiös bedingte 268
– klinische Klassifikation 269
– Notfalllabor 270
– Oxygenierung 271
– Risikofaktoren 268
– Schweregrad 268, 269
AED (automatisierte externe Defibrillation) 95
AEIOU-Regel, Scheintodursachen 119
Aerobilie 329
afterload s. Nachlast
Agranulozytose 306
Ajmalin 181, 193, 197
Ajmalin-Test 199
Akineton 460, 474
Aktivkohle 458, 460
Akutbroncholyse 262
Albuminurie 342, 345
Aldosteron 360
Aldosteronantagonisten 139, 141, 158, 161
Aldosteronmangel 446

Alfentanil 12
ALI (acute lung injury) 275
Alkalose 356, 360
– metabolische 348, 354, 361, 363–365, 472
– respiratorische 361, 365
Alkohol 460, 461
– Giftung 462
– zentralnervöser Effekt 462
Alkoholabbau 462
Alkoholabusus 321
– akute Intoxikation 463
– Hypoglykämie 438
Alkoholdehydrogenase 462
Alkoholelimination 462
Alkoholentzug, epileptischer Anfall 502
Alkoholentzugsdelir 460, 477
Alkoholintoxikation 461
Alkoholkonsum, Hypoglykämie 438
Alkoholpankreatitis 309
Alkoholrausch 462
Alkoholwirkprofil 461
Alkylphosphatintoxikation 460, 461, 463
ALL (akute lymphatische Leukämie) 374
Allen-Test 6
Alloantikörper, plättchenspezifische 88, 91
Allopurinol
– bei Tumortherapie 376
– Medikamenteninteraktion 376
ALT (GPT) 317
– erhöhte 315
Alteplase 101, 592
– Goldhaber-Schema 246
– Neuhaus-Dosierungsschema 144
Altersmilz 333
Aluminiumintoxikation 460
Alupent 181, 203
Amatoxinintoxikation 461
AmBisome 588
amentielles Syndrom 485
Amikacin 588
Aminosäuren
– Ernährung, parenterale 79
– verzweigtkettige 321, 323
Amiodaron 181, 193, 197
– Aufsättigungsdosierung 189
– Diagnostik 189
– kardiopulmonale Reanimation 99

AML (akute myeloische Leukämie), Tumorlysesyndromrisiko 374
Ammoniumion 360
Amnesie, globale, transiente 503
Amöbenleberabszess 317
– Diagnostik 416
– Therapie 416
Amoxicillin 427
– bei ambulant erworbener Pneumonie 406
Amoxicillin + Clavulansäure 428
– bei ambulant erworbener Pneumonie 406
Amphetamin 465, 467
Amphetamin-Entzugssyndrom 478
Amphotericin B 588
– Desoxycholat 427, 432
– liposomales 377, 426, 427, 432
– Toxizität 432
Ampicillin 168
– bei bakterieller Meningitis 494
Ampicillin/Sulbactam 315, 415, 589
– bei Weichgewebsinfektion 425
– periinterventionelle Prophylaxe 421
AMV (Atemminutenvolumen) 49
Amylasespiegel, erhöhter 309, 311
Analgetika
– bei akutem Abdomen 296
– bei akuter Pankreatitis 311
– bei Gallenkolik 314
Analgosedierung 64
– Medikamente 66
– Monitoring 66
– Risiken 64
– Scoresysteme 64
Anämie
– hämolytische 382, 422
– renale 444
Anästhetika
– bei Asthmaanfall 264
– volatile 265
Ancotil 434
Aneurysma 223, 226
– Aneurysmareparatur, endovaskuläre 228
– Aneurysmaruptur bei dialysepflichtiger, terminaler Niereninsuffizienz 370
Anexate 458, 460, 473
Anfall, epileptischer 500
– anoxische Hirnschädigung 515
– fokaler 501, 504

Stichwortverzeichnis

– generalisierter 500, 501
– komplex fokaler 501
– myoklonischer 501
– nach intrazerebraler Blutung 489
– postiktale Phase 500
– provozierter 502
– Rezidiv 504
– Schlaganfall, ischämischer 511
– Therapieindikation 503
– tonisch-klonischer, generalisierter 501, 504
Angina pectoris
– instabile 124
  neu aufgetretene 124
Angiodysplasie, Blutung 301
Angiographie 218
– bei unterer Gastrointestinalblutung 301
– Thrombozytentransfusion 87
Angio-MRT 218
Angiomyolipom 335
Angioplastie, perkutane transluminale 219
Angiotensin-II-Escape-Phänomen 158
Angiox 133
Anidulafungin 426, 433
Anionenlücke 361
– Berechnung 361
– diabetisches Koma 441
– Differenzierung 362
Anisokorie 485
Anschlussheilbehandlung 545
Anteriorinfarkt 508
Antiarrhythmika 181, 185
– bei hypertensiver Krise 467
Antiarrhythmika
– Klasse I 189
– Klasse IC 185
– Klasse III 189
Antibiotika 588
– nicht resorbierbare 323
– prophylaktische Anwendung 420
Antibiotikatherapie
– bei akuter Pankreatitis 311
– bei Sepsis 403, 404
– Clostridium-difficile-assoziierte Erkrankung 304
– präemptive 421
Anti-CD-20-Antikörper 383
anticholinerges Syndrom 457, 461
– Antidepressiva 473
– Drogenintoxikation 465, 468

Anticholium 461
Anti-D 389
Antidepressivaintoxikation 461, 473
Antidot-Therapie 460, 461
Antiemetika 296
– bei akuter Pankreatitis 311
– bei Gallenkolik 314
Antifibrinolytikum 142
Anti-GBM-Syndrom 367
Antigene, plättchenspezifische 88
Antihypertensiva
– bei hypertensiver Krise 466
– Rebound-Phänomen 210
Antikoagulation
– Abbruch bei akuter oberer Gastrointestinalblutung 300
– bei akutem Koronarsyndrom 130
– bei Guillain-Barré-Syndrom 500
– bei heparininduzierter Thrombozytopenie 398
– bei Herzinsuffizienz 159
– bei HIT 399
– bei infektiöser Endokarditis 169
– bei Lungenembolie 243
– bei Nierenersatzverfahren 348
– bei tiefer Beinvenenthrombose 234
– bei Vorhofflimmern 187
– dauerhafte 246
– intravenöse 234
– Labordiagnostik 234
– nach intrazerebraler Blutung 489, 490
– nach ischämischem Schlaganfall 511
– orale 246
Antikonvulsiva 503
Antikörper
– Bestimmung bei Glomerulonephritisverdacht 344
– gegen glomeruläre Basalmembran 367
– heparininduzierte 233
– Thrombozytopenie, heparininduzierte 396
Antimykotikatherapie 426
Antiphospholipidsyndrom 392
Antirheumatika, nichtsteroidale 174
Antithrombin, disseminiert intravasale Gerinnung 395
antithrombozytäre Substanzen 141
Anti-Xa-Präparat 235
Antizol 460

Anurie 343
Aorta abdominalis
– Aneurysmazeichen 336
– Durchmesser 336
– Sonographie 336
Aortenaneurysma 222
– abdominales 295
– Dopplersonographie 224
– Endostenting 226
– infrarenales 223, 225
– klappennahes 226
– Operationsindikation 225
– Risikofaktoren 224
– Ruptur 224
– sackförmiges 223
– sonographische Zeichen 336
– spindelförmiges 223
– suprarenales 223, 225
– Therapiemanagement 225
Aortenbifurkation 336
Aortenbifurkationsverschluss 216
Aortendissektion 226
– Abdomensonographie 228
– akute 227
– auslösende Ereignisse 226
– chronische 227
– Computertomographie 228
– Differenzialdiagnostik 228
– Echokardiographie 228
– Endostenting 228
– Erstmaßnahmen 228
– Operationsindikation 229
– Ruptur 227
– Therapie 211, 228
Aortenektasie 223
Aortenklappe, biskupide 226
Aortenklappenebene, Echokardiographie 30
Aortenklappeninsuffizienz, akute 144, 227
APACHE-II 599
APACHE-III 598
apallisches Syndrom 104
Apathie 485
– Enzephalopathie, hepatische 320
APC-Resistenz 230
Aphasie 488, 520, 525
Apherese-Thrombozytenkonzentrat 88
Apnoe 483, 516
Apnoetest 516
Appendix vermiformis, Sonographie 336

Appendizitis, akute 295, 297
aPTT s. Thromboplastinzeit, aktivierte partielle
Aquaporine 349
ARAS (aszendierendes retikuläres aktivierendes System), Läsion 483
ARDS (acute respiratory distress syndrome) 275, 493
– Beatmung 53, 277, 278
– extrapulmonales 276
– Flüssigkeitsmanagement 281
– Lagerung 59
– Lagerungstherapie 281
– pulmonales 276
– supportive Maßnahmen 281
Argatroban 233, 399
– Dosierung 399
– gebrauchsfertige Lösung 400
– Infusionsgeschwindigkeit 400
Arixtra 132, 235
Armschwellung 378
Arrhythmie 26, 143
– belastungsinduzierte 180
– supraventrikuläre 9
– ventrikuläre 9, 358
Artemeter/Lumefantrin 422
Arterenol 243
– Perfusordosierung 591
Arteria
– femoralis 6, 10, 28, 216
– mesenterica superior, Verschluss 219
– radialis 6
Arteria-carotis-interna-Stromgebiet, Ischämie 508
Arteria-hepatica-Stenose 565
Arteria-hepatica-Thrombose 564
arterial oxygen content 594
Arterienabgänge, viszerale 336
Arterienkatheter 6
– Fast-flush-Test 6
– Komplikation 7
Arterienpunktion, Seldinger-Technik 6
Arterienstenose, thrombotischer Verschluss 217
Arterienverschluss, akuter 216
– embolischer 216
– Erstmaßnahmen 218
– Fibrinolyse 218
– Heparinisierung 218
– peripherer 216, 218

– Rezidivprophylaxe 219
– thrombotischer 216
– traumatische Genese 216
Arteriitis 494
Artesunat 423
ASB (assisted spontaneous breathing) 55
Ascorbinsäure 80
Aspergillose, invasive 426, 433
Asphyxie, alkoholbedingte 462
Aspiration 254, 521, 522
Aspirationspneumonie 407
Aspirationsthrombembolektomie, perkutane transluminale 219
Aspirationszytologie, Knochenmark 18
ASS 139, 141
assisted spontaneous breathing 55
AST (GOT) 317
– erhöhte 315
Asthenurie 452
Asthma
– bronchiale 252, 259–264, 266, 268, 271
– cardiale 252, 263
– fatales 259
Asthmaanfall, Medikamente 264
Asthmafixierung 260
Astonin H 447
Asystolie 17, 199, 204, 483
aszendierendes retikuläres aktivierendes System, Läsion 483
Aszites 222, 323
– Aszitespunktion 18, 323
– Leukozytenzahlkontrolle 416
– Neutrophilie 416
– pankreatogener 332
– Stufentherapie 323
AT_1-Antagonisten 141, 158, 161
Atelektase 58
Atelektaseneröffnung 59
Atelektasentrauma 277
Atemgasanalyse 6
Atemgeräusche 262
– abgeschwächte 270
– fehlende 262
Atemhilfe, maschinelle 49
– druckkontrollierte 54
– Initiierung 50
Atemhilfsgeräte 532
Atemminutenvolumen 49
Atemmuster, Koma 484

Atempumpenversagen 260, 365
Atemspende 98
Atemtest, spontaner 62
Atemtraining 58
Atemweg, schwieriger 14
Atemwegsdruck
– kontinuierlich positiver 55
– positiver, biphasischer s. BIPAP
Atemwegsgift 461
Atemwegshilfen, supraglottische 14
Atemwegswiderstand 46
Atemzeitverhältnis, umgekehrtes 57, 279
– Nebenwirkungen 57
Atemzugvolumen 48
Atlanta-Klassifikation, Pankreatitis 309
ATN s. Tubulusnekrose, akute
Atopie 260
Atovaquon 409, 411
Atovaquon/Proguanil 422, 423
Atracurium 13
atrial overdrive pacing 184
Atrophie blanche 231
Atropin 203
– bei Alkylphosphatintoxikation 460, 463
– kardiopulmonale Reanimation 100
Atropinsulfat 181, 203
– bei Alkylphosphatintoxikation 460
Atropintest 17, 201, 204
Atrovent 264, 272
Aufklärung des Patienten 108
– Dokumentation 109
– Form 109
– hinreichende 110
– über alternative Behandlungsmöglichkeiten 108
– Zeitpunkt 108
Aufklärungsfehler 109
Aufklärungspflicht, Ausnahmen 108
Auflaufpuls 218
Auge, rotes 468
Augmentation, diastolische 27
Auskultation 32
Austauschharze bei Hyperkaliämie 355
Auswurffraktion s. Ejektionsfraktion
Autoantikörper, Thrombozytenzerstörung 387

Stichwortverzeichnis

Autoimmunadrenalitis 446
Autoimmunerkrankung
– Splenomegalie 333
– thrombozytopenie, idiopathische 387
Autoimmunhepatitis 316
Autoimmunthyreopathie 448
Automatie-Tachykardie 180
AV-Block 125, 201
– 2. Grades 202, 204
– 3. Grades 203, 204
– medikamentöser 184
– nach Myokardinfarkt 200
AV-Dissoziation 197, 203
AV-Knotenablation 188
AV-Knoten-Reentrytachykardie 181, 182, 192
– Adenosin-Wirkung 192, 193
– EKG-Charakteristika 192
– Katheterintervention 192
AV-Knoten-Tachykardie 182
AVNRT (AV-Knoten-Reentrytachykardie) 192
AV-Reentrytachykardie 182, 192
a-Welle
– Jugularisvenenkurve 5
– PCWP-Kurve 7
– ZVD-Kurve 38
Azathioprin 553
– bei idiopathischer Thrombozytopenie 389
Azidose 360
– bei diabetischem Koma 443
– metabolische 217, 293, 354, 361–363, 370, 402, 441, 471, 472
– renal tubuläre 354
– respiratorische 270, 361, 365
Aztreonam
– bei bakterieller Meningitis 494
– bei Sepsis 403
AZV (Atemzugvolumen) 48

B

Babinski-Reflex 486
baby lung concept 278
backward failure 152
bad trip 467
Baker-Zyste 234
Bakteriämie, transitorische 164

Bakteriurie
– asymptomatische, in der Schwangerschaft 420
– signifikante 419
BAL (bronchoalveoläre Lavage) 24, 265
Ballongegenpulsation, intraaortale 149
– Einstellung 28
– Kontraindikation 149
Ballontamponade bei akuter Varizenblutung 322
Barbituratintoxikation 459
Barotauma 277
Basalmembran, glomeruläre, Antikörper 367
Basedow-Krankheit 448
Basenexzess 360
Basenzufuhr 364
basic metabolic rate 77
Basilaristhrombose, akute 511
Basiliximab 553
Basismonitoring, hämodynamisches 36
Bauchaortenaneurysma 295
Bauchlagerung 59
Bauchschmerzen
– akute (s. auch Abdomen, akutes) 291
– Aortenaneurysma 224
– Aortendissektion, akute 227
– Koma, diabetisches, ketoazidotisches 440
– Lagewechsel 292
– Nebenniereninsuffizienz, akute 446
– neutropene Kolitis 307
– Porphyrie, intermittierende, akute 484
Bazett-Formel 195
Beatmung
– Atelektasenprophylaxe 58
– augmentierte 279
– bei AE-COPD 274
– bei akutem Asthma bronchiale 264
– bei ARDS 278
– bei Lungenembolie 243
– druckkontrollierte 53, 54, 56, 278
– Flow-Zeit-Diagramm 53
– Indikation 49
– intraoperative 53
– kardiopulmonale Reanimation 98

– komplizierte 53
– kontrollierte 52
– lungenprotektive 56, 57
– nach Inhalationstrauma 258
– nichtinvasive 50, 274, 275
– Pneumothorax 284
– sekundäre Schäden 56
– unterstützende 52
– volumenkonstante, zeitgesteuerte 56
– volumenkontrollierte 46, 53
Beatmungsfrequenz, erhöhte 279
Beatmungsmodus 52
Beatmungsstrategie 52
Beckenkamm, Knochenmarkbiopsie 19
Beck-Trias 175
Beclometason-dipropionat 460
Behandlungsanweisung, antezipierte, Zeuge Jehovas 92
Beinödem 231
Beinschmerz 230
Beinschwellung 230
Beinvenen-Duplexsonographie bei Lungenembolieverdacht 242
Beinvenenthrombose, tiefe 229, 234
– 4-Etagen-Lokalisation 229
– Antikoagulanzientherapie 234
– asymptomatische 238
– Differenzialdiagnose 233
– Fibrinolysetherapie 237
– Lungenembolie 239
– Mobilisation 234
– Risikofaktoren 229, 230, 238
– Schmerzauslösung 232
– Sekundärprophylaxe 235
– Therapie 234
Beinzyanose 230
Beloc 184, 211, 448
Bence-Jones-Proteine 345
Benommenheit 485
Bentall-Operation 226
Benzodiazepine 26, 466, 472
– Benzodiazepinentzugssyndrom 478
– Benzodiazepinintoxikation 460
– bei Epilepsie 503
– Grenzdosis 472
– Titrationsantagonisierung 473
Berotec 264, 272
Best-PEEP-Verfahren 279, 280
Betabion 458

Bethesda-Methode 392
Betreuung 111
– einwilligungsunfähiger Patient 114, 115
Bettgitter 115
Beugesynergismen 483
Bevollmächtigter 112
Bewusstlosigkeit (s. auch Koma) 482
– aspirationsbedingte 255, 256
– Blutzuckerbestimmung 439
– unklarer Ursache 482
– unweckbare 482
– Ursache 482
Bewusstseinsstörung 485
– Einstufung 487
– Glasgow Coma Scale 485
– Handlungsablauf 487
– Intoxikation 456
– Intubation 11
– Meningitis 491
– postiktale Phase 500
– progrediente 508
– Schlaganfall, ischämischer 508, 510
Bikarbonat
– aktuelles 360
– Bedarf bei diabetischem Koma 443
– Konzentration im Serum 361
– Puffersystem 360
– reduzierte renale Exkretion 363
– renale Exkretion 360
– renale Rückresorption 360
– Verlust 363
Bikarbonaturie 355
Biklin 588
Bilirubinämie, Malaria 422
Biopsie, transbronchiale 87
Biopsiematerial, Transport 412
Biotatmung 486
Biotin 80
Biotrauma, beatmungsbedingtes 277
BIPAP (biphasic positive airway pressure) 54
– lungenprotektive Beatmung 56
– Rampe 54, 55
– Respiratoreinstellung 54
Biperiden 460, 474
biphasic positive airway pressure s. BIPAP
Biphosphonate 451

BIS (bispektrale Indexbestimmung) 66
Bisphosphonattherapie 356, 357
Bivalirudin 133
BK-Polyomavirus-Infektion 557
Blausäureintoxikation (s. auch Zyanidintoxikation) 460, 464
Bleomycin, Perikardese 178
Blitzintubation 13
β-Blocker 141
– bei Aortenaneurysma 225
– bei Aortendissektion 212, 228
– bei AV-Knoten-Reentrytachykardie 192, 193
– bei diastolischer Herzinsuffizienz 161
– mit Vasodilatator 212, 228
– Rebound-Phänomen 210
Blockierung, intraventrikuläre
– bifaszikuläre 203, 204
– monofaszikuläre 203
– trifaszikuläre 203, 204
BLS (basic life support) 94
Blue Bloater 270
Blumberg-Zeichen 295
Blutabgang, rektaler, Gastroskopie 301
Blutausstrich bei Malaria 423
Blutdruck, arterieller 39
– diastolischer 406, 594
– mittlerer 7, 10, 39, 42, 228, 343, 346, 594, 599
– systolischer 402, 594, 600
Blutdruckmessung
– invasive 6, 39
– nichtinvasive 39
Blutdruckspitze, krisenhafte 209
Blutdrucksteigerung, reaktive 210
Bluterbrechen 298, 302
Blutgasanalyse 253
– arterielle 360
– Asthma bronchiale 261
– diabetisches Koma 441
– nach Inhalationstrauma 258
– venöse 360
Blutkomponente, zelluläre
– bakterielle Kontamination 91
– transfusionsassoziierte Wirkung 90, 91
– Transfusion 91
Blutkultur 403, 404, 413
– Anzahl 413
– bei Cholezystitis 315

– bei Endokarditisverdacht 165
– Endokarditiserreger 164
– periphere 414
– zentrale 414
Blutmassentransfusion 364
Blutstase 230
– mit Strömungsverlangsamung 222
Blutstuhl 298, 300
Bluttransfusion 91, 92
– autologe 92
Blutung
– bei Dialyse 371
– bei Lysetherapie 142
– Faktor-XIII-Mangel 394
– Frischplasma 89
– gastrointerstinale s. Gastrointestinalblutung
– Hämophilie 392
– Hemmkörperhämophilie, spontan erworbene 392
– ins hepatobiliäre System 329
– intraabdominelle 297
– intrakranielle 164
– intraventrikuläre 490
– intrazerebrale 487, 488, 490
– retroperitoneale 335
– Substitutionen 89
– thrombotisch-thrombozytopenische Purpura 382
– Thrombozytentransfusion 87
– Thrombozytopenie, idiopathische 387
– Von-Willebrand-Syndrom 394
Blutvolumen
– intrathorakales 10, 42, 594
– pulmonales 10, 594
– totales 10, 595
Blutvolumenindex, intrathorakaler 594
Blutzuckereinstellung, Postreanimationsphase 102
Blutzuckerkonzentration
– bei ischämischem Schlaganfall 510
– Bestimmung bei Bewusstlosigkeit 439, 486
– Senkung 443
BMI (body mass index) 77
BNP/NT-proBNP 154
BODE-Index 268
Bodypacker-Syndrom 466
Boerhaave-Syndrom 302

Bohr-Effekt 464
Bolusentfernung 256
Borg-Dyspnoe-Skala 254
Bouveret-Syndrom 314
Bowditch-Effekt 43
Bradyarrhythmia absoluta 17, 186, 201, 204
Bradykardie 17, 143, 182, 199, 204
– Akuttherapie 181
– EKG-Charakteristika 201
– Herztod, plötzlicher 199
– Intoxikation 456
– Langzeittherapie 182
– physiologische 199, 201
– Schrittmacher, externer, transkutaner 203
– Therapie 203
Bradykardie-Tachykardie-Syndrom 201
Breitkomplexbradykardie 201
Breitkomplextachykardie 181, 192
Breitspektrumpeniciline 303
Bridenileus 295
Bridging-Therapie 548
Brittle-Asthma 259
Bronchialbaum 23
Bronchialkarzinom, Vena-cava-superior-Syndrom 378
Bronchiolitis, lymphozytäre 556
Bronchiolitis-obliterans-Syndrom 556, 557
Bronchoalveoläre Lavage 24, 265
– CMV-PCR 410
– Materialtransport 412
Bronchokonstriktion, reizgasbedingte 470
Broncholytika 266
Bronchorrhö 463
Bronchoskopie
– diagnostische 22
– flexible 22, 23
– intubierter Intensivpatient 22
– starre 22, 256
– therapeutische 22
– Thrombozytentransfusion 87
Bronchospasmin 264, 272
– Perfusordosierung 591
Bronchospasmolytika 259
Broncho-Spray novo 264, 272
Bronzediabetes 316
Broviac-Katheter-Implantation, perioperative Prophylaxe 421
Brugada-Syndrom 194, 199, 204

Brugada-Zeichen 197
Budd-Chiari-Syndrom 325
Bülau-Thoraxdrainage 21, 285
Bulbärhirnsyndrom 483
Bulbi, schwimmende 486
Bundle-branch-Reentry-Tachykardie 196
Buprenorphin 311, 314
Burch/Wartofsky-Score, thyreotoxische Krise 448
Burkitt-Lymphom, Tumorlysesyndromrisiko 374
Bursitis 425
Bürstenzytologie, bronchoskopische 24
Buscopan 296, 314
Bypassoperation 150

C

Ca-Antagonisten 161, 184
Café-au-lait-Hautkolorit 444
Calcineurininhibitoren 438
Calciphylaxie 370
Calcitonin 358
Campylobacter-jejuni-Infektion 498
Candidämie 426
Candidiasis, invasive 426, 433
– Prophylaxe nach Stammzelltransplantation 433
Cannabis 468
CAP (community acquired pneumonia) 406, 407
Ca-Polystyrol-Sulfonat 355
CAPS (catastrophic antiphospholipid syndrome) 392
Carbamazepin 503
– bei Alkoholentzugsdelir 477
– Grenzdosis 473
Carbapenem 404
Carbimazol 592
Carbo medicinalis 458, 460
Carboxyhämoglobin 469, 470
cardiac output 594
Cardiac-Index 10, 41, 144, 156, 594
Cardiac-power-Index 146, 594
Cardioverter-Defibrillator, implantierbarer
– elektrischer Sturm 208
– inadäquate Schockabgaben 208
– interne Schockentladungen 208

– Komplikation, Therapie 209
– Magnetauflage 209
– oversensing 208
Carnett-Test 293
Carnitinmangel 78
Caspofungin 377, 426, 433, 588
– Arzneimittelwechselwirkung 433
– Dosierung 433
Cast-Nephropathie 368
Catapresan 67, 211, 212
– Perfusordosierung 591
catastrophic antiphospholipid syndrome 392
Cavafilter 248
CCC 327, 329
CDAE (Clostridium-difficile-assoziierte Erkrankung) 303
Cefazolin, perioperative Prophylaxe 421
Cefotaxim 323
Ceftazidim 428, 588
Ceftriaxon 168, 377, 415, 589
– bei bakterieller Meningitis 494
Cefuroxim, perioperative Prophylaxe 421
Cefuroximaxetil 406
Ceiling-Phänomen 472
central venous pressure s. Venendruck, zentraler
Cephalosporine 303
Cephazolin 421
Cernevit 80
Certoparin 235
– Schlaganfall-Sekundärprophylaxe 511
CFI (kardialer Funktionsindex) 10, 41, 594
Charcot-Trias 310, 313, 331
Chemoprophylaxe 495
Chemotherapie, antineoplastische
– Fieber bei Neutropenie 377
– neutropene Kolitis 306
– Prophylaxe invasiver Mykosen 435
Cheyne-Stokes-Atmung 483, 486
Chilaiditi-Syndrom 336
Child-Pugh-Score 322
Chinin 423
Chloriddiarrhö 364
Cholangiographie, perkutane transhepatische 313, 314
Cholangiopankreatikographie, endoskopische retrograde s. ERCP

Cholangiopathie 312
– ischämische 313
Cholangioskopie 313
Cholangitis 297, 310, 415
– akute 313
– antibiotische Therapie 415
– aszendierender 313
– Diagnostik 415
– eitrige 331
– infektiöse 313
– parasitäre 313
– Sonographie 331
Cholecalciferol 80
Choledocholithiasis 314
Cholelithiasis 312–314
Cholestase 312
– intrahepatisch nicht obstruktive 313
– Laborparameter 317
– Sonographie 330
Cholesterinembolie 216
Cholesterinemboliesyndrom 369
Cholesterinpolypen 329
Cholezystektomie 314
Cholezystitis 415
– akalkulöse 330
– akute 295, 313, 314, 330
– antibiotische Therapie 315, 415
– chronische 330
– Diagnostik 415
– emphysematöse 330
– Sonographie 330
Cholezystolithiasis 314
– Sonographie 329
Cholinerges Syndrom 457, 463
Chloroquin 422
Chromzufuhr, parenterale 80
chronic positive pressure ventilation 56
Chvostek-Zeichen 356
CI s. Cardiac-Index
Ciclosporin A 553
Cidofovir 410, 590
CIM 512, 513
CIP 512, 513
Ciprobay 588
Ciprofloxacin 315, 418, 429, 588
– bei Sepsis 403
Cirrhose cardiaque 316
CisAtracurium 13
Clarithromycin 429, 588
Claudicatio intermittens 218, 379
Clexane 235

Clichy-Kriterien 562
Clindamycin 303, 411, 589
– bei Sepsis 403
– bei Weichgewebsinfektion 425
– periinterventionelle Prophylaxe 421
– perioperative Prophylaxe 421
CLL (chronische lymphatische Leukämie), Tumorlysesyndromrisiko 374
Clobazam 503
Clofibrat 453
Clomethiazol 477
Clonazepam 503, 592
Clonidin 67, 211, 212
– bei Alkoholentzugsdelir 477
– Perfusordosierung 591
Clont 588
Clopidogrel, Schlaganfall-Sekundärprophylaxe 511
Closed-Eyes-Sign 293
Clostridium perfringens 425
Clostridium-difficile-assoziierte Erkrankung 303
– passive Immunisierung 306
– Rezidiv 306
– Therapie 305
Clostridium-difficile-Kolonisation 304
Clostridium-difficile-Toxin, 412, 414
Clostridium-perfringens-Toxin 418
Clusteratmung 486
CMV-Infektion 410, 498
– nach Lungentransplantation 555
– Reaktivierung nach Stammzelltransplantation 573
CMV-PCR 410
– CMV-pp65-Protein 553
– CMV-Retinitis 410
CO (cardiac output) 594
Cobalamin 80
Codein, Grenzdosis 473
CO-Hb-Spiegel 469
coke-burns 466
Colistin bei Sepsis 403
Coma cocktail 458, 487
Coma
– diabeticum s. Koma, diabetisches
– uraemicum s. Koma, urämisches
Combitubus 14
Combivir 592
commission of heart diseases resources code 205

Compliance 46
Computertomographie
– bei akutem Abdomen 295
– bei akuter Pankreatitis 310
– Lebererkrankung 317
– Nachweis der neutropenen Kolitis 307
– Schlaganfall, ischämischer 508
– Verdacht auf intrazerebrale Blutung 488
contact to balloon time 137
contact to needle time 137
continuous positive airway pressure 55
Coombes, Kay 524
COPD (chonisch obstruktive Lungenerkrankung) 183
Cor
– hypertonicum 186
– pulmonale 183, 260
Cordarex 181, 193, 197
– Perfusordosierung 591
Cormack- und Lehane-Klassifikation, Intubationsbedingungen 14
Cormagnesin 197, 198
Cornea verticillata, Amiodaronbedingte 190
Corona phlebectatica paraplantaris 231
Corotrop 148
Cotrimoxazol 409, 418, 588
– bei bakterieller Meningitis 494
– bei Sepsis 403
Coumadin 236
Courvoisier-Zeichen 291, 313
Coxsackie-Viren-Myokarditis 172
CPAP (continuous positive airway pressure) 55
CPAP/ASB 55
– Atelektasenprophylaxe 58
– Rampe 55, 56
– Respiratoreinstellung 55
CPO 594
CPPV (chronic positive pressure ventilation) 56
– Respiratoreinstellung 56
Crack 465
Critical-illness-Myopathie 512, 513
Critical-illness-Polyneuropathie 512, 513
CRP (C-reaktives Protein) 310
Crush-Niere 368

Cruveilhier-von-Baumgarten-
   Syndrom 325
CT-Abdomen 295, 417
CT-Angiographie, Schlaganfall,
   ischämischer 508
CT-Thorax
– bei akutem Abdomen 295
– Pneumocystis-jiroveci-Pneumonie 409
Cullen-Zeichen 309
Cumarine 236, 246
– Antagonisierung 246, 461
Cushing-Krankheit 353, 364
Cushing-Trias 483
CVI 231
CVP (central venous pressure) 38
CW-(Continuous-wave-)Doppler 31
c-Welle
– Jugularisvenenkurve 5
– PCWP-Kurve 7
– ZVD-Kurve 38
Cyanokit 258, 460, 464
Cyclophosphamid 367
– bei idiopathischer Thrombozytopenie 389
Cyklokapron 142
Cymeven 588
Cystatin C 342
Cytochromoxidase, Enzymgifte 464

D

Daclizumab 553
Dallas-Klassifikation, Myokarditis 173
Dalteparin 235
Dämmerzustand 485
Danaparoid 233, 398
Danazol 389
Dantrolen 460, 474
Daptomycin bei Sepsis 403
Darmblutung 301
Darmflora, physiologische 304
Darmgeräusche, klingende 291, 293
Darmischämie, akute 220, 221
Darmperforation
– bei neutropener Kolitis 308
– ischämiebedingte 220
Darmspülung bei Intoxikation 459
Daturaintoxikation 465

DDD-Schrittmacher 203, 204
D-Dimere 232
– disseminiert intravasale Gerinnung 395
De-Bakey-Klassifikation, Aortendissektion 226
Deferoxamin 460
Defibrillation 26, 95, 97, 181, 198
Defibrillator, automatischer 204
Dehydratation
– hypertone 440
– Urämie 444
delayed graft function 559
Delir 485
Delirium tremens 477
Delta-Delta-Bestimmung 362
Demand-Schrittmacher 204
Deoralisierung 520
Deprivation, sensorische 531
De-Ritis-Quotient 317
Dermatosklerose 231
Desferal 460
Designerdroge 467
Desirudin 233
Desmopressin 89, 353, 452, 453
– bei Von-Willebrand-Syndrom 394
– kardiopulmonale Reanimation 99
Dexamethason
– bei bakterieller Meningitis 493
– bei Hyperkalzämie 358
– bei idiopathischer Thrombozytopenie 389
Diabetes insipidus 451, 493
– kompletter 353
– Labordiagnostik 452
– nephrogener 353, 354, 451, 453
– partieller 353
– zentraler 353, 451, 453
Diabetes mellitus 438
Diagnoseaufklärung 108
Dialyse 347
– bei akuter Tubulusnekrose 445
– bei metabolischer Azidose mit großer Anionenlücke 363
– bei Tumorlysesyndrom 377
– chronische 346
– Notfall 371
Diamox 346, 364
Diarrhö
– akute 418
– antibiotikaassoziierte 303, 337
– blutige 385

– EHEC-Infektion 385
– Erregernachweis 412, 414
– Intoxikation 457
– mit Fieber 418
– nach Tropenreise 418
– neutropene Kolitis 307
– nosokomiale 303, 414
– wässrige 418
Diät, salzreduzierte 323
Diazepam 26, 505
– Dosierung bei epileptischem Anfall 592
– Grenzdosis 473
DIC 395
Dicker Tropfen 413
Dieulafoy-Läsion 298
difficult airway (schwieriger Atemweg) 14
diffuse large cell lymphoma 374
Diffusion, alveolokapilläre 47
Diffusionsstörung, alveolokapilläre 47
Diflucan 588
Digimerck 189
Digitalis 159, 161, 189
– Antidot 460
– Intoxikation 179, 460
– Überdosierung 183
Digitoxin 189
– schnelle Aufsättigung 160
Digoxin 189
Dihydralazin 211
Dilatationstracheotomie, perkutane 16
Dimenhydrinat 296, 311, 314
Dipidolor 26, 296
Dip-Plateau-Phänomen 177
Dipyridamol, Schlaganfall-Sekundärprophylaxe 511
Disease-Management-Programm 266
Disoprivan 12, 26, 66, 264, 592
– Perfusordosierung 591
Dissoziation, elektromechanische 483
Diurese
– forcierte 355, 357, 451, 459
– osmotische 353, 440
Diuretika
– bei akutem Nierenversagen 346, 445
– bei Herzinsuffizienz 156, 159
– Tumorlysesyndrom 376

Divertikelblutung 301
Divertikulitis 297, 417
– mit Perforation 417
Dobutamin 156
Dobutrex 156
– Perfusordosierung 591
Dociton 448
Dolantin 296, 311, 314
doll's head manoeuver 486
Done-Nomogramm 475
door to balloon time 137
Dopamin, Perfusordosierung 591
Doppel-Ballon-Enteroskopie 301
Doppelflintenphänomen, intrahepatische Gallenwege 330
Doppler-Echokardiographie 31, 155
Dopplersonographie
– Aortenaneurysma 224
– Extremitätenischämie 217
Dormicum 67, 264, 592
– Perfusordosierung 591
Double P, Perfusordosierung 591
Douglas-Schmerz 295
Doxycyclin 590
– bei ambulant erworbener Pneumonie 406
– bei Malaria 423
Dressler-Syndrom 129, 175
Dringlichkeit, hypertensive 209
Drogen
– biogene 465
– hepatotoxische 319
– synthetische 465
Drogenabusus 427
Drogenintoxikation 465
– Downers 465
– Uppers 465
Drogennotfall 465
Drooling 522
drop-attacks 503
Druck
– erhöhter intrakranieller 494
– inspiratorischer, begrenzter 278
– intrakranieller 59, 483, 488, 489, 494
– linksventrikulärer 7
– pulmonalarterieller s. Pulmonalarteriendruck
– rechtsatrialer 7, 595
– rechtsventrikulärer 7, 41, 595
Druckanstiegsgeschwindigkeit
– aortale 228
– linksventrikuläre, maximale 41

– maximale aortale 594
Druckeinheiten 38
Druckerhöhung, intraabdominelle 312
Druck-Fluss-Diagramm 46
Druckgradient, portosystemischer 322
Druckniveau
– oberes inspiratorisches 54
– unteres exspiratorisches s. PEEP 54
Druckventilation, positive 56
Ductus
– hepatocholedochus 328, 329, 332
– wirsungianus 331, 332
Dünndarm
– Klaviertastenphänomen im Sonogramm 336
– Lumenweite 336
– Wanddicke 336
Dünndarmaufweitung 307
Dünndarmileus 295
Dünndarminfarkt, hämorrhagischer 222
Durchflussdruck, koronarer 594
Durchgangssyndrom 104
Durchwanderungsperitonitis 220, 295
Durstversuch 353, 452
DVARS (Aufklärungsthemen) 108
Dysäquilibriumsyndrom 349, 371, 443
Dysarthrie 521, 524
Dysarthrophonie 520, 521, 524
Dysfunktion
– gastrointestinale 448
– kardiale, akute 150
– myokardiale 161
– systolische 142
Dyskinesie, Herzwand 127
Dysphagie 255, 520, 521, 523
– Schlaganfall, ischämischer 508, 509
Dysphagiescore, Bogenhausener 523
Dysphonie 521
Dysplasie, rechtsventrikuläre arrhythmogene 194
Dyspnoe
– AE-COPD 268
– akute 252, 253, 254, 261
– Pneumothorax 283

– Urämie 444
– Vena-cava-superior-Syndrom 378
Dystelektase 58

E

early repolarization syndrome 128
Ebrantil 211, 212
– Perfusordosierung 591
EBV-Infektion (Epstein-Barr-Virus-Infektion) 498
– Reaktivierung nach Stammzelltransplantation 574
Echinococcus
– granulosus 327
– multilocularis 327
Echinokokkus-Zyste, Sonographie 327
Echokardiographie
– A-Mode 31
– Aortendissektion 228
– Apexebene 30
– bei akutem Arterienverschluss 218
– bei akuter Dyspnoe 253
– bei Lungenembolieverdacht 240, 242
– Bildverfahren 31
– B-Mode 31
– Endokarditisdiagnostik 166
– Herzzeitvolumenbestimmung 37
– M-Mode 31
– Myokarditisdiagnostik 173
– parasternale Achse 30
– Perikarditiszeichen 176
– Pumpfunktion 41
– Pumpfunktion, linksventrikuläre 127, 154
– transösophageale 28, 32, 166, 186
– transthorakale 28, 29, 30, 102, 186
– Vorhofflimmern 186
ECMO (extracorporal membrane oxygen) 281
Ecstasy 465
Ecstasy-Entzugssyndrom 478
EEG 505
EF s. Ejektionsfraktion
EHEC 386, 418

D-E

Einflussstauung, obere, tumorbedingte 378
Einkammerschrittmacher 203
Einschockstrategie 97
Einschwemmkatheter s. Pulmonalarterienkatheter 7
Einsekundenkapazität 49
Einwilligung
- betreuter Patient 110
- des aufgeklärten Patienten 108
- eines Elternteils 110
- fehlende, in Notsituation 109
- mutmaßliche 111, 115
- wirksame 108
Einwilligungserklärung 110
Einwilligungsfähigkeit 109
Einzelspender-Thrombozytenkonzentrat 88
Eisen, Grenzdosis 473
Eisen-III-Intoxikation 460
Eisenüberladung 427
Eisenzufuhr, parenterale 80
Eiweißelektrophorese 317
Ejektionsfraktion 41
- globale 10, 41, 594
- rechtsventrikuläre 551
Ekchymosen 309
Eklampsie, epileptischer Anfall 502
Elektroenzephalographie, Monitoring bei Status epilepticus 505
Elektrokardiogramm(-graphie)
- bei akutem Abdomen 294
- bei Hyperkaliämie 355
- bei Hypermagnesiämie 359
- bei Hypokaliämie 354
- bei Hypomagnesiämie 358
- Brustwandableitungen 125
- capture beats 197
- elektrischer Alternans 175
- Extremitätenableitungen 125
- fusion beats 197
- Herzrhythmusstörung 180
- J-Welle 128
- kardiopulmonale Reanimation 98
- Lungenembolie 240
- Myokardstadien 125
- Niedervoltage 175, 240
- P-dextroatriale 240
- Perikarditis 175
- präkordiale Konkordanz 197
- P-Welle 186, 192, 202
- Tachykardie, ventrikuläre 196

Elektrolyte
- bei parenteraler Ernährung 80
- Nierenversagen, akutes 344
Elektrolytentgleisung bei dialysepflichtiger, terminaler Niereninsuffizienz 370
Elektrolytstörung 349
Elektrolytverlust, ketoazidotisches Koma 440
Elektromyographie 512
Elektrotherapie 97
Eltrombopag 389
ELWI (extravasaler Lungenwasser-Index) 594
Embolie
- Arterienverschluss 216
- bei Transfusion 90
- ischämischer Schlaganfall 507
- kardiale 507
- paradoxe 216
Emboliequelle 216
Embolisation, selektive 301
Empyem 493
Endocarditis lenta 163
Endokardauflagerungen, thrombotische 164
Endokardfibrose 166
Endokarditis 143, 495
- infektiöse 162, 165–169, 413
- marantische 166
- Prophylaxe 171, 172
Endomyokardbiopsie 173
Endophthalmitis 426
Endorganschaden bei hypertensivem Notfall 209, 210, 211
Endorphine 465
Endoskopie
- bei Clostridium-difficile-assoziierter Erkrankung 304
- fiberoptische 521
- gastrointestinale 87
- neutropene Kolitis 307
Endosonographie nach Pankreatitis 310
Endotrachealtubus 11
End-stage-Kardiomyopathie 143
Energieumsatz 77
Energiezufuhr 77
ENFUMOSA, schwieriges Asthma 259
Engelstrompetenintoxikation 465
Enolase, neuronenspezifische 515
Enoxaparin 235, 511

Enoximon 148, 149
Enterococcus
- faecalis 163
- faecium 163
Enterokokken-Endokarditis 163, 168
Enterokolitis 574
- akute 303
- neutropene 306, 308
- pseudomembranöse 303, 305, 337, 418
- Sonographie 337
Entschäumer 471
Entwöhnung vom Respirator s. weaning 55
Entzugssyndrom 477
- Differenzialdiagnose 477
- epileptischer Anfall 500
Entzündungsreaktion, systemische 402
Enzephalitis 496
- Erregerspektrum 496
- limbische 502
Enzephalopathie
- chronische posthypoxische 104
- hepatische 79, 320, 323
- hypertone 452
- Urämie 444
Enzymgifte der Cytochromoxidase 464
EPH-Gestose 212
Epilepsie 500
- Anfallsserie 505
- idiopathische 500
- Liquordiagnostik 502
- symptomatische 500
- therapierefraktäre 504
epileptische Anfälle
- bei bakterieller Meningitis 494
- bei viraler Meningitis 497
Epistaxis 394
Eplerenon 139
Erblindung, Lösemittelintoxikation 471
Erbrechen
- Alkalose 364
- explosionsartiges 302
- Hypokaliämie 355
ERCP (endoskopische retrograde Cholangiopankreatikographie) 313, 314, 415
- bei akuter Pankreatitis 310
Ergotismus 218

Ermüdungsblock 182
Ernährung
- enterale 74, 75, 311, 510
- parenterale 77–80
Ernährungstherapie 72
Ersatzrhythmus, ventrikulärer 201
Erstickung, innere 476
Erstickungsgasinhalation 257
Erysipel 425
Erythrocin 588
Erythromycin 300, 588
- bei Sepsis 403
Erythropoetinmangel 444
Erythrozyten
- 99mTc-markierte, Blutungsquellensuche 301
- dysmorphe 342, 445
- im Urinsediment 342, 345
Erythrozytenkonzentrat 84, 89
- AB0-kompatibles 85
- Anti-CMV-negatives 86
- gefiltertes 86
- gewaschenes 86
- kryokonserviertes 86
- leukozytendepletiertes, bestrahltes 86
- Parvavirus-B19 getestetes 86
Erythrozytenkonzentrattransfusion
- bei oberer Gastrointestinalblutung 300
- bei unterer Gastrointestinalblutung 302
- hämolytische Sofortreaktion 85
- hämolytische Spätreaktion 85
Erythrozytenzylinder 342, 345, 445
Erythrozyturie 25
ES-Abstand 41
Escape-Phänomen bei ACE-Hemmer-Therapie 210
Escherichia coli
- Ciprofloxacin-Resistenz 420, 429
- enterohämorrhagische 386, 418
- enteropathogene 412
- enterotoxische 418
Esmeron 13
ETEC 418
Ethambutol 592
Ethanol 461, 462
- bei Methanol-/Ethylenglykolintoxikation 460
Ethanolsubstitution 477
Etomidat 12, 26
Euphyllin 272

- Perfusordosierung 591
Eurotransplant Senior Programm 557
EVAR (endovaskuläre Aneurysmareparatur) 228
Everolimus 553
EVLW (extravasales Lungenwasser) 10
Exkretionsstörung, renale 359
Exsikkose 350, 450
- hyperglykämiebedingte 440, 484
- Zeichen 440, 441
extapyramidales Syndrom, Neuroleptikaintoxikation 473
extracorporal membrane oxygen 281
Extrasystolen
- supraventrikuläre 182
- ventrikuläre 180, 196
Extrauteringravidität 297
Extrazellulärvolumen
- effektives 350
- erniedrigtes 364
Extrazellulärvolumendepletion 350
Extremitätenarterienverschluss 216
- Erstmaßnahmen 218
- Fibrinolyse 218
- Gefäßchirurgie 219
- Heparinisierung 218
- interventionelle Radiologie 219
- Lagerung 218
- Rezidivprophylaxe 219
Extremitätenblässe 217
Extremitätenischämie, akute 216
- komplette, Operationsindikation 219
- Rutherford-Stadieneinteilung 217
Exzentrizitätsindex, linksventrikulärer 41
Exzitation, alkoholbedingte 462

F

F.O.T.T.-Konzept 524
Faktor VII, rekombinanter 392
Faktor VIIa, rekombinanter 88, 89
Faktorenkonzentrat 90
Faktor-H-Gen-Mutation 386
Faktor-IX-Mangel 392
Faktor-VIII-Konzentrat 394

Faktor-VIII-Mangel 392
Faktor-V-Leiden-Mutation 230
Faktor-Xa-Inhibitor, selektiver 132
Faktor-XIII-Mangel 394
Famciclovir 410
- bei viraler Enzephalitis 497
Fast-flush-Test 6
Fast-response-Thermodilution
- Herzzeitvolumenberechnung 37
- rechtsventrikuläre Vorlast 42
Fasturtec 346, 376
Fasziitis, nekrotisierende 234, 425
fatal asthma 259
Faustschlag, präkordialer 197
Favistan 448
Feiba (factor eight inhibitor bypassing activity) 392
Femoralisbifurkationsverschluss 216
Femoralvenen-Ligatur 248
Fenoterol 264, 272
Fentanyl 12, 26, 68
- Perfusordosierung 591
Fette
- Ernährung, parenterale 78
- langkettige 78
- mittelkettige 78
Fettembolie 238
Fettleber 315
- nichtalkoholische 316
- Sonographie 324
- zonale Fettverteilung 326
Fettleberhepatitis 316
Fibrinmonomere, disseminiert intravasale Gerinnung 395
Fibrinogenkonzentrat 89
Fibrinogenrezeptordefekt 392
Fibrinogenspaltprodukte, disseminiert intravasale Gerinnung 395
Fibrinogensubstitution 142
Fibrinolysetherapie 141
- bei akuter Mesenterialvenenthrombose 222
- bei ischämischem Schlaganfall 511
- bei Lungenembolie 244
- bei tiefer Beinvenenthrombose 237
- Erfolgskriterien 142
- Goldhaber-Schema 246
- intraarterielle 511
- intraarterielle, lokale 218
- intravenöse 511

- Komplikation 142
- Kontraindikation 244
- unter Reanimation 246
- Voraussetzungen 141

Fibrogammin P 394

Fick-Methode, Herzzeitvolumenbestimmung 37, 145

Fieber
- akutes Abdomen 291
- bei Diarrhö 418
- bei Harnwegsinfektion 419
- bei Neutropenie 376, 377, 413, 432, 433
- Endokarditis 164
- Flüssigkeitsbedarf 79
- Intoxikation 456
- Krise, thyreotoxische 447
- Meningitis 491
- neutropene Kolitis 307
- persistierendes 168
- Postreanimationsphase 103
- Sepsis 402
- unklarer Genese 413

Fistel, arteriovenöse 348

Fixierung 115
- ärztliche Anordnung 116
- bei Bewusstlosigkeit 115
- Dokumentation 116
- Einwilligung des Bevollmächtigten 115

FKDS 344

Flammeninhalation 257

Flashbacks 468

Flecainid 185, 192

Flucloxacillin 168, 589
- bei bakterieller Meningitis 494

Fluconazol 426, 427, 433, 588

Flucytosin 434

Fludrokortison 447

fluid lung 444

Fluimucil 460

Flumazenil 458, 460
- Titrationsantagonisierung bei Benzodiazepinintoxikation 473

Fluoridzufuhr, parenterale 80

Fluorwasserstoffsäure s. Flusssäure 472

Flüssigkeitsansammlung
- intraabdominelle, nach Lebertransplantation 328
- intraperitoneale 336
- peripankreatische 331, 332

Flüssigkeitszufuhr, parenterale Ernährung 79

Flussprofil, transmitrales 155

Flusssäureintoxikation 461

FNH (fokal noduläre Hyperplasie der Leber) 327

Foetor
- ex ore 457, 484
- hepaticus 483, 484
- uraemicus 483, 484

fokal noduläre Hyperplasie der Leber 327

Folinsäure 460

Folsäure 80

Fomepizol 460

Fondaparinux 132, 235

Forrest-Einteilung, Ulkusblutung 298

Fortum 588

forward failure 152

Foscarnet 410, 588
- bei viraler Enzephalitis 497

Foscavir 588

Fosfomycin bei bakterieller Meningitis 494

Fournier-Gangrän 425

Fox-Zeichen 309

Fragmin 235

Frankel-Klassifikation 379

Frank-Starling-Mechanismus 42

Fraxiparin 235

FRC (funktionelle Residualkapazität) 48

freiheitsentziehende Maßnahmen 114

Fremdkörperaspiration
- akute 254
- chronische 255
- Kreislaufinstabilität 256

Fremdkörperentfernung, bronchoskopische 22, 257

Fridericia-Formel 195

Frischplasma 142, 396
- AB0-kompatibles 88
- bei thrombotisch-thrombozytopenischer Purpura 383
- Vergleich mit Faktorenkonzentrat 90

Frühmobilisation 534

Frührehabilitation 105
- neurologische 545, 546

Frühsommer-Meningoenzephalitis 496

Fruktoselösung 78

Füllungsphase, diastolische 155

Füllungszustand, venöser 153

Fundusvarizenblutung, akute 322

Funktionsindex, kardialer 10

Furosemid 211, 323
- bei akutem Nierenversagen 346
- bei Hyperkalzämie 357, 451
- sequenzielle Nephronblockade 368

Fusionsschläge 197

Fuß, diabetischer 425

FVC (forcierte Vitalkapazität) 49

G

Gabapentin 503

Galactomannan-Nachweis im Serum 426

Galleabflussstörung, extrahepatische 312

Gallenblase
- echogene 330
- Sonographie 328, 329
- Stoßpalpation 328

Gallenblasenadenom 329

Gallenblasenempyem, Sonographie 330

Gallenblasengries 329

Gallenblasengröße 329

Gallenblasenhydrops 313
- Sonographie 330

Gallenblasenkarzinom 314, 330

Gallenblasenperforation 330

Gallenblasenpolypen 329

Gallenblasensediment 329

Gallenblasensteine 314

Gallenblasenvolumen 329

Gallenblasenwand 329
- Gasansammlungen 330

Gallenblasenwandnekrose 330

Gallenblasenwandverdickung 330

Gallengangsobstruktion, maligne 313

Gallengangssteine 314

Gallengangstriktur 312

Gallengangsverschluss 313

Gallenkolik 312

Gallensteine 314

Gallensteinileus 313

Gallenwege
– extrahepatische 328, 329
– intrahepatische, Sonographie 328, 330
– Luftansammlung 329
Gallenwegskomplikationen nach Lebertransplantation 566
Gamma-Hydroxy-Buttersäure 67
Ganciclovir 410, 588
– bei viraler Enzephalitis 497
Gasaustausch, Komponenten 46
Gasaustauschfläche 48
Gasaustauschstörung, alveolokapilläre 47
– ARDS (acute respiratory distress syndrome) 277
Gasbrand 425
Gasser-Syndrom s. hämolytisch-urämisches Syndrom
gastric antral vascular ecstasia 298
Gastroenteritis 418
Gastrografinbreipassage 294, 295
Gastrointestinalblutung 293
– akute 297, 298
– distal des Treitz-Bandes 300
– obere, akute 298–300
– Pankreatitis, akute 309
– proximal des Treitz-Bandes 298
– untere, akute 300, 301
Gastrointestinaltrakt, Echogenität 336
Gastroparese 438
Gastropathie
– erosive 298
– hämorrhagische 298
Gastroskopie nach rektalem Blutabgang 301
GAVE (gastric antral vascular ecstasia)-Syndrom 298
GBS s. Guillain-Barré-Syndrom 497
GBS-Score (Glasgow-Blatchford Bleeding Score) 299
GCS s. Glasgow Coma Scale
G-CSF (Granulozyten-Kolonie-stimulierender Faktor) 88
GEDI (globaler enddiastolischer Volumenindex) 594
GEDV (globales enddiastolisches Volumen) 10, 42, 594
GEF (globale Ejektionsfraktion) 10, 41, 594
Gefäßtraining 534
Gefäßwiderstand
– pulmonaler 42, 595
– systemischer, peripherer 10, 42, 149, 150, 595
Gelegenheitsanfall, epileptischer 502
Gelenkeinblutung 393
Generalvollmacht 112
Gentamicin 377, 589
– bei bakterieller Meningitis 494
Geräuschpegel 531
Gerinnung, intravasale, disseminierte 395
Gerinnungsfaktoren 230
– Vitamin-K-abhängige 246
– Abfall 244
– Substitution 89
Gerinnungsstörung
– plasmatische 230, 392
– zelluläre 230
Gestose, hypertensive 212
Gewebehypoxie 40
Gewebeschaden, hypoxischer 216
GFR s. glomeruläre Filtrationsrate
Giemen 262
Giftaufnahmewege 456
Giftelimination
– primäre 458
– sekundäre 459
Giftnotzentralen in Deutschland 478, 479
Gilurytmal 181, 193, 197
GINA (Global Initiative for Asthma) 267
GINA-Asthmaschweregrade 263
– Stufentherapie 266
Glanzmann-Nägeli-Syndrom 392
Glasgow Coma Scale 457, 485
Glasgow-Blatchford Bleeding Score 299
GLDH 317
Globalinsuffizienz 152
glomeruläre Filtrationsrate 342
– eingeschränkte 364
– urämisches Koma 445
glomeruläre Schädigung 343
– Markerproteine im Urin 342
Glomerulonephritis 343, 445
– Antikörperbestimmung bei Verdacht 344
– pauciimmune 367
– postinfektiöse 367, 445
– rapid progressive 366
– Urinbefunde 345
– Urinsediment 445
Glomerulopathie, nephrotisches Syndrom 367
GlucaGen 460
GlucaGen Hypokit 439
Glucan-Nachweis im Serum 426
Glukagon bei β-Blocker-Intoxikation 476
Glukagonfreisetzung 440
Glukokortikoide
– bei akuter Nebenniereninsuffizienz 447
– bei Hyperkalzämie 451
– bei Reizgasintoxikation 470
– bei thyreotoxischer Krise 448
– inhalative 258
– nach Inhalationstrauma 258
– systemische 258
Glukokortikoidmangel, akuter 446
Glukoseapplikation
– bei Alkoholintoxikation 463
– orale 439
– parenterale 439
Glukosekonzentration im Plasma
– Bestimmung bei Bewusstlosigkeit 439
– Hypoglykämie 438
Glutamin 74
Glutathion 474
Glyceroltrinitrat 156, 211
Glycerophosphat-Natrium 358
Glycylglycin 431
Glykopeptid 431
Glykoprotein-Ib-V-IX-Komplex, Dysfunktion 390
Glykoprotein-IIb/IIIa-Komplex, Defekt 392
Goldhaber-Fibrinolyseschema 246
Goodpasture-Syndrom 367
GOT/GPT-Erhöhung 390
GP-IIb/IIIa-Antagonisten 133
Graft-versus-Host-Erkrankung
– Formen 578
– nach Stammzelltransplantation 571, 575
– Prophylaxe 576
– transfusionsassoziierte 91
Granulozyten-koloniestimulierender Faktor 88
Granulozytenkonzentrat 88
Granulozytenspender, Konditionierung 88

Gravidität
- Asthma bronchiale 268
- Bakteriurie, asymptomatische 420
- Pyelonephritis 420, 422
- Thromboseprophylaxe 237
- tiefe Beinvenenthrombose 237
Grey-Turner-Zeichen 309
Grundumsatz 77
Guarding 293
Guedel-Tubus 11
Guillain-Barré-Syndrom 497
- Hämapherese 499
- Immunglobulintherapie 498
- Liquorpunktion 498
- MRT-Myelon 498
Gummibauch 291, 293, 309
Gürtelrose 410
Gycylpressin 322
Gyrasehemmer 429, 430

H

H^+-Exkretionsstörung, renale 363
HACEK-Gruppe 163, 169
Haemophilus-influenzae-Meningitis 490
Haldol 460
Halluzinogen
- anticholinerges 461
- natürliches 467
- synthetisches 467
halluzinogenes Syndrom 457
Halluzinogenintoxikation 465, 467
Haloperidol 460
- bei Alkoholentzugsdelir 477
Halsvenenstauung 239, 283
- Vena-cava-superior-Syndrom 378
Hämangiom
- der Milz 334
- kavernöses, der Leber 326
Hämapherese bei Guillain-Barré-Syndrom 499
Hämatemesis 298, 302
Hämatochezie 298, 300
Hämatom
- intrahepatisches, Sonographie 328
- intrarenales 335
- pankreatisches 332
- perihepatisches 328

- retroperitoneales 335
Hämatopneumothorax 20
Hämatoserothorax 20
Hämatothorax 20
Hämaturie, asymptomatische 366
Hämobilie 329
Hämochromatose 316
Hämodialyse 347
- bei Hyperkaliämie 356
- bei Hyperkalzämie 358, 451
Hämodynamik, Normwerte 594, 595
Hämofiltration 347
Hämoglobinkonzentration
- bei akuter oberer Gastrointestinalblutung 300
- Erythrozytenkonzentrattransfusion 300
Hämoglobinurie, Malaria 422
Hämolyse
- HELLP-Syndrom 390
- mikroangiopathische, Coombs-negative 383
Hämolyseparameter 313, 317, 390
hämolytisch-urämisches Syndrom 86, 369, 383, 386
Hämophilie 392
Hämorrhoidalblutungen 301
Hämosiderose 231
Handperfusion, Allen-Test 6
Hantavirusinfektion 368
Haptoglobin 369
Harnalkalisierung 376
Harnblasentamponade 335
Harnsäurekonzentration im Serum
- Messung 376
- Tumorlysesyndrom 375
Harnstein, Sonographie 335
Harnstoff-Kreatinin-Verhältnis im Serum 345
Harnstoffexkretion, fraktionelle 345
Harnwegsinfektion 419
- Katheter-assoziierte 419
- komplizierte 419, 420
- nach Nierentransplantation 419
- nosokomiale 419
- Standard-Diagnostik 419
Harnwegsobstruktion 343
Harris/Benedict-Formel, Grundumsatzschätzung 77
Haschisch 468
Hautblässe 217
Hautemphysem 283, 302

Hautkolorit, Intoxikation 457
Hautnekrosen, paravasale Kokain-Injektion 466
HCC 327
Heart Failure Survival Score 548
heart rate s. Herzfrequenz
Hehrmann-Stadieneinteilung, thyreotoxische Krise 447
Heimlich-Handgriff 256
Heiserkeit 378
Helium-Sauerstoff-Gemisch-Inhalation 265
HELLP-Syndrom 295, 318, 369, 390
Helm, Beatmung 50
Hemikolektomie 308
Hemikraniektomie 511
Hemiparese 488
Hemmkörperhämophilie, spontan erworbene 392
Heparin
- Antagonisierung 142
- Ersatzpräparate 233
- niedermolekulares 132, 235, 244, 500
- unfraktioniertes 235, 243, 348, 396
heparininduzierter Thrombozytenaktivierungstest 397
Heparinisierung
- intravenöse 243
- systemische 218
Heparinoide 235
Heparinperfusor 169, 218, 222, 591
Hepatitis 592
- akute 324
- chronische 324
- fulminante 321
- Sonographie 324
- toxische 316, 318
Hepatitis B 320
Hepatitis-B-Virusinfektion, Reaktivierung 318
Hepatomegalie 325
hepatorenales Syndrom 321, 323
Herbal Speed 465
Hernienoperation, perioperative Prophylaxe 421
Heroinintoxikation 465
Herpes simplex 410
- Herpes-simplex-Enzephalitis 410, 496
- Herpes-simplex-Keratitis 410
- Herpes-simplex-Virus, PCR 410

Herzdruckmassage 95
Herzfrequenz 43, 594
– Aortendissektionsrisiko 228
– chronotrope Inkompetenz 17, 204
Herzgeräusch, aufgetretenes 164
Herzhinterwandischämie 125
Herzindex s. Cardiac-Index 41
Herzinsuffizienz 183
– akute 150, 151
– Biomarker 154
– bradysystolische 180
– chronische 151
– Definition 150
– dekompensierte 157
– diastolische 151
– Differenzialdiagnostik 156
– Echokardiographie 154
– infarktbedingte 129
– kontraindizierte Substanzen 157
– Labordiagnostik 154
– mit erhaltener Pumpfunktion 151
– Nieminen-Schweregraduierung 153
– Oxygenierung 156
– systolische 151
– tachysystolische 180, 447
– Therapie 156
– Thromboembolierisiko 159
Herzkatheteruntersuchung
– Dip-Plateau-Phänomen 177
– Füllungsphase, diastolische 155
– Herzzeitvolumenbestimmung 38
Herzklappenersatz, Endokarditisprophylaxe 172
Herzklappeninsuffizienz, endokarditische Vegetationen 166
Herz-Kreislauf-Stillstand 94
– Fremdkörperaspiration 256
Herz-Lungen-Transplantation 554
Herzrhythmusstörung 143
– gesteigerte Automatie 179
– getriggerte Aktivität 179
– Hämodynamik 180
– maligne 128
– medikamentöse antiarrhythmische Differenzialtherapie 181
– Reentry 179
– schrittmacherinduzierte 206
Herzschrittmacher
– antibradykarder 203
– antitachykarder 203

– Antitachykardiefunktion 205
– Auslöseintervall 205
– Batterieerschöpfung 207
– Betriebsmodus 205
– biventrikuläres System 204
– endokardialer 203
– Entrance-Block 207
– epikardialer 203
– Exit-Block 207
– failure-to-capture 207
– Frequenzadaptation 205
– Grundfrequenz 205
– Hysteresefrequenz 205
– Impulsamplitude 205
– Komplikationen 206
– Magnetauflage 209
– Moduswahl 204
– multifokale Stimulation 205
– myokardialer 203
– oversensing 207
– Programmierbarkeit 205
– Refraktärzeit 206
– Sensitivität 205
– Stimulusartefakt 207
– Therapie 208
– transkutaner 17, 97
– transösophagealer 17
– transvenöser 203
– transvenöser, passagerer 17, 18
– undersensing 207
Herzschrittmacherträger, Kardioversion 27
Herzstillstand 514
Herztod, plötzlicher 173, 180, 199
– Ätiologie 199
– Risikofaktoren 199
Herztransplantation 548, 550, 551
– Abstoßung 552
– Immunsuppressiva 553
Herzwandbewegungsstörung 127
Herzzeitvolumen 594
– Messung 7, 36, 37, 38, 145
Hiatus aorticus 336
high-frequency ventilation 280
High-urgent-Programm 557
Hinterwandinfarkt 125, 144
– Bradykardie 200
– diaphragmaler 127
– inferiorer 127
HIPA-Test (Heparininduzierter Thrombozytenaktivierungs-Test) 397

Hirnabszess 493
Hirndruck, erhöhter 59
Hirndrucktherapie 489
Hirnfunktionsausfall, Nachweis 516
Hirninfakt s. Schlaganfall, ischämischer
Hirnnervenparesen 493
Hirnödem 493, 497
– Dysäquilibriumsyndrom 349, 371
– Schlaganfall, ischämischer 508
– unter Insulintherapie bei diabetischem Koma 443
– urämisches 444
Hirnschädigung
– anoxische 514, 515
– hypoxische, reanimationsbedingte 104
– sekundäre, Hirntod-Bestätigungstests 518
Hirntod 515
– Bestätigung 516
– Diagnoseschritte 515
– Hirntoddiagnostik 515, 516
– klinische Zeichen 516
Hitzeinhalation 257
HIV-Infektion
– akutes Abdomen 296
– Cytomegalie-Viruserkrankung 410
– Herpes-simplex-Viruserkrankung 410
– Pneumocystis-jiroveci-Pneumonie 409
– Varizella-zoster-Viruserkrankung 410
– zerebrale Toxoplasmose 411
HIV-Postexpositionsprophylaxe 592
HIV-Test 592
Hochfrequenzventilation 280
Hohlorganperforation (s. auch Perforation) 295, 297
holiday-heart syndrome 184
Homans-Zeichen 232
Horner-Syndrom 227
Horowitz-Index 48, 275, 281
HR (heart rate) s. Herzfrequenz
Humanalbumin
– bei Aszitespunktion 18, 323
– bei spontaner bakterieller Peritonitis 323, 416
Human-platelet-antigen-Antikörper 88
Hungerdarm 336

hungry bone syndrome 356
HUS s. hämolytisch-urämisches Syndrom
Hydratation, intravenöse, Tumorlysesyndrom 376
Hydratationszustand 350
Hydrokortison 447, 448, 449
Hydroxocobalamin 258, 460, 464
Hydrozephalus 488, 490, 493
Hypalbuminämie
– Anionenlücke 361
– nephrotisches Syndrom 367
Hyperaemia passiva hepatis 325
Hyperaldosteronismus 353, 354, 363, 364
Hyperämie, reaktive 101
Hyperfibrinolyse 395
Hyperhydratation
– hypotone 453
– Urämie 444
Hyperkaliämie 200
– EKG-Befund 355
– Nebenniereninsuffizienz, akute 446
– THAM-bedingte 363
– transfusionsbedingte 90
– Tumorlysesyndrom 375
Hyperkalzämie 357, 364, 450
– tumorassoziierte 357
– Tumorlysesyndrom 375
Hyperkapnie 243, 363, 366
– AE-COPD 270
– Asthma bronchiale 261
– permissive 264, 278, 366
– Pufferung bei metabolischer Azidose 363
Hyperkinesie, Herzwand 127
Hyperkoagulabilität 221, 230, 395
Hypermagnesiämie 358
– EKG-Veränderung 359
Hypernatriämie 352
– bei Pufferung mit Natriumbikarbonat 363
– Diabetes insipidus 452
Hyperparasitämie 422
Hyperparathyreoidismus
– primärer 357, 450
– sekundärer 356, 444
Hyperphosphatämie 358
– Tumorlysesyndrom 374
Hyperpigmentierung 446
Hyperreagibilität, bronchiale 259, 260

Hypersalivation, Intoxikation 456, 463
Hypersensitivitätsmyokarditis, medikamentenbedingte 172
Hyperspleniesyndrom 317
Hyperthermie
– Amphetaminintoxikation 468
– Designerdrogenintoxikation 465
– Intoxikation 456
– Kokainintoxikation 466
– maligne 460, 468
Hyperthyreose
– Amiodaron-induzierte 189
– dekompensierte 447
– Therapie 592
Hypertonie
– arterielle 186, 210, 226, 369, 370, 390, 510
– portale 321, 322, 483
– pulmonale 146, 183
Hyperurikämie, Tumorlysesyndrom 374
Hyperventilation 101
– Koma 486
– kontrollierte 243
– pH-Veränderung 359
Hyperventilationssyndrom 356, 365
Hyperventilationstetanie 356
Hypervolämie 350
– bei akutem Nierenversagen 343
– bei dialysepflichtiger, terminaler Niereninsuffizienz 370
– bei Hypernatriämie 353
– transfusionsbedingte 90
Hypnomidate 12, 26
Hypoaldosteronismus 355
– transtubulärer Kaliumgradient 355
Hypochlorämie 363
hypoglycemia unawareness 438
Hypoglykämie 438
Hypoglykämieschwelle, variable 438
Hypokaliämie 354, 364, 454
– EKG-Befund 354
– unter Insulintherapie 443
Hypokalzämie 356
Hypomagnesiämie 356
– EKG-Veränderungen 358
Hyponatriämie 350
– euvoläme 453
– hypervoläme 453

– hypoosmolare, Differenzialdiagnose 453
– hypovoläme 453, 454
– SIADH 453
Hypoosmolalität 350
Hypoparathyreoidismus 356
Hypoperfusion, postischämische 101
Hypopigmentierung 446
Hyporeflexie 358, 359
Hyposplenie 333
Hypothermie
– Intoxikation 456
– Sepsis 402
– therapeutische 102, 103
– transfusionsbedingte 90
Hypothyreose
– Amiodaron-induzierte 189
– dekompensierte 449
– Exazerbation 449
Hypoventilation
– Koma 486
– pH-Veränderung 359
– Ursache 365
Hypovolämie 350, 363
– bei Hypernatriämie 353
– bei Nierenersatzverfahren 349
– Differenzialdiagnose 146
Hypoxämie 365
HZV s. Herzzeitvolumen

I

IABP (intraaortale Ballonpumpe) 28
Ibandronat 357
Ibuprofen, Grenzdosis 473
ICB s. Blutung, intrazerebrale
ICF-Modell, bio-psycho-soziales 530
ICP s. Druck, intrakranieller
Idealgewicht 77
IgA-Erhöhung 317
IgE-Spiegel, erhöhter 259
Ikterus
– Abklärung 312
– akuter 315
– bei akutem Abdomen 292
– Leberversagen, akutes 318
– Malaria 422
– Serumbilirubinkonzentration 312
iLA (interventional lung assist) 282
Ileozökalpoleinengung 307

Ileus
- bei Clostridium-difficile-assoziierter Erkrankung 306
- mechanischer 293, 297, 337
- paralytischer 293, 297, 337
- Sonographie 336

Imipenem 377, 417, 425, 590
- bei Sepsis 403

Imipenem + Cilastatin 311
Immunadsorption bei Guillain-Barré-Syndrom 499
Immunelektrophorese 317
Immunfluoreszenz bei Pneumocystis-jiroveci-Pneumonie 409
Immunglobuline
- bei Guillain-Barré-Syndrom 498
- intravenöse 383, 389

Immunkomplexablagerung, glomeruläre 367
Immunonutrition 74
Immunsuppression
- Aspergillose, invasive 426
- Infektion, opportunistische 409
- Kryptokokkose 427

Immunsuppressiva 367
- Nebenwirkungen 576

Immunthrombozytopenie 86
Impfung, Meningokokken 496
Infectoclont 315
Infektion
- bakterielle 386
- bei akuter Pankreatitis 312
- bei nephrotischem Syndrom 367
- bei Neutropenie 377
- intraabdominelle 404, 415, 416
- katheterassoziierte, Sepsis 404
- opportunistische 426
- Splenomegalie 333
- transfusionsassoziierte 91
- ZVK-assoziierte, Differential time to positivity 414

Infektionserkrankung, opportunistische 409
Infektionskrankheit, begleitende Lebererkrankung 316
Infiltrationsthrombolyse 219
Infusionsthorax 285
Infusionsthrombolyse, lokale, kontinuierliche 219
Inhalationstrauma 257, 460
Inhibitionsschrittmacher 204
Innohep 235
Inodilatoren 157

Inotropie, kardiale 40
Inotropika, positive 148
INR, dauerhafte Antikoagulation 246
Insulin-Glukose-Infusion bei Hyperkaliämie 356
Insulinmangel 440
Insulinperfusor 591
Insulintherapie, Hypokaliämie 355
Insult, ischämischer 212
Intensivtransport 538, 539, 540, 541
Interhospitaltransport 539
International Classification of Functioning, Disability and Health (ICF) 530
Interpositio coli hepato-diaphragmatica 336
interventional lung assist 282
intestinales Versagen 103
Intestinoskopie 301
Intimamembran, aortale, intraluminal flottierende 228
Intimaschädigung 230
Intonationstherapie, melodische (MIT) 525
Intoxikation
- akzidentielle 456
- Allgemeinmaßnahmen 458
- Antidot-Therapie 460, 461
- Diagnostik 457
- epileptischer Anfall 502
- Koma 483
- Leitsymptome 456
- osmotische Lücke 362
- Schweregradeinschätzung 457
- suizidale 456

Intrahospitaltransport 538, 539
Intubation 11
- endotracheale 95
- fiberoptische 15
- Indikation 11
- Komplikation 14
- Lagerung des Patienten 58
- orotracheale 11, 14
- schwierige 14

inverse ratio ventilation s. Atemzeitverhältnis, umgekehrtes
Inzisionsreentrytachykardie, atriale 183
ione atrial fibrillation 186
Ionenkanalerkrankung 194
Ipecacuanha-Sirup 459
Ipratropiumbromid 181, 203, 264, 272

Irenat 592
IRV (inverse ratio ventilation) s. Atemzeitverhältnis, umgekehrtes
Ischämie
- akutes Abdomen 290
- blasse 217
- inkomplette 217
- komplette 217, 219
- mesenteriale 216, 295, 403
- viszerale 220
- zyanotische 218

Ischämiesyndrom, zerebrales 227
ischemic type biliary lesion 564
ISHLT-Klassifikation 552
Isoniazid 434, 592
Isoniazidintoxikation 461
Isoptin 184
Isthmusablation 185
isthmus-dependent flutter (Isthmus-abhängiges Vorhofflattern) 184
ITBI (intrathorakaler Blutvolumenindex) 594
ITBV (intrathorakales Blutvolumen) 10, 42, 594
ITP s. Thrombozytopenie, idiopathische
Itraconazol 589
Itrop 181, 203
iversed-ratio ventilation 279
IVRT (isovolumetrische Relaxationszeit) 155

J

Jamshidi-Nadel 19
Janeway-Läsionen 164
Jervell-Lange-Nielsen-Syndrom 195
jet ventilation 280
Jodaufnahme, exzessive 447
Jodzufuhr, parenterale 80
Josephson-Zeichen 197
Jugularisvenenkurve 5
Junik 460

K

K.o.-Tropfen 467
K^+ 350
K^+-Ionenkanal-Erkrankung 195

Kaletra 592
Kalium 354
– bei parenteraler Ernährung 80
Kalium 350
Kaliumausscheidung 354
Kaliumbedarf, Schätzung 355
Kaliumbilanzstörung 354, 355
Kaliumchlorid, Perfusordosierung 591
Kaliumelimination 355
Kaliumgradient, transtubulärer 355
Kaliumhomöostase 354
Kaliumkonzentration
– im Serum 354, 375
– im Urin 350, 354
Kaliumphosphat 358
Kaliumsubstitution 454
Kaliumzufuhr 354
Kalzifikationen
– metastatische 357, 358, 450
– vaskuläre 357, 358
Kalzium
– Diagnostik 450
– Ernährung, parenterale 80
– ionisiertes 356, 357, 450
– kardiopulmonale Reanimation 100
– korrigiertes 451
Kalziumantagonistenintoxikation 460, 461
Kalziumausscheidung, Erhöhung 451
Kalziumchlorid 472
– bei Flusssäureintoxikation 461
– bei Hyperkaliämie 356
– bei Kalziumantagonistenintoxikation 461
Kalziumelimination 451
Kalziumexkretion, renale 357
Kalziumfolinat 411
Kalziumfluoridsäure 472
Kalziumfreisetzung, Hemmung 451
Kalziumglukonat
– bei Flusssäureverätzung 472
– bei Hyperkaliämie 356
– bei Hypermagnesiämie 359
– bei Hypokalzämie 356
Kalziumsensitizer 157
Kammerflattern 182, 196
Kammerflimmern 26, 182, 196, 198
– Herztod, plötzlicher 199
Kapillardruck, pulmonaler (Wedge-Druck) 7

Kapselendoskopie 302
kardialer Funktionsindex 10, 41, 594
Kardio-MRT 174, 177
Kardiomyopathie 143, 183, 194
– dilatative 194, 204
– Herztod, plötzlicher 199
– hypertrophe 194, 204
– inflammatorische 173
– nicht ischämische 199, 204
– rechtsventrikuläre, arrhythmogene 204
kardiopulmonale Reanimation 94–99, 102, 105, 514
– Abbruchkriterien 105
– Adrenalindosierung 99
– Beatmung 53, 95
– bei Hyperkaliämie 356
– Dokumentation 99
– Fehler 101
– Fibrinolysetherapie 246
– gemischte Säure-Basen-Störung 366
– Postreanimationsphase 102
Kardioversion 26, 181, 197, 198
– elektrische 371
– medikamentöse 188
Karotisdesobliteration 511
Karotissinusdruckversuch 181
Karotissinusmassage 201
Karotissinussyndrom, hypersensitives 200
Katecholamine 156
– bei β-Blocker-Intoxikation 476
– Natriumbikarbonatinkompatibilität 101
Katecholaminsyndrome 209
Katecholamintoleranz 157
Katheter, zentralvenöser 348
Katheterinfektion, Blutkultur 414
Kathetersepsis bei dialysepflichtiger, terminaler Niereninsuffizienz 370
KCl-Infusion 352, 354
Keppra 592
Ketamin 67, 264
Ketanest 67, 264
– Perfusordosierung 591
Ketoazidose 440
– diabetische 363
Ketonkörpernachweis 441
Ketonwirkung, emetische 440
Kings-College-Kriterien 561
Klacid 588
Kleinhirninfarkt 508

– raumfordernder 510
Klüver-Bucy-Syndrom 104
Knochenmarkbiopsie 18
– Punktionsort 19
Knochenmarktransplantation 87
Knollenblätterpilzintoxikation 318, 461
Koagulationsnekrose, ösophageale 302
Koagulopathie, akutes Leberversagen 318
Koch-Dreieck, Ablation 192
Kochsalzlösung
– hyperosmolare, Indikation 352
– isotone 352
– vor Röntgenkontrastmittelgabe 369
Kohlendioxidelimination 48
Kohlendioxidintoxikation 464, 469
Kohlendioxidpartialdruck, Säure-Basen-Störung 361
Kohlenhydrate, parenterale Ernährung 78
Kohlenhydratsubstitution 78
Kohlenmonoxidintoxikation 464, 469
Kokablätter 466
Kokain 478
Kölbchenvenen, perimalleoläre 231
Kolektomie, subtotale 306
Kolik 290
– Schmerzkinetik 292
Kolitis
– antibiotikaassoziierte 337
– Blutung 301
– fulminante 303, 304
– infektiöse 301
– ischämische 301, 337
– neutropene 306, 308
– pseudomembranöse 337, 418
– radiogene 301
Kollateralkreislauf 218
– bei portaler Hypertension 325
Kolliquationsnekrose, ösophageale 302
Kolon, Sonographie 336
Kolonblutung 300
Kolonchirurgie, perioperative Prophylaxe 421
Kolonkarzinom 163
Kolonkontrastmitteleinlauf, Kontraindikation 308
Koloskopie 301

– bei Divertikulitis 417
Koma (s. auch Bewusstlosigkeit) 482, 485
– cholinerges Syndrom 463
– diabetisches 439–443, 484
– Einteilung 482
– Enzephalopathie, hepatische 320
– Handlungsablauf 487
– Hirnschädigung, anoxische 514
– hypophysäres 484
– hypoxischer Zustand 484
– metabolische Entgleisung 483
– persistierendes 104
– Pupillenbefund 485, 486
– Schmerzreaktion 485
– Stadien 485
– urämisches 443, 444, 445
komaähnlicher Zustände, Differenzialdiagnostik 487
Koma-Cocktail 458, 487
Kompartmentmodell, Compliance 46
Kompartmentsyndrom
– abdominelles 312
– Opiatintoxikation 466
Kompressionssonographie 232
Kompressionstherapie 234
Konakion 246, 461
Koniotomie 15
Kontraktilität, myokardiale 228
– Herzkatheteruntersuchung 154
– reduzierte 358
– Stabilisierung 146
Kontrastmittel, jodhaltiges 138
Kontrastmittelexposition 137
Kontrastmittelnephropathie, Prävention 369
Kopfschmerz, postpunktioneller 20
Kornealreflex 486
– fehlender 516
Koronararterienverschluss 124
Koronardissektion 124
koronare Herzkrankheit 194
– Sekundärprophylaxe 139
koronarer Durchflussdruck 594
Koronarinsuffizienz, relative 124
Koronarintervention, perkutane 130, 133, 136, 149
Koronarperfusion 124
Koronarspasmen 124
Koronarsyndrom, akutes 124
– Akutmaßnahmen 129

– Antikoagulation 130
– Echokardiographie 127
– hypertensiver Notfall 211
– Langzeittherapie 139
– Reperfusionstherapie 130
Körpergewicht, angepasstes 77
Körpermotorik
– bei Intoxikation 457
– Glasgow Coma Scale 485
– Koma 486
Körperwasser 452
Kortikosteroide
– bei AE-COPD 272
– bei ARDS 281
– bei Asthmaanfall 264
– bei idiopathischer Thrombozytopenie 389
– inhalative 266
Kortiko-Striato-Thalamo-Kortikal-Theorie 467
Kost, enterale 74
Kraft-Frequenz-Beziehung, kardiale 43
Kreatininkonzentration 320, 342
– akutes Nierenversagen 344
– Anstieg nach Kontrastmittelgabe 369
– hepatorenales Syndrom 323
– Tumorlysesyndrom 375
Kreatinkinase nach epileptischem Anfall 501
Kreislaufstillstand 483
– asystolischer 94, 483
– Herzrhythmusstörung 180
– hyperdynamer 94, 184
– hypodynamer 94
– tachysystolischer 94, 483
Krise
– adrenale 446
– hyperkalzämische 358, 450, 484
– hypertensive 466, 489
– thyreotoxische 447, 448, 484
Kryptokokken-Meningitis 433
Kultur, mikrobiologische 411
Kunstklappenendokarditis 163
– Antibiotikatherapie 168
Kupferzufuhr, parenterale 80
Kuppelphänomen, angiographisches 218
Kurznarkose 26
KUSMAAL, metabolische Azidose mit großer Anionenlücke 471

Kussmaul-Atmung 440, 444, 483, 486
Kussmaul-Zeichen 175

L

Labyrinthitis 491
Lachmann-Manöver 59
Lacosamid 503
Lagerungstherapie 58
Laktatazidose 361, 363
– Blausäureintoxikation 464
– diabetisches Koma 441
Laktulose 321, 323
Lambl-Exkreszenzen 166
Lamotrigin 503
Lance-Adams-Syndrom 104
Langzeitanalgesie 68
Langzeitbeatmung 16, 53, 532
Langzeit-EKG 180
Lanicor 189
Lanz-Schmerzpunkt 295
Lanz-Ventil 524, 526
Laparoskopie, Leberzirrhosenachweis 317
Laparotomie, explorative 222
Lariam 422
Laryngoskopie, direkte 14
Laryngospasmus 356
Larynxmaske 14
Larynxtubus 14
Lasix 211
– Perfusordosierung 591
Lateralinfarkt 127
Latexagglutinationstest 492
Laugenverätzung 471
– ösophageale 302
– Wasserspüleffekt 472
Lävokardiographie, Herzzeitvolumenbestimmung 38
LCT/MCT-Fettlösung 78
LDH (Lactatdehydrogenase) 317, 369
Leaking 522
Lebensende, Therapieoptionen 117
lebensverlängernde Maßnahmen 117
Leber
– fokal noduläre Hyperplasie 327
– Mehrverfettung, fokale 326
– Minderverfettung, fokale 326

Stichwortverzeichnis

K–L

- Sonographie 324
- weiße, im Sonogramm 324
Leberabszess 317, 416
- antibiotische Therapie 416
- pyogener 317
- Sonographie 327
Leberadenom, Sonographie 326
Leberarterienverschluss 328
Leberbiopsie 317
- transkutane 87
Lebererkrankung 315
- begleitende, bei Infektionskrankheit 316
- cholestatische 315
- chronische 316
- hepatozelluläre 315
- infiltrative 315
- Labordiagnostik 317
Leberersatzverfahren 321
Leberfibrose, Sonographie 324
Leberhämangiom, Sonographie 326
Leberhämatom
- Sonographie 328
- subkapsuläres 328
Leberhautzeichen 316
Leberinfarkt, Sonographie 328
Leberinsuffizienz 321
Leberkoma 483
Leberkontrastmittelsonographie 317
Leberlappeneinteilung 324
Lebermetastase, Sonographie 327
Leberparenchymschaden 316
Leberpunktion, transjuguläre 87
Leberrandwinkel 324
Leberschädigung
- medikamentöse 318
- Paracetamol-bedingte 475
- toxische 318
Lebersyntheseleistung, Laborparameter 317
Lebertransplantat, Sonographie 328
Lebertransplantation 320, 561–567, 569
- Abstoßung 564
- Gallenwegskomplikationen 566
- Immunsuppression 563, 570
- Infektionen 567, 568
- King's-College-Kriterien 320, 476
- MELD-Score 321
- Paracetamolintoxikation 476

Leberunterstützungsverfahren, extrakorporales 475
Lebervenen, nicht atemvariable 325
Lebervenendurchmesser 324
Lebervenenstauung 242
Leberverfettung, massive 318
Leberversagen
- akutes 87, 315–321
- fulminantes 318
- hyperakutes 318
- subakutes 318
Leberzirrhose 222, 316, 321
- Child-Pugh-Score 322
- Sonographie 325
- spontanbakterielle Peritonitis 416
Leberzyste
- dysontogenetische, Sonographie 326
- eingeblutete 326
- solitäre 326
left atrial flutter (linksatriales Vorhofflattern) 184
Legalon 320, 461
Leichenschau 117
- Abbruch 119
- Meldepflichten 119
Leishmaniose, viszerale 432
Leistenpuls 32
Leitungsbahn, kardiale, akzessorische 182, 184, 192
Leopardenfell-Leberparenchym 325
Lepirudin 233
Leriche-Syndrom 216
Leukämie
- akute 20, 87, 374, 426
- chronische 20, 374
Leukovorin 411, 460
Leukozyten
- im Stuhl 418
- im Urinsediment 342, 345
Leukozytenzylinder 342, 445
Levetiracetam 105, 503
- bei epileptischem Anfall 592
- bei Status epilepticus 506
Levocarnitin-Substitution 78
Levofloxacin 589
Levomethadon 465
Levosimendan 148
- Herztransplantation 551
Libmann-Sacks-Endokarditis 166
life threatening asthma (lebensbedrohliches Asthma bronchiale) 261

Linezolid 589, 590
Linksherzendokarditis 168
Linksherzinfarkt 125, 142, 144
Linksherzinsuffizienz 152
Linksherzkatheter 41
Linksherzversagen 144
- Differenzialdiagnose 146
Linksschenkelblock, neu aufgetretener 124, 125
Linton-Nachlas-Sonde 322
Lipasespiegel, erhöhter 309, 311
Lipolyse 440
Liquid-Ecstasy 465, 467
Liquor cerebrospinalis
- CMV-PCR 410
- Eiweißerhöhung 498
- Entnahme aus Drainagesystem 414
- HSV-PCR 410
- Pleozytose 498
- Toxoplasma-PCR 411
- zytoalbuminäre Dissoziation 498
Liquorableitungssystem, Probenentnahme 414
Liquorazidose, paradoxe 443
Liquordiagnostik, mikrobiologische 414
Liquorpunktion 19
Liquorzellzahl 491
Listerienmeningitis 493
Lithiumintoxikation 459
Lithotripsie 314
Lixivaptan 454
Logopädie 520
Löhlein-Herdnephritis 164, 167
Long-QT-Syndrom 195
- medikamentös bedingtes 477
Lorazepam 26, 67, 503, 505, 592
L-Ornithin-L-Aspartat 321
Lösemittelintoxikation 471
Loslassschmerz, abdominaler, kontralateraler 291
low tidal volume concept 278
low volume and high PEEP ventilation 278
Low-cardiac-output-Syndrom 143, 152
- Differenzialdiagnose 9
- Perikarditis 175
Low-dose-Antikoagulation 169
Low-dose-Heparin 500
Lowenberg-May-Zeichen 232
LSD (Lysergsäurediäthylamid) 467

Lücke, osmotische 362
Luft, freie, intraperitoneale 336
Luftembolie 238
Lumbalpunktion 19, 496
– 3-Gläser-Probe 20
– bei Koma 487
– Punktionsstelle 20
– Thrombozytentransfusion 87
– Thrombozytenzahl 390
Luminal 592
Lung Injury Score nach Murray 277
Lungenblutung, pulmorenales Syndrom 366
Lungendehnbarkeit 46
Lungenembolie 144, 231, 239
– akute 176
– Antikoagulation 243, 244
– Beatmung 243
– Beinvenen-Duplexsonographie 242
– Diagnostik 240, 242
– Differenzialdiagnose 128, 146
– Embolusquelle 238
– ESC-Klassifikation 240
– Fibrinolysetherapie 244
– Gefäßlumenreduktion 239
– hämodynamische Instabilität 240, 243
– kardiale Beeinträchtigung 242
– Monitoring 240
– Prophylaxe nach intrazerebraler Blutung 489
– Risikoabschätzung 238, 242
– Schweregrade 239
– Ventilations-Perfusions-Szintigraphie 242
Lungenemphysem 285
Lungenfunktion bei Asthma bronchiale 262
Lungeninfarkt 9
Lungeninfiltrat, bilaterales 275
Lungeninsuffizienz, transfusionsassoziierte 90
Lungenkapazität, totale 48
Lungenödem
– bei dialysepflichtiger, terminaler Niereninsuffizienz 370
– kardiales 10
– nach Pneumothoraxentlastung 287
– nichtkardiales 10
– Quantifizierung 10
– toxisches 259, 456, 466

– Urämie 444
Lungenparenchymversagen 260, 275
Lungenstauung 144
Lungentransplantation 553–555
– Abstoßung 556
– Physiotherapie 532
Lungenversagen
– akutes 276
– hyperkapnisches 260
– hypoxämisches 260
Lungenvolumina 48
Lungenwasser, extravasales 10, 594
Lungenwasserindex, extravasaler 594
LVAD (left ventricular assist device) 150
LVEDP (linksventrikulärer, enddiastolischer Druck) 7
LVSWI (linksventrikulärer Schlagarbeitsindex) 594
Lymphdrainage 534
Lymphom, Milzbeteiligung 334
Lymphozytenkonzentrat 88
Lysergsäurediäthylamid 467
Lysetherapie, systemische 101

M

MAAS (Motor Activity Assessment Scale) 65
Mackler-Trias 302
Madias-Formel 352
Magenausgangsstenose 336
Magensaftuntersuchung 415
Magenspülung 458
– Kontraindikationen 458
magic mushrooms 467
Magill-Endotrachealtubus 11
Magnesium 100
– Ernährung, parenterale 80
Magnesiumchlorid 356
Magnesiumexzess 358
Magnesiumsulfat 197, 198, 265, 356
Magnesiumzufuhr 356, 358
Magnetresonanztomographie
– Blutung, intrazerebrale 488
– Rückenmark 498
– Schlaganfall, ischämischer 508
Makroangiopathie, ischämischer Schlaganfall 507

Makrohämaturie
– Malaria 422
– rezidivierende 366
Makro-Reentry 183, 184
Malaria 422
– komplizierte 423
– quartana 422
– tertiana 422
– tropica 422, 423
Mallampati-Klassifikation nach Samsoon und Young 14
Mallory-Weiss-Syndrom 298, 302
Manganzufuhr, parenterale 80
Mantelpneumothorax 21
MAP (mittlerer arterieller Blutdruck) 7, 10, 39, 42
Marcumar 236, 246
Marfan-Syndrom 225, 226
Marihuana 468
Markerproteine im Urin 342
Maskenbeatmung 13
Massivtransfusion 90
mass-like lesion mimicking carcinoma 307
McBurney-Schmerzpunkt 295
MDRD-Formel 342
mean pulmonary artery pressure s. Pulmonalarteriendruck, mittlerer
mean pulmonary capillary wedge pressure 594
Mediainfarkt 508
– maligner 509, 510
Medianecrosis Erdheim-Gsell 226
Medianus-SEP, bilateral erloschene 515
Mediastinalemphysem 302
Mediastinitis 302, 303
Medikamentenintoxikation 473
Mefloquin 422
Megakolon, toxisches 297, 304
Melaena 298
MELD-Score 321, 561
Meningeosis carcinomatosa 20
Meningismus 483, 486, 491
Meningitis
– Antibiotikatherapie 494
– bakterielle 490
– Chemoprophylaxe 495
– eitrige 414
– Komplikationen 493
– Leitsymptome 491
– Liquorbefund 492
– virale 496

Meningokokken 490, 494
– Impfung 496
– Schnelltest 492
Meningokokkenmeningitis
– Impfung 496
– Meldepflicht 492
Meningokokkensepsis 491
Meronem 589
Meropenem 430, 589
Mesenterialarterienangiographie 301
Mesenterialarterienembolie 297
Mesenterialarterienverschluss, akuter 216, 219
– interdisziplinäre Maßnahmen 221
Mesenterialinfarkt
– hämorrhagischer 222
– non-okklusiver 295
– therapeutisches Zeitintervall 295
Mesenterialischämie, akute 295, 297
Mesenterialvenenthrombose, akute 221, 297
Metalyse 141
Metamizol 296, 311, 314
Metamphetamin 467
Methadon 465
Methämoglobinämie, toxische 464
Methämoglobinbildner 461, 470
– Wirkung bei Blausäurevergiftung 464
Methämoglobinbildnerintoxikation 476
Methämoglobinzyanose 476
Methanol-/Ethylenglykolintoxikation 460
Methanolintoxikation 460
Methotrexattherapie, Intoxikationserscheinungen 460
Methylalkohol-Metaboliten, toxische 471
Methylenblau 464
Methylnaltrexon 296
Methylxanthine bei AE-COPD 272
Metoclopramid 75, 104, 296, 311, 314
Metoprolol 184, 448
Metoprololtartrat 211
Metronidazol 305, 315, 403, 415, 418, 430, 588
Meyer-Druckpunkte 232
Meyer-Zeichen 232

Micafungin 426, 435
Midazolam 67, 264, 434, 592
Mikroalbuminurie 342
Mikroangiopathie
– ischämischer Schlaganfall 507
– thrombotische 369, 382
– transplantationsassoziierte 571, 577
Mikroembolien, septische 164, 167
Mikrothrombosierung 382, 395
Milch-Alkali-Syndrom 357, 364
Milrinon 148
Milz 333
Milzabszess 333
Milzhämangiom 334
Milzhamartom 334
Milzhämatom 333
Milzinfarkt 333
Milzmetastase 334
Milzvenenthrombose 334
Milzzyste 333
Minderperfusionszeichen 153
Mineralokortikoide bei akuter Nebenniereninsuffizienz 447
Mineralokortikoidmangel, akuter 446
Minirin 353, 453
Minithorakotomie, Thoraxdrainage 285
Miosis
– Alkylphosphatintoxikation 463
– cholinerges Syndrom 463
– Heroinintoxikation 466
– Intoxikation 456
– Opiatintoxikation 466
– Ursache 486
Mirizzi-Syndrom 312, 313
– Sonographie 331
Mischblut 8
Mischintoxikation
– mit Antidepressiva 473
– mit Benzodiazepinen 472
Mithramycin 358
Mitralklappenebene, Echokardiographie 30
Mitralklappenendokarditis 162
Mitralklappenflussgeschwindigkeit 155
Mitralklappeninsuffizienz, akute 144
Mitralklappenringgeschwindigkeit 155
Mittelbauch, pulsierender 291

Mittelhirnsyndrom 483
Mittelstrahlurinuntersuchung 419
Mivacron 13
Mivacurium 13
Modalitätenaktivierung nach Lutz (MODAK) 525
Model for End-Stage Liver Disease s. MELD 321
Modified Evans Blue Dye Test 526
MODS-Score nach Marshall 601
molecular mimicry 497
Molybdänzufuhr, parenterale 80
Monaldi-Thoraxdrainage 21, 285
Monitoring
– Analgosedierung 66
– hämodynamisches 4, 6, 7, 36
– neurophysiologisches 66
– therapeutische Hypothermie 103
Mono-Embolex 235
mononucleose-like syndrome 568
Morbus aneurysmaticus 223
Morgagni-Adams-Stokes-Anfälle 202
Morphin 12, 68
Motor Activity Assessment Scale 65
Moxifloxacin 415, 416, 430
– bei ambulant erworbener Pneumonie 406
– bei bakterieller Meningitis 494
– bei Sepsis 403
– bei Weichgewebsinfektion 425
– periinterventionelle Prophylaxe 421
mPAP (mittlerer pulmonalarterieller Druck) s. Pulmonalarteriendruck, mittlerer
mPCWP (mean pulmonary capillary wedge pressure) 594
MPM-II 598
MRCP (Magnetresonanz-Cholangiopankreatikographie) 313
MR-proADM (Midregional Pro-adrenomedullin) 154
MRSA (Methicillin-resistenter Staphylococcus aureus) 404
– perioperative Prophylaxe 420
MRSA-Endokarditis 163
MRSA-Infektion 404
MSI 68
– Perfusordosierung 591
MSSA (Methicillin-sensitiver Staphylococcus aureus) 402
MSSA-Endokarditis 163, 168

MSU (Mittelstrahlurinuntersuchung) 419
muddy brown casts 345, 445
Mühlradgeräusch, präkardiales 7
Multiinfarktsyndrom 392
Multiorganversagen 395
Murphy-Zeichen 291, 293, 313, 330
Murray-Score 277
Muscarinintoxikation 465
Muskelatrophie, neurogene 513
Muskelbiopsie 512, 513
Muskeleinblutung 393
Muskelfaserriss 218
Muskelrelaxanzien, nicht depolarisierende 13
Muskelschädigung, Rhabdomyolyse 368
Muskelschwäche
– hyperkaliämiebedingte 355
– hyperkalzämische Krise 357, 450
– hypokaliämiebedingte 354
– Spinalkompression 379
Muskelvenenthrombose 237
Myambutol 592
Mycophenolatmofetil 553
Mycoplasma-pneumoniae-Infektion 498
Mydriasis 359
– adrenalinbedingte 99
– Amphetaminintoxikation 468
– Bulbärhirnsyndrom 483
– Intoxikation 456
– Kokainintoxikation 466
– Opiatintoxikation 466
Myelodysplastisches Syndrom 426, 427
Mykobakterien, Nachweis 413, 415
Mykose, invasive 426
Myokardinfarkt 124, 127, 227
– EKG-Stadienverlauf 125
– Kokainintoxikation 466
– Reperfusionstherapie 130, 137
– stummer 124
Myokardischämie, temporäre 124
Myokarditis 172, 173, 174
Myokardminderperfusion 124
Myoklonien, postanoxische 505, 514
Myoklonus 104, 105
Myolinolyse, pontine 352

Myopathie beim kritisch kranken Patienten s. Critical-illness-Myopathie 512
Myxödemkoma 449, 484

N

Na^+ s. Natrium
Na^+-Exkretion, fraktionelle
– akutes Nierenversagen 345
– urämisches Koma 445
Na^+-Ionenkanal-Erkrankung 194
Na^+-K^+-pump, insulin-induced activation 443
Na^+-Loading 467, 474
N-Acetylcystein 138, 320, 369, 474
Nachlast 146
– Parameter 42
Nachlasterhöhung, rechtsventrikuläre 239
Nachlastsenkung 149, 156
– linksventrikuläre 27
NaCl-Substitution 352
Nadelaspiration, transbronchiale 24
Nadeldekompression 287
Nadroparin 235
Naloxon 458, 461, 466, 487
– Dosierung 466
Na-Polystyrensulfonat 355
NAPQI-Bildung 474
Narcanti 458, 461, 466
– Dosierung 466
Narkose, alkoholbedingte 462
Narkoserisiko, Aufklärung des Patienten 108
Narkotika, intravenös applizierte 12
narkotisches Syndrom 457
Nasen-Mund-Maske 50
NASH (nichtalkoholische Fettleber) 316
Nativliquoruntersuchung 414
– bei Tuberkuloseverdacht 415
Natrium 349, 350
– Ernährung, parenterale 80
Natriumbikarbonat 100
– bei Antidepressivaintoxikation 461, 474
– bei Neuroleptikaintoxikation 461
– Pufferung bei metabolischer Azidose mit großer Anionenlücke 363

Natriumbikarbonattherapie 364
Natriumhaushalt, Korrektur 453
Natriumkonzentration
– im Serum 349, 350, 352
– im Urin 345, 350, 443
Natrium-Nitroprussid 211
Natriumphosphat 358
Natriumrückresorption, renaltubuläre 349
Natriumthiosulfat 460, 461, 465
NBG-Code (commission of heart diseases resources code) 205
N-Butylscopolamin 296, 314
Nebenmilz 333
Nebennierenreninsuffizienz 446
Nebenschilddrüseninsuffizienz 356
Nekrosestraßen bei akuter Pankreatitis 331
Neomycin 323
Neostig Carino 296
Neostigmin 296
Nephritis
– interstitielle, akute 445
– tubulointerstitielle 343, 345, 368
nephritisches Syndrom 342, 366
Nephronblockade, sequenzielle 159, 346
– erweiterte 346
– Indikation 368
– Stufenschema 368
Nephropathie, diabetische 444
nephrotisches Syndrom 342, 366, 367
Nepresol 211
Nervenbiopsie 512
Neuroleptikaintoxikation 460, 461, 473
Neuropathie
– autonome 438
– beim kritisch kranken Patienten 512, 513
– ischämische 227
Neutropenie 88, 306, 426
– Fieber 376, 377, 413, 432
Neutrophilie, Aszites 416
NHL (Non-Hodgkin-Lymphom), Tumorlysesyndromrisiko 374
Nicht-Reentrytachykardie 183
Nieminen-Schweregraduierung der Herzinsuffizienz 153
Niere, Sonographie 334
Nierenarterienembolie 369

Stichwortverzeichnis

M–O

Nierenarterienstenose nach Nierentransplantation 335
Nierenarterienthrombose 369
– nach Nierentransplantation 335
Nierenbeckendilatation 335
Nierenbiopsie 367, 445
– bei akutem Nierenversagen 345
– perkutane 25, 26
Nierenersatzverfahren 321
– Antikoagulation 348
– Gefäßzugang 348, 349
– Indikation 347
– intermittierendes 348
– Komplikation 349
– kontinuierliches 347
Nierenfragmentation, traumatische 335
Nierenfunktion 102, 342
– Säure-Basen-Regulierung 360
Nierengefäße, thrombotische Mikroangiopathie 369
Nierengröße 334
Nierenhämatom 335
Niereninsuffizienz
– akute 443
– chronische 334, 342, 443, 444
– terminale, dialysepflichtige 370
Nierenkelch-Pyelon-Ektasie 335
Nierenminderperfusion 343
Nierenparenchym, Sonographie 334
Nierenparenchym-Pyelon-Verhältnis 334
Nierentransplantation 557, 558
– Abstoßung 559
– Basisimmunsuppression 558
– Harnwegsinfektion 419
Nierentrauma 335
Nierenvenenthrombose 334, 369
– nach Nierentransplantation 335
Nierenversagen, akutes 227, 365
– bei nephrotischem Syndrom 367
– bei Rhabdomyolyse 368
– Definition 443
– Diagnose 344
– Elektrolyte 344
– Ernährung 346
– funktionelles 343
– hämolytisch-urämisches Syndrom 383
– Harnstoffkonzentration im Serum 344
– intrarenales 343, 345, 443

– Kreatininkonzentration im Serum 344
– Kreislaufzielparameter 346
– Nierenbiopsie 345
– Opiatintoxikation 466
– postrenales 342, 343, 346, 443
– prärenales 345, 443
– Prävention 345
– rapid progressive Glomerulonephritis 367
– RIFLE-Kriterien 342
– Sonographie 344
– strukturelles 343
– supportive Maßnahmen 346
– Urinbefunde 345
Nierenzyste 334
Nikotinsäure 80
Nimbex 13
Nipruss 211
Nitrate 156
Nitro, Perfusordosierung 591
Nitroimidazol 430
Nitroprussid-Natrium, Blausäureintoxikation 464
NIV s. Beatmung, nichtinvasive
NO-Inhalation 281
NOMI (non-okklusiver Mesenterialinfarkt) 295, 297
Non-Hodgkin-Lymphom, Tumorlysesyndromrisiko 374
non-isthmus-dependent flutter (nicht isthmusabhängiges Vorhofflattern) 184
Noradrenalin 156, 243
Norcuron 13
Norfloxazin 323
Notfall
– bei Dialyse 371
– bei dialysepflichtiger, terminaler Niereninsuffizienz 370
– hypertensiver 209, 210
– rhythmogener 180
Notfallbeatmung 53
Notfallendoskopie 299, 300
Notfalllaparotomie 297
Notfallmedikamente 98, 99
Notoperation, Aufklärung des Patienten 109
Novalgin 296, 311, 314
Novalung 282
NovoSeven 392
NSE (neuronenspezifische Enolase im Serum) 515

NSTEMI 124
Nystagmus
– Amphetaminintoxikation 468
– Intoxikation 456

O

Oberbauchschmerz
– gürtelförmiger 309
– rechtsseitiger 312, 317
Oberkörperhochlagerung 58
Obidoxim 461, 464
Obstipation
– Intoxikation 457
– Opioid-induzierte 296
Obstruktionssyndrom, sinusoidales s. venous occlusive disease
Ödeme 350
– nephrotisches Syndrom 367
Odynophagie 302
Okklusionsflimmern 196
Oligurie 343
– Intoxikation 456
Omega-3-Fettsäuren 157
Open-lung-Konzept 59
Operationserweiterung, Aufklärung des Patienten 109
Ophthalmoskopie 426
Opiatintoxikation 461, 465
Opioidabhängigkeit 466
Opioidantagonist 458
Opioide 12, 265, 465
– Entzugssymptome 466, 478
Opioidpeptide, endogene 465
Opioidrezeptoren 465
Opiumintoxikation 465
Oppenheim-Zeichen 486
Orciprenalin 181, 203
Organarterienverschluss, akuter 216
Organischämie, akute Aortendissektion 227
Organophosphat s. Alkylphosphatintoxikation
Organpunktion, Thrombozytenzahl 390
Organtransplantation 427
– opportunistische Infektion 409, 410, 411
Orgaran 233, 398
Osborn-Welle 128

Osler-Knötchen 164
Osmoregulationsstörung 349
osmotische Lücke 362
Ösophagogastroduodenoskopie 317
Ösophagusperforation
– iatrogene 302
– nach Verätzung 303
– postemetische 302
Ösophagusstriktur 303
Ösophagusvarizenblutung 298, 316
– akute, Therapie 322
Ösophagusverätzung 302
Osteomyelitis, Blutkulturenanzahl 413
Otitis 495
Oxcarbazepin 503
Oxime 464
Oxybate 467
Oxygenierung 147
– bei AE-COPD 271
– bei Asthma bronchiale 263
– bei diabetischem Koma 442
– bei ischämischem Schlaganfall 510
– bei Kohlendioxidintoxikation 470
– bei Kohlenmonoxidintoxikation 469
– bei Koma 487
– bei Tachykardie 181
– hyperbare 469
– Optimierung 147
Oxygenierungsindex 48

P

PAK s. Pulmonalarterienkatheter
Palliativmedizin 117
Palpitationen 180
Pamidronat 357
Pancuronium 13
Pankreas 331
Pankreasabszess 309
– Sonographie 331
Pankreasgang
– Dilatation, prästenotische 332
– Durchmesser 331
Pankreashämatom 332
Pankreasnekrose 309, 311, 417
Pankreaspseudozyste 309, 312, 331, 332

Pankreasretentionszyste 332
Pankreasruptur 332
Pankreastrauma 332
Pankreaszyste 332
Pankreatitis 297
– akute 295, 308–311, 331, 417
– bei Infektion 309
– biliäre 297, 309, 313
– chronische 332
– hereditäre 309
– nekrotisierende 309
Pantoprazol-Kurzinfusion 300
Pantothensäure 80
Panzerherz 176
PAP s. Pulmonalarteriendruck
Papaverininfusion 297
Papillarmuskelabriss 128
Papillarmuskelebene, Echokardiographie 30
Papillenneoplasie 312
Papillensklerose 312
Papillotomie 310
– endoskopische 313, 314
Paracetamol
– Elimination 474
– Grenzdosis 473
– Leberschädigung 475
Paracetamolintoxikation 318, 320, 460, 474
– Antidot 320
– N-Acetylcystein-Behandlungsschema 320, 475
– Prognoseabschätzung 475
Paraparese, akute 498
Parasitenübertragung, transfusionsassoziierte 91
Parasympatholytika 181
– bei AE-COPD 272
– bei Asthmaanfall 264
Parathormonaktivität 356
Parazentese 323
Paromomycin 323
Partialinsuffizienz, respiratorische 261
Paspertin 296, 311, 314
Patientenverfügung 112
– Aktualisierung 113
– Hilfe des Arztes bei der Erstellung 113
Patil-Test, Intubationsbedingungen 14
Payr-Zeichen 232
PBC (primäre biliäre Zirrhose) 316

PBV (pulmonales Blutvolumen) 10, 594
PCHZV (HZV durch Pulskonturanalyse) 10
PCWP (pulmonaler Kapillardruck, Wedge-Druck) s. Pulmonalkapillarverschlussdruck 7
PDE-III-Hemmer 148, 157
PDP (pulmonary diastolic pressure) 594
peak expiratory flow 262
PEEP (unteres exspiratorisches Druckniveau) 54, 55
– Beatmung, lungenprotektive 57
– bei akutem Asthma bronchiale 264
– bei Lungenembolie 243
– Open-lung-Konzept 59
PEF (peak expiratory flow) 262
Pendelluft 46
Pendelperistaltik 336
Penetration, Aspirat 254
Penicillin G 425, 589
Pentacarinat 589
Pentamidin 409, 589
Pentasaccharid 235
Perchlorat 592
Perfan 148, 149
Perforation, akutes Abdomen 290, 295
Perfusion, alveoläre 47, 48
Perfusionsdruck
– koronarer 39
– pulmonalarterieller, mittlerer 43
– systemischer 39, 43
– zerebraler 39, 489
Pericarditis
– constrictiva 175, 176
– epistenocardica 129, 175
– exsudativa 175
– sicca 175
Perikarderguss 24, 175, 176
– Punktionsindikation 176
Perikardese 178
Perikardfensterung 178
Perikardioskopie 178
Perikarditis 174, 175, 176
– akute 178
– chronische 178
– hämorrhagische 444
– urämische 349
Perikardpunktion 24, 178
Perikardreiben 175

Perikardtamponade 24, 144, 175, 227
– bei Nierenersatzverfahren 349
– Differenzialdiagnose 146, 176
Perimyokarditis 174
Peristaltik, aufgehobene 336
Peristaltiksteigerung 336
Peritonealdialyse 347
Peritonealkarzinose 336
Peritonismus 291
Peritonitis 297
– bakterielle 300, 323, 416
– Peritonealdialyse-assoziierte 370
Permeabilitätsindex, pulmonalvaskulärer 10, 595
Petechien 164, 387
– transfusionsassoziierte 91
Pethidin 296, 311, 314
Pfortaderthrombose 221
– akute 325
– chronische 326
– perakute 326
– septische 222
– Sonographie 325
Pfortadertransformation, kavernöse 326
Pharyngealtubus 11
Phenhydan 592
– Perfusordosierung 591
Phenobarbital 503, 505
– bei epileptischem Anfall 592
Phenprocoumon 236, 246, 490
Phenytoin 434, 503, 592
– Aufsättigung 505
Phlebödem, akutes 232
Phlebographie 232
Phlebothrombose s. Beinvenenthrombose, tiefe
Phlegmasia coerulea dolens 218
Phlegmone 425
Phosphat, parenterale Ernährung 80
Phosphatkonzentration im Serum, Tumorlysesyndrom 375
Phosphatsubstitution bei diabetischem Koma 443
pH-Wert 360, 361
– intrazellulärer 360
– Veränderung 359
Phyllochinon 80
Physiotherapie 530–534
Physostigmin 461, 474

PiCCO (pulse invasive contour cardiac output) 9, 10, 149
Pilzendokarditis 162, 163
– Risikofaktoren 163
Pilzinfektion 426
– opportunistische 426
Pilzmyokarditis 172
Pink Puffer 270
Piperacillin/Tazobactam 315, 377, 431
– bei Sepsis 403
– bei Weichgewebsinfektion 425
– perioperative Prophylaxe 421
Piritramid 26, 296
PIRO-System, Sepsisstadien 403
Plasmaaustausch
– bei Guillain-Barré-Syndrom 499
Plasmaderivat, transfusionsassoziierte Wirkung 90
Plasmapherese
– bei CAPS 392
– bei thrombotisch-thrombozytopenischer Purpura 383
– bei thyreotoxischer Krise 448
Plasmodien
– Chloroquinresistenz 422
– Mefloquinresistenz 422
Pleuradrainage 286
Pleuraempyem 20, 287
Pleuraerguss 20
– rechtsseitiger 325
PMT (pacemaker mediated tachycardia 206
Pneumocystis-jirovecii-Infektion 426
Pneumocystis-jiroveci-Pneumonie 409, 555
Pneumokokken 490
Pneumokokkenmeningitis 493
Pneumonie 49
– ambulant erworbene 406, 407
– beatmungsassoziierte 404, 408
– chronische 254
– Erreger 406, 408
– Gesamttherapiedauer 407
– Grundumsatzermittlung 77
– nosokomiale 408
– Sepsis 403
– ventilatorassoziierte, Sepsis 404, 408
Pneumonitis, urämische 444
Pneumopathie, reizgasbedingte 470

Pneumothorax 20, 260, 283
Polydipsie 353
– Diabetes insipidus 452
– psychogene 452
Polyethylenglykollösung 459
Polyneuritis, akute 497
Polyneuropathie
– axonale 512
– beim kritisch kranken Patienten 512, 513
Polytoxikomanie
– Entzugssyndrom 477
– Intoxikation 465
Polyurie 343, 353
– Diabetes insipidus 452
– Differenzialdiagnose 452
– Intoxikation 456
Pool-Thrombozytenkonzentrat 88
Porphyrie, akute intermittierende 297, 484
Portalvenenthrombose 565
Portimplantation, perioperative Prophylaxe 421
Porzellangallenblase 330
Posaconazol 377, 427, 435
– Arzneimittelwechselwirkung 435
Postaggressionsstoffwechsel 72
Post-cardiac-arrest-Syndrom 101
Post-Hyperkapnie-Alkalose 365
Postkardiotomiesyndrom 175
Postmyokardinfarktperikarditis 175
Postmyokardinfarktsyndrom 129, 175
Postreanimationsenzephalopathie 105
Postreanimationsphase 102
Postresuscitation-Syndrom 103
postthrombotisches Syndrom 231, 233
Posttransfusionspurpura 91
posttransplantation lymphoproliferative disease 559, 568
Potenziale, evozierte 514
PP (pulse pressure) 594
PPV (pulse pressure variation) 10, 594
Präeklampsie 390
Präexzitationssyndrom 182, 193
Präinfarktsyndrom 124
Präoxygenierung 11, 48
Pratt-Warnvenen 230
Prednisolon 272

– bei akuter Nebenniereninsuffizienz 447
– bei Asthmaanfall 264
Prednison
– bei Hyperkalzämie 358
– bei idiopathischer Thrombozytopenie 389
Pregabalin 503
preload s. Vorlast
Prescott-Schema 320, 475
primary graft dysfunction 556
primary non-function 564
Prinzmetal-Angina 124
Proarrhythmie, durch Medikamente 194
Procalcitonin 406
Proguanil 422, 423
Prokinetika 75, 104, 296
Promacta 389
Propafenon 192, 193
Prophylaxe, antibiotische 420
Propofol 12, 26, 66, 264
– Nebenwirkung 66
Propranolol 448
Prostatitis 420
Protamin 142
Protaminsulfat 490
Protein C, aktiviertes 396
Protein, parenterale Ernährung 79
Protein, C-reaktives 310
Protein-C-Mangel 230
Proteindiagnostik 342
Protein-S-Mangel 230
Proteinurie 25, 342
– asymptomatische 366
– Diabetes mellitus 25
– HELLP-Syndrom 390
– nephrotisches Syndrom 367
Proteinzufuhr bei akutem Nierenversagen 346
Proteolyse 440
Prothesenendokarditis 163
Prothrombinfragmente, disseminiert intravasale Gerinnung 395
Prothrombinkomplexkonzentrat, aktiviertes 392
Prothrombinzeit 320
Protonenpumpenhemmer 300
Protozoenmyokarditis 172
Pseudoallergie, tubulointerstitielle Nephritis 368
Pseudoappendizitis 295
Pseudoflüstern 526

Pseudogefäßlumen, aortales 228
Pseudohyperkaliämie 355
Pseudohyperkalzämie 450
Pseudokoma, Differenzialdiagnostik 487
Pseudomonas-aeruginosa-Infektion 430
– bei Neutropenie 377
– Risikofaktoren 406
Pseudoobstruktion, intestinale 295, 297
Pseudoperitonitis 296
– diabetica 297, 440
– Nebenniereninsuffizienz, akute 446
Psilocybinintoxikation 465, 467
Psoasblutung, Sonographie 335
Psoasschmerz 295
PSP (pulmonary systolic pressure) 594
Psychisch Kranker, Unterbringung 113
psychodelische Zustände 467
psychotisches Syndrom, drogenbedingtes 465
PTA (perkutane transluminale Angioplastie) 219
PTC (perkutane transhepatische Cholangiographie) 313, 314
Pufferbasen 360
puffernde Substanzen, Zellmembranpassage 361
Pulmonalarteriendruck 7
– mittlerer 8, 41, 42, 239, 594
Pulmonalarterienkatheter 7, 242
– EKG-Überwachung 9
– kardiale Pumpfunktion 41
– Messergebnisinterpretation 9
Pulmonalarterienruptur 9
Pulmonalisangiographie 242
Pulmonalkapillarverschlussdruck 7
Pulmonalvenendoppler 155
Pulmonalvenenisolation 188
pulmonary diastolic pressure 594
pulmonary systolic pressure 594
pulmonary vascular resistance 595
pulmorenales Syndrom 366
Puls-Druck-Produkt 595
– MODS-Score nach Marshall 601
Pulsdruckvariation 10, 594
pulse pressure 594
Pulskonturanalyse 10, 37
Pulslosigkeit 217, 218

– beidseitige 227
Pulsoxymetrie
– bei Kohlenmonoxidintoxikation 469
– nach Inhalationstrauma 258
Pulsus paradoxus 175, 261, 270
Pulswelle, aortale 228
pumpenlose ECLA 282
Pumpfunktion 41
Pumpleistung, kardiale 40
pumpless extracorporal lung assist (pumpenlose ECLA) 282
Pumpversagen, linksventrikuläres 142
Punctio sicca 18
Punktat
– Kulturflasche 411
Punktionstracheotomie nach Ciaglia 16
Pupillen
– Beurteilung 486
– lichtstarre 483, 485, 516
Pupillomotorik 486
Puppenaugenphänomen 486, 516
Purple-Glove-Syndrom 505
Purpura
– thrombotisch-thrombozytopenische 369, 382, 383
– transfusionsassoziierte 91
PVPI (pulmonalvaskulärer Permeabilitätsindex) 10, 595
PVR (pulmonary vascular resistance) 42, 595
PW-(Pulsed-Wave-)Doppler 32
Pyelonephritis 368
– in der Schwangerschaft 420, 422
– komplizierte 419, 420
– unkomplizierte 419
Pyothorax 20
Pyrafat 592
Pyramidenbahnzeichen 486
Pyrazinamid 592
Pyridoxin 80, 461
Pyrimethamin 411
Pyurie, sterile 419

Q

QT-Zeit 195
– Erythromycin-Einfluss 300
– verlängerte 356, 358

P–R

Querschnittssyndrom, akute Aortendissektion 227
Quick/Crash-Intubation 13
Quick-Wert 394
– disseminiert intravasale Gerinnung 395
– Paracetamolintoxikation 474
Q-wave-Infarkt 124

R

Rachenraumausräumung 256
Radiofrequenz-Katheterablation 181, 185, 192, 193
Radiologie, interventionelle 219, 225, 421
RAMSAY-Sedation-Scale 64
RAP (rechtsatrialer Druck) 7, 595
rapid shallow breathing 261
Rapifen 12
Rapilysin 141
Rasburicase 346, 376
RASS (Richmond Agitation-Sedation-Scale) 65
rate pressure product 595
Rauchgasintoxikation 258, 460, 461, 464
Rauchpartikelinhalation 257
Rauschpilze, halluzinogene 467
Rauschstadien 462
Rauschzustand, Lösemittelintoxikation 471
Rebound-Hypertonie 210
Rechtsherzendokarditis 168
Rechtsherzinfarkt 125, 144
Rechtsherzinsuffizienz 152, 316
– Gallenblasenwandverdickung 330
– Lebersonographie 325
Rechtsherzkatheter s. Pulmonalarterienkatheter 7
Rechtsherzversagen 144, 550
– akutes 176
– Differenzialdiagnose 146
Rechts-Links-Shunt, intrapulmonaler 48, 277
Recruitment 59
Reentrytachykardie
– atriale 183
– schrittmacherinduzierte 206
Reflex, okulozephaler 486

Reflexbradykardie 200
Reflexstatus 486
Refludan 233, 399
– Perfusordosierung 591
Reflux bei enteraler Ernährung 75
Refobacin 589
Rehabilitation
– geriatrische 545
– medizinische 544
– Phasenmodell 544
Reisediarrhö 418
Reize, thermische/taktile 532
Reizgas 470
– Hydrophilie-Grad 470
– intermediärer Typ 257, 258
– lipophiles 470
– Soforttyp 257, 258
– Spättyp 257
Reizgasinhalation 257, 258
Reizgasintoxikation 460, 470
Rektosigmoidoskopie, flexible 304
Rektum, Sonographie 336
Relaxationszeit, isovolumetrische 155
Relistor 296
Remifentanil 12
Remyokardinfarkt 128
Reproterol 264, 272
Reserveantibiotikum 430, 431
Reservevolumen
– exspiratorisches 48
– inspiratorisches 48
Residualkapazität, funktionelle 48
Residualvolumen 48
Residuen bei Dysphagie 522
Resistance 46
Resistenztestung 415
Resochin 422
Resonium 355
Respirator 53
respiratorische Insuffizienz 11
– Schlaganfall, ischämischer 510
Resynchronisationstherapie, kardiale 204
Retentionsmagen 336
Reteplase 141
Retinol 80
Revasc 233
Reye-Syndrom 318
Rhabdomyolyse 344
– Diuretika bei akutem Nierenversagen 346
– Hyperphosphatämie 358

– Hyperkalzämie 357
– hypokaliämiebedingte 354
– Kokainintoxikation 466
– Opiatintoxikation 466
– Therapie 346, 445
Rheotromb 222
Riamet 422
Riboflavin 80
Richmond Agitation-Sedation-Scale 65
Riesenzellmyokarditis, granulomatöse 172
Rifa 589, 592
Rifabutin 434
Rifampicin 168, 434, 589, 592
RIFLE-Kriterien, Nierenversagen, akutes 342
Rippenbogenklopfschmerz 293
Risikoaufklärung 108
Rituximab 383
– bei idiopathischer Thrombozytopenie 389
Rivaroxaban 132
Rivotril 592
Rocephin 589
Rockall-Score 299
Rocuronium 13
Romano-Ward-Syndrom 195
Röntgenkontrastmittel, jodhaltige 368
Röntgen-Sellink 308
Röntgen-Thorax
– akutes Abdomen 294
– Lungenembolie 242
– Myokarditis 174
– nach Ösophagusverätzung 302
– Perikarditiszeichen 175
– Pneumothorax 284
Rosegger-Nadel 19
Rosuvastatin 157
Roth-Flecken 164
Rovsing-Zeichen 295
RPP (rate pressure product) 595
RSS (RAMSAY-Sedation-Scale) 64
rt-PA (Alteplase) 101, 592
Ruheangina 124
Ruheenergieumsatz 77
Rumack-Schema bei Paracetamolintoxikation 475
Rutherford-Stadien, akute Ischämie 217
RVP (rechtsventrikulärer Druck) 7, 595

RVSWI (rechtsventrikulärer Schlagarbeitsindex) 595
Rytmonorm 192, 193

S

SA-Block 201, 204
Sab-Simplex 461, 471
Sackniere, hydronephrotische 335
Salbutamol 264, 272
Salicylsäureintoxikation 365, 459
Salzintoxikation 353
Salzzufuhr 353
SAPS-II-Score 598, 600
Sarkoidose, Hyperkalzämie 357
SAS (Sedation-Agitation-Scale) 65
SAT (spontaner Atemtest) 62
Sauerstoffangebot 40
Sauerstoffaufnahme 48, 147, 595
Sauerstoffdruckdifferenz, alveolär-arterielle 365
Sauerstoffextraktionsrate 37
Sauerstoffgabe
– bei Kohlendioxidintoxikation 470
– bei Kohlenmonoxidintoxikation 469
– bei respiratorischer Azidose 365
Sauerstoffgehalt 37
Sauerstoffgehaltsdifferenz, arterio-gemischtvenöse 37, 594
– septischer Schock 403
Sauerstoffkonzentrationsgradient, alveolokapillärer 47
Sauerstoffsättigung 39
– Asthma bronchiale 261
– fraktionelle 39, 469
– funktionelle 39, 469
– gemischtvenöse 7, 8, 40, 595
– partielle 39, 469
– zentralvenöse 40
Sauerstofftransportkapazität 37, 147, 594
Sauerstoffverbrauch 37, 40
Säure-Basen-Haushalt 359
– Analyse 359
– Einschätzung 360
Säure-Basen-Störung 361
– Diagnostik 360
– gemischte 361, 366
– H+-Konzentration 361
– metabolische 360, 362

– pH-Wert 361
– primäre 361
– respiratorische 360
– sekundäre Kompensation 361
Säureelimination, renale 360
Säuren 359
Säureverätzung 471
– Wasserspüleffekt 472
– ösophageale 302
Säureverlust 364
Savva-Test, Intubationsbedingungen 14
Schädel-Hirn-Trauma, isoliertes 53
Schaumbildner 471
Schaumbildnerintoxikation 461
Scheintod 119
Schenkelblock 201, 203
– alternierender 204
– funktioneller 182
Schilddrüsenautoantikörper 448
Schilddrüsenhormonsubstitution 449
Schlafentzug, epileptischer Anfall 502
Schlaganfall
– bei Vorhofflimmern 190
– hämorrhagischer 487
– ischämischer 507–512
Schlagarbeitsindex
– linksventrikulärer 41, 594
– rechtsventrikulärer 41, 595
Schlagvolumen 10, 595
– Berechnung 37
– Faktoren 37
– Herzrhythmusstörung 180
Schlagvolumenindex 10, 41, 595
Schlagvolumenvariation 10, 595
Schleifendiuretika 323, 350, 352, 356
Schleimhautblutung 387
Schluckaktbeurteilung 521
Schluckphasen 520, 521
Schlucktest 509
Schmalkomplexbradykardie 201
Schmalkomplextachykardie 192
Schmerz
– epigastrischer 292, 295, 302
– kolikartiger 292
– peritonitischer 292
– periumbilikaler 292, 295
– retrosternaler 125, 175, 302
– somatischer 292
– thorakaler 125

– viszeraler 292
Schmerzausstrahlung 292
Schmerzcharakter 292
Schmerzkinetik 292
Schmerzreaktion, fehlende 485, 516
Schmerzsyndrom, abdominelles, funktionelles 296
Schnappatmung 94, 483, 486
Schneegestöber
– Harnblasensonogramm 335
– Magensonogramm 336
Schnüffeln 465
Schock
– bei akuter oberer Gastrointestinalblutung 299
– bei Transfusion 90
– distributiver 146
– hypovolämischer 146
– kardiogener 7, 29, 128, 142, 145–150, 476
– obstruktiver 146
– Pankreatitis, akute 309
– septischer 395, 402, 403, 413
– vasodilatatorischer 146
Schrittmacher s. Herzschrittmacher
Schrittmachersyndrom 206
Schrumpfgallenblase 330
Schwangerschaft s. Gravidität
Schwangerschaftsfettleber 318
Schwartz-Bartter-Syndrom 453
Schwarzwasserfieber 422
Schwefelwasserstoff 464
Schwindelattacken 180, 199
Scopolaminintoxikation 465
Score 598
Seattle Heart Failure Model 548
Sedation-Agitation-Scale 65
Sedativa 66
Sedierung 58
Sedierungstiefe, Elektroenzephalographie 66
Seitenlagerung, kontinuierlicher Wechsel 59
Sekretmobilisation 532
Sekundärtransport 538
Seldinger-Punktionstechnik
– Arterienkatheteranlage 6
– IABP-Katheter-Einführung 28
– Pigtailkatheter 25
– ZVK-Anlage 4
Selenzufuhr, parenterale 80
Sempera 589
Sengstaken-Blakemore-Sonde 322

Sepsis 365, 402
- chologene 416
- Definition 402
- empirische Antibiotikatherapie 403, 404
- Erreger 402
- Mortalität 402
- PIRO-System 403
Sepsis-like-Syndrom 103
Septostomie, atriale 551
Septuminfarkt 125, 127
Serotoninfreisetzungstest 397
Serumkreatinin s. Kreatininkonzentration im Serum
Serumosmolalität
- Berechnung 349
- diabetisches Koma 441
- Korrektur 453
Shaldon-Katheter 348
Short-QT-Syndrom 195
shunt fraction 595
Shunt
- arteriovenöser 348
- transjugulärer intrahepatischer portosystemischer 322, 328
Shuntinfektion bei dialysepflichtiger, terminaler Niereninsuffizienz 370
Shuntstenose bei dialysepflichtiger, terminaler Niereninsuffizienz 370
Shuntverschluss bei dialysepflichtiger, terminaler Niereninsuffizienz 370
Shuntvolumen 7
SIADH (Syndrom der inadäquaten ADH-Sekretion) 350, 453
Sicherungsaufklärung 108
Sick-Sinus-Syndrom 200, 201
Silent chest 261, 262
Silibinin 320, 461
Simethicon 461, 471
Single-Ballon-Enteroskopie 301
Singultus 486
Sinusbradykardie 201
Sinusknotendysfunktion 201
Sinusknotenstillstand 202
Sinustachykardie 179, 182
Sirolimus 434, 553
SIRS (systemic inflammatory response syndrome) 145, 402
Skala der American Thoracic Society (ATS) für Dyspnoe 254
SLEDD (sustained [oder slow] low-efficiency daily dialysis) 348

Smilkstein-Schema bei Paracetamol-Intoxikation 320, 475
Sobelin 589
SOFA-Score 601
Sofortreaktion, hämolytische, transfusionsassoziierte 85, 91
soft-drugs 465, 468
Solu-Decortin 264, 272
Soluvit 80
Somatostatin 300, 322, 592
Somnolenz 485
- Enzephalopathie, hepatische 320
Somsanit 67
Sopor 485
- Enzephalopathie, hepatische 320
Sorbit 78
Sotalex 192
Sotalol 192
Spannungspneumothorax 20, 284
Spasmolytika 296
- bei Gallenkolik 314
Spätreaktion, hämolytische, transfusionsassoziierte 85, 91
Sphinkterfunktionsstörung 379
Sphinkter-Oddi-Dysfunktion 312
Spinalkanaleinengung, tumorbedingte 379
Spiral-CT 228
- bei Lungenembolieverdacht 240, 242
Spironolacton 139, 323
Splenektomie bei idiopathischer Thrombozytopenie 389
Splenom 334
Splenomegalie 333
Spontanatmung
- druckunterstützte 55
- Test bei Beatmung 62
Spontanatmungskapazität 62
Spontanpneumothorax 284
Sportlerherz 199
Spülzytologie, bronchoskopische 24
Spurenelemente, parenterale Ernährung 80
SQTS (Short-QT-Syndrom) 195
Stammzelltransplantation 87, 571–577, 582
- allogene 427
- opportunistische Infektion 409–411
Standardbikarbonat 360
Standardtransfusionsfilter 85, 86

Stanford-A-Aortendissektion 226
- Krankenhausletalität 229
- Operationsindikation 229
- Organischämie 227
Stanford-B-Aortendissektion 226
- Krankenhausletalität 229
- Organischämie 227
Staphylex 589
Staphylococcus aureus 163
- Methicillin-resistenter s. MRSA
- Methicillin-sensibler s. MSSA
- perioperative Prophylaxe 420
Staphylococcus-aureus-Toxin 418
Staphylokokken-Endokarditis 162, 163, 168
Statine 141, 157, 434
Status
- asthmaticus 259, 261
- epilepticus 504, 505
- generalisierter tonisch-klonischer Anfälle 504, 505
Stauung, zentralvenöse 177
Stauungsekzem 231
Stauungsleber, Sonographie 325
Stauungsmilz 333
Stauungsödem 231
Steal-Phänomen bei dialysepflichtiger, terminaler Niereninsuffizienz 370
Steatosis hepatis s. Fettleber
STEMI 124
Stenotrophomonas-maltophilia-Selektion 430
Sternum, Knochenmarkbiopsie 19
Stewart-Hamilton-Gleichung 7, 11
Strain-Rate 155
Streckhaltung der unteren Extremität 483
Strecksynergismen 483, 514
Streptococcus-viridans-Endokarditis 168
Streptokokken-Endokarditis 163
Stridor
- exspiratorischer 255, 256, 261
- inspiratorischer 255
Stroke Unit 489, 509
Stroke-MRT 508
Strömungswiderstand im Atemweg 46
Stuhlkultur 418
Stuhltransportgefäß 412
Stuhluntersuchung bei Tuberkuloseverdacht 415

Sturzanfälle 503
Subileus, Sonographie 336
Subtraktionsazidose 361
Sufenta 12
– Perfusordosierung 591
Sufenta-Janssen 68
Sufentanil 12, 68
Sulfadiazin 411
Sulfonylharnstoffe 434
Sultamicillin 425
SV (Schlagvolumen) 10
Svensson-Klassifikation, Aortendissektion 226
SVI (Schlagvolumenindex) 10, 41, 595
SVR s. Gefäßwiderstand, systemischer peripherer
SVRI (systemvaskulärer Widerstandsindex) 595
SVV (Schlagvolumenvariation) 10, 595
Swan-Ganz-Katheter s. Pulmonalarterienkatheter 7
sympathikomimetisches Syndrom 457
Sympathomimetika 181
Syndrom
– der inadäquaten ADH-Sekretion 350, 453
– des kranken Sinusknotens 200, 201
Synkope 227, 483
– konvulsive 502
– rezidivierende 199, 204
Systemerkrankung, generalisierte, bei akuter Pankreatitis 309
systemic inflammatory response syndrome s. SIRS 145

T

Tachyarrhythmia absoluta 181, 182, 186
Tachyarrhythmie 182
– bei Long-QT-Syndrom 195
– bei Kokainintoxikation 467
– Terminierung 205
Tachykardie 143, 182
– Akuttherapie 181
– arrhythmogenes Substrat 183
– atriale 179, 182, 183

– AV-junktionale 180, 182
– fokal atriale 180, 183
– Instabilitätszeichen 182
– Intoxikation 456
– Katheterintervention 181
– Krise, thyreotoxische 447
– multifokal atriale 182, 183
– QRS-Komplex-Breite 182
– supraventrikuläre 179, 182, 208
– thyreotoxische Krise 448
– Trigger-Faktoren 183
– unaufhörliche 208
– ventrikuläre 182, 194–198, 204, 208
– Warm-up-/Cool-down-Phänomen 180, 183
TACO (transfusionsassoziierte zirkulatorische Überladung) 91
Tacrolimus 434, 553
TAD (transfusionsassoziierte Dyspnoe) 91
Tag-Nacht-Rhythmus 66, 531
Tako-Tsubo-Syndrom 128
Tambocor 192
TAPSE (tricuspid annular plane excursion) 41, 551
Targocid 589
TASV (tricuspid annular systolic velocity) 41
Tau 46, 155
Tavanic 589
Tavor 67, 592
Tazobac 315, 589
TBNA 24
TBV (totales Blutvolumen) 10, 595
TDI (Tissue Doppler Imaging) 155
TEE s. transösophageale Echokardiographie)
Teerstuhl 293, 298
Teicoplanin 431, 589
Tei-Index 41
Teilvollmacht 112
Temgesic 311, 314
Temperaturdifferenz, rektal-axilläre 293
Tenecteplase 101, 141
Tenside 471
Terlipressin 321, 322
Test
– nach Patil, Intubationsbedingungen 14
– nach Savva, Intubationsbedingungen 14

Tetanie 356
– bei Hypomagnesiämie 358
– Therapie 356
Tetraparese 513
– akute 498
Thalliumintoxikation 459
THAM (Trishydroximethylaminomethan) 363, 366
– Nebenwirkungen 363
Theophyllin 100, 272
– Perfusordosierung 591
Therapiesteuerung, Pulmonalarterienkatheter 7
Thermodilution 145
– Herzzeitvolumenbestimmung 36
– Thermodilutionskurve 11
– transkardiopulmonale, Diskontinuierliche 10
Thermoregulationsstörung 448, 456
Thiamazol 448, 592
Thiamin 80, 458, 463, 487
Thiazide 350
Thiole 474
Thiopental 12, 592
Thiopental-Narkose 505
Thoraxdrainage 20
– anteriorer Zugang 21
– bei beatmeten Patienten 21
– Entfernung 22
– Material 21
– Minithorakotomie 21
– Trokartechnik 21
Thoraxkompressionen, kardiopulmonale Reanimation 98
Thoraxschmerz
– akuter 128
– akutes Koronarsyndrom 124, 125
– Aortendissektion, akute 227
– Pneumothorax 283
Thrombektomie, pulmonalarterielle 242
Thrombin-Antithrombin-Komplex, disseminiert intravasale Gerinnung 395
Thrombininhibitoren 133
Thrombinzeit 394
– disseminiert intravasale Gerinnung 395
Thromboembolie 216, 231
– bei Aortenaneurysma 224
– bei nephrotischem Syndrom 367
Thromboembolieprophylaxe 190

Thrombolyse 101
Thrombophilie
- Antikoagulation bei Gravidität 237
- hereditäre 230, 248
Thrombophilie-Screening 232
Thrombophlebitis, oberflächliche 233
- aszendierende 237
Thromboplastinzeit, aktivierte partielle 394
- disseminiert intravasale Gerinnung 395
- intravenöse Heparinisierung 243
- verlängerte 392
Thrombopoetinrezeptor-Agonist 389
Thrombose
- arterielle 216, 230
- venöse 230
Thromboseprophylaxe
- bei Guillain-Barré-Syndrom 500
- in der Gravidität 237
- nach intrazerebraler Blutung 489
- nach ischämischem Schlaganfall 510
Thrombozytenaggregationshemmer 139
Thrombozytenaktivierung 396
Thrombozytenbildungsstörung 86, 87
Thrombozytenkonzentrat 86, 89
Thrombozytenspender 88
Thrombozytentransfusion 87
- hämatologisch-onkologische Patienten 86
Thrombozytenzerstörung, autoantikörperbedingte 387
Thrombozytopenie 369, 382
- chronische 86
- hämolytisch-urämisches Syndrom 383
- HELLP-Syndrom 390
- heparininduzierte 133, 233, 396–398
- idiopathische 387, 388, 389
- therapierefraktäre 86
- transfusionsbedingte 91
Thrombozytopoesehemmung 387
Thrombus
- flottierender 234
- intrakardialer 186
Thrombusmobilisation 239

Thyreostatika 447, 448
Thyreotoxikose 189
TI (triple index) 595
Tidalvolumen 48
- Beatmung, lungenprotektive 56
- Open-lung-Konzept 59
Tiffeneau-Wert 49
Tigecyclin 416, 417, 431
- bei Sepsis 403
time-to-peak filling rate 155
TIN s. Nephritis, tubulointerstitielle
Tinzaparin 235
TIPSS (transjugulärer intrahepatischer porto-systemischer Shunt) 322
- Dysfunktionszeichen, sonographische 328
- Farbdopplersonographie 328
TLC (totale Lungenkapazität) 48
TMP/SMZ s. Trimethoprim-Sulfamethoxazol
TNP, Perfusordosierung 591
Tocopherol 80
Tod
- natürlicher 119
- nicht natürlicher 119
Todesart 119
Todesnachricht 105
Todeszeichen 119
Todeszeitpunkt 517
Toluidinblau 461, 464, 477
Tolvaptan 454
Topiramat 503
- bei Status epilepticus 506
Torsade-de-pointes-Tachykardie 179, 182, 196, 198, 199
total artificial heart 548
Totenbeförderung 120
Totenstille, intraabdominale 293
Totraum, funktioneller, erhöhter 48
Totraumventilation 47
Tourniquet-Syndrom 217
Toxidrome 457
Toxogonin 461, 464
Toxoplasma-PCR 411
TPFR (time-to-peak-filling rate) 155
Trachealkanülenmanagement 525
Tracheostoma 525
- epithelialisiertes 17
Tracheostomie-Set, perkutanes 16
Tracheotomie 258
Tracitrans plus 80
Tracrium 13

TRALI (transfusionsassoziierte Lungeninsuffizienz) 90
Tranexamsäure 142, 490
Transaminasen 317
- Malaria 422
Transfusion
- Komplikationen 90
- Leitlinie 84
- Qualitätssicherung 84
Transfusionsfilter 85, 86
Transfusionsgesetz 84
Transfusionsreaktion 91
transient left ventricular apical ballooning syndrome 128
Transplantatdysfunktion, primäre 555
Transplantatniere
- Abstoßung 335
- Biopsie, perkutane 25
- Perfusionsbeurteilung 335
- Sonographie 335
Transportstress 539
Transportteam 540
Transporttrauma 539, 541
Trapanal 12, 592
Trendelenburg-Lagerung 4
tricuspid annular plane excursion 41
tricuspid annular systolic velocity 41
Trikuspidalklappeninsuffizienz 242, 551
Trikuspidalrefluxjet 242
Trimethoprim-Sulfamethoxazol 377, 409, 588
triple index 595
TRIS 363, 366
Trishydroximethylaminomethan 363, 366
Trometamol 363, 366
Troponin 124
- erhöhtes, Differenzialdiagnose 126
Trousseau-Zeichen 356
TSH-Wert, supprimierter 447
TT (Apherese-Thrombozytenkonzentrat) 88
TTE s. Echokardiographie, transthorakale
TTKG (transtubulärer Kaliumgradient) 355
TTP (thrombotisch-thrombozytopenische Purpura) 86, 369

Tuberkulose
- Therapie 592
- Untersuchungsmaterial 415
tubuläre Schädigung 342, 343
Tubulusnekrose, akute 343, 346, 443
- oligurische 445
- Therapie 445
- Urinbefunde 345
- Urinsediment 445
Tubulusschädigung durch Röntgenkontrastmittel 368
Tujarinintoxikation 465
Tumor
- Hyperkalzämie 357
- Spinalkompression 379
- Vena-cava-superior-Syndrom 378
Tumorfüßchen 332
Tumorlysesyndrom 346, 358, 374
- laborchemisches 375
- Risikofaktoren 374
Tumorzellenzerfall 374
Turbinenpumpe, minimal-invasive 150
TVT s. Beinvenenthrombose, tiefe
Twiddler-Syndrom 206

U

Überladung, zirkulatorische, transfusionsassoziierte 91
Überstimulation, atriale 184
Ulcus cruris venosum 231
Ulkusblutung 298
- Forrest-Einteilung 298
- Rezidivrisiko 298
Ultiva 12
Ultrafiltration 346
Umseldingern 5
Unacid 315, 589
Universaladsorbens bei Intoxikation 458
Unterbringung 116
- öffentlich-rechtliche 113
Unterernährung bei enteraler Ernährung 74
untergebrachter Patient 114
Unterschenkelarterienverschluss 216
Unterschenkelödem 153
Unterschenkelschwellung 232

Unterschenkelvenenthrombose, tiefe 229
Unterstützungssystem, linksventrikuläres 150
Urämie 443, 483
- bei dialysepflichtiger, terminaler Niereninsuffizienz 370
- klinische Zeichen 444
Urapidil 211, 212
Ureterbreite 334
Ureterdilatation 335
Uricult 412
Urin
- Proteindiagnostik 342
- Untersuchung 415
Urinalkalisierung bei Intoxikation 459
Urinanionenlücke 363
Urineintauchnährboden 412
Urineosinophilie 445
Urinindizes
- Berechnung 445
- urämisches Koma 445
Urinkultur 419
Urinosmolalität 345, 349, 350
- bei Hypernatriämie 353
- erhöhte 453
- Normwert 441
Urinsediment 419
- akutes Nierenversagen 443
- nephritisches 345
- urämisches Koma 445
Urinverdünnung 349
Urokinase 218, 222
Urolithiasis 335
Urosepsis 368, 419
Urtikaria, transfusionsassoziierte 91

V

Vagusstimulationsmanöver 181, 183, 192, 193
Valaciclovir 410, 590
Valganciclovir 410
Valium 592
Valproat 105, 503, 505, 592
Valsalva-Pressversuch 181
Valtrex 590
Vancomycin 168, 305, 418, 431, 590
- bei bakterieller Meningitis 494
- bei Sepsis 403

- perioperative Prophylaxe gegen MRSA-Infektion 420
- Talspiegelbestimmung 431
Vancouver Interaction and Calmness Scale 65
vanishing bile duct syndrome 565
Vaptane 454
Varikothrombose 237
Varizella-Zoster-Virus-Erkrankung 410, 498
Varizen
- anorektale 322
- gastroösophageale (s. auch Ösophagusvarizen) 322
Vaskulitis, Aortendissektion 226
Vaskulopathie, Pfortaderthrombose 222
Vasopressinantagonisten 454
Vasopressinsekretion, Stimulation 453
Vasopressoren 156
- bei akutem Nierenversagen 346
Vasospasmus 494
VAT-Schrittmachermodus 204
VCSS (Vena-cava-superior-Syndrom) 378
Vecuronium 13
Vegetationen, endokarditische 166
Vena
- cava 325, 378
- femoralis 5, 17, 229
- iliaca 229
- jugularis 5, 8, 17
- lienalis 331, 334
- portae 324
- subclavia 4, 8
Vena-cava-Schirm 248
Vena-cava-Stenose 566
Vena-cava-superior-Syndrom 378
- histologische Diagnosesicherung 378
Venendruck, zentraler 5, 7, 38, 153, 595
- Bedeutung 38
- Einflussfaktoren 38
- erhöhter 38
- erniedrigter 38
- Schlaganfall, ischämischer 510
- Zielwert bei akutem Nierenversagen 346
Veneninsuffizienz, chronische 231
Venenkatheter, zentraler 4, 242
- Anlage 451

Stichwortverzeichnis

- Durchflussrate 4
- Fehllage 5
- Indikation 4
- Komplikation 5
Venenkatheterinfektion 168
Venenpunktion, Seldinger-Technik 4
Venenthrombose 218
Venenverweilkanüle, periphervenöse 4
venous occlusive disease 571, 579
- Sonographie 325
Ventilation 47
- alveoläre 47
- ohne Perfusion 48
Ventilations-Perfusions-Szintigraphie 242
Ventilations-Perfusions-Verhältnis 47
Ventilationsstörung, Ursache 47
ventilator induced lung injury 277
Ventolair 460
Ventrikel, rechter vergrößerter 242
Ventrikelfunktionsstörung 152
Ventrikelseptumruptur 128
Ventrikulitis, Liquorentnahme 414
Verabschiedungsraum 119
Verapamil 184
Verbale Reaktion
- bei Intoxikation 457
- Glasgow Coma Scale 485
Verbrauchskoagulopathie 395, 493
Verlaufsaufklärung 108
Vernichtungsschmerz
- Aortendissektion, akute 227
- retrosternaler 302
Verschluss, arterieller s. Arterienverschluss
Verschlussikterus 313
vertebrobasiläres Stromgebiet, Ischämie 508
Vertretungsmacht 112
Verwirrtheitszustand 485
VFend 590
Vibramycin 590
VICS (Vancouver Interaction and Calmness Scale) 65
Videofluoroskopie 521
VILI (ventilator induced lung injury) 277
Vincristin 383, 389
Virushepatitis
- akute 315

- chronische 321
Virusinfektion, transfusionsassoziierte 91
Virusmyokarditis 172
Virusperikarditis 175
Vistide 590
Viszeralchirurgie, perioperative Prophylaxe 421
Vitalipid 80
Vitalkapazität 48
- forcierte 49
Vitamine 80, 461, 463, 477
- Bedarf bei parenteraler Ernährung, 80
Vitamin-D-Mangel 356
Vitamin-K1 246, 461
Vitamin-K-Antagonisten 235, 236, 246
VOD s. venous occlusive disease
Vollmacht 112
Volumen
- exspiratorisches 49
- kardiales globales, enddiastolisches 10, 42, 594
- linksventrikuläres 41
Volumenindex, global enddiastolischer 594
Volumensubstitution 148, 311
- bei akuter Tubulusnekrose 445
- bei pränatalem akuten Nierenversagen 345
- bei thyreotoxischer Krise 448
Volutrauma 277
Vomex A 296, 311, 314
Von-Willebrand-Faktor-Konzentrat 394
Von-Willebrand-Faktor-Multimere 382
Von-Willebrand-Syndrom 393
Vorderwandinfarkt 125, 127
- Bradykardie 200
Vorhofflattern 26, 182–185
Vorhofflimmern 26, 182–187, 190, 193
- bei Dialyse 371
- Embolie 216
- thyreotoxische Krise 448
Vorhofkatheter, Nierenersatzverfahren 348
Vorhofohr-Flussgeschwindigkeit 186
Vorhofthrombus 216
Voriconazol 426, 436, 590

- Arzneimittelwechselwirkung 436
Vorlast 41
- Druckparameter 42
- dynamische Parameter 42
- kardiale 42
- linksventrikuläre 7, 42
- rechtsventrikuläre 42
- Senkung 156, 161
- Stabilisierung 146
- Volumenparameter 42
Vormundschaftsgericht 114
Vorsorgevollmacht 112
Vortexkeratopathie, Amiodaron-bedingte 190
VVI-Schrittmachermodus 204
v-Welle
- Jugularisvenenkurve 5
- PCWP-Kurve 7
- ZVD-Kurve 39
VWS (Von-Willebrand-Syndrom) 393
VZV (Varizella-Zoster-Virus) 410, 498

Warfarin 236
Warren-Shunt 565
Wasser, freies, Verlust 352
Wasserexzess 350
Wassermelonenmagen 298
Wasserverlust 352, 353
- ketoazidotisches Koma 440
Waterhouse-Friderichsen-Syndrom 446, 491
weak action 196
weaning (Entwöhnung vom Respirator) 55, 60
Weaningprotokoll 60
Weckamine 467
Wedge-Druck 7
Weichgewebsinfektion 425
Wells-Score-System bei Lungenembolieverdacht 240
Wenckebach-Periodik 202, 204
Wendl-Tubus 11
Wernicke-Enzephalopathie 458, 477
Whipple-Trias, Hypoglykämie 438
Widerstand, systemischer vaskulärer 10
Widerstandsindex, systemisch-vaskulärer 595

Wilson-Krankheit 316
Wirbelsäulenmetastasen 379
Wochenbett, tiefe Beinvenenthrombose 237
WPW-Syndrom 181, 182, 193
Wundinfektion, postoperative 425
Würgreflex, fehlender 516
Würzburger Schmerztropf 591

X

Xanthelasmen 313, 316
Xanthin-Basen 434
Xanthome 313, 316
Xarelto 132
Xigris 396
x-Welle
– Jugularisvenenkurve 5
– ZVD-Kurve 38
Xylit 78

Y

Yersinia-pseudotuberculosis-Infektion 295
y-Welle
– Jugularisvenenkurve 5
– ZVD-Kurve 39

Z

Zangenbiopsie, endobronchiale 24
Zerebritis 493
Zeugen Jehovas, Blutkomponententransfusion 91
Zienam 311, 590
Zinkaspartatsubstitution 321
Zinkzufuhr, parenterale 80
Zirrhose, primäre biliäre 316
Zitrat 356
– Antikoagulation bei Nierenersatzverfahren 348
Zitratzufuhr 356
ZNS-Operation, Thrombozytenzahl 390
Zolpidem, Grenzdosis 473
Zonisamid 503

Zopiclon, Grenzdosis 473
Zottenernährung 104
Zovirax 590
ZVD s. Venendruck, zentraler
ZVD-Kurve 38
ZVK s. Venenkatheter, zentraler
Zwangsbehandlung 114
Zweikammerschrittmacher 204
Zwerchfellkontraktion, Atelektasenprophylaxe 58
Zwischenhirnsyndrom 483
Zyanid-CO-Mischintoxikation 258
Zyanidintoxikation 460, 461
Zyanose
– Methämoglobinbildnerintoxikation 476
– zentrale 268
Zyanwasserstoff 464
Zygomykose, invasive 427, 432
Zystenleber, Sonographie 326
Zystitis
– unkomplizierte, bei der Frau 419
– hämorrhagische 574
Zyvoxid 589, 590

Printing and Binding: Stürtz GmbH, Würzburg